遗传性内分泌代谢疾病

HEREDITARY ENDOCRINE AND METABOLIC DISEASES

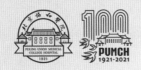

荣誉主编　张抒扬

主　编　夏维波　李　梅

副主编　朱惠娟　李玉秀　聂　敏

编　者（以姓氏笔画为序）

于　淼	马池发	马晓森	王　鸥	王　曦	王冬梅	王林杰	平　凡
卢　琳	冯　凯	邢小平	朱惠娟	伍学焱	刘　赫	刘　巍	池　玥
许岭翎	农珍妮	孙　邦	孙　旭	阳洪波	杜函泽	李　冉	李　伟
李　梅	李乃适	李玉秀	杨　奕	杨　娜	连小兰	肖新华	吴　晗
宋　桉	张　妲	张　茜	张化冰	陈　适	陈　蓉	苗　卉	茅江峰
金晨曦	周　颋	庞倩倩	郑文彬	郑光耀	赵　洲	赵宇星	赵维纲
钟　玲	段　炼	姜　艳	袁　涛	聂　敏	贾觉睿智	夏维波	柴晓峰
龚凤英	崔云英	崔丽嘉	童安莉	翟　笑	黎　明		

编者单位　中国医学科学院北京协和医院

人民卫生出版社
·北京·

图书在版编目（CIP）数据

图书在版编目（CIP）数据

遗传性内分泌代谢疾病 / 夏维波，李梅主编 . —北京：人民卫生出版社，2022.5

ISBN 978-7-117-32499-1

Ⅰ.①遗… Ⅱ.①夏…②李… Ⅲ.①遗传性 —内分泌病 —诊疗②遗传性 —代谢病 —诊疗 Ⅳ.①R58

中国版本图书馆 CIP 数据核字（2021）第 242415 号

人卫智网　www.ipmph.com　医学教育、学术、考试、健康，
购书智慧智能综合服务平台
人卫官网　www.pmph.com　人卫官方资讯发布平台

遗传性内分泌代谢疾病

Yichuanxing Neifenmi Daixie Jibing

主　　编：夏维波　李　梅
出版发行：人民卫生出版社（中继线 010-59780011）
地　　址：北京市朝阳区潘家园南里 19 号
邮　　编：100021
E - mail：pmph @ pmph.com
购书热线：010-59787592　010-59787584　010-65264830
印　　刷：北京顶佳世纪印刷有限公司
经　　销：新华书店
开　　本：889×1194　1/16　印张：29
字　　数：898 千字
版　　次：2022 年 5 月第 1 版
印　　次：2022 年 6 月第 1 次印刷
标准书号：ISBN 978-7-117-32499-1
定　　价：168.00 元
打击盗版举报电话：010-59787491　E-mail：WQ @ pmph.com
质量问题联系电话：010-59787234　E-mail：zhiliang @ pmph.com

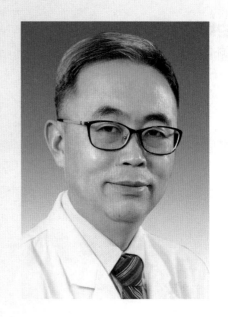

主编简介

夏维波

医学博士，主任医师，教授，博士研究生导师。

中国医学科学院北京协和医院内分泌科主任，国家卫生健康委内分泌重点实验室主任，中华医学会骨质疏松和骨矿盐疾病分会第五届主任委员。

兼任中华医学会理事，北京医学会内分泌学分会候任主任委员，国际骨质疏松基金会科学顾问委员会委员，亚太骨质疏松联盟理事，亚太骨病学院理事。

2017年入选国家百千万人才工程，并获得"有突出贡献中青年专家"称号；享受国务院政府特殊津贴；2021年获得国家卫生健康委"有突出贡献中青年专家"称号。

主要从事内分泌代谢疾病的临床和研究工作，对遗传性内分泌代谢疾病具有丰富的诊疗经验。承担多项国家级科研课题。参与完成的"骨质疏松症的临床和实验研究"获得国家科学技术进步奖二等奖；牵头完成的"遗传性内分泌代谢疾病新型诊疗体系的建立及应用"获得华夏医学科技奖一等奖和教育部高等学校科学研究优秀成果奖（科学技术）科学技术进步奖二等奖。

担任 *Journal of Bone and Mineral Research*、*Bone*、*Current Osteoporosis Reports*、*Osteoporosis and Sarcopenia*、*Journal of Orthopaedic Translation* 等国内、外多个医学杂志的编委，《中华骨质疏松和骨矿盐疾病杂志》总编。

**主编
简介**

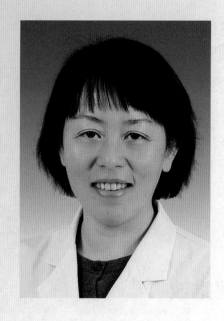

李 梅

医学博士,主任医师,教授,博士研究生导师。

中国医学科学院北京协和医院内分泌科副主任。

兼任中华医学会骨质疏松和骨矿盐疾病分会候任主任委员,中华医学会骨质疏松和骨矿盐疾病分会社区与基层工作学组组长,北京医学会骨质疏松和骨矿盐疾病分会候任主任委员,中国研究型医院学会罕见病分会理事。

主要从事内分泌代谢疾病的临床和研究工作,对遗传性骨骼疾病具有丰富的诊疗与研究经验。主持国家自然科学基金项目五项、北京自然科学基金课题一项。担任《社区与基层医生骨质疏松防治培训教程》主编、《协和代谢性骨病学》副主编。2018 年荣获第二届"国之名医·青年新锐"称号。2019 年作为主要参加人员,获得华夏医学科技奖一等奖、教育部高等学校科学研究优秀成果奖(科学技术)科学技术进步奖二等奖。

担任《中华骨质疏松和骨矿盐疾病杂志》副总编、编辑部主任;《基础医学与临床》《中国全科医学》《健康世界》杂志编委。

序 1

遗传性内分泌代谢疾病是内分泌代谢疾病中相当重要的一组疾病,临床表现纷繁复杂,治疗手段匮乏。分子生物学、生物信息技术和其他技术的进展,为遗传性内分泌代谢疾病诊治带来了新的曙光;聚焦准确诊断和个体化治疗,即精准医学,成为遗传性内分泌代谢疾病的新方向,并得到长足发展。随着基因组学技术的进步,以及代谢组学乃至激素组学在临床的逐渐应用,遗传性内分泌代谢疾病的诊断变得便捷、快速和准确。分子诊断及多种组学的联合应用不仅是内分泌代谢疾病的确诊依据,也是疾病精准分型、靶向治疗、预后判断、家系筛查、产前诊断和优生指导的重要参考。

遗传性内分泌代谢疾病的致病机制常常涉及内分泌腺体的细胞分化异常、激素合成与作用异常,以及癌基因激活与抑癌基因失活等方面,可以分成三类十种。疾病诊断往往需要丰富临床经验与现代分子技术的完美结合,常常需要以下五种组学并用:针对激素分泌异常的激素组学、针对内分泌腺体异常精准定位的影像组学、针对特殊症状的症状组学、针对基因组数据的基因组学、针对表达谱数据的转录组学。

集成遗传性内分泌代谢疾病的临床表型特点和基因分型特征,对进一步完善内分泌代谢疾病的分类体系、建立内分泌代谢疾病分子诊断流程、实现疾病的精准治疗具有重要意义。为此,全国多家内分泌代谢疾病诊疗中心开展了一系列有意义的探索。早在 2008 年,由上海交通大学医学院附属瑞金医院内分泌科完成的"单基因遗传性内分泌疾病的基础研究和临床应用"就获得国家科学技术进步奖二等奖。2019 年,由中国医学科学院北京协和医院(后文简称北京协和医院)内分泌科完成的"遗传性内分泌代谢疾病新型诊疗体系的建立及应用"获得华夏医学科技奖一等奖和教育部高等学校科学研究优秀成果奖(科学技术)科学技术进步奖二等奖。

在过去的百年进程中,以刘士豪教授和史轶蘩院士为代表的北京协和医院内分泌科在内分泌代谢疾病的诊疗中积累了丰富的临床经验。国内有多种遗传性内分泌代谢疾病在北京协和医院首先报道和进行长期随访。为了进一步总结临床诊疗经验、细化疾病分类和规范疾病诊疗,北京协和医院内分泌科组织编写了《遗传性内分泌代谢疾病》,由人民卫生出版社出版。该书共有 9 篇 45 章,对遗传性内分泌代谢疾病的基础理论、检测方法、分子机制和多种遗传性内分泌代谢疾病的临床特征、诊治方案均作了详细论述;既有临床经验的总结,又有遗传学研究的进展。鉴于目前我国还缺少遗传性内分泌代谢疾病的专著,我们相信该书将为广大临床医师、医学生和研究人员提供参考,助力我国内分泌代谢领域临床和科研水平的提升。

2021 年正值北京协和医院百年华诞,再次向百年协和表示热烈祝贺! 也向百年协和系列书籍之《遗传性内分泌代谢疾病》的出版表示热烈祝贺!

上海交通大学医学院附属瑞金医院院长

中国工程院院士

2021 年 9 月

序2

2020 年 8 月应中华医学会内分泌学分会的邀请,我参加了在山东青岛举行的第十九次全国内分泌学学术会议,并在会上作了朱宪彝冠名讲座"罕见遗传病致病基因研究"。我在讲座中列举了好几例罕见遗传性内分泌代谢疾病的病例,说明遗传学研究的重要性,并指出准确的基因诊断会带来疾病治疗的革命性突破。在此期间,很高兴获悉北京协和医院内分泌科正在编撰《遗传性内分泌代谢疾病》一书,夏维波主任邀我为书作序,我欣然应允,并希望先睹为快。

目前已经发现的罕见遗传性内分泌代谢疾病逾数百种,而常见内分泌代谢疾病的发生机制,往往与遗传背景密切相关,因此研究遗传性内分泌代谢疾病对于全面了解常见内分泌疾病的发生机制、精细诊断和精准治疗也具有重要意义。随着分子生物学技术的飞速发展,特别是人类基因组计划实施以后,遗传性疾病的诊疗能力获得极大提升。近年来,精准医学概念的提出和应用拓展,促进了内分泌代谢等领域多种疾病诊治的不断革新。《遗传性内分泌代谢疾病》一书,正是抓住这一发展契机,将分子遗传学的基础知识、最新进展和最新成果融入内分泌代谢疾病纷繁复杂的病因梳理和抽丝剥茧似的诊治路径中,该书是引领我国遗传性内分泌代谢疾病精准诊疗的匠心之作。尤其令人欣慰的是,这部专著诞生于被国际友人誉为"内分泌殿堂"的北京协和医院内分泌科,由科室主任夏维波教授担任主编,多位协和内分泌科优秀同仁倾力撰写,既有国内外研究进展的概括总结,又凝练协和多种遗传性内分泌代谢疾病的宝贵临床经验。字里行间,渗透着科学思想和临床智慧的光芒,书籍涉面之广、论述之深,在遗传性内分泌代谢疾病领域,实属罕见。

北京协和医院作为我国现代医学的重要发源地,在内分泌代谢疾病的临床和研究领域取得了举世瞩目的成就。从我国内分泌事业的奠基人刘士豪教授和朱宪彝教授,到老一代内分泌学界杰出的代表史轶蘩院士,再到今天的协和内分泌团队,沧海桑田、新人辈出。北京协和医院与我曾经的工作单位中国医学科学院基础医学研究所只有一墙之隔,近在咫尺,我也同时担任北京协和医学院医学遗传学系主任、长聘教授。北京协和医院内分泌科有多位医生与我合作,当基础研究与临床实践紧密联合,使疑难罕见的内分泌代谢疾病获得明确诊断或成功治疗时,我们会由衷高兴。我期待《遗传性内分泌代谢疾病》能够帮助到更多的同行、医学生、医生或研究者,用于指导临床实践,造福更多的患者。作为一名协和同道,我谨向读者朋友们推荐此书,希望《遗传性内分泌代谢疾病》成为广大医务工作者的案头良书。

在迎来北京协和医院百年华诞之际,《遗传性内分泌代谢疾病》是向百年协和呈上的一份厚重礼物!祝愿内分泌同仁能够传承"严谨、求精、勤奋、奉献"的协和精神,开启新征程,不断进行科学前沿探索,继续为中国内分泌代谢领域的进步做出杰出贡献!

中国工程院院士
哈尔滨医科大学校长
2021 年 9 月

前言

一百年前激素的发现和命名,奠定了现代内分泌学。早期对内分泌疾病的诊断主要基于临床症状和体征的观察、机体稳态的监测,比如通过对基础代谢率、体温、体重、出入量等的详细记录。正如 20 世纪 20 年代在北京协和医院建立的代谢实验室和代谢病房,这一时期的内分泌学尚处于"生理阶段"。20 世纪 60 年代,随着胰岛素放射免疫技术的建立,人类能够成功地检测体内微量胰岛素的浓度,之后,多种激素的免疫测量技术逐步得以建立和成熟,激素的测定和功能试验成为内分泌代谢疾病诊断的基础,内分泌学进入了"分析阶段"。进入 21 世纪以来,特别是人类基因组计划顺利完成,发现和定位了 26 000 多个功能基因,许多内分泌疾病的致病基因得以克隆和定位,分子诊断(基因诊断)也逐渐成为内分泌代谢疾病的诊疗常规,内分泌学也悄然进入了"分子阶段"或"基因阶段"。

研究发现,遗传因素在内分泌代谢疾病的发病机制中具有重要作用,常见的内分泌代谢疾病如 2 型糖尿病、骨质疏松症等属于遗传和环境因素共同作用导致的疾病,具有显著的遗传易感性,疾病群体研究揭示至少有数十种基因多态性与这类疾病的易感性密切相关。另一些相对少见或罕见的内分泌代谢疾病则常常是由于染色体异常或基因异常所致。

遗传性内分泌代谢疾病的诊断首先需要详尽地收集家族史或绘制家系图。一次完整的家系收集,可能会改变原有的临床诊断路径。比如部分拟诊断 2 型糖尿病的患者,因发现存在 3 代以上的糖尿病家族史,进而考虑为遗传性糖尿病,并最终确诊为青少年发病的成人型糖尿病(maturity-onset diabetes of the young,MODY)。分子检测技术的进步使疾病的遗传学诊断或遗传易感性分析越来越便捷、高效和低耗,进而得以在临床中广泛应用。怀疑染色体异常疾病的诊断传统上是基于细胞遗传学检查,包括使用核型图分析和荧光原位杂交(fluorescence in situ hybridization,FISH)的方式检测,比如对 Turner 综合征和 Klinefelter 综合征的诊断是基于 46X 和 47XXY 等特殊染色体核型。从 2005 年开始,基于微阵列的染色体分析技术开始应用,部分取代细胞遗传学检测,能够更加敏感地检测到基因组拷贝数变异(copy number variation,CNV)。全基因组单核苷酸多态性(single nucleotide polymorphism,SNP)微阵列技术能够高效地分析 SNP 和 CNV,检测出大多数的单亲二倍体和一定水平的嵌合体,推动了多种内分泌代谢疾病的群体遗传学研究;1977 年 Sanger 等发明了 DNA 测序技术,并逐渐开发和成熟,被称为 Sanger 测序或第一代测序技术,可以准确地从血细胞、绒毛组织或其他组织细胞中检测某种单基因的 SNP,并用于孟德尔遗传性疾病的分子诊断。一些常染色体显性、常染色体隐性或 X 染色体连锁的单基因遗传性内分泌代谢疾病,可通过 Sanger 测序发现致病突变获得准确的分子诊断;然而,Sanger 测序相对效率较低,特别是无法同时完成由多种不同基因导致的同一种疾病的分子诊断,比如成骨不全症可能由多种基因所致,一次 Sanger 测序难以同时检测 COL1A1、COL1A12 或其他基因突变。2005 年以来,第二代测序(next-generation sequencing,NGS）技术的发展为突破遗传性疾病基因诊断的瓶颈提供了新的契机。相较于 Sanger 测序,NGS 具有高效、快速、同时检测多种基因的高通量特征,极大提高了遗传性疾病的分子诊断效率。在 NGS 的基础上结合多种基因靶向目标区域捕获测序芯片,可以更加高效、专业、有目的地对某一类遗传性内分泌代谢疾病做出准确的分子诊断;比如北京协和医院内分泌科同测序公司联合开发的覆盖 700 多种目标基因的遗传性骨病测序平台、包含 200 余种目标基因的先天性性腺发育遗传测序平台和覆盖近 500 种目标基因的先天性身材矮小测序平台等。全外显子组测序（whole exome sequencing,WES）是近 10 年来开发和用于基因诊断的新技术,可以捕获所有外显子（蛋白编码区）和其他功能区,因其极高通量和价格逐渐降低,进而作为靶向 NGS 的后备,甚至有逐渐取代靶向 NGS 之趋势。全基因组测序（whole genome sequencing,WGS）可以检测 1% 编码区和剩余非编码区（占患者基因组的 99%）的所有基因组变异,这种方法成本相对较高,目前主要用于一些大型中心的研究。

分子诊断技术的不断进步,快速推动了内分泌代谢疾病的诊疗由传统诊疗模式向精准诊疗模式的转变。许多内分泌代谢疾病的分型由传统临床分型进展为精准分子分型。比如成骨不全症的传统临床分型为 5 型,而新型分子分型已经逾 20 种。MODY 在 1975 年报道时被归类为 2 型糖尿病,目前已被归为特殊类型糖尿病,依据其基因型分为 14 个亚型。疾病名称也因致病基因的确定和对发病机制的重新认识而变化,如以前惯称的维生素 D 依赖性佝偻病 I 型,因发现其由编码 1α 羟化酶的 CYP27B1 基因突变所致,已改称为假性维生素 D 缺乏性佝偻病。常见内分泌代谢疾病遗传易感性的确立和药物基因组学的进展,对疾病的治疗模式也产生重要影响,千人一药的治疗模式逐渐过渡为个体化精准治疗;不仅可以对表型完全外显的患者给予有效治疗,对于携带异常基因突变、尚无临床表现的患者也可以尽早筛查,开展预防性治疗。如对多发性内分泌腺瘤病（multiple endocrine neoplasia,MEN）2 型家系成员开展 RET 基因的突变筛查,对受累家系成员,即使尚无临床表现,也可采取预防性甲状腺切除术,以避免甲状腺髓样癌的发生与危害。对具有糖尿病等遗传易感性的个体,尽早开展生活方式干预,有利于预防疾病的发生。

先进的分子诊断技术使遗传性内分泌代谢疾病的精确诊断成为可能,并开启了深入研究疾病发病机制的窗口,同时可能为疾病的精准治疗带来革命性进步,如多种疾病的新型靶向治疗和基因编辑修饰治疗已指日可待。然而,我们必须承认,目前对遗传性疾病的发生机制、多种基因的功能、表观遗传的修饰作用、海量的基因非编码区的功能均知之甚少。即便是有明确家系遗传倾向的内分泌代谢疾病,许多致病基因的鉴定尚未完成;在基因分析中发现的多种基因变异的意义仍未知晓。因此,遗传性内分泌代谢疾病的诊断和治疗还存在许多挑战,我们必须避免仅仅依靠遗传分析信息、脱离临床实际、片面推测和决断的行为。日常诊疗工作必须扎根临床、不断收集详细的临床信息、发现临床线索、全面描述临床表型特征、细分临床亚型,总结疾病转归,紧密结合遗传分子分析信息,实现"bed to bench"的完整结合,才能做好遗传性内分泌代谢疾病的诊疗工作。

许多遗传性内分泌代谢疾病的诊疗过程需要多学科团队的紧密协作,包括儿科内分泌专业、成人内分泌专业、脑外科、基本外科、妇产科、营养科、骨科、影像科和遗传咨询等多学科的团结协助,才能保证患者获得及时准确的诊断与治疗。科学技术的进步促进了遗传检测和遗传咨询在遗传性内分泌代谢疾病的应用,特别是要对患者和家族成员进行相关的疾病教育和遗传咨询,做好孕前指导、产前诊断和优生优育。

2021年是北京协和医院百年华诞,近百年来协和内分泌代谢疾病的诊疗积累了丰富的临床经验,特别是近20年,在遗传性内分泌代谢疾病方面建立了较为完整的诊疗体系。该诊疗体系在2019年获得华夏医学科技奖一等奖和教育部高等学校科学研究优秀成果奖(科学技术)科学技术进步奖二等奖。遗传性内分泌代谢疾病的诊疗已经成为多数医院内分泌科的日常工作,然而,我国目前还缺少有关遗传性内分泌代谢疾病的专著。为了将北京协和医院内分泌科在遗传性内分泌代谢疾病的诊疗经验、国内外在此领域的进展系统介绍给广大同仁,我们组织编写了此专著。本书包括医学遗传学基础、下丘脑和垂体疾病、甲状腺疾病、肾上腺疾病、性腺疾病、骨矿盐代谢异常疾病、糖脂代谢异常疾病、电解质紊乱相关疾病和其他内分泌疾病共9篇45章,近90万字。内容覆盖基础到临床,每种疾病包含背景、病理生理机制、临床表现、遗传检测和遗传咨询及治疗等多个方面。我们期望本书可供医学生、临床医师、遗传咨询师学习和参考。

北京协和医院张抒扬院长作为荣誉主编对本书的编写给予了全面指导,本书同时得到了国家重点研发计划精准医学研究的罕见病临床队列研究基金的资助,在此表示衷心感谢。我们也非常荣幸地邀请到宁光院士和张学院士为本书作序,在此致以衷心感谢!

北京协和医院内分泌科的多位同仁在繁重工作之余倾力撰写,人民卫生出版社的编辑为本书出版做了大量工作,在此向所有作者和编辑表示诚挚感谢!

希望《遗传性内分泌代谢疾病》的出版有助于推动我国内分泌代谢疾病的诊疗水平的提高。另外,鉴于本书的编写任务艰巨,且遗传领域的学术进展飞快,不妥之处在所难免,敬请各位同仁不吝指正,为今后本书的再版提供指导。

2021年9月

目录 CONTENTS

遗传性
内分泌代谢疾病
HEREDITARY ENDOCRINE
AND METABOLIC DISEASES

第 1 篇
医学遗传学基础

第1章
医学遗传学与内分泌代谢疾病

过去的二三十年中,医学遗传学及其相关技术领域取得了巨大进展,这得益于人类基因组计划的实施和完成。人类遗传物质主要存在于细胞核和线粒体中。人类基因组的功能是将遗传信息从亲代传递到子代。在个体发育的特定时期和特定组织,转录过程启动基因表达。随后是剪接和翻译的过程,最终指导合成蛋白质。基因组结构变异,包括单核苷酸变异和核苷酸大片段的变异,决定了个体的独特表型和疾病易感性。

第1节
人类基因组计划及其对内分泌代谢学的影响

一、人类基因组计划

人类基因组计划(human genome project,HGP)由美国科学家于 1985 年率先提出,于 1990 年正式启动。该项目投入 30 亿美元,计划用 15 年时间,完成人类全部 24 条染色体(含 X、Y 染色体)的 30 亿个碱基序列的测定。其核心内容是构建人类 DNA 序列的物理图谱,即阐明人类基因组 DNA 分子的碱基排列顺序,绘制序列图,达到解开人体内全部基因密码的最终目的。2000 年 6 月,人类基因组草图的绘制工作完成。2003 年 4 月,人类基因组计划的测序工作提前全部完成。人类基因组计划的实施和完成,对生物、医药、信息、测序技术、伦理等多个领域的发展产生了深远的影响。

二、人类基因组计划对内分泌代谢学的影响

随着人类基因组结构图谱的完成和分子生物学技术的进步,人们对生理和疾病分子基础的理解显著提升,包括对内分泌代谢学的认识。

分子生物学、遗传学和基因组学的新知识与传统的临床病理生理学知识结合,有助于疾病的精准诊断、精确分型、个体化治疗和管理。如,*RET* 原癌基因突变是导致多发性内分泌腺瘤病 2 型(multiple endocrine neoplasia type 2,MEN2;OMIM:171400,162300)的重要病因之一,*RET* 基因的不同突变导致不同的表型,肿瘤的侵袭性也大不相同。因此,可将患者按其携带的不同突变划分为极高危、高危和中危风险,指导早期干预和随访管理(详见第 13 章)。

基因组信息还应用于选择药物种类和剂量,预测药物疗效和不良事件。如药物基因组检测可以预测他汀类药物的肌肉毒性及降脂疗效(详见第39 章)。

内分泌腺体发育相关的转录因子、激素、激素受体及信号通路分子基因突变的鉴定,大大增强了对内分泌疾病病理生理机制的认识。如目前科学家们已经发现先天性促性腺激素功能低下型性腺功能减退症(congenital hypogonadotropic hypogonadism,CHH)致病基因 60 余种(详见第 21 章),这些基因主要与促性腺激素释放激素(gonadotropin-releasing hormone,GnRH)神经元的发育、迁移、作用及其信号通路有关。

第2节
人类基因组和基因结构

一、染 色 体

人类基因组由 23 对(46 条)染色体(chromosome)组成,其中包括 22 对(44 条)常染色体和 1 对(2 条,XX 女性 /XY 男性)性染色体。每条染色体由 1 个脱氧核糖核酸(DNA)分子包绕众多的蛋白质分子形成。

二、DNA 分子

1 个 DNA 分子由 2 条反向互补排列的脱氧核苷酸长链组成，呈独特的双螺旋结构。人类基因组含有约 30 亿个碱基对，碱基对是以氢键相结合的 2 个含氮碱基，包括胸腺嘧啶（T）、腺嘌呤（A）、胞嘧啶（C）和鸟嘌呤（G）4 种。碱基 A 与 T 配对，由 2 个氢键连接；G 与 C 配对，由 3 个氢键连接。基因组中一部分的碱基对编码 20 000~25 000 个基因。DNA 的双链特性及其严格的碱基互补配对原则，使得 DNA 分子在细胞分裂过程中可以进行忠实的半保留复制，碱基互补配对使得遗传信息从 DNA 传递到核糖核酸（RNA），然后指导蛋白质的翻译。

三、基　因

基因（gene）是基因组中携带遗传信息的最基本功能单位。人类基因分为编码蛋白质的基因和编码 RNA 的基因。其中编码蛋白质的基因仅占人类基因组的 1.1%，编码 20 000~25 000 种蛋白质；编码 RNA 的基因占人类基因组的 4% 左右。人类蛋白编码基因均为断裂基因，由内含子将外显子编码区断裂开。蛋白编码基因通常包含上游调控区、启动子区、5′ 非编码区、外显子、内含子和 3′ 非编码区序列。断裂基因结构中外显子 - 内含子的接头区由高度保守的一致序列组成，称为外显子 - 内含子接头。绝大部分内含子的 5′ 端起始的两个碱基是 GT，3′ 端结束的两个碱基是 AG，这种接头形式通常叫作 GT-AG 法则（GT-AG rule）。人类大部分基因的剪切除将所有的内含子切除，并将所有的外显子连接在一起的方式外，常常还有其他不同的剪接方式，称选择性剪接（alternative splicing），即选择性地切除及连接同一基因中不同的外显子，这使得同一基因可编码不同的肽链。由同一基因的选择性剪接而产生的不同蛋白质称蛋白亚型（isoform protein）。不同的蛋白亚型通常具有不同的功能和组织特异性。

RNA 编码基因仅编码 RNA，不翻译为蛋白质。这些不编码蛋白质的 RNA 称为非编码 RNA（noncoding RNA，ncRNA），包括转运 RNA（tRNA）、核糖体 RNA（rRNA）、剪接体小核 RNA（small nuclear RNA，snRNA）、小核仁 RNA（small nucleolar RNA，snoRNA）、微小 RNA（microRNA，miRNA）、Piwi 相互作用 RNA（Piwi-interacting RNA，PiRNA）和小干扰 RNA（small interfering RNA）。tRNA 通过所含的反密码子，在蛋白质合成中运送相应的氨基酸。人类核基因组编码 5S、5.8S、18S 和 28S rRNA。人类基因组编码 9 种 snRNA：U1、U2、U4、U5、U6、U4atac、U6atac、U11 和 U12。这些 snRNA 与核心蛋白质结合形成剪接体，负责内含子的剪接。snoRNA 的主要功能是参与 rRNA 的位点特异性修饰。miRNA 平均长度为 21~22bp，主要与 mRNA 3′ 非编码区序列结合来降解 mRNA，下调基因的表达。PiRNA 通常长 24~31bp，主要在生殖细胞中表达，保护基因组稳定。小干扰 RNA 是双链 RNA，具有基因沉默或调节基因转录的功能。

四、单核苷酸多态性

基因组包含大约 1 000 万个单核苷酸多态性（single nucleotide polymorphism，SNP）位点，即 DNA 中单个碱基对的变异。平均每 100~300 个碱基出现 1 个多态性位点，是遗传异质性的主要原因。相距很近的 SNP 位点连锁在一起遗传，称为单倍型。Hapmap 网站可查询这些单倍型的特征及其在不同人群中的分布比例。

五、拷贝数变异

某些染色体上出现一些基因组片段的重复或缺失，这些片段长度相对较大，通常 >1kb，称为拷贝数变异（copy number variation，CNV）。1 个 CNV 可包含 1 个或多个基因，是重要的正常变异。比较两个个体的基因组时，有 0.4%~0.8% 的基因组在拷贝数变异上存在差异。拷贝数变异通过单个基因或相邻基因组的剂量与疾病或疾病易感性相关。

第 3 节
基因突变类型及其效应与内分泌代谢疾病

一、基因突变的概念

基因突变（gene mutation）是指基因发生碱基对组成或排列顺序的改变。各种基因在群体中都有较低的自然突变频率，人类基因的突变率约为每个基因 1.2×10^{-8}/ 代。基因突变可发生在生殖细胞，称为胚系突变（germline mutation）。另外，基因突变也可发生在体细胞，称为体细胞突变（somatic mutation）。生殖细胞中的突变基因可通过有性生殖遗传给后代，并存在于子代的每一个细胞中，从而使后代的遗传性状发生相应的改变。体细胞突变不会传递给后代，但它会通过细胞分裂传给其后代子细胞，在局部形成突变细胞群而成为病变甚至癌变的基础。

二、基因突变类型及其引起的不同效应

基因突变有很多类型，在人类基因组中的突变方式包括碱基替换、微缺失、微插入、微插入/缺失（InDels）、三联核苷酸重复扩展、基因转换、大片段缺失、大片段重复、倒位和其他复杂重排。以下介绍其中几种。

1. 碱基替换（base substitution） 是指一种碱基被另一种碱基所替换，是 DNA 分子中单个碱基的改变，也称为点突变。替换方式有两种：①转换（transition），指一种嘌呤被另一种嘌呤所取代，即腺嘌呤（A）和鸟嘌呤（G）之间的相互取代；或是一种嘧啶被另一种嘧啶所取代，即胸腺嘧啶（T）和胞嘧啶（C）之间的相互取代。②颠换（transversion），指嘌呤取代嘧啶，或嘧啶取代嘌呤。转换较颠换多见。目前人类基因突变数据库（the Human Gene Mutation Database，HGMD）的点突变中，约 61% 是转换，39% 是颠换。单碱基替换可发生在基因序列的任何位置，其中发生在编码区和外显子-内含子接头部位的点突变对其编码蛋白序列的影响显著。碱基替换可引起以下不同的效应。

（1）同义突变（synonymous mutation）：是指由于编码氨基酸的密码子存在简并性，碱基替换不改变密码子对应的氨基酸。例如，CUU 编码亮氨酸，如果在 DNA 分子中一个碱基对发生替换，使 mRNA 分子上的 CUU 密码子转换为 CUA，CUU 和 CUA 都是亮氨酸密码子，亮氨酸不发生改变。但是越来越多的研究表明，同义突变还可以通过影响基因的剪接导致编码蛋白质的序列改变。

（2）错义突变（missense mutation）：是指碱基替换导致密码子编码另一种氨基酸，结果多肽链上相同位置的氨基酸种类发生改变，产生氨基酸序列异常的蛋白质分子。例如，*CYP21A2* 基因突变导致 21-羟化酶缺陷症（OMIM：201910），其第一外显子的第 31 位密码子 C 发生碱基替换（C>T）致原来的三联密码子 CCG 编码的脯氨酸变成 CTG 编码的亮氨酸，导致 *CYP21A2* 基因氨基酸序列改变，患者表现为非经典型 21-羟化酶缺陷症。错义突变可以通过以下方式导致疾病：①突变蛋白的功能完全或部分丧失。②突变蛋白的功能增强，例如 *LHCGR* 基因的 578 位密码子发生突变，A 发生碱基转换成为 G，造成 578 位的天冬氨酸被甘氨酸取代（Asp578Gly），这是激活性突变，使黄体生成

素（luteinizing hormone，LH）受体持续激活，导致家族性男性性早熟。③形成融合蛋白，造成功能改变。人类阿黑皮素原（proop iomelanocortin，*POMC*）基因中的第 236 位密码子 CGC 突变为 GGC，导致精氨酸变为甘氨酸，破坏了 β-促黑细胞激素（β-MSH）和 β-内啡肽之间的双碱性氨基酸断裂位点（Lys235-Arg236），形成 β-MSH/β-内啡肽融合蛋白。该融合蛋白能与黑素皮质素受体-4（melanocortin receptor-4，MCR4）高亲和性结合，但对 MCR4 的激活能力很弱。MCR4 激活能抑制摄食。因此携带此突变的患者从儿童期就严重肥胖。④突变多肽参与蛋白质复合体，使整个复合体功能异常。例如 I 型胶原蛋白（COL1）结构异常可引起成骨不全（OMIM：166210）。COL1 由 *COL1A1* 基因编码的 α1 亚基（2 个）和 *COL1A2* 基因编码的 α2 亚基（1 个）组成三螺旋结构蛋白，*COL1A1* 或 *COL1A2* 基因错义突变编码的异常 α1 或 α2 链通过参与形成三聚体，导致所有的 COL1 分子结构异常，引起严重的成骨不全（详见第 27 章）。

（3）无义突变（nonsense mutation）：是指碱基替换使原来编码某个氨基酸的密码子变成终止密码子，导致多肽链合成提前终止。这类突变常使多肽链截短，产生无生物活性的多肽链。例如，*CYP21A2* 基因第 319 位密码子 CAG 中的 C>T，转录后生成终止密码子 UAG，合成的多肽链片段仅有 318 个氨基酸残基，由于结构不稳定而迅速降解，导致 21-羟化酶合成障碍。有的无义突变发生在基因编码序列的较靠前位置，可能使用突变位置后的框内翻译起始密码子起始翻译，生成缺失一些氨基酸的蛋白质，但由于该突变蛋白具有野生型蛋白的一些重要功能结构域，患者的临床症状相对较轻。如 *NR0B1* 基因第 37 位密码子 CAG 中的 C>T，转录后生成终止密码子 UAG，预测合成的多肽链片段仅有 36 个氨基酸残基，由于缺乏重要的功能结构域，患者表型应很典型，但实际情况是该患者表型并不典型。研究发现，此种情况下，人体内采用第 83 位 ATG 作为翻译起始密码子生成缺少前 1~82 个氨基酸的突变 DAX-1 蛋白，该蛋白表达正常，功能有所下降。

（4）终止密码突变（termination codon mutation）：是指碱基替换使原有的终止密码子变成编码某个氨基酸的密码子，导致多肽链延长，使蛋白功能降低。3β-羟类固醇脱氢酶缺陷是先天性肾上腺皮质增生的一种类型。*HSD3B1* 基因的第 373 位终止密码子 TGA 中的 A>C，转录后终止密码子变成半胱氨酸，使 *HSD3B1* 基因编码的 3β-羟类固醇脱氢酶肽链延长，

从原来的 372 个氨基酸残基延长至 467 个氨基酸残基，突变蛋白的酶活性变化不明显，但稳定性明显下降易降解，患者表现为非经典型 3β- 羟类固醇脱氢酶缺陷症（OMIM：109715）。

（5）剪接突变（splicing mutation）：研究表明，所有人类疾病相关突变中有 15%~50%，是因为改变了基本剪接元件和辅助剪接元件的功能，使 mRNA 发生异常剪接，导致疾病发生。其中一些突变可能是名义上的同义或错义突变。如：CYP11B1 基因的第 314 位密码子 GAG 中的 G>A，名义上使得第 314 位氨基酸从谷氨酸变成了赖氨酸，但实际上并不是这样，这个突变使得 CYP11B1 基因的第 5 外显子发生了异常剪接，整个第 5 外显子被剪切掉。另一种情况是外显子 - 内含子接头处高度保守的 "GT-AG" 碱基中任一碱基发生替换，均会引起 mRNA 剪接异常。内含子区某些单个碱基替换也会引起 mRNA 剪接异常。

（6）起始密码突变（initiation codon mutation）：是指碱基替换使原有的起始密码子变成编码某个氨基酸的密码子，导致 mRNA 不稳定而被迅速降解，无法翻译成蛋白质，或者使用下一个读码框内翻译起始密码子起始翻译。

2. 微缺失和微插入（microdeletion and microinsertion） 核苷酸的缺失或插入也是人类遗传疾病的重要致病变异，其中大部分核苷酸长度小于 20bp，又以 <5bp 的微缺失最为常见。在 HGMD 中，1bp 的缺失占微缺失的 48%，而 2~3bp 的缺失占 30%。大多数微缺失（78%）导致读码框的改变。微插入（<20 个核苷酸）比微缺失少见。在 HGMD 中，微缺失的数量是微插入的 3 倍，其中近一半只插入 1bp。与微缺失的情况一样，大多数微插入导致读码框的改变。微缺失和微插入可引起以下不同的效应。

（1）移码突变（frame-shift mutation）：是指在 DNA 编码顺序中插入或缺失一个或几个碱基对（但不是 3 或 3 的倍数），造成这一位置以后的一系列编码发生移位错误。移码突变的结果使变动部分以后的多肽链氨基酸种类发生改变，影响蛋白质的生物学功能。例如：CYP17A1 基因突变导致 17α- 羟化酶缺陷症（OMIM：202110）。CYP17A1 基因第 5 外显子的 259 位密码子 ATC 中丢失了两个核苷酸 AT，结果产生 259 位以后的密码子全部改变，形成异常的肽链，提前终止于第 274 位密码子。移码突变引发的后果非常严重，可导致严重的 17α- 羟化酶缺陷症。

（2）框内突变（in-frame mutation）：是指在 DNA 编码顺序中插入或缺失 3 或 3 的倍数个碱基对，造成基因 DNA 链中增加或减少的碱基对为一个或几个密码子，因而基因产物多肽链中会增加或减少一个或几个氨基酸，而此部位之后的氨基酸序列无改变。例如，17α- 羟化酶的第 8 外显子的第 487~489 位密码子缺失 9 个核苷酸 "GACTCTTTC"，造成 17α- 羟化酶蛋白缺少第 487~489 位的 "天冬氨酸 - 丝氨酸 - 苯丙氨酸"，而第 490~503 位氨基酸并未发生改变，导致了 17α- 羟化酶缺陷症。

3. 三联核苷酸重复扩展（expansion of trinucleotide repeat sequences） 又称为不稳定三核苷酸重复序列突变，其突变是由于基因组中脱氧三核苷酸串联重复拷贝数增加，拷贝数的增加随着世代的传递而不断扩增。三核苷酸重复序列存在于一些基因中，其数量在健康个体中存在差异（多态性变异）。例如，在雄激素受体基因第一外显子中的 CAG 重复序列的重复次数在非洲裔美国人中最低，白种人居中，亚洲人最高。但是此重复序列的重复次数增加超过一定的临界阈值，即人于 37 次重复，则与 X 连锁的脊髓延髓性肌萎缩［spinal and bulbar muscular atrophy，又称肯尼迪病（Kennedy disease）］的发生有关，此类患者有雄激素部分性抵抗的表现。还有一些三核苷酸重复突变导致的神经肌肉病变与内分泌功能异常相关。例如，1 型强直性肌营养不良症（myotonic dystrophy1，DM1；OMIM：160900），是一种常染色体显性遗传疾病，由 DMPK 基因中 CTG 重复序列的扩增引起，该序列的重复次数在普通人群中通常小于 40 次，某些患者的重复次数超过 1 000 次。在患病家系中，CTG 重复次数常随着代代传递，出现重复次数逐渐增多的现象，而 CTG 重复次数越多，疾病越严重，发病年龄越早。此类患者中的男性，性腺功能减退非常普遍，常见的异常包括少精子症、睾酮水平低、勃起功能障碍等。FXN 基因的纯合或复合杂合 GAA 三核苷酸重复序列扩展引起 Friedreich 共济失调（OMIM：229300）。通常，GAA 重复次数在普通人群中少于 36 次，而致病的重复次数介于 56 次和 1 300 次之间。GAA 重复次数与症状发作年龄及并发症的出现存在负相关关系，此种疾病患者罹患糖尿病的风险明显增加，发生率为 8%~32%。

4. 基因组结构变异（structural variation） 包括基因转换、大片段缺失、大片段重复、倒位、易位和其他复杂重排，其通常会导致基因表达下降或不表达。下列机制参与了基因组结构变异的形成，包括基于重组的机制——非等位基因同源重组（nonallelic homologous recombination）和非同源末端连接（nonhomologous end-joining)、L1 逆转座和基于复制的机制——复制叉停滞和模板切换（fork stalling and template switching）。基因组结构变异可引起以下不同的效应。

（1）基因转换（gene conversion）：是指遗传信息从一个分子向其同源分子单向传递的过程，通过交换，DNA 的接收链从另一条链的同源非等位基因接收信息，接收链上的原始等位基因被转换为新的等位基因。这种转换序列的长度可以从几个到几千个核苷酸。基因转换通常是基因与高度同源且紧密相连的相关假基因之间的 DNA 交换。例如，21- 羟化酶基因 CYP21A2 与非功能性假基因 CYP21P 相邻。21- 羟化酶缺陷症患者的 CYP21A2 基因中发现的许多核苷酸取代对应于假基因中存在的序列，表明基因转化是诱变的潜在机制。

（2）基因融合（gene fusion）：是将两个或多个基因的编码区首尾相连，置于同一套调控序列（包括启动子、增强子、核糖体结合序列、终止子等）控制之下，构成融合基因。融合基因翻译的新蛋白质具有不同于其亲本多肽的异常性质。糖皮质激素治疗敏感性醛固酮增多症（glucocorticoid-remediable aldosteronism，GRA）是一种常染色体显性遗传性高血压病，由于醛固酮分泌过多导致。GRA 由编码醛固酮合成酶和 11β- 羟化酶的基因重排所致。重排的基因产物 5' 端为 11β- 羟化酶的调控区序列，3' 端为醛固酮合成酶的编码区序列，编码的蛋白具有醛固酮合成酶活性，受促肾上腺皮质激素（adrenocorticotropic hormone，ACTH）调控。此融合基因在束状带表达，导致 ACTH 调节束状带分泌醛固酮，因此给予糖皮质激素可抑制醛固酮的分泌。CYP11B2 和 CYP11B1 基因在 8 号染色体长臂上串联排列，且序列同源性高达 95%，因此容易发生非等位基因同源重组。

（3）改变剂量敏感基因表达产物的数量：如果拷贝数减少的基因片段中包含某编码基因的部分或全部编码区序列，可导致单倍剂量不足（haploinsufficiency），从而引起疾病。例如 DiGeorge 综合征（OMIM：188400），由 22q11.2 染色体区域的杂合缺失引起，该区域基因编码的转录因子 TBX1 的单倍剂量不足是此类患者出现心血管缺陷的主要原因。基因拷贝数增加通常使其编码的蛋白数量增加，有些蛋白数量增加会破坏蛋白间的相互作用，出现蛋白聚合。如 SNCA 基因的拷贝数增加，使 α- 突触核蛋白浓度增加，α- 突触核蛋白从无序单体状态变成纤维状聚集体，导致帕金森病。有些蛋白质复合物的亚基必须达到剂量平衡才能正常组装出活性蛋白，偏离恰当的亚基比例会以非线性方式破坏蛋白质复合物组装的生物化学特性，一种亚基的量减少 50% 会导致活性产物量减少大于 50%，同样，一种亚基的量增加，也会导致活性产物的量减少，只有当所有亚基的量等比例增加时，才能使活性产物的量增加。

第 4 节
表观遗传与内分泌疾病

尽管人类基因组计划使人类遗传学取得了巨大进步，但人体生物学的许多方面仍然不能仅仅用遗传学来解释。多年来的研究表明，人类疾病与表观遗传异常有关。表观遗传是 DNA 及其相关蛋白质和核糖核蛋白的修饰，这些修饰不涉及 DNA 序列本身的改变。正常的人体发育始于多种不同类型细胞和组织的定向分化，这一过程受表观遗传机制调控的多种转录因子时空表达的影响。表观遗传异常与许多内分泌和 / 或神经系统异常的人类疾病有关，并且与包括肿瘤在内的组织生长异常相关性明显。

一、X 染色体失活

X 染色体失活（X-chromosome inactivation，XCI）是染色体表观遗传沉默的经典例子。XCI 的过程由多种因素参与调控，位于 X 染色体上的 X 失活中心（X-inactivation center，XIC）在其中发挥着重要作用。XCI 特异性转录基因（Xist）是 XIC 的重要组成部分之一，该基因的转录产物为一种长 17kb 的非编码 RNA，且仅在失活的 X 染色体上表达，从而调控 XCI 的启动和进程。XY 男性和 X0 女性保持单个 X 染色体活跃，而 XX、XXX、XXXX 女性和 XXY、XXXY 男性除了一个 X 染色体外，其余所有 X 染色体上均有 Xist 的高表达使其失活。失活的 X 染色体高度甲基化，组蛋白乙酰化水平低。事实上并非所有 X 连锁的基因都受到 XCI 的影响，估计人类 X 染色体上 15% 的基因逃脱了 XCI，这些基因为双等位基因表达，即 2 条 X 染色体上的等位基因均表达才能维持正常。此外，约有 12% 的 X 连锁基因在不同组织的体细胞中显示出不同的失活状态。大多数逃脱 XCI 的基因与 Y 染色体有高度同源序列。如果缺失一条 X 染色体会造成这些基因表达的单倍剂量不足。特纳（Turner）综合征（核型为 45，X0）的表型与这些基因的单倍缺失有关，如 SHOX 基因单倍剂量不足与特纳综合征患者的身材矮小有关。

性染色体二态性使 X 染色体连锁的遗传模式比常染色体显性或隐性遗传的模式更为复杂。大多数 X 连锁隐性遗传病多发生于男性，而女性携带者则不发病或表现轻微，这是因为表达这种基因的关键组织的 XCI 是随机的。随机的 XCI 是指某一组织的约一半细胞的母系 X 染色体失活，表达父系 X 染色体，而另一半细胞的父系 X 染色体失活，表达母系 X 染色体，X 染色体的表达呈嵌合状态。但是，有些情况下 XCI 会发生明显偏倚。通常，偏倚的 XCI 选择性沉默带有突变的 X 染色体，而使正常 X 染色体激活。然而，在某些疾病的女性携带者中，有罕见的突变 X 染色体优先激活的现象，导致严重的疾病表型，这种情况可见于由 *ABCD1* 突变引起的肾上腺脑白质营养不良（OMIM：300100）和先天性肾上腺发育不良（OMIM：300200）等疾病。

二、基因印记

除了女性的两个 X 染色体之一失活外，基因失活还发生在常染色体的特定区域，这种现象被称为基因印记（genetic imprinting）。最新的人类和小鼠印记基因目录（http://www.geneimprint.com）记录了人类的约 200 种印记基因，占总基因组的 1% 左右。许多印记基因在胚胎生长中起着至关重要的作用，表现出组织或发育阶段特异的单等位基因表达模式。在这些基因座处杂合突变或半合子 DNA 缺失可引起某些遗传疾病的发生，以非孟德尔方式遗传，也就是说，只有突变等位基因从一个特定的亲本传递给后代才表现出表型效应。经典的例子如普拉德 - 威利综合征（Prader-Willi 综合征，PWS；OMIM：176270），是由于父源染色体 15q11.2-q13 区域的功能缺陷所致。正常情况下，该区域表达父源等位基因，而母源等位基因被印记不表达，如果父源等位基因在该区域存在缺失或印记中心突变，或父源等位基因被母源等位基因取代，变成母源同源二倍体，就会导致 PWS。假性甲状旁腺功能减退症（psuedohypoparathyroidism，PHP；OMIM：612462）也与基因印记有关。位于 20q13.3 的母源刺激性鸟嘌呤核苷酸结合蛋白 α（stimulatory guanine nucleotide binding protein alpha，*GNAS*）基因失活突变或其上游甲基化位点异常或该区域出现父源同源二倍体，均导致 PHP（详见第 28 章）。此外，暂时性新生儿糖尿病（transient neonatal diabetes mellitus，TNDM；OMIM：601410）与 6q24 区

的基因印记异常有关。正常情况下，该区域表达父源基因而母源基因印记不表达。6q24 区域的父源单亲二倍体、父源 DNA 非平衡性重复和母源基因甲基化缺陷均可致 TNDM。

基因印记的分子机制主要是两个亲本染色体上产生了差异的表观遗传标记，通常是等位基因特异性 DNA 甲基化和 / 或等位基因特异性组蛋白修饰。这些表观遗传标记（也称为印记差异甲基化区域）在雄配子和雌配子中建立。大多数印记基因位于 100 千碱基（100kb）到数兆碱基（Mb）大小的基因簇中，这些基因簇包含印记结构域。印记结构域通常具有自己的顺式印记控制区，称为印记中心（imprinting center，IC）。IC 在父系或母系种系中获得重要的 DNA 甲基化标记，并且在子代的一个或多个组织中保留单等位基因标记，导致印记基因的单等位基因表达。

第 5 节
与遗传有关的内分泌代谢疾病

现代医学遗传学将人类遗传病分为单基因病、多基因病、染色体病、体细胞遗传病和线粒体遗传病。目前已发现数百种遗传性内分泌疾病，在线人类孟德尔遗传目录（online Mendelian inheritance in man，OMIM）和人类基因突变数据库中可以查找这些疾病的表型和致病基因情况。下面列举了一些内分泌疾病及其遗传方式，其中有些疾病的详细信息可参考本书的其他章节。

一、激素基因突变的遗传性内分泌代谢疾病

编码激素的基因发生突变，可导致其表达的产物发生结构错误或失去正常生物活性，激素的合成及功能异常，从而引起特定的激素缺乏性疾病。但实际上，激素基因突变并非激素缺乏性疾病的常见病因，大多数情况下，激素缺乏综合征的原因仍是未知的。激素基因突变所致激素缺乏疾病的发现，为人们研究特定的激素及其受体功能提供了天然的疾病模型。激素基因突变及疾病示例见表 1-5-1。

表 1-5-1　激素基因突变导致的遗传性内分泌代谢疾病

突变激素	疾病表现（部分）	基因名称	遗传方式	染色体定位
促性腺激素释放激素 （OMIM：152760）	促性腺激素功能低下型性腺功能减退症	*GNRH1*	常染色体隐性	8p21.2
促甲状腺激素 （OMIM：188540）	促甲状腺激素缺乏；甲状腺功能减退	*TSHB*	常染色体隐性	1p13.2
阿黑皮素原 （OMIM：176830）	肾上腺功能不全；肥胖	*POMC*	常染色体隐性； 常染色体显性	2p23.3
黄体生成素 （OMIM：152780）	黄体生成素缺乏；促性腺激素功能低下型性腺功能减退症	*LHB*	常染色体隐性	19q13.33
卵泡刺激素 （OMIM：136530）	卵泡刺激素缺乏；促性腺激素功能低下型性腺功能减退症	*FSHB*	常染色体隐性	11p14.1
生长激素 （OMIM：139250）	孤立性生长激素缺乏；Kowarski 综合征	*GH1*	常染色体隐性； 常染色体显性	17q23.3
血管升压素 （OMIM：192340）	垂体性尿崩症	*AVP*	常染色体显性	20p13
胰岛素 （OMIM：176730）	糖尿病	*INS*	常染色体隐性； 常染色体显性	11p15.5
甲状旁腺激素 （OMIM：168450）	家族性孤立性甲状旁腺功能减退	*PTH*	常染色体显性； 常染色体隐性	11p15.3
抗米勒管激素 （OMIM：600957）	米勒管永存综合征	*AMH*	常染色体隐性	19p13.3
瘦素 （OMIM：164160）	肥胖	*LEP*	常染色体隐性	7q32.1

二、结合蛋白基因突变导致的遗传性内分泌代谢疾病

　　激素结合蛋白的基因突变与其相应的临床表现间常缺乏直接联系。因此，此类疾病若未能明确病因，常易引起误诊和不恰当的治疗。结合蛋白基因突变常见于甲状腺激素相关的结合蛋白，结合蛋白的基因变异可引起体内结合蛋白水平的升高或降低，使相关激素的运输发生异常，因此常表现为甲状腺功能正常而测得的甲状腺激素水平升高或降低。异常的结合蛋白可通过血清电泳分析或突变分析技术得以检测。结合蛋白基因突变及疾病示例见表 1-5-2。

三、膜受体基因突变导致的遗传性内分泌代谢疾病

　　膜受体基因突变导致的遗传性内分泌代谢疾病，常以激素水平升高、相应激素生理功能缺陷、激素补充治疗无反应为特点。临床上需要与信号通路突变引起的疾病鉴别。需要注意的是，存在一类 G 蛋白耦联受体的变异，可以引起相应受体功能的激活，从而出现激素水平过量的类似表现。此外，由于基因变异引起的受体失活程度可为部分或完全性，故表型谱可十分广泛。膜受体基因突变及其所致疾病示例见表 1-5-3。

表 1-5-2　结合蛋白基因突变导致的遗传性内分泌代谢病

突变结合蛋白	疾病表现（部分）	基因名称	遗传方式	染色体位置
甲状腺结合球蛋白 （OMIM:314200）	甲状腺功能正常的低甲状腺素血症； 甲状腺功能正常的高甲状腺素血症	SERPINA7	X 染色体连锁	Xq22.3
转甲状腺素蛋白 （OMIM:176300）	甲状腺功能正常的高甲状腺素血症； 淀粉样变性	TTR	常染色体显性	18q12.1
白蛋白 （OMIM:103600）	甲状腺功能正常的高甲状腺素血症； 血清白蛋白水平异常	ALB	未知	4q13.3

表 1-5-3　膜受体基因突变导致的遗传性内分泌代谢病

突变膜受体	疾病表现（部分）	基因名称	遗传方式	染色体定位
促性腺激素释放激素受体 （OMIM:138850）	低促性腺激素性性腺功能减退症	GNRHR	常染色体隐性	4q13.2
促甲状腺激素释放激素受体 （OMIM:188545）	先天性甲状腺功能减退症	TRHR	常染色体隐性	8q23.1
促甲状腺激素受体（失活） （OMIM:603372）	甲状腺功能减退	TSHR	常染色体隐性	14q31.1
促甲状腺激素受体（激活） （OMIM:603372）	甲状腺功能亢进	TSHR	常染色体显性	14q31.1
生长激素释放激素受体 （OMIM:139191）	生长激素缺乏	GHRHR	常染色体隐性	7p14.3
血管升压素 V2 受体 （OMIM:300538）	肾性尿崩	AVPR2	X 染色体连锁 隐形	Xq28
生长激素受体 （OMIM:600946）	Laron 侏儒症	GHR	常染色体隐性	5p13-p12
黄体生成素受体（失活） （OMIM:152790）	睾丸间质细胞发育不良伴高 促性腺激素性性腺功能减退	LHCGR	常染色体隐性	2p16.3
黄体生成素受体（激活） （OMIM:152790）	男性性早熟	LHCGR	常染色体显性	2p16.3
卵泡刺激素受体（失活） （OMIM:136435）	卵巢发育不全	FSHR	常染色体隐性	2p16.3
卵泡刺激素受体（激活） （OMIM:136435）	卵巢过度刺激综合征	FSHR	常染色体显性	2p16.3
促肾上腺皮质激素受体 （OMIM:607397）	糖皮质激素缺乏	MC2R	常染色体隐性	18p11.21
胰岛素受体 （OMIM:147670）	胰岛素抵抗,高胰岛素血症	INSR	常染色体隐性； 常染色体显性	19p13.2
甲状旁腺激素受体（失活） （OMIM:168468）	Blomstrand 型软骨发育不良	PTH1R	常染色体隐性	3p21.31
甲状旁腺激素受体（激活） （OMIM:168468）	Murk Jansen 干骺端软骨发 育不良	PTH1R	常染色体显性	3p21.31

突变膜受体	疾病表现(部分)	基因名称	遗传方式	染色体定位
钙敏感受体(失活) (OMIM:601199)	低尿钙性高钙血症;新生儿甲状旁腺功能亢进	*CASR*	常染色体显性; 常染色体隐性	3q13.3-q21.1
钙敏感受体(激活) (OMIM:601199)	甲状旁腺功能减退	*CASR*	常染色体显性	3q13.3-q21.1
抗米勒管激素受体 (OMIM:600956)	米勒管永存综合征	*AMHR2*	常染色体隐性	12q13.13
瘦素受体 (OMIM:601007)	肥胖	*LEPR*	常染色体隐性	1p31.3
黑素皮质素受体4 (OMIM:155541)	肥胖	*MCR4*	常染色体显性; 常染色体隐性	18q21.32

四、核受体基因突变导致的遗传性内分泌代谢疾病

除了膜受体基因突变外,核受体基因突变也是激素抵抗综合征的重要发病机制之一。核受体主要包括甲状腺激素受体、固醇类激素受体、维生素 D₃ 受体、维 A 酸受体等。由于突变受体与激素结合的亲和力降低,导致激素依赖性转录异常,相应靶基因的表达受损。甲状腺激素抵抗(thyroid hormone resistance,RTH)是核受体抵抗综合征的代表疾病,是由甲状腺激素受体 TR-α 或 TR-β 突变引起,由于 TR-α 和 TR-β 在人体中表达情况存在组织差异性,因此两者的临床表现也存在差异。此外,雄激素抵抗综合征、低血钙维生素 D 抵抗性佝偻病、家族性糖皮质激素抵抗、孤儿核受体抵抗引起的相应疾病均属于此范畴。核受体基因突变及相应疾病示例见表 1-5-4。

表 1-5-4　核受体基因突变导致的遗传性内分泌代谢疾病

突变核受体	疾病表现(部分)	基因名称	遗传方式	染色体定位
维生素 D 受体 (OMIM:601769)	维生素 D 抵抗性佝偻病	*VDR*	常染色体隐性	12q13.11
甲状腺激素受体 (OMIM:190160) (OMIM:190120)	甲状腺激素抵抗	*THRB* *THRA*	常染色体显性;常染色体隐性	3p24.2 17q21.1
糖皮质激素受体 (OMIM:138040)	糖皮质激素抵抗	*NR3C1*	常染色体显性	5q31.3
盐皮质激素受体 (OMIM:600983)	假性低醛固酮血症 1 型	*NR3C2*	常染色体显性	4q31.23
类固醇形成因子 1 (OMIM:184757)	XY 性反转;肾上腺皮质功能不全、卵巢早衰	*NR5A1*	常染色体显性	9q33.3
DAX-1 (OMIM:300473)	先天性肾上腺发育不全;XY 性反转	*NR0B1*	X 染色体连锁	Xp21.2
雄激素受体 (OMIM:313700)	雄激素抵抗	*AR*	X 染色体连锁隐性;常染色体显性;体细胞突变	Xq12
雌激素受体 (OMIM:133430)	雌激素抵抗	*ESR1*	常染色体显性;常染色体隐性	6q25.1-q25.2
过氧化物酶体增殖物激活受体 γ (OMIM:601487)	肥胖;胰岛素抵抗	*PPARG*	常染色体显性	3p25.2

五、转录因子突变导致的遗传性内分泌代谢疾病

转录因子(transcription factor, TF)是一类能与基因上游特定序列(转录因子结合位点)专一性结合,从而保证目的基因以特定的强度在特定的时间与空间表达的蛋白质分子,转录因子基因约占所有人类编码基因的8%。转录因子在作用功能上可分为两类:一类为普遍转录因子,它们与RNA聚合酶Ⅱ共同组成转录起始复合体时,转录才能在正确的位置开始;另一类为组织细胞特异性转录因子,这些转录因子仅在特定的组织或细胞中表达,或者是受到一些外部信号和其他刺激后,才开始发挥功能,转录表达某些特异性基因产物。转录因子基因突变通常高度有害。一般而言,编码转录因子的单个等位基因突变表现为该基因单倍剂量不足,而双等位基因突变则会导致更严重的表型。如在性发育过程中起关键作用的转录因子(SOX9、WT1等)发生突变,会导致性发育过程的异常。垂体发育中的特异性转录因子(PIT1、PROP1等)发生突变,会导致垂体细胞发育缺陷、功能受损。胰岛β细胞发育过程中的转录因子(HNF4A、IPF1等)发生变异,可引起青少年发病的成人型糖尿病(maturity-onset diabetes of the young, MODY)的发生等。转录因子突变及相应疾病示例见表1-5-5。

表 1-5-5　转录因子突变导致的遗传性内分泌代谢疾病

突变转录因子	疾病表现(部分)	基因名称	遗传方式	染色体定位
垂体特异性转录因子-1 (OMIM:173110)	生长激素、催乳素、促甲状腺激素缺乏	POU1F1	常染色体隐性; 常染色体显性	3p11.2
PROP1 (OMIM:601538)	生长激素、催乳素、促甲状腺激素、黄体生成素、卵泡刺激素缺乏	PROP1	常染色体隐性	5q35.3
肝细胞核因子1α (OMIM:142410)	青少年发病的成人型糖尿病3型	HNF1A	常染色体显性	12q24.31
肝细胞核因子1β (OMIM:189907)	青少年发病的成人型糖尿病5型	HNF1B	常染色体显性	17q12
胰岛素启动子1 (OMIM:600733)	青少年发病的成人型糖尿病4型	PDX1	常染色体显性; 常染色体隐性	13q12.2
甲状腺转录因子1 (OMIM:600635)	甲状腺功能减退症	NKX2-1	常染色体显性	14q13.3
甲状腺转录因子2 (OMIM:602617)	甲状腺癌;Bamforth-Lazarus综合征	FOXE1	常染色体隐性; 常染色体显性	9q22.33
配对盒转录因子8 (OMIM:167415)	先天性甲状腺功能减退症	PAX8	常染色体显性	2q14.1
WT1 (OMIM:607102)	Frasier综合征;Denys-Drash综合征	WT1	常染色体显性; 体细胞突变	11p13
SRY (OMIM:480000)	46,XX性反转;46,XY性反转	SRY	X染色体连锁	Yp11.2
SOX9 (OMIM:608160)	46,XY性反转;短指发育不良	SOX9	常染色体显性	17q24.3

六、激素合成过程中酶缺陷导致的遗传性内分泌代谢病

激素的生物合成与代谢常涉及一系列复杂的生化反应,这一过程需要许多酶参与和调控,若反应途径中任一步骤的关键酶存在缺陷,均可能导致体内激素水平的异常。如先天性肾上腺皮质增生症(congenital adrenal hyperplasia,CAH),是由于皮质激素合成过程中所需的酶存在先天缺陷,导致皮质激素合成减少,激素的前体物质堆积,从而引起相应临床表现。近年来,对于此类疾病分子机制研究逐渐深入,已较好地解释大多数的临床表型。激素合成过程中酶基因突变及其相关疾病见表1-5-6。

表1-5-6　激素合成过程中酶基因突变导致的遗传性内分泌代谢病

突变酶	疾病表现(部分)	基因名称	遗传方式	染色体定位
葡萄糖激酶(OMIM:138079)	青少年发病的成年型糖尿病2型	*GCK*	常染色体显性;常染色体隐性	7p13
甲状腺过氧化物酶(OMIM:606765)	甲状腺激素生成障碍	*TPO*	常染色体隐性	2p25.3
21-羟化酶(OMIM:613815)	先天性肾上腺皮质增生症;雄激素过多	*CYP21A2*	常染色体隐性	6p21.33
3β-羟类固醇脱氢酶(OMIM:613890)	先天性肾上腺皮质增生症;雄激素缺乏	*HSD3B2*	常染色体隐性	1p12
17α-羟化酶(OMIM:609300)	雄激素缺乏;高血压	*CYP17A1*	常染色体隐性	10q24.32
11β-羟化酶(OMIM:609300)	雄激素过多;高血压	*CYP11B1*	常染色体隐性;常染色体显性	8q24.3
1α-羟化酶(OMIM:609506)	维生素D依赖性佝偻病	*CYP27B1*	常染色体隐性	12q14.1

七、遗传性内分泌综合征

遗传性内分泌综合征,是指一组由遗传物质发生改变引起的、具有一定内在联系的临床内分泌症候群,常有多种致病基因,且遗传方式及临床表现多样。随着现代遗传学技术的发展,此类疾病的致病基因被不断发现及定位,这对于疾病的预防与管理具有重要意义。如对于多发性内分泌腺瘤病2型,现已证明 *RET* 原癌基因是其致病基因之一,因此,对于基因筛查结果为 *RET* 突变阳性患者,可在甲状腺髓样癌发病前行预防性甲状腺切除术。遗传性内分泌综合征及其相关疾病示例见表1-5-7。

表1-5-7　遗传性内分泌综合征

遗传性内分泌综合征	疾病表现(部分)	基因名称(部分)	遗传方式	染色体定位
多发性内分泌腺瘤病1型(OMIM:131100)	肿瘤:垂体、胰腺、甲状旁腺	*MEN1*	常染色体显性	11q13.1
多发性内分泌腺瘤病2A(OMIM:171400)	肿瘤:甲状旁腺腺瘤,嗜铬细胞瘤,甲状腺髓样癌	*RET*	常染色体显性	10q11.21
多发性内分泌腺瘤病2B(OMIM:162300)	甲状腺髓样癌,嗜铬细胞瘤,神经纤维瘤	*RET*	常染色体显性	10q11.21
自身免疫性多内分泌腺综合征(OMIM:240300)	多内分泌腺功能减退	*AIRE*	常染色体隐性;常染色体显性	21q22.3

遗传性内分泌综合征	疾病表现（部分）	基因名称（部分）	遗传方式	染色体定位
von Hippel-Lindau 综合征（OMIM：193300）	嗜铬细胞瘤；肾癌	VHL	常染色体显性	3p25.3
Carney 综合征（OMIM：160980）	库欣综合征；肢端肥大症，黏液瘤	PRKAR1A	常染色体显性	17q24.2
Prader-Willi 综合征（OMIM：176270）	性腺功能减退，肥胖	NDN, SNRPN	常染色体显性；印记基因	15q11.2
Pendred 综合征（OMIM：274600）	甲状腺肿；耳聋	SLC26A4	常染色体隐性	7q22.3
DiGeorge 综合征（OMIM：188400）	甲状旁腺功能减退；心脏异常	TBX1	常染色体显性	22q11.21

（聂 敏 孙 邦）

参考文献

[1] LANDER ES, LINTON LM, BIRREN B, et al. Initial sequencing and analysis of the human genome [J]. Nature, 2001, 409 (6822): 860-921.

[2] International Human Genome Sequencing Consortium. Finishing the euchromatic sequence of the human genome [J]. Nature, 2004, 431 (7011): 931-945.

[3] FRANK-RAUE K, RAUE F. Hereditary medullary thyroid cancer genotype-phenotype correlation [J]. Recent Results Cancer Res, 2015, 204: 139-156.

[4] GRYN SE, HEGELE RA. Pharmacogenomics, lipid disorders, and treatment options [J]. Clin Pharmacol Ther, 2014, 96 (1): 36-47.

[5] TOPALOGLU AK. Update on the genetics of idiopathic hypogonadotropic hypogonadism [J]. J Clin Res Pediatr Endocrinol, 2017, 9 (Suppl 2): 113-122.

[6] SAVISAAR R, HURST LD. Exonic splice regulation imposes strong selection at synonymous sites [J]. Genome Res, 2018, 28 (10): 1442-1454.

[7] SHENKER A, LAUE L, KOSUGI S, et al. A constitutively activating mutation of the luteinizing hormone receptor in familial male precocious puberty [J]. Nature, 1993, 365 (6447): 652-654.

[8] CHALLIS BG, PRITCHARD LE, CREEMERS JW, et al. A missense mutation disrupting a dibasic prohormone processing site in pro-opiomelanocortin (POMC) increases susceptibility to early-onset obesity through a novel molecular mechanism [J]. Hum Mol Genet, 2002, 11 (17): 1997-2004.

[9] OZISIK G, MANTOVANI G, ACHERMANN JC, et al. An alternate translation initiation site circumvents an amino-terminal DAX1 nonsense mutation leading to a mild form of X-linked adrenal hypoplasia congenita [J]. J Clin Endocrinol Metab, 2003, 88 (1): 417-423.

[10] PANG S, WANG W, RICH B, et al. A novel nonstop mutation in the stop codon and a novel missense mutation in the type Ⅱ 3beta-hydroxysteroid dehydrogenase (3beta-HSD) gene causing, respectively, nonclassic and classic 3beta-HSD deficiency congenital adrenal hyperplasia [J]. J Clin Endocrinol Metab, 2002, 87 (6): 2556-2563.

[11] BARALLE D, BURATTI E. RNA splicing in human disease and in the clinic [J]. Clin Sci (Lond), 2017, 131 (5): 355-368.

[12] GOURSAUD C, MALLET D, JANIN A, et al. Aberrant splicing is the pathogenicity mechanism of the p. Glu314Lys variant in CYP11A1 gene [J]. Front Endocrinol (Lausanne), 2018, 9: 491.

[13] AUCHUS RJ. Steroid 17-hydroxylase and 17, 20-lyase deficiencies, genetic and pharmacologic [J]. J Steroid Biochem Mol Biol, 2017, 165 (Pt A): 71-78.

[14] EDWARDS A, HAMMOND HA, JIN L, et al. Genetic variation at five trimeric and tetrameric tandem repeat loci in four human population groups [J]. Genomics, 1992, 12 (2): 241-253.

[15] CORTES CJ, LA SPADA AR. X-linked spinal and bulbar muscular atrophy: from clinical genetic features and molecular pathology to mechanisms underlying disease toxicity [J]. Adv Exp Med

Biol, 2018, 1049: 103-133.

［16］ CUMMING SA, JIMENEZ-MORENO C, OKKERSEN K, et al. Genetic determinants of disease severity in the myotonic dystrophy type 1 optimistic cohort [J]. Neurology, 2019, 93 (10): 995-1009.

［17］ CRUZ GOR, CHAVEZ GA, RODRIGUEZ-CRUZ M. Muscular dystrophies at different ages: metabolic and endocrine alterations [J]. Int J Endocrinol, 2012, 2012: 485376.

［18］ DELATYCKI MB, BIDICHANDANI SI. Friedreich ataxia-pathogenesis and implications for therapies [J]. Neurobiol Dis, 2019, 132: 104606.

［19］ AZZI AS, COSENTINO C, KIBANDA J, et al. OGTT is recommended for glucose homeostasis assessments in Friedreich ataxia [J]. Ann Clin Transl Neurol, 2019, 6 (1): 161-166.

［20］ ZHANG F, GU W, HURLES ME, et al. Copy number variation in human health, disease, and evolution [J]. Annu Rev Genomics Hum Genet, 2009, 10: 451-481.

［21］ RICE AM, MCLYSAGHT A. Dosage-sensitive genes in evolution and disease [J]. Bmc Biol, 2017, 15 (1): 78.

［22］ BERLETCH JB, YANG F, XU J, et al. Genes that escape from X inactivation [J]. Hum Genet, 2011, 130 (2): 237-245.

［23］ COTTON AM, LAM L, AFFLECK JG, et al. Chromosome-wide DNA methylation analysis predicts human tissue-specific X inactivation [J]. Hum Genet, 2011, 130 (2): 187-201.

［24］ ZHANG X, HONG D, MA S, et al. Integrated functional genomic analyses of Klinefelter and Turner syndromes reveal global network effects of altered X chromosome dosage [J]. Proc Natl Acad Sci USA, 2020, 117 (9): 4864-4873.

［25］ RAO E, WEISS B, FUKAMI M, et al. Pseudoautosomal deletions encompassing a novel homeobox gene cause growth failure in idiopathic short stature and Turner syndrome [J]. Nat Genet, 1997, 16 (1): 54-63.

［26］ ORSTAVIK KH. X chromosome inactivation in clinical practice [J]. Hum Genet, 2009, 126 (3): 363-373.

［27］ MAIER EM, KAMMERER S, MUNTAU AC, et al. Symptoms in carriers of adrenoleukodystrophy relate to skewed X inactivation [J]. Ann Neurol, 2002, 52 (5): 683-688.

［28］ SHAIKH MG, BOYES L, KINGSTON H, et al. Skewed X inactivation is associated with phenotype in a female with adrenal hypoplasia congenita [J]. J Med Genet, 2008, 45 (9): e1.

［29］ TUCCI V, ISLES AR, KELSEY G, et al. Genomic imprinting and physiological processes in mammals [J]. Cell, 2019, 176 (5): 952-965.

［30］ PETERS J. The role of genomic imprinting in biology and disease: an expanding view [J]. Nat Rev Genet, 2014, 15 (8): 517-530.

［31］ MUSCOGIURI G, FORMOSO G, PUGLIESE G, et al. Prader-Willi syndrome: an uptodate on endocrine and metabolic complications [J]. Rev Endocr Metab Disord, 2019, 20 (2): 239-250.

［32］ MANTOVANI G, BASTEPE M, MONK D, et al. Diagnosis and management of pseudohypoparathyroidism and related disorders: first international consensus statement [J]. Nat Rev Endocrinol, 2018, 14 (8): 476-500.

第 2 章
人类基因组变异与遗传疾病

人类基因组 DNA 包括线粒体基因组 DNA 和核基因组 DNA。线粒体基因组 DNA 全长 16.6kb，共含有 37 个基因。核基因组 DNA 全长约 3.1Gb，其中约 2.9Gb 为常染色质 DNA，200Mb 为异染色质 DNA。在细胞间期，细胞核内 DNA 蛋白质纤维呈伸展状态，称为常染色质。在细胞分裂中期，DNA 蛋白质纤维高度螺旋化，并紧密盘绕折叠形成染色体。正常人类染色体的数目为 46 条，包括 44 条（22 对）常染色体（autosome）和 2 条性染色体（sex chromosome），女性为 46，XX，男性为 46，XY。人类基因组是一个相对稳定的体系，不同的种族、群体和个体都有 46 条染色体，基因数目和基因分布相同，核苷酸序列也基本相同。但是，人类基因组又是一个不断变异的体系。在长期进化的过程中，基因组 DNA 序列不断地发生变异，这些变异可能是有害的、有益的或中性的，其中一些变异被保存下来，导致了不同种族、群体和个体间基因组的差异，我们称之为基因的多态性。能够导致疾病发生的基因组变异通常被称为基因突变。广义的基因突变包括：①染色体畸变（chromosome aberration），指染色体数目和结构的改变；②基因组大片段缺失/重复、微缺失、微插入、重复扩展、基因转换等；③基因突变，指狭义的基因突变，是基因的核苷酸顺序和数目的改变，包括点突变（point mutation）、移码突变、动态突变。这些由于遗传物质结构和功能的改变而导致的疾病，称为遗传性疾病或简称遗传病（inherited disease，genetic disorder）。遗传物质的改变可以发生于生殖细胞或者受精卵内，也可以发生于体细胞内。二者的区别在于，前者可以遗传给下一代，后者则不会。根据遗传物质改变的大小、类型和发生部位的不同，遗传病可以分为五大类，即单基因遗传病、多基因遗传病、染色体病、体细胞遗传病和线粒体遗传病。线粒体遗传病详见第 3 章。本章将简单介绍其他 4 种遗传病。

第 1 节
染色体畸变与染色体病

一、人类染色体的基本结构特征

染色体（chromosome）是遗传物质的载体，由 DNA 和蛋白质共同组成。染色质和染色体是遗传物质在真核生物细胞分裂周期中不同时期的表现形式。染色质是指间期细胞核内由 DNA、组蛋白、非组蛋白及少量 RNA 组成的线性复合结构，是间期细胞遗传物质存在的形式。染色体是指细胞在有丝分裂或减数分裂过程中，由染色质聚缩而成的棒状结构。每条染色体包含一条 DNA 双螺旋分子。

在细胞分裂中期，染色体的凝缩程度最高，形态最清楚，所以常采用此期的细胞进行染色体观察。利用染色体的形态特征及通过各种技术展示不同染色体各自的特征，染色体可被有效地识别。《人类细胞遗传学命名的国际体制》（*An International System for Human Cytogenetic Nomenclature*，ISCN）提出了识别和描述显带染色体的统一标准。染色体界标是确认每一条染色体上稳定而有显著形态学特征的标记。它包括染色体两臂的末端、着丝粒和某些带。区则指位于两相邻界标之间的区域。该体制还规定，每一染色体都应视为由一系列序贯的带组成，即没有非带区。不同的带根据各自较亮（深）或较暗（浅）的着色强度，与相邻带相区别，每条染色体均以着丝粒为界标，区分出短臂（p）和长臂（q）。区和带均以着丝粒开始，沿每一染色体臂向外序贯地编定号数（图 2-1-1）。记述某特定带时需要包括 4 项内容：①染色体号；②臂的符号；③区的序号；④带的序号。这些内容按顺序书写，不间隔亦不加标点，如 2p13 表示 2 号染色体、短臂、1 区、3 带。在高分辨显带中，作为界标的带或一个普通的带都可被细分为亚带和次亚带。只要是每一带被细分，则在原带号数之后加一个小数点，并写明每一亚带的号数，其编号原则仍从着丝粒往臂远端序贯编号，如果亚带再细分次亚带，则可在原亚带编号后再加数字，不必加标点。如原来的2p13，带分为亚带或进一步分为次亚带，应标记为2p13.1或2p13.13等。

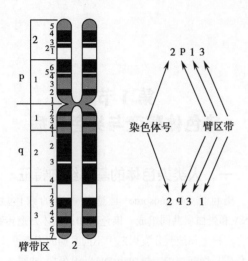

图 2-1-1　显带染色体的界标、区和带示意图

二、人类染色体畸变

人类染色体畸变分为染色体数目异常与染色体结构畸变两大类。

（一）染色体数目异常

人类体细胞含23对共46条染色体，配子细胞则包含22条常染色体和1条X或1条Y染色体，前者为二倍体，后者为单倍体。每一个正常二倍体的生物体的每一个正常配子的全部染色体，又称为一个染色体组。如果人类体细胞的染色体数目超出或少于二倍体染色体数目称为染色体数目异常。

临床上常见的染色体数目异常有非整倍体与嵌合体。非整倍体（aneuploid）个体形成的机制是在细胞分裂时染色体不分离，染色体不分离可以发生在减数分裂时而导致异常配子，后者与正常配子结合形成的受精卵发育成的个体中的所有细胞将携带这种染色体异常，这种个体体细胞中的染色体不是整倍数，而是比二倍体少一条或多一条，甚至少或多几条染色体（非整倍体）。如果染色体不分离发生在正常的受精卵有丝分裂时，在这种情况下，发生的染色体数目异常可仅存在于该个体的部分体细胞中，而与其他正常的细胞并存于同一个体中，即产生由两种细胞系或三种细胞系组成的嵌合体个体。此外，

还有个体的染色体数目不是二倍体，而是形成三倍体甚至四倍体，形成原因分别涉及双雄或双雌受精或核内复制，这些个体常常不易成活，故临床上十分罕见。

（二）染色体结构畸变

染色体结构畸变是另一类染色体异常。这是由于各种物理、化学因素导致染色体断裂后未能原位重接，使染色体重排造成的。染色体断裂重排，可只涉及一条染色体单体型染色体畸变，也可涉及两条（一对）染色体的染色体型染色体畸变。临床上常见的染色体结构畸变有缺失、易位、倒位、环状染色体及等臂染色体等。

三、染色体病

染色体病（chromosomal disorder）是由于各种原因引起的染色体数目和/或结构异常的疾病。由于染色体上基因众多，加上基因的多效性，因此染色体病常涉及多个器官、系统的形态和功能异常，临床表现多种多样，常表现为综合征，故染色体病是一大类严重的遗传病。染色体畸变严重者在胚胎早期死亡并自然流产，少数染色体畸变者能存活至出生，常造成机体多发畸形、智力低下、生长发育迟缓和多系统功能障碍。

染色体病包括常染色体病和性染色体病。常染色体病约占染色体病的2/3，以三体综合征和部分三体综合征多见，最常见的是21三体综合征（OMIM：190685），其次为18三体综合征（OMIM：601161）、13三体综合征、5p综合征等。性染色体病是指因X或Y染色体结构或数目异常所引起的疾病。性染色体只有一对，但是性染色体病约占染色体病的1/3。这类疾病共同的临床特征是性发育障碍（disorders of sexual development，DSD）或称性分化异常，有些患者表现为原发性闭经、生殖能力下降或智力较差等特征。临床上比较常见的性染色体病包括克兰费尔特综合征（Klinefelter综合征，也称为先天性睾丸发育不全或者原发性小睾丸症）、特纳综合征、XYY综合征、X三体综合征、脆性X染色体综合征。

克兰费尔特综合征性染色体核型的基本特征是至少有2个X染色体和1个Y染色体，其中47,XXY最多见，占80%，嵌合型占15%，包括46,XY/47,XXY；45,X/46,XY/47,XXY；46,XX/47,XXY等；其余还有48,XXXY；48,XXYY；49,XXXXY等。一般来讲，核型中X染色体越多，其临床症状越明显。克兰费尔特综合征的形成可能是卵细胞在成熟分裂过

程中,性染色体不分离,形成含有两个 X 的卵子,这种卵子与 Y 精子相结合即形成 47,XXY 受精卵。一般认为大多数 47,XXY 的形成是这种机制导致的。另外,如果生精细胞在成熟过程中第 1 次成熟分裂 XY 不分离,则形成 XY 精子,这种精子与 X 卵子相结合也可形成 47,XXY 的受精卵。

特纳综合征约 55% 的病例核型为 45,X,单一的 X 染色体来自母亲,失去的 X 染色体由父亲的精母细胞性染色体不分离造成。另外,还有多种嵌合体,如 45,X/46,XX;45,X/47,XXX;45,X/46,XX/47,XXX 等。X 染色体结构异常的有 X 染色体长臂等臂 Xi(Xq),核型为 46,X,i(Xq)。一般来说,嵌合型患者的临床表现较轻。轻者可能有生育能力。

脆性 X 染色体综合征患者的 X 染色体上 Xq27.3 位置,可以观察到明显的断裂或者裂隙,被称为脆性部位。该病的致病基因为 *FMR1*(fragile X mental retardation 1),位于 Xq27.3,长 38kb,包含 17 个外显子,其在脑、睾丸及卵巢中高表达。该基因的 5′ 非编码区第 1 外显子内含有 CGG 三核苷酸重复序列(CGG)n,CGG 重复序列的长度在正常人群中呈正常多态性,重复拷贝数为 6~50 个。当 CGG 重复次数达到 52 次后,这一区域在减数分裂过程中即显现不稳定状态,其重复次数可继续增加。重复次数在 52~200 个拷贝时,则为前突变。当重复次数达到约 230 个拷贝数后,*FMR1* 基因的 5′ 端发生异常甲基化,导致基因转录失活而发病。CGG 三核苷酸串联重复序列的异常扩增是导致本征的主要原因,占 95%,基因内的点突变或 1~2 个碱基的缺失也可导致本征发生,比例低于 5%。该病在连续遗传中有早现的现象,即发病年龄有逐代提前并加重的倾向。

第 2 节
基因变异与孟德尔遗传病

一、遗传的基本规律

1865 年,孟德尔(Mendel)提出生物性状是由遗传因子决定的。1909 年,Johannsen 提出用基因一词代替遗传因子。染色体上成对的基因所占的特定位置称为基因座(locus)。位于同源染色体上同一基因座的一对基因称为等位基因(allele)。某一特定基因座上的一对等位基因的组合类型称为基因型(genotype)。基因型在一定环境作用下形成的生物体可以观察到的性状,称为表型(phenotype)。如果一个体同源染色体上同一基因座的等位基因彼此相同,称为纯合子(homozygote);如果等位基因彼此不同,称为杂合子(heterozygote)。如果同源染色体上同一基因座的两个等位基因分别发生不同的突变,称为复合杂合子(compound heterozygote);而两个不同基因座的等位基因各有一个发生突变,称为双重杂合子(double heterozygote)。在杂合状态下表现出来的性状,称为显性性状(dominant character),决定显性性状的等位基因称为显性基因(dominant gene);相反,在纯合状态下才表现出来的性状称为隐性性状(recessive character),决定隐性性状的等位基因称为隐性基因(recessive gene)。基因的遗传方式是多种多样的,主要包括单基因遗传、多基因遗传、线粒体基因遗传等。不同的遗传方式具有不同的遗传特征。

遗传的基本规律包括分离律、自由组合律、连锁与交换律、遗传平衡定律即 Hardy-Weinberg 平衡律。①分离律是指生物在生殖细胞形成过程中,同源染色体分离,分别进入不同的生殖细胞,即每个生殖细胞只有亲代成对的同源染色体中的一条;位于同源染色体上的等位基因也随之分离,生殖细胞只含有两个等位基因中的一个;对于亲代,其某一遗传性状在子代中有分离现象。②自由组合律是指生物在生殖细胞形成过程中,非同源染色体之间是完全独立的,可分可合、随机组合;位于染色体上的等位基因也随之自由组合。③连锁与交换律是指同一条染色体上的基因彼此间是连锁在一起的,构成了一个连锁群;同源染色体上的基因连锁群并非固定不变,在生殖细胞形成过程中,同源染色体在配对联会时发生交换,使基因连锁群发生重新组合。一般而言,同源染色体上两对基因之间的重组率与基因间的距离有关,两对基因相距越远,发生交换的机会越大,重组率越高。同一染色体上两个基因的相对距离用厘摩(centiMorgan,cM)为单位,1% 重组率表示为 1cM。④ Hardy-Weinberg 平衡律:按照分离律和自由组合律,当两个杂合个体婚配后,子代 3/4 表现为显性性状,1/4 表现隐性性状,因而在群体中随着隐性性状的减少,显性性状将会增加,最终大多数为显性性状。但是,在随机婚配的大群体中,没有受到外在因素影响的情况下,显性性状并没有随着隐性性状的减少而增加,不同基因型相互比例在世代传递中保持稳定,这就是 Hardy-Weinberg 平衡律。如果一个群体满足以下所有条件,则该群体的等位基因频率和基因型频率在世代传递过程中保持不变,处于遗传平衡状态:

群体容量无限大;随机婚配;没有自然选择;没有突变;没有大规模的迁移基因流;基因型频率没有性别差异。

二、孟德尔遗传病定义和分类

存在于生殖细胞或受精卵中的突变基因或者基因变异,按照一定的方式在上下代之间进行传递,其所携带的遗传变异信息经过表达则可以形成具有一定异常性状的疾病,该疾病的遗传方式遵循孟德尔遗传规律,因此,将这类疾病称为孟德尔遗传病(Mendelian disorder)。孟德尔遗传病根据致病基因的变异类型不同,又可以分为单基因遗传病(single gene disorder,monogenetic disorder)和基因组病(genomic disorders)。单基因遗传病的发生主要受一对等位基因控制,该等位基因发生突变,包括点突变、移码突变、动态突变等,从而导致疾病发生。基因组病的概念最早由 Lupski 在 1998 年提出,是指由于人类基因组 DNA 的异常重组而引起临床表型的一类疾病。其分子基础是 DNA 的异常重组导致基因的缺失/扩增,或基因结构的彻底破坏,主要表现为亚显微水平的 DNA 片段缺失、重复或倒位。随着高分辨率的染色体微阵列分析(chromosomal microarray analysis,CMA)芯片技术和新一代深度测序技术的飞速发展,人们渐渐了解了 DNA 的异常重组导致基因组病发生的机制,包括非等位同源重组(non-allelic homologous recombination,NAHR)机制、DNA 复制机制和非同源末端连接(non-homologous end joining,NHEJ)机制等。

在孟德尔遗传病中,根据决定该疾病基因所在的染色体不同(常染色体或性染色体),以及该基因性质的不同(显性或者隐性)可将人类孟德尔遗传病分为 3 种主要的遗传方式:①常染色体遗传(autosomal inheritance),其中包括常染色体显性遗传和常染色体隐性遗传;② X 连锁遗传(X-linked inheritance),包括 X 连锁显性遗传和 X 连锁隐性遗传;③ Y 连锁遗传(Y-linked inheritance)。因此,孟德尔遗传病也分为

5 种,即常染色体显性遗传病、常染色体隐性遗传病、X 连锁显性遗传病、X 连锁隐性遗传病和 Y 连锁遗传病。截至 2020 年 4 月 25 日,在线人类孟德尔遗传目录(OMIM)(https://omim.org/statistics/entry)显示的单基因遗传病总计 9 107 种,其中包括致病基因已知的单基因遗传病 5 787 种(常染色体遗传病 5 401 种,X 连锁遗传病 348 种,Y 连锁遗传病 5 种,线粒体遗传病 33 种),致病基因未知的单基因遗传病 1 544 种(常染色体遗传病 1 422 种,X 连锁遗传病 118 种,Y 连锁遗传病 4 种),基因未知的疑似单基因遗传病 1 776 种(常染色体遗传病 1 670 种,X 连锁遗传病 103 种,Y 连锁遗传病 3 种)。线粒体基因缺陷所引起的疾病虽然多为单基因的,但是它属于细胞核外遗传,将在第 3 章中介绍。

三、常染色体显性遗传病及遗传特征

常染色体显性遗传病是指位于常染色体上的两个等位基因中,如有一个突变,这个突变基因的异常效应就能显示而导致疾病发生。常染色体显性遗传病的系谱(图 2-2-1)有如下特点:患者双亲中一方患病,绝大多数为杂合子,致病基因是由患者的亲代传递而来的,如果双亲都未患病,则可能是新生突变所致;患者同胞中 1/2 的机会将会发病,而且男女患病的机会相等;患者子代中有 1/2 的机会将患病,或者说患者婚后每生育一次,后代有 1/2 的风险将患病。本病可在一家中连续几代都有发病患者,即连续传递。父母中有一方患病而本人未患病时,他的子孙也不会患病。

常染色体显性遗传病显性的机制包括致病突变基因的丧失功能突变和获得功能突变。致病突变基因丧失功能突变导致基因的产物减少或者丧失功能。因为患者在杂合子时即出现某种病理表型,即一半正常基因的表达产物不足以维持正常的基因功能,所以这种现象称为单倍型不足。另一种杂合子导致疾病发生的机制为显性负效应,指的是在杂合子中,突变

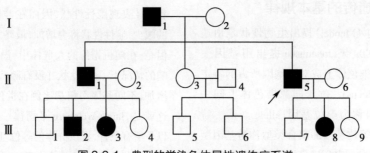

图 2-2-1　典型的常染色体显性遗传病系谱

的等位基因的产物不仅没有正常的功能,而且干扰另一条正常等位基因产物的功能,因此,与"单纯的没有该基因产物"的丧失功能突变相比,这种杂合子出现了更严重的病理表型,例如成骨不全。成骨不全是由Ⅰ型胶原蛋白结构异常、数量不足或者翻译后修饰和折叠错误导致的一类结缔组织病。而Ⅰ型胶原蛋白是一个异源三聚体,由2个α1亚基(*COL1A1*基因编码)和1个α2亚基(*COL1A2*基因编码)共同形成三螺旋结构。成骨不全Ⅰ型多由*COL1A1/2*基因终止密码子提前出现,突变基因表达产物降解,不能合成完整的蛋白质产物,相应基因产物较正常人减少一半,Ⅰ型胶原蛋白剂量不足导致发病,该病的致病机制就是单倍型不足。成骨不全Ⅱ~Ⅳ型是由突变基因*COL1A1/2*编码结构异常的α1或者α2亚基,变异亚基参与并干扰Ⅰ型胶原蛋白正常的三螺旋装配(2个α1亚基和1个α2亚基),放大了突变等位基因的致病效应,这就是显性负效应。所以,成骨不全Ⅰ型表型较轻,而成骨不全Ⅱ~Ⅳ型表型严重。致病基因的获得功能突变大多会影响基因(或产物)对其调控信号产生反应的方式,包括不能对负调控信号做出反应,在错误的时间、错误的组织表达了错误的剂量;对错误的信号做出反应,可能表现出与其他细胞组分异常的相互作用。获得功能突变产生效应的机制在不同基因不同疾病中表现各异,包括基因过表达、离子通道的异常开放、蛋白质的聚集、受体的永久性结合、融合基因等。

内分泌较常见的常染色体显性遗传病有ATP敏感性钾通道异常新生儿糖尿病(OMIM:600089),青少年发病的成人型糖尿病(MODY),家族性高胆固醇血症(OMIM:143890,19p13.2),努南综合征(OMIM:163950,12q24.1),神经纤维瘤(OMIM:162200,17q11.2),遗传性中枢性尿崩症(OMIM:125700,20p13),软骨发育不全(OMIM:100800,4p16.3),成骨不全Ⅰ~Ⅳ型(OMIM:166200,166210,259420,166220,17q21.33,7q21.3)。

努南综合征(Noonan syndrome,NS)是一类常染色体显性遗传疾病,患者的致病基因突变可遗传自患病的父母,或在胚胎形成发育过程中出现胚系突变。1968年,Jacqueline Noonan医生首次报道了该疾病。患病率为1/(1 000~2 500),主要临床表现为身材矮小、特殊面容(如眼距宽、上睑下垂、内眦赘皮、耳位低和腭弓高)、先天性心脏病及不同程度的发育迟缓。目前,已鉴定出18种与努南综合征相关的致病基因。这些基因均为RAS-MAPK信号通路上的成员,以*PTPN11*、*SOS1*、*RAF1*、*KRAS*、*NRAS*这5种基因突变最为常见。其中,*PTPN11*基因突变的比例约占50%,*SOS1*、*RAF1*、*KRAS*、*NRAS*基因突变比例分别占11%、5%、1.5%、0.2%。其余13种基因突变相对罕见。北京协和医院潘慧等总结了临床收集的6例努南综合征患者临床特点,并都进行了基因检测,结果发现,6例患者中4例为*PTPN11*基因错义突变,分别是 p.Asn58Asp、p.Gln79Arg、p.Asp61Gly、p.Ile282Val,1例为*KRAS*基因错义突变p.Thr58Ile,1例为*SOS1*基因拷贝数变异。

四、常染色体隐性遗传病及遗传特征

常染色体隐性遗传病的致病基因为隐性并且位于常染色体上,基因性状是隐性的,只有纯合子或复合杂合子时才导致疾病发生。常染色体隐性遗传病的系谱(图2-2-2)有如下特点:患者双亲都无病而是肯定携带者;患者同胞中1/4将发病,而且男女机会均等,在小家庭中由于子女数目少,所以往往看不到这种发病比例,所看到的发病比例往往偏高;患者

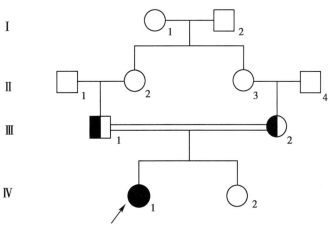

图 2-2-2 典型的常染色体隐性遗传病系谱

子女中,一般并不发病,所以看不到连续传递,常为散发病例;在近亲婚配的情况下,子女中的发病风险增高。许多遗传代谢异常的疾病,属常染色体隐性遗传病。按照"一个基因、一个酶"或"一个顺反子、一个多肽"的概念,这些遗传代谢病的酶或蛋白分子的异常,来自各自编码基因的异常。常见的常染色体隐性遗传病有溶酶体贮积症,如糖原贮积症、脂质贮积症、黏多糖贮积症;合成酶的缺陷如血γ球蛋白缺乏症、白化病;苯丙酮尿症、肝豆状核变性(威尔逊病)及半乳糖血症等。内分泌较常见的常染色体隐性遗传疾病包括硫胺素敏感性巨幼细胞贫血(thiamine-responsive megaloblastic anemia,TRMA)综合征(OMIM:249270,1q24.2)、先天性肾上腺皮质增生症、5α-还原酶2型缺陷症(OMIM:264600,2p23)、醛固酮减少症(OMIM:203400,610600,8q24.3)、维生素D依赖性佝偻病(Vitamin D dependent rickets,VDDR)I型(OMIM:609506,12q13-14)和Ⅱ型(OMIM:277400,12q13.11)等。

先天性肾上腺皮质增生症(congenital adrenal hyperplasia,CAH)是内分泌常见的常染色体隐性遗传病,是由于肾上腺类固醇激素合成代谢中酶的缺陷,使患者的糖皮质激素合成减少,促肾上腺皮质激素反馈性分泌增加,促使肾上腺增生肥大所致。其可以分为21-羟化酶缺陷症(OMIM:201910)、11β-羟化酶缺陷症(OMIM:202010)、3β-羟类固醇脱氢酶缺陷症(OMIM:201810)、17α-羟化酶/17,20-裂解酶缺陷症(OMIM:202110)等,临床表型复杂多样。21-羟化酶缺陷症是最常见的CAH类型,由编码21-羟化酶的基因*CYP21A2*突变所致。该基因位于6p21.3,含10个外显子,编码495个氨基酸,与假基因*CYP21A1P*相距30kb。CAH是一种常染色体隐性遗传病,等位基因性状是隐性的,只有2个等位基因都存在异常才能导致疾病发生。男性和女性均可以患病。患者家族中可能有此病患者,但家族史阴性也很常见。有同胞兄弟姐妹患病的可能。该病的详细描述见本书第14章。

五、X连锁显性遗传病

一种病的致病基因位于X染色体上,而且是杂合时即发病,称为X连锁显性遗传病。男性只有一条X染色体,其X染色体上的基因在Y染色体上缺少与之对应的等位基因,因此,男性只有成对基因中的一个成员,故称半合子。其X染色体上有此基因则表现出相应的症状或者疾病。而女性有两条X染色体,其中任何一条X染色体上有此基因,都可以表现出相应的症状。X连锁显性遗传病的系谱(图2-2-3)有如下特征:群体中女性患者的数目多于男性,一般比男性约高一倍,但女性患者病情常常较男性轻;患者双亲中必有一方患病;如果双亲都无病,则该病来源于新生突变;由于交叉遗传,男性患者的女儿全部都将发病,儿子则都是正常的,女性患者的子女中,各有1/2的机会发病;常可见到连续几代中都有发病患者,即连续传递,但绝无父子传递,据此可以与常染色体显性遗传相区别。

家族性低血磷酸盐性佝偻病为内分泌比较常见的X连锁显性遗传病。该病是由位于X染色体Xp22.1-22.2的*PHEX*基因突变或者缺失所致。其特征包括低磷酸盐血症,肠道钙吸收功能障碍,对维生素D无反应的佝偻病或骨质疏松。男性患者只能将致病基因传给女儿。女性患者可传给儿子和女儿,机会均为50%。女性患者较多,但症状轻,多数只有血磷低下而无明显佝偻病骨骼变化,可能是女性患者多为杂合子,其中正常X染色体的基因还能发挥一定的作用。男性发病数低,但症状较严重。

六、X连锁隐性遗传病

一种病的致病基因位于X染色体上,且为隐性基因,杂合时并不发病,称X连锁隐性遗传,以该遗传方式遗传的疾病称为X连锁隐性遗传病。在X连锁隐性遗传病中,男性为半合子,只有一个致病基因,Y染色体无等位基因,所以也会表达出相应的症状。X连

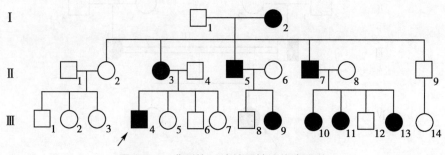

图2-2-3 典型的X连锁显性遗传病系谱

锁隐性遗传病的系谱(图2-2-4)有如下特征:男性患者多于女性患者;双亲无病时,儿子有1/2风险患病,女儿则无患病风险,这表明致病基因是从母亲传来的。如果母亲不是携带者,则这种病是散发的,是由于母亲卵子发生过程中,基因突变所致;患者的兄弟、姨表兄弟、舅父、外甥有患病风险;患者的外祖父也可能是患者,在这种情况下,患者的舅父中无患者。常见的内分泌 X 连锁隐性遗传病有雄激素不敏感综合征(OMIM:300068),AVP 受体 2 基因突变导致的遗传性肾性尿崩症(OMIM:304800,Xq28)。

七、Y 连锁遗传病

Y 连锁遗传病的致病基因位于 Y 染色体上。人类 Y 染色体只存在于男性,其传递规律也比较简单(图2-2-5),致病基因随着 Y 染色体的传递而传递。由父亲传给儿子,儿子传给孙子,这样的遗传方式又称为全男性遗传。Y 连锁遗传病或性状全部为男性受累,女性不会得病,也不会传递基因。人类 Y 连锁遗传的性状和遗传病比较少,已知的有 H-Y 抗原基因、外耳道多毛基因和睾丸决定因子基因等。

八、影响孟德尔遗传病分析的因素

各种孟德尔遗传的性状或者疾病根据突变基因的性质,通常将其所控制的相应表现分为显性遗传和隐性遗传两大类,理论上两者在群体中呈现出各自的分布规律,但是某些突变基因性状的遗传却存在着许多例外的情况,即非典型孟德尔遗传。

(一) 表现度

表现度(expressivity)是指基因在个体中的表现程度,或者说具有同一基因型的不同个体或同一个体的不同部位,由于各自遗传背景的不同,所表现的程度存在显著差异。例如常染色体显性遗传的成骨不全,主要症状包括耳聋、蓝色巩膜、骨脆性增加,轻微损伤即可引起骨折,常表现为自发性骨折。由于表现度的不同,有的患者只表现为蓝色巩膜,有的除蓝色巩膜外,还表现为耳聋;严重者除了上述症状外,还有牙齿半透明、指甲发育不全等症状。

(二) 外显率

外显率(penetrance)是某一显性基因(在杂合状态下)或纯合隐性基因在一个群体中得以表现的百分比。以多指(趾)症为例,在调查某一群体后发现,具有多指(趾)症致病基因的个体数为25人,而实际具有多指(趾)症表型的人数为20人。因此,所调查群体中多指(趾)症致病基因的外显率为 $20/25 \times 100\%=80\%$。外显率等于100%时称为完全外显(complete penetrance);低于100%时则为外显不全或不完全外显(incomplete penetrance)。当然某一基因

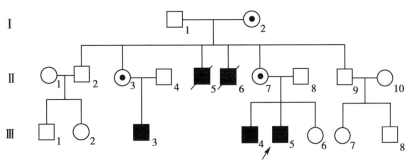

图 2-2-4 典型的 X 连锁隐性遗传病系谱

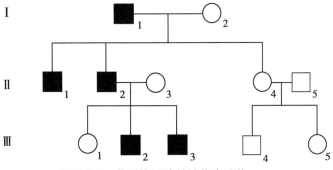

图 2-2-5 典型的 Y 连锁遗传病系谱

的外显率不是绝对不变的,相反,它随着观察者所定观察标准的不同而变化。上述多指(趾)症致病基因的外显率是以肉眼观察指(趾)的异常与否为标准的。若辅以 X 线摄影,就可发现因肉眼无法看出而被认为不外显的"正常人"也有骨骼的异常。若以此为标准,则多指(趾)症致病基因的外显率将有所提高。

外显率与表现度是两个不同的概念,不能混淆。其本质的区别在于外显率是说明基因是否表达,是个"质"的问题;而表现度是说明在基因表达的前提下,个体的表现程度如何,是个"量"的问题。

(三) 基因的多效性

基因的多效性(pleiotropy)是一个基因可以决定或影响多个性状。在生物个体的发育过程中,很多生理生化过程都是互相联系、互相依赖的。基因的作用是通过控制新陈代谢的一系列生化反应而影响到个体发育的方式,从而决定性状的形成。这些生化反应按照特定的步骤进行,每一基因控制一个生化反应。因此,一个基因的改变直接影响其他生化过程的正常进行,从而引起其他性状的相应改变。例如全身结缔组织病马方综合征(Marfan syndrome,OMIM:154700),患者既有骨骼系统异常,如身材高大、四肢细长、手足关节松弛、蜘蛛指(趾)等,又有心血管畸形和晶状体易位的表现。基因多效性的原因,并不是基因本身具有多重效应,而是基因的编码产物于机体内复杂代谢的结果。

(四) 拟表型

拟表型(phenocopy)是指由于某些营养或者环境因素的作用使个体的表型恰好与某一特定基因所产生的表型相同或相似。这种由环境因素引起的表型称为拟表型或表型模拟。例如维生素缺乏会导致佝偻病,与常染色体显性遗传的抗维生素 D 佝偻病有相似的表型,这种由于营养因素维生素 D 缺乏导致的佝偻病就是一种拟表型。显然,拟表型是由环境因素所致,并非生殖细胞基因本身的突变所致,因此,不会遗传给后代。

(五) 遗传异质性

遗传异质性(genetic heterogeneity)是一种遗传性状或者疾病可以由多个不同的基因控制。可分为基因座异质性和等位基因异质性。基因座异质性是指一种遗传性状或者疾病由不同基因座的突变引起。例如耳聋、白化病等可以由不同染色体上不同的基因突变引起,表现出不同的遗传方式。等位基因异质性是指一种遗传性状或者疾病由同一基因座的不同突变引起。例如 DMD 基因发生不同的突变,既

可能引起症状严重的 Duchenne 肌营养不良(OMIM:310200),也可能引起症状较轻的贝克(Becker)肌营养不良(OMIM:300376)。

(六) 从性遗传

从性遗传(sex-conditioned inheritance)是指某些常染色体显性遗传病虽然致病基因位于常染色体上,但是杂合子(Aa)的表现由于性别的差异而显示出男女性分布比例上的差异或基因表达程度上的差异。例如雄激素性脱发(OMIM:109200)呈常染色体显性遗传,是一种从头顶中心向周围扩展的进行性对称性脱发。一般 35 岁左右开始出现秃顶,而且男性秃顶明显多于女性。这是因为杂合子男性表现为秃顶,杂合子女性则不会表现如此。研究表明,秃顶基因能否表达还要受到雄性激素的影响。如果带有早秃基因的女性,体内雄性激素水平升高也可出现秃顶。这点可作为诊断女性是否患某种疾病的辅助指标。比如肾上腺肿瘤可产生过量雄性激素,导致早秃基因的表达。

(七) 限性遗传

限性遗传(sex-limited inheritance)是常染色体上的基因,由于基因表达的性别限制,只在一种性别表现,而在另一种性别则完全不能表现。这主要是由于解剖学结构上的性别差异造成的,也可能受性激素分泌方面的差异限制;如女性的子宫阴道积水症、男性的前列腺癌等。

(八) 遗传早现

遗传早现(anticipation)是指一些遗传病(通常为显性遗传病)在连续几代的遗传中,患者发病年龄逐代提前而且病情逐代加重的现象。例如,遗传性小脑性运动共济失调(Marie 型)综合征是一种常染色体显性遗传病,其发病年龄一般在 35~40 岁,临床表现早期为行走困难,站立时摇摆不定,语言不清,晚期下肢瘫痪。第一代患者 39 岁开始发病,第二代患者 38 岁开始发病,第三代患者 30 岁发病,而第四代患者 23 岁就已瘫痪。在许多家系分析中,都可以发现这种遗传早现。

(九) 遗传印记

越来越多的研究显示一个个体的同源染色体(或相应的一对等位基因)因分别来自其父方或母方,而表现出功能上的差异,因此当它们其一发生改变时,所形成的表型也有所不同,这种现象称为遗传印记(genetic imprinting)或基因组印记(genomic imprinting)、亲代印记(parental imprinting)。

在人类,由于印记效应,一些单基因遗传病的表

现度和外显率也受到突变基因亲代来源的影响。遗传印记持续存在于一个个体的终身，但它不是一种突变，也不是永久性的改变，在配子形成时，旧的印记会被消除，新的个体会根据性别产生新的印记，即印记被相反性别所逆转。遗传印记的典型病例包括普拉德-威利综合征（Prader-Willi syndrome，PWS；OMIM：176270）和快乐木偶综合征（Angelman syndrome，AS；OMIM：105830）。两者均由 15q11-13 的印记基因区域发生缺失导致。PWS 多由父源性缺失或者母源性单亲二倍体引起，而 AS 则由母源性缺失或者父源性单亲二倍体引起。

遗传印记的存在使得突变基因的表型不符合孟德尔遗传规律。遗传印记的发生机制与 DNA 水平的甲基化修饰有关。印记相关的甲基化是终身不变的。

（十）延迟显性

杂合子在生命的早期，因致病基因并不表达或虽表达但尚不足以引起明显的临床表现，只在达到一定的年龄后才表现出疾病，这一显性形式称为延迟显性（delayed dominance）。例如亨廷顿舞蹈症常于 30~40 岁发病，属于延迟显性的一个例子。延迟显性遗传病致病基因的外显率与年龄有关。

（十一）X 染色体失活

Lyon 假说认为女性两条 X 染色体在胚胎发育早期就随机失活了其中的一条，即为 X 染色体失活（X inactivation, lyonization），因此女性的两条 X 染色体表达存在嵌合现象。平均说来，女性一半细胞表达父源染色体，另一半细胞表达母源染色体。如有一妇女为 X 连锁杂合子，预期半数细胞中带有突变基因的那条 X 染色体失活，细胞是正常的，另外半数细胞中带有正常基因的那条 X 染色体失活，细胞将为突变型。但曾有报道，偶见 X 连锁隐性遗传的血友病或 Duchenne 肌营养不良的男性患者的杂合子母亲也可受累，这种 X 连锁隐性遗传的女性杂合子表现出的临床症状是一种所谓"显示杂合子"（manifesting heterozygote）。这是因为女性 X 染色体有随机失活现象，机遇使她大部分细胞中带有正常基因的 X 染色体失活，而带有隐性致病基因的那条 X 染色体恰好有活性，从而表现出或轻或重的临床症状。

（十二）不完全显性遗传

不完全显性（incomplete dominance）遗传也称为半显性（semi-dominance）遗传，它是杂合子 Aa 的表型介于显性纯合子 AA 和隐性纯合子 aa 的表型之间，即在杂合子 Aa 中显性基因 A 和隐性基因 a 的作用均得到一定程度的表现。

（十三）不规则显性遗传

不规则显性（irregular dominance）遗传是杂合子的显性基因由于某种原因而不表现出相应的性状，因此在系谱中可以出现隔代遗传的现象。换言之，在具有某一显性基因的个体中，并不是每个个体都能表现出该显性基因所控制的性状。但是带有显性基因的某些个体，本身虽然不表现出显性性状，但他们却可以生出具有该性状的后代。显性基因不能表达的原因还不清楚，生物体的内外环境对基因表达所产生的影响和不同个体所具有的不同遗传背景，可能是引起不规则显性的重要因素。多指（趾）症就是不规则显性的典型例子。

（十四）共显性遗传

共显性（codominance）是一对等位基因之间，没有显性和隐性的区别，在杂合体时两种基因的作用都完全表现出来。例如人类的 ABO 血型、MN 血型和组织相容性抗原等的遗传都属于这种遗传方式。

（十五）同一基因可产生显性或隐性突变

现已发现同一基因的不同突变可引起显性或隐性遗传病。如位于 11 号染色体短臂的 β 珠蛋白基因 127 位密码子的突变，使 β 链的 127 位氨基酸从正常的谷氨酰胺变成了脯氨酸，从而形成 Hb Houston，导致 β^+-Houston- 地中海贫血，其遗传方式为常染色体显性。而 β 珠蛋白基因 26 位密码子的突变，则使 β 链的 26 位氨基酸从正常的谷氨酸变成了赖氨酸，形成 Hb E，导致 β^+-E- 地中海贫血，其遗传方式为常染色体隐性。

第 3 节
多基因遗传病

一、多基因遗传病的定义

前面讲到的单基因遗传病的发生主要受一对等位基因控制，但是人类的许多遗传性状或疾病并非由一对等位基因决定，而是由多对等位基因共同控制，同时也受环境因素的影响，这类遗传病称为多基因遗传病（polygenic disorder）或者复杂疾病（complex disorder）。在多基因遗传病中，每一对基因对遗传性状或疾病形成的作用是微效的，称为微效基因（minor gene），而若干对微效基因的效应累加在一起可以形成一个明显的表型效应，称为累加效应（additive effect），相应的基因也称为累加基因（additive gene）。因此，由多个微效基因的累加效应控制遗传性状或疾病的遗传方式称为多基因遗传（polygenic inheritance）或多因子遗传（multifactorial inheritance）。目前研究认为，多基因遗传的微效基因中可能存在一些起主要作用的基因，称为主基因（major gene），了解主基因将大大有助于理解复杂疾病的发病、诊断、预防和治疗。

二、多基因遗传病的遗传特点和遗传规律

（一）多基因遗传病的遗传特点

与单基因遗传病受一对等位基因控制的遗传方式不同，多基因遗传病的遗传性状受许多微效基因的控制，而这些微效基因彼此之间没有显性与隐性之分，呈共显性状态，具有累加效应，称为多基因遗传。多基因遗传病具有家族聚集倾向，其系谱分析遗传特点不同于任何一种单基因遗传病。患者一级亲属的发病率高于群体发病率，但在患者的家族成员中，发病率比单基因遗传病发病率低。多基因遗传病的发病率有种族和民族的差异，因为不同民族和种族有不同的遗传基因或基因变异。

单基因遗传病的基因型和表型之间存在直接的因果关系，要么具有性状（受累），要么不具有性状（不受累）。单基因性状的变异在群体中的分布常常是不连续的，可以清楚地分为2~3群。因此，也把单基因性状称为质量性状（qualitative character）。例如，常染色体隐性遗传的垂体性侏儒 I 型（pituitary dwarfism 1，OMIM：262400），致病基因是编码生长激素的基因 *GH1*。突变纯合子（aa）患者的平均身高约120cm，正常个体（AA）或突变携带者（Aa）的平均身高为165cm，由此将人群分成身高变异分布不连续的两个亚群，尽管基因型 aa 的个体间存在身高差异，但其平均身高值显著低于基因型 AA 或 Aa 的平均身高值。再如，常染色体隐性遗传病苯丙酮尿症的致病基因为编码苯丙氨酸羟化酶（PAH）的 *PAH* 基因，突变时会使 PAH 活性下降。以正常个体（AA）血浆 PAH 的活性为100%，杂合携带者（Aa）的 PAH 活性为45%~50%，苯丙酮尿症患者的 PAH 活性仅为 0~5%，由此观察到的人群 PAH 活性变异呈不连续的三峰分布。

多基因遗传病的遗传性状在群体中的分布呈连续的单峰分布，波峰处为平均值（有时为中位数），不同个体间的差异只是量的变异，且差异较小，因而多基因遗传性状又称为数量性状（quantitative character）。例如，人的身高、体重、血压、智商等遗传性状都属于多基因数量性状。如果对任何一个群体的身高进行随机调查，可以发现极矮和极高的个体只占少数，大部分个体的身高接近平均值，并且由矮向高逐渐过渡，这种身高变异分布绘制的曲线呈正态分布。

（二）多基因遗传病的遗传规律

尽管多基因遗传病中每对基因的作用是微小的，但是若干对微效基因作用积累后，可以形成一个明显的累加效应。多基因遗传病的若干基因在传递过程中各自遵循分离律和自由组合律，环境因素也起着增强或抑制性状的作用。因为多基因遗传病影响数量性状的每个基因的作用并不是对等的，而且有时基因座上含有 2 个以上的等位基因类型，所以对遗传性状的影响将更加复杂，加上环境因素的影响，使得数量性状在群体中的分布更为复杂和精细，通常形成连续的正态分布曲线。

多基因遗传病的遗传规律包括以下几点：①两个极端变异（纯合子）的个体婚配，其子一代都是中间类型（杂合子），也会产生由于环境因素影响而导致的一定范围内的变异；②两个中间类型的子一代个体婚配，其子二代大部分也是中间类型，但由于微效基因的分离和自由组合，以及环境因素的影响，变异范围比子一代将会更加广泛，有时会出现极端变异的个体（纯合子）；③在一个随机婚配的群体中，多基因和环境因素都会影响数量性状，变异范围会更加广泛，但大多数个体接近中间类型，很少有个体为极端变异。

三、多基因遗传病再发风险的预测

多基因遗传病的患病率较高，病因复杂，属于常见病。这些疾病的发生有一定的遗传基础，通常呈现家族倾向，但又不符合典型的孟德尔遗传方式。在研究和分析其病因和发病机制、评估再发风险时，不仅要分析遗传因素，同时还要考虑环境因素的影响。

（一）易患性与阈值

多基因遗传病的遗传基础是若干微效基因的累加效应，这种由遗传因素决定的个体的患病风险称为易感性（susceptibility）。环境因素对多基因遗传病同样产生影响，将遗传因素和环境因素共同作用决定的个体的患病风险称为易患性（liability）。易患性是多基因遗传中的一个特定概念，在一个群体中，易患性极高或极低的个体都占少数，大多数个体都接近平均值，易患性同多基因性状一样，在群体中呈正态分布。在环境因素相同的条件下，个体间的患病风险差异可以认为是由不同的易感性造成的，易感性高低可代表易患性高低。个体的易患性达到或超过一定限度时就可能发病，这种由易患性决定的多基因遗传病发病

的最低限度称为阈值。由此，可以根据阈值将人群连续分布的易患性变异分为两部分，即低于阈值的健康群体和达到并高出阈值的患病群体，连续分布的数量性状产生了质的差别。阈值是易患性变异的某一点，超过该点个体将会患病，在一定的环境条件下，阈值代表患病所必需的最低的致病基因的数量。因此，多基因遗传病属于阈值相关疾病。

（二）遗传率

多基因遗传病是遗传因素和环境因素共同作用的结果，其中，遗传因素作用的大小可用遗传率来衡量。遗传率（heritability）是指多基因的累加效应对疾病易患性的作用大小，常用百分率（%）表示。遗传率越大，表明遗传因素对疾病发生的作用越大。当一种疾病的易患性完全由遗传因素决定时，遗传率为100%；反之，完全由环境所决定时，遗传率为0。这两种极端情况在多基因遗传中是极少见的，对于遗传率高的疾病，其遗传率可高达70%~80%，表明遗传因素在决定疾病易患性变异上起重要作用，环境因素的作用较小；遗传率低的疾病，其遗传率仅为30%~40%，表明环境因素在决定疾病易患性变异上起重要作用，遗传因素的作用不显著，可能不会出现明显的家族聚集现象。比如青少年糖尿病的群体患病率为0.2%，遗传率为75%；消化性溃疡的群体患病率为4%，遗传率为37%。

（三）多基因遗传病再发风险的预测

在估计多基因遗传病的发病风险时，主要是根据多基因遗传病群体发病率的高低、遗传率的大小和基因的累加效应进行估计，无法像单基因遗传病一样算出相对精确的发病概率。

1. 多基因遗传病的再发风险与该病的一般群体发病率及遗传率的高低有密切关系。当一种多基因遗传病群体发病率为0.1%~1.0%、遗传率为70%~80%时，则患者一级亲属的发病率等于群体发病率的平方根。例如，唇裂在我国人群中的发病率为0.17%，遗传率为76%，患者一级亲属的发病率即为0.17%的平方根，约0.4%。但群体发病率和遗传率过高或过低，则不适于使用上述计算方法，可由群体发病率、遗传率和患者一级亲属发病率关系图查出。

2. 多基因遗传病的再发风险与家族中发病人数及发病情况呈正相关。在同一家族中患一种多基因遗传病的人数越多，说明该家族成员含致病基因的数量越多，家族成员再发风险越高。例如，当一对表型正常的夫妇生出一个唇裂患儿后，再次生育的发病风险为4%；如果已生育两个唇裂患儿，再次生育的发病风险可增高到10%左右，发病风险增加了2~3倍。患者病情越严重，说明其父母带有越多的致病基因，患者的同胞和子女发病风险就越高。

3. 多基因遗传病中随着亲属级别的降低，患者亲属发病风险也在迅速降低。例如，先天性畸形足的群体发病率为0.1%，一级亲属发病率为3%，二级亲属发病率降为0.2%。

4. 某些多基因遗传病的发病率存在性别差异，这类疾病在某性别中发病率高，则该性别患者子女的发病风险低。例如，先天性幽门狭窄的男性发病率为0.5%，女性发病率为0.1%，男性患者的儿子发病风险为5.5%，女儿的发病风险为1.4%；而女性患者的儿子发病风险为20%，女儿的发病风险为7%。

四、常见的多基因遗传病

人类常见多基因遗传病目前有100多种，包括糖尿病、高血压、冠状动脉粥样硬化、精神分裂症、哮喘、癫痫，以及某些先天畸形，如唇裂、脊柱裂、无脑儿等。在群体中15%~20%的人患某种多基因遗传病。不同的多基因遗传病的遗传率是不一样的。比如青少年型糖尿病的遗传率为75%，冠心病的遗传率为65%，原发性高血压的遗传率为62%，而消化性溃疡的遗传率仅为37%。

肥胖是一种代谢紊乱疾病，其特征是能量摄入和消耗之间的不平衡，导致过多的能量以甘油三酯的形式在脂肪组织内储存。1973年，Coleman和Hummel首次表明，在一定程度上，遗传因素是导致肥胖家族聚集的原因。几年后，双胞胎和收养子女的研究证实了这一点，并估计体重指数（body mass index，BMI）的遗传率为40%~70%。由于个体携带单一基因突变导致严重的单基因肥胖比较罕见，人群中最常见的是多基因肥胖，由遗传和环境因素（如高脂肪饮食和久坐的生活方式）共同导致。随着社会的进步和生活方式的改变，这种类型肥胖症的患病率越来越高，由此导致的相关并发症也越来越多、越来越严重。到目前为止，全基因组关联研究（genome-wide association study，GWAS）已经发现了97个与复杂肥胖症相关的基因座，能解释BMI变异的2.7%。

第4节
体细胞遗传病

体细胞遗传病（somatic cell genetic disorder）是体

细胞中遗传物质改变，即体细胞基因突变的累加效应导致的疾病。体细胞遗传病的典型例子是多种癌症。体细胞突变通常只发生于特定的体细胞中。突变基因通常是癌基因和肿瘤抑制基因。未发生突变时，它们在控制细胞的增殖、生长、凋亡中起着重要作用。由于突变或者调控异常发生功能异常，最终导致癌症的发生。所有癌症的发生和发展都与遗传因素和环境因素有关，即由基因突变或染色体异常引起，而日常生活环境中许多物质，如辐射物、化学品、病毒等，都可以诱导基因突变和染色体异常。这一系列复杂过程涉及不同种类的基因和不同的癌变机制。比如，基因突变或染色体易位启动了本来关闭的原癌基因，使其成为异常活跃的癌基因；染色体重排"嫁接"了两个不相干基因，制造出一个具有癌基因功能的嵌合基因。又比如，基因突变使得本来正常的细胞分裂周期失控，或对细胞的扩增监控失效，或正常细胞死亡的程序化失常，这些都可导致细胞无限制扩增形成癌肿。再比如，基因突变或染色体缺失，造成那些负责发现和修复 DNA 突变、校读和改正 DNA 复制错误的基因丢失了功能，或那些负责染色体稳定性的基因丧失了职责，都会造成对可能发生的癌变过程的监控失效，并导致突变的不断累积，最终形成肿瘤和癌症。

基因突变或染色体异常发生于生殖细胞内可造成遗传性癌症，但发生于体细胞内的突变不会遗传给下一代。遗传性癌症占癌症总数的 5%~10%，类似于多因子病，遗传物质的改变最初来源于先天遗传，并在风险因子的作用下诱导体细胞再次突变，大多表现为严重的综合征。目前，50 多个与癌症发生有关的基因已经克隆，其中大多数为遗传性癌症综合征致病基因，或者是高风险易感基因。对这些癌症，基因诊断可检测突变并预测风险。散发性癌症占癌症总数的 90%~95%，多由环境因素诱导体细胞遗传物质的变化所致。这种变化既可能是癌症发生、发展和转移的诱因，也可作为癌症发生、发展和转移的表征。对这些散发性癌症，通过开发应用 DNA 芯片做全基因表达谱的比较分析，可及早发现癌症的基因表达特征，部分研究已进入临床试验。许多用于筛查的新的肿瘤标志物，也都在加紧开发和验证。这些技术都可能有助于癌症的早期诊断、及时治疗或有效预防。

遗传性癌症常有下列特征。第一，双侧性，如遗传性乳腺癌、卵巢癌患者，其癌肿多见于两侧乳房或两侧卵巢。第二，多发性，如遗传性非息肉型肠癌患者，常并发直肠癌、膀胱癌、卵巢癌、胃癌、乳腺癌、子宫癌。这些多发性肿瘤可先后出现于同一患者身上，或分别出现于同一家族的不同成员身上。第三，早发性，如家族性腺瘤型肠息肉病患者，其肠癌可出现于少年时代。第四，常与罕见的遗传病相伴，如利 - 弗劳梅尼综合征（Li-Fraumeni syndrome，LFS；OMIM：151623）。其致病基因 TP53 是肿瘤抑制基因，患者只要从亲代遗传到第一个突变（原突变）即可发病。当患者在此基础上获得第二个突变（体细胞突变）时，就造成多种肿瘤和癌症。

随着第二代测序技术的发展，人们对基因变异导致的内分泌肿瘤也有了更多的认识。例如垂体腺瘤是一种良性肿瘤。通常它们的起源是单克隆的，也就是从单个基因变异的体细胞增殖而来。然而，有证据表明垂体腺瘤也可能是多克隆的，尤其是复发性肿瘤。肿瘤发生涉及肿瘤抑制基因和癌基因、激素和生长因子及其受体、黏附分子和微小 RNA（microRNA）的差异表达，这些差异表达导致细胞正常增殖周期的破坏和各种信号转导途径的异常。在过去的十年里，随着导致垂体瘤发生的一些致病基因的发现，人们对垂体瘤发病机制的认识取得了重大进展。研究发现，不仅胚系基因的突变或者变异能导致垂体瘤的发生，比如芳香烃受体相互作用蛋白（aryl hydrocarbon receptor-interacting protein，AIP）基因的胚系突变导致家族性和散发性垂体腺瘤；细胞周期蛋白依赖性激酶抑制剂 1B（cyclin-dependent kinase inhibitor 1B，CDKN1B）基因的致病胚系突变导致多发性内分泌腺瘤病 4 型（multiple endocrine neoplasia type 4，MEN4；OMIM：610755）；位于染色体 Xq26.3 的 DNA 片段重复，其中包括 G 蛋白耦联受体 101（G-protein coupled receptor 101，GPR101）基因在内，被证实与 X 连锁肢端肥大性巨人症（X-linked acrogigantism，X-LAG）发生有关；嗜铬细胞瘤和 / 或副神经节瘤和垂体腺瘤（pheochromocytomas and/or paragangliomas，and pituitary adenomas，3PAs）与琥珀酸脱氢酶复合基因的致病性突变有关，而且体细胞突变也能导致垂体瘤的发生。研究发现，在相当一部分生长激素瘤中，刺激性鸟嘌呤核苷酸（GTP）结合蛋白 α（stimulatory guanine nucleotide binding protein alpha，GNAS）基因的体细胞致病性突变导致了肿瘤的发生。在各种类型的垂体腺瘤中，常见磷脂酰肌醇 3 激酶 α 亚单位（phosphatidylinositol 3 kinase alpha subunit，PIK3AC）基因的体细胞致病性突变。在促肾上腺皮质激素瘤中，常见泛素特异性蛋白酶 8（ubiquitin-specific protease 8，USP8）和 USP48 基因的体细胞致病性突变。

（龚凤英）

参考文献

［1］陈竺. 医学遗传学 [M]. 3 版. 北京：人民卫生出版社, 2015.

［2］邬玲仟, 张学. 医学遗传学 [M]. 北京：人民卫生出版社, 2016.

［3］杜传书. 医学遗传学 [M]. 3 版. 北京：人民卫生出版社, 2014.

［4］VISSCHER PM, WRAY NR, ZHANG Q, et al. 10 years of GWAS discovery: biology, function, and translation [J]. Am J Hum Genet, 2017, 101 (1): 5-22.

［5］HINDORFF LA, BONHAM VL, BRODY LC, et al. Prioritizing diversity in human genomics research [J]. Nat Rev Genet, 2018, 19 (3): 175-185.

［6］LU JT, CAMPEAU PM, LEE BH. Genotype-phenotype correlation-promiscuity in the era of next-generation sequencing [J]. N Engl J Med, 2014, 371 (7): 593-596.

［7］GOLDENBERG P. An update on common chromosome microdeletion and microduplication syndromes [J]. Pediatric Annals, 2018, 47 (5): 198-203.

［8］BOYLE EA, LI YI, PRITCHARD JK. An expanded view of complex traits: from polygenic to omnigenic [J]. Cell, 2017, 169 (7): 1177-1186.

［9］HAREL T, LUPSKI JR. Genomic disorders 20 years on-mechanisms for clinical manifestations [J]. Clin Genet, 2018, 93 (3): 439-449.

［10］MARINI JC, FORLINO A, BÄCHINGER HP, et al. Osteogenesis imperfecta [J]. Nat Rev Dis Primers, 2017, 3: 17052.

［11］YART A, EDOUARD T. Noonan syndrome: an update on growth and development [J]. Curr Opin Endocrinol Diabetes Obes, 2018, 25 (1): 67-73.

［12］刘之慧, 王林杰, 朱惠娟, 等. 6 例 Noonan 综合征患者临床特点及重组人生长激素治疗效果分析 [J]. 基础医学与临床, 2017, 37 (2): 238-242.

［13］EL-MAOUCHE D, ARLT W, MERKE DP. Congenital adrenal hyperplasia [J]. Lancet, 2017, 390 (10108): 2194-2210.

［14］CLEMENS B, KEN-ICHI M. Hereditary hypophosphatemic rickets with hypercalciuria: pathophysiology, clinical presentation, diagnosis and therapy [J]. Pflugers Arch, 2019, 471 (1): 149-163.

［15］WIT JM, OOSTDIJK W, LOSEKOOT M, et al. Mechanisms in endocrinology: novel genetic causes of short stature [J]. Eur J Endocrinol, 2016, 174 (4): 145-173.

［16］TREMBLAY J, HAMET P. Environmental and genetic contributions to diabetes [J]. Metabolism, 2019, 100S: 153952.

［17］NCD Risk Factor Collaboration (NCD-RisC). Trends in adult body-mass index in 200 countries from 1975 to 2014: a pooled analysis of 1698 population-based measurement studies with 19·2 million participants [J]. Lancet, 2016, 387 (10026): 1377-1396.

［18］GEETS E, MEUWISSEN MEC, VAN HUL W. Clinical, molecular genetics and therapeutic aspects of syndromic obesity [J]. Clin Genet, 2019, 95 (1): 23-40.

［19］STRYJECKI C, ALYASS A, MEYRE D. Ethnic and population differences in the genetic predisposition to human obesity [J]. Obes Rev, 2018, 19 (1): 62-80.

［20］VAN D VES, VAN D AELT, SAVAS M, et al. A comprehensive diagnostic approach to detect underlying causes of obesity in adults [J]. Obes Rev, 2019, 20 (6): 795-804.

［21］VANDEVA S, DALY AF, PETROSSIANS P, et al. Somatic and germline mutations in the pathogenesis of pituitary adenomas [J]. Eur J Endocrinol, 2019, 181 (6): 235-254.

［22］CAIMARI F, KORBONITS M. Novel genetic causes of pituitary adenomas [J]. Clin Cancer Res, 2016, 22 (20): 5030-5042.

［23］MARQUES P, KORBONITS M. Genetic aspects of pituitary adenomas [J]. Endocrin Metab Clin, 2017, 46 (2): 335-374.

［24］ALBERT B, AALTONEN LA, DALY AF, et al. Familial isolated pituitary adenomas (FIPA) and the pituitary adenoma predisposition due to mutations in the aryl hydrocarbon receptor interacting protein (AIP) gene [J]. Endocr Rev, 2013, 34 (2): 239-277.

［25］TRIVELLIN G, DALY AF, FAUCZ FR, et al. Gigantism and acromegaly due to Xq26 microduplications and GPR101 mutation [J]. N Engl J Med, 2014, 371 (25): 2363-2374.

［26］PARASKEVI X, EVA S, PETRA B, et al. Pituitary adenoma with paraganglioma/pheochromocytoma (3PAs) and succinate dehydrogenase defects in humans and mice [J]. J Clin Endocrin Metab, 2015, 100 (5): 710-719.

［27］EFSTATHIADOU ZA, BARGIOTA A, CHRISOULIDOU A, et al. Impact of gsp mutations in somatotroph pituitary adenomas on growth hormone response to somatostatin analogs: a meta-analysis [J]. Pituitary, 2015, 18 (6): 861-867.

［28］ REINCKE M, SBIERA S, HAYAKAWA A, et al. Mutations in the deubiquitinase gene USP8 cause Cushing's disease [J]. Nat Genet, 2014, 47 (1): 31-38.

［29］ MA ZY, SONG ZJ, CHEN JH, et al. Recurrent gain-of-function USP8 mutations in Cushing's disease [J]. Cell Res, 2015, 25 (3): 306-317.

［30］ CHEN J, JIAN X, DENG S, et al. Identification of recurrent USP48 and BRAF mutations in Cushing's disease [J]. Nat Commun, 2018, 9 (1): 3171.

第 3 章
线粒体基因与遗传疾病

第 1 节
人类线粒体基因组

一、人类线粒体基因组结构

线粒体(mitochondria)作为真核细胞的能量代谢中心,是真核细胞内部最重要的细胞器之一。线粒体通过其内膜上的呼吸链氧化磷酸化复合体生成腺苷三磷酸(ATP),供给细胞各项生命活动所需要的能量,参与脂肪酸及某些蛋白质的合成,且在细胞凋亡过程中发挥重要作用。线粒体是细胞核外唯一有遗传物质的细胞器。线粒体具有独特的 DNA 和遗传密码,具有半自主性,能够进行复制、转录和翻译部分线粒体蛋白,参与生命活动的调控。

人类线粒体基因组独立于细胞核基因组。线粒体中含有的 DNA 分子(mitochondrial DNA,mtDNA)被称为人类"第 25 号染色体"。1988 年,英国科学家 Holt 和芬兰科学家 Wallace 分别在线粒体脑病和 Leber 遗传性视神经病患者的细胞中发现了 mtDNA 突变,从此开辟了研究 mtDNA 突变与人类疾病的新领域。目前已发现人类 100 余种疾病与 mtDNA 突变有关。

mtDNA 结构为长 16 568bp 的双链闭环超螺旋 DNA,如图 3-1-1 所示。mtDNA 为裸露的双链 DNA,不与组蛋白结合,缺少保护,故比核基因组 DNA 更容易发生突变。mtDNA 由外环重链(H 链)和内环轻链(L 链)构成,每条链均具有独立的编码区和非编码区。编码区共编码 37 个基因,包含 2 个 rRNA(ribosomal RNA)基因、13 个多肽编码基因及 22 个 tRNA(transfor RNA)基因。其中 H 链负责大部分的编码工作,L 链仅编码 1 种多肽链和 8 种 tRNA。

mtDNA 所有多肽编码基因均编码与氧化磷酸化复合体亚基相关的多肽链,在维持线粒体能量代谢功能中具有重要作用。线粒体氧化磷酸化由 5 个复合体组成,包含 85~90 种亚基,其中 13 种亚基由线粒体基因组编码。①复合物 I (NADH 脱氢酶 - 泛醌氧化还原酶)约由 46 个亚基组成,其中 7 个由线粒体 DNA 编码(ND1、ND2、ND3、ND4、ND4L、ND5 和 ND6);②复合物 II(琥珀酸脱氢酶 - 泛醌氧化还原酶)仅包含 4 个亚基,均由细胞核 DNA 编码;③复合物 III(泛醌 - 细胞色素 c 氧化还原酶)由 11 个亚基组成,其中仅有 1 个亚基由 mtDNA 编码,即细胞色素 b;④复合物 IV(细胞色素 c 氧化酶)由 13 个亚基组成,其中 3 个(COX I、COX II 和 COX III)由 mtDNA 编码;⑤复合物 V(ATP 合成酶)由 16 个亚基组成,其中 2 个(ATP6 和 ATP8)由 mtDNA 编码。因此线粒体病是一组由线粒体呼吸链病理性功能异常导致的疾病,多种线粒体遗传疾病与能量代谢相关,如线粒体脑肌病、线粒体糖尿病等。mtDNA 编码区基因结构全部是外显子,不含内含子,这与核基因组不同。mtDNA 编码区基因排列紧密,部分区域还出现重叠,碱基利用率极高,故任何碱基位点的改变都可能引起线粒体病。

非编码区仅有两段,一是控制区,又称 D 环 (D-loop)区,另一个是 L 链复制起始区。D-loop 区是非编码区目前研究较多的片段,含有转录启动子,是 mtDNA 复制和转录的主要调控区,其突变可引起整个线粒体功能的紊乱,进而影响多种疾病的进展,与多种肿瘤发生有密切关系,如甲状腺乳头状癌、肾上腺嗜铬细胞瘤等内分泌肿瘤。

二、线粒体基因组的复制及转录

(一) 线粒体基因组的复制

mtDNA 可进行自我复制,其复制方式采用与细胞核 DNA 类似的半保留复制。在 DNA 聚合酶的作用下按照碱基互补配对的原则先后合成两条松弛型的 mtDNA,随后形成超螺旋状态。其复制所需的 DNA 聚合酶由核基因组编码,在细胞质核糖体上合成。单个细胞基因组中的 mtDNA 个数,即为 mtDNA 拷贝数。线粒体的功能与 mtDNA 的数量和质量紧密

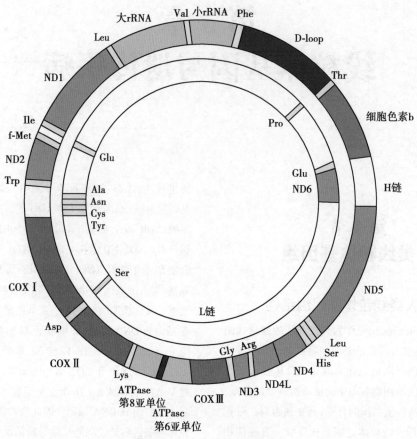

图 3-1-1 人类线粒体基因组

相关。因此 mtDNA 只有正常复制，才能保持细胞的能量供应、细胞凋亡及自噬活性等处于正常水平，维持细胞的正常运转。线粒体中的拷贝数量不同，每个细胞中的线粒体数量也不同，这对突变的表型表达具有重要影响。

（二）线粒体基因组的转录

mtDNA 的转录与核基因组转录不同。核基因组转录只有模板链用于转录，编码链不用于转录，而 mtDNA 两条链均用于转录。mtDNA 转录时两条链从 D-loop 区启动子开始以相同速率向不同方向转录，L 链顺时针方向转录，H 链逆时针方向转录。由于 mtDNA 基因之间无终止子，两条链各自产生一个巨大的多顺反子初级转录产物。H 链还产生一个较短的合成活跃的 RNA 转录产物，其中包括 2 个 rRNA 和 2 个 mRNA。除了 D-loop 区之外，须有 90% 以上的 mtDNA 片段转录才能维持氧化磷酸化功能的正常发挥。此外，mtDNA 的遗传密码与细胞核 DNA 的通用遗传密码稍有不同，mtDNA 有 4 个遗传密码子与核 DNA 不同，例如，在线粒体基因组中 UGA 编码色氨酸而非终止信号。并且线粒体中 tRNA 的兼容性较强，其 tRNA 反密码子只需严格识别密码子的前两位

碱基，一个线粒体 tRNA 分子可以识别多个简并密码子，因此 22 个 tRNA 可以识别线粒体 mRNA 全部的遗传密码。

第 2 节
线粒体遗传特点

细胞核基因组为二倍体，每条染色体都只有两个同源拷贝，一条来自父方，一条来自母方。而线粒体基因组为多拷贝，其基质内包含多个线粒体 DNA 分子，故线粒体基因组与核基因组遗传特点有差异，主要有以下几方面：半自主性、同质性与异质性、突变率高、母系遗传、遗传瓶颈效应、阈值效应等。

一、半自主性

线粒体具有独立的核外遗传密码，mtDNA 具有半自主性，能够进行复制、转录和翻译部分线粒体蛋白。线粒体所含有的 1 000 多种蛋白绝大多数是核基因组编码并运输至线粒体的，参与 mtDNA 的复制、表达和修复等过程。因此，mtDNA 的复制、转录和翻译

过程中所需的多种酶和蛋白质分子都是核基因组转录翻译后的产物，mtDNA 的转录翻译受核基因组的调控，故具有半自主性。此外，线粒体呼吸链氧化磷酸化复合物共包含 85~90 种蛋白亚基，线粒体基因组仅编码其中 13 种，线粒体氧化磷酸化系统的组装和维持需要核基因组与线粒体基因组的共同调控。线粒体功能正常发挥依赖于核基因组和 mtDNA 相关编码蛋白的正确表达。核基因产物表达的紊乱与 mtDNA 突变、线粒体蛋白质的生物合成等受到抑制均有关系。因此，mtDNA 及线粒体相关的核 DNA 缺陷均可影响能量代谢引起线粒体病。

二、同质性与异质性

人类细胞核中染色体成对存在，一条来自父方，一条来自母方，且同一个体中所有体细胞共用一套核基因组。线粒体基因组与核基因组不同，具有多质性、同质性和异质性。多质性（multiplasmy）是指人体中不同类型的细胞含线粒体数目不同，通常有成百上千个，而每个线粒体中有 2~10 个 mtDNA 分子，由于线粒体的大量中性突变，因此，绝大多数细胞中有多种 mtDNA 拷贝，其拷贝数存在器官组织的差异性。线粒体基因突变可发生在任何 mtDNA 分子上，由此产生突变体的突变含量几乎变化于 0~100%。由于每个细胞中存在多个 mtDNA 拷贝，mtDNA 遗传学是复杂的。同质性（homogeneity）是指同一细胞或组织中所有 mtDNA 都是相同的。异质性（heterogeneity）是指由于 mtDNA 的突变，一个细胞内同时存在野生型 mtDNA 和突变型 mtDNA。只有当突变型 mtDNA 的数量超过能引起组织或器官功能障碍最少的突变型 mtDNA 的量时，才可能引起相关线粒体病。

三、突变率高

mtDNA 的突变率比核 DNA 高 10~20 倍，这是由 mtDNA 的结构特点决定的，已得到报道的 mtDNA 突变有 200 多种。首先，mtDNA 是存在于线粒体基质内的环状超螺旋结构，缺少组蛋白保护。其次，mtDNA 位于线粒体内膜附近，靠近活性氧（ROS）产生位点，暴露于氧化磷酸化呼吸链产生的超氧阴离子及电子传递链产生的羟自由基，极易受氧化损伤。此外，mtDNA 修复机制明显缺失，mtDNA 聚合酶保真度较低，线粒体基因组的核酸修复能力较差，且线粒体基因组为多拷贝复制方式，不能及时有效地修复受损基因。目前已有多种线粒体基因突变相关疾病，详见本章第 3 节。

四、母系遗传

线粒体遗传病的传递方式不符合孟德尔遗传，母亲将 mtDNA 传递给她的子女，但只有女儿能将其 mtDNA 传递给下一代，这种遗传方式称为母系遗传（maternal inheritance）。母系遗传是线粒体遗传疾病最突出的特点之一，如图 3-2-1 所示。在卵母细胞的受精过程中，精子仅携带极少量线粒体，精子中的线粒体可能会被卵子中泛素水解酶特异性识别成为泛素化的目标并因此遭到降解，且父系线粒体会在随后的细胞分裂和有丝分裂分离中被稀释。受精卵中父源性 mtDNA 仅占约千分之一，因此父源性 mtDNA 几乎不能传递给后代。例如在糖尿病患者 mtDNA 突变遗传方式为母系遗传，只要患病的母亲都可以将线粒体糖尿病遗传给后代，且患病后代中只有女儿可将突变 mtDNA 遗传下去。因此，受精卵的线粒体主要来源于母亲，线粒体的基因型基本上仅通过母亲遗传。

五、遗传瓶颈效应

mtDNA 在有丝分裂和减数分裂期间都要经过复制分离。人类的每个卵细胞中大约有 10 万个 mtDNA，卵母细胞成熟时，绝大多数 mtDNA 会丧失，数量可能会随机减少到 100 个以下，甚至不到 10 个，这种卵母细胞形成期 mtDNA 数量剧减的过程称遗传瓶颈效应。如图 3-2-2 所示，遗传瓶颈效应限制了下

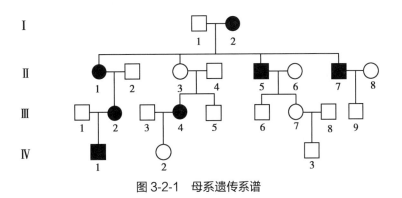

图 3-2-1　母系遗传系谱

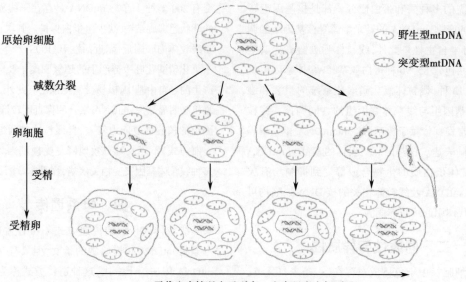

原始卵细胞

减数分裂

卵细胞

受精

受精卵

野生型mtDNA

突变型mtDNA

子代患病情况由无到有，患病程度由轻到重

图 3-2-2　遗传瓶颈效应

传的 mtDNA 的数量及种类,造成子代个体间明显的异质性差异。已有研究表明,在除生殖细胞之外的其他类型细胞中也存在瓶颈效应,故同一机体的不同组织中含有不等量的 mtDNA。由于突变型 mtDNA 的存在,正常体细胞有丝分裂后每个子代细胞中含有的突变型 mtDNA 的比例也不同。由于环境因素的变化,同一组织的瓶颈效应也随着生命进程发生变化。卵母细胞的形成过程需要经过有丝分裂和减数分裂,只有一小部分 mtDNA 可以遗传给后代,因此女性后代可能不全部发病,且发病年龄和临床表现也不全部一致。有些女性本身不患病,但可将突变的 mtDNA 遗传给子代,子代出现相应临床表型,如图 3-2-1 中的 Ⅱ2,其本身不患病,但却可以将突变型 mtDNA 传递给下一代,引起子代 Ⅲ4 患病。

六、阈值效应

突变负荷超过一定范围,使得野生型 mtDNA 分子的数量不足以维持呼吸链的功能时,组织或器官就会出现功能异常,这种现象称为阈值效应。不同组织的阈值各不相同,在主要依赖于氧化磷酸化产能的组织中较低。人体能量需求高的部位(如骨骼肌、脑、心、肾小管和内分泌腺等)容易受突变影响,较低的突变负荷就能引起临床症状;能量需求低的部位(如肺、皮肤和韧带)对突变不敏感,较高的突变负荷才能导致异常表型的产生。例如 Leber 遗传性视神经病,需要大于 60% 的突变 mtDNA 负载才能显示疾病表型;

肌阵挛癫痫伴破碎红纤维综合征(myoclonic epilepsy with ragged red fibre syndrome,MERRF 综合征),需要超过 85% 的突变 mtDNA 负荷才显示出明显的疾病表型。在大部分有明显临床表现的线粒体遗传疾病中,突变负荷都非常高,一般高于 80%。此外,由于细胞间异质性的存在,某一组织的细胞并非都出现异常,疾病表型只有在足量的细胞受累之后才会变得明显。

第 3 节
线粒体基因突变类型及相关疾病

线粒体病是个多阶段、多因素的复杂过程,是环境和遗传因素相互作用的结果。遗传学的发展和生物技术的进步在线粒体病发病基础的研究、临床治疗和疾病预防等方面发挥了重要作用。随着测序技术的发展、mtDNA 测序的完成,人们逐渐认识到 mtDNA 在疾病发生发展中的作用。线粒体基因突变主要引起氧化磷酸化系统的功能异常,ATP 合成减少,进而出现细胞坏死、组织器官功能退化及相应的临床症状和体征。线粒体基因为多拷贝基因及具特殊的复制方式,故因基因突变的存在而呈异质性,有复制分离及瓶颈效应等典型特征。本节介绍线粒体基因的突变类型,主要有 3 种:点突变、大片段缺失和拷贝数变异。

一、点 突 变

线粒体基因点突变多为错义突变,可分为中性、有害性和适应性突变。点突变最常见的位置是与线粒体内蛋白翻译有关的 tRNA 基因,其次是 13 种氧化磷酸化复合物亚单位基因,也有少数点突变发生在线粒体 rRNA 上。点突变发生的位置不同,产生的效应可能不同。当点突变发生在 tRNA 或 rRNA 上时,可使 tRNA 或 rRNA 的结构发生异常,可能影响所有线粒体基因编码的氧化磷酸化亚基的正常编码,进而导致呼吸链中多种酶合成障碍。如果线粒体基因点突变位置位于 mRNA 上,产生错义突变,影响氧化磷酸化复合体某个相关酶的结构和活性,可引起氧化磷酸化功能异常。例如,典型线粒体病基因点突变疾病——肌阵挛癫痫伴破碎红纤维综合征(MERRF 综合征,OMIM:545000)为 tRNA 基因突变引起。MERRF 综合征通常以肌阵挛为首发症状,是一种罕见的、异质性线粒体肌病,有明显的母系遗传特点,具有多系统紊乱的症状,包括癫痫、共济失调、肌病、痴呆、视神经萎缩、耳聋和脂肪过多症等症状。MERRF 综合征是一种典型的线粒体遗传疾病,超过 80% 的 MERRF 患者中,编码 tRNA(Lys)的线粒体 MT-TK 基因核苷酸 8344 位点发生了 A→G 的突变,tRNA 的结构发生改变,导致氧化磷酸化复合体亚单位 I 和 IV 合成下降,影响氧化磷酸化呼吸链的整体合成,导致线粒体能量合成异常,引起上述一系列的临床表现。而典型的 mRNA 突变引起 Leigh 综合征,主要是 ATP 合酶活性下降,详见下文。

同一疾病可由不同线粒体基因突变引起。Leigh 综合征(OMIM:256000)是一种婴幼儿期起病的亚急性进行性坏死性脑病,主要由核 DNA 或 mtDNA 特异性突变引起,其中约 20% 的病例由 mtDNA 突变引起。mtDNA 最常见的突变位点是线粒体 ATP 合酶 6 基因中的第 8993 碱基位点,其突变形式主要有 m8993T>G 和 m8993T>C 两种。m8993T>G 和 m8993T>C 突变分别将线粒体 ATP 合酶蛋白中的亮氨酸突变为精氨酸或脯氨酸,降低 ATP 合酶活性,影响氧化磷酸化生物学过程,进而导致细胞内 ATP 缺乏。其中,由 m8993T>C 突变引起的 Leigh 综合征发病较晚,进展较慢,ATP 生成受损较轻。

个体易感性、营养状态和同时受核基因组调控等多种因素也会影响表型表现,同一线粒体基因位点的突变也可有不同的临床表型。线粒体遗传糖尿病中最常见的点突变位点是 m3243A>G。同时,该突变位于 MTTL1(mtDNA-encoded tRNA leucine 1)基因上,编码亮氨酸转运核糖核酸,是最常见的线粒体基因突变,可引起一系列轻到致死性的临床症状,常见临床表现除糖尿病外还包括肌病、癫痫、脑卒中样发作、耳聋、痴呆等。此外,该位点基因突变也与线粒体脑肌病伴高乳酸血症和卒中样发作、MERRF 综合征、Leigh 综合征及母系遗传糖尿病伴耳聋综合征等综合征相关。

二、大片段缺失

线粒体大片段缺失往往涉及多个基因。大量的缺失会导致一些线粒体基因中的结构基因和 tRNA 基因完全移除和部分截断。缺失的 mtDNA 编码有缺陷的蛋白质亚基与核基因组编码的亚基组装成功能缺陷的呼吸酶,进一步提高活性氧和自由基数量,导致线粒体供应能量功能的进行性减退,进而影响各项生理功能。

目前线粒体基因大片段缺失被认为是人类线粒体的重要致病性突变原因。不同的大片段缺失与衰老、各种类型的癌症和线粒体病相关,如糖尿病、耳聋、皮尔逊综合征(Pearson syndrome,OMIM:557000)、卡恩斯 - 塞尔综合征(Kearns-Sayre syndrome,KSS;OMIM:530000)等。mtDNA 4 977bp 和 7.4kbp 缺失是和线粒体病相关的两种最常见的大片段缺失突变,这两种缺失突变都能导致至少一种 tRNA 基因和一个编码区的缺失,从而影响线粒体蛋白合成,导致多条呼吸链功能缺陷。

mtDNA 4 977bp 片段位于两段 13bp 的正向重复序列之间,即 8 470~8 482 位点和 13 447~13 459 位点。该片段包含 4 个复合体 I 亚基基因、1 个复合体 IV 亚基基因、2 个复合体 V 亚基基因和 5 个 tRNA 基因。该片段缺失导致氧化磷酸化过程受损,细胞 ATP 产生不足,与动脉硬化、冠心病等多种疾病密切相关。mtDNA 7.4kbp 缺失最早在心肌病患者中发现,该片段的缺失也在心脏疾病中较为常见,位于 8 637~10 684 位点,包含多个蛋白编码基因、tRNA 及 D-loop 区。大片段的缺失导致能量代谢严重破坏。

同一疾病可有多种基因突变方式,例如 KSS。KSS 是指慢性进行性眼外肌麻痹合并视网膜色素变性,其他临床表现包含心肌传导功能异常、共济失调、耳聋、痴呆和糖尿病等多系统表现。KSS 不表现特定的母系遗传或核基因遗传方式,可能是散发、母系遗传、常染色体显性遗传或常染色体隐性遗传等。当致病基因缺陷是线粒体基因所导致时,患者线粒体有mtDNA 结构改变,主要为大片段缺失,最常见的缺失发生在 4 977bp 区域,许多基因缺失导致患者有不同程度的 mtDNA 蛋白质缺陷。

三、拷贝数变异

线粒体基因拷贝数是指线粒体中 mtDNA 的含量。mtDNA 的复制和转录都可能影响线粒体 DNA 的含量,人类线粒体基因是指包含了多个拷贝的mtDNA。mtDNA 的含量可以用来反映组织氧化或能量供应的情况。不同类型的组织中拷贝数量不同,对能量要求较高的肌肉和脑组织中 mtDNA 含量相对较高。mtDNA 拷贝数受到 mtDNA 质量的影响,mtDNA拷贝数变异引起线粒体功能紊乱,影响细胞的能量供应、氧化水平及细胞凋亡或自噬活性等,进而干扰细胞的正常运转。由于线粒体基因组异质性的特征,临床表型可由野生型 mtDNA 的绝对含量决定,mtDNA拷贝数变异已作为评价糖尿病、心血管疾病等发病风险的重要参数。因此,mtDNA 复制的稳定对于稳定线粒体的功能和细胞生长至关重要。

线粒体基因突变在功能上是隐性的,只有当细胞或组织内突变型 mtDNA 的比例达到阈值水平时才出现疾病表型。近年来,线粒体 DNA 的甲基化等表观遗传修饰在线粒体基因表达中的调控作用受到广泛关注,表观遗传修饰异常与多种疾病发生发展相关。

第 4 节
内分泌系统相关线粒体
遗传疾病

由于线粒体基因组编码的蛋白均与氧化磷酸化密切相关,故线粒体遗传疾病常与能量代谢密切相关,主要累及骨骼肌、中枢及外周神经系统,也与糖尿病及贫血等密切相关。最常见的是线粒体脑肌病,包括多种综合征,如 MERRF 综合征、Leigh 综合征、KSS等。其临床表现多有癫痫发作、肌阵挛、眼肌麻痹、感觉性神经耳聋、心脏传导系统缺陷、视网膜色素变性、糖尿病等。目前已发现的多种线粒体基因突变引起的疾病中,内分泌系统最常见的是线粒体糖尿病(详见第 37 章)。

第 5 节
线粒体遗传疾病的
分子诊断策略

线粒体病常表现在能量需求较高的组织器官,常有多种临床表型。由于线粒体病可由核基因组突变或线粒体基因组突变引起,因此线粒体病的基因型具有高度异质性。线粒体病的诊断需要结合完整的病史、详细的体格检查、病理学结果、生化结果及分子诊断等多个方面,本节主要讨论由线粒体基因组突变引起的线粒体遗传疾病的分子诊断策略。

线粒体遗传病的分子诊断策略可根据点突变、大片段缺失及拷贝数变异等基因型选择相关的技术。点突变通常提取外周血,进行线粒体基因组 PCR 扩增,在相应位点如 mtDNA 8993 位点用特异性内切酶消化切割成不同大小片段,直接在凝胶电泳上分辨,不同等位基因的限制性酶切位点分布不同,此方法即限制性片段长度多态性聚合酶链反应(PCR-RFLP)技术。此外,当突变位点不明确时可进行 PCR 扩增后的 Sanger 测序或高通量测序。大片段缺失常用的分子诊断技术有 Southern 杂交,通常在能量消耗较高的组织中更容易通过 Southern 杂交检测到缺失。目前对于 mtDNA 拷贝数变异的分子诊断主要取决于mtDNA 与核 DNA 的数量差异,首先提取全部 DNA并经 PCR 扩增后,通过探针检测线粒体基因组和基因组中某几个特定的基因估算 mtDNA 与核 DNA 的数量差异,如通过探针检测 mtDNA 的 Atp6ND2 和 16SrRNA 基因及核 DNA 的 18S rRNA 评估线粒体基因组拷贝数变异的水平。

由于线粒体基因组异质性、氧化磷酸化功能发挥及线粒体遗传疾病错综复杂的关系,目前仍有很大比例的线粒体遗传病尚无明确的分子遗传学诊断,还需更多的研究和认识。

第 6 节
线粒体遗传疾病的治疗和
干预策略新进展

线粒体有独特的遗传翻译系统和遗传密码。广义的线粒体疾病是指以线粒体功能异常为核心的一大类疾病，包括线粒体基因组、核基因组缺陷及两者之间的通信缺陷所导致的疾病。狭义的线粒体疾病是指 mtDNA 突变所致的功能异常，为通常所指的线粒体疾病。线粒体基因组突变所致的疾病也称为线粒体遗传疾病，也是本章主要讨论的一类疾病。

目前，已有多项证据表明，很多可引起线粒体病的细胞核 DNA 突变会在成人期出现，而很多 mtDNA 突变疾病会在儿童期发病。儿童线粒体病通常比成人起病更为严重，可包括进行性神经、心脏、肝脏功能及内分泌系统等多器官系统障碍。由于诊断的复杂性，预期实际患病率甚至更高。线粒体遗传疾病可累及几乎所有的器官，且任意年龄都可能起病，基因型-表型相关性有多种表现形式，故从诊断和治疗方面来讲，线粒体遗传疾病的诊断和治疗极具挑战性。由于线粒体遗传疾病特殊的发病原因，现有的治疗方案一般是对症治疗，例如采取降糖措施治疗线粒体糖尿病，使用抗惊厥药物治疗线粒体遗传疾病导致的癫痫，安装心脏起搏器治疗由线粒体遗传疾病导致的心脏传导阻滞。较少有针对线粒体氧化磷酸化功能异常及基因突变的对因治疗。本节主要基于线粒体遗传疾病的病理生理机制介绍几种线粒体遗传疾病的最新研究进展。

一、增加细胞内线粒体含量

已有研究表明，增加细胞内的线粒体含量可用于补偿线粒体功能失调带来的能量产生不足的影响。在目前研究已发现的线粒体生成的主要调节因子及通路中，过氧化物酶体增殖物激活受体（PPARγ）家族是由脂肪酸及其衍生物激活的核激素受体，为一类配体依赖的转录调节因子。PPARγ 核受体共激活因子是线粒体生成的重要调节因子，促进对线粒体功能至关重要的其他因子的表达，故 PPARγ 拮抗剂可能作为增加细胞内线粒体含量的潜在治疗措施。由于 PPARγ 核受体共激活因子有多种转录后修饰方式，如磷酸化、乙酰化、甲基化及泛素化等，其具体应用还须进一步研究。此外，腺苷酸活化蛋白激酶（AMPK）及去乙酰化酶（SIRT1）等也具有增加细胞内线粒体含量的刺激因子，同样具有作为潜在干预靶点的研究价值。虽然增加细胞内线粒体含量理论上可行，但目前还没有任何一类药物有明确的疗效，需要更进一步的基础及临床研究。目前，运动和耐力训练是增加线粒体质量的最有效可行的方法。

二、提高细胞内 NAD⁺ 水平

细胞内烟酰胺腺嘌呤二核苷酸（NAD⁺）水平下降，NAD⁺/NADH 水平降低是线粒体功能缺陷细胞的重要病理特征，其中 NADH 是烟酰胺腺嘌呤二核苷酸的还原态。NAD⁺ 是多种细胞内关键蛋白发生化学反应的底物，例如 DNA 修复酶（PARP），环状 ADP 核糖合成酶、具有多效性的 sirtuin 蛋白去乙酰化酶家族等。其中 sirtuin 蛋白家族的去乙酰化酶 SIRT1 依赖 NAD⁺ 为底物进行去乙酰化作用，增加细胞内线粒体含量。如图 3-6-1 所示，为了代偿 NAD⁺ 水平降低产生的影响，糖酵解产生乳酸，以及由于氧化磷酸化功能异常利用率降低而积累的丙酮酸，在乳酸脱氢酶（LDH）的作用下催化 NDAH 氧化为 NDA⁺ 的同时，自身被还原生成乳酸。过量的乳酸盐经载体排出体外，导致线粒体病常并发的高乳酸血症。因此，提高细胞内 NAD⁺ 水平可作为包括 mtDNA 基因突变引起的线粒体遗传疾病在内的线粒体病的治疗思路。

基于以上病理生理机制，如图 3-6-1 所示，以下几种方法可提高细胞内 NAD⁺ 水平：①由于 PARP 是细胞内利用 NAD⁺ 最多的物质，因此 PARP 抑制剂可作为提高细胞内 NAD⁺ 的靶标药物。②补充 NAD⁺ 合成所需的原料或提高 NAD⁺ 合成过程中关键酶的活性。烟酰胺核糖（NR）已经成功用于线粒体病模型小鼠的治疗，使得骨骼肌中线粒体含量增加，线粒体形态恢复正常。此外，NR 可提高小鼠骨骼肌运动功能，增加氧化磷酸化复合物的相关基因表达。其他 NAD⁺ 合成过程中的原料物质也在提高细胞内 NAD⁺ 水平的研究中取得一定进展，例如烟酰胺单核苷酸（NMN）及烟酸衍生类药物。③2-氨基 3-羧基粘康酸 6-半醛（ACMS）是色氨酸到喹啉的代谢过程中的产物，可转化形成喹啉酸（QA），QA 是 NAD⁺ 合成的广泛前体。α-氨基-β-羧基粘康酸-ε-半醛脱羧酶（ACMSD）可将 ACMS 催化脱羧形成 2-氨基粘康酸 6-半醛（AMS），后者可经一系列反应生成乙酰-CoA 进入柠檬酸循环。因此 ACMSD 是 NAD⁺ 从头合成中的关键酶，直接添加 ACMSD 抑制剂，用药物手段抑制 ACMSD，能增加 NAD⁺ 从头合成，从而增强线粒体功能。④已有研究人员将乳酸氧化酶（LOX）和过氧化氢酶（CAT）结合在一起，创建了一种合成酶（被称为 LOXCAT），该酶可以在细胞外将乳酸转化为丙酮酸，丙酮酸进入细胞并吸收电子，增加细胞内 NAD⁺ 的含量，从而提高线粒体氧化磷酸化水平。但 LOXCAT 在用于人体测试之前，还有许多的工作要做。由于目前

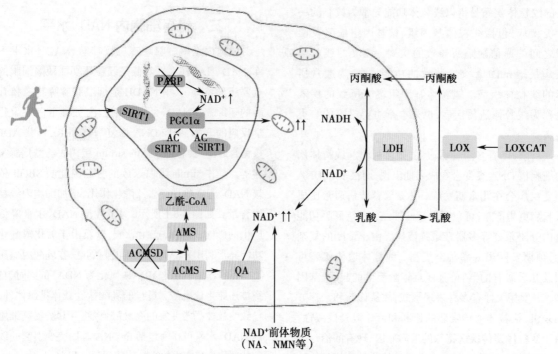

图 3-6-1 NAD⁺ 在线粒体病中作用通路及治疗靶点

没有直接改善线粒体功能障碍的成熟方法,此类研究为一类通过直接靶向循环氧化还原耦联代谢物来缓解细胞内氧化还原失衡的注射治疗酶奠定了基础,可能会产生深远的影响。

三、代谢重编程

在不改变遗传物质的情况下,通过表观遗传修饰或其他方式改善细胞的代谢状态,使之适应机体的不同代谢状态,可为线粒体病的治疗提供新思路。Leigh综合征患者培养细胞中,通过高通量化学和CRISPR(clustered regularly interspaced short palindromic repeats)筛选发现溴结构域蛋白4(BRD4)失活可上调PPARγ核受体共激活因子或使细胞利用除氧化磷酸化之外的能量存活,弥补氧化磷酸化复合体Ⅰ缺陷导致的能量代谢障碍。因而,BRD4拮抗剂可作为此类线粒体病的药物靶标。此外,全基因组的CRISPR筛选结果显示代谢重编程促进细胞存活,高通量化学和CRISPR筛选可为氧化磷酸化复合体筛选出更多的药物靶标。

四、调节氧化应激和活性氧的产生

由于氧化磷酸化呼吸链复合体可产生大量电子及线粒体内膜上存在电子传递链,线粒体是细胞内ROS产生最多的细胞器。超氧化物能够破坏细胞内的蛋白、核酸及脂质等,清除细胞内ROS可以保护线粒体,维持氧化磷酸化功能正常。因此,一些线粒体内抗氧化物质已进入临床试验,例如机体内重要的抗氧化物质维生素E衍生物及线粒体靶向活性氧清除剂泛醌衍生物等。由于ROS也是细胞内重要的信号分子,此类研究需要更为严谨的试验设计。

五、减少线粒体中突变型 mtDNA 的比例

由于线粒体基因组多拷贝的特性,线粒体基因遗传疾病的诊断和治疗非常复杂。mtDNA具有异质性的特点,如果突变型mtDNA可以选择性地被移除或抑制复制,细胞中野生型mtDNA经过多次复制,减少突变型mtDNA的比例,那么线粒体功能得以正常发挥,可以作为线粒体遗传疾病的另一新思路。此方法重要的技术难点有两个:穿过线粒体膜到达含有mtDNA的线粒体基质和选择性识别突变型mtDNA分子。首先,穿过线粒体膜是最主要的技术难点,为维持线粒体膜内外的电化学梯度,线粒体自身有一套特殊的转运系统,可以跨膜转运物质而不改变膜电位。目前研究RNA不能穿过线粒体膜,不可使用Crispr-Cas9基因编辑的技术治疗此类疾病。其二,减少线粒体中突变型mtDNA的比例需要选择性地识别线粒体中突变的mtDNA分子,使其降解,进而野生型mtDNA得以不断复制。反义肽核酸、内切核酸酶、锌指核酸酶及类转录激活因子效应物核酸酶均可有效

识别线粒体内突变的 mtDNA。尽管此类研究具有非常好的前景，但目前此类研究仅局限于动物模型中，实现临床应用还需更深入广泛的研究。

总之，线粒体病的治疗有很多新思路，可利用线粒体内代谢通路使能量代谢重编程，可增加细胞内线粒体的含量补偿基因突变造成的能量产生不足，也可通过抑制或移除线粒体内突变型 mtDNA 使之处于阈值之下，表现出正常表型。核基因组基因突变可经遗传咨询、产前诊断及植入前遗传学诊断等方法推断下一代患病情况，进而采用适当的规避方法预防下一代遗传病的发生。然而，线粒体基因组不符合孟德尔遗传规律且具有异质性，因此线粒体遗传疾病的预防非常困难。遗传瓶颈效应意味着对于有线粒体基因组异质性的女性，不同卵母细胞中突变型 mtDNA 水平可能有较大的差异，因此任何妊娠的结果都有可能。因此，线粒体遗传疾病的预防还须进一步的研究。

（黎 明 王冬梅）

参考文献

［1］ St JOHN JC. Mitochondria and female germ-line stem cells-a mitochondrial DNA perspective [J]. Cells, 2019, 8 (8): 852.

［2］ KARAA A, GOLDSTEIN A. The spectrum of clinical presentation, diagnosis, and management of mitochondrial forms of diabetes [J]. Pediatr Diabetes, 2015, 16 (1): 1-9.

［3］ ZHANG H, BURR SP, CHINNERY PF. The mitochondrial DNA genetic bottleneck: inheritance and beyond [J]. Essays Biochem, 2018, 62 (3): 225-234.

［4］ TACHIBANA M, KUNO T, YAEGASHI N. Mitochondrial replacement therapy and assisted reproductive technology: a paradigm shift toward treatment of genetic diseases in gametes or in early embryos [J]. Reprod Med Biol, 2018, 17 (4): 421-433.

［5］ AREA-GOMEZ E, SCHON E A. Mitochondrial genetics and disease [J]. J Child Neurol, 2014, 29 (9): 1208-1215.

［6］ WU YT, HSU YH, HUANG CY, et al. Generation of an induced pluripotent stem cell (iPSC) line from a 40-year-old patient with the A8344G mutation of mitochondrial DNA and MERRF (myoclonic epilepsy with ragged red fibers) syndrome [J]. Stem Cell Res, 2018, 27: 10-14.

［7］ WEERASINGHE CAL, BUI BT, VU TT, et al. Leigh syndrome T8993C mitochondrial DNA mutation: heteroplasmy and the first clinical presentation in a Vietnamese family [J]. Mol Med Rep, 2018, 17 (5): 6919-6925.

［8］ GRADY JP, PICKETT SJ, NG YS, et al. mtDNA heteroplasmy level and copy number indicate disease burden in m. 3243A＞G mitochondrial disease [J]. EMBO Mol Med, 2018, 10 (6): e8262.

［9］ PINTO WB, SOUZA PV, OLIVEIRA AS. Prognostication in MELAS syndrome and other m. 3243A-G mutation-associated disorders [J]. Eur J Neurol, 2017, 24 (2): 231-232.

［10］ SCHAPIRA AH. Mitochondrial diseases [J]. Lancet, 2012, 379 (9828): 1825-1834.

［11］ CHEN LY, WANG Y, TERKELTAUB R, et al. Activation of AMPK-SIRT3 signaling is chondroprotective by preserving mitochondrial DNA integrity and function [J]. Osteoarthritis Cartilage, 2018, 26 (11): 1539-1550.

［12］ VECOLI C, BORGHINI A, PULIGNANI S, et al. Prognostic value of mitochondrial DNA (4977) deletion and mitochondrial DNA copy number in patients with stable coronary artery disease [J]. Atherosclerosis, 2018, 276: 91-97.

［13］ DIMAURO S, SCHON EA, CARELLI V, et al. The clinical maze of mitochondrial neurology [J]. Nat Rev Neurol, 2013, 9 (8): 429-444.

［14］ MOORE AZ, DING J, TUKE MA, et al. Influence of cell distribution and diabetes status on the association between mitochondrial DNA copy number and aging phenotypes in the InCHIANTI study [J]. Aging Cell, 2018, 17 (1): e12683.

［15］ JIANG M, KAUPPILA TES, MOTORI E, et al. Increased total mtDNA copy number cures male infertility despite unaltered mtDNA mutation load [J]. Cell Metab, 2017, 26 (2): 429-436.

［16］ GAO D, ZHU B, SUN H, et al. Mitochondrial DNA methylation and related disease [J]. Adv Exp Med Biol, 2017, 1038: 117-132.

［17］ RUSSELL OM, GORMAN GS, LIGHTOWLERS RN, et al. Mitochondrial diseases: hope for the future [J]. Cell, 2020, 181 (1): 168-188.

［18］ WHITAKER RM, CORUM D, BEESON CC, et al. Mitochondrial biogenesis as a pharmacological target: A new approach to acute and chronic diseases [J]. Annu Rev Pharmacol Toxicol, 2016, 56: 229-249.

［19］ FERNANDEZ-MARCOS PJ, AUWERX J. Regulation of PGC-1α, a nodal regulator of mitochondrial biogenesis [J]. Am J Clin Nutr, 2011, 93 (4): 884-890.

[20] KHAN NA, AURANEN M, PAETAU I, et al. Effective treatment of mitochondrial myopathy by nicotinamide riboside, a vitamin B3 [J]. EMBO Mol Med, 2014, 6 (6): 721-731.

[21] PATGIRI A, SKINNER OS, MIYAZAKI Y, et al. An engineered enzyme that targets circulating lactate to alleviate intracellular NADH: NAD (+) imbalance [J]. Nat Biotechnol, 2020, 38 (3): 309-313.

[22] BARROW JJ, BALSA E, VERDEGUER F, et al. Bromodomain inhibitors correct bioenergetic deficiency caused by mitochondrial disease complex i mutations [J]. Mol Cell, 2016, 64 (1): 163-175.

[23] TO TL, CUADROS AM, SHAH H, et al. A compendium of genetic modifiers of mitochondrial dysfunction reveals intra-organelle buffering [J]. Cell, 2019, 179 (5): 1222-1238.

[24] EHINGER JK, PIEL S, FORD R, et al. Cell-permeable succinate prodrugs bypass mitochondrial complex I deficiency [J]. Nat Commun, 2016, 7: 12317.

[25] GAMMAGE PA, MORAES CT, MINCZUK M. Mitochondrial genome engineering: the revolution may not be CRISPR-Ized [J]. Trends Genet, 2018, 34 (2): 101-110.

[26] GORMAN GS, MCFARLAND R, STEWART J, et al. Mitochondrial donation: from test tube to clinic [J]. Lancet, 2018, 392 (10154): 1191-1192.

第 4 章
基因检测方法与遗传咨询

近十年来基因检测技术的飞速发展、新型高通量基因检测方法的涌现及日趋成熟,极大提高了基因诊断的效率,也推进了遗传疾病诊断技术的临床应用。本章从基因检测中样本采集、核酸提取、多种基因检测方法的异同和适用范畴,以及遗传咨询流程等方面加以阐述。

第 1 节
基因检测方法

一、样本采集

(一) 血液标本

通常采集全血标本用于基因检测的血液样本。全血样本采集时,可采用添加抗凝剂的采血管。肝素对聚合酶链反应(PCR)具有抑制作用,所以不能使用肝素抗凝管进行基因检测血样标本的采集。全血标本可以采用乙二胺四乙酸(EDTA)或者枸橼酸盐抗凝采血管。对于新生儿,可以采集足跟血,采用基因检测专用采血卡的方法。

(二) 口腔脱落细胞

口腔脱落细胞亦可用于基因检测。常用的是口腔拭子法和唾液收集两种方法。使用口腔拭子采集口腔脱落细胞之前,患者应先用清水漱口。随后,将拭子伸进口腔,充分接触口腔内侧脸颊黏膜处或者上下牙床黏膜处,反复擦拭,约 2 分钟后,取出拭子,装进密封容器。唾液收集也可作为口腔脱落细胞的来源。在唾液采集前,患者可用舌头多刮几次上下腭,也可用牙齿轻刮舌头,以保证脱落口腔细胞的数量。随后,收集唾液 2ml。用于 RNA 分析的口腔脱落细胞必须保存在 RNA 稳定剂中。

(三) 组织标本

对于肿瘤组织来说,检测组织标本对于基因检测来说更为恰当,包括检测肿瘤组织 mRNA 表达、融合基因、基因扩增或缺失、甲基化水平、微卫星不稳定等。组织标本按照类型大致分为:新鲜组织、活检组织、石蜡包埋组织和石蜡切片。

1. **新鲜(活检)组织** 不同组织,采样体积会有所不同。通常情况下,10mg 无脂肪浸润的组织标本可提取 DNA 或 RNA 约 10μg。对于手术或者活检组织来说,通常在无菌条件下取米粒大小(约 25mg)即可满足基因检测需求。对于肿瘤组织,其中未坏死的肿瘤组织比例要求大于 70%。在穿刺术时,穿刺针粗细决定采集到细胞的数量。比如,取实体肿瘤组织时,取得的细胞数与穿刺针的粗细有关,21G 细针每次获得不少于 100 个细胞,19G 细针每次获得不少于 150 个细胞。肿瘤细胞的数量在基因检测中,一般要求 200~400 个。

2. **石蜡包埋组织** 用于基因检测的石蜡包埋组织,应使用 10% 中性缓冲甲醛溶液来固定组织标本,不应使用含重金属离子的固定液,包括 Bouin 液等。活检组织等较小的组织可固定 6~12 小时。对于手术切除样本等较大的组织建议固定 6~48 小时。通常甲醛固定的石蜡包埋组织很难用作 RNA 检测。如无其他可选择的标本,无污染的石蜡包埋组织也可以用于 RNA 提取检测,并注意避免核酸交叉污染。

3. **组织切片** 用于基因检测的手术标本要求准备 10μm 厚的石蜡切片 5 张左右,面积为拇指盖大小。对于活检穿刺标本要求准备 10μm 厚切片 10 张左右。所有切片均要求采用白片。肿瘤组织切片应在行 HE 染色后,由病理医师显微镜下观察,判断肿瘤细胞数量是否大于 50% 而且坏死组织数量是否小于 10%,并在对应的白片上画出癌症病灶,特别对肿瘤细胞密集区域进行标注。应采取措施避免核酸交叉污染。包括在制备不同患者病理切片标本时,需更换新刀片。

二、核酸提取方法

(一) DNA 提取

DNA 提取可以采用酚 / 氯仿提取法或者盐析法。

酚/氯仿提取法可以较好地去除蛋白质和色素物质，能获得高纯度的 DNA，但是操作步骤较复杂，需要多次进行氯仿抽提和 DNA 转移，而且还可能导致 DNA 样品中酚或氯仿残留，从而抑制后续的 PCR。盐析法不需要使用有机试剂，费用低廉，只转移 DNA 一次，操作简便快捷，适合处理大量样本，工作效率较高，但是，提取物中可能存在蛋白质及其他物质的残余，DNA 的纯度和浓度均有限。

提取得到的 DNA 若长期保存，通常溶解在 pH 为 7.2 的 TE（Tris-EDTA）溶液中，可有效抑制降解。DNA 较稳定，在无 DNA 酶的情况下，常温下纯化的 DNA 在 TE 缓冲液中可放置 26 周，2~8℃冰箱中可放置 1 年以上。若短期保存，DNA 也可以溶解在双蒸水中。提取得到的 DNA 要求吸光度 OD_{260}/OD_{280} 在 1.6~1.8，浓度大于 50ng/μl。

（二）RNA 提取

RNA 的提取通常采用异硫氰酸胍-酚-氯仿提取法。该方法具有简单、快速、高质量等优点，在短时间内可以获得产率高、纯度高的非降解 RNA。因此适宜大量样本的 RNA 提取。得到的 RNA 要求吸光度 OD_{260}/OD_{280} 在 1.8~2.1，琼脂糖电泳 28S/18S ≥ 2。RNA 很容易被环境中的 RNA 酶所降解，所以在 RNA 提取过程中需要小心操作，避免降解，包括使用 RNA 酶灭活的塑料管等。RNA 可以溶解于无水乙醇（pH 7.1~7.5），在 −70℃以下冰箱内长期保存。

三、检测方法

（一）聚合酶链反应及多重聚合酶链反应

聚合酶链反应（PCR）是 20 世纪 80 年代由美国 Mullis 博士发明的一种体外酶促扩增特异 DNA 片段的技术，是基因检测发展历史上的里程碑。PCR 是利用针对目的基因所设计的一对特异引物，以目的基因为模板进行 DNA 体外合成反应。由于反应循环可进行多次重复，可以在短时间内即获得大量目的基因。PCR 技术具有灵敏度高、特异性强、操作便捷等优点。但是，PCR 仅针对一对引物，扩增产生一个特定的核酸片段，用于单一目的基因的鉴定，对于多个致病位点的分析无法实现。

1988 年，多重 PCR 开始应用于遗传病基因诊断中。多重 PCR 可以同时扩增多个目的基因片段，具有高效性、系统性和经济简便性的优点，尤其是节省了珍贵的实验标本，因此多重 PCR 成为一项成熟而重要的研究手段。多重 PCR 在同一反应体系中，进行多个位点的特异性扩增。因此，要求目的片段具有高度特异性，以保证基因检测的准确性，避免目的片段间的竞争性扩增，并实现高效灵敏的扩增反应。引物必须高度特异以避免非特异性扩增，不同引物对之间互补的碱基不能太多。在许多遗传病中，少数几种突变占据了引起该种遗传病所有突变的绝大多数。对于这类遗传病，非常适合应用多重 PCR 技术进行基因诊断和产前基因诊断。

（二）实时聚合酶链反应

实时 PCR（real-time PCR）也称为实时荧光 PCR，是指利用荧光染料或荧光探针，在 PCR 过程中实时监测荧光的变化，获得 PCR 动力学曲线，借以实现对扩增模板的定性和定量分析。实时 PCR 分为两种：荧光嵌入染料法和荧光探针法。荧光嵌入染料法是利用双链 DNA 嵌合染料来指示扩增产物的变化。所用染料包括溴化乙锭、SYBR Green、LC Green 和 SYTO9 等。由于荧光染料可以嵌合所有双链 DNA 发出荧光，因此具有通用性，但由于无法区分特异扩增产物和非特异扩增产物（如引物二聚体），特异性较低。荧光探针法是利用与靶序列特异杂交的荧光探针来指示 PCR 产物的变化，探针设计只与目标扩增产物杂交，因此特异性较高。所用探针包括 TaqMan 探针、分子信标、相邻杂交探针、双链置换探针等。

与传统 PCR 相比，实时 PCR 具有以下优点：①全封闭反应和检测，无须 PCR 后处理，大大减少了模板污染和假阳性的可能；②特异性强，选择与靶序列特异性结合的荧光探针来检测产物，进一步提高了检测的特异性；③采用对数期分析，摒弃终点分析法，可实现真正意义上的定量；④仪器在线实时监测，结果直观、客观，避免人为判断，简便快速；⑤使用 96 孔或 384 孔实时 PCR 仪可实现高通量检测；⑥操作简单安全，自动化程度高。基于此，实时定量 PCR 成为新一代分子检测"金标准"。实时 PCR 在遗传病领域应用不是很广泛，主要用于少数已知特定突变的检测，所涉及的疾病类型有限。

（三）多色探针熔解曲线分析

探针熔解曲线分析指的是在 PCR 完成后，通过实时监测温度变化过程中探针荧光强度变化的情况，得到荧光强度或者荧光强度相对温度的负导数随温度变化的曲线，即探针熔解曲线，从探针熔解曲线上可以获得探针与靶序列杂交的熔点值（Tm 值）。当荧光探针与不同的靶序列杂交时，由于碱基匹配程度不同，形成双链 DNA 的稳定性也各不相同，其 Tm 值也就存在差异。一条荧光探针可同多条序列相近的靶序列杂交产生不同的 Tm 值，因此根据 Tm 值的差异就可以实现不同靶基因的检测和区分,即 Tm 值的多重检测,若同时结合多色荧光检测就可以大大提高单个反应中检测的靶基因数目。

多色探针熔解曲线分析(multicolor melting curve analysis,MMCA)是在传统探针熔解曲线分析基础上发展而来的,其特点是采用多个双标记淬灭荧光探针作为检测探针,不需使用"锚探针",在多色实时 PCR 仪上可检测多个靶序列的熔点变化。相比传统的探针熔解曲线分析,MMCA 无需能量转移检测通道,可在普通的荧光检测通道上实现,因此适用于任何实时 PCR 仪器;同时,由于省去了"锚探针",设计更为简单灵活,也避免了"锚探针"导致的检测盲区。MMCA 就是采用多个不同标记的双标记自淬灭探针,利用实时 PCR 的多个检测通道实现多个突变的同时检测。MMCA 利用熔点变化检测探针覆盖区的序列变异,具有检测灵敏且重复性好的优点,且多个探针共存可以检测多个基因区域的变异,因此使用范围大大超过常规的实时 PCR 技术。可用于多个突变的基因分型、突变筛查,以及突变位点的识别等。虽然如此,由于探针数目的增加导致成本增加,对突变位点超过数百乃至数千的情况,MMCA 并不适用。

(四)高分辨熔解曲线

高分辨熔解曲线(high-resolution melt curve,HRM)分型技术是一项新兴的突变扫描和基因分型检测技术。具备可同时识别多个突变位点、不受突变碱基位点与类型限制、无需昂贵的荧光探针等优点。HRM 的主要原理是根据 DNA 序列的长度、GC 含量及碱基互补性的不同,高分辨地识别熔解曲线的差异进而对突变进行识别域分析。HRM 对 DNA 序列的识别能力主要由 3 个因素决定:检测仪器的分辨率、双链 DNA 嵌入型染料的种类和 PCR 产物的纯度。由于 HRM 分析不受碱基突变位点和种类的限制,因此能够应用于许多疾病的诊断和突变检测。主要应用于突变扫描、基因分型、序列匹配、DNA 甲基化等方面的研究。

(五)多重连接探针扩增技术

多重连接探针扩增(multiplex ligation-dependent probe amplification,MLPA)技术主要用于较大片段基因组拷贝数改变的检测,例如基因外显子的缺失或重复、染色体非整倍体、染色体微缺失/微重复等,也可用于已知单核苷酸多态性(SNP)或者单碱基突变的分析。近年来发展的甲基化特异性多重连接探针扩增(methylation-specific MLPA,MS-MLPA)技术和逆转录酶多重连接探针扩增(reverse transcriptase MLPA,RT-MLPA)技术则分别用于 DNA 甲基化和 mRNA 相对定量分析。MLPA 技术的特点在于其探针的设计。每个 MLPA 探针包括一段靶核苷酸特异性序列、一段填充序列和一段通用的引物序列。在 MLPA 反应中每一对探针与变性后的待测样本目标序列杂交,经过连接、通用引物扩增、毛细管电泳,在单管反应中实现约 45 个目标序列的分离,进而比较、分析目的序列的相对拷贝数。目前 MLPA 可用于多种单基因遗传病、染色体病、遗传性肿瘤和遗传药理学等临床检测项目,包括:①基因外显子的缺失/重复检测;②染色体微缺失/微重复综合征;③染色体非整倍体分析。MPLA 还可与基因芯片微阵列技术结合,发展成二代基因芯片诊断技术,即 MLPA-微阵列芯片技术。该技术将 MLPA 可以在同一试管内检测多种基因突变或一个基因中的多个位点突变的优点与微阵列芯片高通量的特点有机地结合起来,极大提高了基因诊断的效率。

(六)Sanger 测序

Sanger 测序法又名双脱氧链终止法,1977 年由英国著名生物化学家 Frederick Sanger 发明。Sanger 测序法作为第一代测序技术的标志被广泛应用。随着时间的推移,Sanger 测序法的硬件进一步完善,流程更趋于自动化。例如:同位素标记法被荧光标记法取代,可以被照相机和计算机系统自动识别;凝胶电泳的形式升级为毛细管电泳,将 DNA 测序限制在一条条封闭的毛细管中,避免了相互间的干扰。Sanger 测序的原理是在 DNA 聚合酶、DNA 引物、4 种脱氧核苷三磷酸(dATP、dCTP、dGTP、dTTP)共存的环境中,核酸模板(单链/双链)可以复制。在此基础上,将其分为 4 个独立的测序反应体系,分别按比例引入 4 种荧光标记的双脱氧核苷三磷酸(ddNTP)。ddNTP 是 Sanger 测序法的核心,因 dNTP 的插入使得核酸链无法形成新的磷酸二酯键所必需的 3'-OH,导致在 DNA 的合成过程中,由于 ddNTP 的插入使得核酸链无法形成新的磷酸二酯键而终止延伸,最终产生不同长度的核酸片段,在聚丙烯酰胺凝胶电泳中根据条带大小可将其分开。Sanger 测序在临床广泛应用,包括:①单基因疾病的产前诊断;② HLA 配型;③疾病的基因诊断;④个性化用药。

(七)焦磷酸测序

焦磷酸测序(pyrosequencing)是由波尔·尼伦(Pal Nyren)和穆斯塔法·罗纳吉(Mostafa Ronaghi)于 1996 年提出的一种基于聚合原理的 DNA 测序方法。焦磷酸测序技术是由 4 种酶催化的同一反应体系中的酶级联化学发光反应。当测序引物与模板 DNA 退火后,在 DNA 聚合酶、ATP 硫酸化酶、荧光素酶和三磷酸腺苷双磷酸酶4种不同酶的协同作用下,将引物上每一个dNTP聚合时释放的焦磷酸基团(PPi)与一次荧光信号的释放耦联起来,通过检测荧光的释放和强度,达到实时测定DNA序列和定量分析序列变化的目的。焦磷酸测序技术是一种新型的酶联级联测序技术,其重复性和精确性可与Sanger测序相媲美,而测序速度则大大提高,非常适合对已知的短序列进行重测序分析。在遗传病分子检测中,焦磷酸测序主要用于SNP快速筛查、点突变检测和DNA甲基化定量分析。

(八) 基因芯片

基因芯片(gene chip),又称DNA芯片(DNA chip)、DNA微阵列(DNA microarray)等,是按特定排列方式固定有大量基因探针/基因片段的硅片、玻片、塑料片。基因芯片技术是在以杂交为基础的各种技术,诸如Southern印迹、Northern印迹和点杂交等的基础上发展起来的,因此其原理和实验方法也与印迹杂交类似。主要用于遗传性疾病检测的基因芯片包括SNP芯片、表达谱芯片、DNA甲基化芯片、array-CGH芯片。其中array-CGH芯片可以检测所有由拷贝数变异导致的疾病。

(九) 高通量测序

高通量测序具有通量大、自动化程度高和所需样本量少等特点,通过反复测定同一区域的DNA片段,可以达到很高的灵敏度和准确度,能够检测包括点突变、基因拷贝数改变和基因重组(染色体易位)等在内的多重基因改变,在序列未知物种的全基因组从头测序、转录组测序(RNA-seq)、蛋白与DNA的相互作用分析(chip-seq)、全基因组甲基化图谱等方面有巨大的优势。

高通量测序包括如下几种:

1. 全基因组测序 全基因组从头测序(whole genome de novo sequencing)是指不依赖任何已知基因组序列信息对某个物种的基因组进行测序,然后应用生物信息学手段对测序序列进行拼接和组装,获得该物种基因组序列图谱,同时借助比较基因组的方法探讨物种的起源和进化,通过从头测序获得一个物种的全基因组序列。

全基因组重测序(whole genome re-sequencing)则是对基因组序列已知物种的个体进行全基因组测序,并以此为基础进行个体或群体水平的差异信息分析。基于全基因组重测序,研究者可以获取最全的基因组信息,寻找大量的遗传差异(如SNP、CNV、插入、缺失和结构变异等),实现遗传进化分析及重要性状候选基因的预测。随着测序技术的发展,全基因组重测序已

成为疾病研究、人类遗传和群体进化研究领域最有效的方法之一。

2. 外显子组测序 外显子组测序是指利用序列捕获或者靶向技术将全基因组外显子区域DNA富集后再进行高通量测序的基因组分析方法。尽管外显子测序不能发现非编码区域中的潜在致病位点,但它仍然是探寻单基因病有效的手段。原因有如下三点:①专注于蛋白质编码区域的定位克隆研究已经被证明是探索单基因遗传病的有效手段;②已经发现的孟德尔遗传病的致病位点约85%位于蛋白质编码序列中;③在预测研究中,改变蛋白质序列的罕见疾病往往可能对蛋白质的功能产生影响。

3. 目标区域重测序 目标区域重测序(targeted re-sequencing)指针对感兴趣的目标区域或者基因,通过靶区域捕获或扩增的方法富集,然后进行大规模测序。由于全基因组测序和外显子组测序的成本相对较高,目标区域重测序的应用日渐广泛。

目标区域重测序的技术关键在于将待测区域基因捕获。目前主要有两种方法。一种是基于杂交的方法。无论是基于芯片杂交捕获,还是基于液态杂交捕获,该方法对起始DNA量要求较大。第二种是基于PCR的方法。该方法的优点是特异度和灵敏度高,对起始DNA量要求较少。目标区域重测序有助于大规模、低成本筛查特定疾病的致病位点,在临床诊断方面有着巨大的应用潜力。

第2节
遗传咨询

一、遗传咨询的原则

遗传咨询是为患者或者家属提供与遗传疾病相关的知识或信息服务。此过程主要包括:通过对家族史的解释和根据医学发展史、遗传规律对疾病的发生和再发风险进行评估;对咨询者进行疾病的遗传、实验室检测、治疗处理及预防的教育,同时提供与疾病有关的各种治疗措施、求助的渠道和研究方向的资料;辅导咨询者进行知情选择和对所患疾病及其再发风险的认知并接受。

二、遗传咨询流程

遗传咨询的对象包括:夫妇双方或者家系成员患有某些遗传疾病或先天畸形者;曾怀过遗传病胎儿或

生育过遗传病患儿的夫妇;不明原因的反复流产或有死胎死产等情况的夫妇;婚后多年不育的夫妇;35岁以上的高龄孕妇;长期接触不良环境因素的育龄青年男女;孕期接触不良环境因素及患有某些慢性病的孕妇;常规检查或常见遗传病筛查发现异常者;近亲婚配夫妇;患有肿瘤和遗传因素明显的常见病的夫妇。

遗传咨询的过程包括采集信息,建立或证实遗传病的诊断,进行风险评估,为患者提供信息,为患者及其家庭提供必要的心理咨询和选择治疗措施的信息及帮助。采集信息是遗传咨询过程中的第一步,也是重要的一步。其中,家族史信息的获取是遗传咨询过程中首要和重要的部分,通常以系谱的方式来描述和记录先证者及其家庭成员的相互关系和表型特征。了解家族史、绘制家系谱时,应从咨询对象的同胞问起,再分别沿父系和母系咨询。采集的信息包括家族遗传病史、医疗史、生育史、婚姻史、父母双亲的血缘关系、职业、环境因素和有害因素接触情况。

通过检查,判断是否患有某种遗传病及其遗传类型。对遗传病或先天畸形的发生或者再发风险进行评估和计算。在确定诊断和风险后,遗传咨询医师要充分告知咨询者检查结果及意义,解释疾病的诊断及遗传方式、个体发病的风险和再发风险。为了追踪及观察遗传咨询的效果,遗传咨询医师应当定期随访以便及时改进工作。遗传咨询流程见图4-2-1。

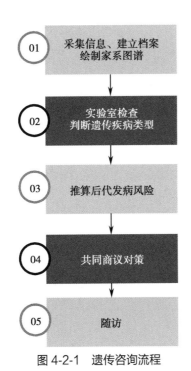

图 4-2-1　遗传咨询流程

（张　茜）

参考文献

［1］ FARKAS DH, KAUL KL, WIEDBRAUK DL, et al. Specimen collection and storage for diagnostic molecular pathology investigation [J]. Arch Pathol Lab Med, 1996, 120 (6): 591-596.

［2］ DUVALL JA, LE ROUX D, THOMPSON BL, et al. Rapid multiplex DNA amplification on an inexpensive microdevice for human identification via short tandem repeat analysis [J]. Anal Chim Acta, 2017, 980: 41-49.

［3］ KUBISTA M, ANDRADE JM, BENGTSSON M, et al. The real-time polymerase chain reaction [J]. Mol Aspects Med, 2006, 27 (2/3): 95-125.

［4］ LIVAK KJ, FLOOD SJ, MARMARO J, et al. Oligo-nucleotides with fluorescent dyes at opposite ends provide a quenched probe system useful for detecting PCR product and nucleic acid hybridization [J]. PCR Methods Appl, 1995, 4 (6): 357-362.

［5］ HUANG Q, LIU Z, LIAO Y, et al. Multiplex fluorescence melting curve analysis for mutation detection with dual-labeled, self-quenched probes [J]. PLoS One, 2011, 6 (4): e19206.

［6］ WITTWER CT, REED GH, GUNDRY CN, et al. High-resolution genotyping by amplicon melting analysis using LCGreen [J]. Clinical chemistry, 2003, 49: 853-860.

［7］ WITTWER CT. High-resolution DNA melting analysis: advancements and limitations [J]. Hum Mutat, 2009, 30 (6): 857-859.

［8］ VOSSEN RH, ATEN E, ROOS A, et al. High-resolution melting analysis (HRMA): more than just sequence variant screening [J]. Hum Mutat, 2009, 30 (6): 860-866.

［9］ MONTGOMERY J, WITTWER CT, PALAIS R, et al. Simultaneous mutation scanning and genotyping by high-resolution DNA melting analysis [J]. Nat Protoc, 2007, 2 (1): 59-66.

［10］ SCHOUTEN JP, MCELGUNN CJ, WAAIJER R, et al. Relative quantification of 40 nucleic acid sequences by multiplex ligation-dependent probe amplification [J]. Nucleic Acids Res, 2002, 30 (12): e57.

［11］ EIJK-VAN OS PG, SCHOUTEN JP. Multiplex ligation-dependent probe amplification (MLPA (R)) for the detection of copy number variation in genomic sequences [J]. Methods Mol Biol, 2011, 688: 97-126.

［12］PANTANO L, ARMENGOL L, VILLATORO S, et al. ProSeeK: a web server for MLPA probe design [J]. BMC Genomics, 2008, 9: 573.

［13］HOMIG-HOLZEL C, SAVOLA S. Multiplex ligation-dependent probe amplification (MLPA) in tumor diagnostics and prognostics [J]. Diagn Mol Pathol, 2012, 21 (4): 189-206.

［14］VARGA RE, MUMTAZ R, JAHIC A, et al. MLPA-based evidence for sequence gain: pitfalls in confirmation and necessity for exclusion of false positives [J]. Anal Biochem, 2012, 421 (2): 799-801.

［15］RONAGHI M. Pyrosequencing sheds light on DNA sequencing [J]. Genome Res, 2001, 11 (1): 3-11.

第 2 篇
下丘脑和垂体疾病

第5章
垂体腺瘤

第1节
概　论

　　垂体腺瘤（pituitary adenoma，PA）是一组来源于腺垂体细胞的肿瘤，一般起源于鞍内，通常为良性。垂体腺瘤在成年人中较为常见，文献报道尸检或头颅影像检查中的发现率为15%～20%，约占所有颅内肿瘤的10%，垂体腺瘤很少发生于儿童，占儿童颅内病变的0.2%。垂体腺瘤大多数为散发性，但是约5%发生在遗传综合征中。垂体腺瘤的发生机制较为复杂，其中部分垂体腺瘤的发生与胚系或体细胞遗传缺陷有关，此外在垂体腺瘤中还发现存在拷贝数变异、甲基化改变和microRNA异常，这些可能与肿瘤的发病机制、临床表现、生物学行为和对治疗的反应有关。

　　垂体腺瘤通常是单克隆起源，从单个体细胞的分子遗传异常中发展而来，然而有证据显示，垂体腺瘤也可能是多克隆起源，尤其是复发性腺瘤。腺瘤的发生涉及抑癌基因和癌基因、激素和生长因子及其受体、黏附分子和microRNA的差异表达，这些差异表达可导致细胞周期停滞和各种信号转导途径的异常。迄今为止，虽然腺瘤发生级联反应的最初触发因素尚未明确，但在过去的十年里，垂体腺瘤发病机制中的一些基因缺陷相关研究取得了很大进展（表5-1-1和表5-1-2）。目前已在家族性和散发性垂体腺瘤患者中发现芳香烃受体相互作用蛋白（aryl hydrocarbon receptor-interacting protein，AIP）基因胚系突变。细胞周期蛋白依赖性激酶抑制剂（cyclin-dependent kinase inhibitor 1B，CDKN1B）基因功能失活性突变引起的与多发性内分泌腺瘤病1型（multiple endocrine neoplasia type 1，MEN1）表型相似的新亚型，称为MEN4（OMIM：610755）。MEN1和MEN4的详细介绍详见第44章第2节和第4节。Xq26.3染色体微重复及GPR101基因异常可引起X连锁肢端肥大性巨人症（X-linked acrogigantism，X-LAG；OMIM：300943）。琥珀酸脱氢酶复合基因的致病突变与关联性嗜铬细胞瘤和/或副神经节瘤和垂体腺瘤（pheochromocytomas and/or paragangliomas，and pituitary adenomas，3PAs）的发生有关。由胚系基因致病性突变或发生在遗传综合征中的许多垂体腺瘤呈现侵袭性生长特性，并且对常规治疗反应不佳。

表 5-1-1　与垂体腺瘤相关的常见遗传综合征

遗传综合征	基因	染色体定位	可能的发病机制	最常见的功能异常	垂体腺瘤发生率
家族性孤立性垂体腺瘤（OMIM：102200）	AIP（15%～30%病例）	11q13.2	参与cAMP合成	GH	100%
多发性内分泌腺瘤病1型（OMIM：131100）	MEN1	11q13.1	抑癌基因；参与细胞增殖、基因组稳定性和基因转录	PRL或无功能瘤	40%
多发性内分泌腺瘤病4型（OMIM：610755）	CDKN1B	12p13.1	抑癌基因；细胞周期调节	少见	少见

遗传综合征	基因	染色体定位	可能的发病机制	最常见的功能异常	垂体腺瘤发生率
McCune-Albright综合征（OMIM：174800）	*GNAS*	20q13.32	cAMP调节蛋白Gsα；增加细胞内cAMP水平，并激活蛋白激酶A	GH	20%
Carney复合征（OMIM：160980）	*PRKAR1A*	17q24.2	PKA的α调节亚基；失活导致催化亚基的调控和PKA活性异常	GH	15%
关联性嗜铬细胞瘤和/或副神经节瘤和垂体腺瘤（OMIM：193300）	*SDHx*，*VHL*，*MEN1*，*RET*和*MAX*	5p15.33（SDHA）1p36.13（SDHB）11q23.1（SDHD）11q12.2（SDHAF2）3p25.3（VHL）11q13.1（MEN1）11q13.1（RET）14q23.3（MAX）	功能取决于已鉴定的基因；SDHx参与线粒体复合物Ⅱ，通过Krebs循环产生能量，通过电子转移参与呼吸链；VHL：抑癌基因，与缺氧诱导因子的相互作用；MAX：Myc相关因子X；参与细胞增殖、分化和凋亡	PRL或GH	100%
X连锁肢端肥大性巨人症（OMIM：300943）	*GPR101*	Xq26.3	G蛋白耦联受体；导致cAMP-PKA途径构成性激活	GH	85%

注：cAMP，环磷酸腺苷；GH，生长激素；PRL，催乳素。

表5-1-2　垂体腺瘤常见的体细胞遗传缺陷

基因	染色体定位	垂体腺瘤发生的可能机制	最常见的功能异常
GNAS	20q13.32	cAMP调节蛋白Gsα；增加细胞内cAMP水平，并激活蛋白激酶A	GH
USP8	15q21.2	与EGFR去泛素化有关；激活突变导致EGFR和POMC表达增加	ACTH
AIP	11q13.2	参与cAMP合成	GH
USP48	1p36.12	去泛素化；活化MAPK和增加POMC表达	ACTH
BRAF	7q34	具有酪氨酸激酶活性的原癌基因；激活MAPK和POMC表达增加	ACTH
PIK3CA	3q26.32	参与PI3K/Akt通路，调节细胞的生长、增殖和代谢等功能	无功能
TP53	17p13.1	抑癌基因；参与细胞周期、凋亡和基因组稳定性	ACTH；与垂体腺癌可能有关

注：ACTH，促肾上腺皮质激素；EGFR，表皮生长因子受体；MAPK，丝裂原激活的蛋白激酶；PI3K，磷脂酰肌醇3激酶；Akt，蛋白激酶B。

在体细胞致病性突变导致垂体腺瘤的研究中发现，大约40%垂体生长激素腺瘤存在刺激性鸟嘌呤核苷酸结合蛋白α（stimulatory guanine nucleotide binding protein alpha，*GNAS*）致病性突变。此外，利用全基因组技术在各种类型的垂体腺瘤中发现有磷脂酰肌醇3激酶α亚单位（phosphatidylinositol 3 kinase alpha subunit，*PIK3AC*）的体细胞突变，而在垂体促肾上腺皮质激素细胞腺瘤中发现泛素特异性蛋白酶8（ubiquitin-specific protease 8，*USP8*）和*USP48*基因的体细胞突变。

第2节
家族性孤立性垂体腺瘤

一、概　述

家族性垂体腺瘤可以是多种内分泌综合征的一部分,也可以作为家族性孤立性垂体腺瘤(familial isolated pituitary adenoma,FIPA;OMIM:102200)独立发生。在1999年至2006年期间,国外学者发现并描述了FIPA,是指同一家族的两个或多个成员患有垂体腺瘤,但不伴有其他内分泌肿瘤综合征。FIPA是一种常染色体显性遗传病,外显率较低,具有明显的遗传异质性,占垂体腺瘤的2%~3%,包括垂体腺瘤的所有类型,其中最常见的类型是催乳素腺瘤(41%)、生长激素腺瘤(30%)和无功能腺瘤(13%)。在患病的家系成员中,垂体腺瘤的类型可以完全相同(同质FIPA)或者不同(异质FIPA)。与散发性垂体腺瘤相比,FIPA中的生长激素腺瘤比例更高,发病年龄更早(平均提前4年),肿瘤体积更大并表现为侵袭性生长。

二、*AIP* 基因突变与临床特征

2006年,Vierimaa等人报道了*AIP*基因突变是FIPA的重要致病原因,*AIP*基因是抑癌基因,定位于染色体11q13.2,包含6个外显子,编码含有330个氨基酸的细胞质蛋白——芳香烃受体(aryl hydrocarbon receptor,AHR)相互作用蛋白,在正常的腺垂体组织中,*AIP*基因主要在分泌生长激素(growth hormone,GH)和催乳素(prolactin,PRL)的腺垂体细胞中表达。*AIP*基因突变导致垂体腺瘤发生的确切机制尚不清楚,已有的研究数据表明,AIP参与细胞内环磷酸腺苷(cyclic adenosine monophosphate,cAMP)的合成,AIP活性降低会导致cAMP水平异常,并通过多条信号通路影响细胞的增殖活性。目前已知*AIP*基因突变的垂体腺瘤占所有FIPA病例的15%,家族性孤立性GH腺瘤患者中*AIP*基因突变的发生率高达75%,而在散发性垂体腺瘤患者中*AIP*基因突变的发生率不到4%,但是在诊断年龄小于30岁的年轻患者和儿童大腺瘤患者中,*AIP*基因突变的发生率分别为1.6%~13%和11%~25%,因此与没有*AIP*基因突变患者相比,具有*AIP*基因突变的垂体GH腺瘤患者中,巨人症的比例更高(32% *vs.* 6.5%)。超过60%具有

*AIP*基因突变的GH腺瘤单纯分泌GH,另有38%的腺瘤同时分泌PRL,免疫组化结果表明59%腺瘤仅有GH染色阳性,33%腺瘤GH和PRL同时阳性,而GH和卵泡刺激素(follicle-stimulating hormone,FSH)同时阳性的比例为8%。

三、*AIP* 基因突变类型与致病机制

迄今报道的*AIP*基因突变超过100种,突变类型包括缺失、插入、重复、无义、错义、剪切位点和启动子突变,以及大片段缺失,最常见的突变位点是第304位残基(p.R304)。已报道的多种*AIP*基因突变导致合成截短蛋白,引起四肽重复结构域和羧基端的丢失,这是AIP与热休克蛋白90和AHR等其他蛋白质发生相互作用的重要功能区。体外研究进一步证实,在HEK293、GH3细胞系过表达野生型AIP,能显著抑制细胞增殖,而在这些细胞系表达*AIP*突变基因,其抑制细胞增殖的作用消失。

四、*AIP* 基因筛查

与没有*AIP*基因突变患者相比,*AIP*基因突变患者的发病年龄更早、肿瘤体积更大、侵袭性更强、卒中发生率更高,并且对生长抑素类似物治疗反应较差,甚至需要多次手术干预。对明确发现*AIP*基因突变的垂体腺瘤患者应详细询问其家族史,并对其亲属进行有针对性的*AIP*基因筛查以识别携带者,建议对携带者定期进行相关激素测定(胰岛素样生长因子1和PRL),必要时筛查鞍区影像,尽可能在疾病早期明确诊断,及早进行手术干预,最终改善患者预后。在未经选择的散发性垂体腺瘤患者中开展*AIP*基因筛查并非必要,但由于侵袭性垂体腺瘤的年轻患者更容易携带*AIP*基因突变,因此这一类散发垂体腺瘤患者也应该接受*AIP*基因筛查。

第3节
卡尼复合征

一、概　述

卡尼复合征(Carney complex,CNC;OMIM:160980)是一种少见的多发性内分泌腺瘤病,以内分泌、心脏、皮肤、神经系统肿瘤及皮肤黏膜色素沉着为主要特征,为常染色体显性遗传,迄今已报道的病例数超过

750 例,女性患者比例稍高,家族性病例约占 70%。已在超过 70% 的 CNC 病例中检测到蛋白激酶 A 调节亚单位 Ⅰα(protein kinase A regulatory subunit Ⅰα,PRKAR1A)基因突变,另有少数 CNC 患者存在染色体 2p16 的另一个位点缺陷。

CNC 诊断标准是符合主要标准的任意两项或符合一项主要标准和一项次要标准即可临床诊断 CNC。主要标准包括:①典型部位的皮肤斑点样色素沉着(口唇、结膜、内外眦、阴道及阴茎黏膜);②黏液瘤(皮肤和黏膜);③乳房黏液瘤或压脂 MRI 证实存在该病变;④心脏黏液瘤;⑤原发性色素性结节性肾上腺皮质病(primary pigmented nodular adrenocortical disease,PPNAD)或 Liddle 试验示地塞米松不能抑制皮质醇;⑥垂体 GH 腺瘤所致的肢端肥大症;⑦大细胞钙化性 Sertoli 细胞肿瘤(large cell calcifying Sertoli cell tumor,LCCST)或超声证实睾丸有典型钙化灶;⑧甲状腺肿瘤;⑨砂砾体样色素性神经鞘瘤;⑩多发性上皮样蓝痣;⑪乳腺导管腺瘤;⑫骨软骨黏液瘤。次要标准是证实携带 PRKAR1A 基因失活性突变或有一级亲属确诊为 CNC。

二、卡尼复合征相关垂体腺瘤

CNC 临床表现中主要的内分泌功能异常有 PPNAD、甲状腺癌和结节、LCCST、垂体 GH 腺瘤。垂体腺瘤通常发生于 20 岁之后,虽然仅有 10% 的 CNC 患者临床上表现出肢端肥大症,但是超过 75% 的患者可以有无症状的 GH、胰岛素样生长因子 1 或 PRL 水平升高,即使影像学没有发现垂体腺瘤,也可表现出 GH 葡萄糖抑制试验结果异常。组织学分析发现,CNC 相关的垂体 GH 腺瘤均有 GH 和 PRL 染色阳性,少数患者也可以有促甲状腺激素(thyroid-stimulating hormone,TSH)、黄体生成素(luteinizing hormone,LH)和 α 亚单位染色阳性。

CNC 相关垂体 GH 腺瘤的一个显著特征是,CNC 患者的非肿瘤性垂体组织内可见 GH-PRL 分泌细胞的多灶性增生,增生区界限不清,细胞数量增多,网织蛋白染色出现变化并与正常垂体组织相融合。CNC 相关垂体腺瘤的治疗与散发性垂体腺瘤一样,包括手术、药物和放射治疗。

三、PRKAR1A 基因突变与筛查

PRKAR1A 基因定位于 17q24.2-24.3,包含 11 个外显子,外显子 2~11 为蛋白编码区,迄今已报道的 PRKAR1A 基因突变超过 125 种,突变类型包括无义突变、小片段(≤15bp)缺失 / 插入、沿开放阅读框的联合基因重排、包含多数外显子的大片段缺失等,导致 PRKAR1A 基因单倍体剂量不足。蛋白激酶 A 是 cAMP 信号转导的关键酶,包含 2 个调节亚基和 2 个催化亚基,PRKAR1A 基因失活突变将导致调节亚基功能丧失,游离的催化亚基促使其下游的 cAMP 反应元件结合蛋白磷酸化,导致细胞增殖和肿瘤形成。

符合临床诊断标准的 CNC 患者均应该接受 PRKAR1A 基因检测,超过 80% 有 CNC 家族史的患者可以检测出 PRKAR1A 基因胚系突变,明确有 PRKAR1A 基因致病突变的患者需要绘制详细的家系图,对于新诊断的 CNC 患者,建议其一级亲属也要考虑做临床评估和基因筛查。PRKAR1A 基因突变携带者的临床筛查应该尽早,包括每年需要接受生化检测和定期的影像学检查,精准的早期诊断对于尽早干预威胁生命的合并症(如心脏黏液瘤)是非常重要的。

第 4 节
X 连锁肢端肥大性巨人症

X 连锁肢端肥大性巨人症(X-linked acrogigantism,X-LAG;OMIM:300942)是由垂体腺瘤或增生引起 GH 分泌过多,导致婴儿期发病的垂体性巨人症。X-LAG 是由染色体 Xq26.3 的胚系或体细胞嵌合体微复制引起的,涉及 GPR101 基因。X-LAG 非常罕见,迄今报道不足 40 例,女性患者多见(71%),通常为大腺瘤,少数为垂体增生,绝大多数腺瘤同时分泌 GH 和 PRL。文献报道的患者出生时身高和体重均正常,婴儿期起病(平均起病年龄 6~12 个月),平均诊断年龄 41 个月,诊断时身高位于 +4SD~+5SD(SD 为标准差),伴有肢端肥大样特征(面容粗糙、鼻翼宽、下颌伸长、四肢粗大),约 1/3 患者可有食欲增加,部分患者存在胰岛素抵抗,基础 GH 和胰岛素样生长因子 1 水平明显升高,伴高催乳素血症。为了抑制 GH 过多分泌,大多数患者需要采用联合治疗,包括手术和药物治疗,但是生长抑素类似物的治疗效果较差,术后常会伴有腺垂体功能减退。由于 X-LAG 具有较为特异的临床表型,对于儿童期出现身高和体重的快速增长(>2SD),或者儿童期早发的巨人症伴垂体 GH 腺瘤,需要接受相关基因筛查。

(段 炼)

参考文献

[1] GITTLEMAN H, OSTROM QT, FARAH PD, et al. Descriptive epidemiology of pituitary tumors in the United States, 2004-2009 [J]. J Neurosurg, 2014, 121 (3): 527-535.

[2] MARQUES P, KORBONITS M. Genetic aspects of pituitary adenomas [J]. Endocrinol Metab Clin North Am, 2017, 46 (2): 335-374.

[3] VANDEVA S, JAFFRAIN-REA ML, DALY AF, et al. The genetics of pituitary adenomas [J]. Best Pract Res Clin Endocrinol Metab, 2010, 24 (3): 461-476.

[4] ZHOU Y, ZHANG X, KLIBANSKI A. Genetic and epigenetic mutations of tumor suppressive genes in sporadic pituitary adenoma [J]. Mol Cell Endocrinol, 2014, 386 (1/2): 16-33.

[5] VANDEVA S, DALY AF, PETROSSIANS P, et al. Somatic and germline mutations in the pathogenesis of pituitary adenomas [J]. Eur J Endocrinol, 2019, 181 (6): 235-254.

[6] XEKOUKI P, AZEVEDO M, STRATAKIS CA. Anterior pituitary adenomas: inherited syndromes, novel genes and molecular pathways [J]. Expert Rev Endocrinol Metab, 2010, 5 (5): 697-709.

[7] TATSI C, STRATAKIS CA. The genetics of pituitary adenomas [J]. J Clin Med, 2019, 9 (1): e30.

[8] LIM, CT, KORBONITS M. Update on the clinicopathology of pituitary adenomas [J]. Endocr Pract, 2018, 24 (5): 473-488.

[9] DALY AF, JAFFRAIN-REA ML, CICCARELLI A, et al. Clinical characterization of familial isolated pituitary adenomas [J]. J Clin Endocrinol Metab, 2006, 91 (9): 3316-3323.

[10] BECKERS A, AALTONEN LA, DALY AF, et al. Familial isolated pituitary adenomas (FIPA) and the pituitary adenoma predisposition due to mutations in the aryl hydrocarbon receptor interacting protein (AIP) gene [J]. Endocr Rev, 2013, 34 (2): 239-277.

[11] VIERIMAA O, GEORGITSI M, LEHTONEN R, et al. Pituitary adenoma predisposition caused by germline mutations in the AIP gene [J]. Science, 2006, 312 (5777): 1228-1230.

[12] TUOMINEN I, HELIÖVAARA E, RAITILA A. AIP inactivation leads to pituitary tumorigenesis through defective Galphai-cAMP signaling [J]. Oncogene, 2015, 34 (9): 1174-1184.

[13] TICHOMIROWA MA, BARLIER A, DALY AF, et al. High prevalence of AIP gene mutations following focused screening in young patients with sporadic pituitary macroadenomas [J]. Eur J Endocrinol, 2011, 165 (4): 509-515.

[14] DALY AF, TICHOMIROWA MA, PETROSSIANS P, et al. Clinical characteristics and therapeutic responses in patients with germ-line AIP mutations and pituitary adenomas: an international collaborative study [J]. J Clin Endocrinol Metab, 2010, 95 (11): 373-383.

[15] LEONTIOU CA, GUEORGUIEV M, VAN DER SPUY J, et al. The role of the aryl hydrocarbon receptor-interacting protein gene in familial and sporadic pituitary adenomas [J]. J Clin Endocrinol Metab, 2008, 93 (6): 2390-2401.

[16] IBÁÑEZ-COSTA A, KORBONITS M. AIP and the somatostatin system in pituitary tumours [J]. J Endocrinol, 2017, 235 (3): 101-116.

[17] LEE M, PELLEGATA NS. Multiple endocrine neoplasia type 4 [J]. Front Horm Res, 2013, 41: 63-78.

[18] THAKKER RAJESH V. Multiple endocrine neoplasia type 1 (MEN1) and type 4 (MEN4) [J]. Mol Cell Endocrinol, 2014, 386 (1/2): 2-15.

[19] CORREA R, SALPEA P, STRATAKIS CA. Carney complex: an update [J]. Eur J Endocrinol, 2015, 173 (4): 85-97.

[20] BOIKOS SA, STRATAKIS CA. Pituitary pathology in patients with Carney complex: growth-hormone producing hyperplasia or tumors and their association with other abnormalities [J]. Pituitary, 2006, 9 (3): 203-209.

[21] KURTKAYA-YAPICIER O, SCHEITHAUER BW, CARNEY JA, et al. Pituitary adenoma in Carney complex: an immunohistochemical, ultrastructural, and immunoelectron microscopic study [J]. Ultrastruct Pathol, 2002, 26 (6): 345-353.

[22] BOSCO SCHAMUN MB, CORREA R, GRAFFIGNA P, et al. Carney complex review: genetic features [J]. Endocrinol Diabetes Nutr, 2018, 65 (1): 52-59.

[23] TRIVELLIN G, DALY AF, FAUCZ FR, et al. Gigantism and acromegaly due to Xq26 microduplications and GPR101 mutation [J]. N Engl J Med, 2014, 371 (25): 2363-2374.

[24] BECKERS A, LODISH MB, TRIVELLIN G, et al. X-linked acrogigantism syndrome: clinical profile and therapeutic responses [J]. Endocr Relat Cancer, 2015, 22 (3): 353-367.

第 6 章
尿　崩　症

第 1 节
概　论

尿崩症（diabetes insipidus, DI）是指由于抗利尿激素（antidiuretic hormone, ADH）缺乏或作用障碍，导致肾脏不能保留水分，造成尿液排出过多的一组临床综合征，主要表现为排出大量低渗透压、低比重的尿和烦渴、多饮。

尿崩症为罕见疾病，目前确切的发病率尚不清楚，预估约为 1/25 000。根据病因可分为遗传性和获得性，其中遗传性占比小于 10%；发病年龄与病因相关，遗传者多婴儿期或儿童期起病。

尿崩症可分为如下 4 种类型：①由于抗利尿激素分泌和释放不足导致的中枢性尿崩症；②肾小管对抗利尿激素不起反应的肾性尿崩症；③因妊娠期抗利尿激素降解酶含量或活性增加导致的一过性妊娠期尿崩症；④由于过量液体摄入抑制抗利尿激素分泌导致的原发性烦渴。

一、尿崩症的病理生理机制

抗利尿激素，又称精氨酸加压素（arginine vaso-pressin, AVP），是含有 9 个氨基酸的肽类激素，主要生理作用是维持机体水平衡。正常人血浆浓度基础值 0.5~2.0pg/ml，生理状态下波动于 1.5~6.0pg/ml，晨起时达高峰，之后缓慢下降。AVP 主要由下丘脑视上核和室旁核神经元合成分泌，沿下行纤维束通路运输至神经垂体贮存，受血浆渗透压感受器和血浆容量的调节，待需要时释放入血。AVP 主要在肝脏中代谢，经肾脏排泄，血浆半衰期 15~20 分钟。

血浆 AVP 需通过与特异性 AVP 受体（AVP receptor, AVPR）结合来发挥其生理作用。AVPR 分为 AVPR1a（AVP1R）、AVPR1b（AVPR3）及 AVPR2 三种。AVPR2 表达于血管内皮细胞、肾脏远曲小管和集合管主细胞

的基底膜侧。当 AVP 与表达于肾脏的 AVPR2 结合后，参与肾小管的水重吸收过程：血液循环中的 AVP 与肾脏远曲小管和集合管主细胞基底膜侧 AVPR2 结合，激活 G 蛋白耦联受体信号转导途径及下游腺苷酸环化酶级联反应，增加细胞内水通道蛋白 2（auqaporin-2, AQP2）的表达、磷酸化与聚合，发挥对水的重吸收作用；当足量水被重吸收后，AVP 反馈性分泌减少，AQP2 离开顶端膜重新返回胞质内，水重吸收减少。

所有影响上述 AVP 合成、分泌及其与 AVPR2 结合和 AQP2 重新分布的因素均可造成原尿重吸收功能障碍，临床表现为尿崩症。

二、尿崩症的主要病因

中枢性和肾性尿崩症均可为遗传性和获得性因素所致。其中遗传性中枢性和肾性尿崩症将于后续章节详细描述；获得性中枢性尿崩症主要由于下丘脑 - 垂体区的占位性、浸润性病变、头部外伤及手术等因素导致；而获得性肾性尿崩症可由锂中毒、高钙血症、肾脏淀粉样变性、干燥综合征等原因造成。

三、尿崩症的临床表现

尿崩症的主要临床表现为多尿、烦渴、多饮。通常起病日期明确，突发多尿（成人>3.0L/d，儿童>2L/(m²·d)），尿色清淡如水；烦渴、多饮、喜冷饮及流食，需间隔较短时间排尿及饮水，日夜尿量相仿；部分患者可出现不同程度的脱水、皮肤干燥、心悸、汗液及唾液减少，可伴便秘、乏力、头痛、头晕、焦虑、失眠、烦躁、记忆力减退、消瘦。

当患者饮水过多、过快时，可发生水中毒，表现为头痛加剧、恶心呕吐、肌肉运动不协调、体温下降、精神错乱、惊厥、昏迷以至死亡。患者因失水过多、过分禁饮、高热、昏迷、口渴中枢功能异常或发育不全致渴感消失，可以导致高钠血症、高渗状态。急性高渗性脑病多见于婴幼儿，表现为呕吐、发热、呼吸困难、

抽搐，重者昏迷死亡。长期慢性脱水、高钠血症可造成部分儿童患者生长发育迟缓及智力障碍，而成年患者，表现为淡漠、眩晕、无欲、嗜睡、肌张力高、腱反射亢进、抽搐等。部分患者因不能及时排尿造成尿潴留，严重者可出现肾盂积水影响肾功能。

第2节
家族性中枢性尿崩症

家族性中枢性尿崩症，也称为家族性神经垂体性尿崩症（familial neurohypophyseal diabetes insipidus，FNDI；OMIM：125700），约占所有中枢性尿崩症（central diabetes insipidus，CDI）患者的1%，已知遗传方式包括常染色体显性（autosomal dominant，AD）遗传、常染色体隐性（autosomal recessive，AR）遗传及X连锁隐性（X-linked recessive）遗传。FNDI最常见于AVP基因突变导致其编码的AVP合成或分泌障碍，少数是除CDI外还合并其他临床表现，如因WFSI基因突变所致Wolfram综合征（OMIM：614296）、PCSK1基因突变导致的PC1/3缺乏症（OMIM：600955）等，但也有部分家系目前暂未明确致病基因。

一、AVP基因突变导致的家族性中枢性尿崩症

FNDI最常见于AVP基因突变的患者。AVP基因位于染色体20p13，长度约2.5kb，含有3个外显子和2个内含子。3个外显子分别编码如下结构：①第1外显子编码19个氨基酸残基组成的信号肽（signal peptide，SP）、9肽AVP、甘氨酸-亮氨酸-精氨酸3肽连接体及9个氨基酸残基组成的神经垂体素运载蛋白 Ⅱ（neurophysin Ⅱ，NP Ⅱ）氨基（NH_3，N）端；②第2外显子编码67个氨基酸残基组成的NP Ⅱ高度保守区域；③第3外显子编码17个氨基酸残基组成的NP Ⅱ羧基（COOH，C）端、精氨酸连接体及39个氨基酸残基组成的和肽素（copeptin）。AVP基因编码164个氨基酸组成的前AVP原（AVP preprohormone，pre-pro-AVP），即AVP-neurophysin Ⅱ-copepetin。前AVP原在信号肽存在时被正确转运至内质网，随后经内肽酶切除信号肽，转变成AVP原（AVP prohormone，pro-AVP），其中AVP特定氨基酸与NP Ⅱ的"口袋"结构域结合，调节后续蛋白质加工过程。AVP原在高尔基体中参与蛋白质的正确折叠、二聚化和二硫键形成等过程，同时在分子伴侣的协助下，使错误折叠蛋白在细胞内蛋白酶体中被降解。激素前体在神经元分泌囊泡内进行翻译后加工，并在运送至神经垂体的过程中被加工成活性激素，释放出活性AVP、NP Ⅱ及和肽素。

目前报道的AVP基因致病突变已超过70种，绝大多数分布于基因编码区，突变区域涉及信号肽、AVP及NP Ⅱ，但尚未发现和肽素编码区突变致病。AVP突变多为单碱基或双碱基替换，还有少数碱基片段缺失或插入，导致编码产物的氨基酸替换、缺失或蛋白截短，从而出现如下异常：①干扰NP Ⅱ与AVP结合，包括破坏或错误切除信号肽，NP Ⅱ"口袋"结构域改变；②半胱氨酸残基数量变化，干扰二硫键正确形成；③甘氨酸和脯氨酸残基数量变化，影响肽链骨架的屈曲性和刚性；④突变基因编码氨基酸时，终止密码子提前出现，编码截短的NP Ⅱ蛋白。上述改变均能降低突变蛋白构象的稳定性和折叠有效性，或在一定程度上影响蛋白二聚化过程。由于和肽素参与AVP激素原的稳定性，因此终止密码子提前出现而编码截短蛋白导致和肽素丢失，也可能是致病机制之一。

虽然FNDI患者AVP突变位点多样，但其临床表现却均表现为多尿、烦渴、多饮，应用AVP或其类似物治疗有效，提示不同部位的突变可能通过共同机制导致FNDI的发生。有学者提出AVP突变导致CDI的"错误折叠-神经毒性"假说，即内质网内错误折叠的AVP前体蓄积，诱导大细胞性神经元细胞死亡，此过程的机制类似于其他神经变性疾病，如帕金森病。

AVP基因突变导致的FNDI最常见的为常染色体显性遗传方式，目前报道的常染色体显性FNDI已超过100个家系，男、女患病率相当，患者子女50%发病。临床上，患者通常在出生后数月至数年才出现多尿、多饮的临床表现，即在出生后的第1~2年AVP分泌往往是正常的；在疾病初期，AVP可为部分性缺乏，血、尿渗透压可因限液或其他异常强刺激如恶心、直立性低血压等调节而维持在正常范围内。但随着时间的推移，AVP缺乏进行性加重甚至完全缺乏，病情也随之进展，即限液不能有效维持机体正常的血尿渗透压。有趣的是，部分男性患者在中年后多尿、多饮的临床表现可自发缓解或减轻。这部分患者均无肾上腺皮质功能减退或肾小球滤过率降低的证据，且AVP仍严重缺乏，其具体机制目前尚未阐明。

此外，还有个别FNDI家系呈常染色体隐性遗传特征，临床上较常染色体显性遗传者起病更早，表现为婴儿早期或儿童期出现的多尿症和高钠血症。其中有2个家系出现AVP编码区c.77C>T突变

（p.Pro26Leu），体外功能试验提示该突变导致 AVP 与 AVP 受体 2（AVPR2）结合受到抑制，使 AVP 生物活性显著降低至正常的 1/30。

二、X 连锁隐性遗传的家族性中枢性尿崩症

目前仅 1996 年报道过 1 个 X 连锁隐性遗传 FNDI 家系。该家系中患者均为男性，出生后数月至数年开始发病，早期 AVP 部分缺乏。随着时间的推移，疾病可以持续存在或进行性发展，去氨加压素治疗完全有效；头颅 MRI 可见神经垂体 T_1 高信号缩小或消失。女性突变基因携带者 AVP 分泌正常，同时无尿崩症相关表现。AVP 基因及 AVPR2 基因检测未发现致病的突变基因。研究者认为其临床表现与 Xq28 某个区域相关，但未能明确定位。

三、具有中枢性尿崩症表现的其他先天性疾病

Wolfram 综合征、PC1/3 缺乏症、先天性垂体功能减退症、透明隔-视神经发育不良等疾病患者可具有 CDI 的表现。

（一）Wolfram 综合征

Wolfram 综合征（OMIM：598500）属于内质网应激相关疾病，1938 年由 Wolfram 首先描述。因其典型表现为尿崩症（diabetes insipidus，DI）、糖尿病（diabetes mellitus，DM）、视神经萎缩（optic atrophy，OA）和耳聋（deafness，D），故又称为 DIDMOAD 综合征。

Wolfram 综合征罕见，不同国家发病率报道为 1/（68 000~770 000），其遗传方式是伴不完全外显的常染色体隐性遗传。目前，根据不同基因突变分为由 WFS1 突变导致的 1 型（WFS1，OMIM：222300）和 CIDS2 突变导致的 2 型（WFS2，OMIM：604928）。WFS1 基因突变相对多见，症状典型；而 CIDS2 基因突变患者占比约 10%，多数无尿崩症表现，但常伴出凝血障碍、上消化道溃疡。

WFS1 是由于 WFS1 基因突变造成 Wolframin 跨膜糖蛋白的功能障碍或缺失引起的。WFS1 位于染色体 4p16.1，长度 33.4kb，具有 8 个外显子。编码的 Wolframin 蛋白定位于内质网，由 890 个氨基酸残基组成，分子量为 100.29kD；分为 3 个结构域：300 个氨基酸残基的亲水 N 端、240 个氨基酸残基的亲水 C 端和 350 个氨基酸残基的中心疏水核；含有 9 个跨膜区，在包括胰腺、脑部的下丘脑视上核与室旁核等多个部位表达；由细胞器中错误折叠和未折叠的蛋白诱导产生；在内质网应激信号网络的反馈中起到重要的负性调控作用。与 AVP 基因突变导致的 CDI 类似，当 WFS1 出现失活突变时，使内质网应激信号通路不受控制，导致在下丘脑大细胞神经元中堆积过多的错误折叠的 AVP 原，进一步导致神经元细胞的死亡。

WFS1 突变患者发病年龄多在 20 岁以前，但亦有患者 40 岁以后发病。通常情况下，患者在第 1 个 12 年相继出现胰岛素依赖性糖尿病及视神经萎缩，两者是 Wolfram 综合征诊断的必备条件；在第 2 个 12 年，患者可陆续表现为尿崩症、神经性耳聋、神经源性膀胱等其他神经系统症状。患者平均寿命 20~30 岁，死亡原因为呼吸中枢受累导致的呼吸衰竭。Wolfram 综合征患者中约 75% 出现 CDI，平均发病年龄为 14 岁（3 月龄至 40 岁）。

（二）PC1/3 缺乏症

PC1/3 属前蛋白转化酶（proprotein convertase，PC）家族成员之一，是钙依赖性丝氨酸内切蛋白酶，能够将许多前体激素裂解为活性形式，由位于 5q15 的 PCSK1（the proprotein convertase subtilisin/kexin-type 1）基因编码，首先形成具有 753 个氨基酸残基的前体 preproPC1/3，其后在内质网中加工成其酶原形式 proPC1/3，最后 proPC1/3 通过切割变为活性 PC1/3，参与下丘脑和消化器官的多种前激素加工过程。出现 PCSK1 突变患者可表现为吸收不良性腹泻、食欲亢进、早发肥胖、腺垂体功能减退及 CDI。

PC1/3 缺乏症是一种罕见疾病，目前仅报道 20 余例。在以往报道的患者中，82.6%（19/23）在 5 岁前出现多饮、多尿症状，最终有 60.9%（14/23）的患者诊断为 CDI。

（三）先天性垂体功能减退症

在伴或不伴神经垂体异位的先天性垂体功能减退症患者中，已有 CDI 描述。这些疾病中的神经垂体功能缺陷包括：症状性 CDI、夜尿增多、渗透压刺激后 AVP 释放减少及渴感减退或烦渴。这些结果可能与单纯性生长激素缺乏症或多种腺垂体激素缺乏相关。

（四）透明隔-视神经发育不良

透明隔-视神经发育不良（septo-optic dysplasia，SOD；OMIM：182230）是先天性脑中线结构异常，是高度异质性疾病，其表型包括脑中线和前脑异常，以及视神经和垂体发育不全。大多数 SOD 病例为散发，但已有报道家族性病例与发育转录因子如 HESX1 基因突变相关，此类因子对于正常的前脑/垂体发育是至关重要的。受累患者可能存在渴感异常及 AVP 释放缺陷。

第3节
遗传性肾性尿崩症

遗传性肾性尿崩症（hereditary nephrogenic diabetes insipidus，HNDI；OMIM：125800，125700，304800）是由于AVP受体或受体后信号转导途径缺陷，使肾脏对AVP不敏感，从而引起一组以尿液浓缩功能障碍为主要特点的少见先天性疾病。临床上以血浆AVP正常或升高，但肾脏排出大量低渗尿液为特点。目前文献已报道的HNDI相关致病基因有两种：一类是AVPR2突变所致X连锁隐性HNDI（OMIM：304800），约占所有HNDI患者的90%；另一类是AQP2突变，仅占HNDI患者10%左右，为常染色体显性或隐性遗传病（OMIM：125800）。

未经治疗的肾性尿崩症患者因肾脏对AVP无反应或仅有部分反应而导致尿液浓缩功能障碍。与FNDI不同的是，HNDI患者通常在出生时即出现多尿表现，新生儿易出现反复易激、呕吐、喂养困难、体重增长缓慢、发热、便秘及脱水等相关表现，长期反复脱水与高血钠可能造成持久的脑细胞器质性损害，使患者出现精神异常与发育障碍等。成人患者常表现为多尿、多饮，每日排出大量（15~20L）低渗尿液；泌尿系统相关并发症常见，可表现为双侧输尿管轻度扩张至严重肾积水及肾功能受损等。

一、X连锁隐性遗传性肾性尿崩症

X连锁隐性遗传性肾性尿崩症（OMIM：304800）是由AVPR2基因失活突变所致。该基因位于染色体Xq28，长度约2.2kb，由3个外显子和2个内含子组成，编码含有371个氨基酸残基的7次跨膜受体蛋白AVPR2，属G蛋白家族，分子量约40kD。在已报道的超过300个家系中，V2R基因致病突变有200余种，常见突变类型包括错义突变、无义突变及小片段移码缺失，可导致如下异常：①干扰正确转录、mRNA加工和翻译过程；②保留正确的翻译骨架，但破坏其正常折叠的天然构象，使突变受体滞留在内质网内；③突变受体与Gs蛋白耦联障碍；④突变受体与AVP结合异常；⑤突变受体异常定位于胞质内除内质网与高尔基复合体外的囊泡结构中。体外实验证实大部分AVPR2基因突变可导致编码的受体滞留在细胞内，少数突变受体虽能够到达细胞表面，但不能与AVP结合或不能有效引发细胞内的腺苷酸环化酶级联反应。

因此，无论是V2R数量减少，还是其结构或功能的改变，都使V2R不能介导AVP的正常生理作用而导致尿崩症。

X连锁遗传意味着男性患者往往有更明显的多尿症状。女性AVPR2突变基因携带者通常无临床表现，但部分患者也可出现多尿，但症状往往明显轻于男性基因突变患者，该临床表型异质性可能与X染色体失活偏移（skewed X-chromosomal inactivation，SXCI），导致突变的X染色体在肾脏优势表达相关。部分杂合子女性可能在妊娠期，由于胎盘释放加压素酶显著增加内源性AVP的清除而出现妊娠期尿崩症。

二、常染色体遗传性肾性尿崩症

常染色体遗传性肾性尿崩症（OMIM：125800）主要致病基因是AQP2，该基因定位于染色体12q13，全长约5kb，包括4个外显子和3个内含子，编码含271个氨基酸残基的AQP2，分子量约29kD，是水通道蛋白家族（AQP 0~12）成员之一，也是主要的固有跨膜通道蛋白家族成员之一。该蛋白由6个跨膜结构域连接5个环和细胞内定位的N端和C端，在内质网中相互作用形成四聚体水通道蛋白，在高尔基复合体内加工为成熟蛋白后，能插入到细胞膜表面发挥重吸收水的作用。

在常染色体遗传性肾性尿崩症中，男女患病率相当，90%的患者为常染色体隐性遗传，而其余10%则为常染色体显性遗传。目前已发现50余种致病突变，主要突变类型包括错义突变、无义突变、剪切位点突变等。体外研究表明突变AQP2的错误折叠，使其滞留在内质网中进而被蛋白酶体降解可能是常染色体隐性HNDI的机制；而引起常染色体显性HNDI的突变通常影响AQP2的羧基端，导致突变型和野生型AQP2的错配。因此，这些突变可能通过一种显性负性机制来阻止正常的AQP2到达集合管上皮细胞。

第4节
遗传性尿崩症的诊断及治疗

典型的尿崩症诊断不难，凡有烦渴、多饮、多尿及低比重尿者应考虑本病。临床诊断分为如下步骤：第一步是明确是否存在尿崩症，即定性。第二步为定位，明确是中枢性还是肾性尿崩症。第三步，寻找导致尿崩症发生的病因，对疑诊遗传性尿崩症的患者应进行相关致病基因的检测。而对于遗传性尿崩症的治疗,目前还是以传统的对症治疗为主,尚无成熟的根治病因的治疗手段。

一、尿崩症的临床诊断

(一)尿崩症的定性、定位诊断

1. 尿量 成人>3.0L/d,儿童>2L/($m^2 \cdot d$)可诊为多尿。尿崩症患者尿量可达4~20L/d。尿比重常在1.005以下,部分性尿崩症患者的尿比重可达1.010。

2. 血、尿渗透压(临床常用渗透浓度来反映渗透压的高低) 患者血渗透压正常或稍高(血渗透压正常值为290~310mmol/L),尿渗透压多低于300mmol/L(尿渗透压正常值为600~800mmol/L),严重者低于60~70mmol/L。

3. AVP测定 目前虽有人体液AVP放射免疫和酶联免疫测定试剂盒,但因AVP血浆浓度很低,其测定准确性及效率仍较低,且费用高,因此尚未广泛用于临床开展。

4. 禁水-加压素试验 尿崩症的定性、定位试验,其原理为:禁水后正常人和精神性多饮者尿量减少,尿渗透压和比重上升。中枢性尿崩症因AVP缺乏,或肾性尿崩症对AVP无反应,在禁水后仍排出大量低渗透压、低比重尿,机体因脱水而血浆渗透压及血钠水平升高,此为定性试验。补充外源性神经垂体素后可根据尿量减少、尿渗透压上升的程度评估肾对AVP的反应性来确定是中枢性还是肾性尿崩症,此为定位试验。

(二)尿崩症的病因诊断

在明确尿崩症定性、定位诊断后,若考虑为中枢性尿崩症,需测定视力、视野、头颅CT、鞍区MRI等,以进一步寻找尿崩症病因,若发现占位性病变,根据情况选择活检或手术进一步明确病理;而若诊为肾性尿崩症,需寻找有无锂剂摄入、高钙血症及低钾血症等病因存在;必要时可考虑行相关基因检测。

二、遗传性尿崩症的基因诊断

尽管遗传性尿崩症是罕见疾病,但对于起病早,特别是有类似家族史的患者需警惕遗传性尿崩症的存在,因此对于这部分患者可行基因突变检测进一步明确病因。FNDI患者遗传方式多样化,而HNDI患者临床表现多样,特别是X连锁隐性HNDI的女性杂合子可以表现为从无尿崩症相关表现至不同程度的多尿、多饮,需要与常染色体显性或隐性遗传的AQP2基因突变相鉴别,进一步X染色体失活偏倚研究有助于其临床表型分析。

三、遗传性尿崩症的治疗

由于遗传性尿崩症是一组单基因异常的遗传异质性疾病,治疗主要是针对尿液浓缩功能障碍的对症治疗。

FNDI由于AVP合成或分泌异常,而肾脏AVPR2及后续信号转导通路均正常,所以常规给予AVP类似物去氨加压素(DDAVP)即可有效控制多尿、多饮的临床症状,血、尿渗透压可恢复至生理范围内。但是由于患者多尿多饮的表现通常出现在出生一段时间后,并呈进行性加重,因此在疾病早期往往被忽视,以致许多患者因长时间憋尿出现泌尿系统相关并发症而就诊,甚至部分患者因疾病长期持续进展而发展成慢性肾衰竭的不可逆病理状态,严重影响患者的生活质量与寿命。

HNDI是肾脏对AVP作用完全或部分抵抗,所以去氨加压素治疗无效或大剂量使用时仅部分有效。常规采用低钠饮食,补充足量水分防止患者脱水的发生,定时排尿以避免泌尿系统相关并发症;治疗药物包括噻嗪类利尿剂(氢氯噻嗪)、阿米洛利和前列腺素合成酶抑制剂吲哚美辛等,主要通过阻断远端小管的钠摄入,减少血容量,激活肾素-血管紧张素-醛固酮系统,增加近端小管的水盐摄取而达到减少排尿的目的。而前列腺素合成酶抑制剂可能的抗利尿机制是能抑制水通道蛋白从细胞膜表面脱离。目前推荐的一线治疗方案仍是氢氯噻嗪联合阿米洛利,能使患者尿量降低至原来的一半,同时避免低血钾等电解质紊乱的风险,耐受性较好,可作为HNDI患者长期治疗的一种选择。但上述药物使用一段时间后临床疗效会降低,因此建议患者间断使用。另外部分年龄较小(<6岁)患儿在应用阿米洛利治疗后可出现严重持续恶心而不能耐受时,可考虑氢氯噻嗪短期间断联合吲哚美辛治疗;若患者仍不能耐受,可换用环氧合酶-2抑制剂,但因其在患儿严重脱水状态下会加重肾功能损害,所以临床一般不建议使用。传统治疗方案仅在一定程度上缓解多尿、多饮的临床症状,并非是对因治疗。在儿童时期,HNDI患者若不及时治疗,持续脱水状态导致的高钠血症会使患儿出现智力障碍、生长发育迟缓及肾功能异常等严重临床后果。随着分子生物学研究技术的不断进步,现已有AVPR2激动剂和拮抗剂、药物伴侣、磷酸二酯酶(PDE)抑制剂及他汀类新作用的发现等从病因角度给HNDI的治疗带来新的希望,可在一定程度上缓解患者的临床症状,提高生活质量,但其临床疗效和安全性仍需进一步评估。

(王林杰)

参考文献

[1] PÉPIN L, COLIN E, TESSARECH M, et al. A new case of PCSK1 pathogenic variant with congenital proprotein convertase 1/3 deficiency and literature review [J]. J Clin Endocrinol Metab, 2019, 104 (4): 985-993.

[2] BABEY M, KOPP P, ROBERTSON GL. Familial forms of diabetes insipidus: clinical and molecular characteristics [J]. Nat Rev Endocrinol, 2011, 7 (12): 701-714.

[3] SCHERNTHANER-REITER MH, STRATAKIS CA, LUGER A. Genetics of diabetes insipidus [J]. Endocrinol Metab Clin North Am, 2017, 46 (2): 305-334.

[4] DABROWSKI E, KADAKIA R, ZIMMERMAN D. Diabetes insipidus in infants and children [J]. Best Pract Res Clin Endocrinol Metab, 2016, 30 (2): 317-328.

[5] BOCKENHAUER D, BICHET DG. Pathophysiology, diagnosis and management of nephrogenic diabetes insipidus [J]. Nat Rev Nephrol, 2015, 11 (10): 576-588.

[6] ROBERTSON GL. Diabetes insipidus: differential diagnosis and management [J]. Best Pract Res Clin Endocrinol Metab, 2016, 30 (2): 205-218.

[7] IGAZ P, PATÓCS A. Genetics of endocrine diseases and syndromes [M]. Switzerland AG: Springer Nature, 2019.

第7章
先天性腺垂体功能减退症

第1节
概　论

　　腺垂体功能减退症(hypopituitarism)是指由于垂体或下丘脑病变累及腺垂体,继而出现一种或多种腺垂体激素分泌不足,引起一系列内分泌腺功能减退的临床表现。每年的发病率约4.2/10万,一项西班牙人口研究评估患病率为45.5/10万。引起腺垂体功能减退症的病因多种多样,垂体自身的病变、下丘脑病变、下丘脑与垂体之间联系中断等均可能引起。根据引起腺垂体功能减退症的病因可将腺垂体功能减退症分为原发性腺垂体功能减退症和继发性腺垂体功能减退症,前者根据病因又可分为先天性腺垂体功能减退症和获得性腺垂体功能减退症。本节主要针对先天性腺垂体功能减退症进行阐述。关于先天性腺垂体功能减退症的发病率,目前尚缺乏相关数据。

第2节
遗传病理生理机制

　　垂体的发育出现在胚胎早期。最初,原始的Rathke囊是由与间脑腹侧相连的口凹外胚层增厚和内陷而形成的。通过各种信号因子的表达,促进细胞增殖,Rathke囊近侧形成垂体远端部,后壁发育成中间部,在妊娠第3个月,垂体雏形已形成。Sonic hedgehog基因(Shh)在口凹外胚层和下游的效应器中的表达对腺体的增殖和形成起重要作用。此外,Wnt家族的信号分子和骨形态生成蛋白4(BMP4)等,也在垂体细胞类型的增殖和分化中发挥作用。

　　成熟的腺垂体由5种分泌不同腺垂体激素的细胞组成,包括生长激素细胞、催乳素细胞、促肾上腺皮质激素细胞、促甲状腺激素细胞、促性腺激素细胞,

分别分泌生长激素(GH)、催乳素(PRL)、促肾上腺皮质激素(ACTH)、促甲状腺激素(TSH)、卵泡刺激素(FSH)、黄体生成素(LH)。多种基因突变可能引起垂体细胞类型的发育异常、垂体激素的分泌异常及受体的功能异常等。而其中多种转录因子表达的调控与垂体的发育及功能密切相关,转录因子的作用复杂,且彼此之间有协同或其他相互作用,而它们的突变可能导致孤立的或联合的腺垂体功能异常。

　　近几十年研究已经发现较多与先天性腺垂体功能减退相关的基因突变。尽管在探索先天性腺垂体功能减退上取得了一些进展,但目前大多数先天性垂体功能减退症患者仍未确定遗传原因。表7-2-1列出了一些对腺垂体发育有重要影响的遗传基因,它们的突变可能导致孤立的或联合的腺垂体功能异常,部分可引起伴有垂体外异常的综合征。一项平均随访超过15年的长期观察研究发现,最初诊断为孤立生长激素缺乏症(growth hormone deficiency,GHD)的患者可能在病程后期会发展为联合腺垂体激素缺乏。对德国 KIMS［Pfizer(formerly Kabi)International Metabolic Database］数据库的分析也表明,成人垂体功能减退似乎是一种动态状态,在最初诊断为孤立的垂体激素缺乏数年后,可能会出现新的激素缺乏。

一、孤立性腺垂体激素缺乏

　　孤立性腺垂体激素缺乏通常由于编码激素或激素受体的基因突变引起。先天性孤立性GH缺乏通常是散发的,发生率1/(4 000~10 000),遗传方式可以是常染色体显性、常染色体隐性,或X连锁。其中常染色体隐性遗传通常由GH1和GHRH受体基因突变引起,根据临床特点划归为1-A型和1-B型。常染色体显性遗传多由GH1基因突变引起,也称为2型。X连锁遗传称为3型,与低丙种球蛋白血症相关,未发现与其有明确相关的基因突变。1-A型是由于编码GH的基因缺陷或完全丧失功能的突变引起的,临床几乎检测不到GH水平。该类型最初是在瑞士儿童患者中发现,

表 7-2-1 基因突变与腺垂体激素缺乏

基因	表型	遗传方式
孤立性垂体激素缺乏		
GH1	孤立 GH 缺乏	AR、AD
GHRHR	孤立 GH 缺乏	AR
TSH-β	孤立 TSH 缺乏	AR
TRHR	孤立 TSH 缺乏	AR
TBX19（*TPIT*）	孤立 ACTH 缺乏	AR
GnRHR	HH	AR
PCI	ACTH 缺乏,低血糖,HH,肥胖	AR
POMC	ACTH 缺乏,肥胖,红色毛发	AR
DAX-1	先天性肾上腺发育不全	XL
CRH	CRH 缺乏	AR
KAL1	Kallmann 综合征,肾发育不良	XL
FGFR1	Kallmann 综合征,唇腭裂,面部畸形	AD,AR
FGF8	HH,中线缺损	AR
Leptin	HH,肥胖	AR
Leptin-R	HH,肥胖	AR
GPR54	HH	AR
Kisspeptin	HH	AR
FSH-β	原发性闭经,精子生成缺陷	AR
LH-β	青春期延迟	AR
PROK2	Kallmann 综合征,严重睡眠障碍,肥胖	AD
PROKR2	Kallmann 综合征	AD,AR
AVP-NP11	尿崩症	AR,AD
联合垂体激素缺乏		
POU1F1	GH、TSH、PRL 缺乏	AR,AD
PROP1	GH、TSH、LH、FSH、PRL、ACTH 缺乏	AR
特殊综合征		
HESX1	视隔发育不良	AR,AD
LHX3	GH、TSH、LH、FSH、PRL 缺乏,颈部扭转受限	AR
LHX4	GH、TSH、ACTH 缺乏,小脑异常	AD
SOX3	垂体功能减退,智力低下	XL
GLI2	前脑无裂畸形,多发中线缺陷	AD
SOX2	无眼畸形（OMIM:206900）,垂体功能减退,食管闭锁	AD
GLI3	Pallister-Hall 综合征（OMIM:146510）	AD
PITX2	Rieger 综合征（OMIM:602482）	AD
CHD7	CHARGE 综合征（OMIM:214800）	AD
WFS1	Wolfram 综合征（OMIM:604928）	AD

注:AD,常染色体显性;AR,常染色体隐性;XL,X 染色体连锁;HH,促性腺激素功能低下型性腺功能减退;GH,生长激素;TSH,促甲状腺激素;ACTH,促肾上腺皮质激素;FSH,卵泡刺激素;LH,黄体生成素;PRL,催乳素;CRH,促肾上腺皮质激素释放激素。

身材非常矮小，在使用垂体GH提取物治疗时，体内可产生GH抗体从而影响其发挥作用。1-B型表型较1-A型相对轻，一种是由基因错义突变或剪接位点突变导致的，导致GH1基因的第4个外显子丢失。另一种是由编码下丘脑GH释放激素的垂体受体的GHRHR基因突变导致的。2型是主要的孤立性GH缺乏症。GH1基因突变占其80%以上。最常见的是剪接供体位点突变，编码的异常蛋白干扰正常等位基因的表达，导致发病。

TBX19基因突变是引起先天性孤立性ACTH缺乏（OMIM：201400）的最常见原因，为常染色体隐性遗传。临床可表现为低血糖、癫痫发作，严重者可引起新生儿死亡。实验室检测ACTH及血皮质醇均低下，且CRH兴奋试验不能使ACTH水平上升，除了TBX19，POMC基因突变也可以引起孤立性ACTH缺乏（OMIM：609734），临床除肾上腺皮质功能不全外，还会出现严重的早发肥胖、红色毛发。

引起促性腺激素功能低下型性腺功能减退的突变基因包括KAL-1、FGFR-1、FGF8、PROKR2等。KAL-1编码蛋白anosmin-1，主要在嗅觉神经元和GnRH神经元的迁移中发挥重要作用，该基因突变引起X连锁遗传，表现为无青春期发育或青春期发育停滞、嗅觉缺失、肾脏发育异常、听力缺陷等，部分患者也可表现为其他腺垂体激素分泌异常，是卡尔曼（Kallmann）综合征的致病基因。FGFR-1基因编码成纤维细胞生长因子受体，可与蛋白anosmin-1相互作用，基因突变引起常染色体显性遗传，与KAL-1基因突变相比，该基因突变引起的促性腺激素分泌功能受损较轻，表现为性腺功能减退，可伴有Pfeiffer综合征（OMIM：101600）（颅缝早闭、尖头畸形、并指/趾）及Hartsfield综合征（OMIM：615465）（前脑无裂畸形、唇腭裂等）。FGF8基因主要调控GnRH神经元的发育，有动物研究发现其在面中部整合和视囊发育中也发挥重要作用，发生突变后可引起性腺功能减退。GnRHRI基因编码GnRH受体，为常染色体隐性遗传，其突变引起的促性腺激素功能低下型性腺功能减退可能占家族性和散发性病例中较大的比例。

二、联合性腺垂体激素缺乏

PROP1是一种垂体特异性配对样同源域转录因子。它位于5q35号染色体上，由3个高度保守的外显子和2个内含子组成，编码226个氨基酸的蛋白质。PROP1既可以作为转录抑制因子（对Hesx1表达），也可以作为转录激活因子（对POU1F1表

达）。PROP1基因突变导致的隐性遗传疾病是联合性腺垂体激素缺乏（combined pituitary hormone deficiency，CPHD）最常见的遗传原因，在散发病例中约占6.7%，在家族遗传性病例中约占48.5%。在目前报道的引起CPHD的PROP1突变类型中，有2种是最常见的：2个核苷酸的缺失（NM_0006261.4：c.［301_302delAG］；［301_302delAG］）、1个核苷酸的缺失（NM_0006261.4：c.［150delA］；［150delA］），占东欧群体突变等位基因的90%以上。隐性PROP1突变导致GH、TSH、PRL和促性腺激素缺乏，但发病时间和严重程度具有多样性。多数患者表现为较早出现GH缺乏，导致生长迟缓。TSH缺乏的表现也多种多样，在部分病例中，TSH不足可作为首发症状，部分病例发生则较晚。也有在病程早期表现为ACTH和皮质醇水平正常，但随着年龄的增长，在后期也表现出皮质醇缺乏。尽管PROP1在胎儿时期对促性腺激素的分化至关重要，但该基因突变引起的促性腺激素缺乏的严重程度及出现时间却可以多种多样，从出生时表现为小阴茎、睾丸未下降，到完全缺乏青春期发育，或者不育症。垂体形态的改变也多种多样，多数患者垂体柄及后叶正常，MRI示腺垂体小或正常。

POU1F1基因（也称为Pit-1）位于染色体3p11，编码含291个氨基酸的蛋白。Pit-1核蛋白可以激活PRL、GH、TSH和生长激素释放激素（GHRH）受体基因的转录。大多数POU1F1突变为隐性遗传，也有少部分显性遗传的报道。最常见的突变区域为R271W。该基因的失活突变导致GH、TSH及PRL缺乏，ACTH及促性腺激素分泌通常正常。GH缺乏常为首发表现，引起严重矮小。TSH缺乏临床表现差异较大，可以引起严重的先天性中枢性甲状腺功能减退（简称甲减），也可以在儿童期发现轻度中枢性甲减。MRI可见到腺垂体萎缩或正常。

HESX1对于前脑及垂体的正常发育至关重要。HESX1基因位于染色体3p212，编码185个氨基酸，与PROP-1蛋白竞争性结合DNA。PROP1的过早表达可阻断垂体发育，而HESX1的持续表达可阻断PROP1的活化。HESX1的纯合Arg53Cys同源域突变可引起视隔发育不良，患者可表现为全腺垂体功能减退、下丘脑发育异常、Rathke囊肿、视杯缺失等。

Pitx1和Pitx2是配对型同源盒基因。在腺垂体发育的所有过程中，Pitx1是持续表达的。成人垂体组织中Pitx1主要在促皮质激素细胞中表达，调控POMC表达。Pitx1也调节促性腺激素的Sf1活性，激

活 GH 启动子,并与 *Pit1* 协同激活 PRL 启动子。缺乏 *Pitx1* 的小鼠可出现后肢和上腭的异常,促性腺激素和 TSH 减少,ACTH 转录增加。在小鼠胚胎中,*Pitx2* 首先在口腔外胚层表达,在发育中的 Rathke 囊中表达,也在视神经隆起、中枢神经系统基底节、腹腔、肺、肾脏、睾丸和舌头附近的间质中表达。在成人脑垂体中,*Pitx2* 存在三种亚型,*Pitx2a* 和 *Pitx2b* 在促皮质激素细胞中不表达,但在 TSH 细胞、促性腺激素细胞、GH 细胞和 PRL 细胞中表达,而 *Pitx2c* 在所有五种细胞系中都有表达。到目前为止,在人类的 *Pitx1* 中还没有发现突变。*Pitx2* 的突变与人类的 Rieger 综合征(OMIM:180500)有关。

三、联合性腺垂体功能减退相关综合征

视隔发育异常(septo-optic dysplasia,SOD;OMIM:182230):是一种异质性综合征,发病率为(6.3~10.9)/10 万。SOD 的诊断需满足以下三条标准中的任意两条:中线前脑缺陷、视神经发育不全和腺垂体功能减退。约 30% 的患者表现为三联征,62% 的患者有一定程度的腺垂体功能减退,60% 的患者有透明隔缺失。腺垂体功能减退可表现为孤立性 GH 缺乏,也可以有多个垂体激素受累。神经功能受损的范围从全身性发育迟缓到局灶性缺损,如癫痫或偏瘫。其他神经解剖学异常包括透明隔腔、小脑发育不全、脑裂畸形和穹窿发育不全等。由于 *HESX1* 的发现,人们对这种疾病的遗传基础有了更多的了解。*HESX1* 有 4 个纯合突变和 8 个杂合突变表现出不同的表型,其特征为特发性生长激素缺乏(idiopathic growth hormone deficiency,IGHD)、CPHD 和 SOD。然而,在 SOD 中 *HESX1* 突变的总体频率较低,这表明其他已知或未知基因和环境因素的突变可能导致了这种复杂的疾病。病毒感染、血管或退行性改变、接触酒精或药物也与超氧化物歧化酶的病因有关。这种情况在较年轻母亲所生的儿童中更为常见。

前脑无裂畸形(holoprosencephaly,HPE;OMIM:610829):前脑异常分裂导致 HPE,还可同时合并其他异常,如鼻和眼缺陷,嗅神经和嗅球、胼胝体、下丘脑和脑垂体的异常。与 HPE 相关的最常见的垂体异常是尿崩症,也可合并腺垂体激素缺乏。该病的发生与 *SHH*、*ZIC2*、*TG1F* 和 *SIX3* 等基因的突变相关,可表现为常染色体隐性或显性遗传。

Prader-Willi 综合征(OMIM:176270):是以肌张力减低、矮小、智力发育迟缓、食欲亢进、性腺发育滞后为特点的临床综合征;是由于父源染色体 15q11.2-q13 区域印记基因的功能缺陷所致。大多数患儿都有下丘脑和垂体功能障碍的表现,其中 40%~100% 儿童存在矮小。

Kallmann 综合征(OMIM:308700):是由 *KAL1* 基因突变引起的 X 连锁隐性遗传病。临床表现为促性腺激素功能低下型性腺功能减退,常伴有嗅觉缺失、听力及视力异常、面中线发育异常、肾发育不全等先天畸形。

第 3 节
检验及检查

一、内分泌功能评估

对于垂体功能减退的评估需行内分泌功能测定,包括内分泌激素基础水平的测定及功能试验,主要为激素的兴奋试验。

1. 生长激素(GH)轴评估 当 GH 轴受累时,可出现 GH 分泌水平低下,但由于 GH 呈脉冲分泌,且受进食、睡眠、运动、应激等多种因素影响,在脉冲式分泌的间歇期处于低水平,因此单次随机测定意义有限。通常需行 GH 兴奋试验评估 GH 储备功能,目前常用的包括左旋多巴 GH 兴奋试验、精氨酸 GH 兴奋试验、低血糖 GH 兴奋试验。对于儿童 GH 缺乏的诊断,目前认为如 GH 不能被兴奋到 10ng/ml 以上,考虑为完全性 GH 缺乏,如兴奋后大于 5ng/ml,但小于 10ng/ml,考虑为部分性 GH 缺乏。

胰岛素样生长因子 1(IGF-1)是 GH 作用于肝脏产生的激素,在血清中水平稳定,可用作 GH 轴的常规评估,但对于营养状况差、肝功能异常、甲减的患者,其测定浓度受较大影响,且在不同年龄段,其正常范围有所差异。

2. 性腺功能轴评估 主要通过同时测定 FSH、LH 和雌激素 / 雄激素进行评价。如患者雌激素或雄激素水平低下同时,FSH 及 LH 并不能升高,则提示由于下丘脑或垂体功能异常引起性腺功能减退。此外还可通过 GnRH 兴奋试验评估垂体性腺激素细胞的储备功能,在给予外源性 GnRH 后,在不同时间取血测定 LH 及 FSH,如 LH 及 FSH 升高,则提示垂体性腺轴功能良好,反之则存在垂体性腺轴功能异常。

3. 肾上腺皮质功能轴评估 血浆 ACTH 及血皮质醇水平的峰值在上午 6—8 时,午夜达谷值。各种应

激因素均会导致 ACTH 水平升高明显。通过测定早上 8 时血皮质醇水平来诊断皮质功能不全,根据美国内分泌学会 2016 年发布的《成人腺垂体功能减退症激素替代治疗临床实践指南》,如血皮质醇水平小于 3μg/dl,提示存在肾上腺皮质功能不全,如皮质醇水平大于 15μg/dl,可排除。如血皮质醇水平在 3~15μg/dl 时,可行低血糖兴奋试验或 ACTH 兴奋试验,当血皮质醇水平可兴奋到 18μg/dl 以上时,可除外皮质功能不全。在血皮质醇水平低时,ACTH 水平无明显升高,从定位诊断方面,支持为继发性肾上腺皮质功能不全,如 ACTH 升高明显,则考虑为肾上腺病变引起的原发性肾上腺皮质功能不全。

4. 甲状腺轴评估 典型的继发性甲状腺功能减退,表现为 T_4、FT_4 下降,TSH 水平正常或低于正常,少部分患者 TSH 也可轻度升高。

二、基因检测

先天性腺垂体功能减退症的诊断具有挑战性。测序技术可以为潜在的遗传原因提供依据。如果因为患者的表型而怀疑单个基因突变,可以使用 Sanger 测序。如果没有明显的临床表型或 MRI 发现,目标基因捕获二代测序或全外显子组测序则更合适。最近,新一代测序和全外显子组测序等技术的发展使我们能够分别在所有基因的并行或编码区域分析多个相关基因。目前,只有 10% 的先天性腺垂体功能减退症病例可以用目前已知的基因突变来解释。表观遗传学改变、嵌合现象、寡核苷酸重复扩增及编码区外的改变都不能被上述测序技术检测到。

三、影像学检查

垂体 MRI 是评估先天性腺垂体功能减退症首选的影像学检查;一方面可协助与其他下丘脑垂体占位性病变相鉴别如垂体瘤、颅咽管瘤、生殖细胞瘤等,另一方面也有益于观察是否存在其他颅内畸形。大部分先天性腺垂体功能减退症患儿垂体可能表现为正常形态或缩小,也可见 Rathke 囊肿。

四、其 他

其他的检查如肝肾功能、电解质评估对于腺垂体功能诊断及治疗和随访也至关重要。对于肾上腺皮质功能不全的患儿可能出现新生儿黄疸时间延长、反复低血糖、低钠血症等。而对于尿崩症的患儿,饮水不及时可能出现高钠血症。骨龄片的检查对于生长激素缺乏的患儿也是诊断及治疗的重要依据。

第 4 节
治疗及随访

对于先天性腺垂体功能减退症的治疗,无论其病因是什么,垂体激素替代治疗仍然是其主要的治疗方法。激素的补充先后顺序也非常重要,如对于同时存在甲状腺功能及肾上腺皮质功能不全时,在补充甲状腺素前需先补充糖皮质激素,以免引起皮质功能不全危象。

一、生长激素替代治疗

生长激素的替代治疗应该在其他垂体激素缺乏给予合理补充之后再启动,主要通过每日皮下注射重组人生长激素。对于成人生长激素缺乏患者,根据 2019 年美国临床内分泌医师学会(AACE)/美国内分泌学会(ACE)指南,推荐年龄小于 30 岁者,可予 0.4~0.5mg/d;30 岁至 60 岁者,予 0.2~0.3mg/d;年龄大于 60 岁者,可予 0.1~0.2mg/d,维持 IGF-1 在同年龄正常范围的 $-2SD \sim +2SD$。成人有效地补充生长激素可以明显改善身体成分及骨密度,减少心血管事件的风险。对于儿童生长激素缺乏,及时给予替代治疗,可以有效改善生长曲线及终身高。重组人生长激素的剂量需根据患儿对药物的反应及 IGF-1 进行调整,起始剂量通常在每周 0.16~0.24mg/kg,维持 IGF-1 在正常值偏高水平。儿童监测身高变化,每 6 个月评估疗效。重组人生长激素替代治疗可能引起的不良反应包括体液潴留、关节痛、糖代谢异常、股骨头滑脱、颅高压等,在治疗的随访过程中需注意监测。

二、甲状腺激素替代治疗

对于存在中枢性甲减患者,可以给予左甲状腺素替代治疗,在起始替代治疗前,对于同时存在肾上腺皮质功能不全的患者需首先给予糖皮质激素替代治疗,以免引起肾上腺皮质危象。左甲状腺素替代治疗推荐剂量 $(1.5 \pm 0.3)\mu g/(kg \cdot d)$,空腹服用,避免与其他药物同服。炎症性肠病、断肠综合征、与其他药物同服可影响左甲状腺素在肠道的吸收,从而影响疗效。左甲状腺素的半衰期为 7 日,通过每日口服药物可在血液循环中维持一个较为稳定的浓度,因此在调整剂量后通常需 6 周左右再复查甲状腺功能评估疗效。替代治疗的目标是使 FT_4 水平达到正常范围的中上水平(老年人可维持在正常范围中下水平),TSH 水平不作为治疗调整的依据。在妊娠期,左甲状腺素剂量可能需上调 30% 左右。新生儿及儿童的左甲状腺素替代治疗需要更高的剂量,通常推荐 12~17μg/kg,并且需早期给予足剂量以减少甲减对中枢神经系统发育的影响。

三、糖皮质激素替代治疗

严重的皮质功能不全可以威胁生命,因此在垂体激素替代治疗时糖皮质激素优先于其他激素的替代。不同于原发性肾上腺皮质功能不全需要糖皮质激素及盐皮质激素替代治疗,继发性肾上腺皮质功能不全仅需糖皮质激素替代治疗。推荐氢化可的松 15~20mg/d,可分为每日 2 次或 3 次服用,为了模拟人体皮质醇的生理分泌模式,早晨可予 10~15mg,中午及下午可予 5mg。ACTH 及血、尿皮质醇的测定均不能反映糖皮质激素替代剂量是否合适。因此临床症状及体征是糖皮质激素替代是否足够或过量的主要参考标准。糖皮质激素替代不足时可能表现为乏力、消瘦、恶心、纳差、低钠血症、低血压等。糖皮质激素如替代过量可能表现为体重增加、肥胖、高血压、高血糖、骨质疏松症、库欣貌等。当患者存在感染、手术等应激情况时,糖皮质激素剂量需增加至基础剂量的 2~3 倍,严重应激情况可予 100~150mg 静脉氢化可的松治疗。

四、促性腺激素功能低下型性腺功能减退的治疗

LH 及 FSH 缺乏引起的临床表现多种多样,主要取决于发病的年龄及激素缺乏的程度。治疗选择也是因人而异的,对于女性患者,需要明确患者是否已经到达青春期,是否有怀孕需求,是否已经绝经。对于男性患者,也需明确是否已经到达青春期或是否有生育需求。对于无生育需求的绝经期前女性患者,在除外禁忌后,应该给予性激素补充治疗,如子宫已经切除或缺如的患者,可单给予雌激素治疗,对于有完整子宫的患者,需给予雌激素联合孕激素治疗,以防子宫内膜过度增生。针对年轻女性中枢性性腺功能减退的研究发现性激素的替代治疗可以达到心血管获益。早期绝经可增加骨质疏松风险,因此,对于中枢性性腺功能减退的年轻女性患者及时给予性激素替代治疗也可预防骨质疏松的发生。雌激素有很多种剂型,口服、透皮吸收、外用霜剂、阴道用乳霜/片剂/环等,可根据副作用、成本、方便性及患者的意愿,对雌激素剂型进行选择。中枢性性腺功能减退的男性患者,如无禁忌,建议加用睾酮替代治疗,一方面可以

改善性功能,改善情绪,减少脂肪,增加肌肉含量,提高生活质量;另一方面可以增加骨密度,改善骨小梁结构,也可以有效改善雄激素缺乏引起的贫血。对于有生育需求的患者,需给予促性腺激素替代或促性腺激素释放激素治疗。

五、随　访

部分患者最初可能被诊断为某一种垂体激素缺乏,但随着时间的推移,可能会逐渐出现其他激素缺乏的表现。因此,需要对患者进行长期的随访,对腺垂体激素水平进行定期评估。

是否需要对原因不明确的腺垂体功能减退症患者进行基因筛查目前仍是存在争议的,因为即使存在基因突变,治疗方式及垂体功能减退的最终结局也无太大变化。但认识到垂体功能减退可能是遗传原因导致的,可以引导医师更及时地评估垂体功能,并在适当的时机开始治疗,避免可能由垂体激素缺乏引起的严重并发症。未来,更多对相关致病基因的深入研究有可能使基因治疗成为可能。

（赵宇星）

参考文献

[1] REGAL M, PÁRAMO C, SIERRA SM, et al. Prevalence and incidence of hypopituitarism in an adult Caucasian population in northwestern Spain [J]. Clin Endocrinol (Oxf), 2001, 55 (6): 735-740.

[2] BURGESS R, LUNYAK V, ROSENFELD M. Signaling and transcriptional control of pituitary development [J]. Curr Opin Genet Dev, 2002, 12 (5): 534-539.

[3] SCULLY KM, ROSENFELD MG. Pituitary development: regulatory codes in mammalian organogenesis [J]. Science, 2002, 295 (5563): 2231-2235.

[4] OTTO AP, FRANCA MM, CORREA FA, et al. Frequent development of combined pituitary hormone deficiency in patients initially diagnosed as isolated growth hormone deficiency: a long term follow-up of patients from a single center [J]. Pituitary, 2015, 18 (4): 561-567.

[5] KLOSE M, JONSSON B, ABS R, et al. From isolated GH deficiency to multiple pituitary hormone deficiency: an evolving continuum-a KIMS analysis [J]. Eur J Endocrinol, 2009, 161 (Suppl 1): 75-83.

[6] DI LORGI N, MORANA G, ALLEGRI AEM, et al. Classical and non-classical causes of GH defi-

ciency in the paediatric age [J]. Best Pract Res Clin Endocrinol Metab, 2016, 30 (6): 705-736.

[7] LAMOLET B, PULICHINO AM, LAMONERIE T, et al. A pituitary cell-restricted T box factor, Tpit, activates POMC transcription in cooperation with Pitx homeoproteins [J]. Cell, 2001, 104 (6): 849-859.

[8] CLEMENT K, DUBERN B, MENCARELLI M, et al. Unexpected endocrine features and normal pigmentation in a young adult patient carrying a novel homozygous mutation in the POMC gene [J]. J Clin Endocrinol Metab, 2008, 93 (12): 4955-4962.

[9] RAIVIO T, AVBELJ M, MCCABE MJ, et al. Genetic overlap in Kallmann syndrome, combined pituitary hormone deficiency, and septo-optic dysplasia [J]. J Clin Endocrinol Metab, 2012, 97 (4): 694-699.

[10] MARLIN S, CHANTOT-BASTARAUD S, DAVID A, et al. Discovery of a large deletion of KAL1 in 2 deaf brothers [J]. Otol Neurotol, 2013, 34 (9): 1590-1594.

[11] SALENAVE S, CHANSON P, BRY H, et al. Kallmann's syndrome: a comparison of the reproductive phenotypes in men carrying KAL1 and FGFR1/KAL2 mutations [J]. J Clin Endocrinol Metab, 2008, 93 (3): 758-763.

[12] SUZUKI E, YATSUGA S, IGARASHI M, et al. De novo frameshift mutation in fibroblast growth factor 8 in a male patient with gonadotropin deficiency [J]. Horm Res Paediatr, 2014, 81 (2): 139-144.

[13] BERANOVA M, OLIVEIRA LM, BEDECARRATS GY, et al. Prevalence, phenotypic spectrum, and modes of inheritance of gonadotropinreleasing hormone receptor mutations in idiopathic hypogonadotropic hypogonadism [J]. J Clin Endocrinol Metab, 2001, 86 (4): 1580-1588.

[14] BENEDUZZI D, TRARBACH EB, LATRONICO AC, et al. Novel mutation in the gonadotropin-releasing hormone receptor (GNRHR) gene in a patient with normosmic isolated hypogonadotropic hypogonadism [J]. Arq Bras Endocrinol Metabol, 2012, 56 (8): 540-544.

[15] DE RIENZO F, MELLONE S, BELLONE S, et al. Frequency of genetic defects in combined pituitary hormone deficiency: a systematic review and analysis of a multicentre Italian cohort [J]. Clin Endocrinol (Oxf), 2015, 83 (6): 849-860.

[16] NOSE O, TATSUMI K, NAKANO Y, et al. Congenital combined pituitary hormone deficiency attributable to a novel PROP1 mutation (467insT)[J]. J Pediatr Endocrinol Metab, 2006, 19 (4): 491-498.

[17] TATSUMI KI, KIKUCHI K, TSUMURA K, et al. A novel PROP1 gene mutation (157delA) in Japanese siblings with combined anterior pituitary hormone deficiency [J]. Clin Endocrinol (Oxf), 2004, 61 (5): 635-640.

[18] REYNAUD R, CHADLI-CHAIEB M, VALLETTE-KASIC S, et al. A familial form of congenital hypopituitarism due to a PROP1 mutation in a large kindred: phenotypic and in vitro functional studies [J]. J Clin Endocrinol Metab, 2004, 89 (11): 5779-5786.

[19] PARACCHINI R, GIORDANO M, CORRIAS A, et al. Two new PROP1 gene mutations responsible for compound pituitary hormone deficiency [J]. Clin Genet, 2003, 64 (2): 142-147.

[20] VOUTETAKIS A, MANIATI-CHRISTIDI M, KANAKA-GANTENBEIN C, et al. A prolonged jaundice and hypothyroidism as the presenting symptoms in a neonate with a novel Prop1 gene mutation (Q83X)[J]. Eur J Endocrinol, 2004, 150 (3): 257-264.

[21] ASTERIA C, OLIVEIRA JH, ABUCHAM J, et al. Central hypocortisolism as part of combined pituitary hormone deficiency due to mutations of PROP-1 gene [J]. Eur J Endocrinol, 2000, 143 (3): 347-352.

[22] DELADOEY J, BÜYÜKGEBIZ A, KUHLMANN BV, et al. "Hot spot" in the PROP1 gene responsible for combined pituitary hormone deficiency [J]. J Clin Endocrinol Metab, 1999, 84 (5): 1645-1650.

[23] PERNASETTI F, TOLEDO SP, VASILYEV VV, et al. Impaired adrenocorticotropin-adrenal axis in combined pituitary hormone deficiency caused by a two-base pair deletion (301-302delAG) in the prophet of Pit-1 gene [J]. J Clin Endocrinol Metab, 2000, 85 (1): 390-397.

[24] VALLETTE-KASIC S, BARLIER A, TEINTURIER C, et al. PROP1 gene screening in patients with multiple pituitary hormone deficiency reveals two sites of hypermutability and a high incidence of corticotroph deficiency [J]. J Clin Endocrinol Metab, 2001, 86 (9): 4529-4535.

[25] TORNQVIST K, ERICSSON A, KALLEN B. Optic nerve hypoplasia: risk factors and epidemiology [J]. Acta Ophthalmologica Scandinavica, 2002, 80 (3): 300-304.

[26] PATEL L, MCNALLY RJ, HARRISON E, et

al. Geographical distribution of optic nerve hypo-plasia and septooptic dysplasia in Northwest England [J]. J Pediatr, 2006, 148 (1): 85-88.

[27] THOMAS PQ, DATTANI MT, BRICKMAN JM, et al. Heterozygous HESX1 mutations associated with isolated congenital pituitary hypo-plasia and septo-optic dysplasia [J]. Hum Mol Genet, 2001, 10 (1): 39-45.

[28] COHEN RN, COHEN LE, BOTERO D, et al. Enhanced repression by HESX1 as a cause of hypopituitarism and septooptic dysplasia [J]. J Clin Endocrinol Metab, 2003, 88 (10): 4832-4839.

[29] CARVALHO LR, WOODS KS, MENDONCA BB, et al. A homozygous mutation in HESX1 is associated with evolving hypopituitarism due to impaired repressor-corepressor interaction [J]. J Clin Invest, 2003, 112 (8): 1192-1201.

[30] SOBRIER ML, MAGHNIE M, VIE-LUTON MP, et al. Novel HESX1 mutations associated with a life-threatening neonatal phenotype, pituitary aplasia, but normally located posterior pituitary and no optic nerve abnormalities [J]. J Clin Endocrinol Metab, 2006, 91 (11): 4528-4536.

[31] RAINBOW LA, REES SA, SHAIKH MG, et al. Mutation analysis of POUF-1, PROP-1 and HESX-1 show low frequency of mutations in children with sporadic forms of combined pituitary hormone deficiency and septo-optic dysplasia [J]. Clin Endocrinol, 2005, 62 (2): 163-168.

[32] MURRAY PG, PATERSON WF, DONALDSON MD. Maternal age in patients with septo-optic dysplasia [J]. J Pediatric Endocrinol Metab, 2005, 18 (5): 471-476.

第8章
生长障碍相关遗传性代谢疾病

第1节
染色体疾病

染色体疾病包括染色体数目异常和结构异常,目前已经发现的人类染色体畸变超过600种,最常见的为染色体非整倍体,可导致生长障碍、特征性的体貌及智力发育迟缓等。

一、特纳综合征

X染色体长约155Mb,含有852个编码基因。特纳综合征(Turner syndrome)是最常见的性染色体异常疾病之一,是由于X染色体数目或结构异常所致,国外报道发病率1/(2 000~3 000)。最常见的核型为45,X0,发生频率40%~50%,其他核型包括X染色体结构异常及各种嵌合体(如45,X/46,XX,45,X/47,XXX等)。

特纳综合征主要临床表现包括三方面:特征性的体貌,身材矮小和先天性卵巢发育不全。常见的体征包括盾状胸、乳距宽、蹼颈、肘外翻、马德隆畸形(Madelung deformity)、高腭弓、掌骨短等。身材矮小是特纳综合征最常见的临床表现,未经治疗的患者成年身高比正常女性低大约20cm。患者通常在婴儿期和幼儿期开始逐渐出现生长障碍,青春期缺乏身高突增,因此身高落后会更为明显。重组人生长激素治疗可以有效改善特纳综合征患者的身高。绝大多数患者存在先天性卵巢发育不全,原发性闭经,少数患者表现为继发性闭经。

心血管畸形是特纳综合征患者严重的临床问题,常见的心脏畸形包括主动脉瓣畸形、主动脉缩窄、细长型主动脉横弓、肺静脉畸形等,少见的包括冠状动脉畸形、室间隔缺损、房间隔缺损等。部分患者存在先天性泌尿系统畸形,包括集合系统畸形、马蹄肾等。由于雌激素的长期缺乏,特纳综合征患者的低骨量和骨折风险增加。特纳综合征其他的常见表现包括听力障碍与耳部异常、自身免疫性疾病、代谢综合征、糖尿病、肝功能异常等,在临床诊治过程中,需要多学科协作,同时还需要关注患者的认知功能和心理状态。

二、21三体综合征

21号染色体长约48Mb,包含233个编码基因,占所有染色体的1.55%。人类最常见的染色体疾病唐氏综合征(又称21三体综合征),是由于21号染色体异常所致,主要核型包括三大类:21三体(47,+21)约占95%,涉及21号染色体的罗伯逊易位(Robertsonian translocation)占3%~4%,21三体嵌合体(47,+21/46)占1%~2%。

21三体综合征常见的临床特征包括:①特征性的体貌,如上斜式睑裂、内眦赘皮、鼻梁低平、低耳位、短头畸形、蹼颈、窄腭、牙齿异常、通贯掌、掌骨征等;②智力障碍,大多数患者为轻度或中度智力障碍,部分患者认知功能严重损害,成年后可出现阿尔茨海默病的神经病理及功能改变;③心脏疾病,常见的先天性心脏病包括室间隔缺损、房间隔缺损、法洛四联症、动脉导管未闭等;④胃肠道畸形,如十二指肠闭锁或狭窄,肛门闭锁和食管闭锁等;⑤生长障碍,21三体综合征患者生长速度通常显著低于正常儿童,合并严重先天性心脏病者尤为明显;⑥听力障碍;⑦内分泌疾病,甲状腺疾病和糖尿病在21三体综合征患者中常见;⑧血液病,包括累及红细胞、白细胞和血小板的血液学异常,21三体综合征患者发生白血病的终身风险是1%~1.5%;⑨其他系统异常,包括泌尿系统异常如尿道下裂、隐睾等,寰枢椎不稳,关节病,免疫缺陷等。

三、13三体综合征

13号染色体长约114Mb,包含321个编码基因。它是最大的近端着丝粒染色体,也是基因密度最低的染色体。13 三体综合征是由多余的 13 号染色体拷贝导致，其主要核型包括三大类：13 三体 (47,+13)、罗伯逊非平衡易位、13 三体嵌合体 (47,+13/46)。

13 三体综合征常见的临床特征包括：①中枢神经系统异常，重度智力障碍和耳聋；②特征性的体貌，如耳廓异常、眼距过宽、前额倾斜、多指(趾)；③心脏结构异常，包括室间隔缺损、动脉导管未闭、房间隔缺损等；④生长障碍。

四、18 三体综合征

18 号染色体长约 78Mb，包含 268 个编码基因，是人类所有染色体中"基因沙漠"区域覆盖度最高的染色体，它包含了 24 个"基因沙漠"，占据染色体总长度的 38%。当 18 号染色体多出一条时，就会导致 18 三体综合征，这是发病率仅次于 21 三体综合征的三体综合征。主要临床表现包括生长发育障碍、智力低下和特殊面容。患儿可有突出的枕骨、低耳位畸形、小眼、先天性心脏病等外表和内脏畸形。

五、印记遗传病

印记(imprinting)是选择性表达父本或母本的同源染色体上基因的遗传学机制。Prader-Willi 综合征(PWS)是由于基因组印记缺陷所致的遗传性疾病，65%~75% 的患者由于染色体 15q11.2-13 缺失 PWS 关键区域的父源等位基因所致，20%~30% 是由于母源单亲二倍体所致。欧美报道的发病率为 1/(16 000~25 000)。部分患者出生时为小于胎龄儿，新生儿肌张力过低是 PWS 的标志性特征之一，可表现为喂养困难、吸吮无力、生长迟滞等。幼儿期开始逐渐出现整体发育迟缓，身材矮小和 / 或生长障碍，通常从 3 岁开始逐渐出现食欲亢进和体重增加。常存在行为问题和学习障碍，表现为脾气暴躁、执拗和强迫症行为。部分患者可存在认知功能障碍、精神发育迟缓，进食过多如不加控制会出现肥胖，性腺功能减退，缺乏青春期身高突增。

六、染色体微缺失综合征

染色体微缺失是指用常规细胞遗传学方法在光学显微镜下难以检出的染色体缺失，长度通常为 1~3Mb，包含数个相邻基因，导致临床综合征的微缺失大多数情况下是由于几个关键基因(或单个基因)的单倍体剂量不足所致。文献中报道的一些微缺失综合征可合并生长障碍。

1. **1q43-44 微缺失综合征** 该区域涉及的基因包括异源性细胞核核糖蛋白 U(HNRNPU)、Akt 丝氨酸 / 苏氨酸激酶 3(Akt3)等。此区域缺失可表现为低出生体重、智力障碍、癫痫发作、特征性的体貌和身材矮小。特征性的体貌包括小头畸形、前额突出、眶距增宽、鼻梁低、耳位低等。部分患者可存在胼胝体缺如。

2. **2q23.1 缺失综合征** 该区域涉及的基因包括甲基 -CpG 结合结构域蛋白 5(MBD5)，其属于甲基 -CpG 结合蛋白域家族，MBD5 也与孤独症和神经发育障碍相关。此区域缺失可表现为身材矮小、小头畸形、重度智力障碍、癫痫发作、孤独症、睡眠模式异常及行为异常等。

3. **2q37 缺失综合征** 该区域涉及的基因包括组蛋白去乙酰化酶 4(histone deacetylase 4，HDAC4)、磷脂酰肌醇蛋白聚糖 1(glypican 1，GPC1)、G 蛋白耦联受体 35(G protein-coupled receptor 35，GPR35)和丝氨酸 / 苏氨酸蛋白激酶 25(serine/threonine protein kinase 25，STK25)、矢车菊苷 γ2(centaurin gamma-2，CENTG2)、5- 羟色胺受体 2B(serotonin receptor 2B，HTR2B)和 C 型利钠肽基因(C-natriuretic peptide gene，NPPC)等。此区域的缺失可表现为身材矮小、智力障碍、肌张力过低、肥胖、短指 / 趾畸形，部分患者可有鼻翼发育不全、鼻中隔突出、鼻梁塌陷、前额突出。少数患者可合并先天性心脏病、胃肠道畸形和中枢神经系统异常。

第 2 节
DNA 修复机制缺陷相关的
生长障碍

自发或因 DNA 损伤机制所致基因组不稳定，如机体识别或修复 DNA 损伤机制异常，可导致免疫缺陷、肿瘤易感和过早老化。部分患者可表现为身材矮小。本部分以 Bloom 综合征为例讨论。

Bloom 综合征为常染色体隐性遗传疾病，由染色体 15q26.1 上 BLM 基因突变引起。该基因编码一种 RecQ 解旋酶，在 DNA 重组修复和复制期间维持 DNA 稳定。Bloom 综合征的临床表现主要包括：均匀矮小，可伴轻度小头畸形；皮下脂肪组织稀少；2 岁以内出现鼻和面颊部红斑疹，常在日晒后发生；有咖啡牛奶斑或色素沉着减退性皮肤病变；早发肿瘤倾向,20岁之前的主要肿瘤性疾病是骨髓增生异常综合征、白血病和非霍奇金淋巴瘤,20岁之后的肿瘤常见结肠癌、皮肤癌和乳腺癌等;生育能力受损;部分患者可出现智力受损;因免疫缺陷,患者从婴幼儿期开始可出现消化道感染、反复肺部感染、中耳炎等。

第3节
遗传性骨骼发育不良

软骨/骨发育的遗传缺陷可导致不成比例的身材矮小和骨骼畸形,部分病例在产前检查中发现,而另一些则在儿童期出现身材矮小。儿童如有骨骼畸形、反复骨折或影像学有异常表现(如内生软骨瘤、长骨弯曲或缩短、脊椎发育缺陷或肋骨异常等),应考虑这些疾病。遗传性骨骼发育不良有多种类型,表型差异很大。这些疾病在父母也重度身材矮小的患者中较为常见。本部分以假性软骨发育不全为例。

假性软骨发育不全是最常见的骨骼发育不良之一。本病是由编码软骨寡聚基质蛋白(COMP)基因杂合突变引起,该基因定位于染色体19p13。假性软骨发育不全是一种常染色体显性遗传的骨软骨发育不良,其特征是身材矮小、下肢畸形、短肢、关节松动和韧带松弛。患者出生时通常发育正常,大约2岁后出现生长迟缓,并逐渐表现为四肢短小、关节增大、手指短粗、下肢弯曲、步态蹒跚、关节及韧带松弛等,智力发育正常。青春期可出现骨关节炎,主要累及下肢及脊柱,骨关节病变呈渐进性。X线检查可见四肢管状骨对称性粗短、变形,愈向远端愈严重。指骨横径几乎与长径相等,呈方形,髓腔增宽,干骺端增大,不规则,边缘唇状突出。

第4节
先天性 GH-IGF1 轴功能减退

先天性 GH-IGF1 轴功能减退是导致生长障碍的一组疾病,主要是由于下丘脑-垂体发育异常所致先天性生长激素缺乏症,或者由于肝脏合成和分泌 IGF1 缺乏,以及 IGF1 下游信号通路基因异常所致(表8-4-1)。

表 8-4-1　先天性 GH-IGF1 轴功能减退相关疾病

1. 先天性生长激素缺乏症(congenital growth hormone deficiency)

(1)遗传性下丘脑功能减退

(2)全前脑畸形和视隔发育不良

(3)遗传性腺垂体功能减退

(4)GHRH 基因突变所致生长激素缺乏症

(5)多种腺垂体激素缺乏症

(6)不具有生物学活性的生长激素

2. 先天性 IGF1 缺乏症和生长激素不敏感(congenital IGF1 deficiency and growth hormone insensitivity)

(1)GHR 基因突变(OMIM:604271)

(2)STAT5 基因突变(OMIM:601511)

(3)ALS 基因突变

(4)IGF1 基因突变(OMIM:608747)

(5)IGF1 受体基因突变(OMIM:270540)

第5节
遗传性代谢疾病

遗传性代谢疾病是因维持机体正常代谢所必需的某些由多肽和/或蛋白组成的酶、受体、载体及膜泵生物合成发生遗传缺陷,即编码这类多肽(蛋白)的基因发生突变而导致的疾病。部分患者除了神经系统异常、特殊容貌和代谢异常外,同时可表现为生长障碍。

一、糖原贮积症

由于参与糖原合成、分解或调节的基因突变所致糖原贮存异常的疾病称为糖原贮积症(glycogen storage disease,GSD)。肝脏和肌肉中糖原贮存量最高,肝糖原的主要作用是维持葡萄糖稳态,在空腹和饥饿状态下糖原分解以维持血糖在稳定的范围。肌糖原为高强度的肌肉活动提供能量来源。目前已确定了15种类型的GSD,其中最常见的为GSD Ⅰ型、GSD Ⅲ型、GSD Ⅵ型、GSD Ⅸ型和GSD Ⅱ型,上述5种约占94%,其中GSD Ⅰ型、GSD Ⅲ型和GSD Ⅵ型常表现为身材矮小。

GSD Ⅰ型又称为 von Gierke 病,发病率为 1/10 万例活产婴儿,为常染色体隐性遗传病。GSD Ⅰa 型由葡萄糖-6-磷酸脱氢酶(G6P)水解酶活性缺陷引起,

GSD Ⅰb型（G6P转运蛋白缺陷症）由葡萄糖-6-磷酸酶功能相关的G6P转位酶缺陷引起。主要临床表现包括代谢紊乱，包括低血糖、高脂血症，尤其是高甘油三酯血症、高尿酸血症、乳酸酸中毒等；肝大，部分患者出现肝腺瘤；肾功能不全；生长障碍，身材矮小，青春期发育延迟；肌张力减低；精神运动发育迟缓及反复细菌感染等。

GSD Ⅲ型是常染色体隐性遗传性疾病，是由编码脱支酶的基因［淀粉葡萄糖苷酶（amyloglucosidase，*AGL*）基因］突变引起的。GSD Ⅲ型在婴儿期和儿童期表现为肝大和肝病导致的低血糖，可有酮症酸中毒和生长迟缓，偶有高脂血症。

GSD Ⅵ型是一种常染色体隐性遗传性疾病，是由肝糖原磷酸化酶同工酶（*PGYL*）基因突变造成的。通常在儿童早期出现生长迟缓和明显肝大，约35%的患者身材矮小。大部分患者有轻度低血糖症、高脂血症和酮症，偶有患者出现更严重的低血糖症。

二、黏多糖贮积症

黏多糖贮积症（mucopolysaccharidosis，MPS）是由于缺乏逐步降解葡糖胺聚糖（glucosaminoglycan）所需的酶而发生的溶酶体贮积症。部分降解的葡糖胺聚糖片段堆积在溶酶体内，导致细胞功能障碍。葡糖胺聚糖广泛分布在多种组织，是骨和软骨基质成分。

除MPS Ⅱ型是X连锁遗传之外，其余各型MPS均为常染色体隐性遗传病。临床表现的严重程度取决于酶缺乏的程度，按主要临床特征可以分为四大类：①软组织贮积和骨骼病，伴或不伴有脑病（MPS Ⅰ、Ⅱ和Ⅶ型，OMIM：253220）；②软组织和骨骼病（MPS Ⅵ型，OMIM：253200）；③以骨骼病为主（MPS Ⅳ型，OMIM：253000）；④以中枢神经系统异常为主（MPS Ⅲ型，OMIM：252900）。

骨骼受累导致身材矮小。典型的骨骼异常为多发性骨发育不良，影像学上表现为长骨短而厚，骨干和干骺端不规则，髂骨外展，胸椎和腰椎前上区域发育不全导致椎体呈卵圆形，肋骨呈"船桨状"，头颅大而畸形等。

第6节
与生长障碍相关的
单基因疾病

单基因疾病通常表现为孟德尔遗传方式，目前

已知多种单基因病可以表现为生长障碍。本部分以Noonan综合征为例进行阐述。

Noonan综合征通常为常染色体显性遗传疾病，国外报道发病率为1/（1 000~2 500）活产儿。其中约2/3的患者为新发突变。约50%的患者存在蛋白酪氨酸磷酸酶非受体11型（*PTPN11*）基因突变。同时还可由编码Ras丝裂原激活的蛋白激酶（Ras-MAPK）途径中许多其他基因突变所致。该通路存在于大多数细胞内，将生长因子等细胞外信号转导至细胞内，促进细胞的增殖、分化和代谢。

Noonan综合征特征性的临床表现包括特殊面容、身材矮小、胸廓畸形、先天性心脏病、认知功能障碍和凝血异常等。常见体征包括三角脸、小下颌、眼距过宽、后发际线低、蹼颈等，部分患者可有脊柱侧凸、肘外翻、鸡胸、漏斗胸等骨骼异常。常见的先天性心脏病包括动脉导管未闭、房间隔缺损、室间隔缺损、主动脉缩窄等。重组人生长激素治疗可以较为有效地改善Noonan综合征患者成年终身高。

综上所述，人类的线性生长受到遗传、内分泌、营养、疾病及环境等诸多因素的影响。随着基因组学的不断进展，以及遗传学新技术的广泛临床应用，我们对生长障碍相关遗传性内分泌代谢疾病的认识已经有了长足的进步。全面识别遗传效应可以为疾病的病因学研究和治疗提供有价值的见解，但如何解释复杂表型的遗传因果关系仍然面临诸多挑战。

（阳洪波）

参考文献

［1］GRAVHOLT CH, VIUFF MH, BRUN S, et al. Turner syndrome: mechanisms and management [J]. Nat Rev Endocrinol, 2019, 15 (10): 601-614.

［2］WEINER DS, GUIRGUIS J, MAKOWSKI M, et al. Orthopaedic manifestations of pseudoachondroplasia [J]. J Chil Orthop, 2019, 13 (4): 409-416.

［3］ELLINGWOOD SS, CHENG A. Biochemical and clinical aspects of glycogen storage diseases [J]. J Endocrinol, 2018, 238 (4): R131-R141.

［4］MORTIER GR, COHN DH, CORMIER-DAIRE V, et al. Nosology and classification of genetic skeletal disorders: 2019 revision [J]. Am J Med Genet A, 2019, 179 (2): 2393-2419.

［5］WALZ K, YOUNG JI. The methyl binding domain containing protein MBD5 is a transcriptional regulator responsible for 2q23. 1 deletion syndrome [J]. Rare Dis, 2014, 2 (1): e967151.

［6］KOBAYASHI H. Recent trends in mucopolysac-charidosis research [J]. J Hum Genet, 2018, 64 (2): 127-137.

［7］LEDUC MS, CHAO HT, QU C, et al. Clinical and molecular characterization of de novo loss of function variants in HNRNPU [J]. Am J Med Genet A, 2017, 173 (10): 2680-2689.

［8］BUTLER MG, MANZARDO AM, FORSTER JL. Prader-Willi syndrome: clinical genetics and diagnostic aspects with treatment approaches: an update [J]. Curr Pediatr Rev, 2019, 15 (4): 207-244.

［9］LE TN, WILLIAMS SR, ALAIMO JT, et al. Geno-type and phenotype correlation in 103 individuals with 2q37 deletion syndrome reveals incomplete penetrance and supports HDAC4 as the primary genetic contributor [J]. Am J Med Genet A, 2019, 179 (5): 782-791.

［10］GOEL N, MORRIS JK, TUCKER D, et al. Trisomy 13 and 18-prevalence and mortality-a multi-registry population based analysis [J]. Am J Med Genet A, 2019, 179 (12): 2382-2392.

［11］YART A, EDOUARD T. Noonan syndrome: an update on growth and development [J]. Curr Opin Endocrinol Diabetes Obes, 2018, 25 (1): 67-73.

第 9 章
身高过高相关综合征

第 1 节
概 论

一、背 景

身高是人类的最基本特征,而儿童的生长速度和成年后的终身高是由环境因素与多种遗传特征相互作用的结果。目前对于儿童终身高的预测方法包括通过父母身高预测、通过骨龄及性发育情况评估或通过当地人群流行病学数据初步推测。随着社会经济水平的发展,高身高已经逐渐成为广大社会追求的方向,但在识别和诊断巨人症及高身高病因方面,仍然存在重大挑战。由于身高的增长是一个动态过程,因此对于高身高的评价,不仅要覆盖儿童时期的身高增长,还要考虑到终身高的变化,高身材通常被定义为身长或身高大于等于参考人群的第 97.7 百分位数(Z评分 ≥2)。身高受到遗传因素及环境因素等多重影响,但目前发现许多与身高过高相关的疾病和基因突变有一定关联。

病因方面,目前发现许多儿童或青春期的身材高大个体与家族或者基因相关。研究显示 IGFBP4、SHOX2 等基因和 16p11.2 染色体的复制和缺失对决定个体终身高有决定性影响。但部分巨人症患者可以是一些复杂综合征的一部分临床表现,比如马方综合征(Marfan syndrome)或索托斯综合征(Sotos syndrome)

二、临床表现

尽管高身材同矮身材一样常见,但鲜有儿童或其家庭因高身材问题而就诊,其他各方面正常的男孩极少因高身材而就诊,多数病例通常由于身高过高综合征相关疾病合并的其他方面临床表现逐渐凸显出来后,在就诊过程中得以诊断。由于身高的生长主要发生于长骨骨骺闭合之前,因此身高过高综合征患者就诊主要集中于儿童期及青少年时期。根据患者发病年龄的不同,可以分为婴儿期、儿童期和青春期的身高过度生长。

(一)婴儿期身长过度生长

婴儿期身长过度生长需要考虑有以下数种原因可能。

1. Sotos 综合征 又称脑性巨人症(OMIM:117550),该患者在出生时体形就较大,并在儿童期早期继续迅速生长。这类儿童的青春期通常开始较早,骨骺过早闭合,因此成年终身高通常正常。其独特的畸形特征包括:大头畸形、高前额、额部隆起、眶距增宽、下颌突出、高腭弓、智力障碍(精神发育迟缓)和协调性差。受累儿童大多骨龄提前。生长激素分泌和血清 IGF-1 水平正常。该综合征大多数为散发病例,但一些呈常染色体显性遗传模式的家族性病例也有报道。已在大多数 Sotos 综合征患者中发现了 NSD1 基因突变。

2. Beckwith-Wiedemann 综合征 Beckwith-Wiedemann 综合征(OMIM:130650)婴儿的生长模式与脑性巨人症儿童的生长模式相似。受累儿童身高较高、骨龄提前,并且在儿童期早期生长迅速,其成年身高超过根据家族情况所预测的身高范围。这些儿童的特征为巨大儿,包括内脏肥大和巨舌。其他临床特征包括:脐膨出、枕骨突出、低血糖伴高胰岛素血症、肾脏畸形、偏侧肥大和有发生胚胎性肿瘤的风险。胰岛素样生长因子 2(insulin-like growth factor 2,IGF-2)的过表达可能是该表型的一个重要决定因素。

与全身性过度生长相关的其他综合征还包括:Perlman 综合征(OMIM:267000)、Simpson-Golabi-Behmel 综合征(OMIM:312870)、Weaver 综合征(OMIM:277590)、Marshall-Smith 综合征(OMIM:602535)和 Gorlin 综合征(OMIM:109400);与节段性或偏侧肢体过度生长相关的其他综合征还包括:孤立性偏侧发育过度(OMIM:235000)、CLOVE 综合征(OMIM:612918)、Klippel-Trenaunay 综合征(OMIM:149000)、SOLAMEN 综合

征和 Proteus 综合征（OMIM：176920）。目前许多综合征的具体发病机制尚不明确。

（二）儿童及青春期身高过度生长

在儿童期和青春期可见到过度生长相关疾病是复杂多样的，简单可以区分为内分泌性疾病及非内分泌性疾病。在青少年时期，尤其是青春期儿童身高也受到性激素的作用出现加速生长，因此对于内分泌性身高过度生长，需要考虑多种疾病的可能。

1. 内分泌性疾病相关身高过度生长

（1）性早熟：性早熟在女孩中比男孩中更常见。它可能是中枢性的，称为促性腺激素依赖性性早熟（gonadotropin-dependent precocious puberty，GDPP），或是外周性的，称为非促性腺激素依赖性性早熟（gonadotropin-independent precocious puberty，GIPP）。在这两种情况下，身高生长都会在儿童期加速，常伴有骨骼成熟明显提前。具体内容详见本书第 22 章。

（2）生长激素过多：生长激素过度分泌可导致生长中的儿童发生巨人症，而在骨骺融合后可导致肢端肥大症（通常见于成人）。垂体性巨人症通常是散发的、孤立的疾病，但也可能发生在有共存疾病的情况下或按家族遗传模式发生。

1）家族性孤立性垂体腺瘤：垂体腺瘤常为散发病例，约 5% 以家族遗传形式发病，称之为家族性孤立性垂体腺瘤（familial isolated pituitary adenoma，FIPA），是一种常染色体部分外显遗传病。当家系中出现 2 个或以上垂体腺瘤患者，并除外多发性内分泌腺瘤病 1 型（MEN1）和 Carney 复合征（CNC）等情况时，将此类病例定义为 FIPA。其中孤立性即指家系中所有患者均为垂体瘤类型，不合并其他肿瘤。

生长激素和催乳素及二者混合型是最多见的垂体瘤类型，其中生长激素腺瘤发病年龄较小，肿瘤侵袭性强，易引起头痛、视力下降等临床表现而被早期发现。Daly 等对 64 个家系 138 例家族性垂体腺瘤患者统计分析，其中 55 例催乳素腺瘤，47 例生长激素腺瘤，28 例无功能腺瘤和 8 例 ACTH 腺瘤。一级亲属发病率占 75.6%，其中 30 个病例家系为单一类型垂体瘤，余系的垂体瘤类型存在异质性，后者大腺瘤更常见（$P=0.036$）。相对于散发型垂体瘤病例，FIPA 病例普遍发病年龄更早。目前发现 FIPA 病例与 *AIP*、*XLAG* 等基因相关。

2）其他综合征导致身高过高：除 FIPA 外，许多综合征均会有巨人症这一临床表现，如 McCune Albright 综合征（McCune Albright syndrome，MAS；OMIM：174800）、MEN1（OMIM：131100）和 CNC（OMIM：106980）等，

但这些疾病巨人症的发生率有所差异，同时亦会有综合征特异性临床表现。

MAS 是一种罕见疾病，最早是在 1930 年由 McCune 和 Albright 发现的，它是一种罕见的疾病，发病率为 1/（100 000~1 000 000），主要表现为外周性性早熟、牛奶咖啡斑皮肤色素沉着和骨纤维发育不良的三联征，MAS 的临床表型有明显差异，具体取决于突变所影响的组织，但性早熟是最常报道的表现，男孩 MAS 不常出现性早熟，但超声检查发现睾丸病变的比例很高，包括高回声和低回声病变（最可能是睾丸间质细胞增生）、微结石和局灶性钙化。MAS 患者中约 20% 患者存在生长激素分泌过多表现，因此部分 MAS 患者会出现巨人症表现。此外由于性早熟是 MAS 患者中常见表现，因此在 MAS 患者中亦可以出现由于性早熟导致生长速度过快的表现，对于此类患者，则可能表现为短期生长加速、骨骼成熟提前和成年身材偏矮等。

其中 40% 的散发性 MAS 患者 *GNAS* 基因突变检测阳性，但临床表型差异显著，往往取决于哪种组织会被突变基因所累及。而受累组织的基因突变检测率甚至高达 90%，但外周血的突变检测阳性率仅为 21%~27%，因此对于临床症状不典型的怀疑为 MAS 的患者从受累组织中提取 DNA 来检测该基因突变可有助于诊断。

多数 MEN1 患者会有生长激素分泌过多的临床表现，但发病年龄差异性较大，通常在 30~50 岁。对于 MEN1 详见本书第 44 章。

CNC 是一种常染色体显性遗传的多发性肿瘤综合征，特征是点状色素沉着、内分泌肿瘤（最常见的是 PPNAD）和非内分泌肿瘤。患者中约 15% 病例有垂体生长激素瘤，且通常始发于 20~40 岁。遗传连锁分析目前已分离出 CNC 的 3 个基因位点，分别位于 2p16（CNC2）、17q22-24（CNC1）和 17p12-13.1。具体内容可参见第 16 章。

2. 非内分泌性疾病相关身高过度生长情况

（1）Klinefelter 综合征：Klinefelter 综合征是由染色体数目异常所致；其患者表型为男性，但存在 2 条或更多条 X 染色体。最常见的异常核型为 47，XXY。青春期前的 Klinefelter 综合征男孩的年龄别身高较高，且与躯干相比腿相对较长；患儿可能有学习障碍，主要为表达性言语障碍。青春期在体格检查中最常见的特征是睾丸偏小和男性乳房发育。患者也可能存在其他生殖器异常，如阴茎偏小、尿道下裂和隐睾。

（2）马方综合征：马方综合征是一种结缔组织的

常染色体显性遗传异常,其特征为高身材、手指细长(蜘蛛脚样指)、手臂相对于躯干不成比例的长(肢体细长)、关节过伸及晶状体半脱位(通常是向上和向外)。患者可能存在漏斗胸、脊柱侧凸、主动脉瓣或二尖瓣关闭不全,以及主动脉根部扩张。骨龄通常正常。该综合征的女性和男性患者身材都可能过高。

第2节
遗传病理生理机制

一、AIP 突变

芳香烃受体相互作用蛋白(aryl hydrocarbon receptor interacting protein,AIP)基因是目前针对 FIPA 人群研究最多的相关基因,位于第 11 号染色体 13.3 位点,主要编码由 330 个氨基酸组成的转录因子 AIP,其作为一种抑癌因子可以与 AIP 受体、热激蛋白(heat shock protein,HSP,又称热休克蛋白)及其他蛋白结合。2006 年,科学家发现在一例家族性的垂体腺瘤中 AIP 基因突变并证实该突变与垂体腺瘤相关之后,Daly 等人在一个包含 73 例 FIPA 的回顾性研究中发现了 10 个不同种类的 AIP 基因的突变。到目前为止,各类研究发现 AIP 基因共有 100 种以上的变异,其中最常见的突变为 p.R304X 突变。近年来不断有关于 AIP 基因新突变的个案报道,北京协和医院近年亦报道了 2 例垂体 GH 腺瘤伴发雄激素分泌增多的肾上腺腺瘤组织 DNA 上的 AIP 基因 p.Lys177Argfs*19 和 p.Asp287Val 的突变;目前发现 AIP 突变年龄最小的为一例 6 岁儿童,这也提示了在早年发病的肢端肥大症患者中筛查 AIP 基因的必要性。FIPA 占垂体肿瘤的 2%~3%,而 AIP 基因是其最常突变的基因,约 50% 的 AIP 基因突变的先证者伴有家族史,但是另外 50% 的突变可能是散发的,这与其外显率不一致有关,另外 AIP 突变的患者其临床表现多于 20 岁之后才会出现,一般在 30 岁之前被诊断;其在儿童垂体腺瘤患者中突变率是 20%,孤立的家族性生长激素瘤(isolated familial somatotropinoma,IFS)的 AIP 基因突变率更高。AIP 基因突变的 FIPA 患者最易发生的是垂体 GH 和 PRL 腺瘤,同时容易向鞍上浸润,但并不是所有的 AIP 基因突变都与侵袭性垂体腺瘤有关。AIP 基因突变阳性的患者和阴性的患者临床特征不同,突变阳性的患者平均诊断年龄在 24 岁,比 AIP 阴性的患者诊断约早 13 年。AIP 基因突变的肢端肥大症患者

的腺瘤病理上往往可看到稀疏颗粒,且 AIP 基因突变阳性在 GH 腺瘤中可以用于预测腺瘤的侵袭程度,效果甚至优于 P53 和 Ki67 指数。

既往研究证实野生型的 AIP 基因在垂体 GH 细胞过表达会导致细胞增殖减少,这提示 AIP 基因会抑制细胞增殖,基因的失活突变则可以导致细胞增殖。AIP 基因有很多相互作用的分子伴侣,包括转录因子芳香烃受体及磷酸二酯酶 4A4/5,研究发现具有 AIP 基因突变的垂体 GH 腺瘤抑制性 G 蛋白 α2 亚单位(inhibitory protein Gα-2,Gαi-2)和抑制性 G 蛋白 α3 亚单位(inhibitory protein Gα-3,Gαi-3)含量减少,从而引起 cAMP 浓度增高。AIP 基因的表达降低会导致 Gαi-2 的表达,进而激活 cAMP 通路,最终引发腺瘤细胞的增殖及 GH 的分泌增多。体外研究表明芳香烃受体(aryl hydrocarbon receptor,AhR)在未激活状态下是以 AIP/AhR/HSP90/p23 复合体存在的,从而抑制 AhR 介导的基因转录,同时还抑制泛素酶介导的 AhR 的降解。参与上述过程的是 AIP 基因编码蛋白 C 端的最后 5 个氨基酸,而恰好 70% 的 AIP 基因突变之后改变的都是这个区域。目前对于 AhR 是促进肿瘤增殖或是抑制肿瘤生长仍保留争议,在肝癌和乳腺癌中,AhR 可以抑制肿瘤的生长,但是在 AIP 基因突变的垂体腺瘤中,AhR 和芳香烃受体核转因子(aryl hydrocarbon receptor nuclear translocator,ARNT)水平减少,而在散发的垂体 GH 腺瘤的患者中表达却抑制。FIPA 主要以手术治疗为主,但有 AIP 基因突变的垂体 GH 瘤患者复发的风险增加,很多患者往往需要再次手术或者放疗,且 AIP 基因突变的垂体 GH 腺瘤患者对于生长抑素类似物(somatostatin analog,SSA)治疗不敏感,甚至有人猜测 SSA 是否通过 AIP 基因发挥作用。一项关于 SSA 和 AIP 基因表达关系的研究表明与非 SSA 治疗处理的患者对比,用生长抑素处理的垂体腺瘤患者 AIP 基因表达得越多,肿瘤越小且生长激素水平越低。同时还有研究发现在体外培养的用生长抑素处理的 GH3 细胞内 AIP 基因的 mRNA 和蛋白质表达增加伴有 ZAC1(一种抑癌基因)表达增加。ZAC1 表达增加还见于其他 AIP 基因过表达的研究中,但是 AIP 基因突变不会引起相应的变化。这些发现都表明 SSA 是通过上调 AIP 和 ZAC1 基因的表达起作用,因此 AIP 基因突变之后对 SSA 就没有反应。

二、GPR101 突变

X 连锁肢端肥大性巨人症(X-LAG,OMIM:300943)是近年来发现的幼年期起病的垂体性巨人症相关疾

病,迄今为止在全世界范围仅有 30 余例个案报道,大多数病例存在同质化的临床表现。X-LAG 与 Xq26.3 号染色体上的重复有关,涉及 G 蛋白耦联受体 101(G-protein coupled receptor 101,*GPR101*)基因。研究发现 *GPR101* 基因在人体很多组织均有表达,主要表达在脂肪细胞、视神经细胞、淋巴细胞、脑组织细胞等。动物实验表明大鼠下丘脑青春期和妊娠后期 *GPR101* 表达增高,在人体中表达的高峰年龄为 14~17 岁,与细胞增殖、分化、成熟有关,在人体的 GH 调节通路上主要通过调节下游的腺苷酸环化酶来影响 GH 的合成。研究通过对垂体组织 GPR101 和 GH 的免疫荧光染色发现并不是所有 GH 阳性的细胞都存在 *GPR101* 基因的表达,但 *GPR101* 基因表达阳性的 GH 分泌细胞腺泡增大,因此该基因突变可能是引起 GH 分泌增加的主要原因,但具体机制不详。比利时的一项多中心研究纳入了 208 例巨人症患者,他们观察到了 2 个家系和 10 例散发的巨人症患者携带 Xq26.3 的微重复,这些患者的起病和诊断年龄较没有 Xq26.3 微重复的患者明显提前。Beckers 等人对其研究中心经测序证实的 18 例 X-LAG 患者(其中有 3 例散发)的临床资料进行了总结,这些患者早在 2~3 岁就开始出现生长过速表现,因此在诊断时患者身高的标准差分数明显高于同年龄性别正常人群。除了生长过速之外,一部分人还出现了肢端肥大症的症状,约 1/3 的患者出现食欲亢进的临床表现。这些患者体内的 IGF-1 和 GH 的水平均有不同程度的升高,大多数患者的催乳素水平也伴随升高,垂体 MRI 提示的往往是垂体大腺瘤和垂体增生。大多数患者接受了垂体腺瘤切除术,但术后常常需要结合其他治疗方法才能控制症状和激素水平,其中有 5 例术后复发的患者其 IGF-1 水平是通过应用 GH 受体拮抗剂培维索孟控制的。

三、*GNAS* 基因

刺激性鸟嘌呤核苷酸结合蛋白 α(stimulatory guanine nucleotide binding protein alpha,*GNAS*)基因位于人第 20 号染色体长臂上,编码的产物包括嘌呤核苷酸刺激蛋白 α 亚基(Gsα)亚单位、特大 Gsα、神经内分泌分泌蛋白 55 及另外两个转录产物 A/B 和 GNAS-AS(后两个为非编码转录产物)。*GNAS* 基因上还有很多不同的甲基化区域(DMR),这些甲基化区域上有转录产物的启动子。在众多的产物中,其中 Gsα 是最重要的产物,因为其参与第二信使 cAMP 的形成,进而参与合成多种激素、神经传导物质及其他人体代谢的重要物质。编码 Gsα 的基因在很多组织

中都是以二等位基因的形式表达的,既往的人和动物实验的结果均表明编码 Gsα 的父方的等位基因在某些组织中不表达,包括近端肾小管、婴儿的棕色脂肪组织、甲状腺组织、性腺,以及下丘脑和垂体组织的室旁核。

GNAS 基因的体细胞突变可引起内分泌肿瘤和其他类型的肿瘤,这些肿瘤中良性和恶性均占一定比例,包括肝癌、肾透明细胞癌、胰腺癌和结直肠癌。在这些肿瘤中检测到了异常的 Gsα 活性,于是 *GNAS* 基因又被称作"gsp 原癌基因"。研究者们发现 gsp 阳性的内分泌肿瘤分化均较好,但是 gsp 是不是始动环节还未可知。GNAS 相关的内分泌肿瘤中垂体 GH 腺瘤占有很大比例,*GNAS* 基因的体细胞杂合突变编码的氨基酸变异位于 201~227 位密码子,原本的精氨酸替换成半胱氨酸和组氨酸,偶尔也可替换为丝氨酸、甘氨酸和亮氨酸,从而破坏 GTP 蛋白酶的活性,长时间腺苷环化酶的刺激及 cAMP 的合成导致了 GH 细胞的增生。

第 3 节
诊断、遗传学检测及遗传咨询

(一) 疑似身高过高儿童的评估

在临床中对于疑似高身高儿童及青少年的评估应从以下几方面考虑。

1. 身高是否明显高于参考人群 高身高通常被定义为身长或身高大于等于参考人群的第 97.7 百分位数(Z 评分 ≥2)。而不那么严格的定义则采用身长或身高大于等于第 95 百分位数(Z 评分 ≥1.66),通过儿童推荐生长曲线图可以评估患者身高所处百分位情况。

2. 患者是否存在生长迅速表现 通常确定儿童的生长速度需要连续监测身高变化情况。对于 2 岁至青春期启动的儿童,年龄别身高曲线向上偏离并跨过 2 条主要的身高百分位数曲线,即使此时患儿尚未发展为高身高仍需考虑生长速度过快。此外儿童生长速度 2~4 岁 >9cm/ 年、4~6 岁 8.5cm/ 年或 6 岁至青春期前男孩生长速度 >6cm/ 年、女孩生长速度 >6.5cm/ 年,需要考虑儿童生长异常迅速。

3. 儿童高身高是否受到家族遗传因素影响 父母的身高可反映儿童生长的遗传学成分。通过计算父母身高中值,可大体估计儿童的遗传身高潜力,该方法取决于其父母双方的身高,并针对儿童的性别进

行调整,但临床工作中身高预测仅供参考。

4. 患者是否有生长加速或延迟的证据 骨龄有助于确定儿童快速生长的鉴别诊断,高身高的大部分内分泌病因都伴有骨龄提前,但性激素缺乏或不敏感除外,这两种情况伴有骨龄延迟。相反,家族性高身高个体一般骨龄正常。

对于有明确病理性身高过高综合征患者,根据患儿生长不同阶段需要考虑不同疾病可能。

(二) 筛查方法

基因检测有助于"个体化"或"精准医学"中的干预定制,因此越来越重要。超过35%的儿科问题由遗传异常导致,成人常见疾病风险也更多由遗传和非遗传(生活方式/环境)的多种因素共同作用产生。对于怀疑病理性身高过高综合征的患者,对于病因方面的诊断,基因检测存在一定的诊断价值。

目前有多种基因检测类型,对于不同的患者需依据疑似疾病的倾向选取适宜的检测方法。目前可选择的常用基因方法包括单基因或一组基因检测及全外显子组或基因组测序。对于基因测序的结果解读仍需要根据患者的临床表现等综合判断。

对于FIPA患者如有明确病史、临床及影像学表现和疑似家族史,可考虑完善相关基因筛查,如患者有明确骨异常纤维增殖性疾病,需考虑MAS等疾病可能。基因检测对于明确病因有一定参考意义,如患者无明确某个基因指向性突变,可考虑行基因芯片(panel)或全外显子组测序协助寻找基因突变位点。以 AIP 基因突变为例: AIP 基因突变在 FIPA 中占2%~3%,约50%的 AIP 基因突变的先证者伴有家族史,但是另外50%的突变可能是散发的,这与其外显率不一致有关,年龄<30岁的散发病例中 AIP 基因突变率在6.8%左右。另外 AIP 突变患者的临床表现多于20岁之后才会出现,一般在30岁之前被诊断。由于并不是所有的 AIP 基因突变都与侵袭性垂体腺瘤有关,且 AIP 基因突变患者的发病年龄亦存在差异,因此对于发病年龄早、有家族史且影像学提示垂体 GH 大腺瘤的患者应推荐检测 AIP 基因是否存在突变。

对于基因检测无明确致病性突变的病例,对于许多临床意义不明的基因突变解读仍是临床医师面临的挑战。此外一些综合征没有发现相关基因的突变,这些病例很可能在其他基因中存在缺陷。因此,必要时可考虑寻找新候选基因的研究。

(三) 家族成员是否应检测

对于已发现的明确基因突变,根据疾病的遗传特点,对于其中的常染色体显性遗传基因,尽管存在外

显率偏低的表现,目前仍推荐筛查患者一级亲属及进行产前诊断。

由于 AIP 基因在国外研究较为广泛,以 AIP 基因突变为例,目前文献显示 AIP 突变患者最早儿童发病年龄约4岁,因此对于确诊 AIP 突变患者一级亲属需定期评估随访。根据国外临床经验推荐,对于 AIP 基因突变尚未发病的病例,根据年龄的不同决定随访方案:①<20岁携带者每年评估 GH、IGF-1 及鞍区 MRI,持续时间需要大于5年;②20~30岁携带者如20岁鞍区 MRI 阴性,通常常规随访 GH、IGF-1 变化至30岁;③>30岁携带者通常不发病,仅定期复查血 GH、IGF-1 即可。

第4节
治 疗

对于身高过高综合征的治疗整体来说主要取决于具体疾病情况。对于有明确垂体 GH 腺瘤的病例,手术治疗依然是目前首选治疗方式。但对于腺瘤较大难以完全切除及术后复发的病例,术后常常需要结合其他治疗方法才能控制症状和激素水平,患者的长期随访也是十分必要的。

骨纤维异常增殖性疾病,如 MAS 等疾病,对于骨骼畸形等情况,既往的研究均证实手术治疗的效果往往不尽如人意,另外 GH 和 IGF-1 水平较高的患者更容易发生脑神经受压导致的视力障碍或者听力异常,有时需要临床医师制订复杂的手术计划去缓解患者的症状。卡麦角林和生长抑素类似物为主导的药物治疗方案可以缓解患者症状,但是也只是部分缓解。近年来有研究推荐培维索孟和放射联合治疗效果优于其他疗法,尤其是对 SSA 抵抗的患者。

综上所述,对于身高过高综合征的患者,需要根据患者的具体疾病诊断、常见受累脏器等情况定期随访并予以相应治疗。因此对于此类疾病的基因遗传学诊断有积极意义。

(朱惠娟 杜函泽)

参考文献

[1] BERNDT SI, GUSTAFSSON S, MAGI R, et al. Genome-wide meta-analysis identifies 11 new loci for anthropometric traits and provides insights into genetic architecture [J]. Nat Genet, 2013,

45 (5): 501-512.

［2］ AGWU JC, SHAW NJ, KIRK J, et al. Growth in Sotos syndrome [J]. Arch Dis Child, 1999, 80 (4): 339-342.

［3］ CHOUFANI S, SHUMAN C, WEKSBERG R. Beckwith-Wiedemann syndrome [J]. Am J Med Genet C Semin Med Genet, 2010, 154 (3): 343-354.

［4］ BECKERS A, AALTONEN LA, DALY AF, et al. Familial isolated pituitary adenomas (FIPA) and the pituitary adenoma predisposition due to mutations in the aryl hydrocarbon receptor interacting protein (AIP) gene [J]. Endocr Rev, 2013, 34 (2): 239-277.

［5］ SALENAVE S, BOYCE AM, COLLINS MT, et al. Acromegaly and McCune-Albright syndrome [J]. J Clin Endocrinol Metab, 2014, 99 (6): 1955-1969.

［6］ GROUSSIN L, JULLIAN E, PERLEMOINE K, et al. Mutations of the PRKAR1A gene in Cushing's syndrome due to sporadic primary pigmented nodular adrenocortical disease [J]. J Clin Endocrinol Metab, 2002, 87 (9): 4324-4329.

［7］ HERNANDEZ-RAMIREZ LC, GABROVSKA P, DENES J, et al. Landscape of familial isolated and young-onset pituitary adenomas: prospective diagnosis in AIP mutation carriers [J]. J Clin Endocrinol Metab, 2015, 100 (9): 1242-1254.

［8］ DINESEN PT, DAL J, GABROVSKA P, et al. An unusual case of an ACTH-secreting macroadenoma with a germline variant in the aryl hydrocarbon receptor-interacting protein (AIP) gene [J]. Endocrinol Diabetes Metab Case Rep, 2015, 2015: 140105.

［9］ LEONTIOU CA, GUEORGUIEV M, VAN DER SPUY J, et al. The role of the aryl hydrocarbon receptor-interacting protein gene in familial and sporadic pituitary adenomas [J]. J Clin Endocrinol Metab, 2008, 93 (6): 2390-2401.

［10］ TUOMINEN I, HELIOVAARA E, RAITILA A, et al. AIP inactivation leads to pituitary tumorigenesis through defective Galphai-cAMP signaling [J]. Oncogene, 2015, 34 (9): 1174-1184.

［11］ BOLGER GB, BIZZI MF, PINHEIRO SV, et al. cAMP-specific PDE4 phosphodiesterases and AIP in the pathogenesis of pituitary tumors [J]. Endocr Relat Cancer, 2016, 23 (5): 419-431.

［12］ DALY AF, BECKERS A. Familial isolated pituitary adenomas (FIPA) and mutations in the aryl hydrocarbon receptor interacting protein (AIP) gene [J]. Endocrinol Metab Clin North Am, 2015, 44 (1): 19-25.

［13］ HELIOVAARA E, RAITILA A, LAUNONEN V, et al. The expression of AIP-related molecules in elucidation of cellular pathways in pituitary adenomas [J]. Ame J Pathol, 2009, 175 (6): 2501-2507.

［14］ LLOYD C, GROSSMAN A. The AIP (aryl hydrocarbon receptor-interacting protein) gene and its relation to the pathogenesis of pituitary adenomas [J]. Endocrine, 2014, 46 (3): 387-396.

［15］ ROOHI J. Gigantism, acromegaly, and GPR101 mutations [J]. N Engl J Med, 2015, 372 (13): 1264-1265.

［16］ IACOVAZZO D, CASWELL R, BUNCE B, et al. Germline or somatic GPR101 duplication leads to X-linked acrogigantism: a clinico-pathological and genetic study [J]. Acta Neuropathol Commun, 2016, 4 (1): 56.

［17］ TRIVELLIN G, BJELOBABA I, DALY AF, et al. Characterization of GPR101 transcript structure and expression patterns [J]. J Mol Endocrinol, 2016, 57 (2): 97-111.

［18］ BECKERS A, LODISH MB, TRIVELLIN G, et al. X-linked acrogigantism syndrome: clinical profile and therapeutic responses [J]. Endocr Relat Cancer, 2015, 22 (3): 353-367.

［19］ MARQUES P, CAIMARI F, HERNÁNDEZ-RAMÍREZ LC, et al. Significant benefits of AIP testing and clinical screening in familial isolated and young-onset pituitary tumors [J]. J Clin Endocrinol Metab, 2020, 105 (6): 2247-2260.

第 3 篇
甲状腺疾病

第 10 章
先天性甲状腺激素合成障碍

第 1 节
概　论

先天性甲状腺功能减退症（congenital hypothyroidism，CH，简称先天性甲减；OMIM：218700）是最常见的先天性内分泌疾病，也是最常见的可预防的引起智力低下的病因之一，其发病率 1/（3 000~4 000）。尽管大多数病例是偶发的，且与甲状腺发育和迁移异常（甲状腺发育不良）有关，但有 15%~20% 是由甲状腺激素合成步骤（甲状腺激素生成异常）中的一个遗传缺陷引起的（图 10-1-1）。当合成缺陷导致激素分泌减少时，腺垂体促甲状腺激素（TSH）细胞的负反馈随之减少，导致 TSH 分泌增加，从而刺激甲状腺。因此，未及时诊断或未及时补充左甲状腺素（L-T$_4$）的患者发生先天性甲状腺肿或出生后甲状腺肿。这些缺陷呈常染色体隐性遗传，可通过新生儿筛查检出 CH。

CH 的病因分类基于临床和生化评估来进行。包括血清 TSH、甲状腺素（T$_4$）、三碘甲腺氨酸（T$_3$）和甲状腺球蛋白（TG）的检测；甲状腺超声、^{99m}Tc 或 ^{123}I 标记的甲状腺显像，必要时进行高氯酸盐释放测试。通常 CH 患儿在根据 TSH 和 T$_4$ 测定结果确诊后即开始甲状腺素替代治疗，2~3 年后再停药 1 个月进一步明确

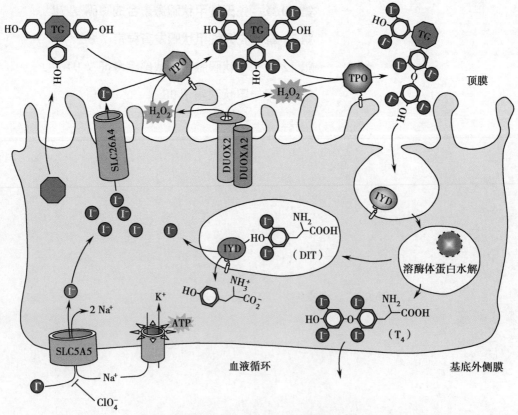

图 10-1-1　甲状腺滤泡细胞示意图：参与甲状腺激素合成和碘代谢的关键因素
DIT：二碘酪氨酸，IYD：碘酪氨酸脱碘酶。

CH 病因。

对于绝大多数出现甲状腺激素水平异常的患者来说，可以通过确定甲状腺激素合成中涉及的关键步骤得到分子遗传学诊断。完整的诊断工作有助于选择最有可能的候选基因来明确病因。虽然下文概述了每种特定激素合成缺陷的特征，但应注意，即使没有完整的病因分类，早期基因筛查也是合理的。明确的遗传学诊断除了为遗传咨询提供有用的信息外还有其他益处：一是对治疗的潜在影响，例如，具有特定缺陷的患者可通过补充碘剂而不是 L-T$_4$ 来得到有效治疗；二是可以识别由于部分激素生成障碍而导致的一过性 CH 患者。即使在特定时间点甲状腺功能正常，对甲状腺激素的需求增加也可能导致甲减。早期的分子诊断预示了终身激素替代疗法的必要性。另外，某些遗传缺陷在出生时可能没有表现，但以后会出现甲减。明确诊断先证病例将有助于及早发现同一家系中的其他病例，避免因甲减的诊断和治疗延误而引起相关的精神发育不良。

第 2 节
特异性甲状腺激素合成障碍的病理生理和遗传

一、甲状腺聚碘障碍——SLC5A5（NIS）

钠 - 碘同向转运体（NIS：SLC5A5）是一种糖蛋白，介导甲状腺滤泡细胞基底外侧膜对碘的捕获（见图 10-1-1）。碘化物通过 Na$^+$ 的电迁移（一个 I$_2$ 对两个 Na$^+$）沿 Na$^+$-K$^+$-ATP 酶维持的电化学梯度被转运到细胞内。NIS 在其他几种分化的上皮细胞中也有表达，尤其是唾液腺、泪腺、胃黏膜、脉络丛和泌乳的乳腺，但不受 TSH 调节。这些组织都可以浓聚碘，但因缺乏将其结合到蛋白质基质上的能力而无法储存碘。

第一个先天性碘化物运输或摄取缺陷（iodide transport defect, ITD）发现于父母为近亲的儿童中，表现为无法将碘化物浓聚在甲状腺、唾液腺和胃黏膜中。1997 年发现编码 NIS 的基因（SLC5A5）发生突变会引起常染色体隐性遗传 ITD。由于碘化物转运缺陷的临床表型非常丰富且报道的突变数量很少，因此 ITD 发病率可能非常低。但应注意的是，需同时检测 TG，否则甲状腺碘化物的摄取不足会导致对甲状腺功能不全的错误诊断。自 1997 年以来，共对 15 个 ITD 家系（日本 8 个，巴西 2 个，西班牙裔墨西

哥人 1 个，加拿大的哈特莱特人 1 个，西班牙 1 个，意大利和阿根廷 1 个，喀麦隆的非洲裔 1 个）进行了基因研究。发现受累个体是 13 个不同的 SLC5A5 失活突变的纯合子或复合杂合子（V59, G93R, R124H, 7Q267E, C272X, G395R, T354P, fs515X, Y531X, ΔM143-Q323, ΔA439-P443, G543E 和 g.-54C>T）。甲减可在各年龄段发病（新生儿，婴儿期，儿童期），并且似与突变型 NIS 的残留体外活性相关。

闪烁显像显示 ITD 患者甲状腺吸碘率（radioactive iodine uptake, RAIU）下降或消失。RAIU 可直接测量体内 NIS 的活性。ITD 患者的 RAIU 为 0~5%（正常 10%~40%），影像学检查可能提示甲状腺缺如，尤其是当甲状腺无明显肿大时。由于 NIS 功能缺失是全身性的，它还包括唾液腺和胃壁细胞吸碘率下降，由于早期 ^{123}I 或 ^{99m}TcO$_4$ 几乎不摄取，因此闪烁成像上表现为唾液腺或胃部缺如。一个简单而可靠的测试是口服 5mCi 的 ^{125}I 后 1 小时对等量唾液和血浆中的放射性活性进行测量。唾液与血浆中放射性活性比值接近于 1（正常值为 20）可诊断 NIS。经胎盘从患有自身免疫性甲状腺疾病的母体获得 TSH 受体阻断性抗体或 TSH 受体失活突变（导致 TSH 抵抗）不会影响检测结果或唾液腺和胃部成像。超声检查有助于进一步鉴别 SLC5A5 缺陷和其他原因引起的吸碘率下降，因为 SLC5A5 缺陷患者超声可见肿大的甲状腺，而不是因 TSH 受体缺陷引起的甲状腺缺如或发育不全。

尽管 SLC5A5 突变似乎是引起甲状腺激素合成障碍的罕见病因，但对于所有 RAIU 下降或消失的永久性甲减患者，均应考虑进行基因筛查。如没有 RAIU 结果，甲减伴高血清 TG 的患者应首先评估 TPO 和 DUOX2 的缺陷。除了明确诊断外，发现 SLC5A5 突变还有其他意义。检出先证病例可对同一家系中的其他成员进行产前诊断。因为 ITD 中 CH 发作延迟的患者在诊断时已经出现发育延迟的迹象，因此产前诊断至关重要。关于治疗选择，补碘可以改善仍有部分残留 NIS 活性患者的甲状腺功能，可单独使用或联合 L-T$_4$ 替换治疗。

二、甲状腺细胞膜顶部碘流出障碍——SLC26A4（PDS, OMIM：605646）

SLC26A4 是多功能 SLC26 转运蛋白家族中的一员，该家族可促进碘穿过甲状腺细胞膜顶部被动流入滤泡腔（见图 10-1-1）。SLC26A4 介导的氯化物 / 碳酸氢盐交换在内耳对内淋巴液的酸碱平衡是非常

重要的。

SLC26A4 双等位基因是 Pendred 综合征（PDS）的病因之一。1896 年首次发现，临床上以先天性双侧感音神经性耳聋（伴前庭功能障碍）合并弥漫性或多结节性甲状腺肿为特征。后者通常发生在儿童晚期或青少年早期，是部分碘化物有机化缺陷的结果，这与 SLC26A4 作为甲状腺细胞顶端碘流出通道的功能相一致。然而，约半数 SLC26A4 缺陷患者未表现出甲状腺异常（因家族性前庭导水管扩张或 DFNB4 引起的非综合征性耳聋）。营养碘摄入是 PDS 患者甲状腺表型的重要修饰因子。高碘饮食甚至可以完全防止甲状腺肿大。如果饮食中含有充足的碘，约 90% 的患者可表现为无肿大的甲状腺及正常的甲状腺功能。其他 10% 的患者可表现为甲状腺肿与高 TSH 血症。

根据英国人群的数据，SLC26A4 基因突变导致孤立性耳聋或完全性 PDS 的发生率约为 1/60 000。值得注意的是，由于遗传异质性和拟表型，在相当一部分临床疑似 PDS 的患者中，并没有发现 SLC26A4 突变。甲状腺肿（尤其是在碘缺乏地区）和其他原因引起的先天性耳聋是非常常见的。

PDS 在新生儿 CH 筛查中很少被检出。相反，患者常因先天性耳聋就诊。有甲状腺肿或 PDS 家族史的儿童有必要筛查 SLC26A4。而在不伴有甲状腺肿时，怀疑有常染色体隐性遗传非综合征性耳聋的儿童应首先评估 GJB2（编码间隙连接蛋白 26）基因的突变，该基因占所有病例的 50%（SLC26A4 突变占 4%）。如未发现 GJB2 突变，应考虑行 CT 或颞骨 MRI。约 80% 的双侧前庭导水管扩张或 Mondini 发育不良的患者均检测出 SLC26A4 基因突变。在有 SLC26A4 基因突变的部分性碘化物有机化缺陷（PIOD）患者中，高氯酸盐释放试验的假阴性率约 5%，因此该试验无诊断意义。高氯酸盐释放试验是基于以下病理生理机制：碘离子进入滤泡腔后立即与（有机化的）TG 共价结合，因此通常不需要 NIS 的浓缩活性来维持。试验方法为：在注射放射碘 2 小时后，予患者高氯酸盐口服，通过完全抑制 NIS 来阻断甲状腺对碘的进一步摄取。当结合碘被保留时，甲状腺中残留的所有无机碘被排出并通过 Geiger 计数器计量。以上仅发生于碘的有机化缺陷时，如 PDS 或其他原因将影响碘的蛋白结合。

在系统性突变筛查前，可考虑对最常见的复发性突变进行定向筛选。L236P、T416P 和 IVS8+1G ≥ A 占高加索人群已知 SLC26A4 基因突变的 50%，而在日本人中 H723R 占已报道的突变等位基因的 53%。有

研究表明，在缺乏体外直接的功能评估情况下，可以在脯氨酸增减或带电荷氨基酸的病例中可靠地预测新 SLC26A4 突变的致病性。

三、为碘的有机化提供酪氨酸基团的卵泡基质蛋白缺陷—— TG（OMIM：188450）

甲状腺球蛋白（TG）是 660kD 的糖蛋白二聚体，是甲状腺中表达最丰富的蛋白。它被分泌到滤泡腔中，作为甲状腺素合成的基质提供酪氨酸基团（见图 10-1-1）。碘化的 TG 是甲状腺激素和碘化物的储存池。

尽管早在 1959 年就发现了先天性 TG 缺陷，但直到 1991 年才被首次报道。此后至少发表了 40 个不同的 TG 基因失活性突变。日本人将 TG 缺陷作为 CH 病因研究得最为广泛，他们估计其发病率约为 1/67 000，相当于所有甲状腺激素合成障碍病例的 1/4~1/3。

在新生儿筛查中发现，双等位基因 TG 缺陷的患儿多表现为高 TSH 血症。与其他形式的甲状腺激素合成障碍一样，由于甲状腺内 2 型碘化甲腺氨酸脱碘酶活性增加，促进 T_4 转化为 T_3，导致 FT_4 水平下降，而 FT_3 水平不成比例地升高。轻度 TG 缺陷可表现为代偿性甲减（单纯性甲亢）。尽管早期治疗可预防甲状腺肿的发生，患者甲状腺仍然明显肿大。更有意义的是，TSH 水平明显升高，而血清 TG 水平极低。对典型的甲状腺肿行闪烁成像显示高摄取（由于 TSH 刺激诱导 NIS 表达）。由于碘的有机化过程未受影响，因此高氯酸盐释放试验结果为阴性。在缺少 TG 的情况下，碘化物与其他蛋白质如白蛋白共价结合。总而言之，当 CH 患者血清 TG 水平异常下降时，无论伴或不伴甲状腺肿，均应对 TG 基因进行筛查。

四、碘有机化酶的缺陷

（一）酪氨酸碘化耦联关键催化酶的缺陷——TPO（OMIM：606765）

甲状腺过氧化物酶（thyroid peroxidase，TPO）是一种甲状腺特异性血红素过氧化物酶，通过 C 端跨膜结构域固定在甲状腺滤泡细胞的顶膜表面（见图 10-1-1）。TPO 利用过氧化氢作为氧化等价物催化 TG 中酪氨酸残基的碘化反应，随后在碘化酪氨酸对之间形成苯氧基醚键以生成碘化甲腺氨酸（T_4、T_3 和反 T_3）。

Stanbury 等人于 1950 年报道了第一例由于过氧化氢的存在而使碘有机化失败导致的 CH。40 年后，

人类的 TPO 被克隆,不久后,在一名 CH 患者身上发现了 TPO 突变。TPO 双等位基因失活性突变似乎是导致遗传性永久性 CH 和永久性完全性碘有机化障碍（TIOD，高氯酸盐释放 ≥ 90%）的最常见病因。Bakker 等估计，在荷兰由 TPO 双等位基因突变导致的 TIOD 发病率约为 1/66 000。

在约 20% 的 TIOD 病例中仅发现 TPO 的单等位基因突变，可能是由于未检测的基因内含子或调控区域的不明隐性突变所致。对一名存在单等位基因突变的 TIOD 患者甲状腺组织行 TPO mRNA 检测分析显示，的确只有突变的等位基因有单等位基因表达，这表明另一个等位基因存在未识别的缺陷。虽然 TPO 杂合突变不会直接导致甲状腺功能异常，但这种单等位基因缺陷可能是暂时性甲减的遗传易感因素之一。在中国人群中，一个常见的 TPO 杂合突变（2268insT）在暂时性新生儿甲减患者中的检出率是正常新生儿的 16 倍。

TPO 是永久性 TIOD 患者中无可争议的候选基因。相比之下，非综合征性 PIOD 是异质性的，包括过氧化氢发生器驱动 TPO 活性的缺陷。当无法行高氯酸盐释放试验时，应行 TPO 基因筛查。如在 53 名葡萄牙患者中，有 10 人筛查出携带 TPO 突变，分别表现为永久性 CH、正常甲状腺和高 TG 血症。在甲状腺激素合成障碍的发病率明显升高的 39 例东欧患者中（34% 为 CH），有 18 例被检测出 TPO 突变，12 例仅检测到单个杂合突变（1273_1276dupGGCC）。

当新生儿 CH 患者检出 TPO 突变时，表示其需要终身使用甲状腺素替代治疗，并在其未来孕期中密切监测是否存在胎儿甲状腺肿。后者可通过超声检出，并予单次羊膜腔内注射 L-T_4 来预防甲状腺肿相关性难产及改善神经系统发育。

（二）为 TPO 提供过氧化氢的 NADPH 氧化酶缺陷——DUOX2（THOX2，OMIM：606759）

双氧化酶（DUOX1 和 DUOX2，以前称为甲状腺氧化酶或 THOX）是在甲状腺滤泡细胞顶膜上表达的 NADPH 氧化酶（见图 10-1-1）。提供 TPO 催化的碘化耦联反应必需的电子受体——过氧化氢。DUOX2 在其他上皮细胞中也有高表达，尤其是在胃肠道和唾液腺，具有宿主防御机制作用。

自从 2002 年首次在 CH 患者中发现 DUOX2 突变以来，已经报道了 26 种不同的突变。其中约半数为无义突变、移码突变或剪接位点突变，可预测缺少 C 端 NADPH 氧化酶结构域的功能异常的酶（G201fs，E327X，W414X，y425X，r434X，L479fs，G488R，K530X，K628fs，Q686X，r701X，R842X，S965fs，Q1023X，Q1026X，g.IVS19-2A ≥ C）。在错义突变（Q36H，y475C，A649E，H678r，E879K，r885Q，R110Q，D506N，R376W，G1518S）中，有三种已行体外研究，它们可导致 DUOX 向细胞表面运输过程中完全或部分性缺陷，或者导致非活性蛋白表达减少。

尽管大多数激素合成障碍是通过常染色体隐性遗传方式遗传的，但一个突变的双氧等位基因就足以引起 CH。这些患者在 3 岁时停止 L-T_4 替代治疗后再次接受评估，他们多数甲状腺功能正常。此外，这些家系的成年杂合子及其他携带 DUOX2 基因突变的家系，其血清 TSH 水平均正常。由于没有证据支持突变的 DUOX2 蛋白有显性副效应，因此这些患者仅在对于甲状腺素需求最高的新生儿期表现出 DUOX2 单倍剂量不足 [1 岁以后 T_4 替代剂量从 $10\mu g/(kg\cdot d)$ 减少到 $3\mu g/(kg\cdot d)$]。

一些研究已经将双等位基因 DUOX2 缺陷与 PIOD 引起的永久性 CH 联系起来。根据突变类型（无义突变、移码突变）或在纯合子和复合杂合子体外研究中发现错义突变，多数被预测没有残余的 DUOX2 活性。与 TPO 的完全失活（通常会导致 TIOD）不同，DUOX2 活性完全缺失并不代表无法合成甲状腺激素。在所有双等位基因 DUOX2 缺陷的患者中，只报道了 1 例 TIOD，但由于这例患者在进行高氯酸盐试验时并未停止 L-T_4 替代治疗，因此试验结果并不可靠。最近日本的一份病例报告总结了几例由于双等位基因转移突变而导致 DUOX2 活性完全丧失的患者，他们在儿童期都只出现了短暂的 CH 且甲状腺功能正常。尽管 DUOX1 水平低于 DUOX2，但在这些患者中，有限的碘有机化可能是通过 DUOX1 活性完成的。

随着病例数量不断增加，表型与基因型的相关性已变得比最初预期的更为复杂。DUOX2 缺陷的表达可能受到遗传背景（如 DUOX1）的影响，至少在一定程度上取决于碘的摄入量。由于 TPO 的碘化作用既需要碘化物也需要过氧化氢，因此日本饮食中常含有过量的碘使得由 DUOX1 提供的过氧化氢得到更好的利用。还有一些报道进一步证实了碘摄入在 DUOX2 缺陷表达中的重要作用，报道中提到，围生期碘过量使得新生儿 TSH 水平正常，表示缺陷得到了纠正，这个结果与正常婴儿恰恰相反，在正常婴儿中，碘过量会阻断生理有机化（即 Wolff-Chaikoff 效应）。

CH 患者中 DUOX2 突变的发生率尚不明确。

PIOD 患者常出现 *DUOX2* 突变。例如，在 20 例意大利患者中有 7 人检出了致病的 *DUOX2* 突变。因此，建议对无症状的 PIOD 患者筛查 *DUOX2* 基因。在对疑似无症状有机化缺陷的患者（甲状腺正常或肿大的高 TG 血症患者）进行高氯酸盐释放试验前，应先筛查 TPO。关于随访，由于 *DUOX2* 单倍剂量不足导致的暂时性 CH 患者，在甲状腺激素合成需求增加（如妊娠）时，可能有再发甲减的风险。对于新生儿期以后的治疗，我们主张将补碘量评估作为终身 L-T$_4$ 替代治疗的备选方案。

（三）DUOX2 辅助因子缺陷——*DUOXA2*（OMIM：612772）

最近在 *DUOX1*、*DUOX2* 基因间区发现了两种被称为 DUOX 成熟因子的新基因（*DUOXA1* 和 *DUOXA2*）。这些基因和 *DUOX* 基因并列，与相应的双氧化酶基因形成双向转录单位。这种安排可以保证 *DUOXA2* 和 *DUOX2* 共表达（以及 *DUOXA1* 与 *DUOX1* 共表达）。*DUOXA* 基因编码内质网向高尔基体过渡、成熟、向功能性 DUOX 酶质膜转移的整合膜蛋白（见图 10-1-1）。

2008 年，在 1 例中国 PIOD、轻度永久性 CH 的患者中发现了第一个 *DUOXA2* 突变。该患者为 Y246X 无义突变纯合子，在体外可导致 DUOXA2 功能完全缺失。在 92 例汉族对照组中也发现了 1 个杂合的 Y246X 携带者，表明该突变在这一人群中相对常见。最近报道了 1 例中国原位甲状腺的 CH 患者为 Y246X 符合杂合子，另一种无义变异体为 Y138X。Hulur 等人在欧洲 1 例轻度 CH 患者中发现了 1 个 *DUOXA2* 错义突变（C189R），该突变在体外清除了该蛋白的功能表达。这例患者也是复合杂合子，在父位等位基因的 *DUOX2/DUOXXA2/DUOXA1* 区域存在大量缺失。在以上三个病例中，与单等位基因 *DUOX2* 突变引起的单倍功能不全比，缺失 1 个 *DUOXA2* 等位基因并不会引起甲状腺功能异常。已在体外证实，除了完整的 DUOXXA1/DUOX1 系统外，*DUOXA2* 缺陷患者维持充足过氧化氢供应的另一机制是 DUOXA1 部分激活 DUOX2。由于 *DUOXA2* 缺陷会导致功能性 DUOX2 酶的继发性缺失，因此可以预测，它的表达率也会像 *DUOX2* 缺陷一样，由营养碘化物调节。

（四）继发性碘缺乏再循环障碍——*IYD*（*DEHAL1*，OMIM：612025）

吞噬碘化 TG 的溶酶体释放碘化甲腺氨酸（T$_4$≥T$_3$）。然而 TG 中的碘多以单碘和双碘酪氨酸（MIT，DIT）的形式释放。MIT 和 DIT 受到碘化酪氨酸脱碘酶（IYD 或脱卤素酶）依赖于 NADPH 的还原性脱碘作用，导致游离碘化物和酪氨酸的形成，二者均可在激素合成过程中被重新利用（见图 10-1-1）。

IYD 包含一个 N 端膜固定点、一个保守度较低的中间域，以及一个细菌 NADH 氧化酶 / 黄素还原酶超家族的 C 端结构域类似酶。该蛋白主要位于甲状腺细胞膜顶端和顶体下的核内小室，催化区分别面向细胞外和核内腔。除了红细胞外，该酶还在肝脏和肾脏表达，后者组织中的表达可用于体内病理检查。

1953 年首次在 1 个苏格兰家系中发现了碘酪氨酸脱碘的先天性缺陷。2008 年在 4 个独立家系中发现了 *IYD* 潜在的甲状腺内脱卤功能的分子缺陷。6 个受累患者均为纯合子，分别为错义突变（R101W、I116T 或 A220T）、组合错义 / 缺失突变 c.315delCAT（导致 F105 和 I106 被 105 的亮氨酸取代）。所有突变均映射到黄素结合域，在体外完全消除了 IYD 的脱卤 MIT 和 DIT 作用。值得注意的是，1 个 A220T 的杂合携带者在 15 岁时出现了非自身免疫性甲减，这表明在某些个体中可能存在这种突变主导行为。

IYD 活性缺失影响甲状腺内碘化物的正常循环，并导致 MIT 和 DIT 在尿中过度排泄。由于其导致的碘缺乏症在出生时并不明显，双等位基因 *IYD* 突变的患者在新生儿 CH 筛查中检测正常。而在 1.5~8 岁时因甲减就诊。在闪烁成像中可以观察到在肿大的甲状腺中 ^{123}I 初始摄取非常迅速且摄取率高，随后在不予高氯酸盐的情况下，碘累积量相对快速地自发下降。静脉给予 MIT 或 DIT 后的尿液中发现未去除碘的完整排泄物。串联质谱法检测尿中高 MIT 和 DIT 可能是一种有效的诊断手段。

IYD 突变的发生率尚不明确。虽然不是 CH 的候选基因，但 *IYD* 变异在地方性甲状腺肿易感性中的潜在作用仍有待研究。建议对在新生儿期和青春期发现特发性弥漫性或多结节性甲状腺肿，且 ^{123}I 闪烁成像的早期和晚期影像学符合 *IYD* 的患者筛查 *IYD*。需除外地方性甲状腺肿、外源性甲状腺素摄入及自身免疫性甲状腺疾病和碘缺乏。该疾病的常染色体隐性遗传模式、父母血缘关系，可能会增加突变筛查量。有证据显示，补碘（Lugol 液）可以有效地替代 L-T$_4$ 治疗。

五、结 论

本章简要介绍了甲状腺激素合成障碍的病理生理学和遗传学。由于精确分类被认为对 CH 治疗并没有帮助，因此对病因诊断最重要的检测（如闪烁成像）

并没有进行。根据潜在缺陷的发生率和容易获得的信息（如甲状腺大小和血清 TG 水平），我们建议进行合理的遗传学筛查。

对于已接受治疗的甲状腺激素合成障碍患者，遗传学诊断的实际意义是识别那些可以通过补碘补偿的基因缺陷，避免终身 L-T$_4$ 替代治疗。补碘可改善以下所有类型遗传缺陷：①仅跨甲状腺细胞的矢量碘化物转运部分减少（所有 SLC26A4 缺陷和部分 SLC5A5 缺陷）；②继发性碘缺乏（所有 IYD 缺陷）；③部分降低碘有机化效率（所有 DUOX2 和 DUOXA2 缺陷）。虽然在新生儿期 CH 患儿需要 L-T$_4$ 替代治疗，我们预测这些患者中的大部分最终可能只需要补碘治疗，但部分罕见的等位基因缺陷，TPO 或 TG 缺陷不能通过补碘纠正。

（连小兰　刘　赫）

参考文献

[1] NICOLA JP, NAZAR M, SERRANO-NASCIMENTO C, et al. Iodide transport defect: functional characterization of a novel mutation in the Na$^+$/I$^-$ symporter 59-untranslated region in a patient with congenital hypothyroidism [J]. J Clin Endocrinol Metab, 2011, 96 (7): 1100-1107.

[2] FUKATA S, HISHINUMA A, NAKATAKE N, et al. Diagnosis of iodide transport defect: do we need to measure the saliva/serum radioactive iodide ratio to diagnose iodide transport defect? [J]. Thyroid, 2010, 20 (12): 1419-1421.

[3] LADSOUS M, VLAEMINCK-GUILLEM V, DUMUR V, et al. Analysis of the thyroid phenotype in 42 patients with Pendred syndrome and nonsyndromic enlargement of the vestibular aqueduct [J]. Thyroid, 2014, 24 (4): 639-648.

[4] TARGOVNIK HM, CITTERIO CE, RIVOLTA CM. Thyroglobulin gene mutations in congenital hypothyroidism [J]. Horm Res Paediatr, 2011, 75 (5): 311-321.

[5] RIS-STALPERS C, BIKKER H. Genetics and phenomics of hypothyroidism and goiter due to TPO mutations [J]. Mol Cell Endocrinol, 2010, 322 (1/2): 38-43.

[6] HOSTE C, RIGUTTO S, VAN VLIET G, et al. Compound heterozygosity for a novel hemizygous missense mutation and a partial deletion affecting the catalytic core of the H$_2$O$_2$-generating enzyme dUOX2 associated with transient congenital hypothyroidism [J]. Hum Mutat, 2010, 31 (4): 1304-1318.

[7] GRASBERGER H. Defects of thyroidal hydrogen peroxide generation in congenital hypothyroidism [J]. Mol Cell Endocrinol, 2010, 322 (1/2): 99-106.

[8] YOSHIZAWA-OGASAWARA A, OGIKUBO S, SATOH M, et al. Congenital hypothyroidism caused by a novel mutation of the dual oxidase 2 (dUOX2) gene [J]. J Pediatr Endocr Met, 2013, 26 (1/2): 45-52.

[9] KASAHARA T, NARUMI S, OKASORA K, et al. Delayed onset congenital hypothyroidism in a patient with dUOX2 mutations and maternal iodine excess [J]. Am J Med Genet Part A, 2013, 161A (1): 214-217.

[10] YI RH, ZHU WB, YANG LY, et al. A novel dual oxidase maturation factor 2 gene mutation for congenital hypothyroidism [J]. Int J Mol Med, 2013, 31 (2): 467-470.

[11] HULUR I, HERMANNS P, NESTORIS C, et al. A single copy of the recently identified dual oxidase maturation factor (dUOXA) 1 gene produces only mild transient hypothyroidism in a patient with a novel biallelic dUOXA2 mutation and monoallelic dUOXA1 deletion [J]. J Clin Endocrinol Metab, 2011, 96 (5): 841-845.

[12] BURNIAT A, PIRSON I, VILAIN C, et al. Iodotyrosine deiodinase defect identified via genome-wide approach [J]. J Clin Endocrinol Metab, 2012, 97 (7): 1276-1283.

第 11 章
先天性甲状腺发育异常

第 1 节
概　论

新生儿筛查结果显示,永久性原发性先天性甲状腺功能减退症[简称先天性甲减(congenital hypothyroidism,CH),OMIM:218700]患者约占新生儿出生总数的 1/2 500,是最常见的先天性内分泌疾病。约 2/3 的病例是由于器官发育过程中甲状腺发育异常导致的,另外 1/3 是由于甲状腺功能紊乱。一般来说,甲状腺肿主要继发于甲状腺激素合成障碍,但也有少数其他原因引起甲状腺肿,导致甲状腺激素合成障碍和先天性甲状腺发育不良难以鉴别。最常见的引起甲状腺激素合成障碍的病因为甲状腺过氧化物酶缺乏症,通常是常染色体显性遗传,因此在血缘关系密切的人群中更为常见。

与甲状腺激素合成障碍相比,甲状腺发育异常引起 CH 的机制尚不明确,确诊为遗传相关的患者比例极低。大部分患者被认为是偶发的。直到法国的一项系统性调查显示,经新生儿筛查确诊的患者中 2% 有亲属患病,这一比例为散发病例的 15 倍,证明疾病背后存在遗传机制。但并不代表所有甲状腺发育异常导致 CH 的患者都有遗传背景,有家族史的 2% 患者与无家族史的 98% 患者是两个离散的群体。同样值得注意的是,阳性家族史并不意味着相同的遗传机制。在 2 例甲状腺缺失患者中,其中只有 1 例体内发现了导致 TSH 受体失活的突变。甲状腺发育异常,特别是异位甲状腺引起的 CH 多以女性为主这一现象,也与单纯的孟德尔遗传不符。基因多样性较低的人群如白种人患病率较高,亦表明他们具有遗传易感性。然而不支持孟德尔遗传的主要证据是,有研究显示至少 92% 的同卵双胞胎不具备这一规律。这表明绝大多数病例是早期合子后突变或表观遗传修饰所致。有研究提出双重打击学说,即综合了不同观察结

果后发现,有家族史的患者比例明显高于预期,而且同卵双胞胎儿乎均未同时发病,但目前仍处于推测阶段。因此,本章主要回顾了已被证实可以引起 CH 的甲状腺发育异常的单基因疾病,但这仅占所有病例中的一小部分,此外,还对表现为先天性甲状腺功能亢进的激活 TSH 受体的突变进行了回顾。

甲状腺发育异常是一个异质性疾病,由于其最常见的表现形式——异位甲状腺很难通过超声检查发现,因此,其诊断金标准仍然是高锝[^{99m}Tc]酸钠或 ^{123}I 标记的放射性核素显像。50% 的病例通常在舌根部见圆形或椭圆形的异位甲状腺组织,提示在胚胎发育过程中甲状腺迁移受阻;在约 9% 异位甲状腺新生儿中,可以看到两簇细胞。残余部分无放射性核素摄取。在这种情况下,如果几乎检测不到甲状腺球蛋白(TG)则可诊断甲状腺缺如。如核素显像阴性但 TG 可测,建议诊断为"显性甲状腺缺失"。仅有少数显性 CH 患者(<5%)在正常甲状腺位置可以观察到核素摄取且呈正常的双叶形状(原位甲状腺发育不全),在更少数的患者中则观察到甲状腺单叶缺失(通常为左侧叶)或峡部缺失。遗憾的是,经过近 20 年的深入研究后描述的单基因缺陷主要见于最罕见的甲状腺发育异常(原位甲状腺发育不全),而最常见的异位甲状腺则罕有报道。异位甲状腺组织几乎无需手术切除,这阻碍了对体细胞突变的研究。仅有 1 例候选基因编码区域发生突变被排除。另外,转录组分析显示舌甲状腺中存在降钙素 mRNA,且被逆转录聚合酶链反应(RT-PCR)和免疫组化分析进一步证实,这对长期以来认为滤泡旁细胞仅起源于甲状腺始基外侧学说提出了挑战。

第 2 节
TSH 受体基因突变(失活)

TSH 受体(TSHR)介导 TSH 对甲状腺发育和功

能的调节,但并不是甲状腺迁移所必需。1989年完成了它的编码基因测序,1990年将它定位于染色体14q31。1995年Sunthornthepvarakul等首次报道了导致 TSHR 失活的突变。患者为无症状高 TSH 血症的三姐妹,FT₄ 水平、甲状腺大小和吸碘率均正常。关于 TSHR 基因和本章讨论的其他基因特征详见表11-2-1。纯合子和复合杂合子表型多变,从最初描述的三姐妹无症状高 TSH 血症到上面定义可引起严重 CH 的显性甲状腺缺失。甲状腺超声提示甲状腺体积小,但形状及位置正常。在新生儿患者中观察到,相对于缩小的甲状腺,其偏高的 TG 水平可能来源于分裂的滤泡。在 hyt/hyt 小鼠中检测到使 TSHR 失活的先天突变。因此,在具有上述表型的患者中,尤其是父母为近亲结婚或有常染色体隐性遗传家族史的患者,应当行 TSHR 测序。

虽然通常认为 TSHR 基因失活突变引起的 TSH 抵抗为隐性遗传,但现在看来杂合子轻度表型为轻度高 TSH 血症和正常或偏小的甲状腺体积,呈显性遗传。在意大利的一项研究中发现,18岁以下轻度高 TSH 血症、原位甲状腺、无自身免疫性疾病的患者中,有 12% 检测出 TSHR 基因杂合突变。这类患者无须进行治疗和随访,因此这样的诊断是有意义的。

表 11-2-1　甲状腺发育异常引起先天性甲减的基因特征

基因(缩写)	OMIM	染色体位置	基因组大小 /kb	外显子个数	转录本长度 /bp	氨基酸个数
促甲状腺激素受体(TSHR)	603372	14q31	190	10	2 295	764
配对盒基因 8A(PAX8)	167415	2q12-14	62	12	1 353	450
甲状腺转录因子 1(TTF1, TITF1,NKX2.1 或 T/EBP)	600635	14q13	3.7	3	1 206	401
甲状腺转录因子 2(TTF2, TITF2,FOXE1 或 FKHL15)	602617	9q22	3.4	1	1 122	373
GLIS3	610192	9p24.3-p23	328	10	2 328	775
NKX2.5	600584	5q34	3	2	975	324
未知	/	15q25.3-26.1	未知	未知	未知	未知

在另外一种常见的呈显性遗传的 TSH 抵抗中,排除了 TSHR 基因,从而识别出位于 15 号染色体的位点。

第 3 节
PAX8 基因突变

PAX8 是位于染色体 2q12-14 上一个基因编码的转录因子,在启动甲状腺细胞分化和维持滤泡细胞中起重要作用。PAX8 含有高度保守的 128 个氨基酸组成的结构域,识别特定的 DNA 反应元件,并通过与启动子区结合来调控 TG、甲状腺过氧化物酶(TPO)和钠 - 碘同向转运体(NIS)。PAX8 和甲状腺转录因子 1

(thyroid transcription factor 1,TTF1)协同激活 TG 启动子。Pax8 缺陷小鼠表现为甲状腺发育异常伴滤泡细胞缺失,而靶向破坏 Pax8 基因的杂合子小鼠则没有明显的甲状腺表型。人类 PAX8 基因由 11 个外显子组成,编码含有 450 个氨基酸的蛋白。在人类中,杂合的 PAX8 功能缺失突变可能与正位或无明显甲状腺结构异常的甲状腺发育不良有关。即使在同一家系中,受累个体的功能状态也有很大差异,从严重甲减到代偿性甲减到甲状腺功能正常。这种极大的变异性支持 PAX8 基因突变表型表达受到多因素调节的假说。小鼠实验中发现 PAX8 缺陷表型具有菌株特异性也证实了上述假说。

到目前为止已报道了 19 种不同的 PAX8 基因编码序列突变。其中大部分位于配对域(L16P、F20S、

P25R、R31C、R31H、Q40P、G41V、D46SfsX24、S48F、R52P、S54G、S54R、H55Q、C57Y、L62R、R108X、R133Q)。而 S48F 除外，它与 DNA 有正常的结合亲和力，但招募共激活剂 p300 的能力受损且有明显的副作用，这些突变导致 PAX8 的 DNA 结合活性严重下降。虽然不是所有突变都完全外显，但显性遗传的表型和杂合失活突变是定律。当只有一个突变等位基因的情况下，疾病表达机制尚不明确。位于 DNA 结合域末端的突变(R133Q)引起的 DNA 结合能力则相反。配对域外的突变(del989-992AAAC 和 T225M)在体外具有正常的 DNA 结合能力。因 del989-992AAAC 被截短且无转录活性，影响了 p300 对 t225m 介导的反式激活的协同作用。另外，PAX8 基因 5' 非编码区的序列改变也可能导致转录活性的减弱。Hermanns 等报道了 1 例青年女性患者，同时在 PAX8 启动子上有单等位基因突变和 NKX2-5 基因上有杂合突变。此外，在 1 名 21 三体综合征和 CH 的青年女性患者中发现了 PAX8 启动子 3 号位突变，该突变在体外也会导致转录活性受损。

除了 3 个新发 PAX8 基因突变的家系外，其余一般具有显性遗传和广泛变异的外显率。第 1 例异位甲状腺伴 PAX8 基因突变的患者并不是通过核素显像诊断的，该患者可能是原位甲状腺发育异常，此后还有很多类似报道。少数患者甲状腺体积正常，超声提示甲状腺囊性变。

有 1 例 PAX8 杂合突变患者出生时表型正常，但在出生后出现甲状腺发育不良，可能是由于出生后腺体生长不足。因此，在新生儿筛查中诊断 CH 时甲状腺发育和位置正常，也不能除外 PAX8 基因缺陷。

值得注意的是，1 例杂合 PAX8 无功能突变患者高氯酸盐释放试验阳性。另 1 例 PAX8 基因突变携带者的吸碘率和唾液 / 血浆 ^{123}I 比例均低，而疑似 NIS 缺陷。这一现象可能导致对甲状腺发育异常的误诊。原因可能是 TPO 和 NIS 基因的转录依赖于 PAX8，因此 PAX8 功能受损导致 TPO 和 NIS 表达减少，引起部分有机化缺陷。PAX8 基因在肾脏中也有表达。近期报道了 1 个由于 PAX8 基因突变导致呈显性遗传的 CH 家系。该突变似乎与泌尿生殖系统异常有关(部分马蹄肾、隐睾、鞘膜积液和输尿管囊肿)。然而在 PAX8 基因突变的个体中，肾脏异常似乎并不常见，仅在另外 2 个受累病例中有报道。

考虑到 PAX8 基因突变患者甲状腺表型具有极端变异性，很难判断哪些患者需要筛查，且突变相当罕见，我们建议仅对有显性遗传家族史或原位甲状腺且体积正常或偏小的早发 CH 患者进行筛查。

第 4 节
TTF1/HFX2-1 基因突变

甲状腺转录因子 1(TTF1)，又称 NKX2-1、甲状腺特异性增强结合蛋白 T/EBP 或 TITF1，是同源异形盒域转录因子成员，由位于染色体 14q13 的基因编码。Ttf1$^{-/-}$ 小鼠的滤泡和滤泡旁细胞完全缺失、肺实质发育不全、腹侧前脑、腺垂体和后叶发育不全，由此可见其在甲状腺和其他器官发育中的作用。再次对 Ttf1$^{-/-}$ 小鼠进行检查发现，其最初的报告是正常的，表现为轻度甲状腺和神经表型，提示检查需全面。有研究试图将甲状腺和肺表型的严重程度与体外器官特异性报道基因突变的影响联系起来，却得到了相互矛盾的结论。

随后，通过对包含 TTF1 位点染色体缺失的 CH 患者及其家系的研究，发现了其人类同源基因 TTF1 在 CH 发生的病理生理学中的作用。接下来，TTF1 基因点突变证实了其在基因表型中的意义，包括呼吸窘迫综合征和由于新生儿肌张力低下继发的手足徐动症或共济失调。良性遗传性舞蹈症(benign hereditary chorea，BHC)是由于显性遗传的 TTF1 突变所引起。"脑 - 甲状腺 - 肺"综合征的三个组成部分严重程度差别很大。甲减通常是其中最轻的，神经表型居中，肺表型最严重。实际上新生儿肺发育不良引起的死亡已有报道。TTF1 基因杂合突变可能由于单倍体功能不全引起表型。

2009 年对 46 例 TTF1 变异的系统回顾分析总结到，TTF1 突变或为新发或是呈常染色体显性遗传。只有半数病例三种器官均受累，30% 病例表现为 CH 和一种神经系统疾病，13% 病例表现为单纯 BHC，仅有 7% 的病例无神经系统表型。在功能上，高 TSH 血症比甲减更常见(61% vs. 39%)。甲状腺形态上，55% 患者正常，35% 表现为发育不良，10% 为增生。16% 的患者死于严重的肺病。最近有研究表明，严重肺病可以是 TTF1 基因突变患者的唯一临床表现。另外，仅在合并其他器官受累的 CH 患者中检出 TTF1 基因突变(表 11-4-1)，而甲状腺发育不全的 CH 患者未检出 TTF1 基因突变。2 例被诊断为"脑 - 甲状腺 - 肺"综合征的患者，1 例为 14q13.1-3 缺失的患者，其基因缺失位点邻近 TTF1，但并未累及 TTF1，而另一个未发现明确的分子机制。

表 11-4-1　甲状腺发育不良的单基因病因

甲状腺表型	其他特点	基因或区域	遗传方式
甲状腺缺失或正常	无	TSHR	AR
正常或正位发育不良	无	15q25.3-26.1	AD
甲状腺缺失或正常,通常为轻度高 TSH 血症	呼吸窘迫综合征,肌张力减退,发育迟缓,共济失调/手足徐动症	TTF1	新发或 AD
甲状腺缺失或正常	甲状腺囊肿,单侧肾脏发育不良	PAX8	AD 或新发
真性甲状腺缺失	腭裂,后鼻孔闭锁,卷发,会厌裂	TTF2	AR
显性甲状腺缺失	宫内发育迟缓,永久性新生儿糖尿病,先天性青光眼,肝纤维化,多囊肾,骨量减少,耳聋,胰腺外分泌障碍	GLIS3	AR

注:AD,常染色体显性;AR,常染色体隐性。

第 5 节
TTF2(FOXE1 或 FKHL15)
基因突变

甲状腺转录因子 2(FOXE1、TTF2 或 FKHL15)是叉头/翼状螺旋结构域蛋白家族成员,由染色体 9q22 上的一个基因编码,调节 TG 和 TPO 转录。FOXE1 通过其高度保守的叉头结构域与启动子区域的特定调控 DNA 序列结合。人类基因位于 9q22 号染色体上,由一个外显子组成,编码一个由 373 氨基酸组成的蛋白。Foxe1−/− 小鼠胚胎患有腭裂、甲状腺缺如或异位舌下甲状腺,而杂合子 Foxe1 基因敲除小鼠表型正常。

到目前为止人类仅发现了 5 个 FOXE1 基因突变。首次报道是在 2 个威尔士男孩中,患者合并甲状腺缺如、腭裂、刺头、双侧鼻后孔闭锁和会厌裂(又称 Bamforth-Lazarus 综合征),二者体内存在纯合子 FOXE1 基因突变(A65V),该基因位于高度保守的叉头 DNA 结合域。体外研究表明,这种突变的蛋白表现为 DNA 结合受损和转录功能缺失。其中一位家长患有单侧后鼻孔闭锁。第 2 个家系来自突尼斯,他们患有甲状腺缺如、腭裂和短直发,但均未发现后鼻孔闭锁或会厌裂。这 2 个男孩均存在 FOXE1 叉头纯合突变(S57N),但对突变蛋白的体外研究显示,其 DNA 结合部分缺失,并保留了部分转录活性,这可能是他们未出现后鼻孔闭锁或会厌裂的原因。第 3 例 FOXE1 基因突变患者来自土耳其,表现为 CH、腭裂、双侧后鼻孔闭锁和短直发。她的突变位于 FOXE1 叉头 DNA 结合域,编码了一个有缺陷的 FOXE1,DNA

结合能力和转录活性均丧失。颈部超声结合 CT 检查发现正常甲状腺位置有高回声、柔软、无强化组织,但吸碘率和血 TG 水平很低。因此,超声和 CT 上看到的结构可能是终鳃体,尽管与作者的结果相反,像之前报道的 2 个家系一样,其甲状腺表型为真性甲状腺缺失。

Castanet 等人报道了 FOXE1 基因突变的另外一种遗传方式,1 例 CH 患者 FOXE1 基因发生纯合错义突变(F137S),表现为严重甲状腺发育不良、腭裂、短直发,患者母亲为患病的杂合突变携带者,父亲为野生型纯合携带者,通过微卫星标记和多重连接依赖性探针扩增技术,作者证实了父子关系及完全的母系单亲双染色体。因此在非近亲结婚的家系中也应考虑 FOXE1 基因突变。最近 Carre 等人在一名甲状腺缺如、腭裂和部分后鼻孔闭锁的患者体内发现了一个新的 FOXE1 基因突变(R73S)。这种突变通过增强 TG- 和 TPO- 启动子导致甲状腺基因体外表达增加。他们在另一项研究中还发现了 FOXE1 基因在甲状腺发育异常中的另外一种作用机制,FOXE1 基因内聚丙氨酸通道长度在患者和对照组之间存在差异,但是在 4 对同卵双胞胎中,受累和未受累者的聚丙氨酸通道长度却是相同的。这些看似矛盾的观察结果说明了甲状腺发育不良的遗传和表观遗传机制的复杂性。

考虑到 FOXE1 基因突变非常罕见,将该基因突变的研究限制在至少具有 3 种表型的 Bamforth-Lazarus 综合征患者身上似乎更合理。事实上已有研究证实,仅有 CH 和唇腭裂的患者 FOXE1 基因测序结果是阴性的。

由于 Foxe1 是动物模型中唯一已知与异位甲状腺相关的基因,因此有理由推测 Foxe1 基因多态性与甲状腺发育不良之间存在更广泛的联系。如前所述,

多态 *FOXE1* 基因聚丙氨酸长度与甲状腺发育异常有关。在人类白细胞和甲状腺组织中，*FOXE1* 基因启动子中 1 个组织依赖性差异甲基化区域（differentially methylated region，DMR）的甲基化状态与 FOXE1 表达呈负相关。甲状腺异位引起的 CH 与 *FOXE1* DMP 的罕见基因变异之间的相关性正在研究中。

第 6 节
GLIS3 基因突变

在患有永久性新生儿糖尿病和 CH 的患者中，在来自 3 个家系的 6 例患者中发现与宫内发育迟缓、先天性青光眼、肝纤维化和多囊肾有关的 *GLIS3* 基因突变，该基因编码 GLI-3 样转录因子（位于染色体 9p24.3-p23）。第一个家系是来自沙特阿拉伯的一个近亲家族，对所有家族成员进行全基因组扫描后发现了相关基因，在受累患者中发现了 1 个纯合插入突变（2067insC），该突变导致了移码和截短蛋白（625fs703STOP）。另外 2 个近亲家系分别来自沙特阿拉伯和法国的吉卜赛人，在他们中发现了 *GLIS3* 基因纯合缺失。甲状腺表型为显性甲状腺缺如。英国随后报道了 2 例男性患者，1 例父母为孟加拉族的堂兄妹，另 1 例父母为非近亲结婚的威尔士人。2 例均有 *GLIS3* 基因纯合部分缺失，其他特征包括骨量减少、双侧感音神经性耳聋和胰腺外分泌不足。

第 7 节
NKX2-5 基因突变

除了前面描述的罕见综合征外，甲状腺发育异常通常单独出现，也有研究报道此类患者中轻度先天性心脏畸形（主要是瓣膜缺陷）的发病率增加。染色体 5q34 上 *NKX2-5* 基因的显性遗传性突变导致心脏传导障碍的研究已有 15 年。因此，*NKX2-5* 被认为是甲状腺发育异常的候选基因，在 241 例 CH 患者中有 4 例发现了序列变异，其中一部分患者合并有心脏异常。很遗憾，这 4 例患者用来诊断 CH 病因的影像学方法并没有描述。此外，这种序列变异是遗传自父母中未患 CH 的那位，且仅有 1 位家长有心脏缺陷。因此，*NKX2-5* 在 CH 中的作用仍有待证实，而且也没有必要对甲状腺发育不良导致的 CH 患者进行 *NKX2-5* 基因筛查。

第 8 节
与甲状腺发育不良引起的
先天性甲状旁腺功能减退症
相关的综合征

在许多与先天性甲减（CH）相关的畸形综合征中，研究得最充分且最常见的是 21 三体综合征、DiGeorge 综合征和 Williams 综合征。van Trotsenburg 等人的研究显示，作为一个群体，21 三体综合征患者表现出与正位甲状腺发育不良相关的轻度 CH。最近报道了 1 例 21 三体综合征的青少年女性患者，合并有显性 CH、原位甲状腺发育不良和 *PAX8* 基因启动子突变。在 DiGeorge 综合征（由染色体 22q11 区缺失引起）中，曾报道 1 例合并严重 CH 的患者，但未做核素显像。我们正在随访 1 名 10 岁的 DiGeorge 综合征女性患者，锝标记显像正常。在 Williams 综合征（由染色 7q11.23 上弹力蛋白基因缺失引起）中，甲减通常很轻微，新生儿 TSH 筛查阴性。它通常与正位甲状腺发育不良有关，但也有个案报道 Williams 综合征患者锝标记显像上见异位舌下甲状腺，或超声和核素显像显示单侧甲状腺缺失。在 DiGeorge 综合征中的一个候选基因是 *TBX1*，其可能机制是动脉供血中断，这对甲状腺的稳定和发展是非常重要的。但在 21 三体和 Williams 综合征中，染色体突变和甲状腺发育不良之间的关系尚不明确。

第 9 节
TSHR 基因突变

TSHR 基因激活或"功能获得"可以发生在胚系突变或体系突变中。胚系突变导致先天性甲亢和甲状腺肿。由 Duprez 等人首次报道，2 个甲亢的家系中没有自身免疫性疾病的迹象。此后报道了更多不同的 TSHR 激活胚系突变，并在体外进行了验证。这些突变呈显性遗传，导致程度不一的持续性甲亢，或为新发突变，新发突变患者甲亢程度更重，需要进一步治疗。

有趣的是，*TSHR* 基因激活突变也会引起妊娠剧吐。这在一对母女身上得到证实，她们的 *TSHR* 基因在一个高度保守区域发生突变，该区域编码了 TSHR

基因细胞外 N 端结构域的一部分,该突变发生在密码子 183(K183R),与野生型受体相比,突变型与人绒毛膜促性腺激素(human chorionic gonadotropin,HCG)的亲和力更高。因此,该母女孕前甲状腺功能正常,而孕期均出现了甲状腺毒症和妊娠剧吐。

除了胚系突变外,引起成人或儿童发病的非自身免疫性甲亢的"热结节"中,约 80% 为 *TSHR* 体系突变。胎心过速提示产前甲亢。

第 10 节
治 疗

由于 CH 对神经认知发育的潜在影响,一般认为应尽早治疗。然而,除非核素显像提示异位甲状腺或自身抗体阴性情况下 TG 水平测不到且治疗前 TSH 水平极高(提示真性甲状腺缺失),否则在 2~3 岁停止甲状腺素替代治疗 1 个月后可以评估是否需终身甲状腺素替代治疗。如 TSH 水平升高但 FT$_4$ 和甲状腺显像正常,则基因诊断可能有助于判断是否需要治疗。

由于基因突变导致 TSHR 构成活性增加的患者通常需要甲状腺切除术,手术时机取决于表型的严重性,且通过抗甲亢药物治疗可以推迟手术时间。即使行甲状腺全切术,术后仍需要进一步放射碘治疗。

虽然甲状腺发育不良所致 CH 已有数千例报道,但仅有少数病例有明确的分子机制。因此,遗传研究为患者及其家属的遗传咨询提供了帮助。当有除 CH 以外的特征出现时,候选基因的突变筛选更容易得到阳性结果(见表 11-4-1)。连锁分析已经排除了上述基因的家系病例,说明仍存在对甲状腺发育有重要作用的其他基因有待发现。然而白细胞 DNA 候选基因测序结果正常的主要原因是,甲状腺发育异常引起的 CH 主要是非孟德尔遗传。目前正在研究可能的非孟德尔遗传机制。

(连小兰 刘 赫)

参考文献

[1] DELADOEY J, RUEL J, GIGUERE Y, et al. Is the incidence of congenital hypothyroidism really increasing? A 20-year retrospective population-based study in Quebec [J]. J Clin Endocrinol Metab, 2011, 96 (8): 2422-2429.

[2] VAN VLIET G, DELADOEY J. Hypothyroidism in infants and children [M]//BRAVERMAN LE, COOPER DS. The thyroid: a fundamental and clinical text. 10th ed. New York: Lippincott Williams & Wilkins, 2013: 787-802.

[3] CANGUL H, AYCAN Z, OLIVERA-NAPPA A, et al. Thyroid dyshormonogenesis is mainly caused by TPo mutations in consanguineous community [J]. Clin Endocrinol (Oxf), 2013, 79 (2): 275-281.

[4] KUHNEN P, TURAN S, FROHLER S, et al. Identification of PENdrIN (SLC26A4) mutations in patients with congenital hypothyroidism and "apparent" thyroid dysgenesis [J]. J Clin Endocrinol Metab, 2014, 99 (1): 169-176.

[5] BELFORTE FS, MIRAS MB, OLCESE MC, et al. Congenital goitrous hypothyroidism: mutation analysis in the thyroid peroxidase gene [J]. Clin Endocrinol (Oxf), 2012, 76 (4): 568-576.

[6] STOPPA-VAUCHER S, VAN VLIET G, DELADOEY J. Variation by ethnicity in the prevalence of congenital hypothyroidism due to thyroid dysgenesis [J]. Thyroid, 2011, 21 (1): 13-18.

[7] WILDI-RUNGE S, STOPPA-VAUCHER S, LAMBERT R, et al. A High prevalence of dual thyroid ectopy in congenital hypothyroidism: evidence for insufficient signaling gradients during embryonic thyroid migration or for the polyclonal nature of the thyroid gland? [J]. J Clin Endocrinol Metab, 2012, 97 (6): 978-981.

[8] VANDERNOOT I, SARTELET H, ABU-KHUDIR R, et al. Evidence for calcitonin-producing cells in human lingual thyroids [J]. J Clin Endocrinol Metab, 2012, 97 (3): 951-956.

[9] CALEBIRO D, GELMINI G, CORDELLA D, et al. Frequent TSH receptor genetic alterations with variable signaling impairment in a large series of children with nonautoimmune isolated hyperthyrotropinemia [J]. J Clin Endocrinol Metab, 2012, 97 (1): 156-160.

[10] LUCAS-HERALD A, BRADLEY T, HERMANNS P, et al. Novel heterozygous thyrotropin receptor mutation presenting with neonatal hyperthyrotropinaemia, mild thyroid hypoplasia and absent uptake on radioisotope scan [J]. J Pediatr Endocrinol Metab, 2013, 26 (5/6): 583-586.

[11] LIU SG, ZHANG SS, ZHANG LQ, et al. Screening of PAX8 mutations in Chinese patients with congenital hypothyroidism [J]. J

Endocrinol Invest, 2012, 35 (10): 889-892.

[12] NARUMI S, ARAKI S, HORI N, et al. Functional characterization of four novel PAX8 mutations causing congenital hypothyroidism: new evidence for haploinsufficiency as a disease mechanism [J]. Eur J Endocrinol, 2012, 167 (5): 625-632.

[13] CARVALHO A, HERMANNS P, RODRIGUES AL, et al. A new PAX8 mutation causing congenital hypothyroidism in three generations of a family is associated with abnormalities in the urogenital tract [J]. Thyroid, 2013, 23 (9): 1074-1078.

[14] HERMANNS P, GRASBERGER H, COHEN R, et al. Two cases of thyroid dysgenesis caused by different novel PAX8 mutations in the dNA-binding region: in vitro studies reveal different pathogenic mechanisms [J]. Thyroid, 2013, 23 (7): 791-796.

[15] HERMANNS P, GRASBERGER H, REFETOFF S, et al. Mutations in the NKX2. 5 gene and the PAX8 promoter in a girl with thyroid dysgenesis [J]. J Clin Endocrinol Metab, 2011, 96 (6): 977-981.

[16] HERMANNS P, SHEPHERD S, MANSOR M, et al. A new mutation in the promoter region of the PAX8 gene causes true congenital hypothyroidism with thyroid hypoplasia in a girl with down's synd rome [J]. Thyroid, 2014, 24 (6): 939-944.

[17] HAMVAS A, DETERDING RR, WERT SE, et al. Heterogeneous pulmonary phenotypes associated with mutations in the thyroid transcription factor gene NKX2-1 [J]. Chest, 2013, 144 (3): 794-804.

[18] BARNETT CP, MENCEL JJ, GECZ J, et al. Choreoathetosis, congenital hypothyroidism and neonatal respiratory distress syndrome with intact NKX2-1 [J]. Am J Med Genet A, 2012, 158A (12): 3168-3173.

[19] CARRÉ A, HAMZA RT, KARIYAWASAM D, et al. A novel FOXE1 mutation (r73S) in Bamforth-Lazarus syndrome causing increased thyroidal gene expression [J]. Thyroid, 2014, 24 (4): 649-654.

[20] ABU-KHUDIR R, MAGNE F, CHANOINE JP, et al. Role for tissue-dependent methylation differences in the expression of FOXE1 in non-tumoral thyroid glands [J]. J Clin Endocrinol Metab, 2014, 99 (6): 1120-1129.

[21] DIMITRI P, WARNER JT, MINTON JA, et al. Novel GLIS3 mutations demonstrate an extended multisystem phenotype [J]. Eur J Endocrinol, 2011, 164 (3): 437-443.

[22] VAN ENGELEN K, MOMMERSTEEG MT, BAARS MJ, et al. The ambiguous role of NKX2-5 mutations in thyroid dysgenesis [J]. PLoS One, 2012, 7 (12): e52685.

[23] GROB F, DELADOEY J, LEGAULT L, et al. Autonomous adenomas caused by somatic mutations of the thyroid-stimulating hormone receptor in children [J]. Horm Res Paediatr, 2014, 81 (2): 73-79.

[24] LEGER J, OLIVIERI A, DONALDSON M, et al. European Society for Paediatric Endocrinology consensus guidelines on screening, diagnosis, and management of congenital hypothyroidism [J]. J Clin Endocrinol Metab, 2014, 81 (2): 80-103.

[25] SINGER K, MENON RK, LESPERANCE MM, et al. Residual thyroid tissue after thyroidectomy in a patient with TSH receptor-activating mutation presenting as a neck mass [J]. J Clin Endocrinol Metab, 2013, 98 (2): 448-452.

第 12 章
甲状腺激素不敏感综合征

第 1 节
概　论

一、背　景

甲状腺激素不敏感综合征(thyroid hormone insensitivity syndrome,THIS)是一组疾病,表现为促甲状腺激素(thyroid stimulating hormone,TSH)水平与甲状腺激素水平不一致,提示终末器官对甲状腺激素反应性降低。任何可影响到甲状腺激素发挥生理效果的环节,包括甲状腺激素的跨膜转运、代谢、作用等出现缺陷等,都可以导致THIS。1967年首次报道了甲状腺激素抵抗(resistance to thyroid hormone,RTH;OMIM:188570),这种综合征的特点是活性甲状腺激素在细胞内的作用下降,与甲状腺激素β受体编码基因突变有关。这也是最常见的一类THIS。此后的研究报道了数种THIS的不同机制,并假定了一些其他的机制。根据THIS的基础机制,可分为以下几类缺陷:甲状腺激素细胞膜转运缺陷(thyroid hormone cell membrane transport defect,THCMTD;OMIM:188560),甲状腺激素代谢缺陷(thyroid hormone metabolism defect,THMD;OMIM:609698)及甲状腺激素作用缺陷。

二、临床表现

甲状腺功能减退症(甲减)是THIS的共有临床特征。但是由于突变的基因不同,各组织器官对甲状腺激素的敏感性不同,效应不同,不同突变类型导致的THIS,其临床表现存在不一致的特点。每种缺陷都有其独特的一系列检测异常和不同的临床表现。下文将依照甲状腺激素转运、代谢和作用的生理顺序,列出已知和可能的缺陷。当患者的甲状腺功能检查结果显示血清中甲状腺激素和TSH的浓度不相称时,应考虑这些缺陷。

(一) 甲状腺激素细胞膜转运缺陷(THCMTD)

甲状腺激素在多种转运蛋白作用下通过细胞膜。这些蛋白质属于不同的家族:溶质载体家族、有机阴离子转运蛋白家族、氨基酸转运蛋白家族和单羧酸转运蛋白(monocarboxylate transporter,MCT)家族。其中任意一种蛋白出现缺陷即可导致细胞膜的转运蛋白突变,或者导致蛋白合成异常,不能到达细胞膜,或者不具备转运激素的能力。可以影响细胞内的甲状腺激素浓度,从而影响其生理效应。目前尚不清楚THCMTD的发病率。在1944年,有学者报道了一种性染色体连锁遗传的精神发育迟缓伴运动异常,后来命名为Allan-Herndon-Dudley综合征(OMIM:300523)。不过,其病因于2004年被发现。研究显示,该缺陷(伴有特征性的甲状腺功能检查异常)是由*MCT8*基因突变所致。

*MCT8*突变会导致一种X染色体连锁综合征,几乎所有受累个体均为男性。携带*MCT8*突变的女性无症状,故自发性*MCT8*突变可以在人群中维持。*MCT8*突变表现为严重的精神运动障碍和血清中T_3的浓度升高,以及T_4和反$T_3(rT_3)$的浓度降低。

*MCT8*缺陷临床表现无疑是由甲状腺激素缺乏所致,但某些组织中T_3过量导致高代谢状态和体重维持困难。婴儿期或儿童期早期即表现出神经发育异常。该病的早期标志为肌张力低下和血清T_3浓度较高。

分娩时受累新生儿身长、体重和头围正常。随着年龄增长,体重增加滞后,导致小头畸形,而身长生长则是正常的。虽然躯干持续张力低下,但患儿会出现进行性肢体强直,常导致痉挛性四肢瘫。患儿的肌肉量会减少,并且出现全身肌无力伴头部控制差。常见无目的性运动。许多婴儿会出现特征性的发作性运动诱发性运动障碍,表现为身体伸展、张口、四肢拉伸或屈曲。这种发作通常由躯体感觉刺激所触发,持续几分钟或更短。患儿也可出现真正的癫痫发作。大多数患儿不能自行采取坐位或行走,并且无言语。

虽然某些家族中发生了早期死亡，但有些个体一直存活到 70 岁以上。女性携带者不会表现出任何上述的精神运动异常。然而，已有关于智力发育延迟和明确的精神发育迟缓的报道。

但是，除 MCT8 之外，目前尚未发现其他转运蛋白的突变。可通过构建具有特定转运蛋白缺陷的小鼠模型来进行其他蛋白突变的功能预测。

（二）甲状腺激素代谢缺陷（THMD）

细胞内的碘化甲腺原氨酸代谢可满足不同的甲状腺激素需求，需求取决于具体的组织、细胞类型和时间。甲状腺激素通过位点特异性单脱碘作用而激活和灭活，从而为甲状腺激素的作用部位提供适量的活性激素。1 型和 2 型脱碘酶（D1 和 D2）通过 5' 脱碘作用将 T_4 转化成 T_3，从而催化甲状腺激素的激活。3 型脱碘酶（D3）通过 5' 脱碘作用将 T_4 和 T_3 分别转换为 rT_3 和 T_2，从而使其失活。

参与这一酶促脱碘反应的任何因素发生缺陷都会导致 T_3 生成减少，降低激素的敏感性。这些缺陷可能包括多种脱碘酶合成或降解的异常。脱碘酶是一种硒蛋白酶，其结构和功能的维持需要硒代半胱氨酸。硒代半胱氨酸插入序列结合蛋白 2 的基因（selenocysteine insertion sequence-binding protein 2，SECISBP2/SBP2；OMIM：607693）失活突变会阻止硒代半胱氨酸整合进入新合成的硒蛋白，从而改变该蛋白质的结构和酶活性，导致整体的脱碘作用缺陷，干扰 T_4 向 T_3 的转化。

SBP2 部分缺乏的患者在儿童时期就会因身材矮小和骨龄延迟而就医。这些特征提示进行甲状腺功能检查，从而发现甲状腺异常。妊娠和分娩是正常的，但在对其中 1 例进行新生儿筛查时，发现 TSH 升高伴 T_4 正常高值。已知病例中患者的临床表现复杂多变。轻症病例表现为生长迟缓，重症患者表现为复杂的多系统表型，运动和智力发育延迟，进行性的先天性肌病。部分患者存在胰岛素敏感性增强和内脏脂肪增多的矛盾性表现。在 1 例 SBP2 缺陷的成年患者中，出现了几种不同的表现，包括缺乏精子导致的原发性不孕，皮肤光敏反应，严重的雷诺现象。4 例患者中报道了感音神经性耳聋。

SBP2 缺乏患者典型的实验室表现是高 T_4、低 T_3、高 rT_3，以及正常或轻度升高的血清 TSH。尽管患者的生长延迟，但并未检测到其他的激素异常，并且血清胰岛素样生长因子 1（insulin-like growth factor 1，IGF-1）的浓度也正常。患者需要更大剂量的 L-T_4（左甲状腺素）来抑制其血清 TSH 浓度，而不是用 L-T_3

（碘塞罗宁）。超声检查未见甲状腺肿大，所有患者均可见骨龄延迟。

有研究报道在 1 例患者的血清中，自由基介导的脂质过氧化产物（如 7β- 羟基胆固醇）水平高于对照。患者血清中硒元素、硒蛋白 P 及其他硒蛋白的浓度均降低。在皮肤的成纤维细胞中，硒蛋白脱碘酶 D2 的酶活性较低但 mRNA 水平正常，这表示硒酶的合成缺陷。

（三）甲状腺激素受体（TR）敏感性缺陷

甲状腺激素的作用最主要的方式是由甲状腺激素受体（thyroid hormone receptor，TR）所介导，不同的组织器官中，TR 的存在和数量不同，激素反应的类型和强度也不同。TR 的 DNA 结合结构域和 T_3 结合结构域具有结构和蛋白质序列相似性。TR 分子的其他区域则参与另一种 TR 形成二聚体（同源二聚体化）或是与另一类型的核受体形成二聚体（异源二聚体化）的过程，以及参与共阻遏蛋白和共激活蛋白辅因子的结合过程。

人体有 TR-α 和 TR-β 两种 TR，分别由位于 17 号染色体和 3 号染色体上的基因所编码。甲状腺激素 β 受体（thyroid hormone receptor beta，THRB；OMIM：190160）基因编码的是 TR-β，该基因突变是 RTH 的最常见原因，定义为 RTHβ，表现为甲状腺激素的水平均持续升高，并且 TSH 的水平未被抑制。相比之下，在编码 TR-α 的甲状腺激素 α 受体（thyroid hormone receptor alpha，THRA；OMIM：190120）基因突变的患者，血清 T_4 和 rT_3 水平较低，T_3 水平临界升高，TSH 水平正常或轻度升高；这种紊乱模式命名为 RTHα。

1. RTHβ 标志性特点是，虽然血清 T_4 和 T_3 的浓度较高，激素分泌增加代偿了敏感性下降，所以大多数 RTH 患者的甲状腺功能在临床上是正常的。但在不同的个体及同一个体的不同组织中，代偿的程度有所不同。尤其是，垂体促甲状腺激素细胞对激素的反应与身体其他组织对激素的反应不一致。基于是否存在甲状腺功能异常的临床表现，过去 RTH 被细分为全身性 RTH（generalized resistance to thyroid hormone，GRTH；OMIM：188570）、单纯垂体性 RTH（pituitary resistance to thyroid hormone，PRTH；OMIM：145650）和单纯外周组织性 RTH（peripheral tissues resistance to thyroid hormone，PTRTH）。PRTH 临床表现为甲亢，PTRTH 临床表现为甲减，而 GRTH 临床可以表现为甲亢、甲减或没有甲状腺功能异常的症状。临床表现与基因突变不一致。

在同一个突变个体中，可以同时或先后存在甲亢和甲减的表现。存在甲减的临床特征可能包括生长迟缓、骨成熟延迟、学习障碍、精神发育迟缓。有甲亢症状的患者可表现为心动过速、多动和基础代谢率增加。相对而言，活动过度（33%~68%）和心动过速（33%~75%）比较常见。由于心脏主要表达 TR-α，在 RTHβ 缺陷的个体中，心脏中较高浓度的 T_3 和 T_4 敏感性下降并不明显。

在所有的临床表现中，迄今为止最常见的是甲状腺肿（65%~95%）。即使 TSH 水平正常或仅略高，但其比正常 TSH 富含唾液酸且生物活性增强，导致甲状腺肿比较明显。

此外，在 RTHβ 患者中，注意缺陷障碍（attention deficit disorder，ADD）和学习障碍的患病率较高。*THRB* 基因缺失所致的 RTH 患者中，感音神经性耳聋较常见。小鼠实验表明，TR-β 的缺失足以引起听力丧失。在携带纯合性 TR-β 缺失的家族中已报道了全色盲。

2. RTHα 由 *THRA* 基因突变所致，是一种独特的 THIS，其表型不同于 RTHβ 和非 TR-RTH。虽然患者的表型差异很大，但在外周组织中，表现符合未经治疗的先天性甲减合并显著的其他组织异常，包括胃肠道异常（从便秘到巨结肠都有可能）、心脏异常（如心动过缓）、中枢神经系统异常（从孤独症到精神发育迟缓都有可能）、肌无力、巨红细胞症、骨龄落后、身材矮小、股骨骺发育不良、颅缝未闭和大头畸形等。这些表现符合 TR-α 在体内的分布特征，TR-α 主要分布于骨骼、脑、心脏和肌肉组织。

由于下丘脑、垂体主要表达 TR-β，RTHα 几乎不参与下丘脑-垂体-甲状腺轴的反馈调节，*THRA* 基因突变患者往往血清 T_4 降低、T_3 临界高值，但大多与这些指标的正常范围有重叠。血清 TSH 浓度通常在正常范围。甲状腺激素对 3 型脱碘酶的调节由 TR-α 介导。RTHα 患者 rT_3 较低。

（四）其他可能缺陷

1. **甲状腺激素转运入细胞核**　甲状腺激素发挥作用，需要转运入细胞核，与 TR 结合。如果激素和/或激素受体被转运至细胞核内的过程出现缺陷，应该会在基因组水平降低激素的作用。此种缺陷目前尚未报道。

2. **辅因子异常或干扰性物质突变**　共阻遏蛋白和共激活蛋白辅因子在 TR 发挥中起重要作用。这些辅因子若有缺陷就可引起对激素的敏感性降低。例如，"非 TR-RTH" 的个体会有类似 TR-β 基因突变的表型，但却没有发现 TR 基因突变。认为是由 TR 的辅因子发生缺陷所致，但目前尚未明确导致这种缺陷的基因。

（五）实验室检查

不同突变导致的 THIS，其实验室检查有着不同的特征（表 12-1-1）

表 12-1-1　THIS 相关的甲状腺功能实验室指标

疾病名称	甲状腺功能状态				
	T_4	T_3	rT_3	TSH	FT_4
RTHβ	↑	↑或者 N	↑	轻度↑或者 N	↑
THCTD	↓	↑↑	↓↓	轻度↑或者 N	↓
THMD	↑↑	↓	↑↑	↑或者 N	↑↑
RTHα	↓	↑或者 N	↓↓	轻度↑或者 N	↓

注：↓表示降低；↓↓表示显著降低；↑表示升高；↑↑表示显著升高；N 表示正常。

第 2 节
遗传病理生理机制

一、*MCT8* 突变

MCT8 是一种将 T_4 和 T_3 转运入细胞内的特异性转运蛋白，*MCT8* 的几种缺陷可干扰其作为载体蛋白的功能，包括蛋白的表达减少、向质膜的运输受损和对底物的亲和力降低。*MCT8* 缺陷的特点是不常见的混合型表现，即甲状腺激素在某些组织中缺乏，而在其他组织中过多。由于甲状腺激素转运蛋白的表达具有细胞特异性差异，*MCT8* 缺陷患者可以在不同组织中同时存在甲状腺激素缺乏和过量征象。*MCT8* 在甲状腺激素转运进入脑的过程中有重要作用，因而在甲状腺激素对脑发育的作用中也非常重要。

MCT8 突变造成的甲状腺激素剥夺，是导致相应临床表现的原因。突变转运蛋白功能障碍的程度与精神运动性抑制的严重程度之间存在一定关联。相同突变的家系之间临床症状的比较有助于判断基因型和表型之间的关系。在以下突变中有早年死亡的报道：S448X、P537L、I404fs416X、F230D、S194F，以及 64 位氨基酸移码突变导致羧基端扩展。死因是吸入性肺炎。

以 T_3 摄取率进行功能分析 19 种不同的 *MCT8* 突变，其中 10 种由缺失或终止密码子造成的截短突变是没有活性的。另外 4 种，也是由缺失突变造成的，摄取率 2.4%~5%。5 个错义突变：S194F、V235M、R271H、L434W 及 L598P，T_3 摄取率 8.6%~33%，与野生型一致。

MCT8 突变导致的 T_3 膜转运缺陷，与血清 T_3 水平之间的相关性尚未明确，可能受到 T_3 代谢的干扰。此外，除了早年夭折，没有其他临床特征与 MCT8 功能或物理破坏的程度相关。遗传因素、*MCT8* 组织表达的不一致性、其他细胞膜转移因子，都可以影响临床型与表型的相关性。

MCT8 缺陷的转基因小鼠甲状腺功能检查异常，这种异常与携带此基因突变的人类所表现出的异常相似。因此，通过 *MCT8* 缺陷的转基因小鼠，可以对这种甲状腺表型的机制有一些理解。在这种动物模型中，组织 T_3 的水平取决于甲状腺激素跨膜转运蛋白的丰度；肝脏中 T_3 的浓度较高，而脑中 T_3 的浓度则较低。这会导致肝脏中 1 型脱碘酶（D1）的水平升高和脑中 2 型脱碘酶（D2）的水平升高，从而使 T_3 生成增多，并对 T_4 产生消耗作用。此外，某些组织（如脑）中 T_3 的摄取受损会阻止 T_3 被 3 型脱碘酶（D3）降解。另一项在小鼠中进行的研究证明，*MCT8* 基因缺陷也会导致甲状腺的激素分泌障碍，首次表明 MCT8 介导了甲状腺激素分泌的分子机制，而既往认为该分泌过程是被动的。

二、*SBP2* 突变

唯一已明确的遗传性 THMD 涉及 *SBP2* 基因。目前已知有 12 个基因参与脱碘酶的合成和降解，该基因是其中之一。*SBP2* 突变可干扰 T_4 向 T_3 的转化，导致 T_3 的水平较低，而 T_4 和 rT_3 的水平较高。在 2005 年，研究者们首次报道了 3 种 *SBP2* 突变。随后，又发现了另外 6 个家族。遗传模式为隐性遗传，发病的患者为纯合子或者复合杂合子。

SBP2 位于 9 号染色体，在所有组织中都以低水平表达，而在睾丸中表达水平较高。*SBP2* 缺陷会导致硒蛋白的普遍缺乏，但最初的家族中所报告的表型（即甲状腺检测异常和早期生长延迟）相对来说比较轻微，这是因为 *SBP2* 为部分缺乏，并且某些硒蛋白被优先保留（相对于其他需要硒的功能）。

SBP2 缺陷导致的甲状腺表型，与脱碘酶缺乏对甲状腺激素的影响是一致的。但是，靶向破坏的小鼠，D1、D2、D3 单独破坏，或 D1 和 D2 同时破坏，只能部分复制 *SBP2* 异常患者的甲状腺功能异常。因此推测，3 种脱碘酶部分地、不平衡地参与，才能解释 *SBP2* 缺陷者的甲状腺功能异常。值得重视的是，生长和骨成熟的延迟，以及听觉功能受损，都与脱碘酶缺陷相关。

三、*TR-β* 突变

在 RTH 患者中，所有表达 TR-β 的组织对 T_3 作用的敏感性都降低。在同一患者体内，不同组织的激素抵抗严重程度也不同，这可能是因为不同组织中 TR-β 和 TR-α 的相对表达不同。例如，心脏主要表达 TR-α，故而 RTHβ 患者出现的心动过速很可能是由心脏中 T_3 和 T_4 的血清浓度较高引起的。

在大约 85% 的病例中，RTH 是由 *THRB* 基因突变所致。迄今为止，已在 343 个无亲缘关系的家族中发现了 124 种不同的突变。大多数突变位于 TR 的 T_3 结合结构域。这些突变会影响正常 TR 的功能（显性负效应）。现已报道了一个 *THRB* 基因完全缺失的家族。这种缺陷呈隐性遗传，因为杂合子中唯一的一个正常等位基因已足以发挥正常功能。

15% 的 RTH 家系中未检出 *THRB* 基因突变；这称为 "非 TR-RTH"。在临床和生化水平上，这种 RTH 无法与 *THRB* 基因突变导致的 RTH 相区分。在这些家系中，可能是与受体相互作用的某个辅因子突变导致了激素抵抗。

RTHβ 是位于 3 号染色体上的 *THRB* 突变所致。在大多数病例中，突变发生在 THRB 的羧基端及相邻的铰链区。突变主要发生在 3 个含有 CpG 热点的丛集簇，以不会突变的 "冷区域" 相间隔：密码子 282~310；密码子 353~429 除外 383；密码子 234 的上游未报道有突变。"冷区域" 并非没有突变热点，但其中的突变不影响甲状腺激素的敏感性，不会产生临床表型。

已在 426 个无亲缘关系的家族中发现了 132 种不同的突变，多数是错义突变、缺失突变、移码突变。在 5 个家系中产生了含 2 个额外氨基酸的无义蛋白。在 4 个家系中，单一核苷酸缺失导致受体截短。只有一个家系是 *THRB* 基因完全缺失，呈隐性遗传。在 10 个以上不相关的家系中，报道了一些新生突变：R243Q、A317T、R38W、R438H、P453T、P453S。

突变的 *TR-β* 与 T_3 的亲和力下降，或者与甲状腺激素作用过程中涉及的辅酶因子的结合受损，影响甲状腺激素的敏感性。突变后的 *TR-β* 仍然能结合 DNA 的 TR 反应元件，以及形成二聚体，干扰了正常 TR-β

的作用,因此表现为显性遗传。

有报道一个家系在同一个核苷酸位点发生了两个新生 THRB 基因突变,先证者在 THRB 基因密码子 458 位发生错义突变(V458G,GTG → GGG),这种突变遗传给了她的儿子。突变位点的等位基因发生了另一个新生突变 GTG → GAG(V458E),遗传给了她的女儿。这种明显的修复尝试,可能是在第一次突变的时候产生了易诱变的 3 个鸟嘌呤序列的结果。

在携带相同基因突变的不同个体中,以及同一个体不同的组织中,激素抵抗的严重程度也会不同。这种表型差异的机制目前尚未完全清楚,可能是由参与甲状腺激素作用的辅因子的遗传变异性所致。转基因小鼠的研究能够提供一些思路。例如,TR-β 患者出现心动过速,是由于心脏主要表达 TR 的同种亚型——TR-α,对于高浓度的甲状腺激素敏感性没有受损所致。

四、TR-α 突变

RTHα 是由 THRA 基因突变所致,是一种独特的 THIS,其表型不同于 RTHβ 和非 TR-RTH。THRA 基因突变很罕见,于 2012 年首次报道,迄今为止,只报道了 11 种不同突变导致的 20 多例患者。由于 RTHα 个体的血清激素检查异常不明显,因此需要进行基因测序来识别这种病变。

TR-α 由位于 17 号染色体上的基因所编码。TR-α 的突变在野生 TR-α1 与 T3 的亲和上发挥显性负效应的作用,是显性遗传。和 THRB 基因突变一样,这些突变也会通过 3 种不同的机制,导致功能性损害:①对 T3 的亲和力降低;②突变的 TR-α 干扰正常的 TR-α 等位基因,导致显性负效应;③将共激活因子募集至已结合配体的受体的功能缺陷。

TR-α 突变类型多样,包括:移码突变导致提前终止使受体蛋白截短(M338X、E403X 及 E406X);可以同时影响 TR-α1 和 TR-α2 的错义突变(A263V 及 N359Y),这些突变均位于配体结合结构域。

第 3 节
遗传学诊断及遗传咨询

目前所确定的不同类型的 THIS,都是单基因疾病。临床表型不一致,但多数患者除甲状腺功能的实验室指标有不同寻常的异常外,并不具备特征的临床表现。而且,基因型与表型之间并不一致。对于具有 THIS 临床及实验室特征的患者,当疑诊 THIS 时,应进行相关的基因测序。尤其应检测 THRB 基因(OMIM:190160),它是最常见的 THIS 致病基因。当患者同时合并中枢神经系统严重受累时,应进行 MCT8 基因或 SBP2 基因的检测。而患者合并明显的骨骼发育异常时,需进行 THRA 基因(OMIM:190120)测序。

THIS 病例最多见的是由 THRB 基因突变引起,此外 THRA、MCT8、SBP2 基因突变也有报道。但是目前所能证实的突变基因非常有限,还有一些是推测可以造成 THIS,尚未被验证。一些临床表现与实验室检查符合 THIS 的家系中,没有发现已知基因的突变,这些病例很可能是其他基因存在缺陷。例如,当患者具有与 THRB 突变类似的表现,但基因测序并未见到异常时,可能为非 TR-RTH。因此,应继续寻找新候选基因。

THIS 患者多数为常染色体显性遗传,相同基因型的患者表型并不完全一致,尤其是不具备甲状腺功能异常的临床表现时。因此,通常建议筛查家族史成员,尤其是患者一级亲属及进行产前诊断者(表 12-3-1)。

表 12-3-1 THIS 的表型和基因诊断

疾病名称	主要表现	基因	已报道的突变数	产前基因检测报告	家庭成员是否应该检测
RTHβ	常染色体显性遗传,心动过速,甲状腺肿	THRB	132	可行	是
非 TR-RTH	常染色体显性遗传,心动过速,甲状腺肿	未知	–	–	是
THCTD	严重的精神运动障碍	MCT8	76	可行	是
THMD	生长迟缓	SBP2	16	可行	是
RTHα	骨骼异常,智力低下,腹泻或便秘	THRA	5	–	是

注:–,无相关数据。

第4节
治　疗

THIS 的治疗，主要是针对甲状腺功能的异常进行的。但是，由于存在激素敏感性下降，甲状腺功能的评价需要结合实验室数据及临床特征综合判断。若患者不存在甲状腺功能异常的征象，并不需要治疗。对于表现为甲减的患者，需要大剂量 L-T₄ 治疗，方可改善临床症状。对于存在心动过速和震颤的患者，给予 β 肾上腺素受体阻滞剂阿替洛尔通常有效。针对肿大的甲状腺，L-T₃ 可能有一定效果。

有关 THIS 单基因缺陷的临床表现具有明显的异质性。大部分患者并没有甲状腺功能异常的表现，仅少部分患者有甲减的表现。但一旦在生命初期出现严重甲减的临床表现，并且没有及时予以充足的替代治疗，所造成的器官功能损伤是不可逆的。

患有 THIS 的孕妇，妊娠早期流产的概率增加 5倍，几乎所有早期流产的胎儿都没有发生与甲状腺激素敏感性相关的突变。患有 THIS 的孕妇分娩的未发生突变的新生儿，通常具有低出生体重及更低的 TSH 水平。因此遗传咨询及产前诊断具有很大的价值。

（柴晓峰）

参考文献

[1] REFETOFF S, WEISS RE, USALA SJ. The syndromes of resistance to thyroid hormone [J]. Endocr Rev, 1993, 14: 348.

[2] USALA SJ, TENNYSON GE, BALE AE, et al. A base mutation of the C-erbA beta thyroid hormone receptor in a kindred with generalized thyroid hormone resistance. Molecular heterogeneity in two other kindreds [J]. J Clin Invest, 1990, 85 (1): 93-100.

[3] REFETOFF S, BASSETT JH, BECK-PECCOZ P, et al. Classification and proposed nomenclature for inherited defects of thyroid hormone action, cell transport, and metabolism [J]. Eur Thyroid J, 2014, 3 (1): 7-9.

[4] HEUER H, VISSER TJ. Minireview: pathophysiological importance of thyroid hormone transporters. Endocrinology, 2009, 150 (3): 1078-1083.

[5] BROCKMANN K, DUMITRESCU AM, BEST TT, et al. X-linked paroxysmal dyskinesia and severe global retardation caused by defective MCT8 gene [J]. J Neurol, 2005, 252 (6): 663-666.

[6] HERZOVICH V, VAIANI E, MARINO R, et al. Unexpected peripheral markers of thyroid function in a patient with a novel mutation of the MCT8 thyroid hormone transporter gene [J]. Horm Res, 2007, 67 (1): 1-6.

[7] HENNEMANN G, DOCTER R, FRIESEMA EC, et al. Plasma membrane transport of thyroid hormones and its role in thyroid hormone metabolism and bioavailability [J]. Endocr Rev, 2001, 22 (4): 451-476.

[8] COPELAND PR. Regulation of gene expression by stop codon recoding: selenocysteine [J]. Gene, 2003, 312: 17-25.

[9] DUMITRESCU AM, LIAO XH, ABDULLAH MS, et al. Mutations in SECISBP2 result in abnormal thyroid hormone metabolism [J]. Nat Genet, 2005, 37 (11): 1247-1252.

[10] AZEVEDO MF, BARRA GB, NAVES LA, et al. Selenoprotein-related disease in a young girl caused by nonsense mutations in the SBP2 gene [J]. J Clin Endocrinol Metab, 2010, 95 (8): 4066-4071.

[11] FU J, DUMITRESCU AM. Inherited defects in thyroid hormone cellmembrane transport and metabolism [J]. Best Pract Res Clin Endocrinol Metab, 2014, 28 (2): 189-201.

[12] DUMITRESCU AM, LIAO XH, ABDULLAH SYM, et al. Mutations in SECISBP2 result in abnormal thyroid hormone metabolism [J]. Nat Genet, 2005, 37 (11): 1247-1252.

[13] SAITO Y, SHICHIRI M, HAMAJIMA T, et al. Enhancement of lipid peroxidation and its amelioration by vitamin E in a subject with mutations in the SBP2 gene [J]. J Lipid Res, 2015, 56 (11): 2172-2182.

[14] PERSANI L, BORGATO S, ROMOLI R, et al. Changes in the degree of sialylation of carbohydrate chains modify the biological properties of circulating thyrotropin isoforms in various physiological and pathological states [J]. J Clin Endocrinol Metab, 1998, 83 (7): 2486-2492.

[15] BARCA-MAYO O, LIAO XH, ALONSO M, et al. Thyroid hormone receptor alpha and regulation of type 3 deiodinase [J]. Mol Endocrinol, 2011, 25 (4): 575-583.

[16] JANSEN J, FRIESEMA EC, KESTER MH, et

al. Genotype-phenotype relationship in patients with mutations in thyroid hormone transporter MCT8 [J]. Endocrinology, 2008, 149 (5): 2184-2190.

[17] DI COSMO C, LIAO XH, DUMITRESCU AM, et al. Mice deficient in MCT8 reveal a mechanism regulating thyroid hormone secretion [J]. J Clin Invest, 2010, 120 (9): 3377-3388.

[18] ÇATLI G, FUJISAWA H, KIRBIYIK Ö, et al. A novel homozygous selenocysteine insertion sequence binding protein 2 (SECISBP2, SBP2) gene mutation in a turkish boy [J]. Thyroid, 2018; 28 (9): 1221-1223.

[19] LESCURE A, ALLMANG C, YAMADA K, et al. cDNA cloning, expression pattern and RNA binding analysis of human selenocysteine insertion sequence (SECIS) binding protein 2 [J]. Gene, 2002, 291 (1-2): 279-285.

[20] FLAMANT F, SAMARUT J. Thyroid hormone receptors: lessons from knockout and knock-in mutant mice [J]. Trends Endocrinol Metab, 2003, 14 (2): 85-90.

[21] TAKEDA K, SAKURAI A, DEGROOT LJ, et al. Recessive inheritance of thyroid hormone resistance caused by complete deletion of the protein-coding region of the thyroid hormone receptor-beta gene [J]. J Clin Endocrinol Metab, 1992, 74 (1): 49-55.

[22] REUTRAKUL S, SADOW PM, PANNAIN S, et al. Search for abnormalities of nuclear corepressors, coactivators, and a coregulator in families with resistance to thyroid hormone without mutations in thyroid hormone receptor beta or alpha genes [J]. J Clin Endocrinol Metab, 2000, 85 (10): 3609-3617.

[23] FLAMANT F, SAMARUT J. Thyroid hormone receptors: lessons from knockout and knock-in mutant mice [J]. Trends Endocrinol Metab, 2003, 14 (2): 85-90.

[24] BOCHUKOVA E, SCHOENMAKERS N, AGOSTINI M, et al. A mutation in the thyroid hormone receptor alpha gene [J]. N Engl J Med, 2012, 366 (3): 243-249.

第 13 章
甲 状 腺 癌

第 1 节
概　论

任何肿瘤的发生和发展都是一系列基因突变的结果,甲状腺癌也不例外。甲状腺组织细胞主要分为甲状腺滤泡细胞及甲状腺滤泡旁细胞/甲状腺 C 细胞。甲状腺癌根据其来源可分为来源于甲状腺滤泡细胞的甲状腺非髓样癌(non-medullary thyroid cancer,NMTC;OMIM:188550)及来源于甲状腺滤泡旁细胞的甲状腺髓样癌(mendullary thyroid carcinoma,MTC;OMIM:155240)。根据其在生殖细胞结合、分裂、分化、生长、发育的过程中发生基因突变的时机,以及累积的基因突变位点的叠加效应,肿瘤又可以表现出一定的遗传性及侵袭性。来源于生殖细胞的突变可以常染色体显性遗传方式或常染色体隐性遗传方式遗传给后代;来源于体细胞的突变表现为散发型,但突变叠加可加快细胞的去分化、增强其侵袭性及转移性。其中,NMTC 约占所有甲状腺癌的 90%,包括:甲状腺乳头状癌(papillary thyroid cancer,PTC)、甲状腺滤泡状癌(follicular thyroid cancer,FTC)、低分化型甲状腺癌(pooly differentiated thyroid cancer,PDTC)、未分化甲状腺癌(anaplastic thyroid cancer,ATC),以及单核细胞癌(也叫 Hurthle 细胞癌)及淋巴细胞来源的肿瘤、其他部位肿瘤的转移癌。大部分肿瘤为散发,少部分肿瘤以遗传综合征的形式表现出来。有 5%~10% 的 NMTC 有家族遗传性,也称为家族性 NMTC(familial origin NMTC,FNMTC),相关的遗传综合征包括:考登综合征(Cowden syndrome,CS)、加德纳综合征(Gardner syndrome)、卡尼复合征(Carney complex)、维尔纳综合征(Werner syndrome,WS)、乳头状肾癌(papillary renal neoplasia,PRN)综合征;25%的 MTC 有家族遗传性,称为 FMTC,相关遗传综合征包括:多发性内分泌腺瘤病 2 型(multiple endocrine

neoplasia type 2A,MEN2A)、多发性内分泌腺瘤病 2B型(multiple endocrine neoplasia type 2B,MEN2B)。甲状腺癌分类见图 13-1-1。

第 2 节
MAPK 信号通路及
PI3K 信号通路

丝裂原激活的蛋白激酶(mitogen-activation protein kinase,MAPK)通路和磷脂酰肌醇 3 激酶(phosphatidylinositol 3-kinase,PI3K)通路的异常激活与许多肿瘤的发生有关,甲状腺癌的发生和发展也与这两条通路密切相关。

正常情况下,受体酪氨酸激酶(receptor tyrosine kinase,RTK)与不同配体(各种生长因子)结合,激活细胞膜内的酪氨酸激酶,向细胞内传递信号,进一步激活 MAPK 信号通路及 PI3K 信号通路,传递信息至细胞核内,调控 DNA 的复制、基因表达、功能蛋白质的整合,影响细胞的分裂、增殖、凋亡。

RTK 是一大类跨膜蛋白,镶嵌在细胞膜表面,包含一个跨膜域、一个细胞膜外的受体结构域,以及细胞膜内的酪氨酸激酶结构域。人体中有 50 多种 RTK,常见的 RTK 有表皮生长因子受体(epidermal growth factor receptor,EGFR)、血小板衍生生长因子受体(platelet-derived growth factor receptor,PDGFR)、血管内皮生长因子受体(vascular endothelial growth factor receptor,VEGFR)、间变性淋巴瘤激酶(anaplastic lymphoma kinase,ALK)、神经营养因子受体(RET 基因编码)、神经营养酪氨酸激酶受体(NTRK1 基因编码)等。

RTK 与相应配体结合,激活酪氨酸激酶。一方面,进一步活化 RAS 蛋白,RAS 蛋白通过与 GTP、GDP 的相互转换结合来调整下游信号系统的开启与关闭。下游级联信号通路包括 BRAF、MAPKKK、

MAPKK、MAPK、ERK。MAPK 通路激活,促进细胞的增殖、分化,缩短细胞周期。另一方面,可激活 PI3K,PI3K 通过一系列级联磷酸化反应,将 PIP2 磷酸化为 PIP3,PIP3 可进一步激活 Akt,Akt 的激活可以进一步激活多种下游通路(图 13-2-1)。常见的 Akt 下游有 P53 通路、NF-κB 通路、BCL2、FOX 等,调节细胞周期,帮助细胞存活;mTOR 通路促进功能蛋白质的整合等。此外,PI3K 还可以被 RAS 蛋白、G 蛋白耦联受体激活;PTEN 可抑制 PIP2 向 PIP3 转化,为 PI3K 通路的负调节因子。

总之,RTK-RAS-BRAF-MAPK 通路及 RTK-RAS-PI3K-Akt 通路的异常激活是甲状腺癌发生的重要分子机制。多种原因可造成这两条路径激活,包括:①表达相应功能激酶的基因的激活性突变,如 RAS 蛋白、BRAF 蛋白、RET 蛋白;②异常的染色体重排,造成融合蛋白表达持续激活下游通路,如 RAS/PTC 融合蛋白;③调节内源性基因转录后表达的 microRNA。目前已知常见调控位点见表 13-2-1。

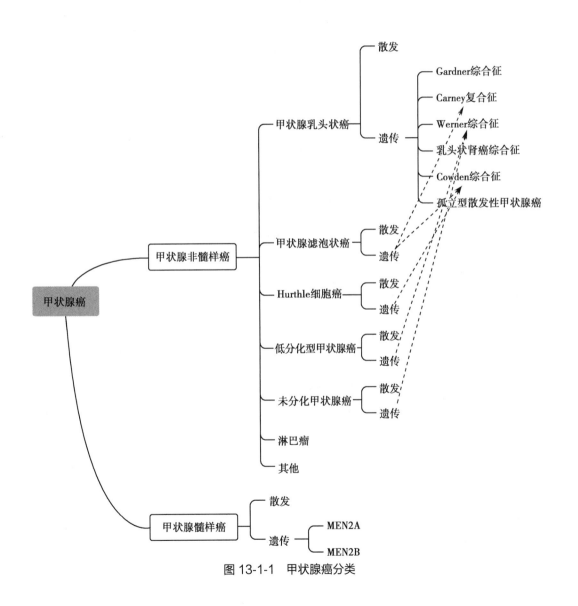

图 13-1-1　甲状腺癌分类

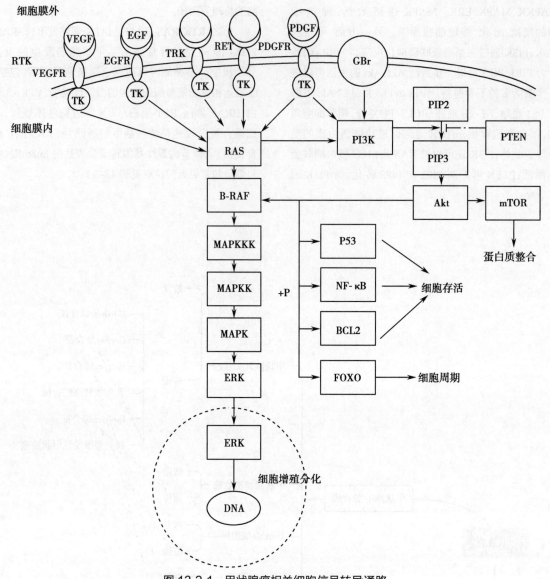

图 13-2-1 甲状腺癌相关细胞信号转导通路

表 13-2-1 甲状腺癌常见已知调控位点

基因变异	部位	蛋白	正常功能	病变结果	疾病
基因突变					
BRAF V600E	7q	Raf1 蛋白激酶↑	激活 MAPKKK	MAPK 活化;NIS 沉默;细胞去分化	DTC
RAS(N-RAS、H-RAS、K-RAS)	1p22-p32;11p15.1-p15.3;12p1.1-pter	RAS 蛋白 /P21	与 GDP 和 GTP 均有很强的亲和性,有较弱的 GTP 酶活性,与 GTP 结合激活	持续活化 MAPK	FTC、PTC、PDTC、ATC
hTERT 启动子	5p15.33	端粒酶催化域↑	只在减数分裂、胚胎发育中有;体细胞不表达端粒酶	端粒酶活性↑	PDTC、ATC

基因变异	部位	蛋白	正常功能	病变结果	疾病
PIK3CA	3q26.3	脂质激酶家族	磷酸化磷酸肌醇环的 3'OH；激活 Akt1、RhoA、PDK1、PKC,促进细胞增殖、细胞存活、脱颗粒、囊泡运输、细胞迁移	促进细胞增殖、细胞存活、脱颗粒、囊泡运输、细胞迁移	FTC、ATC、PTC
PTEN	10q22-23	PTEN 蛋白	PTEN 蛋白活性下降	负调节 PI3K-AKT	考登(Cowden)综合征
Akt1	14q32.33	丝氨酸苏氨酸蛋白激酶	催化 NADP 至 NADPH,NADPH 控制氧化损伤	催化肿瘤转移	PDTC、ATC
P53	17p13.1	P53 蛋白	调节靶基因表达,诱导细胞周期阻滞、凋亡、衰老、DNA 修复	催化肿瘤转移	ATC
CTNNB1	3p22.1	复杂的黏附连接蛋白	WNT-β-catenin 激活	促进肿瘤进展	PDTC、ATC
EGFR	7p11.2	跨膜糖蛋白	与配体结合,酪氨酸自磷酸化	细胞增殖	PTC
基因重排					
RET/PTC	10q11.2	多种融合蛋白	*RET* 原癌基因在甲状腺滤泡细胞水平表达很低	酪氨酸激酶结构域 5' 端 TRK 相连导致酪氨酸激酶活性增加	PTC
NTRK1（TRK）	1q21-22	TRK	具有酪氨酸激酶活性的神经生长因子受体	同上	PTC
ALK	DRDD23	ALK 蛋白	激活 MAPK 和 PI3K-AKT 通路	同上	ATC
染色体易位					
PAX/PPARγ	t(2;3)（q13;p25）	PAX/PPARγ 蛋白	*PAX8* 基因编码核蛋白;*PPARγ* 基因编码核受体蛋白	阻碍正常的 PPARγ 作用,抑制细胞分化,刺激细胞生长	FTC
其他					
miRNA	–	小非蛋白编码 RNA	多种 miRNA 基因表达的上调及下调,影响肿瘤的侵袭性	调控内源性基因转录后的表达;下调抑癌基因、上调原癌基因表达	ATC

注:DTC,分化型甲状腺癌;FTC,甲状腺滤泡状癌;PTC,甲状腺乳头状癌;PDTC,低分化型甲状腺癌;ATC,未分化甲状腺癌。

第 3 节
不同类型甲状腺癌的
分子遗传学特点

一、甲状腺非髓样癌

甲状腺非髓样癌(NMTC)主要包括分化型甲状腺癌(包括甲状腺滤泡状癌及甲状腺乳头状癌)、分化差的甲状腺癌、未分化甲状腺癌等。目前认为来源于甲状腺滤泡细胞的甲状腺癌的分化、去分化过程是连续基因突变的结果。在分化型甲状腺癌细胞中往往

只能检测到一种表达通路蛋白的基因突变或重排,主要结果是造成 RAS 或 BRAF 激活,使得肿瘤细胞可以保留一定的摄碘功能,但是却造成了染色体的不稳定,为细胞的进一步去分化埋下祸根;在分化差的甲状腺癌中,往往开始合并了 P53 及 TERT 启动子的基因突变,可以叠加其他基因突变,加速了细胞的去分化,增强了肿瘤的侵袭性;更多的基因突变叠加导致未分化甲状腺癌,也加剧了肿瘤的恶性行为,导致预后极差(图 13-3-1)。

(一) 分化型甲状腺癌

1. 甲状腺乳头状癌(PTC)和甲状腺滤泡状癌(FTC) 多达 70% 的分化型甲状腺癌中都存在互斥的 *RET/PTC*、*NTRK1*、*RAS*、*BRAF* 非重叠活化突变;而

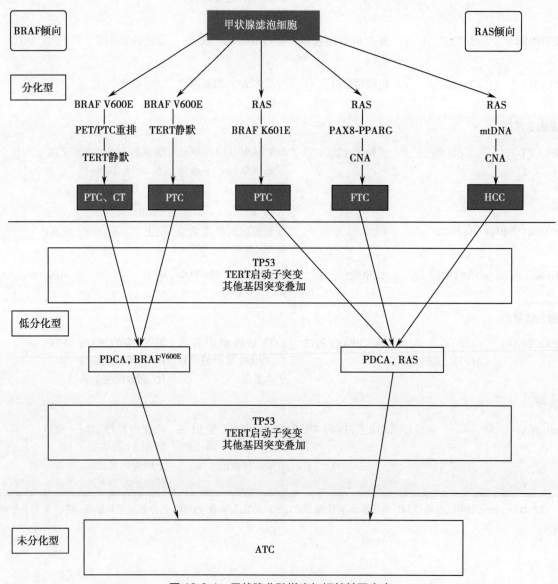

图 13-3-1　甲状腺非髓样癌与相关基因突变
CT:classical type, 经典型;CNA:copy number alteration,拷贝数变异。

BRAF、TERT 与甲状腺外侵犯、淋巴结转移等预后相关。对于甲状腺滤泡状癌来说，40% 有 RAS 基因的突变，存在 RAS 突变者的侵袭性和患者病死率更高。10%~40% 的甲状腺滤泡状癌可检测到 PAX8-PPARγ 融合基因编码的融合蛋白。RAS 突变和 PAX8/PPARγ 重排不会同时出现。甲状腺滤泡状癌可能涉及 p53、c-myc、c-fos、TERT 启动子、TSH 受体突变。甲状腺滤泡状癌一般没有 RET/PTC 突变或 BRAF 突变。

而对于 Hurthle 细胞癌，长期以来一直认为是滤泡性肿瘤的一个亚型，目前认为是线粒体 DNA 突变导致，预后较甲状腺滤泡状癌（FTC）差。

2. 治疗 治疗方式与甲状腺乳头状癌（PTC）相似，首选手术治疗。术后根据危险分层进行甲状腺激素抑制治疗及放射碘治疗。对于转移病灶、碘抵抗、骨转移压迫症状者可考虑外照射和化疗。难治性分化型甲状腺癌可考虑传统的细胞毒药物化疗及针对血管生成的激酶抑制剂。

（二）未分化甲状腺癌（ATC）

1. 流行病学 ATC 是一种恶性程度很高的肿瘤，占所有甲状腺癌的 2%~15%，中位生存期仅仅有 6 个月。20% 的患者有分化型甲状腺癌的病史。

2. 临床表现 为迅速增长的颈部肿块，常伴压迫症状。侵袭性极高，容易发生腺体外侵犯及淋巴结转移。

3. 分子发病机制 甲状腺癌恶性程度进展被认为是一个多步骤的肿瘤发生过程，甲状腺滤泡早期发生的 RAS、RAF 突变导致分化型甲状腺癌的发生，

P53 基因失活突变导致细胞进一步分化而出现低分化型甲状腺癌和未分化甲状腺癌。目前认为甲状腺癌中未分化甲状腺癌是侵袭程度最高的甲状腺癌，许多这类癌症都源于高分化甲状腺癌，后者最初就具有 BRAF 和 RAS 驱动基因突变，并且之后又获得了包括 TERT 启动子区域、P53、PIK3CA 等增强癌症侵袭性的突变。

（三）甲状腺非髓样癌的遗传性

1. 遗传综合征 这几个遗传综合征目前被认为是由于一个或者几个基因突变所致（表 13-3-1）。

（1）考登综合征（Cowden syndrome，CS；OMIM：158350）：是常染色体显性遗传病。也叫 Cowden 病或多发错构瘤综合征，是 PTEN 错构瘤综合征（PTEN hamartoma tumor syndromes，PHTS）中最典型的一个表型。PHTS 是由于染色体 10q22-23 上的 PTEN 基因（phosphatase and tensin homology deleted on chromosome ten gene，磷酸酶及张力蛋白同源基因）的抑癌基因胚系突变，或者不明原因引起的 PTEN 蛋白抑制活性降低导致对 PI3K/Akt 信号通路的负性调节。临床特征为多种组织中的多发错构瘤，特征性的皮肤表现，如旋毛瘤、口腔纤维瘤、点状掌跖角化病，其罹患乳腺癌、甲状腺癌、肾癌、结直肠癌、子宫内膜癌的风险也大大增加。Cowden 综合征的患者 2/3 可以有甲状腺病变，10% 会发展为甲状腺癌，通常是甲状腺非髓样癌（PTC 或 FTC 或 Hurthle 细胞癌），多在 20 岁以前发病，其发病率是一般人群的 70 倍左右，远远高于普通人群。

表 13-3-1　与甲状腺癌相关的综合征

综合征	遗传方式	染色体	突变基因	甲状腺癌类型	临床表现	甲状腺病变发生率
Gardnon 综合征（OMIM：175100）	AD	5q21	APC	PTC	家族多发结肠腺瘤病	1%~12%（女性多见）
Cowden 综合征（OMIM：158350）	AD	10q22-23	PTEN，SDHB-D，PIK3CA，Akt1，KLLN 启动子甲基化，SEC23B	PTC，FTC	多发错构瘤，皮肤旋毛瘤	10%（不明）
Werner 综合征（OMIM：277700）	AR	8p11.1-21.1	WRN	PTC，FTC，ATC	早老症，肿瘤易感综合征	18%（日本患者）
Carney 复合征（OMIM：160980）	AD	17q22-24；2p16 未知基因	PRKAR1α	PTC，FTC	心脏黏液瘤，PPNAD	3%
乳头状肾癌综合征	AD	不明	不明	PTC	乳头状肾癌	不明

注：AD，常染色体显性；AR，常染色体隐性；PTC，甲状腺乳头状癌；FTC，甲状腺滤泡状癌；ATC，未分化甲状腺癌。

（2）加德纳综合征（Gardner syndrome，GS）：是 5q21 染色体上结肠腺瘤性息肉病（adenomatous polyposis coli，APC）的抑癌基因失活突变所致，为常染色体显性遗传病。临床表现为家族性腺瘤性息肉病（familial adenomatous polyposis，FAP）的特征，除了大量的肠息肉、结肠癌，还有其他结肠外的良恶性病变。良性病变包括骨瘤、表皮囊肿、纤维瘤、肾上腺皮质腺瘤、鼻血管纤维瘤；恶性病变包括甲状腺癌、胰腺癌、肝母细胞瘤、胆囊和胆管肿瘤等恶性肿瘤。1%~12% 的 FAP 有甲状腺癌，其患癌风险是一般人群的 8 倍，妇女及 30 岁以下人群好发，病灶通常是多灶性的。

（3）卡尼复合征（Carney complex，CNC；OMIM：160980）：是一种罕见的遗传性疾病，为常染色体显性遗传病，最常见的原因是位于 17q22-24 染色体上的 PRKAR1α 基因突变；部分病例与 2p16 的未知基因有关。患者常表现为多发性内分泌肿瘤和皮肤色素沉着、心脏黏液瘤。内分泌肿瘤除了 PPNAD、垂体瘤等，甲状腺良性 / 恶性瘤也不少见，多为良性、非毒性结节，约 3% 的患者会进展为甲状腺癌，包括 PTC、FTC。

（4）维尔纳综合征（Werner syndrome，WS；OMIM：277700）：Werner 综合征又称白内障 - 硬皮病 - 早老综合征，又名早老矮小病、成人早老综合征、成人早衰症等。1904 年德国 Werner 博士首先报道，该病是由 8p11.1-21.1 染色体上 WRN 基因突变引起的常染色体隐性遗传病，非常罕见。WRN 基因编码 DNA 解旋酶 RecQ 的家族成员。WRN 解旋酶的一个独特特征是在其 N 端区域存在一个外切酶结构域，WRN 蛋白参与 DNA 修复、重组、复制和转录等多种过程。WRN 基因突变导致早衰和硬皮病样皮肤改变，具体机制尚不清楚。临床特征是可引起早衰症状的结缔组织病，以及骨肉瘤、软组织肉瘤、甲状腺癌。甲状腺癌常见 PTC、FTC，偶见 ATC。近亲结婚者子代发病居多，在日本较常见，相较高加索人种，患有这种疾病的日本患者更容易患上甲状腺癌。

（5）乳头状肾癌（papillary renal neoplasia，PRN）综合征：遗传原因不明，位于染色体 1q21 的不明基因可能与乳头状肾癌和甲状腺癌相关。非常罕见，目前只在一个家系中有描述。

（6）其他遗传性疾病：McCune-Albright 综合征、Peutz-Jeghers 综合征和 Louis Bar 综合征也可能与 NMTC 有关，但是尚未发现明确机制。

2. 非综合征相关的 FNMTC 的基因和位点 除了遗传综合征相关，散发性的甲状腺癌家族中的甲状腺

癌风险也发现明显升高。对于非遗传综合征 NMTC，对一些基因位点的突变的检测，有助于评价甲状腺癌患者的预后。

（1）DICER1 综合征：DICER1（OMIM：606241）位于染色体 14q32 位点上，DICER1 蛋白是核糖核酸酶 Ⅲ 家族成员，切割小的非编码 RNA 前体，产生成熟的 miRNA，调节基因转录后的表达。致病生殖细胞 DICER1 突变导致 DICER1 综合征，与各种肿瘤的易感性有关，以多结节性甲状腺肿（multinodular goiter，MNG）为特征，儿童高发。DTC 发病风险也有增加。

（2）FOXE1：FOXE1（OMIM：602617），又称甲状腺转录因子 2，在甲状腺滤泡细胞中高表达，对甲状腺的形成和发育至关重要。

二、甲状腺髓样癌

甲状腺髓样癌（medullary thyroid cancer，MTC；OMIM：155240）是一种特殊的甲状腺癌，主要是编码 RET 蛋白的 RET 基因突变造成的 MAPK 通路及 PI3K 通路的持续活化。75% 的 MTC 为散发性，肿瘤组织 RET 基因体细胞突变与不良预后有关。25% 的 MTC 为遗传综合征的组分，RET 基因胚系突变可导致多发性内分泌腺瘤病 2 型（MEN2），不同的基因突变位点可以表现为不同表型。

（一）散发性 MTC

来源于甲状旁腺细胞 /C 细胞的神经内分泌肿瘤。

1. 流行病学 MTC 占甲状腺癌的 1%~2%，MTC 中 75% 为散发性，发病年龄在 30~60 岁。

2. 临床症状 常表现为孤立的甲状腺结节，大部分位于甲状腺腺叶的上部，绝大部分 MTC 患者在诊断时已经有转移，可转移至肝、肺、骨、大脑、皮肤。多灶性 MTC 患者更常发生淋巴结转移。由于 C 细胞来源于胚胎时期的神经嵴，髓样癌常常具有其他神经内分泌肿瘤（例如类癌及胰岛细胞瘤）的临床及组织学特征。晚期 MTC 的肿瘤分泌降钙素、降钙素基因相关肽等可引起腹泻、面部潮红。偶见肿瘤分泌 ACTH，可见库欣貌。

3. 诊断

（1）血清学：①对降钙素的筛查，有助于微小癌的发现。血清降钙素 >500pg/ml，提示局部 / 远处转移的风险极高。②多数 MTC 还分泌癌胚抗原（CEA），监测血清降钙素原（PCT）、CEA 倍增时间可监测肿瘤进展侵袭情况。

（2）甲状腺超声的表现不特异。

（3）基因检测：肿瘤组织 RET 基因体细胞突变与

不良预后有关。初次诊断的 MTC 均建议筛查 *RET* 基因生殖系突变检测,应包括 *RET* 基因第 10、11 和 13~16 外显子测序。

(4) 共存肿瘤筛查:生殖系突变阳性者需筛查 MEN2 相关共存肿瘤,尤其注意嗜铬细胞瘤的筛查,包括血浆甲氧基肾上腺素 + 甲氧基去甲肾上腺素初筛,酌情是否进行影响学检查。如 *RET* 原癌基因检测阴性 + 无 MEN2 家族史,可不筛查。

4. 治疗

(1) 治愈 MTC 的唯一方式是完整切除肿瘤及所有局部和区域转移灶。

(2) 对于肿物较大、转移灶较多、无法期待手术治愈者,可考虑仔细观察或酪氨酸激酶抑制剂。

(3) 有症状或较大的散在远处转移者,可采用局部疗法,包括手术切除、外照射、栓塞、射频消融。

(4) 缓解激素过量症状:包括腹泻、异位 ACTH 综合征,均为药物对症处理。

(5) 化疗及免疫治疗:对于无法手术或放疗的进展性或症状性转移瘤患者,可考虑全身性治疗,可首选口服酪氨酸激酶抑制剂(TKI),首选卡博替尼、凡德他尼。上述药物治疗失败者可选择索拉非尼、舒尼替尼、仑伐替尼。对于 TKI 无法耐受者,可以首选以达卡巴嗪为基础的化疗方案。

5. 预后 PCT、CEA 术后倍增时间是生存率的预后因素,倍增时间>24 个月者预后非常好;倍增时间<12 个月,表明生存情况较差。存在 *RET* 基因体细胞突变与淋巴结转移、疾病状态、死亡率相关。

(二) 遗传性 MTC

包括 MEN2A 和 MEN2B,是常染色体显性遗传模式,外显率非常高,遗传缺陷位于 10 号染色体。临床特征为 MTC、嗜铬细胞瘤、原发甲状旁腺增生。*RET* 基因生殖系突变会造成功能获得,是激活性的突变,不同的基因突变位点可以表现为不同的临床表型(表 13-3-2)。

表 13-3-2　基因突变位点与临床综合征

MEN2	分型	突变位点	临床表现
MEN2A (OMIM:171400)	经典 MEN2A	11 号染色体 634 密码子;16 号染色体 918 密码子	MTC、嗜铬细胞瘤、PTPHT
	MEN2A 伴 CLA(苔藓样皮肤淀粉样变)	*RET* 基因,密码子 634、804	经典表现 + 扁平苔藓样淀粉样变
	MEN2A 伴 HD(希尔施普龙病)	*RET* 基因,密码子 609、611、618、620	甲状腺 C 细胞获得性突变;结肠失活性突变。先天性巨结肠 + 经典表现
	FMTC	*RET* 基因,密码子 609、611、618、620、630、634、768、790、791、804、883	MTC 强易感 + 无其他 MEN2A 表现
MEN2B (OMIM:162300)		16 号染色体,918 密码子突变,甲硫氨酸→苏氨酸	MTC+ 嗜铬细胞瘤 + 黏膜神经瘤、肠道节细胞神经瘤 + 类马方体型 + 无甲状旁腺增生。并发症发病率和死亡率更高

MTC 的治愈主要依赖于早期较大范围的手术切除。MTC 是一种危及生命的疾病,早期甲状腺切除能够预防或治愈 MTC,所以通过筛查 MEN 家族成员从而早期诊断 MEN2 至关重要。

第 4 节
甲状腺癌的分子靶向治疗

甲状腺癌的治疗过程中有三种情况治疗棘手,即在 DTC 晚期伴碘抵抗患者、MTC 患者、ATC 患者。尤其是 ATC 患者。ATC 的侵袭性强,进展迅速,生活质量差,生存期短,生存率低,预后极差,目前尚无有效的治疗手段。近年来对甲状腺癌分子遗传学的研究,发现诸多基因突变位点,针对甲状腺癌发病机制的不同分子路径,为临床治疗提供了新思路。多靶点酪氨酸激酶抑制剂针对 VEGF 通路、EGFR 通路及 BRAF,靶向肿瘤新生血管,造成血管破裂。PD-1 和 PD-L1 拮抗剂、TERT 启动子抑制剂、mTOR 通路抑制剂等均在肿瘤不同靶点发挥抗肿瘤的作用。此外,针对肿瘤的干细胞治疗及药物个性化治疗的研究也在进行中。目前,一些药物在药物临床试验中表现优异,部分药物已经获得美国食品药品监督管理局(FDA)的批准应用于临床。

1. 针对 VEGF 通路 包括索拉非尼、凡德他尼、苏尼替尼、仑伐替尼、CLM94、CLM3 等。

(1)索拉非尼(sorafenib):是针对 *TKI*、*VEGFR1*、*VEGFR2*、*BRAF* 和 *RET* 基因的靶向治疗药物,具有促肿瘤细胞凋亡、抗肿瘤血管生成的作用。目前已经被批准用于 PTC、PDTC 治疗,在 ATC 患者中的疗效与安全性尚无明确数据。

(2)凡德他尼(vandetanib):是针对 EGFR、RET 激酶和 VEGFR-2、3 的药物,具有抗血管生成作用。通过下调细胞周期素 D1,抑制 ERK1/2、Akt 和 EGFR 的磷酸化,抑制肿瘤生长与迁移,延长细胞周期,诱导细胞凋亡。已经获批用于侵袭性 MTC。Ⅱ期临床试验显示无病生存期较安慰剂组显著延长。

(3)苏尼替尼(sunitinib):是针对 *VEGFR2*、*RET*、*c-kit*、*PDGFR*、*FLT-3* 和 *CSF-1R* 的多靶点抑制剂。用于抢救性治疗,曾观察到颈部肿物缩小。

(4)仑伐替尼(lenvatinib):是针对成纤维细胞生长因子受体 -1、2、3、4、*VEGF*-1、2、3、*PDGFRb*、*RET*、*c-kit* 的多靶点抑制剂,国外获批用于治疗碘抵抗的 DTC。

(5)CLM94 和 CLM3:体外及动物实验证实可抑制血管生成,可抑制 EGFR、VEGFR1 和 RETTK 的抗肿瘤活性,但尚未应用于临床。

2. EGFR 通路抑制剂 包括吉非替尼、帕唑帕尼、伊马替尼等。

(1)吉非替尼(gefitinib):是一种低分子化合物,是一种酪氨酸激酶抑制剂(tyrosinekinase inhibitor,TKI),可以抑制 EGFR 的活化。抑制甲状腺癌细胞生长,增强电离辐射对 DTC 和 ATC 细胞的抗增殖作用。

(2)帕唑帕尼(pazopanib):是 VEGFR、PDGFR、KIT 激酶的抑制剂,在机体内可抑制多种细胞色素 P450 还原酶。帕唑帕尼通过阻断细胞增殖所需的关键酶,限制肿瘤组织的血供而抑制肿瘤细胞的增殖。体外研究显示,帕唑帕尼可增强紫杉醇抑制 ATC 细胞有丝分裂的作用。

(3)伊马替尼(imatinib):是 KIT 受体、PDGFR 的抑制剂;已被欧洲药品管理局(EMA)和美国 FDA 批准用于治疗慢性髓性白血病和胃肠道间质瘤。因 *p53* 基因的突变或缺失,ABL 激酶、PDGFR 在 ATC 细胞中过表达,而伊马替尼可选择性地抑制 ABL 激酶和 PDGFR 的活性,抑制肿瘤生长的作用较为明显。目前

研究显示伊马替尼临床效果较好,但仍需随机、大样本、多中心的临床研究进行验证。目前伊马替尼尚未正式用于 ATC 的治疗。

3. BRAF 抑制剂 包括达布非尼 / 曲美替尼、维罗非尼等。

(1)达布非尼 / 曲美替尼合剂(dabrafenib and its combination with trametinib):达布非尼是一种 BRAF 抑制剂,曲美替尼为 MEK 抑制剂。达布非尼被临床证实在服用的 6~7 个月产生抗药性,该合剂被批准用于 *BRAF* V600E/K 突变转移性黑色素瘤。2018 年被批准用于 *BRAF* V600E 突变的局部晚期,无法切除、转移性的、无替代方案的 ATC。

(2)维罗非尼(vemurafenib):一种小分子化合物,可抑制 BRAF 活性,阻断 MAPK 途径,FDA 已经批准用于有 *BRAF* V600E 突变的转移性黑色素瘤。有部分个案报道提示对 *BRAF* V600E 突变的 DTC 及 ATC 患者应答良好,个别达到了完全治愈。

4. PARγ 激动剂 包括罗格列酮、吡格列酮。PPARγ 是一种核激素受体,该受体的激活可诱导不同癌细胞的抗肿瘤作用;可抑制肿瘤细胞侵袭增殖,诱导细胞凋亡;在体外细胞实验中可诱导 ATC 细胞的去分化及再分化。临床尚未得到验证。

5. 靶向 PD-1 和 PD-L1 如:彭布罗利单抗。Ⅰ期临床试验已经初步证实了彭布罗利单抗在 PD-L1 表达阳性的晚期分化型甲状腺癌中的有效性及安全性。ATC 中常常发现 *BRAF*、*KRAS* 等突变和 PD-L1 蛋白的共同表达。在动物实验中已经证实了 BRAF 抑制剂联合 PD-L1 较单药(BRAF/PD-1)可明显抑制 ATC,延长生存期。进一步临床研究值得期待。

6. 靶向 TERT 突变 靶向 TERT 的复合物溴结构域与外终端抑制剂(bromodomains and extraterminal inhibitors,BETi)可通过抑制 BRD4 转录活性,直接减少 TERT 的表达。也可以通过抑制其他 BRD4 依赖的转录因子(比如 c-myc)直接减少它的转录。BETi 已经在临床前研究中证实了有效性,该药联合其他药物用于治疗其他恶性肿瘤有一定的疗效,但是综合表现较差,目前尚未应用于甲状腺癌患者。

7. mTOR 通路抑制剂

依维莫司(everolimus):依维莫司具有潜在的抑制细胞增殖和肿瘤生长的作用,已被研发为一种抗肿瘤药物。依维莫司的靶点是 mTOR 蛋白,通过控制细胞增殖的关键酶和限制肿瘤血供来抑制肿瘤生长。一项针对 6 例局部晚期、远处转移和碘抵抗的 ATC 患者进行的Ⅱ期临床研究结果显示,ATC 患者的无进展

生存期为 10 周(95%*CI*:4.8~16.0),总生存期为 13 周(95%*CI*:7.4~18.6)。另一项针对 7 例局部晚期或远处转移的 ATC 患者的 II 期临床研究结果显示,仅 1 例 57 岁的女性 ATC 患者在 18 个月内接近或达到完全缓解,其他 6 例患者均为疾病进展。因此,目前证据表明,依维莫司治疗 ATC 的临床疗效异质性较强,具体原因有待进一步研究。

8. 癌症干细胞靶向治疗(cancer stem cell-targeted therapies,CSC 靶向疗法) 在许多研究中表明,肿瘤细胞亚群具有一定的生物学活性,能够调节肿瘤细胞的自我更新和多谱系潜能,这也可以解释肿瘤的复发、转移和对治疗的抵抗。通过定位癌症干细胞膜表面的标记,合成新的化合物,已经在技术上可行,但尚未应用于临床。

9. 个体化的靶向治疗 通过对每名患者身上采集的原发肿瘤进行体外药物筛选,预测体内特定靶向药物的临床效果。

(赵 洲 李乃适)

参考文献

[1] ASIMAKOPOULOS P, SHAHA AR, NIXON UJ, et al. Management of the neck in well-differentiated thyroid cancer [J]. Curr Oncol Rep, 2020, 23 (1): 1.

[2] CABANILLAS ME, RYDER M, JIMENEZ C. Targeted therapy for advanced thyroid cancer: kinase inhibitors and beyond [J]. Endocr Rev, 2019, 40 (6): 1573-1604.

[3] CHIACCHIARINI M, TROCCHIANESI S, BESHARAT ZM, et al. Role of tissue and circulating microRNAs and DNA as biomarkers in medullary thyroid cancer [J]. Pharmacol Ther, 2021, 219: 107708.

[4] DE LEO S, TREVISAN M, FUGAZZOLA L. Recent advances in the management of anaplastic thyroid cancer [J]. Thyroid Res, 2020, 13 (1): 17.

[5] FALLAHI P, FERRARI SM, ELIA G, et al. Primary cell cultures for the personalized therapy in aggressive thyroid cancer of follicular origin [J]. Semin Cancer Biol, 2020: S1044-579X (20) 30149-8.

[6] FALLAHI P, FERRARI SM, GALDIERO MR, et al. Molecular targets of tyrosine kinase inhibitors in thyroid cancer [J]. Semin Cancer Biol, 2020: S1044-579X (20) 30249-2.

[7] FERRARI SM, FALLAHI P, ELIA G, et al. Thyroid autoimmune disorders and cancer [J]. Semin Cancer Biol, 2020, 64: 135-146.

[8] GENPENG L, JINEN S, TAO W, et al. Intraoperative application of inactivated pseudomonas aeruginosa in patients undergoing lateral neck dissection for metastatic thyroid cancer: a randomized, parallel group, placebo-controlled trial [J]. Surgery, 2020, 168 (2): 340-346.

[9] GUAN SH, WANG H, TENG DK. Comparison of ultrasound-guided thermal ablation and conventional thyroidectomy for benign thyroid nodules: a systematic review and meta-analysis [J]. Int J Hyperthermia, 2020, 37 (1): 442-449.

[10] HARTL DM, GUERLAIN J, BREUSKIN I, et al. Thyroid lobectomy for low to intermediate risk differentiated thyroid cancer [J]. Cancers (Basel), 2020, 12 (11): 3282.

[11] KHAN TM, ZEIGER MA. Thyroid nodule molecular testing: is it ready for prime time? [J]. Front Endocrinol (Lausanne), 2020, 11: 590128.

[12] KÜÇÜK NO, TARI P, TOKMAK E, et al. Treatment for microcarcinoma of the thyroid-clinical experience [J]. Clin Nucl Med, 2007, 32 (4): 279-281.

[13] LAZAR L, LEBENTHAL Y, SEGAL K, et al. Pediatric thyroid cancer: postoperative classifications and response to initial therapy as prognostic factors [J]. J Clin Endocrinol Metab, 2016, 101 (5): 1970-1979.

[14] LEBBINK CA, DEKKER BL, BOCCA G, et al. New national recommendations for the treatment of pediatric differentiated thyroid carcinoma in the Netherlands [J]. Eur J Endocrinol, 2020, 183 (4): P11-P18.

[15] LUSTER M, AKTOLUN C, AMENDOEIRA I, et al. European perspective on 2015 American thyroid association management guidelines for adult patients with thyroid nodules and differentiated thyroid cancer: proceedings of an interactive international symposium [J]. Thyroid, 2019, 29 (1): 7-26.

[16] MACEROLA E, POMA AM, BASOLO F. NanoString in the screening of genetic abnormalities associated with thyroid cancer [J]. Semin Cancer Biol, 2020: S1044-579X (20) 30209-1.

[17] MAZZAFERRI EL, JHIANG SM. Long-term impact of initial surgical and medical therapy on papillary and follicular thyroid cancer [J]. Am J Med, 1994, 97 (5): 418-428.

［18］ MCLEOD DSA, ZHANG L, DURANTE C, et al. Contemporary debates in adult papillary thyroid cancer management [J]. Endocr Rev, 2019, 40 (6): 1481-1499.

［19］ NAKANISHI K, KIKUMORI T, MIYAJIMA N, et al. Impact of patient age and histological type on radioactive iodine avidity of recurrent lesions of differentiated thyroid carcinoma [J]. Clin Nucl Med, 2018, 43 (7): 482-485.

［20］ OHBA T, ISHIKAWA T, NAGAI H, et al. Reconstruction of residents' thyroid equivalent doses from internal radionuclides after the Fukushima Daiichi nuclear power station accident [J]. Sci Rep, 2020, 10 (1): 3639.

［21］ PEILING YANG S, BACH AM, TUTTLE RM, et al. Frequent screening with serial neck ultrasound is more likely to identify false-positive abnormalities than clinically significant disease in the surveillance of intermediate risk papillary thyroid cancer patients without suspicious findings on follow-up ultrasound evaluation [J]. J Clin Endocrinol Metab, 2015, 100 (4): 1561-1567.

［22］ PSTRĄG N, ZIEMNICKA K, BLUYSSEN H, et al. Thyroid cancers of follicular origin in a genomic light: in-depth overview of common and unique molecular marker candidates [J]. Mol Cancer, 2018, 17 (1): 116.

［23］ SAINI S, TULLA K, MAKER AV, et al. Therapeutic advances in anaplastic thyroid cancer: a current perspective [J]. Mol Cancer, 2018, 17 (1): 154.

［24］ TRIMBOLI P, FULCINITI F, PAONE G, et al. Risk of malignancy (ROM) of thyroid FNA diagnosed as suspicious for malignancy or malignant: an institutional experience with systematic review and meta-analysis of literature [J]. Endocr Pathol, 2020, 31 (1): 52-56.

［25］ VAN VELSEN EFS, STEGENGA MT, VAN KEMENADE FJ, et al. Evaluation of the 2015 ATA guidelines in patients with distant metastatic differentiated thyroid cancer [J]. J Clin Endocrinol Metab, 2020, 105 (3): e457-e465.

［26］ VUONG HG, NGO HTT, BYCHKOV A, et al. Differences in surgical resection rate and risk of malignancy in thyroid cytopathology practice between Western and Asian countries: A systematic review and meta-analysis [J]. Cancer Cytopathol, 2020, 128 (4): 238-249.

［27］ XIAOYIN T, PING L, BINGWEI L, et al. Double-needle lavage for effective treatment of difficult-aspiration thyroid cystic nodules: a single-center controlled trial [J]. J Vasc Interv Radiol, 2020, 31 (10): 1675-1681.

［28］ ZANELLA AB, SCHEFFEL RS, NAVA CF, et al. Dynamic risk stratification in the follow-up of children and adolescents with differentiated thyroid cancer [J]. Thyroid, 2018, 28 (10): 1285-1292.

［29］ ANTONELLI A, FERRARI SM, FALLAHI P, et al. Thiazolidinediones and antiblastics in primary human anaplastic thyroid cancer cells. Clin Endocrinol (Oxf), 2009, 70(6):946-953.

［30］ ANTONELLI A, FALLAHI P, FERRARI SM, et al. Dedifferentiated thyroid cancer: a therapeutic challenge. Biomed Pharmacother, 2008, 62(8): 559-563.

第4篇
肾上腺疾病

第 14 章
先天性肾上腺皮质增生症

第 1 节
概 论

先天性肾上腺皮质增生症（congenital adrenal hyperplasia，CAH）是一种以性发育异常为主要表现的罕见疾病，指以参与皮质醇生物合成的蛋白质和酶的遗传缺陷为特征的一组疾病，所有类型的 CAH 均为常染色体隐性遗传。肾上腺皮质束状带皮质醇的产生是由 5 种主要的酶介导的（图 14-1-1）。这些步骤中的任何一个缺陷都会导致 CAH。皮质醇合成受损会

导致垂体产生促肾上腺皮质激素（adrenocorticotropin，ACTH）的持续性升高并长期刺激肾上腺皮质增生。参与肾上腺类固醇激素合成过程中的酶功能受损都会导致前体产物堆积和终产物减少。不同病因的临床表现源于皮质醇生成减少，以及盐皮质激素和 / 或雄激素生成减少或增加（取决于受损的酶的种类）。因此，CAH 的主要临床特点为性发育异常（高雄激素血症或性腺功能减退）、电解质异常（失盐导致的低钠血症或盐皮质激素堆积导致的低血钾）及高血压（11β-羟化酶缺陷症，OMIM：202010；以及 17- 羟化酶缺陷症，OMIM：202110）。

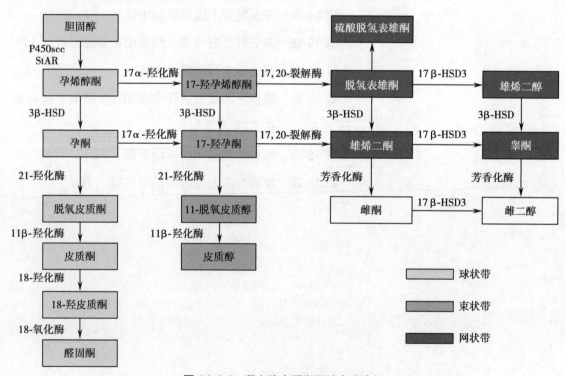

图 14-1-1 肾上腺皮质类固醇合成途径

3β-HSD：3β- 羟类固醇脱氢酶；P450scc：细胞色素 P450 胆固醇侧链裂解酶；
StAR：类固醇激素合成急性调节蛋白；17β-HSD3：17β- 羟类固醇脱氢酶 3。

第 2 节
21- 羟化酶缺陷症

一、概　述

21- 羟化酶缺陷症（21-hydroxylase deficiency，21-OHD；OMIM：201910）是由 *CYP21A2* 基因突变引起的先天性肾上腺皮质增生症（CAH），为常染色体隐性遗传疾病。21-OHD 通常分为 2 种临床类型：经典型和非经典型。经典型可进一步分为失盐型和单纯男性化型，约 67% 的经典型 CAH 患者属于"失盐"型，另 33% 则为"非失盐型"即"单纯男性化型"，这反映了盐皮质激素如醛固酮的缺乏程度。不同临床分型反映了同一种疾病酶功能受损程度及临床表现从重到轻的连续性变化。21- 羟化酶出现功能障碍后，因皮质醇和醛固酮产生减少会引起失盐（低钠血症、低容量）；因性激素前体物质堆积，如孕酮、17- 羟孕酮、硫酸脱氢表雄酮（dehydroepiandrosterone sulfate，DHEAS）和睾酮升高，会引起高雄激素血症临床表现，导致女性男性化或男性性早熟的表现。

在 CAH 中，21-OHD 最常见，占 CAH 的 90%~95% 以上。来自全世界近 650 万新生儿 21-OHD 筛查的数据表明，经典型 21-OHD 在新生儿中的年发病率为 1/（13 000~15 000）。非经典型 CAH 是十分常见的常染色体隐性遗传病，其患病率因种族而异。在白种人中，这些类型 CAH 的患病率可能高达 1/（100~1 000），地中海人、西班牙裔和东欧犹太人甚至更高。常规筛查只能发现 17- 羟孕酮非常高的患儿，所以大多数非经典型 CAH 患儿无法被筛出。部分研究报道的杂合型携带者的频率为 1/（60~80），但另一项研究对欧洲人采用突变分析测出的频率甚至接近 1/10。

二、发病机制及致病基因

CYP21A2 基因编码的 21- 羟化酶，是一种细胞色素 P450 酶，在肾上腺皮质中参与类固醇激素醛固酮和皮质醇的生物合成。21- 羟化酶将孕酮和 17α- 羟孕酮分别转化为 11- 脱氧皮质酮和 11- 脱氧皮质醇。然后，转化的产物继续通过下游途径生成醛固酮和皮质醇。当 21- 羟化酶发生缺陷时，醛固酮和皮质醇合成障碍，而皮质醇生成的减少将导致 ACTH 反馈性升高，由此引起孕酮和 17α- 羟孕酮等前体物质的堆积和肾上腺皮质增生。由于 17- 羟化酶活性完整且受高浓度 ACTH 的刺激，一些上游类固醇前体被代谢为肾上腺来源的雄激素。

编码 21- 羟化酶的基因是 *CYP21A2*，以前称为 *P450c21B*、*CYP21B* 或 *CYP21*（OMIM：201910），位于 6 号染色体的短臂，人类白细胞抗原（human leukocyte antigen，HLA）复合体内的 6p21 位点，具体可见图 14-2-1。如图所示人类有 2 个 *CYP21A* 基因，一个为无功能的假基因（*CYP21A1* 或 *CYP21P*），另一个为活性基因（*CYP21A2* 或 *CYP21*），均位于染色体 6p21.3 的一段 35kb 区域内，该区域位于主要组织相容性位点内。*CYP21A2* 及 *CYP21A1P* 与两个基因 *C4B* 和 *C4A* 交替，这两个基因编码血清补体系统第四组分的两种异构体。假基因缺乏密码子 110~112 中的 8 个碱基，形成终止密码子，所以其编码的酶被截短，没有活性。这两个 *CYP21A* 基因的同源性 >90%。这种高度同源性促使两者在减数分裂过程中发生重组事件，导致彼此互换 DNA 片段。其不等交叉互换导致 *CYP21P* 基因大片段缺失或形成无功能的 *CYP21P/CYP21* 融合基因，在迄今报道的 *CYP21A2* 突变中约占 20%。其他 *CYP21A1/CYP21A2* 杂合基因编码的酶活性降低，但没有完全丧失。这种突变和典型大片段基因缺失的杂合型可能为非经典型 21-OHD 的致病基因型。*CYP21A1* 基因中改变的区域可通过非交互性基因转换转移到 *CYP21A2* 基因改变其序列，这些微转换事件代表 *CYP21A2* 基因获取了 *CYP21A1* 序列的小片段，形成致病的点突变，降低了酶活性。这类事件在已明确基因异常的患者中约占 70%。约 5% 已明确基因异常的患者为 1 个或多个点突变，大多为复合杂合型；迄今发现的致病点突变共有 60 种。

三、临床特点

根据 21- 羟化酶的活性不同，21-OHD 的临床表现可从严重的失盐型到轻症的非经典型不等。主要临床特征是皮质醇分泌不足、失盐及雄激素分泌过多引起的各种表现。

1. 经典型　经典型女性患儿表现为外生殖器性别不清；新生儿筛查未发现的男性失盐型患儿通常在出生后 7~14 日表现为生长迟缓、脱水、低钠血症和高钾血症。由于醛固酮合成减少，失盐患者表现为低钠。此外，大量皮质醇前体物质如 17α- 羟孕酮堆积，这些前体物质亦有对抗盐皮质激素的作用，也为失盐的原因之一。因为新生儿肾小管的保钠功能尚不健全，易发生肾上腺危象，男性新生儿因无明显的外生殖器异常容易漏诊，更易发生肾上腺危象。新生儿筛

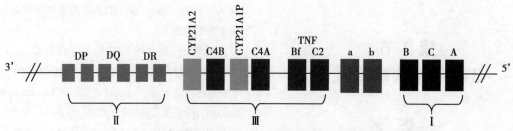

图 14-2-1　21- 羟化酶基因（*CYP21A2*）与 *TNF*、*C4* 基因的相对位置关系

查未发现的单纯男性化型患儿通常在 2~4 岁时表现为早期男性化（嗓音低沉、阴毛出现、身高突增）。

2. 非经典型（迟发型）　非经典型患者在学龄期可能表现为阴毛早现或性早熟，但也可能无症状。在成年女性中表现为多毛和月经不规则，21-OHD 不同临床类型的特点具体如表 14-2-1 所示。

表 14-2-1　21-OHD 不同临床类型的特点

特点	失盐型	单纯男性化型	非经典型
确诊时的年龄	新生儿到 6 个月	女性：新生儿至 2 岁 男性：2~4 岁	儿童到成人
生殖器	女性：模糊不清 男性：正常	女性：模糊不清 男性：正常	女性：正常 男性：正常
新生儿年发病率	1/（10 000~20 000）	1/60 000	1/（200~1 000）
醛固酮	↓	N	N
肾素活性	↑	↑/N	N
皮质醇	↓	↓	N
17- 羟孕酮	多数 > 50ng/ml	多数 25~50ng/ml	多数基线状态正常 $ACTH_{1-24}$ 刺激后 10~100ng/ml
睾酮	↑↑	↑↑	↑或者正常高值
终身高	−3SD~−2SD	−2SD~−1SD	正常
21- 羟化酶活性	0~1%	1%~5%	20%~50%
典型的 *CYP21A2* 突变	缺失，转换，大片段缺失（需要 MLPA 法） nt656g，G110△8nt，R356W，I236N，V237E，M239K，Q318X	I172N，nt656g	V281L，P30L

3. CAH-X 综合征　近年来，有研究报道了 21-OHD 患者的特殊类型，在存在 *CYP21A2* 基因突变的同时包括 *TNXA/TNXB* 嵌合体，被称为 CAH-X 综合征，它是由相邻的 *CYP21A2* 和 *TNXB* 基因同时缺失导致的，可同时导致 21- 羟化酶和细胞外基质糖蛋白肌腱蛋白 -X（tenascin-X，TNX）的缺失。此类型患者的临床特征通常伴有全身性关节过度活动、半脱位、慢性关节痛，约 25% 患者存在心脏瓣膜结构异常，还可出现皮肤松弛、胃肠道疾病（如慢性胃食管反流和肠易激综合征）、疝气或直肠脱垂。在一项前瞻性研究中，对 193 名连续就诊的无血缘关系的 21-OHD 患者进行了 *TNXB* 突变的遗传学评估，7% 的患者同时存在 *TNXB* 缺失的杂合子。

四、检查及诊断

（一）实验室检查

临床上若新生儿有失盐表现（如脱水、休克、低钠血症、高钾血症等）、低血压、低血糖或外生殖器模糊、女性新生儿有假两性畸形、儿童生长加速、女性男性化或男性假性性早熟表现，以及青春期或成年女性出现男性化、多毛、痤疮、月经不规律、不育等症状时均应警惕 21-OHD 可能，并予进一步检查，应注意家族史的询问。

(二)激素检测

激素测定指标包括血浆总皮质醇和24小时尿游离皮质醇(urine free cortisol, UFC)水平降低或正常。血 ACTH 水平在经典型中明显升高,在非经典型 21-OHD 患者中升高可不明显,甚至可以不升高。血孕酮和 17α-羟孕酮增高,肾上腺雄激素前体如脱氢表雄酮(dehydroepiandrosterone, DHEA)、硫酸脱氢表雄酮(DHEAS)、雄烯二酮和睾酮的血清浓度升高。24小时尿中 17-酮类固醇(17-ketosteroid, 17-KS)、孕三醇和 17-生酮类固醇(17-ketogenic steroid, 17-KGS)高于正常。女性患者雌二醇水平降低,垂体分泌的促性腺激素 FSH 和 LH 低于正常或正常。失盐型患者肾素活性或肾素水平升高,醛固酮水平低于正常。

(三)功能试验

1. **ACTH 兴奋试验** 具体做法是指于上午8时静脉注射人工合成的 $ACTH_{1-24}$ 250μg,分别于注射前和注射后30分钟、60分钟取血测定 17-羟孕酮和皮质醇水平,这项检查是确诊 21-OHD 的重要检查,也可以协助区分 21-OHD 的各种临床类型。经典型 21-OHD 患者的 17-羟孕酮基础值多>10ng/ml,ACTH 兴奋后的 17-羟孕酮可>50~100ng/ml,均明显高于正常人。而非经典型患者的 17-羟孕酮基础值可正常或轻度升高,但在 $ACTH_{1-24}$ 兴奋后则升高至 10~100ng/ml。皮质醇对 $ACTH_{1-24}$ 的反应在各临床类型间也不相同,经典型 21-OHD 的皮质醇在 $ACTH_{1-24}$ 兴奋后可无反应或稍低于正常,而非经典型 21-OHD 可正常。

2. **中剂量地塞米松抑制试验(1日法)** 该试验主要用于鉴别诊断高雄激素血症患者中雄激素的来源是否为 CAH,具体做法为口服地塞米松 0.75mg,每6小时1次,服用1日,于服药前对照日和服药后第1日测定血浆 17-羟孕酮(17-hydroxyprogesterone, 17-OHP)和睾酮等水平。服用地塞米松后,CAH 患者的 ACTH 分泌受到抑制,进而使 17-OHP 和睾酮的分泌减少,以此与分泌雄激素肿瘤和多囊卵巢综合征等病因引起的高雄激素血症相鉴别。据北京协和医院的研究,回顾性分析了 55 例 CAH、10 例分泌雄激素肿瘤和 20 例多囊卵巢综合征,首先证明在 CAH 患者中,1 日法和既往的 5 日法中剂量地塞米松抑制试验中的 17-OHP 抑制率无明显差异,两种方法均可用于 CAH 的诊断。进一步研究提示血睾酮和 17-OHP 最佳抑制率分别为 61.2% 和 87.1%,灵敏度和特异度都能超过 90%。

(四)基因检测

21-OHD 属于常染色体隐性遗传疾病,基因诊断是 21-OHD 的诊断金指标,若临床相应检查及功能试验结果不确切,或有遗传学的判断需求,可行基因检查。除了点突变以外,应用多重连接探针扩增(multiplex ligation-dependent probe amplification, MLPA)方法检测大片段缺失也是 21-OHD 的重要基因致病类型。体外表达研究表明,不同的基因型具有不同的酶活性。

非经典型女性患者的基因型可能是复合杂合型(有1个经典突变和1个变异等位基因),或是2个等位基因变异形成的纯合型。轻型 21-OHD 女性患者的亲属可能有类似生化异常,但没有雄激素过多的体征。

既往已经描述了 140 多种突变,包括点突变、小缺失、小插入和复杂的基因重排。大约 20% 的突变等位基因是缺失 30kb 基因片段的减数分裂重组,包括 CYP21AP 假基因的 3' 端、所有相邻的 C4B 补体基因及 CYP21A2 的 5' 端,产生一个无功能的嵌合体。基因转换通过将有害突变从假基因转移到活性基因而导致突变。根据体外表达研究,这些突变导致 21-羟化酶活性完全或部分不足。表 14-2-2 总结了 CYP21A2 的常见突变。一些突变在某些种族群体中特别高发,表明了高度的种族特异性。

CYP21A2 不同类型的基因突变导致不同程度的 21-OHD,导致临床严重程度不同。虽然 CYP21A2 基因的特定突变不一定能预测表型,但基因型和表型总体上相关。CYP21A2 突变可按其对 21-羟化酶活性的预测影响来分类,而这种影响可通过定点诱变及表达和检测体外酶活性来评估:失盐型最常与大片段基因缺失或内含子 2 基因突变相关,后者影响剪接,导致酶无活性。单纯男性化型患者的酶活性低,但仍能检测到(即 1%~2%),这点活性可以支持足量的醛固酮和糖皮质激素的合成。其最常见的原因是点突变导致非保守氨基酸替换,如 Ile172Asp。非经典型女性患者可以是复合杂合型(有1个经典突变和1个变异等位基因),也可以是2个变异等位基因组成的纯合型,酶活性为正常水平的 20%~60%(例如,点突变导致保守氨基酸替换,如 Val281Leu)。对于 2 种不同 CYP21A2 基因突变组成的复合杂合型,其表型通常由 2 种基因缺陷中的轻型缺陷决定。杂合型可能有轻度生化异常,不出现有临床意义的内分泌疾病。虽然 CYP21A2 突变的基因型与表型总体相关,但两者也不一定准确相关,这表明其他因素也会影响临床表现。

表 14-2-2　21-OHD 患者的 *CYP21A2* 常见基因突变

外显子/内含子	突变类型	突变	表型	酶缺陷的严重程度（酶活性百分比）	参考来源
1. 非经典型突变					
外显子 1	错义突变	P30L	NC	中（30%~60%）	Tusie-Luna,1991
外显子 7	错义突变	V281L	NC	中（20%~50%）	Speiser,1988
外显子 8	错义突变	R339H	NC	中（20%~50%）	Helmberg,1992
外显子 10	错义突变	R453S	NC	中（20%~50%）	Helmberg,1992；Owerbach,1992
2. 经典型突变					
缺失	30kb 的缺失	–	SW	严重（0）	White,1984
内含子 2	异常剪接	656A/C-G	SW,SV	严重（ND）	Higashi,1988
外显子 3	8 碱基缺失	G110 8nt	SW	严重（0）	White,1994
外显子 4	错义突变	I172N	SV	严重（1%）	Amor,1988；Tusie-luna,1990
外显子 6	簇突变	I235N,V237E,M239K	SW	严重（0）	Amor,1988；Tusie-luna,1990
外显子 8	无义突变	Q318X	SW	严重（0）	Globerman,1988
外显子 8	错义突变	R356W	SW,SV	严重（0）	Chiou,1990
外显子 10	错义突变	R483P	SW	严重（1%~2%）	Wedell,1993

注：NC，非经典型；SV，单纯男性化型；SW，失盐型。

总体来说,最严重的失盐型和最轻的非经典型患者的基因型和表型似乎高度一致,但中间类型的基因型和表型相关性较低。

(五)影像学检查

需行肾上腺 CT 以评价肾上腺增粗的表现和有无肾上腺髓样脂肪瘤。女性患者需进行盆腔超声评估子宫、卵巢的形态,发育后的男性患者需进行阴囊超声评估睾丸有无睾丸肾上腺残余瘤(testicular adrenal rest tumors,TARTs)出现。

(六)其他

对一系列并发症需行相关检查,如胰岛素和血糖的评估、血脂、骨密度测定等。

提倡对新生儿进行足跟血筛查 17- 羟孕酮,可及时对经典型 21-OHD 进行早期筛查并诊断,降低新生儿因肾上腺危象导致的死亡。

五、治疗及预后

经典型和非经典型 CAH 患者只要治疗及时和治疗得当,生长发育可接近同龄儿。一些患有 CAH 的儿童可能有较低的最终身高(考虑到父母的平均身高)。那些身高预测矮的患者(通常是由于骨龄较大)可能需要生长激素和促性腺激素释放激素类似物(gonadotropin-releasing hormone agonist,GnRHa)或芳香化酶抑制剂的治疗以延迟骨龄,从而允许在骨骺融合之前有更多的生长时间。新生儿易发生失盐危象,特别是男性新生儿因无明显的外生殖器异常易被漏诊,致使发生休克和死亡。成人经典型 21-OHD 患者的结局可能由疾病本身、疾病带来的合并症造成。21-OHD 的治疗目标是替代生理需要,防止肾上腺危象及失盐发生,抑制高雄激素血症,减少终身高受损,减少骨质疏松及心血管疾病风险。

规范的糖皮质激素和盐皮质激素替代治疗可使单纯男性化型女性患者具有正常的月经和生育能力。在接受糖皮质激素治疗的经典型 21-OHD 患者中,终身高往往不理想,一项荟萃分析发现,经典型 CAH 患者的平均终身高比平均值低 10cm(−1.4SD),比靶身高低 −1.2SD。女性 21-OHD 患者治疗不规范易发生多囊卵巢、进行性男性化和骨骺过早闭合。男性 21-OHD 患者治疗不规范易发生 TARTs 和肾上腺髓样脂肪瘤等,TARTs 通过阻塞输精管和破坏周围睾丸实质常常导致患者不育。

1. 糖皮质激素替代 应用糖皮质激素既能补充皮质醇不足，也能抑制肾上腺雄激素产生。儿童推荐使用氢化可的松，推荐剂量为氢化可的松 8~15mg/（m²·d），分 2~3 次服用，治疗过程中应用最低有效剂量，既能控制肾上腺产生过多的雄激素，也要避免抑制身高增长。成年患者可将氢化可的松转换成泼尼松或地塞米松服用，剂量为泼尼松 5~7.5mg/d 或地塞米松 0.25~0.5mg/d。应激时糖皮质激素需加量 2~3 倍。通过生长速度和骨龄来监测药物治疗效果，17- 羟孕酮、雄烯二酮、睾酮等生化检查是有用的辅助监测指标。最佳糖皮质激素剂量通常不能抑制 17- 羟孕酮及其代谢产物，但可将雄激素浓度维持在正常范围内。

2. 盐皮质激素替代 适用于失盐型患者，在 1 岁以内，氟氢可的松剂量通常是 100~200μg/d，分 2 次服用，低钠严重的患儿另需补充氯化钠 1~2g/d。足够的盐皮质激素替代可减少氢化可的松的剂量。在 2 岁之后，50~100μg/d 的氟氢可的松剂量是足够的。在青春期和成年期随着肾上腺皮质功能的进一步增加，氟氢可的松剂量可进一步下降到 25~100μg/d。通过测量血浆肾素活性和血压来监测盐皮质激素替代，维持肾素活性在正常范围的中等水平即可。

3. 手术治疗 经典型 21-OHD 出生时伴阴蒂增大的女性患儿，应考虑择期行外阴整形手术修复。手术目标为保留正常女性性器官，修复阴道口位置，使其具有月经、性生活、生育能力，避免反复泌尿系统感染。

4. 肾上腺危象治疗 成人应每 6~8 小时静脉注射氢化可的松 50~100mg，也使用肌内注射途径。由于可能有低血糖，休克患者应在第 1 小时内静脉注射 5% 葡萄糖生理盐水 500~1 000ml。在最初的 24 小时后，氢化可的松的剂量可以减少，通常是每 6 小时静脉或者肌内注射 50mg。然后第 3 日过渡到口服氢化可的松，早上 40mg，下午 4—6 时 20mg。此后，这个剂量可以迅速减少到日常的剂量。

5. 其他治疗 在患有高雄激素血症和未经治疗的非典型 CAH 成年女性中，仅应用糖皮质激素很难控制多毛症，通常需要额外的抗雄激素治疗如醋酸环丙孕酮、螺内酯、氟他胺和口服雌激素避孕药。应用泼尼松 5~7.5mg/d 和地塞米松 0.25~0.5mg/d 治疗后，可改善患者的排卵和妊娠率。

6. 产前诊断与治疗 如胎儿为 21-OHD 患儿，在子宫内由于胎儿肾上腺雄激素分泌过多，导致患有经典型 21-OHD 的女性胎儿生殖器不明确，使她们出生后面临被误认为男性的风险并必须接受外生殖器重建。对经典型 21-OHD 高危孕妇进行产前诊断和治疗已经有几十年历史，自 1984 年以来，地塞米松的产前治疗已经成功地用于减少受累女性胎儿的男性化，从而减少她们接受阴蒂成形术和 / 或阴道成形术的可能。地塞米松治疗需要在妊娠 8 周启动，于孕 10 周通过绒毛活检行基因分析，如确定胎儿为男性或未被受累的女性，地塞米松治疗将停止。如为患病的女性胎儿则继续接受地塞米松治疗直至足月。

7. 遗传咨询 21-OHD 为常染色体隐性遗传。通常先证者的父母是带有一个正常等位基因和一个突变等位基因的杂合子。先证者的每个兄弟姐妹有 25% 的机会遗传两个突变的等位基因成为患者，50% 的机会遗传一个改变的等位基因并成为携带者，25% 的机会遗传两个正常的等位基因而不受影响。如果家庭研究显示先证者的父母一方是杂合子，另一方是确诊的 21-OHD 患者，那么先证者的每个兄弟姐妹有 50% 的机会继承两个突变的等位基因并受到影响，50% 的机会遗传一个突变的等位基因并成为携带者。

第 3 节
11β - 羟化酶缺陷症

一、概　述

11β- 羟化酶缺陷症（11β-OHD，OMIM：202010）是由 *CYP11B1* 基因突变引起的 CAH，为常染色体隐性遗传疾病。11β-OHD 的表型既有雄激素过度分泌的表现（类似于 21-OHD），又有盐皮质激素过度分泌的表现（类似于 17- 羟化酶缺陷症，17-OHD；OMIM：202110）。根据临床和生化特征，11β-OHD 可表现为经典型或非经典型，取决于临床严重程度和酶活性丧失的百分比。经典型 11β-OHD 表现为雄激素过多，如女性外生殖器的男性化和男性外周性性早熟。2/3 的 11β-OHD 患者在诊断时出现高血压，失盐型在 11β-OHD 患者中并不常见，这是由于盐皮质激素前体的堆积。非经典型 11β-OHD 与非经典型 21-OHD 具有相似的临床特征，往往没有高血压，患者出生时无异常，可能会因轻度男性化、多毛或月经不调而接受检查，确诊后也需要药物治疗。

11β-OHD 是 CAH 中第二常见类型，占 CAH 的 5%~8%。在白种人中，患病率为 1/10 万。在某些地区和民族，如摩洛哥和以色列、沙特阿拉伯和土耳其的犹太人，这种发病频率要高得多，如以色列人群的发病率为 1/(30 000~40 000)，但摩洛哥犹太人的后代发病率估计为 1/(5 000~7 000)。

二、发病机制及致病基因

CYP11B1 基因编码的 11β- 羟化酶，在肾上腺皮质的球状带和束状带均有表达。11β- 羟化酶分别将 11- 脱氧皮质醇和 11- 脱氧皮质酮(11-deoxycorticosterone, DOC)转化为皮质醇和皮质酮，这是皮质醇合成的最后一步，但不能将皮质酮转化成醛固酮。*CYP11B2* 基因编码在肾上腺球状带中表达的醛固酮合成酶(P450c11Aldo)，它既能催化 DOC 转化为皮质酮，也可起到 18- 羟化酶和 18- 氧化酶的作用将皮质酮转化为醛固酮。

11β- 羟化酶发生缺陷时，醛固酮和皮质醇合成障碍。而皮质醇生成的减少将导致 ACTH 反应性地升高，导致 11- 脱氧类固醇前体的累积和肾上腺皮质增生。该酶功能受累，使得酶的底物及其前体物质积聚，由于 17- 羟化酶活性完整且受高浓度 ACTH 的刺激，增加的类固醇前体被分流到雄激素合成途径，转换为肾上腺来源的雄激素。升高的盐皮质激素前体、雄烯二酮和睾酮分别导致低肾素性高血压和高雄激素血症。

编码 11β- 羟化酶(P450c11)的 *CYP11B1* 基因位于 8q24.3 染色体上，在高度同源的 *CYP11B2* 基因上游 40kb，*CYP11B1* 和 *CYP11B2* 在编码区显示 95% 的同源性，在非编码区显示 90% 的同源性。*CYP11B1* 基因(OMIM:202010)有 9 个外显子，编码 503 个氨基酸，跨度约 7kb。约 100 个突变，包括错义 / 无义、剪接、小 / 总缺失、插入和复杂重排，记录在人类基因突变数据库中。大多数突变集中在外显子 2、6、7 和 8。基因型和临床表型相关性有限，患者基因型的这种变异性导致了 11β-OHD 患者的临床表现广泛。

此外，*CYP11B1* 和 *CYP11B2* 在减数分裂的过程中可以形成嵌合体。如嵌合的 *CYP11B1/CYP11B2* 基因可导致糖皮质激素治疗敏感性醛固酮增多症(glucocorticoid-remediable aldosteronism，GRA)，而北京协和医院的研究也提示罕见的 *CYP11B2/CYP11B1* 嵌合基因可导致 11β-OHD。该研究显示在 3 个不同的 11β-OHD 家系中发现患者 1 和患者 2 的基因中含有新的纯合 *CYP11B2/CYP11B1* 嵌合基因，包括 *CYP11B2* 的启动子、外显子 1~6 和 *CYP11B1* 的外显子 7~9。患者 3 发生复合杂合突变，其中一个等位基因包含 *CYP11B2* 的启动子、外显子 1~6 和 *CYP11B1*

的外显子 7~9，另一个等位基因包含新的、以前未描述的 *CYP11B1* 第 1 外显子 W56X(c.168G>A)突变。因此罕见的 *CYP11B2/CYP11B1* 嵌合基因在束状带内 *CYP11B2* 启动子的控制下，*CYP11B1* 的表达不足可能导致皮质醇合成减少及由此产生的 11β-OHD 的临床表型。

三、临床特点

11β-OHD 临床表现为低肾素性高血压、低血钾、高雄激素血症所致男性患者的性早熟或女性患者的假两性畸形。

(一)经典型

1. 高雄激素血症 11β-OHD 高雄激素血症的特征可以出现在患者婴儿期到成年早期的任何年龄段，在某些情况下甚至更晚。女性核型表现为外生殖器不同程度的男性化，内生殖腺功能完整。未经治疗的男童通常表现为阴茎增大而睾丸大小与年龄相当。男童和女童雄激素过多的其他症状包括躯体生长加速，骨骺过早闭合，终身高矮。一些儿童被诊断为肾上腺功能早现、痤疮、皮肤和乳头色素沉着。高雄激素血症也可表现为外周性性早熟和女性月经初潮延迟或男性精子发育不良。在一项针对摩洛哥和伊朗裔犹太人的回顾性研究中，对 24 例 11β-OHD 患者(15 名女孩，9 名男孩)进行了 15 年的随访，诊断年龄在 1 岁前占 42%(男 2 例，女 8 例)，1~4 岁占 42%(男 5 例，女 5 例)，4 岁后占 13%(男 2 例，女 1 例)，8 岁时诊断 1 例。身高、体重和骨龄在出生后的前 4 个月都遵循正常的生长模式，但在出生后的 11 个月就加快了生长速度。2~5 岁时，身高保持在平均 +4SD 以上，但青春期生长速度低于正常。男性和女性的生长发育差异可能与男性患儿往往存在延迟诊断有关。

2. 高血压 在 11β-OHD 的病例中，有 2/3 的病例在诊断时出现轻到中度高血压。该机制被认为是由于体内产生过量的 DOC 所致，但血浆 DOC 水平与高血压严重程度无相关性。虽然高血压是区别于 21-OHD 的临床特征之一，然而，非经典型 11β-OHD 患者往往在诊断时血压正常或血压正常偏高。

3. 电解质紊乱 少数患者因盐皮质激素堆积过多而出现低钾血症，11β-OHD 病例中也有表现为低钾性麻痹的报道，11β-OHD 是低钾性麻痹或低钾血症合并高血压需要考虑的鉴别诊断之一。

据报道，在 DOC 和肾素水平偏高的患者接受糖皮质激素治疗前，新生儿早期可能出现失盐，与胎儿肾上腺组织中的 16- 羟基类固醇、孕酮和孕烯醇酮的利钠素活性有关。但因胎儿肾上腺组织会在后期逐渐萎缩消退，所有病例均无长期失盐。个别情况下，糖皮质激素治疗过程中也会导致失盐，这是由于糖皮质激素治疗过度后 DOC 被抑制和盐皮质激素活性降低导致。

此外，在急性疾病期间，偶尔有患者出现盐皮质激素缺乏症，伴有高钾血症、低钠血症和低血容量。此外，也有报道在使用糖皮质激素治疗的 11β-OHD 患者中，因反复胃肠道炎症导致的失盐。因此，在电解质紊乱的急性疾病期间，可能需要足够的钠摄入量和盐皮质激素治疗。

(二) 非经典型

非经典型 11β-OHD 表现为出生时外生殖器正常，但儿童期外周性性早熟，或青春期 / 成年期出现其他轻度高雄激素血症，如痤疮、多毛症和 / 或少经、闭经，此与非经典型 21-OHD 相似。尽管非经典型 11β-OHD 很少见，但它是肾上腺功能初现早现、多毛症和月经不调的重要鉴别诊断，尤其是在儿童 / 青少年人群中。临床表现可与多囊卵巢综合征 (polycystic ovarian syndrome，PCOS) 相似，常被诊断为 PCOS 而不是 11β-OHD。非经典型 11β-OHD 患者不会发生高血压，基于基础水平或 ACTH 刺激后的血清 11- 脱氧皮质激素水平升高可作为诊断依据。

四、检查及诊断

(一) 实验室检查

经典型 11β-OHD 患者具有一系列特征性的高雄激素表现，往往伴有低钾血症。缺乏 11β- 羟化酶活性导致皮质醇的产生受损和类固醇前体的积累。类固醇前体包括 17- 羟孕酮 (17-OHP)、11- 脱氧皮质醇和 DOC 升高。升高的 17-OHP 被分流到雄激素合成途径，出现雄烯二酮和睾酮水平升高。然而，与 21-OHD 相比，当用新生儿筛查时，升高的 17-OHP 水平有时会误导至 21-OHD 的诊断。因此，仔细评估临床特点和随访至关重要。

皮质醇和皮质酮的血清浓度低。正常情况下 11- 脱氧类固醇代谢产物在尿液中仅微量存在，但在 11β-OHD 患者中其尿排泄增加，最主要为 11- 脱氧皮质醇和 DOC 的四氢化代谢产物。此外，17- 酮类固醇和所有 19- 碳类固醇的尿排泄也增加，这些指标可以反映整体雄激素合成情况。

DOC 等盐皮质激素前体水平升高导致肾素 - 血管紧张素系统抑制和 CYP11B2 合成减少。因此，血浆肾素和醛固酮水平被抑制。尿中甾体前体四氢代谢物如四氢 -11- 去氧皮质激素、四氢去氧皮质激素明显升高，可用于 11β-OHD 的诊断和监测治疗效果。

在一些临床研究中，以基础水平和 ACTH 刺激的 11- 脱氧皮质激素和 DOC 水平高于正常人群 95 百分位 3 倍作为诊断标准，诊断轻型或非经典型 11β-OHD 要求皮质醇水平正常或接近正常，并且 11- 脱氧皮质醇 >1 800ng/dl (>52nmol/L)。所有患者最好都通过基因检测来确认。

(二) 基因检测

自 1991 年 White 等首次报道 CYP11B1 基因突变引起 11β-OHD 以来，已有超过 50 种突变类型，大部分为错义突变或无义突变，但内含子突变、插入或缺失突变、倒置突变也有报道。大部分突变均与经典型 11β-OHD 有关，只有少数与非经典型 11β-OHD 有关。

1. **经典型 11β-OHD** 在一项对摩洛哥裔犹太人 11β-OHD 的研究中，12 名患者中有 11 名 (92%) 发现了点突变 R448H。相比之下，在土耳其队列中，c.954G>a 剪接位点突变最为频繁，等位基因频率为 14.6%，其次是 p.Arg141*，频率为 12.5%，p.Leu299Pro、p.Gln189Hisfs*70 和 IVS8+5G>c，每个等位基因频率为 8.3%。单亲源二倍体是一种公认的导致疾病的现象，父母一方是非携带者，另一方是疾病突变的携带者，最近在一名被诊断为典型的 11β-OHD 新生儿身上发现了单亲二倍体，只有在父亲身上发现了突变。

2. **非经典型 11β-OHD** 文献中有 13 个与非经典型 11β-OHD 相关的突变。研究表明，当突变后的 11β- 羟化酶体外活性测定小于 5% 时，该突变类型常与经典型 11β-OHD 有关。而在非经典型 11β-OHD 患者中，酶活性损害程度与非经典型 21-OHD 相似，其突变后 11β- 羟化酶的体外活性常高于 10%。

3. **杂合子 / 携带者** 来自经典型或非经典型 11β-OHD 患者家庭的杂合子或 HLA 基因分型或激素谱上与正常对照组相比没有显著差异。然而，杂合子携带者中存在两种突变 (p.R366C，p.T401A)，有证据表明 CYP11B1 活性分别降低了 23% 和 37%。这些患者表现为耻骨早现，生长加快和多毛。ACTH 刺激后 11- 去氧皮质醇反应过度，雄烯二酮水平正常或轻度升高。

(三) 影像学检查

同 21-OHD 一样，对于 11β-OHD，需要对女性进行盆腔 B 超检查，男性进行阴囊超声评估内生殖器的情况和有无 TARTs 出现。肾上腺 CT 用于评价肾上腺有无异常。

五、治疗及预后

11β-OHD 如未及时治疗，可能出现成人终身高矮，合并 TARTs、肾上腺肿瘤，成人的生殖能力下降等，但如规范治疗可使患者的生长发育接近正常。11β-OHD 因高血压和长期糖皮质激素的治疗药物剂量偏大，心血管疾病的风险可能会增加，少数患者因长期血压控制不佳导致高血压的靶器官损伤如左心室肥厚、高血压视网膜病变、高血压肾病、缺血性心脏病和脑血管意外等。11β-OHD 治疗的目的为一方面替代皮质醇分泌不足，另一方面抑制过高的 ACTH 水平，从而降低过量雄激素和盐皮质激素前体的水平，以防止男性化，改善生长发育和生育能力，控制血压。

(一) 糖皮质激素治疗及监测

氢化可的松是儿童的首选药物，剂量 10~20mg/($m^2 \cdot d$)，分 2~3 次使用。成年后可考虑使用泼尼松龙或泼尼松(2.5~7.5mg/d，分 2 次使用)和地塞米松(睡前 0.25~0.50mg 或分 2 次服用)。不推荐使用醋酸可的松，因为它需要通过 11β- 羟基类固醇脱氢酶转化为皮质醇，而且这种转化在某些个体体内可能减少。

治疗的有效性通过定期的临床评估来监测，记录患者的男性化程度、生长速度和高血压的控制情况。利用血浆 11- 脱氧皮质酮(DOC)和血浆肾素活性进行生化监测是有帮助的。一旦开始适当的糖皮质激素治疗，DOC 和肾素应恢复正常。调整糖皮质激素剂量，以将医源性库欣综合征的风险降至最低。在所有类型 11β-OHD 患者的应激状态中，即使肾上腺危象的风险低于 21-OHD，也需要使用糖皮质激素的应激剂量。

如果在最佳的糖皮质激素治疗下血压仍然升高，则应添加降压药物。螺内酯或阿米洛利可单独使用或与钙通道阻滞剂结合使用。由于肾素 - 血管紧张素系统受到抑制，应避免使用血管紧张素转换酶抑制剂和血管紧张素 II 受体阻滞剂。噻嗪类利尿剂也应避免使用或与保钾利尿剂一起使用，因为可能加重或导致低钾血症。

(二) 盐皮质激素治疗

11β-OHD 患者常规不需要盐皮质激素治疗，但在急性疾病期间出现失盐表现的患者可能临时需要盐皮质激素。

(三) 促生长疗法

仔细监测生长速度和骨骼成熟度对 CAH 患儿的治疗很重要。3 个 11β-OHD 病例报告描述了使用生长激素、促性腺激素释放激素类似物和糖皮质激素联合治疗幼童，终身高得到改善，没有报告不良反应。另一个病例报告记录了芳香化酶抑制剂来曲唑与生长激素联合应用于一名 7 岁的患者，终身高显著提高。

(四) 外生殖器重建

女性患儿的外生殖器畸形需要手术重建。治疗原则同 21-OHD，应在有 CAH 护理方面的外科和心理学专业知识的专业医学中心进行。

(五) 产前诊断

利用分子遗传学分析来鉴定绒毛取样提取的胎儿 DNA 中 CYP11B1 基因的突变，以检测 11β-OHD 的胎儿是否受累。与 21-OHD 一样，如果发现女性胎儿携带 11β-OHD 纯合子突变，则应在密切监测下考虑产前地塞米松的预防性治疗。

综上所述，11β-OHD 所致的 CAH 是一种罕见的疾病，在诊断和治疗上存在重大的挑战。表现为高雄激素血症和高血压为特征的年轻患者需高度怀疑 11β-OHD。早期诊断可有效改善长期预后。

第 4 节
17α- 羟化酶缺陷症

一、概　述

17α- 羟化酶缺陷症即 17α- 羟化酶 /17,20- 裂解酶缺乏症(17-OHD，OMIM:202110)是一种罕见的 CAH 类型，是由 CYP17A1 基因缺陷引起的一种常染色体隐性遗传病。CYP17A1 基因编码 17α- 羟化酶和 17,20- 裂解酶。17α- 羟化酶缺陷导致皮质醇生成减少，引起促肾上腺皮质激素分泌增加，从而导致 11- 脱氧类固醇激素的生成增加。由于 17,20- 裂解酶活性受损导致雄激素生成减少，使雄激素和雌激素联合缺乏。17-OHD 通常分为 2 种临床类型:完全型和部分型。完全型临床主要表现为高血压、低血钾、第二性征发育不良，其中 46,XX 患者呈性幼稚、原发性闭经，46,XY 患者呈女性外生殖器或假两性畸形。

17-OHD 占所有 CAH 病例的不到 1%。然而，根据 Fontenele 对近 80 例已知病例的调查，17-OHD 是巴西人群第二常见的 CAH，占所有 CAH 病例的近 7%。

二、发病机制及致病基因

细胞色素 P450c17 酶兼具羟化酶(17α- 羟化酶)

和裂解酶(17,20-碳链裂解酶)2种活性。17α-羟化酶负责将孕烯醇酮和孕酮17α-羟化,分别转化为17-羟孕烯醇酮和17-羟孕酮,而后在不同酶的作用下合成皮质醇和性激素。17,20-碳链裂解酶将17-羟孕烯醇酮和17-羟孕酮的17,20-碳链裂解,转化为DHEA及雄烯二酮,进而合成睾酮、雌二醇等性激素。17α-羟化酶活性缺乏时,孕烯醇酮和孕酮不能转化为17-羟孕烯醇酮和17-羟孕酮,皮质醇合成受阻,ACTH反馈性增加,刺激双侧肾上腺皮质增生。同时,在ACTH的刺激下,以及由于前体物质孕烯醇酮和孕酮的堆积,盐皮质激素通路中的11-脱氧皮质酮(DOC)和皮质酮大量增加。DOC可比参考范围高1 000倍,皮质酮可增高50~100倍。DOC有较强的理盐作用,作用于盐皮质激素受体,使肾脏集合管保留钠离子,导致水钠潴留、血容量增加,抑制肾素-血管紧张素系统,导致低肾素性高血压、醛固酮水平低下;同时DOC使肾脏集合管钾离子排出增加,导致低钾血症。此外,皮质酮也具有弱糖皮质激素活性,因此尽管皮质醇水平很低,患者一般不会表现出肾上腺功能不全的症状。

17,20-碳链裂解酶活性缺乏时,17-羟孕烯醇酮和17-羟孕酮不能转化为DHEA及雄烯二酮,性激素合成受阻,促性腺激素LH和FSH反馈性增高。通常男性患者具有Y染色体及*SRY*基因,能形成睾丸。睾酮由睾丸Leydig细胞生成,其中起重要作用的酶是细胞色素P450c17酶,P450c17酶缺陷使雄激素分泌不足,导致睾丸发育停滞,不能形成阴茎和阴囊,外生殖器保持为幼女型。睾丸Sertoli细胞产生米勒管(Müllerian duct)抑制因子,米勒管正常退化,无子宫、输卵管和阴道上段的发育,阴道呈盲端。女性患者不能形成睾丸,而有子宫及其附件的结构,外阴呈女性,但因青春期雌激素合成不足,导致第二性征发育不良,常无月经来潮。此外,因性激素合成不足,患者骨骺闭合延迟,骨龄小于实际年龄,且常伴有骨质疏松。

*CYP17A1*基因是细胞色素P450超基因家族17亚族(P450c17)的唯一成员,位于染色体10q24.3-q25上。*CYP17A1*基因在人体肾上腺和性腺中都有表达,因此17-OHD既损伤肾上腺功能又损伤性腺功能。*CYP17A1*基因全长约6.6kb,包括8个外显子和7个内含子。该基因在肾上腺和性腺中均转录的mRNA,长度为2.1kb,其编码区长1.6kb,编码由508个氨基酸残基组成的蛋白酶,即细胞色素P450c17酶。影响*CYP17A1*基因的不同突变,其中大多数(62%)是错义/无义突变。在巴西人群中,17-OHD患者(70个等位基因)中,p.W406R(40%)和p.R362C(28%)是两种最常见的突变。

三、临床特点

临床上,17-OHD患者多为完全型。患者通常在青春期前后因原发性闭经和第二性征不发育就诊,同时存在盐皮质激素依赖性高血压、低钾血症。激素检测提示高促性腺激素性性腺功能减退(hypergonadotropic hypogonadism,HH),女性性幼稚、男性性反转是完全型17-OHD的独特临床表现。

(一)完全型

1. 高血压和低钾血症 在大多数患者中,高血压起病早,而且通常表现为很严重的难治性高血压,可伴随低钾血症,尽管10%~15%的17-OHD患者P450c17酶活性完全丧失,但血压也可表现正常。实验室检查提示血浆肾素活性被抑制、血清醛固酮降低和DOC水平升高。

2. 性腺功能减退 17,20-裂解酶功能受损阻止了性激素类固醇的形成,导致血清雄激素和雌激素水平降低,但孕酮升高,促性腺激素反馈性升高(如HH),这种激素改变是本病独有的。XX和XY的患者均可表现为外貌为女性,但缺乏第二性征(无阴毛和腋毛、原发性闭经),最终影响生育。

17-OHD的诊断具有挑战性,因为其主要临床特征可能不同时出现,有些不出现。此外,具有相同突变导致酶活性完全丧失的患者的临床表现和症状发生时间可能不同。

(二)部分型

部分核型为46,XX的17-OHD患者通常会发展出一些性征(不同程度的雌激素和雄激素影响,如自发的乳腺发育和阴毛生长,少经或继发性闭经)。此外,不明原因的血清孕酮水平升高和反复发生的卵巢囊肿也是核型为46,XX的17-OHD患者的两个特殊表现。卵巢囊肿是由高水平的促性腺激素(LH和FSH)和缺乏雌激素的负反馈引起的。部分型17-OHD的激素改变与完全型17-OHD相似,但程度较轻。

在部分型17-OHD中,46,XY患者有时在婴儿期由于腹股沟肿物而被发现,如睾丸可能位于盆腔或腹股沟内,检查时意外被发现,类似于雄激素不敏感综合征。基因型为46,XX的患者有较小的子宫和卵巢,在青春期可能因为高水平的促性腺激素和孕酮而出现大的卵巢囊肿。由于雌激素来源于睾酮,睾酮合成障碍,所以雌激素合成继发性受损,但因雌二醇是极强的乳房发育诱导剂(特别是当雄激素水平较低时),所以即使雌激素水平较低,患者也有可能有一定程度的乳房发育。

只有少数 17-OHD 病例报告有肾上腺肿块(包括肾上腺皮质增生、肾上腺皮质腺瘤和肾上腺髓质脂肪瘤),发生机制尚未完全阐明,但可能与 ACTH 水平的升高有关。

四、检查及诊断

(一) 实验室检查

皮质醇、性激素和 17- 羟孕酮水平降低,孕酮、DOC 和皮质酮水平升高。由于皮质醇和性激素缺乏,LH、FSH 和 ACTH 水平明显升高。由于 DOC 具有盐皮质激素的作用,肾素水平受抑制,醛固酮和血钾降低。

(二) 基因检测

CYP17A1 基因突变对明确诊断至关重要。迄今为止,已在人类基因突变数据库中发现 140 多个 CYP17A1 突变,包括错义和无义突变、插入、缺失和剪接位点变异,尚无明确的热点突变。但某些突变高频出现在特定人群(表 14-4-1):①在荷兰弗里斯兰人的后代中发现了导致移码的 4 个核苷酸的重复;②在东南亚发现了残基 487~489 的框内缺失;③在 53 或 54 位发现了苯丙氨酸的缺失;④在西班牙和葡萄牙血统的巴西人中发现 W406R 和 R362C 突变。CYP17A1 基因型和临床型之间的关系尚不清楚。

表 14-4-1 17-OHD 中 *CYP17A1* 基因常见突变位点

突变位点	韩国	日本	中国	泰国	巴西
p.H373L(6 号外显子)	54.50%	20%	2.20%		
p.Y329fs(6 号外显子)	31.80%		43.30%		
D487_F489 缺失(8 号外显子)			22.20%	100%	
F53(或 F54)缺失(1 号外显子)			40%		
p.R362C(6 号外显子)					26.30%
Ile479 后的 4-bp(CATC)重复(8 号外显子)					
p.H373N(6 号外显子)		10%			
p.P428L(8 号外显子)					5.30%
p.Y329D(6 号外显子)					2.60%
p.Y329X(6 号外显子)					5.30%

注:表中空格表示无相关数据。

(三) 影像学检查

盆腔彩超,女性患者往往提示幼稚子宫和反复发生的卵巢囊肿;外表为女性的 46,XY 男性患者不能探及子宫、卵巢,但腹腔或腹股沟内可有发育不良的睾丸。CT 检查可见双侧肾上腺增生或正常。X 线片往往提示骨龄延迟。

五、治疗及预后

经典型 17-OHD 的治疗目标是减轻盐皮质激素过度分泌的影响、预防糖皮质激素缺乏,以及恢复第二性征并获得相应的益处,比如改善骨密度(bone mineral density,BMD)。除了超生理剂量的糖皮质激素以外,还可以通过阻断盐皮质激素及补充生理剂量的皮质醇和性激素来实现。

大多数患者规律使用糖皮质激素治疗后,血钾、血压恢复正常;少部分患者需要加用降压药物达到血压控制目标,这可能与长时间高血压已经造成心血管损害有关。治疗较晚或治疗不规律的患者,可能会出现高血压眼底改变、心功能不全、慢性肾功能不全、肾衰竭、脑梗死或脑出血等并发症,严重影响患者的预后及生活质量。

(一) 糖皮质激素

糖皮质激素是 17-OHD 最主要的治疗药物,且为终身治疗。成人多使用地塞米松,初始剂量为 0.75~2.0mg/d,维持剂量为 0.1~0.375mg/d,具体剂量可根据患者体重、血压、血钾等变化进行调整。一般血钾在服药 1 周内恢复正常,血压在服药 1~4 周降至正常或达到正常的高限。少部分患者单用糖皮质激素血压控制不佳,需要加用盐皮质激素受体拮抗剂如螺内酯等药物辅助治疗。

（二）盐皮质激素受体拮抗剂和降压药物

最常用的药物是螺内酯，剂量为 50~200mg/d，分 1~2 次服用。根据血压、DOC 和电解质的监测结果，逐渐调整药物剂量。若存在明显不良反应，可选择依普利酮治疗。保钾利尿剂如阿米洛利对低钾血症非常有效，但在控制血压方面不如螺内酯。降压药物可选用钙离子通道阻滞剂来辅助控制血压。

（三）性激素替代治疗

可采用小剂量雌激素诱导青春期的出现。选择女性表型的患者，予以雌激素替代治疗以促进女性第二性征发育。一般从青春期开始使用，成人确诊后即可使用。子宫发育完整的 46,XX 女性患者可择期予以孕激素治疗，进行孕酮撤退诱导月经来潮。极少数核型为 46,XY 的男性患者选择以男性性别抚养和生活，因睾酮分泌不足，需要雄激素替代治疗。

（四）手术治疗

对于阴道发育较差的女性患者，根据性心理需求，择期行阴道成形术。少数女性患者伴有卵巢囊肿、囊肿破裂或伴明显疼痛症状时需手术治疗。核型为 46,XY 的男性患者因发育不良的异位睾丸组织恶变率高，如选择以女性性别生活，需手术切除异位睾丸。核型为 46,XY 的部分型 17-OHD 男性患者需外科手术治疗尿道下裂；或者对于选择按照女性生活的患者，需考虑"阴蒂"缩小手术。

第 5 节
其他罕见类型的先天性肾上腺皮质增生症

一、3β- 羟类固醇脱氢酶缺陷症

（一）概述

3β- 羟类固醇脱氢酶（3β-hydroxysteroid dehydrogenase，3β-HSD）缺陷症（OMIM:201810）是一种罕见类型的 CAH，会导致所有类固醇激素的合成均受损。与 17-OHD 一样，这种非常罕见的疾病会同时影响肾上腺皮质激素和性腺类固醇激素的生成。但与其他类型的 CAH 不同，男婴和女婴出生时都存在外生殖器性别模糊不清。3β-HSD 有两种同工酶，即 Ⅰ 型和 Ⅱ 型，二者蛋白序列有 93% 的同源性，分别由位于 1 号染色体短臂（1p13.1）上的两个基因 HSD3B1 及 HSD3B2 编码，经典型 3β-HSD 缺陷症是由 HSD3B2 基因突变所致。HSD3B2 基因的所有区域均可发生突变，还在散发性发病的患者中发现了一些始祖突变。

（二）发病机制和病理生理改变

3β-HSD 可催化形成 3- 酮 -δ-4 A 环结构的反应，这种结构存在于孕激素、盐皮质激素、糖皮质激素和雄激素中。因此，HSD3B2 基因突变导致患者体内所有这些激素都是缺乏的；由于雄激素是雌激素的前体，所以雌激素的合成也受到影响。由低皮质醇导致的 ACTH 过度分泌会促进 3-β- 羟基 -δ-5- 类固醇孕烯醇酮、17- 羟孕烯醇酮、DHEA 的生成。与 17-OHD 不同，堆积的类固醇前体不能代偿皮质醇缺乏，所以和 21-OHD 一样，新生儿患者会出现失盐性改变如低血压、低血钠和高钾血症。

睾酮缺乏导致 46,XY 新生儿出现外生殖器性别不清，并持续至整个成年期。而因 DHEA 水平升高，女孩出生时即存在轻至中度阴蒂肥大，但几乎没有阴唇阴囊融合（Prader Ⅱ~ Ⅲ 级），提示妊娠后期宫内存在雄激素过多。在新生儿期表现不典型未被诊断的女孩会在生长发育期出现雄激素过多的表现，表现为阴毛早现、痤疮、多毛伴月经紊乱。出现男性雄激素缺乏而女性雄激素过多这一矛盾的现象，是因为引起女孩轻度阴蒂增大、多毛和痤疮所需的雄激素浓度 ［总睾酮约 200ng/dl（7nmol/L）］ 远低于男性胎儿或成人的正常雄激素浓度 ［总睾酮 500ng/dl（17.5nmol/L）］。

女孩体内形成活性雄激素的原因是另一种酶 HSD3B1 在肝脏和皮肤中含量丰富，这种酶可将循环 DHEA 转化为雄烯二酮。前体类固醇的生成明显增加导致女孩体内的睾酮水平相对较高，但不能完全代偿男孩睾丸睾酮合成的缺陷。非经典型 HSD3B2 缺乏症非常罕见，诊断需要 17- 羟孕烯醇酮水平高于正常平均值 10 个标准差以上（即>5 000ng/dl 或 150nmol/L）。

（三）临床特点

1. 失盐 与 21-OHD 非常相似，大多数患者在新生儿期或婴儿早期即出现皮质醇和醛固酮缺乏的临床表现，并伴有喂养困难、呕吐、容量不足、低钠血症和高钾血症。

2. 男性性腺功能减退 新生儿男婴外生殖器的男性化不足与酶缺乏的严重程度成正比，但是该病在特发性尿道下裂男孩中很少见到。一项研究显示，90 例尿道下裂男孩中仅 2 例有 HSD3B2 基因存在轻微异常的证据。成年期则表现为高促性腺激素性性腺功能减退，青春期发育受损。

3. 女性高雄激素血症 由于肾上腺源性 DHEA 在 HSD3B1 酶的作用下在外周转化为睾酮，新生女婴通常出现轻度男性化和阴蒂增大。与 21-OHD 不同，该病未纳入新生儿筛查计划,极少数患者可能存在重度缺乏但症状很少,在因青春期延迟接受评估之前未被诊断。有报道称,3 例存在 *HSD3B2* 基因错义突变的女孩有单纯性阴毛早发育,并且血清 17α- 羟孕烯醇酮对 ACTH 刺激呈过强反应。

(四) 实验室检查

主要的生化异常是血清(最好在 ACTH 刺激后采集)或尿液中 δ-5 类固醇与 δ-4 类固醇的比值大幅升高,如血清中 17- 羟孕烯醇酮 /17- 羟孕酮的比值升高,或尿液中孕三醇与孕二醇的比值升高。根据明显增加的 δ-5 类固醇可以区分该病与鉴别诊断中的其他疾病包括 11β-OHD、21-OHD 和 POR 缺乏症(P450 oxidoreductase deficiency,PORD)。

除此之外,升高的 DHEA 也是 3β-HSD 缺陷症的表现之一。因为皮质醇水平降低,故患者可以表现为 ACTH 水平明显升高,对于有失盐表现的患者除了低血钠、高血钾以外,会有肾素水平升高而醛固酮水平低的表现。

对 55 例临床表现提示 HSD3B2 缺乏的青少年和成人患者进行基因检测,8 例为致病性 *HSD3B2* 突变的纯合子,另外 47 例携带正常的 *HSD3B2* 基因,基因型正常的女性在 ACTH 刺激后血清 δ-5- 孕烯醇酮浓度也能接近 5 000ng/dl(150nmol/L)。因此在经遗传学证实的 HSD3B2 缺乏症患者中,ACTH 刺激后的 17- 羟孕烯醇酮的诊断切点因年龄而不同,如新生儿 ≥ 12 600ng/dl(378nmol/L),Tanner Ⅰ 期儿童 ≥ 5 490ng/dl(165nmol/L),单纯性阴毛早发育的儿童 ≥ 9 790ng/dl(294nmol/L)和成人 ≥ 9 620ng/dl(289nmol/L)。

3β-HSD 缺陷症患者的 DHEAS 升高也是诊断的重要依据,因为 3β-HSD 的缺乏导致 DHEA 合成雄烯二酮受阻,进而使得 DHEA 合成 DHEAS 增加。

(五) 治疗

类似于 17-OHD 的治疗,对肾上腺和性腺类固醇缺乏予以替代治疗。

1. 对于按男性抚养的 46,XY 儿童,给予替代剂量的糖皮质激素(氢化可的松)和盐皮质激素(醋酸氟氢可的松)即可。

2. 对于按女性抚养的儿童,可能需要稍高的剂量以抑制来源于肾上腺前体的雄激素过度分泌。

3. 在青春期阶段,应根据性别启动雄激素或雌激素联合孕激素的替代治疗,并缓慢过渡到成人治疗方案。对于男性化不足的 46,XY 男性,也可以在儿童期使用睾酮治疗,以便在青春期开始之前增加阴茎的发育程度。

二、*StAR* 基因缺陷症

(一) 概述

类脂性先天性肾上腺皮质增生症(lipoid congenital adrenal hyperplasia,LCAH;OMIM:201710)是目前最罕见的先天性肾上腺类固醇生成缺陷,完全型 LCAH 也是其中最严重的类型。由于胆固醇转化为孕烯醇酮障碍,导致类固醇激素如糖皮质激素、盐皮质激素及性激素生成障碍,从而使患者出现肾上腺功能减退及男性女性化表型。LCAH 是一种常染色体隐性遗传性疾病。

(二) 发病机制

1. **致病基因** LCAH 患者的所有肾上腺和性腺类固醇激素缺乏,ACTH 分泌增加,出现明显的肾上腺皮质增生伴胆固醇的进行性堆积。

大多数 LCAH 患者的基因缺陷位于 8 号染色体上编码类固醇合成急性调节蛋白(steroidogenic acute regulatory protein,StAR)的基因。这种线粒体磷酸化蛋白正常情况下介导对类固醇生成刺激的急性反应,其机制是通过增加从线粒体外膜到内膜的胆固醇转运,使胆固醇向孕烯醇酮转化,这是类固醇生物合成的第一步。因此,突变可能会影响类固醇生成的所有途径。StAR 在肾上腺皮质和性腺类固醇细胞中表达,但在胎盘中不表达。

StAR 基因定位于 8p11.2,全长 8.38kb,包含 7 个外显子,编码 285 个氨基酸。研究表明第 5~7 号外显子是 StAR 和胆固醇结合的关键作用位点。因此,在第 5~7 号外显子上发生的变异都会造成严重的 LCAH。现已报道了 100 多例患者,有 40 种不同的突变,功能测定显示突变的 StAR 蛋白无活性。

有少数 LCAH 患者是由 *CYP11A1* 基因突变引起的。胆固醇侧链裂解酶 P450scc(CYP11A1)在胆固醇转化为孕烯醇酮中起重要作用,因此 *CYP11A1* 突变也会和 *StAR* 基因突变一样影响肾上腺类固醇激素生物合成的第一步,进而影响肾上腺类固醇生成的所有途径。因为 CYP11A1 缺乏还会抑制胎盘孕酮的合成,并可能中断妊娠,因此由 *CYP11A1* 突变引起的患者更为罕见。

2. **病理生理改变** LCAH 女孩的临床研究支持"二次打击"假说,这些女童的卵巢在胎儿期和儿童期产生的类固醇激素微乎其微。在青春期阶段,轻症 LCAH 女孩有时会出现乳房发育,甚至还有月经,但随着胆固醇酯在卵巢的类固醇生成细胞中累积,雌激素生成会在数月至数年内消退。

由于在正常胎儿期睾丸已开始合成大量睾酮,当编码 *StAR* 的基因突变时,LCAH 男孩睾丸 Leydig 细胞功能在胎儿早期就被破坏,睾酮合成受阻,导致 46,XY 的男性胎儿外生殖器男性化严重不足,最终形成接近女性的外生殖器。当类固醇激素生成严重受阻时,胆固醇进一步堆积于肾上腺皮质细胞胞质内产生类脂质样改变从而加重病情。由于 Sertoli 细胞不能进行类固醇合成,故在其分泌的抗米勒管激素作用下,46,XY 患儿并不会出现子宫、卵巢等内生殖器结构。

除经典型 LCAH 外,还报道过非经典型 LCAH。这类患者存在单纯性糖皮质激素缺乏,这类病例最早是在怀疑家族性糖皮质激素缺乏症(familial glucocorticoid deficiency,FGD)的家系中发现的。

(三)临床特点

LCAH 的特点是类固醇生成的第一步即受损,因此肾上腺皮质所有的激素合成均受损,且无任何代谢中间产物堆积。*StAR* 突变导致的完全型 LCAH 患者通常在出生后很快出现肾上腺危象,表现为呕吐、腹泻、血容量不足、低钠血症和高钾血症。由于缺乏睾丸雄激素生成,男婴通常外生殖器表型为女性。相比之下,女婴在出生时外生殖器发育正常,少数轻症女孩会有自发性部分青春期发育。

卵巢类固醇合成的短暂保留是因为青春期之前卵巢类固醇生成处于休眠状态,从而避免了胆固醇过多累积,以及肾上腺和睾丸的后续损伤。同样的原因也可以解释 LCAH 患者在高血浆肾素浓度的情况下可检出血清醛固酮浓度。

非经典型 LCAH 患者 2~4 岁发病,可仅表现为迟发的糖皮质激素不足,男性患儿出生时外生殖器正常或出现隐睾、尿道下裂等,青春期可伴有睾丸功能低下,生精异常等。

(四)实验室检查

1. 类固醇激素异常 LCAH 患者的血清皮质醇和醛固酮浓度很低,而血浆 ACTH 浓度和血浆肾素活性很高,性腺类固醇激素生成也受损,新生儿和 <4.5 岁的儿童中,血清促性腺激素浓度偏高(根据年龄正常值)。所有类固醇激素及中间产物水平均低于正常水平甚至无法测出。

2. 影像学检查 经典型 LCAH 患儿超声或 CT 检查可发现肾上腺显著增大,而非经典型 LCAH 患者肾上腺通常大小正常或偏小。这个特点可与其他先天性肾上腺发育异常的病因鉴别。

(五)治疗

2/3 的经典型 LCAH 患者可出现婴儿期死亡,但部分患儿可存活。和其他任何形式的肾上腺皮质功能减退一样,采用替代疗法补充糖皮质激素和盐皮质激素缺乏。

对于女性表型的患者,至青春期阶段,予以雌激素治疗以完成第二性征的发育。对于非经典型 LCAH 患者,在儿童期需要采取单纯的糖皮质激素替代疗法,在青春发育期进行观察是否需要给予性腺激素补充治疗。有报道 1 例 L275P 突变的纯合子经典型 LCAH 患者,在枸橼酸氯米芬诱导排卵联合妊娠早期孕酮支持后,有过 2 次妊娠且成功分娩活产儿。

三、细胞色素氧化还原酶缺陷症

(一)概述

1985 年首次报道了表现为 CYP17A1 和 CYP21A2 联合缺乏症的临床病例,但其遗传学病因 P450 氧化还原酶(P450 oxidoreductase,*POR*)基因突变直到 2004 年才确定。POR 缺陷症((P450 oxidoreductase deficiency,PORD;OMIM:613571)的总体发病率尚未确定,然而,在疾病的分子病因初步描述后的短时间内,就有相当数量的 POR 缺陷症患者被报道。Fluck 等对于特定 *POR* 突变对类固醇合成影响的功能分析表明,不同 *POR* 变异体对 CYP17A1、CYP21A2 和 CYP19A1 的活性有不同程度的损害,表明不同的 *POR* 变异体必须针对每个潜在的靶 P450 酶单独进行研究。

PORD 是一种常染色体隐性遗传病,具有广泛的表型谱。目前报道的大多数 PORD 患者是日本人或欧洲人后裔,且大多数是新生儿或儿童,其主要临床表现为出生时激素水平异常或青春期后发育迟缓、两性畸形、骨骼异常、潜在肾上腺功能不全和女性卵巢囊肿。

(二)发病机制

POR 由 *POR* 基因编码,*POR* 基因位于第 7 号染色体上(7q11.2),由 15 个外显子组成,跨度为 32.9kb,编码 680 个氨基酸的蛋白质。其编码的 POR 是定位在内质网膜上的一个重要黄素蛋白,通过黄素单核酸(flavin mononucleotide,FMN)及黄素腺嘌呤二核苷酸(flavin adenine dinucleotide,FAD)辅基将还原型烟酰胺腺嘌呤二核苷酸磷酸(reduced nicotinamide adenine dinucleotide phosphate,NADPH)上的电子传递给 CYP(cytochromes P450)酶,是唯一传递电子给细胞色素 P450 酶系,以帮助完成 CYP 酶氧化功能的辅酶。P450 酶包括类固醇生成酶［CYP17A1、CYP21A2 和 CYP19A1（芳香化酶）］和外源性化学物质代谢肝 P450 酶,令其发挥药物和毒物代谢、类固醇激素合成等作用。当 POR 功能缺陷时,会同时出现 17- 羟化酶、21- 羟化酶和芳香化酶的功能障碍。

(三) 临床特点

PORD 的生化表现类似 *CYP17A1* 和 *CYP21A2* 联合缺陷症,尿气相色谱 - 质谱法(gas chromatography mass spectrometry,GC-MS)很容易检测到孕烯醇酮和孕酮代谢物大幅增加。其临床表现主要包括:出生时激素水平异常,两性畸形,Antley-Bixler 综合征样骨骼畸形(主要包括面中部发育不全、颅缝早闭、手足畸形、大关节骨性愈合和股骨弯曲)和成人后的青春期发育延迟、不孕、不育、潜在的肾上腺皮质功能减退。

现已报道了 100 多例 PORD 病例,其中相当大一部分患者曾被误诊为 17-OHD、芳香化酶缺乏症或 21-OHD。POR 活性的丧失因 *POR* 突变类型的不同而不同,因此 PORD 的临床表现多种多样,从月经紊乱到严重的两性畸形和骨骼畸形,甚至胎儿死亡。

1. 皮质醇缺乏 皮质醇缺乏通常不严重,患者清晨状态皮质醇可以正常,但在应激时不能产生足够的皮质醇高峰。轻度的盐皮质激素过多可在青壮年引起轻度高血压。

2. 性激素合成异常 通常导致两性畸形。其发病机制与睾酮、双氢睾酮合成障碍及雄激素向雌激素转化有关。这些合成和转化依赖于 CYP17A1、CYP19A1、CYP21A2,它们需要 POR 的辅助。受影响的男孩通常出生时男性化不足,如尿道下裂、小阴茎;大多数受影响的女孩出生时可出现不同程度的男性化,如阴蒂增大、阴唇融合。因此,患者可以表现为 46,XY 或 46,XX 性发育异常。出生后,男性化没有进展,循环中的雄激素浓度通常很低。某些受累的 PORD 女婴尽管出生后存在雄激素缺乏但却表现为新生儿重度男性化,这一矛盾现象可能是因为存在促进二氢睾酮合成的旁路途径,这条途径在胎儿期被激活但出生后不久即中断,被叫作雄激素合成的"后门"途径,该途径既不依赖于雄烯二酮,也不依赖于睾酮作为中介。随着年龄逐渐增长,性激素合成不足引起的高促性腺激素性性腺功能减退症亦可导致女性的卵巢囊肿、闭经、月经不调和不孕,男性的男性化程度低和青春期延迟。

3. 骨骼畸形 50% 的 PORD 患者可表现为颅面畸形(如面中部发育不全伴低位耳和梨形鼻)、颅缝早闭、蜘蛛指(趾)、先天性指(趾)侧弯和桡骨肱骨融合,类似于之前由 Antley 和 Bixler 报道并因此命名为 Antley-Bixler 综合征(Antley-Bixler syndrome,ABS)的疾病。ABS 也可发生于成纤维细胞生长因子受体 2(fibroblast growth factor receptor 2,FGFR2)基因突变的个体。但是,PORD 患者的 *FGFR2* 基因是正常的,并且证实有 *FGFR2* 基因突变的患者不会表现出类固醇生成紊乱或性发育障碍。颅缝早闭严重程度各异,可能需要行脑室腹腔分流术。在重度受累儿童中,可能观察到弓形股骨伴新生儿骨折及后鼻孔闭锁。骨骼畸形很可能是由于类固醇生物合成受损引起的,特别是依赖于 POR 的 14α- 羊毛甾醇去甲基酶(CYP51A1),这是胆固醇生物合成所必需的一种酶,它也使用 POR 作为辅助因子。此外,Laue 等的研究表明骨骼畸形还可能与 CYP26 参与的视黄酸(又称维甲酸)代谢相关。胚胎形成过程中胆固醇合成缺失会损害对身体构型和发育起重要作用的信号分子。

4. 盐皮质激素过量 PORD 与盐皮质激素缺乏无关,并且在一些患者中,特异性 *POR* 突变体优先抑制 17- 羟化酶而非 21- 羟化酶,这甚至可能导致盐皮质激素累积。由于 17α- 羟化酶活性被抑制导致的高血压通常表现在青壮年患者中。

5. 妊娠期母体男性化 一些母亲在怀孕中期出现男性化迹象,如有多毛症、鼻子和嘴唇增大、声音低沉和痤疮,这些表现通常在分娩不久就会消失。这表明宫内雄激素过多,被描述为妊娠期母体男性化,是由于胎盘芳香化酶(CYP19A1)缺乏所致。

6. 药物代谢 POR 还充当了参与肝脏药物和外源性化学物质代谢的酶的辅因子,这些酶包括 CYP1A2、CYP2C9、CYP2C19、CYP2D6 和 CYP3A4。因此,*POR* 的致病性突变会不同程度地改变药物代谢。如果 PORD 患者服用由这些酶代谢的药物,可能存在风险。

7. 其他 观察到的其他异常包括泌尿系统异常(肾盂扩张,膀胱及输尿管反流)。认知障碍是次要的问题,可能与骨骼畸形的严重程度有关。据报道,一些患有 PORD 的儿童发育迟缓,主要是语言和精细运动技能发育迟缓,推测可能与传导性听力损失、骨骼异常、麻醉下行手术等相关。早期有效地处理上气道阻塞、颅缝融合、脑积水和听力损失似乎有利于认知发展。

(四) 实验室检查

1. 血、尿生化检测 从血浆类固醇检测获得的数据不如尿类固醇代谢物分析那么多,基线时 ACTH 血浆浓度正常或升高，皮质醇血清浓度在基线水平正常或较低，在 ACTH 刺激后可能不会像预期的那样升高。孕烯醇酮、孕酮、17- 羟孕烯醇酮和 17- 羟孕酮血清浓度通常在基线水平升高或在 ACTH 刺激后升高。ACTH 刺激前后 DHEA、DHEAS 和雄烯二酮血清浓度正常或下降，雄激素血清浓度低，对 ACTH 或人绒毛膜促性腺激素（HCG）刺激无反应。GC-MS 检测尿类固醇激素能识别出孕烯醇酮和孕酮代谢物的累积、皮质酮代谢物轻微增加，孕三醇酮排泄量增加，以及雄激素代谢物减少。

2. 基因检测 对于所有疑诊 PORD 的人来说，基因检测是确认诊断的理想方法，PORD 属于常染色体隐性遗传疾病。患者大多为复合杂合突变，尚未报道过两个完全失活或缺失的等位基因，已有多种 POR 基因失活突变的报道，包括错义 / 无意义变体，剪接位点变体，小的删除、插入和复制，以及大的删除或插入。两种致病变异即 p. Ala287Pro 和 p. Arg457His 在不同的种族群体中很常见：p. Ala287Pro 约占欧洲患者个体致病变异的 40%，p. Arg457His 约占日本患者个体致病变异的 60%，但值得注意的是，p. Arg457His 在欧洲和非洲血统的个体中也有报道。基因型与表型的相关性尚未完全确立，但在特定突变与 ABS 表型表达之间发现了某些相关性。

POR 基因由 16 个外显子组成，外显子 1 是位于翻译起始点（NM_000941.2）上游的一个非编码外显子。NADPH-POR 由 680 个氨基酸组成，是所有 50 种已知的人类微粒体（Ⅱ型）P450 酶活性所必需的，这些酶在类固醇和类固醇合成及肝脏药物代谢中起着重要作用。Huang 等人对来自不同种族背景（北欧、非洲、中国和墨西哥）的 842 名健康美国人的 POR 进行了测序。在体外研究中，一些错义变异与催化活性降低有关。然而，在所采用的大多数体外检测中，大多数保持了 40% 以上的野生型活性。最常见的良性序列变体是 c.1508C>T（p. Ala503Val），其对 CYP17A1 的催化活性降低（50%~60%），但对 CYP21A2 或 CYP2C19 的活性没有降低。

（五）治疗原则

PORD 的治疗目标是补充缺乏的类固醇激素，包括糖皮质激素和性腺激素，并恢复青春期第二性征。PORD 患者盐皮质激素功能障碍不明显，无需盐皮质激素替代治疗，然而，A287P 突变纯合子的 PORD 患者被发现血压升高（由脱氧皮质酮增加引起），这与 17-OHD 患者相似，需要定期监测血压，可采用螺内酯来控制盐皮质激素性高血压。

四、17β- 羟类固醇脱氢酶 3 型缺陷症

（一）概述

17β- 羟类固醇脱氢酶 3 型（17β-hydroxysteroidde hydrogenase type 3，17β-HSD3）缺陷症是 46，XY 型性发育障碍（disorder of sex development，DSD）中罕见的常染色体隐性遗传病。最初描述于 1971 年，核型为 46，XY 的男性患儿出生时的表型为外生殖器男性化不足。病因为 HSD17B3 基因缺陷导致 17β- 羟类固醇脱氢酶（17β-HSD）活性下降，使雄烯二酮转化为睾酮受阻，而致假两性畸形。17β-HSD3 主要存在于睾丸中，参与雄烯二酮（一种弱雄激素）转化为生物活性较高的睾酮的过程。

（二）发病机制和致病基因

17β-HSD3 缺陷症是由定位于染色体 9q22 的 HSD17B3 基因突变引起的。HSD17B3 基因包含 11 个外显子，编码 310 个氨基酸组成的蛋白 17β-HSD3，分子量为 34 513Da。HSD17B3 是一种以 NADP（H）为辅因子的微粒体酶，主要在睾丸中表达。它催化雄烯二酮转化为睾酮，睾酮负责男性生殖器的正常胎儿发育，同工酶 HSD17B5 亦能够促进雄烯二酮向睾酮的转化，特别是在出生后和青春期。17β-HSD3 缺陷症临床表现多样，可归因于睾丸中 17β-HSD3 的活性，此疾病应注意与儿童时期的雄激素不敏感综合征（androgen insensitivity syndrome，AIS）相鉴别。

17β-HSD 是催化性激素合成最后阶段的关键酶，属于短链脱氢酶 / 还原酶（short-chain dehydrogenase/reductase，SDR）和醛酮还原酶（aldo-keto reductase，AKR）两大家族，通过催化激素 C17 位上的酮基和醇基之间的氧化和还原反应，使生物活性较低的雌酮、雄烯二酮与生物活性较高的雌二醇、睾酮相互转化。目前，已发现哺乳动物体内的 17β-HSD 同工酶有 14 种，即 17β-HSD 1~14，根据功能可分为氧化酶和还原酶。其中 17β-HSD3 属于 SDR 家族，主要在睾丸组织中表达，在还原型辅酶Ⅱ（NADPH）的存在下催化雄烯二酮转化为睾酮，以促进生殖器官的发育及第二性征的维持。目前已报道 40 种 HSD17B3 突变类型，包括错义突变、无义突变、外显子 / 内含子缺失等，这些突变导致酶活性下降甚至功能丧失，导致睾酮合成障碍，从而引起假两性畸形。但在性腺外组织，如骨、脂肪组织、脑组织也有 17β-HSD3 表达，且唯一属于 AKR 家族的 17β-HSD5 也具有还原酶活性，同样可催化雄烯二酮转化为睾酮，故此类患者性腺外组织仍有一定量睾酮合成，可出现一定程度的雄性化表现。但

17β-HSD3 缺陷症缺乏表型与基因型的相关性,同一家系中同一基因型的不同个体有不同的表型报道。

根据欧洲最全面的 DSD 研究数据统计,17β-HSD3 缺陷症大约占所有 46,XY 型 DSD 患者的 4%。17β-HSD3 缺陷症的实际发病率尚不清楚,但先前的研究报道,新生儿的发病率估计为 1/147 000,计算的杂合子频率为 1/135。然而,在近亲婚姻普遍的地方观察到的发病率较高,如中东国家。

(三)临床特点

在正常女性的卵巢中无 17β-HSD3 表达,故 46,XX 患者通常无假两性畸形,临床可仅表现为月经紊乱、雄烯二酮、促性腺激素水平轻度升高等。46,XY 患者临床表现主要取决于 17β-HSD3 残余酶活性。因此,可表现出一系列不同的临床特征,从正常的女性外生殖器官表现到不同程度的外生殖器模棱两可均有报道。该病的典型表现为出生时呈现女性外观,但检查后可见阴囊融合、阴道盲端、轻度的阴蒂增大、腹股沟区可及未下降的睾丸等畸形。此类患者常被当作女性抚养,但至青春期后可出现原发性闭经、不同程度的男性化,即男性体型改变、多毛、声音变粗、阴蒂增大等表现。这种宫内缺乏男性化而青春期逐渐出现明显的两性畸形的原因可能为:雄烯二酮在足量的胎盘源性芳香化酶的催化下转化为雌二醇,使其转化为睾酮的量减少,且胎儿的性腺外组织没有足够的能力将雄烯二酮转换为内源性睾酮,导致宫内缺乏男性化表现。但青春期随着 LH 水平升高,残余 17β-HSD3 活性升高,从而使睾酮水平升高,且其他表达于性腺及性腺外组织的 17β-HSD 同工酶,如 17β-HSD5,也可在高水平 LH 作用下促使雄烯二酮转化为睾酮,使患者逐渐出现男性体征。此外,通过芳香化酶和其他 17β-HSD 同工酶的活性,患者还可能出现雄烯二酮转化为雌激素而导致的青春期女性乳房发育症。

(四)实验室检查

1. 内分泌评估 17β-HSD3 缺乏导致血清雄烯二酮水平升高、睾酮水平下降。目前普遍认为当基础睾酮/雄烯二酮(testosterone/androstenedione,T/A)比值<0.8 时,可提示 17β-HSD3 缺陷症。大多数文献提倡若睾酮水平无明显升高,可以短期 HCG 激发后,应用延长 HCG 激发试验协助诊断。以 HCG 激发后 T/A 比值<0.8 作为切点可将诊断敏感度由 57% 提升至 90%。值得注意的是,基础状态或 HCG 激发后的 T/A 比值<0.8 并非 17β-HSD3 缺陷症独有,一些其他睾酮合成缺陷疾病,如睾丸发育不全、Leydig 细胞减少等

也可能出现 T/A 比值<0.8。17β-HSD3 缺陷症患者体内 LH 水平常升高,FSH 及睾酮水平异质性强。

然而,Khattab 等人对 2 名 17β-HSD3 缺陷患者行高效液相色谱串联质谱法测定血清 A 和 T 水平,与预期相反,2 名患者在 HCG 刺激后均显示 T/A 比值升高,这表明血清 T/A 比值不是诊断 17β-HSD3 缺陷症的可靠指标,应行分子遗传分析以提供准确的诊断。原因可能为血清 A 和 T 水平不仅受 HSD17B3 调节,还受 HSD17B5、HSD17B2、HSD17B8、HSD17B10 和 HSD17B14 调节。HSD17B5 催化 A 还原为 T,表达于睾丸、前列腺、肾上腺和肝脏。HSD17B2、HSD17B8、HSD17B10 和 HSD17B14 将 T 转化为 A,雌二醇转化为雌酮,广泛表达于睾丸、前列腺、肝脏、肾脏和中枢神经系统等多种组织中。这些 HSD17B 同工酶活性和其时间变异性可能影响血清 T/A 比值,因此单独检测基础水平或促性腺激素刺激后的血清 T/A 比值不能作为诊断 17β-HSD3 缺陷症的可靠指标。不过精索静脉取样可以克服 17β-HSD3 缺陷症激素诊断的这个缺陷,它可能产生一个更有意义的 T/A 比值,更准确地反映 HSD17B3 的活性,而不受其他性腺外 HSD17B 同工酶的干扰。

17β-HSD3 缺陷症在出生时或儿童早期因缺乏典型症状不易被识别,对于患有腹股沟疝、轻度阴蒂肿大、单尿道开口或泌尿生殖道窦的女孩都应引起怀疑。如果不及早诊断,患者会在青春期出现严重的男性化和闭经,并且可能会从女性角色转变为男性角色。

2. 基因诊断 可以通过分子遗传学研究来确诊。目前报道的基因突变类型大多数为纯合突变。46,XX 的 17β-HSD3 缺陷症没有症状,很难诊断,因为他们有正常的女性生殖器和正常的性别角色,以及不受限制的生育能力。另外,46,XY 个体可能表现出广泛的临床范围,从完全女性外生殖器到轻度雄性化、模糊不清的生殖器,以及伴有小阴茎或尿道下裂的男性生殖器。由于 17β-HSD3 缺陷症的临床表现与其他 46,XY 型 DSD 相似,有时难以确定诊断,17β-HSD3 缺陷症患者中有一部分可能被误诊为雄激素抵抗(雄激素不敏感综合征)或 5α-还原酶缺陷症。

(五)治疗

17β-HSD3 缺陷症的治疗目的在于性别选择和纠正男性假两性畸形。对于选择社会性别为男性的患者,应尽早诊断并对隐睾进行手术治疗,这样有助于保持精子生成能力和生殖能力。选择女性的患者睾丸通常位于腹股沟管、大阴唇或盆腔等,因异常位

置的睾丸癌变率高,建议采取双侧异常位置的睾丸切除术,并给予雌激素替代,促进并维持女性第二性征。然而,任何关于切除性腺或生殖器手术的决定都应该推迟到患者有足够能力来考虑他/她的选择时。性别选择应考虑到家庭、社会、文化和宗教等多方面因素。如果男性化程度严重不足的个体选择男性性别,生殖器重建很困难。有学者提出在46,XY的患者进行性别选择之前,可通过注射睾酮来评估外生殖器对睾酮的反应,如果有足够的反应,可考虑选择性别为男性。根据生殖器成形术的结果、性功能、生育力和睾丸恶性肿瘤风险,对患者进行长期随访。

五、醛固酮合成酶缺陷症

(一)概述

醛固酮合成酶缺陷症(aldosterone synthase deficiency,ASD)是由于醛固酮合成酶缺陷导致的一种选择性醛固酮分泌减少疾病,通常在婴儿期起病,可表现为生长迟缓,严重的高钾血症、低钠血症,失盐症状随年龄增长而改善。ASD是一种罕见的常染色体隐性遗传疾病,全球范围内仅有45例病例报道,国内3例。

(二)发病机制及致病基因

醛固酮在肾上腺球状带合成的最后步骤受到细胞色素P450醛固酮合成酶催化。CYP11B2是编码醛固酮合成酶的基因,位于8号染色体(8q24.3),包含9个外显子,编码503个氨基酸。CYP11B2参与醛固酮合成的最后三步:将11-去氧皮质酮(DOC)在第11位上羟化成为皮质酮;将皮质酮在第18位上羟化成为18-羟皮质酮;最后在18位氧化合成醛固酮。根据醛固酮合成酶不同类型的缺陷,分为ASD 1型及2型(图14-5-1)。ASD患者通常存在CYP11B2基因纯合或复合杂合突变,错义和无义突变较其他类型突变更为常见。ASD 1型和2型在基因突变的位点上有交叉,提示CYP11B2基因突变类型和表型关系不明确(图14-5-2)。

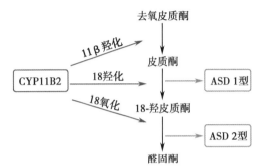

图 14-5-1 醛固酮的合成

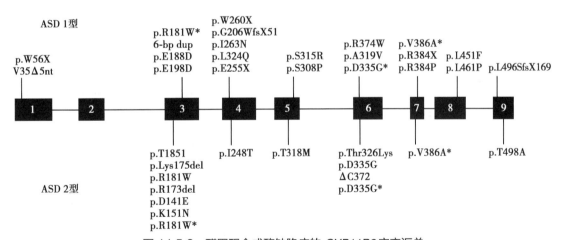

图 14-5-2 醛固酮合成酶缺陷症的 CYP11B2 突变汇总

(三)临床特点

ASD在婴儿期起病,患儿通常因频繁呕吐(47%)、生长迟缓(67%)就诊,表现为不同程度的脱水症状(27%)、严重的高钾血症(89%)、低钠血症(98%)。并非所有患者均出现醛固酮水平降低,约91%的患者表现为高肾素、67%的患者表现为低醛固酮。

ASD 1型及2型患者均可表现出低钠、高钾血症。由于醛固酮合成酶缺陷差异,ASD 1型血浆皮质酮水平升高,18-羟皮质酮、醛固酮水平降低;2型可表现为血浆皮质酮、18-羟皮质酮水平均升高而醛固酮水平降低。与ASD 1型相比,2型患者18-羟皮质酮水平显著升高。

(四)实验室检查及诊断

典型ASD表现为血钠降低,血钾升高,醛固酮降低,肾素水平升高。1型及2型血钠及血钾水平无明显差别。建议采用液相色谱-串联质谱法(liquid chromatography-tandem mass spectrometry，LC-MS/MS）检测 3 种醛固酮合成通路产物（去氧皮质酮、皮质酮、18- 羟皮质酮）以明确疾病分型。1 型患者皮质酮水平约为正常上限的 2.6 倍，2 型约 5.3 倍。而 18-羟皮质酮，ASD 1 型与 2 型患者的升高倍数分别为 1.17 和 11.36 倍，因此检测 18- 羟皮质酮对 ASD 诊断及分型具有重要意义。通过 Sanger 测序明确是否存在 CYP11B2 突变。ASD 诊断需要结合临床表现、辅助检查及基因检测结果。

（五）治疗及预后

氟氢可的松替代治疗对 ASD 至关重要，失盐症状随患者年龄增长而改善，大部分患者成年期可停药。主要原因为：①新生儿肾上皮细胞的盐皮质激素受体较少，随年龄增长，受体表达量增加，对盐皮质激素需求下降；②新生儿饮食中钠的含量较低，普通饮食中钠的摄入量增加，对盐皮质激素需求下降。氟氢可的松推荐剂量为 0.1~0.2mg/d，根据患者临床表现及实验室检查结果调整剂量。

（卢琳 孙旭 张妲 苗卉）

参考文献

［1］ MERKE DP, CHEN W, RACHEL M, et al. Tenascin-X haploinsufficiency associated with Ehlers-Danlos syndrome in patients with congenital adrenal hyperplasia [J]. J Clin Endocrinol Metab, 2013, 98 (2): 379-387.

［2］ MILLER W, MERKE DJHRIP. Tenascin-X, congenital adrenal hyperplasia, and the CAH-X syndrome [J]. Horm Res Paediatr, 2018, 89 (5): 352-361.

［3］ WILSON RC, NIMKARN S, DUMIC M, et al. Ethnic-specific distribution of mutations in 716 patients with congenital adrenal hyperplasia owing to 21-hydroxylase deficiency [J]. Mol Genet Metab, 2007, 4 (90): 414-421.

［4］ NEW MI, ABRAHAM M, YUEN T, et al. An update on prenatal diagnosis and treatment of congenital adrenal hyperplasia [J]. Semin Reprod Med, 2012, 5 (30): 396-399.

［5］ XU L, XIA W, WU X, et al. Chimeric CYP11B2/CYP11B1 causing 11beta-hydroxylase deficiency in Chinese patients with congenital adrenal hyperplasia [J]. Steroids, 2015, 101: 51-55.

［6］ REISCH N, HOGLER W, PARAJES S, et al. A diagnosis not to be missed: nonclassic steroid 11beta-hydroxylase deficiency presenting with premature adrenarche and hirsutism [J]. J Clin Endocrinol Metab, 2013, 10 (98): 1620-1625.

［7］ SATHYA A, GANESAN R, KUMAR A. Congenital adrenal hyperplasia masquerading as periodic paralysis in an adolescent girl [J]. Singapore Med J, 2012, 7 (53): 148-149.

［8］ FALHAMMAR H, NORDENSTROM A. Nonclassic congenital adrenal hyperplasia due to 21-hydroxylase deficiency: clinical presentation, diagnosis, treatment, and outcome [J]. Endocrine, 2015, 1 (50): 32-50.

［9］ BULSARI K, FALHAMMAR H. Clinical perspectives in congenital adrenal hyperplasia due to 11beta-hydroxylase deficiency [J]. Endocrine, 2017, 1 (55): 19-36.

［10］ MATSUBARA K, KATAOKA N, OGITA S, et al. Uniparental disomy of chromosome 8 leading to homozygosity of a CYP11B1 mutation in a patient with congenital adrenal hyperplasia: implication for a rare etiology of an autosomal recessive disorder [J]. Endocr J, 2014, 6 (61): 629-633.

［11］ BAS F, TOKSOY G, ERGUN-LONGMIRE B, et al. Prevalence, clinical characteristics and long-term outcomes of classical 11 beta-hydroxylase deficiency (11BOHD) in Turkish population and novel mutations in CYP11B1 gene [J]. J Steroid Biochem Mol Biol, 2018, 181: 88-97.

［12］ MARSH CA, AUCHUS RJ. Fertility in patients with genetic deficiencies of cytochrome P450c17 (CYP17A1): combined 17-hydroxylase/17, 20-lyase deficiency and isolated 17, 20-lyase deficiency [J]. Fertil Steril, 2014, 2 (101): 317-322.

［13］ FONTENELE R, COSTA-SANTOS M, KATER CE. 17alpha-hydroxylase deficiency is an underdiagnosed disease: high frequency of misdiagnoses in a large cohort of Brazilian patients [J]. Endocr Pract, 2018, 2 (24): 170-178.

［14］ KIM YM, KANG M, CHOI JH, et al. A review of the literature on common CYP17A1 mutations in adults with 17-hydroxylase/17, 20-lyase deficiency, a case series of such mutations among Koreans and functional characteristics of a novel mutation [J]. Metabolism, 2014, 1 (63): 42-49.

［15］ BELGINI DR, MELLO MP, BAPTISTA MT, et al. Six new cases confirm the clinical molecular profile of complete combined 17alpha-hydroxylase/17, 20-lyase deficiency in Brazil [J]. Arq Bras Endocrinol Metabol, 2010, 8 (54): 711-716.

［16］ YAO F, HUANG S, KANG X, et al. CYP17A1 mutations identified in 17 Chinese patients with 17alpha-hydroxylase/17, 20-lyase deficiency [J]. Gynecol Endocrinol, 2013, 1 (29): 10-15.

［17］ ZHANG M, SUN S, LIU Y, et al. New, recurrent, and prevalent mutations: clinical and molecular characterization of 26 Chinese patients with 17alpha-hydroxylase/17, 20-lyase deficiency [J]. J Steroid Biochem Mol Biol, 2015, 150: 11-16.

［18］ BAQUEDANO MS, GUERCIO G, COSTANZO M, et al. Mutation of HSD3B2 gene and fate of dehydroepiandrosterone [J]. Vitam Horm, 2018, 108: 75-123.

［19］ BENKERT AR, YOUNG M, ROBINSON D, et al. Severe salt-losing 3beta-hydroxysteroid dehydrogenase deficiency: treatment and outcomes of HSD3B2 c. 35G>A homozygotes [J]. J Clin Endocrinol Metab, 2015, 8 (100): 1105-1115.

［20］ BIZZARRI C, PISANESCHI E, MUCCIOLO M, et al. Lipoid congenital adrenal hyperplasia by steroidogenic acute regulatory protein (STAR) gene mutation in an Italian infant: an uncommon cause of adrenal insufficiency [J]. Ital J Pediatr, 2017, 1 (43): 57.

［21］ KIM CJ. Congenital lipoid adrenal hyperplasia [J]. Ann Pediatr Endocrinol Metab, 2014, 4 (19): 179-183.

［22］ FU R, LU L, JIANG J, et al. A case report of pedigree of a homozygous mutation of the steroidogenic acute regulatory protein causing lipoid congenital adrenal hyperplasia [J]. Medicine (Baltimore), 2017, 21 (96): 6994.

［23］ ALBAREL F, PERRIN J, JEGADEN M, et al. Successful IVF pregnancy despite inadequate ovarian steroidogenesis due to congenital lipoid adrenal hyperplasia (CLAH): a case report [J]. Hum Reprod, 2016, 11 (31): 2609-2612.

［24］ ZHAO X, SU Z, LIU X, et al. Long-term follow-up in a Chinese child with congenital lipoid adrenal hyperplasia due to a StAR gene mutation [J]. BMC Endocr Disord, 2018, 1 (18): 78.

［25］ HATABU N, AMANO N, MORI J, et al. Pubertal development and pregnancy outcomes in 46, XX patients with nonclassic lipoid congenital adrenal hyperplasia [J]. J Clin Endocrinol Metab, 2019, 5 (104): 1866-1870.

［26］ LAUE K, POGODA HM, DANIEL PB, et al. Craniosynostosis and multiple skeletal anomalies in humans and zebrafish result from a defect in the localized degradation of retinoic acid [J]. Am J Hum Genet, 2011, 5 (89): 595-606.

［27］ ALIKASIFOGLU A, VURALLI D, HIORT O, et al. Severe undervirilisation in a 46, XY case due to a novel mutation in HSD17B3 gene [J]. J Clin Res Pediatr Endocrinol, 2015, 3 (7): 249-252.

［28］ KHATTAB A, YUEN T, YAU M, et al. Pitfalls in hormonal diagnosis of 17-beta hydroxysteroid dehydrogenase Ⅲ deficiency [J]. J Pediatr Endocrinol Mctab, 2015, 28 (5/6): 623-628.

［29］ HIORT O, MARSHALL L, BIRNBAUM W, et al. Pubertal development in17beta-hydroxysteroid dehydrogenase type 3 deficiency [J]. Horm Res Paediatr, 2017, 5 (87): 354-358.

［30］ MIAO H, YU Z, LU L, et al. Analysis of novel heterozygous mutations in the CYP11B2 gene causing congenital aldosterone synthase deficiency and literature review [J]. Steroids, 2019, 150: 108448.

［31］ BIZZARRI C, PEDICELLI S, CAPPA M, et al. Water Balance and 'salt wasting' in the first year of life: the role of aldosterone-signaling defects [J]. Horm Res Paediatr, 2016, 3 (86): 143-153.

［32］ BONFIG W, SCHWARZ HP. Blood pressure, fludrocortisone dose and plasma renin activity in children with classic congenital adrenal hyperplasia due to 21-hydroxylase deficiency followed from birth to 4 years of age [J]. Clin Endocrinol (Oxf), 2014, 6 (81): 871-875.

第 15 章
先天性原发性肾上腺皮质功能减退症

第 1 节
概　论

肾上腺皮质功能减退症是多种疾病引起的肾上腺皮质合成皮质醇减少,临床表现为食欲减退、消瘦、低血压、低血糖等,如遇应激有可能会诱发肾上腺危象。根据病变部位分为原发性(肾上腺病变)和继发性肾上腺皮质功能减退症(下丘脑垂体病变),其中原发性肾上腺皮质功能减退症因各种病因导致皮质醇降低,继而负反馈引起垂体分泌促肾上腺皮质激素(adrenocorticotropin,ACTH)过多,皮肤色素沉着为突出的临床表现,通常伴随有肾素 - 血管紧张素 - 醛固酮系统同时受损。1855 年 Thomas Addison 描述了首例原发性慢性肾上腺皮质功能减退,后来这类疾病又被称为 Addison 病(艾迪生病)。Addison 病是一种罕见疾病,在西方国家的年发病率为 $0.8/10^6$,患病率为 $(4~11)/10^6$。除了最初描述的肾上腺结核以外,又陆续发现了先天性肾上腺皮质增生症、自身免疫性疾病、其他感染性疾病、转移癌或淋巴瘤、肾上腺出血 / 梗死或者药物等均可导致原发性肾上腺皮质功能减退症。具体病因见表 15-1-1。先天性肾上腺皮质功能减退症多发生于婴幼儿,是由相关基因突变导致的肾上腺类固醇激素合成减少,除了先天性肾上腺皮质增生症以外,常见原因包括自身免疫性多内分泌腺综合征、先天性肾上腺发育不良、肾上腺脑白质营养不良等。自身免疫性多内分泌腺综合征 I 型和 II 型在第 45 章有具体描述,本章节重点介绍其他几种先天性原发性肾上腺皮质功能减退症。

表 15-1-1　原发性肾上腺皮质功能减退症的病因

先天性
　自身免疫性多内分泌腺综合征
　　自身免疫性多内分泌腺综合征 I 型(OMIM:240300):艾迪生病、慢性黏膜念珠菌病、甲状旁腺功能减退、牙釉质发育不良、脱发,原发性性腺功能减退
　　自身免疫性多内分泌腺综合征 II 型(OMIM:269200):艾迪生病、原发性甲状腺功能减退、原发性性腺功能减退、1 型糖尿病、恶性贫血和白癜风
　先天性肾上腺皮质增生症
　肾上腺脑白质营养不良(OMIM:300100)
　先天性肾上腺发育不良(OMIM:300200)
　　DAX-1(*NR0B1*)基因突变
　　SF1 基因突变
　ACTH 抵抗综合征
　　MC2R 基因突变
　　MRAP 基因突变
　　AAAS(编码 Aladin 蛋白)基因突变(3A 综合征)

继发性 / 获得性
　感染
　　结核
　　真菌感染
　　巨细胞病毒
　　HIV
　转移性肿瘤
　浸润性病变
　　淀粉样变
　　血色病
　肾上腺出血
　脑膜炎球菌感染引起的败血症 [华 - 弗综合征(Waterhouse-Friderichsen syndrome)]
　　抗磷脂抗体综合征(OMIM:107320)
　双侧肾上腺切除术
　药物
　　米托坦、酮康唑、氨鲁米特等

第2节
先天性肾上腺发育不良

一、概　述

X 连锁的先天性肾上腺发育不良（adrenal hypoplasia congenita，AHC；OMIM：300200），是由 *DAX-1* 基因（dosage-sensitive sex reversal，adrenal hypoplasia congenita，critical region on the X chromosome，gene 1）突变导致的 X 连锁隐性遗传性疾病，男性受累，在人群中发病率为 1/（70 000~600 000）。

DAX-1 基因影响肾上腺的发育及下丘脑-垂体-性腺轴的功能，可引起原发性肾上腺皮质功能减退症（primary adrenal insufficiency，PAH）和促性腺激素功能低下型性腺功能减退症（hypogonadotropic hypogonadism，HH）。

AHC 患者多在出生后几个月内发病，出现肾上腺皮质功能减退症的表现，包括盐皮质激素缺乏的症状，如脱水、低血压、恶心、厌食等，以及糖皮质激素缺乏的表现，如低血糖、皮肤变黑等，到青春期出现促性腺激素功能低下型性腺功能减退症而无青春期发育、无男性第二性征、不育。AHC 临床表现多样，严重时可出现肾上腺皮质危象而威胁生命，但如果能早期诊断和及时治疗，可以获得良好的预后。

二、遗传学机制

引起 X 连锁 AHC 的主要致病基因为 *DAX-1* 基因。

DAX-1 基因也称为 *NR0B1* 基因（nuclear receptor，superfamily 0，group B，member 1）。*DAX-1/NR0B1* 基因定位于 Xp21，包括 2 个外显子（分别含 1 168 和 254 个碱基对），1 个内含子（含 3 385 个碱基对），编码细胞核受体超家族的一种孤儿蛋白，称为 DAX-1 蛋白。DAX-1 蛋白是调节肾上腺发育的重要转录因子，同时 *DAX-1/NR0B1* 基因在合成类固醇激素的内分泌腺体中表达，如肾上腺皮质、睾丸支持细胞和间质细胞、卵泡膜细胞、卵巢颗粒细胞、垂体分泌促性腺激素的细胞、下丘脑腹内侧核及其他可能的脑组织（弓状核、杏仁核、海马、大脑皮质）。*DAX-1/NR0B1* 基因可直接或通过作用于相关的孤儿核受体类固醇生成因子-1（steroidogenic factor-1，SF-1），影响肾上腺的发育及下丘脑-垂体-性腺轴基因的表达。

DAX-1/NR0B1 基因的突变类型包括碱基缺失、碱基插入、移码突变、无义突变、错义突变、剪切突变、大片段缺失和重组等。到目前为止，至少有 200 种 *DAX-1/NR0B1* 基因突变在国内外被发现。突变基因在肾上腺，可引起肾上腺皮质发育障碍，进而影响盐皮质激素和糖皮质激素的合成。在下丘脑-垂体-性腺轴，*DAX-1/NR0B1* 基因突变可导致下丘脑产生促性腺激素释放激素（gonadotropin-releasing hormone，GnRH）的细胞和垂体产生黄体生成素（luteinizing hormone，LH）及卵泡刺激素（follicular-stimulating hormone，FSH）的细胞发育障碍，引起促性腺激素功能低下型性腺功能减退症，并进一步导致睾丸发育不良。同时由于 *DAX-1/NR0B1* 基因对睾丸支持细胞发育有直接的作用，导致睾丸支持细胞和生精小管功能低下，而对睾丸的间质细胞影响较小，故 AHC 患者的性腺功能异常不仅包括促性腺激素功能低下型性腺功能减退，还包括不依赖于垂体功能的原发睾丸功能缺陷。

三、临床表现

AHC 主要的表现可分为原发性肾上腺皮质功能减退症和促性腺激素功能低下型性腺功能减退症两方面。

（一）原发性肾上腺皮质功能减退症

典型的 AHC 患者在新生儿时期发病（1~4 周龄），60% 的患儿在出生后 2 个月内发病，有些患者在随后的儿童期发病，多数患者在 10 岁前发病。发病年龄越早，病情相对越重。由于盐皮质激素和糖皮质激素的缺失，最严重的可出现肾上腺皮质危象，症状包括：精神委靡、乏力、虚弱、嗜睡或烦躁；消化系统出现纳差、恶心、呕吐，可伴有腹泻、腹痛；循环系统表现为心率加快、血压下降，四肢厥冷，严重者可出现低血压休克；由于多在感染等应激后诱发，发病时多见高热。患儿平时易感冒，可有 X 连锁隐性遗传特征的家族史。查体可见神志障碍、脱水、低体重、低血压、心率快、皮肤色素沉着、皮下脂肪变薄等表现。

在国外的相关报道中，AHC 最主要的表现为盐皮质激素不足，这也导致了许多患者被误诊为原发性醛固酮缺乏。AHC 在临床上可以表现为单一盐皮质激素的缺乏，也可以表现为在新生儿期首先出现盐皮质激素缺乏的症状，之后随着病程的进展逐渐出现糖皮质激素缺乏的表现。也有极少患者表现为部分肾上腺皮质功能不全，或仅表现为性腺功能不全。

（二）促性腺激素功能低下型性腺功能减退症

AHC 患者通常表现为无青春期发育，但少数 AHC 患者可有自发性青春期性腺发育，但多发育不完全，在 Tanner Ⅲ期以下，有极少数患者因不育就诊。查体可见患者无第二性征发育或第二性征发育不全。精液检查无精子。

偶有患者会出现性早熟，Domenice 等在 2001 年报道了一个 2 岁男孩诊断为 AHC（DAX-1/NR0B1 基因突变所致），出现假性性早熟，激素替代治疗后，睾丸体积缩小，睾酮恢复正常。考虑由于 AHC 患者有慢性的 ACTH 升高，而 ACTH 在刺激睾丸生成雄激素中起重要作用，因此猜想 ACTH 慢性刺激可使 AHC 患者中睾丸间质细胞分泌睾酮而引起假性性早熟。

由于 DAX-1/NR0B1 基因突变类型多种多样，并且即使是同一家族中，有相同的 DAX-1/NR0B1 基因突变，在不同的个体中其临床表现也不一致，提示同一基因突变可以有不同的表型，说明在 AHC 中，DAX-1/NR0B1 的基因表达存在其他的影响因素，可能受到遗传因素（修饰基因、基因表达和外显的变异性）和环境因素（并发的疾病和其他应激因子）的联合影响。由此导致 AHC 患者的临床表现差异较大。

四、检查及诊断

（一）实验室检查

1. 肾上腺皮质功能检查　符合肾上腺皮质功能不全表现：低钠血症、高钾血症、血清皮质醇和醛固酮水平低、24 小时尿游离皮质醇水平低、血浆 ACTH 及血浆肾素活性水平升高。

在儿童期诊断 AHC 应与发病率更高的 21-羟化酶缺陷症鉴别，两者都可以表现为肾上腺皮质功能减低，ACTH 升高，但 AHC 患者在 ACTH 升高的同时血 17-羟孕酮（17-OHP）和血睾酮（T）水平均不高，最主要的鉴别方法是 DAX-1/NR0B1 基因筛查。

AHC 患者早期的血皮质醇不一定低于正常，但多有血 ACTH 的升高和 ACTH 兴奋试验阳性。所以，早期临床检查不应只测血皮质醇，还应包括血 ACTH 和 ACTH 兴奋试验。AHC 婴儿可以表现为皮质醇低，但是，有一部分正常婴儿由于刚出生时肾上腺皮质发育尚不完善，也可以有皮质醇低的情况出现。两者的区别是正常婴儿 ACTH 兴奋试验正常。

2. 下丘脑-垂体-睾丸轴评估　符合促性腺激素功能低下型性腺功能减退症表现。基础 LH、FSH、T 均低于正常。多数患者对 GnRH 兴奋试验（或曲普瑞林兴奋试验）无反应。北京协和医院 18 例 AHC 患者进行曲普瑞林兴奋试验后 15 例 LH、FSH 无明显升高，3 例有升高，提示大多数患者垂体促性腺激素储备功能差，少部分存在部分功能。给予 GnRH 脉冲治疗后，部分患者 LH、FSH、T 水平可升高，其他患者则没有反应，提示 AHC 患者下丘脑和垂体均可能存在功能缺陷，损伤程度有个体差异。

（二）基因检测

DAX-1/NR0B1 基因测序可明确分子病因，同时应对患者家族其他成员进行筛查。AHC 可呈家族聚集性，家族史符合 X 连锁隐性遗传的遗传特点。患者的母系家族男性亲属可以发现患病者，基因检测可发现 X 染色体上 DAX-1/NR0B1 基因突变，患者母亲的一条 X 染色体可存在相同的基因突变，而另一条同源染色体基因则无异常，为杂合子。患者母系家族中其他女性也可能发现相同的突变。患者父亲及父系亲属 X 染色体大多无异常。

（三）影像学检查

肾上腺 CT 可见肾上腺腺体细小，部分患者表现为单侧肾上腺缺失，部分患者可见双侧肾上腺发育欠佳。鞍区 MRI 显示垂体多无明显异常。

（四）诊断

结合以上临床特点及检查结果，典型的 AHC 诊断并不困难，对于症状不典型的患者及最终的确诊需进行 DAX-1/NR0B1 基因检测。

五、治疗及预后

（一）肾上腺皮质功能减退症治疗

对于出现急性肾上腺功能不全的患者应及时接受治疗，主要的治疗包括静脉补液，维持血容量及电解质的平衡，静脉滴注氢化可的松等糖皮质激素替代治疗，同时密切监测血压、血糖、电解质，病情稳定后可考虑改为口服激素治疗。AHC 患者的肾上腺激素替代治疗应该是终身性的。由于患者糖皮质激素和盐皮质激素均缺乏，大部分患者又以盐皮质激素缺乏更明显，所以在治疗过程中应同时补充氢化可的松和氟氢可的松，尤其是在新生儿和婴儿时期发病的患儿，盐皮质激素的补充更为重要。对于无法获得盐皮质激素药物的患者，可在氢化可的松治疗的同时予以盐胶囊口服，缓解低钠血症。给予患者及时和长期规律的肾上腺激素替代治疗，大部分患者预后良好。

（二）促性腺激素功能低下型性腺功能减退症治疗

睾酮替代治疗能促进男性第二性征发育，刺激男性化。可作为没有生育要求患者的长期替代方案。促性腺激素也被用于刺激睾酮的产生，人绒毛膜促性腺激素（human chorionic gonadotrophin，HCG）或HCG联合人绝经期促性腺激素（human menopausal gonadotropin，HMG）治疗均可使血睾酮水平明显升高，部分患者可达到正常水平，同时可使睾丸容积增大，但精液分析均未见精子。文献报道，有研究尝试GnRH脉冲治疗，部分患者LH、FSH、T水平均可升高，但精液检查亦未发现精子。有1例个案报道，通过睾丸活检及辅助生殖技术AHC患者成功获取精子并生育后代。

AHC主要的临床表现为原发性肾上腺皮质功能减退症和促性腺激素功能低下型性腺功能减退症，但病程进展不同，临床表现多变，给临床诊断带来很大难度，需通过DAX-1/NR0B1基因检测确诊。对于已经发现AHC的家系成员，应对育龄期的女性及相关男性成员进行DAX-1/NR0B1基因诊断和遗传咨询，尽量避免患病的男婴出生，对患者进行早期诊断和治疗，改善患者的生活质量，防止肾上腺皮质危象的发生。对发病早的肾上腺皮质功能减低的男性患者，应警惕AHC，并应随访注意观察患者的性腺发育情况。

第3节
肾上腺脑白质营养不良

一、概述

肾上腺脑白质营养不良（adrenoleukodystrophy，ALD；OMIM：300100），又称X连锁肾上腺脑白质营养不良（X-linked adrenoleukodystrophy，X-ALD），是由于极长链脂肪酸（very long chain fatty acid，VLCFA）在体内堆积所导致的一种过氧化物酶体病。ALD包含3种类型，包括脑型ALD（cerebral X-ALD，CALD）、肾上腺脊髓神经病（adrenomyeloneuropathy，AMN）和艾迪生病（Addison's disease）等。各种表型的发病年龄和临床表现的严重程度有所不同，这些疾病统称为ALD/AMN复合征（ALD/AMN complex）。

二、致病基因及遗传方式

（一）致病基因

ALD由位于Xq28的ATP结合盒亚家族D成员1（ATP-binding cassette，subfamily D，member 1，ABCD1）基因发生突变所导致。半合子（所有表型）

加上女性杂合子携带者在新生儿中的发病率是1∶16 800，没有明显种族差异。

基因长度约为21kb的ABCD1由10个外显子组成，编码4.3kb的mRNA和745个残基的蛋白质。目前，在ABCD1基因中已经检测到的突变有1 000多种，突变分布在基因的整个编码区域，包括错义突变、无义突变、移码突变、剪接突变和重复突变，其中错义突变占60%以上。最常见的突变主要集中在外显子1和外显子6。

该基因编码ATP结合盒（ATP-binding cassette，ABC）转运蛋白，类似于囊性纤维化穿膜传导调节因子（cystic fibrosis transmembrane conductance regulator，CFTR）。ABC转运蛋白以辅酶A-酯的形式帮助形成VLCFA进入过氧化物酶体的通道。

ABCD1基因突变可能阻碍VLCFA正常转运入过氧化物酶体，从而阻止VLCFA的β氧化和降解。据推测，异常VLCFA在受累器官如神经系统、肾上腺皮质的束状带、网状带和睾丸间质细胞中的堆积是ALD病理改变的基础。

（二）遗传方式

ALD没有明显的基因型-表型相关性，即使是在突变完全相同的同卵双胞胎中也可能出现不同表型。ALD的遗传模式属于X连锁隐性遗传，尽管女性携带者也会出现症状，但女性携带者的症状较男性更轻，发病年龄也会更晚。遗传概率同普通X染色体遗传疾病：一个杂合子女性携带者和一个正常人子女遗传概率为50%；一个纯合子女性和一个正常人子女遗传概率为100%。

三、临床特点

男性患者会出现脑型ALD、AMN、单纯艾迪生病等不同表型，从童年期至成年期均可发病。女性携带者通常在成年期出现脊髓病变的症状。女性的临床病程较为轻缓，起病晚于男性患者，通常在35岁以后。

（一）脑型ALD

4~8岁男性患儿（占所有男性患者的30%~40%）在童年早期出现第一个发病高峰。值得注意的是，在疾病发作之前，这些儿童发育正常，没有表现出任何神经发育问题。第二个高峰出现在青春期或青壮年（约20%），随着年龄的增长，脑型ALD发病的概率降低。

男性患儿通常表现为学习障碍和行为问题，往往被诊断为注意缺陷/多动障碍。随后出现神经功能恶化,包括认知和行为异常逐渐增加、失明及发生四肢轻瘫。约 20% 的受累男孩会出现癫痫发作,这在部分患者中可能为首发表现。

(二) 肾上腺脊髓神经病

AMN 的发病通常见于 20~40 岁(平均 28 岁)的成年男性,该病占 ALD/AMN 复合征的 40%~45%。

主要表现为脊髓功能障碍,伴下肢进行性僵硬和无力(痉挛性下身轻瘫)、括约肌控制异常、神经源性膀胱和性功能障碍。性功能障碍可能在运动功能异常之前出现。AMN 也可表现为进行性小脑病变。

(三) 单纯艾迪生病

约 10% 的 ALD 患者中,肾上腺皮质功能减退是唯一的表现。这种类型在男性 2 岁至成年期发病,但通常出现于 7.5 岁前。大多数表现为单纯肾上腺皮质功能减退表型的患者到中年时可能会出现脊髓病。

患者常因肾上腺皮质功能减退引起 ACTH 增加,进而导致皮肤色素沉着。除此之外,肾上腺皮质功能减退的症状和体征可能还包括呕吐、疲乏、无力、非特异性胃肠道症状、空腹低血糖和头痛,艾迪生病的激素异常可早于临床表现 2 年出现。

因此对于因患有艾迪生病前来就诊的男孩,尤其在抗肾上腺抗体阴性的情况下,需立即评估是否为 ALD。早期诊断 ALD,并尽早进行造血干细胞移植可以提高 ALD 患者的生存率。

(四) 女性携带者

症状出现较晚,往往在成年期才会出现症状。症状的发生因年龄而异,在 40 岁以下女性中不到 20%,而在 60 岁以上女性中则近 90%。女性携带者通常表现为 AMN 样表型,包括外周神经病变和脊髓病,常伴大便失禁、步态异常和轻度痉挛性下肢轻瘫。肾上腺皮质功能减退症和脑功能障碍在女性中罕见。

(五) 其他表现

有 5%~10% 的受累男性会有以下不典型表现:①在 ALD 成年男性中,可表现为阴茎勃起功能障碍;②在 ALD 成年男性中,可见有明显的头发稀疏;③成年男性中,可表现为痴呆、行为障碍和进行性麻痹;④儿童或成年男性(较少见),可见颅内压增高、头痛、失语、视野缺损和轻偏瘫;⑤儿童或成年男性中,可表现为共济失调和进行性协调障碍。

四、检查及诊断

存在上述临床症状或体征(包括单纯性肾上腺皮质功能减退)、有 ALD 家族史或新生儿筛查结果阳性时,可考虑 ALD 的可能性。诊断方法如下:

对于男性,血清 VLCFA 水平的检查对于 ALD/AMN 的检测敏感较高,是诊断中的第一步。若 VLCFA 水平增高或其比例异常,应进行基因检测以确定该诊断。

对于女性,血清 VLCFA 水平的检查对于 ALD 的检测敏感性较低(15% 的携带者检查结果正常)。因此,基因检测是疑似女性携带者的确诊检查。

所有确诊为 ALD/AMN 复合征的患者,包括有症状的女性杂合子,均应进行肾上腺功能检测和神经影像学检查来确定脑部受累的程度。

(一) 实验室检查

ALD 的实验室检查主要是测定 VLCFA 水平,检测通常包括 3 项 VLCFA 参数:二十六碳酸(C26 :0)水平、二十六碳酸与二十四碳酸的比值(C26 :0/C24 :0)、二十六碳酸与二十二碳酸的比值(C26 :0/C22 :0)。也可通过气相色谱 - 质谱法(gas chromatography-mass spectrometry,GC-MS)来确定血液白细胞中的 VLCFA 水平。GC-MS 与血浆 VLCFA 测定相结合可提高识别杂合子的敏感性;一项研究表明,将血浆和白细胞 VLCFA 水平分析相结合,92% 的杂合子被识别出来。值得注意的是,在某些过氧化物酶体病中 VLCFA 水平也会轻度升高。几乎所有患有 ALD 的男性患者的血浆 VLCFA 浓度会升高,约有 85% 女性携带者的血浆或成纤维细胞中的 VLCFA 浓度增高。因此 VLCFA 水平的测定对于 ALD 的诊断十分重要。

(二) 基因检测

对于通过典型临床表现和 VLCFA 水平明显升高已经初步诊断为 ALD 的大多数受累男性来说,基因检测仍然是必需的。在 VLCFA 处于临界水平或临床表现不典型的时候,基因检测显得尤其重要。有 15% 的女性患者血浆 VLCFA 水平不会升高,因而在女性中进行基因检测是必要的。有时,当 VLCFA 水平正常时,新的基因变异是否有致病性是难以证实的,在这种情况下,先通过转染表达潜在致病性等位基因的克隆细胞系,然后再进行功能验证会对 ALD 的诊断有帮助。

(三) 影像学检查

ALD 患者的影像学检查主要是神经影像学检查。对所有确诊为 ALD/AMN 复合征的患者来说对脑部进行神经影像学检查是必需的。AMN 患者的脑部 MRI 往往是正常的,而在有症状的、非单纯 AMN 的其他类型 ALD 男性患者中,MRI 上的表现要么早于症状出现,要么与症状同时出现。MRI 表现为脑白质脱髓鞘，双侧枕叶及侧脑室旁白质内对称性蝶翼状改变呈长 T_1 长 T_2 信号。还未出现症状的儿童期 ALD 男孩如果初始 MRI 结果正常，则需要每 6~12 个月进行一次随访影像学检查。这样可以有助于及早发现脑部受累的起病，帮助决定是否采用造血干细胞移植的早期治疗。

（四）功能试验

1. ACTH 兴奋试验 通过测定血浆 ACTH 浓度及 ACTH 刺激后的血浆皮质醇浓度来评估肾上腺功能。约有 70% 的 AMN 男性患者和 90% 存在神经系统表现的男孩的检查结果会出现异常。往往在出生后的第 1 年，ALD 男性患者的 ACTH 水平就已升高。即使 ALD 男性患者的初始肾上腺功能检测结果正常，一年一次的随访检测也是必需的。女性的肾上腺功能通常正常。

2. 视觉诱发反应 对于无症状且无放射学异常的男性患者，可通过连续测定视觉诱发反应（visual evoked response，VER）来监测疾病进展。

五、治疗及预后

（一）治疗

针对具体的表型，有不同的治疗选择。早期脑型 ALD 男性患儿首选造血干细胞移植治疗。若存在肾上腺功能减退，可予以糖皮质激素替代治疗。对于单纯 AMN 患者目前无较好的治疗方法，可进行支持性治疗。

1. 造血干细胞移植 对于脑型 ALD 早期的患者，造血干细胞移植已成为首选治疗方法。干细胞可从外周血、骨髓和脐带血等取得。在脑 MRI 上很少有病变（如 LOES 评分，9 分或更低）的良好临床状况被定义为早期。这组患者的预后很好，报道的死亡率低于 5%。疾病的稳定通常发生在移植后 6 个月左右。如果在诊断时脑型 ALD 已达到晚期，即使进行了造血干细胞移植，预后也很差。

儿童时期进行的造血干细胞移植不能预防成年后脊髓病和周围神经病变的发生，这一发现表明，造血干细胞移植仅能阻止脑部 ALD 的炎症改变，但不能解决潜在的生化异常缺陷。因此，影响所有男性和大多数 ALD 女性的慢性脊髓病都与慢性 VLCFA 大量堆积有关。

2. 基因治疗 对于无造血干细胞移植匹配亲缘供者的脑型 ALD 患者，也可选择基因治疗。Lenti-D 是一种含 *ABCD1* 互补 DNA 的慢病毒载体，一项研究纳入 17 例早期脑型 ALD 男孩采用 Lenti-D 转染的自体 CD34+ 细胞移植，到移植后 24 个月时仍然有 15 例（88%）存活，且没有严重的功能性失能及移植失败和移植物抗宿主反应。但关于这种治疗的长期稳定性尚无数据。

3. 支持治疗 目前还没有较好的治疗方法来减缓或预防 AMN 的慢性脊髓病发作，可采取对症支持治疗，预防和治疗脊髓疾病的并发症，例如，痉挛、膀胱功能障碍、性功能障碍、压疮等。

4. 糖皮质激素替代治疗 糖皮质激素替代治疗对于肾上腺皮质功能减退症患者来说是十分必要的。然而，糖皮质激素治疗对 ALD 的神经系统异常症状无治疗效果。无肾上腺皮质功能减退症的男性患者应该每年评估肾上腺功能。

（二）预后

1. 脑型 ALD 脑型 ALD 的病情各异，进展速度与脑部炎症程度和脑部 MRI 显示的对比增强程度相关。不治疗的话，病情进展会非常迅速，6 个月到 2 年时间就会完全失能，诊断后的 5~10 年内死亡。对于在疾病早期成功进行造血干细胞移植的男孩，5 年生存率大于 90%，预后一般良好。可惜的是，造血干细胞移植并不能治愈该病，在患者成年后仍然可能出现脊髓病症状。

2. 肾上腺脊髓神经病 脊髓病的进展可历经数年至数十年。大多数患者在 50 岁前丧失自主行走的能力，到 50 岁时神经源性膀胱几乎普遍存在。可有多达 60% 的 AMN 患者发生严重的认知和行为障碍，继而发展为完全失能和早期死亡。

3. 单纯艾迪生病 大多数表现为单纯性肾上腺皮质功能减退症表型的患者到中年时可能出现进展性脊髓病。

4. 女性携带者 在 60 岁之前几乎有 90% 的女性携带者会出现脊髓病的症状。女性的疾病进展速度慢于男性。对女性携带者来说肾上腺皮质功能减退症和脑部受累是非常罕见的。

第 4 节
3A 综合征

3A 综合征（triple A syndrome；OMIM：231550），又称为 Allgrove 综合征（Allgrove syndrome），是以贲门失弛缓症（achalasia of cardia）、原发性肾上腺皮质功能不全（艾迪生病）和无泪（alacrima）三联征为特征性表现的一种常染色体隐性遗传性疾病。3A 综合征是一种少见疾病,均为病例报告,缺乏流行病学数据,但作为一种遗传性疾病,有家族聚集发病的特点。它具有广泛的表型变异,且没有特定的遗传 - 表型相关性。具有相同突变的个体可以有不同的表型,并且每种表型的发病年龄相差很大。

一、临床特点

(一)无泪

可能是最早也是最常见的表现。无泪通常出现在婴儿时期,但大多数情况下易被忽视,往往只有在直接询问病史时才被发现。

(二)贲门失弛缓症

约75%病例会出现贲门失弛缓症,起病年龄从婴幼儿到16岁不等。报道贲门失弛缓症的最早年龄为3个月,在婴幼儿中,贲门失弛缓症常因吸入而表现为复发性或慢性肺部疾病。在年龄较大的儿童和成人中,通常表现为吞咽困难,进食固体食物更为明显。贲门失弛缓症虽然出现时间较早,但它在早期时,症状可不明显或没有症状,需要进行特殊检查时才被诊断出来。在患者成年后贲门失弛缓症的症状会变得明显。

(三)艾迪生病

为ACTH抵抗的肾上腺皮质功能不全,往往并不是在出生后立即发生,而是在出生后的不同时间由于疾病进展导致肾上腺功能减退而逐渐出现。在儿童时期通常表现为低血糖、低血压或休克,并且往往伴有明显的色素沉着。影像学提示双侧肾上腺纤细,不易看到。大多数患者有孤立性糖皮质激素缺乏,但大约有15%的患者也会出现盐皮质激素合成受损。也有少数病例报道肾上腺功能不全表现为孤立性醛固酮不足。

(四)神经系统表现

与3A综合征的其他表现相比,神经系统表现出现的时间较晚,通常出现在成年期。3A综合征可能同时累及中枢和外周神经系统。症状可为稳定性或者进行性恶化。自主神经功能异常是最常见的神经系统表现,主要涉及异常瞳孔反应,其中最常见的是瞳孔强直、瞳孔不等大。瞳孔的其他异常特征表现为对光反应敏感性明显降低和调节性痉挛。其他自主神经表现包括血压调节异常如直立性低血压、心率变异异常、出汗异常和真皮对组胺的异常反应等。其他神经系统表现包括运动神经元病样表现、肌肉无力、运动感觉异常、视神经萎缩、小脑性共济失调、帕金森病和轻度痴呆。还可能出现发育迟缓、智力障碍、语言障碍(构音障碍)和小头症等。

二、发病机制及致病基因

很多3A综合征患者均存在 *AAAS* 基因突变,*AAAS* 基因在人体组织中普遍表达,在肾上腺、胃肠道、垂体、小脑和胎儿肺中表达尤为丰富。*AAAS* 基因编码一种名为ALADIN的蛋白质,ALADIN是一种属于WD(ending with Trp-Asp)重复家族的蛋白质,该蛋白功能广泛,参与蛋白质 - 蛋白质相互作用、信号转导、RNA加工、囊泡运输、细胞骨架组装和细胞分裂。但目前ALADIN蛋白的确切功能尚不清楚,在细胞内,ALADIN存在于核膜中,蛋白质组学分析表明,它是哺乳动物核孔复合体(nuclear pore complex,NPC)的一部分,ALADIN被认为参与了分子进出细胞核的运动。当 *AAAS* 基因突变时,ALADIN蛋白错误定位到细胞质,影响分子进出细胞核。而3A综合征患者细胞中NPC没有形态异常,这表明 *AAAS* 基因突变导致了NPC的功能异常,而不是结构异常。如果核膜中缺少ALADIN,DNA修复蛋白可能无法进入细胞核,无法修复的DNA损伤会使细胞变得不稳定,导致细胞死亡。虽然神经系统容易受到DNA损伤,3A综合征患者会出现多种神经系统表现,但 *AAAS* 基因的突变是如何导致3A综合征的其他症状和体征仍然未知。

AAAS 基因发生的各种突变(包括点突变、错义突变等)导致ALADIN蛋白功能异常。最常见的突变是IVS14+1G → A,这种突变会使ALADIN蛋白的合成提前终止,进而导致NPC的功能异常。有极少数3A综合征的患者没有检测到 *AAAS* 基因突变,猜测可能是由于某些调节性内含子和 / 或遗传异质性异常所导致。

三、治 疗

(一)无泪症

主要治疗方式是使用人工泪液,来缓解眼睛的不适。夜间或较为严重的无泪可使用凝胶和软膏。对于药物治疗无效的病例,可以考虑手术治疗,如泪点闭塞术(关闭泪管的操作)。

(二)贲门失弛缓症

治疗的首要目标是降低食管下括约肌压力。球囊扩张术是一种传统而有效的非手术治疗方法。与食管贲门切开术相比,该方法治疗费用低、疗效好、操作简单,但是疗效持续时间短。食管贲门切开术,尤其是内镜下食管贲门切开术安全性高、效果好、有效期长,并且能最大程度地减少术后食管反流的发生率。在维持治疗中,可根据患者状态给予抑制胃酸的治疗。

(三)艾迪生病

可以危及生命,需要终身使用氢化可的松替代治疗,儿童时期维持量为 10~15mg/(m²·d),分 2~3 次给予。应激状态应增加糖皮质激素的剂量(2~3 倍)。因为只有 15% 的 3A 综合征患者存在盐皮质激素缺乏,因此建议只对那些存在有盐皮质激素缺乏的患者加用氟氢可的松。

(四)神经系统异常

在 3A 综合征的表现中,神经系统异常的治疗存在困难。神经系统症状往往出现较晚,即使早期进行规律糖皮质激素替代治疗,神经系统症状在成年期依然会出现。物理治疗可能有助于提高有神经肌肉异常症状的患者的耐力和平衡性。

(卢 琳 付 勇 郑光耀)

参考文献

[1] LIN L, GU WX, OZISIK G, et al. Analysis of DAX1 (NR0B1) and steroidogenic factor-1 (NR5A1) in children and adults with primary adrenal failure: ten years' experience [J]. J Clin Endocrinol Metab, 2006, 91 (8): 3048-3054.

[2] DAVODNEJAD M, ESHRAGHI P, VAKILI R, et al. Identification of mutation in Iranian patent's DAX-1 gene with X-linked adrenal hypoplasia congenital [J]. Egyptian J Med Hum Genet, 2017, 18: 165-172.

[3] JING Y, YUNCHENG L, YE Z, et al. Identification of a novel mutation of NR0B1 in a patient with X-linked adrenal hypoplasia and symptomatic treatment [J]. J Pediatr Endocrinol Metab, 2017, 30 (12): 1299-1304.

[4] 郑俊杰, 伍学焱, 聂敏, 等 . DAX-1 基因突变所致先天性肾上腺发育不良患者下丘脑 - 垂体 - 睾丸轴功能分析 [J]. 中华医学杂志 , 2016, 96 (15): 1183-1187.

[5] 付勇, 聂敏, 夏维波, 等 . DAX1/NR0B1 基因突变所致 X 连锁先天性肾上腺发育不良临床分析 [J]. 中华医学杂志 , 2010, 90 (30): 2119-2122.

[6] VERRIJN STUART AA, OZISIK G, DE VROEDE MA, et al. An amino-terminal DAX-1 (NR0B1) missense mutation associated with isolated mineralocorticoid deficiency [J]. J Clin

Endocrinol Metab, 2007, 92 (3): 755-761.

[7] GOTO M, KATSUMATA N. X-linked adrenal hypoplasia congenita caused by a novel intronic mutation of the DAX-1 gene [J]. Horm Res, 2009, 71 (2): 120-124.

[8] SEKIGUCHI Y, HARA Y, MATSUOKA H, et al. Sibling cases of Addison's disease caused by DAX-1 gene mutations [J]. Intern Med, 2007, 46 (1): 35-39.

[9] IYER AK, ZHANG YH, MCCABE ER. Dosage-sensitive sex reversal adrenal hypoplasia congenita critical region on the X chromosome, gene 1 (DAX1) (NR0B1) and small heterodimer partner (SHP) (NR0B2) form homodimers individually, as well as DAX1-SHP heterodimers [J]. Mol Endocrinol, 2006, 20 (10): 2326-2342.

[10] FRAPSAUCE C, RAVEL C, LEGENDRE M, et al. Birth after TESE-ICSI in a man with hypogonadotropic hypogonadism and congenital adrenal hypoplasia linked to a DAX-1 (NR0B1) mutation [J]. Hum Reprod, 2011, 26 (3): 724-728.

[11] Turk BR, Theda C, Fatemi A, et al. X-linked adrenoleukodystrophy: pathology, pathophysiology, diagnostic testing, newborn screening, and therapies [J]. Int J Dev Neurosci, 2019, 5478 (19): 30133-30139.

[12] KEMP S, Huffnagel IC, Linthorst GE, et al. Adrenoleukodystrophy-neuroendocrine pathogenesis and redefinition of natural history [J]. Nat Rev Endocrinol, 2016, 12 (10): 606-615.

[13] CHU SS, YE J, ZHANG HW, et al. Eight novel mutations in the ABCD1 gene and clinical characteristics of 25 Chinese patients with X-linked adrenoleukodystrophy [J]. World J Pediatr, 2015, 11 (4): 366-373.

[14] TURK BR, MOSER AB, FATEMI A, et al. Therapeutic strategies in adrenoleukodystrophy [J]. Wien Med Wochenschr, 2017, 167 (9/10): 219-226.

[15] POLGREEN LE. Early diagnosis of cerebral X-linked adrenoleukodystrophy in boys with Addison's disease improves survival and neurological outcomes [J]. Eur J Pediatr, 2011, 170 (8): 1049-1054.

[16] UNTERBERGER U. Diagnosis of X-linked adrenoleukodystrophy in blood leukocytes [J]. Clin Biochem, 2007, 40 (13/14): 1037-1044.

[17] SCHACKMANN MJ. Pathogenicity of novel ABCD1 variants: the need for biochemical testing

in the era of advanced genetics [J]. Mol Genet Metab, 2016, 118 (2): 123-127.

[18] FURUSHIMA W. Early signs of visual perception and evoked potentials in radiologically asymptomatic boys with X-linked adrenoleukodystrophy [J]. J Child Neurol, 2009, 24 (8): 927-935.

[19] Miller WP. Outcomes after allogeneic hematopoietic cell transplantation for childhood cerebral adrenoleukodystrophy: the largest single-institution cohort report [J]. Blood, 2011, 118 (7): 1971-1978.

[20] VAN GEEL BM. Hematopoietic cell transplantation does not prevent myelopathy in X-linked adrenoleukodystrophy: a retrospective study [J]. J Inherit Metab Dis, 2015, 38 (2): 359-361.

[21] WANDERS RJ. Peroxisomes, lipid metabolism and lipotoxicity [J]. Biochim Biophys Acta, 2010, 1801 (3): 272-280.

[22] Eichler F. Hematopoietic stem-cell gene therapy for cerebral adrenoleukodystrophy [J]. N Engl J Med, 2017, 377 (17): 1630-1638.

[23] BEER DE, ENGELEN MM, VAN GEEL BM. Frequent occurrence of cerebral demyelination in adrenomyeloneuropathy [J]. Neurology, 2014, 83 (24): 2227-2231.

[24] SARATHI V, SHAH NS. Triple-A syndrome [J]. Adv Exp Med Biol, 2010, 685: 1-8.

[25] NAKAMURA K. Adult or late-onset triple a syndrome: case report and literature review [J]. J Neurol Sci, 2010, 297 (1/2): 85-88.

[26] MUKHOPADHYA A. Mutations of the AAAS gene in an Indian family with Allgrove's syndrome [J]. World J Gastroenterol, 2006, 12 (29): 4764-4766.

[27] MEYER A. Achalasia: outcome in children [J]. J Gastroenterol Hepatol, 2017, 32 (2): 395-400.

[28] BORNSTEIN SR. Diagnosis and treatment of primary adrenal insufficiency: an endocrine society clinical practice guideline [J]. J Clin Endocrinol Metab, 2016, 101 (2): 364-389.

[29] ADAMS JT, PT DN. Clinical decision making and application of an active rehabilitation program for a person with the neuromuscular symptoms of Allgrove syndrome: a case report [J]. Physiother Theory Pract, 2020, 36 (9): 1035-1042.

第16章
肾上腺皮质肿瘤

第1节
概　论

肾上腺皮质肿瘤根据肿瘤的良恶性分为良性肿瘤和恶性肿瘤，良性肿瘤中以肾上腺皮质腺瘤最为常见，其次是肾上腺髓样脂肪瘤，其他少见的肾上腺皮质良性肿瘤还包括肾上腺嗜酸细胞瘤等，恶性肿瘤主要指肾上腺皮质癌。根据是否具有激素分泌功能分为功能性肿瘤及非功能性肿瘤。肾上腺皮质肿瘤还可作为遗传性肿瘤综合征的一种组成部分，见于多种遗传综合征，如多发性内分泌腺瘤病（multiple endocrine neoplasia，MEN）、利-弗劳梅尼综合征（Li-Fraumeni syndrome；OMIM：151623）、贝-维综合征（Beckwith-Wiedemann syndrome，OMIM：130650）、纤维性骨营养不良综合征（McCune-Albright syndrome，OMIM：174800）等。导致肾上腺皮质肿瘤的遗传学机制复杂多样，包括单基因突变、染色体异常、表观遗传学调控异常及线粒体基因异常等，本章将对肾上腺皮质肿瘤的临床表现、遗传病理生理机制、遗传学检测及治疗等方面进行介绍。

第2节
临床表现

肾上腺皮质肿瘤的临床表现取决于肿瘤是否具有激素分泌功能，大部分肾上腺皮质肿瘤为无功能肿瘤，临床上无激素分泌增多的表现，仅由于其他原因行腹部影像学检查时发现肾上腺占位，早期患者无明显不适，在瘤体较大时可引起腰痛等不典型表现，但是当肿瘤体积过大时可能出现肿瘤压迫症状，甚至可能因肿瘤破裂导致急腹症。

功能性肾上腺皮质肿瘤主要分泌皮质醇、盐皮质激素、雄激素或雌激素，分泌激素的类型不同导致不同的临床表现。分泌皮质醇的肿瘤临床上表现为库欣综合征，患者具有向心性肥胖、满月脸、水牛背、皮肤紫纹，易发皮肤瘀斑、痤疮等特征性表现，合并多种代谢异常，如糖代谢异常、血脂异常、胰岛素抵抗，患者心血管疾病的风险升高，容易出现血栓栓塞事件，由于糖皮质激素对骨骼肌的分解代谢作用，还可出现乏力和近端肌萎缩，糖皮质激素可抑制免疫功能，库欣综合征患者容易并发多种机会性感染，此外，糖皮质激素还可以引起骨质疏松等症状。盐皮质激素过度分泌导致原发性醛固酮增多症，可有高血压、低血钾、代谢性碱中毒、夜尿增多等症状。分泌雄激素的肾上腺皮质肿瘤可以使女性患者出现多发痤疮、多毛、月经紊乱、性欲增强等。分泌雌激素的肾上腺肿瘤非常罕见，恶性比例相对较高，可使男性患者出现女性化、乳房发育、性欲减退和睾丸萎缩，女性患者可有乳房触痛和异常子宫出血。

大多数肾上腺皮质嗜酸细胞瘤是无功能性肿瘤，近期研究发现，31.5%的肾上腺嗜酸细胞瘤具有激素分泌异常，包括高皮质醇血症和性激素异常，还有研究表明17%的肾上腺嗜酸细胞瘤是功能性的肾上腺肿物，可以表现为库欣综合征和原发性醛固酮增多症。

肾上腺皮质肿瘤可见于多种遗传性肿瘤综合征。

一、多发性内分泌腺瘤病（MEN）

详见第44章。

二、Li-Fraumeni 综合征

Li-Fraumeni 综合征是一种肿瘤易感综合征，与多种儿童期和成人发病的恶性肿瘤高风险相关，患者在30岁时罹患至少一种肿瘤的风险为50%，70岁时罹患肿瘤的风险接近100%，以软组织肉瘤、骨肉瘤、乳腺癌、中枢神经系统肿瘤和肾上腺皮质癌等较为常见，还可导致白血病、淋巴瘤、黑色素瘤、生殖细胞肿

瘤、肺癌、胰腺癌和前列腺癌等多种不同类型的肿瘤。

三、Beckwith-Wiedemann 综合征

Beckwith-Wiedemann 综合征是一种儿童过度生长综合征,有报道指出体外人工辅助生育技术受精儿童的发生率较正常受精儿童高,典型特征包括巨大儿(通常定义为身高体重大于第 97 百分位数)、巨舌及脐疝,患儿可因巨舌出现上气道梗阻或喂养困难。该疾病异质性明显,其他表现还包括偏侧发育过度(身体某处不对称性过度生长)、器官肥大(包括肝脏、脾脏、肾上腺、胰腺和肾脏),患者容易罹患胚胎肿瘤,最常见的肿瘤为 Wilms 瘤(肾母细胞瘤)和肝母细胞瘤,也有神经母细胞瘤、肾上腺皮质癌和横纹肌肉瘤等的报道。Beckwith-Wiedemann 综合征患者容易出现新生儿低血糖,大多数患者低血糖症状较轻且短暂,极少数患者会出现难以治疗的持续性低血糖。患者还可合并其他内分泌代谢异常,包括甲状腺功能减低、低钙血症、高脂血症等。

四、McCune-Albright 综合征

McCune-Albright 综合征在 1937 年被首次报道,其特征性表现为骨纤维异常增殖症、皮肤牛奶咖啡斑和周围性性早熟三联征。骨纤维异常增殖多累及颅面骨和长骨,呈不对称分布,表现为局部疼痛和骨骼畸形,幼年时易发生病理性骨折,骨骼异常增殖可造成局部压迫症状。皮肤牛奶咖啡斑多发生于骨病灶的同侧,很少超越中线。周围性性早熟在女性患者中多见,由卵巢自主性分泌性激素导致,表现为第二性征提前发育、阴道不规则出血、骨骺提前闭合等。其他内分泌腺的病变还可引起甲状腺功能亢进、皮质醇增多症、肢端肥大症或高催乳素血症等。

五、Carney 综合征

Carney 综合征是一种罕见的多发性内分泌腺肿瘤综合征,其主要特征包括皮肤和黏膜斑点样色素沉着、心脏和非心脏黏液性肿瘤及多发性内分泌肿瘤。发生于唇部、睑缘、结膜及生殖器黏膜的色素沉着是 Carney 综合征的特征性表现。在 25%~30% 的 Carney 综合征患者中可观察到由原发性色素结节性肾上腺皮质病(primary pigmented nodular adrenocortical disease,PPNAD)引起的 ACTH 非依赖性库欣综合征。PPNAD 由原发性双侧肾上腺缺陷引起,可以发生在没有 Carney 综合征其他组分表现的患者及没有家族史的 Carney 综合征患者中。PPNAD 患者中 ACTH

非依赖型库欣综合征的表现不典型,可表现为周期性库欣综合征,在地塞米松抑制试验中血清皮质醇水平反常性升高,部分患者肾上腺 CT 扫描完全正常。其他内分泌肿瘤包括垂体生长激素腺瘤、甲状腺腺瘤或甲状腺癌、睾丸支持细胞肿瘤、卵巢囊肿、黑色素神经鞘瘤、乳腺黏液瘤、乳腺导管腺癌等。

六、家族性腺瘤性息肉病

家族性腺瘤性息肉病的主要临床特征是存在结直肠多发腺瘤性息肉,数量通常超过 100 个,患者的发病年龄通常在 10~20 岁或 20~30 岁,息肉出现的平均年龄为 16 岁,如果不经治疗,几乎所有患者都会发展为结直肠癌,诊断为癌症的平均年龄为 39 岁。患者最常见的临床表现为消化道出血、腹痛和腹泻,除了结肠表现外,大多数患者具有结肠外表现,30%~100% 患者具有上消化道息肉,如胃底腺息肉、十二指肠腺瘤。80% 患者具有结节性甲状腺肿,部分患者可进展为甲状腺癌。其他少见表现还包括肝母细胞瘤、中枢神经系统肿瘤、皮脂腺囊肿、肾上腺腺瘤、脂肪瘤、纤维瘤等。

第 3 节
遗传病理生理机制

一、多发性内分泌腺瘤病(MEN)

详见第 44 章。

二、Li-Fraumeni 综合征

70% 的 Li-Fraumeni 综合征家系中存在 17p13 抑癌基因 TP53 基因的胚系突变,该综合征呈显性遗传。TP53 基因是一种抑癌基因,发生致癌突变或 DNA 损伤时,其编码的 p53 蛋白可对 DNA 损伤进行修复,调节细胞周期和细胞凋亡。80% 的 TP53 基因突变为单核苷酸突变,以错义突变为主。TP53 基因突变的热点位于核心结构域(第 102~292 个核苷酸),发生在上述结构域上的突变占所有突变的 90%。TP53 基因的错义突变导致 p53 蛋白的三维结构改变,改变了其与 DNA 的结合能力,影响 TP53 基因的功能。部分突变型 p53 单体与野生型 p53 单体结合并使其失活,对野生型 p53 蛋白产生显性负性效应。除了前述的失活突变与显性负性效应外,突变型 p53 蛋白还可以获得新的原癌基因的功能,称为获得性新功能(gain-offunctions），因此，部分 *TP53* 基因的错义突变（R282、R175、Y220、R248 和 R273）可能不仅改变了 p53 与 DNA 的结合能力，还促进肿瘤的发生发展。

三、Beckwith-Wiedemann 综合征

导致 Beckwith-Wiedemann 综合征的分子遗传学机制复杂多样，80% 的 Beckwith-Wiedemann 综合征患者具有染色体 11p15 区域上的印记基因表达调控异常。11p15 区域包含两个印记结构域，端粒印记结构域包括 *H19* 和 *IGF2* 印记基因，着丝粒印记结构域包含 *CDKN1C*（cyclin-dependent kinase inhibitor 1C）、*KCNQ1*（potassium channel voltage-gated KQT-like subfamily member 1）和 *KCNQ1OT1*（KCNQ1-overlapping transcript 1）基因。H19 表达母源性等位基因，在胚胎和胎盘中表达，但在出生后除了心肌和骨骼肌外，在大多数组织中的表达均被沉默。*IGF2* 基因表达于父源性等位基因，出生后在肝脏中表达，促进机体生长。*H19* 和 *IGF2* 基因的表达受印记控制区 1（imprinting control region 1，IC1）的调控。*CDKN1C* 基因编码周期素依赖性激酶抑制因子，其在细胞周期的 G_1/S 期发挥作用，负向调控细胞生长和增殖。*KCNQ1* 基因编码一种电压门控的钾离子通道，表达母源等位基因；*KNCQ1OT1* 是表达父源等位基因的长链非编码 RNA，上述基因由印记控制区 2（imprinting control region 2，IC2）调控。正常情况下，IC1 使父源等位基因甲基化，IC2 使母源等位基因甲基化。当母源等位基因的 IC1 发生甲基化时导致 H19 表达下调、IGF2 表达上调，导致 BWS 表型，这种甲基化异常可以在 5%~10% 的 Beckwith-Wiedemann 综合征患者中发现。此外，当母源等位基因的 IC2 去甲基化时促进 KCNQ1OT1 表达，使母源 CDKN1C 基因表达下调，对细胞周期的负性调控作用减弱，使机体过度生长。约 20% 的 Beckwith-Wiedemann 综合征患者具有父源单亲二倍体，即具有两条来自父亲的 11p15，多由于有丝分裂异常所致，父源单亲二倍体导致 *IGF2* 基因过表达及 *CDKN1C* 基因表达减弱。在 5% 的散发型 Beckwith-Wiedemann 综合征和 40% 的家族性 Beckwith-Wiedemann 综合征患者中可以发现母源 *CDKN1C* 等位基因突变，11p15 区域上染色体的微重复、微缺失及易位也可产生 Beckwith-Wiedemann 综合征表型。

四、McCune-Albright 综合征

McCune-Albright 综合征由 *GNAS* 基因的体细胞激活突变导致。*GNAS* 基因编码 G 蛋白耦联受体的 α 亚基，在骨骼、皮肤、内分泌腺等多种组织中均有表达。在胚胎形成过程中的合子后阶段发生 *GNAS* 基因的体细胞激活突变导致 McCune-Albright 综合征，突变以嵌合体形式存在，患者的临床症状和体征取决于突变发生的组织器官，*GNAS* 基因突变后导致 G 蛋白 α 亚基持续激活，使细胞内 cAMP 信号通路过度激活。5% 的 McCune-Albright 综合征患者具有皮质醇增多症，是由于 ACTH 非依赖性肾上腺大结节样增生（ACTH-independent macronodular adrenocortical hyperplasia，AIMAH）引起的。在 3 例由 AIMAH 引起库欣综合征的患者中发现了 2 种不同的 *GNAS* 基因突变，这 3 例患者均无 McCune-Albright 综合征的特征性表现。作者推测这些患者可能在胚胎发育晚期出现 *GNAS* 体细胞突变导致了少数体细胞出现了基因缺陷，因而不具有 McCune-Albright 综合征经典的临床表现，或者他们是最先被报道的具有 *GNAS* 突变的孤立性 AIMAH 患者。

五、Carney 综合征

Carney 综合征由 *PRKAR1A* 基因的失活突变或大片段缺失引起，*PRKAR1A* 基因定位于 17q22-24，其编码蛋白激酶 A 的调节亚基 IA，超过 70% 的 Carney 综合征患者具有 *PRKAR1A* 基因突变。孤立性的 PPNAD 和无家族史的 Carney 综合征患者中可发现 *PRKAR1A* 基因新的胚系突变。PPNAD 患者可以出现 *PRKAR1A* 基因的体细胞突变，使已出现胚系突变患者的野生型等位基因失活。

六、家族性腺瘤性息肉病

家族性腺瘤性息肉病是一种常染色体显性遗传病，由位于染色体 5q21-q22 上的 *APC*（adenomatous polyposis coli）基因突变所致，随后的研究发现，WNT 信号通路的激活在疾病的发生中也发挥了重要作用。

WNT 信号通路是一条在进化中高度保守的信号通路，为胚胎发育所必需，正常情况下 WNT 信号通路在胚胎发育中被激活。β- 联蛋白（β-catenin）是这条信号通路中的一个重要组分，由 *CTNNB1* 基因编码，它在细胞黏附中起作用，同时其与 T 细胞因子 4（T-cell factor 4，Tcf-4）作为共转录因子介导 WNT 信号通路上靶基因的转录激活。糖原合成酶激酶 3-β（glycogen synthase kinase 3-β，GSK3-β）使 β- 联蛋白磷酸化，GSK3-β 与 axin 和 APC 蛋白组成降解复合体，磷酸化的 β- 联蛋白随后被泛素蛋白酶体系统降解。

当 *APC* 基因突变后,β-联蛋白在细胞质和细胞核内堆积,细胞核内过多的 β-联蛋白与转录因子 Tcf-4 结合,阻止细胞进入 G_1 期或进行细胞分化,同时诱导细胞抵抗细胞凋亡,最终的结果使细胞增殖。

WNT 信号通路的遗传学异常首先在家族性腺瘤性息肉病家系中被报道,部分患者可合并肾上腺皮质肿瘤,随后在很多恶性肿瘤中均发现了 WNT 信号通路的激活。在良性和恶性肾上腺皮质肿瘤中可发现 β-联蛋白的堆积,在肾上腺皮质癌中可以观察到 WNT 信号通路的激活,表明 WNT 信号通路激活在肾上腺皮质肿瘤的发生中起一定作用。

七、散发型肾上腺皮质腺瘤伴库欣综合征

Beuschlein 的研究团队发现,超过 1/3 的散发型肾上腺皮质腺瘤伴库欣综合征患者具有 *PKACA* 基因的体细胞激活突变,*PKACA* 基因编码 PKA 催化亚基。通过对欧洲肾上腺肿瘤研究网络(the European Network for the Study of Adrenal Tumors,ENSAT)肿瘤样本库中的 10 个此类肿瘤进行全外显子组测序,在 8 个肿瘤样本中发现了 *PKACA* 基因突变,随后在 200 余种不同类型的肾上腺皮质腺瘤中进行了筛查。*PKACA* 基因 c. 617A>C 单核苷酸突变导致 p. Leu206Arg 蛋白错义突变,这是迄今为止,皮质醇分泌型腺瘤中最常见的变异类型(95%)。这一发现带来很多启发:*PKACA* 基因突变与伴显著库欣综合征的肾上腺皮质腺瘤有关;在肾上腺皮质癌和醛固酮分泌型腺瘤中均未发现该突变;意外的是,在亚临床皮质醇增多症患者中也未发现该突变,这提示这些被诊断为"偶发瘤"的腺瘤是一种特殊的疾病亚型,而不仅仅是临床皮质醇增多症的早期表现形式。在其余 2/3 不伴有 *PKACA* 基因突变的肾上腺皮质腺瘤伴库欣综合征中,其他分子遗传学异常有待发现。在同一研究中,在 5 例皮质醇分泌型双侧肾上腺皮质增生患者中报道了 *PKACA* 基因拷贝数增加。体外研究表明 *PKACA* 等位基因的剂量效应是激活 cAMP 途径的另一种机制。这些研究结果进一步强调了该途径在激活很多良性肾上腺皮质肿瘤中的关键作用,其中大多数肿瘤为分泌皮质醇的肾上腺皮质肿瘤。

八、肾上腺髓样脂肪瘤

肾上腺髓样脂肪瘤的发病机制尚不明确。一项研究发现在肾上腺髓样脂肪瘤中存在染色体(3;21)(q25;p11)的平衡易位,但其致病相关性并不确切。

Bishop 等人发现大多数肾上腺髓样脂肪瘤具有非随机的 X 染色体失活,提示此类肿瘤具有克隆性起源。另一种假说认为,肾上腺髓样脂肪瘤由两种不同的祖细胞相互作用产生。在一定刺激下,脂肪组织从肾上腺皮质间质脂肪血管壁中的间充质干细胞发育而来,当脂肪细胞分化成熟后,它们会产生炎症因子并刺激肾上腺皮质释放炎症因子,募集循环中的造血祖细胞增殖和分化。

九、肾上腺嗜酸细胞瘤

在肾上腺嗜酸细胞瘤中,大约 54% 的良性和恶性嗜酸细胞瘤患者具有线粒体 DNA 的缺失或重排,其干扰了线粒体的功能和代谢,导致肿瘤细胞质中形态异常的线粒体大量增殖。此外,与氧化磷酸化相关的线粒体基因的突变,以及编码氧化磷酸化蛋白的细胞核基因的突变均可导致细胞质中线粒体的积聚。

第 4 节
诊断、遗传学检测及遗传咨询

一、Li-Fraumeni 综合征

1988 年 Li 和 Fraumeni 提出了经典型 Li-Fraumeni 综合征的诊断标准,患者应同时具备以下两项:

1. 先证者 45 岁前明确诊断为肉瘤。

2. 家系中一名一级或二级亲属在 45 岁前明确诊断为任何类型肿瘤,或在任何年龄确诊为肉瘤。

2009 年提出的 Chompret 标准扩大了疾病谱,并且提出了更新的诊断标准,具备以下任何一项即可诊断:

1. 先证者 46 岁前明确诊断为 Li-Fraumeni 综合征谱系疾病中的任意一种,并且至少有一名一级或二级亲属 56 岁前明确诊断为 Li-Fraumeni 综合征谱系疾病。

2. 先证者罹患多种肿瘤(除外多种乳腺肿瘤),并且其中两种是 Li-Fraumeni 综合征谱系疾病,最早发现的肿瘤在 46 岁前发病。

3. 若先证者罹患肾上腺皮质肿瘤或脉络丛肿瘤,则家系中可患病或不患病。

对临床上高度怀疑 Li-Fraumeni 综合征的患者或家系推荐进行 *TP53* 基因突变检测。

二、Beckwith-Wiedemann 综合征

Beckwith-Wiedemann 综合征的临床诊断依赖于

临床评分系统,特征性的临床症状如巨舌、脐疝、偏侧生长过度、双侧 Wilms 肿瘤、高胰岛素血症,以及特异性组织病理学发现如肾上腺细胞增生或胎盘间质增生等,每项评分 2 分。提示可能存在该综合征的临床表现包括出生体重超过平均值的 2 个标准差、面部单纯性痣、羊水过多、胎盘肥大、耳朵折痕、一过性低血糖、胚胎肿瘤、肾脏或肝脏增大等,每项评分 1 分。当临床评分总分超过 2 分时推荐进行遗传学检测,当总分超过 4 分时即使没有明确的分子遗传学异常也可临床诊断为 Beckwith-Wiedemann 综合征。

遗传学检测方法多种多样,可通过甲基化特异性多重连接探针分析技术(MS-MLPA)进行甲基化检测,怀疑有单亲二倍体或染色体异常的患者,可以采用染色体微阵列分析(chromosomal microarray analysis,CMA)、荧光原位杂交(fluorescence in situ hybridization,FISH)、染色体核型分析等技术。

三、McCune-Albright 综合征

McCune-Albright 综合征以骨纤维异常增殖、皮肤牛奶咖啡斑和内分泌腺体功能亢进三联征为特征,符合 3 条中的 2 条即可诊断,其中内分泌功能异常包括周围性性早熟、甲状腺功能亢进、库欣综合征、甲状旁腺功能亢进症、高催乳素血症、生长激素分泌过多等。患者多因性早熟或病理性骨折就诊,应进行详细的体格检查,观察是否有皮肤牛奶咖啡斑,测定内分泌激素水平及评估骨骼病变情况。通过对病变组织进行 GNAS 基因突变检测有助于明确诊断。

四、Carney 综合征

Carney 综合征患者的主要临床表现如下:皮肤斑点样色素沉着(分布于唇周、结膜、内眦或外眦、外阴黏膜)、皮肤和黏膜黏液瘤、心脏黏液瘤、乳腺黏液瘤、原发性色素结节性肾上腺皮质增生、肢端肥大症、睾丸大细胞钙化型支持细胞瘤、甲状腺癌、黑色素神经鞘瘤、上皮样蓝痣、乳腺导管腺瘤、骨软骨黏液瘤。当符合 2 项或 2 项以上主要表现时即可诊断 Carney 综合征;当患者有 PRKAR1A 基因突变或一级亲属中有 Carney 综合征患者,同时符合 1 项或 1 项以上主要临床表现时也可诊断。

五、家族性腺瘤性息肉病

对于有多发结直肠腺瘤的患者,均应考虑家族性腺瘤性息肉病的诊断,如果患者除结直肠腺瘤外,还有其他结肠外表现,如胃底腺息肉、十二指肠腺瘤、甲状腺癌、表皮样囊肿等,即使腺瘤数量少,也应怀疑家族性腺瘤性息肉病。对高度疑似患者,推荐进行 APC 基因突变检测,如 APC 基因突变则可确诊。

第 5 节
治　疗

肾上腺皮质肿瘤的治疗应根据肿瘤是否有激素分泌功能、肿瘤的大小、肿瘤的良恶性、患者年龄等因素综合决定治疗方案。对于功能性肾上腺皮质肿瘤、肿瘤直径超过 4cm 或者怀疑为肾上腺皮质癌的患者,应尽早进行手术治疗,在切除病灶的同时明确肿瘤的病理类型。对无功能性肾上腺皮质肿瘤、肿瘤直径小于 4cm、良性的肿瘤,可定期随访观察,如肿瘤进行性增大,或者产生局部压迫效应时可考虑手术切除。

遗传性肿瘤综合征患者的治疗及监测依据疾病的不同略有差异。

临床上高度怀疑 Li-Fraumeni 综合征的患者及确诊患者的家庭成员均推荐进行 TP53 基因突变检测。由于患者终身发生癌症的风险高,在确诊后应尽早进行癌症筛查,乳腺癌的无创性筛查应在 18~20 岁开始,结直肠癌的筛查在 25 岁左右开始,并且增加筛查频率,每 2~5 年进行结肠镜检查,有指南推荐进行每年 1 次的全身 MRI 检查。一旦确诊恶性肿瘤,其处理通常与非 Li-Fraumeni 综合征患者相同,但是对于女性早发乳腺癌患者,通常首选乳房切除术联合放疗。

Beckwith-Wiedemann 综合征患者如有因巨舌导致的喂养困难需使用特殊的奶嘴,很少情况下需要短期使用鼻胃管进行喂养,必要时可进行舌部分切除术。脐疝患者可接受腹壁修补术,如因偏侧发育过度导致双下肢长度不对称,可请骨科医师会诊评估手术指征。对于有 Beckwith-Wiedemann 综合征阳性家族史或者曾生育过一个患者的个体来说,可通过绒毛膜绒毛取样或羊膜穿刺术进行产前检查,取羊水细胞进行染色体 11p15 的表观遗传学分析是可靠的产前诊断方式,但应注意是否有嵌合体形成,存在嵌合体可能降低诊断结果的可靠性。

McCune-Albright 综合征患者性早熟的治疗目标是改善成年终身高及减少反复阴道出血对患儿造成的心理影响。常用的治疗药物有芳香化酶抑制剂,如来曲唑,通过抑制雌激素水平改善异常子宫出血,研究发现其可改善成年身高。部分 McCune-Albright 综合征患者会继发中枢性性早熟,这类患者可能对促性

腺激素释放激素激动剂治疗有反应。

Carney 综合征患者的治疗依据肿瘤组分的不同而不同,合并心脏黏液瘤患者首选手术切除,但心脏黏液瘤术后可能复发,需要密切监测随访。合并 PPNAD 患者,推荐进行双侧肾上腺切除术。甲状腺结节患者可首先进行细针穿刺活检,如病理提示恶性,需要接受手术治疗。黑色素神经鞘瘤患者应行手术切除,恶性肿瘤需要联合放疗或化疗。

家族性腺瘤性息肉病患者发生结直肠癌的风险高,当息肉过多,通过内镜下切除无法有效控制病情,或高度怀疑存在结直肠癌,或腺瘤伴高级别异型增生及多个腺瘤直径大于 6mm 时,可考虑行结肠切除术。合并甲状腺癌及肝母细胞瘤患者推荐早期进行手术切除。

(陈 适 刘 巍 李 冉)

参考文献

[1] LIBÈ R, FRATTICCI A, BERTHERAT J. Adrenocortical cancer: pathophysiology and clinical management [J]. Endocr Relat Cancer, 2007, 14 (1): 13-28.

[2] DE FRAIPONT F, EL ATIFI M, CHERRADI N, et al. Gene expression profiling of human adrenocortical tumors using complementary deoxyribonucleic acid microarrays identifies several candidate genes as markers of malignancy [J]. J Clin Endocrinol Metab, 2005, 90 (3): 1819-1829.

[3] WANG KH, KUPA J, DUFFY KA, et al. Diagnosis and management of Beckwith-Wiedemann syndrome [J]. Front Pediatr, 2019, 7: 562.

[4] GARGALLO P, YÁNEZ Y, SEGURA V, et al. Li-Fraumeni syndrome heterogeneity. Clin Transl Oncol, 2020, 22 (7): 978-988.

[5] VEUGELERS M, WILKES D, BURTON K, et al. Comparative PRKAR1A genotype-phenotype analyses in humans with Carney complex and prkar1a haploinsufficient mice [J]. Proc Natl Acad Sci U S A, 2004, 101 (39): 14222-14227.

[6] DINARVAND P, DAVARO EP, DOAN JV, et al. Familial adenomatous polyposis syndrome: an update and review of extraintestinal manifestations [J]. Arch Pathol Lab Med, 2019, 143 (11): 1382-1398.

[7] RAYMOND VM, EVERETT JN, FURTADO LV, et al. Adrenocortical carcinoma is a lynch syndrome-associated cancer [J]. J Clin Oncol, 2013, 31 (24): 3012-3018.

[8] BILLER LH, SYNGAL S, YURGELUN MB. Recent advances in Lynch syndrome [J]. Fam Cancer, 2019, 18 (2): 211-219.

[9] COX VL, SAEED BAMASHMOS AA, FOO WC, et al. Lynch syndrome: genomics update and imaging review [J]. Radiographics, 2018, 38 (2): 483-499.

[10] ASSIÉ G, LIBÉ R, ESPIARD S, et al. ARMC5 mutations in macronodular adrenal hyperplasia with Cushing's syndrome [J]. N Engl J Med, 2013, 369 (22): 2105-2114.

[11] FAUCZ FR, ZILBERMINT M, LODISH MB, et al. Macronodular adrenal hyperplasia due to mutations in an armadillo repeat containing 5 (ARMC5) gene: a clinical and genetic investigation [J]. J Clin Endocrinol Metab, 2014, 99 (6): 1113-1119.

[12] BEUSCHLEIN F, FASSNACHT M, ASSIÉ G, et al. Constitutive activation of PKA catalytic subunit in adrenal Cushing's syndrome [J]. N Engl J Med, 2014, 370 (11): 1019-1028.

[13] GOH G, SCHOLL UI, HEALY JM, et al. Recurrent activating mutation in PRKACA in cortisol-producing adrenal tumors [J]. Nat Genet, 2014, 46 (6): 613-617.

[14] SATO Y, MAEKAWA S, ISHII R, et al. Recurrent somatic mutations underlie corticotropin-independent Cushing's syndrome [J]. Science, 2014, 344 (6186): 917-920.

[15] CAO Y, HE M, GAO Z, et al. Activating hotspot L205R mutation in PRKACA and adrenal Cushing's syndrome [J]. Science, 2014, 344 (6186): 913-917.

[16] HONG Y, HAO Y, HU J, et al. Adrenocortical oncocytoma: 11 Case reports and review of the literature [J]. Medicine (Baltimore), 2017, 96 (48): 8750.

[17] MEARINI L, DEL SORDO R, COSTANTINI E, et al. Adrenal oncocytic neoplasm: a systematic review [J]. Urol Int, 2013, 91 (2): 125-133.

[18] MÁXIMO V, RIOS E, SOBRINHO-SIMÕES M. Oncocytic lesions of the thyroid, kidney, salivary glands, adrenal cortex, and parathyroid glands [J]. Int J Surg Pathol, 2014, 22 (1): 33-36.

[19] LAM AK. Update on adrenal tumours in 2017 World Health Organization (WHO) of endocrine tumours [J]. Endocr Pathol, 2017, 28 (3): 213-227.

［20］ DECMANN Á, PERGE P, TÓTH M, et al. Adrenal myelolipoma: a comprehensive review [J]. Endocrine, 2018, 59 (1): 7-15.

［21］ BARREAU O, ASSIÉ G, WILMOT-ROUSSEL H, et al. Identification of a CpG island methylator phenotype in adrenocortical carcinomas [J]. J Clin Endocrinol Metab, 2013, 98 (1): 174-184.

［22］ FONSECA AL, KUGELBERG J, STARKER LF, et al. Comprehensive DNA methylation analysis of benign and malignant adrenocortical tumors [J]. Genes Chromosomes Cancer, 2012, 51 (10): 949-960.

［23］ RECHACHE NS, WANG Y, STEVENSON HS, et al. DNA methylation profiling identifies global methylation differences and markers of adrenocortical tumors [J]. J Clin Endocrinol Metab, 2012, 97 (6): 1004-1013.

［24］ JOUINOT A, ASSIE G, LIBE R, et al. DNA methylation is an independent prognostic marker of survival in adrenocortical cancer [J]. J Clin Endocrinol Metab, 2017, 102 (3): 923-932.

［25］ ESPIARD S, BERTHERAT J. The genetics of adrenocortical tumors [J]. Endocrinol Metab Clin North Am, 2015, 44 (2): 311-334.

［26］ CHABRE O, LIBÉ R, ASSIE G, et al. Serum miR-483-5p and miR-195 are predictive of recurrence risk in adrenocortical cancer patients [J]. Endocr Relat Cancer, 2013, 20 (4): 579-594.

［27］ SCHMITZ KJ, HELWIG J, BERTRAM S, et al. Differential expression of micro RNA-675, microRNA-139-3p and micro RNA-335 in benign and malignant adrenocortical tumours [J]. J Clin Pathol, 2011, 64 (6): 529-535.

［28］ PATTERSON EE, HOLLOWAY AK, WENG J, et al. MicroRNA profiling of adrenocortical tumors reveals miR-483 as a marker of malignancy [J]. Cancer, 2011, 117 (8): 1630-1639.

［29］ DOGHMAN M, EL WAKIL A, CARDINAUD B, et al. Regulation of insulin-like growth factor-mammalian target of rapamycin signaling by microRNA in childhood adrenocortical tumors [J]. Cancer Res, 2010, 70 (11): 4666-4675.

第 17 章
糖皮质激素抵抗综合征和糖皮质激素过敏感综合征

糖皮质激素抵抗综合征（glucocorticoid resistance syndrome，又称 Chrousos 综合征；OMIM：615962）和原发性糖皮质激素过敏感（primary glucocorticoid hyper-sensitivity，PGH）综合征是由于糖皮质激素受体基因（nuc-lear receptor subfamily 3，group C，member 1，NR3C1）的失活或激活性突变，引起糖皮质激素信号转导通路异常，而导致糖皮质激素抵抗或过敏感，是互为镜像的两种临床综合征。这两种均为罕见疾病，其中 PGH 综合征更为罕见，仅有少量个案报道。这类疾病的临床表型变异性较大，没有明确的基因型 - 表型关系。NR3C1 基因多态性也与糖皮质激素作用的敏感性相关。

第 1 节
糖皮质激素抵抗综合征

一、概 述

糖皮质激素抵抗综合征（Chrousos 综合征）最早于 1976 年被报道，是一种罕见的家族性或散发性的全身或部分组织对糖皮质激素不敏感的综合征（glucocorticoid hormone insensitivity syndrome，GCIS），其特征性表现是血浆和尿中皮质醇明显升高而无皮质醇增多症的临床表现。GCIS 从临床角度分类，可分为原发性和继发性两类。前者为先天性糖皮质激素受体（glucocorticoid receptor，GR）缺陷，发病常为家族性，多数是由于 GR 的配体结合区突变所致，个别的缺陷位于受体的 DNA 结合区。后者继发于后天性疾病所引起的 GR 缺陷，如慢性肾衰竭、获得性免疫缺陷综合征和某些对糖皮质激素治疗无反应的淋巴细胞性白血病等。从分子角度而言，糖皮质激素抵抗的病因可分为家族性糖皮质激素抵抗、GR-β 表达过多、前炎症转录

因子（如 AP1、JNK、STAT5、JAK3 等）增多、组蛋白乙酰化缺陷和 P- 糖蛋白增多等。本文主要讨论编码 GR 的基因 NR3C1 突变所致的糖皮质激素抵抗综合征。

二、发病机制及致病基因

（一）糖皮质激素的生理作用及作用机制

糖皮质激素是肾上腺皮质产生的类固醇激素，受下丘脑 - 垂体 - 肾上腺轴调控。糖皮质激素在人体内发挥着广泛的生理功能，并对维持基础及应激状态下的内环境平衡起了重要作用。糖皮质激素几乎参与了每个细胞、分子及器官的生理网络，并在生长、发育、代谢、免疫和炎症反应、中枢神经系统和心血管功能等重要生物学过程中起着重要作用。循环中游离的糖皮质激素通过与 GR 结合来发挥作用。

人类的 GR 由 NR3C1 基因编码，是核受体（包括盐皮质激素受体、雄激素受体、雌激素受体、孕激素受体）超家族成员之一。该基因位于 5 号染色体长臂（5q31-32），包含 9 个外显子，外显子 2 编码 N 端区（N-terminal domain，NTD），外显子 3 和 4 编码 DNA 结合区（DNA-binding domain，DBD），外显子 5~9 编码配体结合区（ligand-binding domain，LBD）。NR3C1 基因经可变剪接可产生 2 种 GR 亚型，即 GRα 和 GRβ。GRα 可与糖皮质激素配体结合，调节糖皮质激素应答基因的表达；GRβ 起抑制 GRα 的作用。

GR 是配体诱导的转录因子，主要位于细胞质内，在未与配体结合状态下，其与热休克蛋白 90（HSP90）、热休克蛋白 70（HSP70）、亲免素等形成复合物，处于失活状态。在糖皮质激素进入细胞质后，上述复合物解离，糖皮质激素与 GR 结合形成复合物而被活化，并转移至细胞核，以二聚体的形式与靶基因启动子区的特定 DNA 序列结合，以促进或抑制基因转录；这一特定 DNA 序列被称为糖皮质激素反应元件（glucocorticoid receptor element，GRE）（图 17-1-1）。

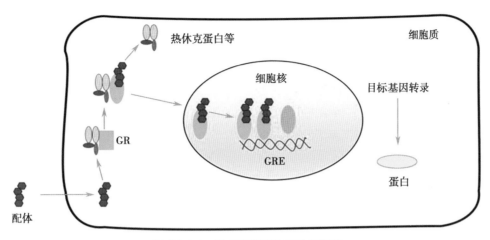

图 17-1-1　糖皮质激素信号转导通路

(二) NR3C1 失活性突变致糖皮质激素抵抗综合征

目前已鉴定出 31 种 *NR3C1* 的失活性突变导致糖皮质激素抵抗综合征(表 17-1-1)。其中 23 种为错义突变,4 种为移码突变,4 种为无义突变。其中 1 处无义突变位于 GR 的 NTD 结构域(E198X),7 处突变位于 DBD 结构域(V423A、I465fs*22、R469X、R477H、R477C、R477S、Y478C),其他的突变位点位于 GR 的 LBD 结构域。大部分(82%)GR 的突变为杂合突变。遗传方式可以是常染色体显性遗传或常染色体隐性遗传。突变可来自父母或散发性。

(三) NR3C1 多态性与糖皮质激素抵抗综合征

单核苷酸多态性(single nucleotide polymorphism,SNP)是指由单个核苷酸变异而引起 DNA 的序列多态性,是人类可遗传变异中最常见的一种;它也被认为是糖皮质激素抵抗的重要分子机制之一。研究发现,*NR3C1* 中含有大量的 SNP,现已明确与糖皮质激素敏感性相关的位点包括 ER22/23EK(rs6189,rs6190)、GR-9β(rs6198 或 A3669G)等。ER22/23EK 多态性对应两个相连密码子 22、23,GAG AGG → GAA AAG,22 位的谷氨酸不变,23 位的精氨酸被赖氨酸取代;ER22/23EK 的多态性可引起低活性的 GR 增加,导致糖皮质激素部分抵抗。GR-9β 是第 9 外显子的 UTR(非编码区)的模体,出现多态性变化(A>G)后会影响 mRNA 的稳定性,导致糖皮质激素抵抗;也有研究报道提示 GR-9β 多态性的增加会使 GRβ 的表达和稳定性增加,抑制 GRα 的功能。

三、临床特点

糖皮质激素抵抗会导致下丘脑 - 垂体 - 肾上腺(hypothalamus-pituitary-adrenal,HPA)轴代偿性地激活,以及循环中 ACTH 增加,后者引起肾上腺皮质的增生和肥大,导致皮质醇分泌的进一步增多,同时盐皮质激素及肾上腺来源的雄激素(包括雄烯二酮、脱氢表雄酮、硫酸脱氢表雄酮)的产生也相应增多。主要临床特点如下:

1. 无皮质醇增多症的典型表现　该病缺乏典型库欣综合征的临床特点(皮肤变薄、肌肉萎缩、骨质疏松等),大部分患者无症状或有轻度乏力,伴有皮质醇增多的生化检测证据(包括尿游离皮质醇升高及小剂量地塞米松抑制试验不被抑制)。

2. 高血压、低血钾　因为糖皮质激素抵抗会导致盐皮质激素增多,故患者可表现为高血压、低血钾及代谢性碱中毒。

3. 高雄激素血症　因肾上腺来源的雄激素前体增加,较严重的 *GR* 失活性突变主要见于儿童,可表现为出生时外生殖器模糊、过早出现的肾上腺功能初现、性早熟等;在成年女性,可表现为痤疮、多毛、月经不规律、稀发排卵、不孕等;成年男性可出现多毛、痤疮、少精症、睾丸内肾上腺组织残余瘤、不育等。

在目前已被报道的 33 例个案报道中,患者起病年龄范围较广,自出生到成年期均有发病,起病年龄可能与临床表现的严重程度有关。该病没有明显的性别差异,19 例(58%)患者为女性,14 例(42%)为男性。这些患者均没有典型的库欣综合征的临床表现,然而存在生化检测的高皮质醇血症,其中 3 例尿皮质醇水平正常,只有 1 例在地塞米松抑制试验后血皮质醇水平正常,有 9 例 ACTH 水平正常。有 81.3% 的患者存在肾上腺增生,76.5% 的女性存在多毛,48.3%的患者存在高血压,高血压的患者中,其平均收缩压为 172mmHg(1mmHg=0.133kPa),平均舒张压为

表 17-1-1 *NR3C1* 失活性突变的基因型、临床表型及功能特点

NR3C1 突变类型	杂合性	性别	诊断年龄/岁	外显子区域	GR 区域	参考来源
c.592 G>T（E198X）	杂合突变	女	2	第 2 外显子	NTD	［4］
c.1268 T>C（V423A）	杂合突变	男	9	第 3 外显子	DBD	［5］
c.1392del（I465Sfs*22）	杂合突变	女	55	第 4 外显子	DBD	［6］
c.1405 C>T（R469X）	杂合突变	男	46	第 4 外显子	DBD	［7］
c.1430 G>A（R477H）	杂合突变	女	41	第 4 外显子	DBD	［8］
c.1429 C>A（R477S）	杂合突变	女	30	第 4 外显子	DBD	［9］
c.1429 C>T（R477C）	杂合突变	女	12	第 4 外显子	DBD	［10］
c.1433 A>G（Y478C）	杂合突变	男	49	第 4 外显子	DBD	［9］
c.1471 C>T（R491X）	杂合突变	男	44	第 5 外显子	LBD	［11］
c.1503 G>T（Q501H）	杂合突变	女	60	第 5 外显子	LBD	［11］
c.1667 G>T（T556I）	杂合突变	男	53	第 5 外显子	LBD	［12］
c.1676 T>A（I559N）	杂合突变	男	33	第 5 外显子	LBD	［13］
c.1712 T>C（V571A）	纯合突变	女	9	第 5 外显子	LBD	［14］
c.1724 T>G（V575G）	杂合突变	男	70	第 5 外显子	LBD	［15］
c.1762-1763insTTAC（H588Lfs*5）	杂合突变	女	41	第 6 外显子	LBD	［10］
c.1915 C>G（L595V）	NA	女	16	第 6 外显子	LBD	［16］
c.1835 delC（Δ 612GR）	杂合突变	女	20	第 6 外显子	LBD	［17］
4 bp 缺失	杂合突变	女	26	第 6 内含子		［18］
c.2054 A>T（D641V）	纯合突变	男	48	第 7 外显子	LBD	［19］
c.1980 T>G（Y660X）	杂合突变	女	70	第 7 外显子	LBD	［20］
c.2015 T>C（L672P）	杂合突变	男	60	第 7 外显子	LBD	［9］
c.2035 G>A（G679S）	纯合突变	男	19	第 8 外显子	LBD	［21］
c.2035 G>A（G679S）	杂合突变	女	31	第 8 外显子	LBD	［8］
c.2141 G>A（R714Q）	杂合突变	女	2	第 8 外显子	LBD	［22］
c.2141 G>A（R714Q）	杂合突变	男	31	第 8 外显子	LBD	［23］
c.2177 A>G（H726R）	杂合突变	女	30	第 9 外显子	LBD	［24］
c.2185 G>A（V729I）	纯合突变	男	6	第 9 外显子	LBD	［25］
c.2209 T>C（F737L）	杂合突变	男	7	第 9 外显子	LBD	［25］
c.2241 T>G（I747M）	杂合突变	女	18	第 9 外显子	LBD	［26］
c.2269 A>G（I757V）	杂合突变	女	23	第 9 外显子	LBD	未发表
c.2318 T>C（L773P）	杂合突变	女	29	第 9 外显子	LBD	［27］
c 2317-2318 delCT（L773Vfs*25）	杂合突变	男	27	第 9 外显子	LBD	［28］
c 2318-2319 delTG（F774Sfs*24）	纯合突变	男	新生儿	第 9 外显子	LBD	［29］

注：GR，糖皮质激素受体；NTD，N 端区；DBD，DNA 结合区；LBD，配体结合区；NA，不详。

107mmHg。其中大部分病例血钾偏低（3.5~3.8mmol/L），仅有4例存在严重低血钾（1.0~2.6mmol/L），42.1%的患者存在超重或肥胖。

总体而言，疾病的严重程度与突变 GR 的功能丧失程度间没有明确的基因型-表型关系，而且起病年龄与体外功能验证试验中突变对 GR 信号转导影响的严重程度、与 GR 单倍体功能不全的程度，甚至与 GR 功能丧失突变的纯合性都不相关。尤其是年轻的患者，无论 GR 失活性突变是否为纯合性，通常都表现出严重的临床体征。

四、治疗原则

由于糖皮质激素抵抗综合征的病因往往无法纠正，故对于该病的治疗尚无有效治疗。以对症治疗为主，如控制血压、纠正低血钾、拮抗雄激素等。

有学者通过给予糖皮质激素，抑制 ACTH 的过度分泌，从而抑制肾上腺盐皮质激素和雄激素的生成。部分学者推荐给予无盐皮质激素活性的糖皮质激素，如地塞米松 1~3mg/d，通过激活 GR、抑制 HPA 轴的功能，抑制促肾上腺皮质激素释放激素（corticotropin releasing hormone，CRH）及 ACTH 的分泌，长期用地塞米松治疗可使血压下降到正常，女性患者的多毛、脱发和月经不规则均可得到明显好转，血浆皮质醇、雄烯二酮和睾酮也可能下降到正常。由于患者对糖皮质激素的作用不敏感，故长期监测下使用引起的副作用轻微。

第 2 节
糖皮质激素过敏感综合征

一、概　述

原发性糖皮质激素过敏感（PGH）综合征是由于 NR3C1 基因的激活性突变，或该基因的多态性改变引起的对内源性糖皮质激素敏感性增加的临床综合征，

相比于 Chrousos 综合征更为罕见，也仅有少数个案报道。其特点是广泛的、部分的靶组织对糖皮质激素的超敏反应和 HPA 轴的代偿性抑制。但部分患者并无 NR3C1 基因突变，且临床异常为一过性，有自发缓解的趋势。

二、发病机制及致病基因

（一）NR3C1 激活性突变与糖皮质激素过敏感综合征

NR3C1 基因激活性突变引起 PGH 综合征极为罕见，目前仅有 2 例个案报道（表 17-2-1）。其中 1 例为 43 岁女性，长期表现为肥胖、高脂血症、2 型糖尿病和高血压，基因测序结果提示 NR3C1 基因第 2 外显子 1 201 位点的鸟嘌呤为胸腺嘧啶所取代（G>C），而导致该基因编码的第 401 位氨基酸由天冬氨酸变为组氨酸，功能试验证实该突变可增加糖皮质激素目标基因的转录活性。另 1 例是 46 岁女性，临床主要表现为体重增加、乏力、头痛、腹痛、恶心、呕吐等；该患者有 11 位同胞，其中 6 名在儿童期因不明原因去世，该患者的其余同胞也有与该患者类似的临床表现。基因测序在位于 GR-9β 3′ 非编码区同时发现 1 处纯合突变（3134 G>T）和 1 处杂合突变（3669 A>G），并同时发现了 1 处已知的 B 细胞淋巴瘤 1（B cell lymphoma 1，Bcl-1）的多态性变异，进一步的功能试验证实了这 2 处突变造成了内源性及外源性糖皮质激素的敏感性增加。

（二）NR3C1 基因多态性与糖皮质激素过敏感综合征

人群研究发现，NR3C1 基因上的 N363S（rs6195）和 Bcl-1（rs41423247）位点单核苷酸多态性与糖皮质激素敏感性增加有关。NR3C1 基因 2 号外显子 1 220 位点的腺嘌呤被鸟嘌呤替代（A>G），而导致该基因编码的第 363 位氨基酸由天冬酰胺变为丝氨酸，引起外周组织对糖皮质激素的敏感性增加。Bcl-1 位于 NR3C1 基因的第 2 个内含子下游 647 碱基处，胞嘧啶被鸟嘌呤取代（C>G），提高了 GR 对糖皮质激素

表 17-2-1　NR3C1 基因激活性突变的基因型、临床表型及功能特点

NR3C1 突变	杂合性	性别	诊断年龄 / 岁	外显子区域	GR 区域	参考来源
c.1201 G>C（D401H）	杂合	女	43	2	NTD	[31]
c.3134 G>T	纯合	女	46	9	3'UTR	[32]
c.3669 A>G	杂合	女	46	9	3'UTR	[32]

注：GR，糖皮质激素受体；NTD，N 端区；3′UTR，3′ 非编码区。

的敏感性。与非携带者相比,N363S 携带者体重指数(body mass index,BMI)更高,地塞米松刺激后胰岛素水平涨幅更大,骨密度水平更低,与库欣综合征的临床表现相似。Bcl-1 多态性与腹型肥胖、高血压、胰岛素抵抗和心血管危险因素有关。

三、临床特点

患者可出现类库欣综合征的临床表现,包括向心性肥胖、满月脸、水牛背、皮肤紫纹,还可出现胰岛素抵抗、2 型糖尿病、血脂异常、严重骨质疏松等库欣综合征的并发症,但血、尿皮质醇水平偏低。

值得注意的是,PGH 综合征在部分文献报道中呈现出一过性的特点,其中 1 篇文献报道了一个 10 岁 9 个月的女童,因体重增加 3 年就诊,该患儿有明显的满月脸、水牛背、皮肤紫纹,没有明显的皮肤瘀斑或身高增长停滞,发育情况、骨龄与实际年龄相符。其皮质醇水平处于正常水平,口服葡萄糖耐量试验提示患儿有明显的胰岛素抵抗;患儿同时存在骨质疏松,并出现双腕部及椎体压缩性骨折。鉴于严重的骨质疏松及多次病理性骨折,患儿 13 岁 9 个月时,开始大剂量米非司酮(400mg/d)试验性治疗,服药 2 个月后该患儿症状缓解,皮肤紫纹消失、体重逐渐下降,然而因米非司酮导致的阴道出血曾暂停该药治疗。之后在患儿 15 岁半时终止了米非司酮治疗,其类库欣综合征样临床表现逐渐自行缓解。研究者在其外周血淋巴细胞中检测到的 GR 明显增多,在米非司酮治疗后GR 数量明显下降,而其 NR3C1 基因序列未能检测出基因缺陷。推测可能是 GR 受体后通路的异常导致了这一情况。另有 1 篇个案报道有类似的发现:1 名 9 岁女童出现了库欣综合征样临床表现,在 3 个月后症状自行缓解;同样未能检测出 NR3C1 基因的异常,但在该患者转录组学数据中发现了 903 个异常表达的基因,其中大部分为 NF-κB 的目标基因,提示病毒或细菌感染等因素引起一过性受体后通路传导异常,导致 GRα 介导的转录活性增加。

四、治疗原则

由于该病目前仅有少量个案报道,尚缺乏统一的治疗共识,但因其发病机制为 GR 过敏感,故米非司酮(GR 拮抗剂)、酮康唑、卡麦角林等药物可改善 PGH 综合征患者类库欣综合征样临床表现。此外,在治疗原发病的同时,应注意对其并发症,例如血脂异常、2 型糖尿病及高血压等,进行对症治疗。

五、未来展望

Chrousos 综合征和 PGH 综合征均是由于 GR 功能异常而导致糖皮质激素抵抗或过敏感,是两种互为镜像的临床综合征。NR3C1 基因的遗传缺陷是该类疾病的分子生物学基础。然而,一些具有类似临床表现的患者未能发现 NR3C1 基因缺陷,这提示存在其他潜在因素干扰 GR 信号转导的影响因素。一个具有代表性的例子是 FK506- 结合免疫亲和素 FKBP:FKBP51 和 FKBP52 的蛋白表达水平的失衡也可引起糖皮质激素抵抗或过敏感。除了 GRα 的结合蛋白外,越来越多的证据表明,某些非编码 RNA 可能影响糖皮质激素组织特异的敏感性。其中,长链非编码RNA "生长抑制特异性蛋白 5(growth arrest specific 5,GAS5)",是影响人类对糖皮质激素反应的重要因素,它可通过与 GRα 的 DBD 结合来抑制 GRE 的表达。研究者发现,对糖皮质激素敏感性较差者与较敏感者相比,GAS5 水平升高。这些研究证据提示,包括全基因组测序、全外显子组测序和 RNA 测序在内的新技术,在未来将使我们对这一领域有更深入的了解。

(卢 琳 翟 笑)

参考文献

[1] VITELLIUS G, LOMBES M. Genetics in endocrinology: glucocorticoid resistance syndrome [J]. Eur J Endocrinol, 2020, 182 (2): 15-27.

[2] QUAX RA, MANENSCHIJN L, KOPER JW, et al. Glucocorticoid sensitivity in health and disease [J]. Nat Rev Endocrinol, 2013, 9 (11): 670.

[3] TATSI C, XEKOUKI P, NIOTI O, et al. A novel mutation in the glucocorticoid receptor gene as a cause of severe glucocorticoid resistance complicated by hypertensive encephalopathy [J]. J Hypertens, 2019, 37 (7): 1475-1481.

[4] ROBERTS ML, KINO T, NICOLAIDES NC, et al. A novel point mutation in the DNA-binding domain (DBD) of the human glucocorticoid receptor causes primary generalized glucocorticoid resistance by disrupting the hydrophobic structure of its DBD [J]. J Clin Endocrinol Metab, 2013, 98 (4): 790-795.

[5] AL ARGAN R, SASKIN A, YANG JW, et al. Glucocorticoid resistance syndrome caused by a novel NR3C1 point mutation [J]. Endocr J, 2018, 65 (11): 1139-1146.

[6] VITELLIUS G, FAGART J, DELEMER B, et al.

Three novel heterozygous point mutations of NR3C1 causing glucocorticoid resistance [J]. Hum Mutat, 2016, 37 (8): 794-803.

［7］ VELAYOS T, GRAU G, RICA I, et al. Glucocorticoid resistance syndrome caused by two novel mutations in the NR3C1 gene [J]. Endocrinol Nutr, 2016, 7 (63): 369-371.

［8］ VITELLIUS G, TRABADO S, HOEFFEL C, et al. Significant prevalence of NR3C1 mutations in incidentally discovered bilateral adrenal hyperplasia: results of the French MUTA-GR Study [J]. Eur J Endocrinol, 2018, 178 (4): 411-423.

［9］ ZHU HJ, DAI YF, OU W, et al. Generalized glucocorticoid resistance accompanied with an adrenocortical adenoma and caused by a novel point mutation of human glucocorticoid receptor gene [J]. Chin Med J, 2011, 124 (4): 551-555.

［10］ NICOLAIDES NC, ROBERTS ML, KINO T, et al. A novel point mutation of the human glucocorticoid receptor gene causes primary generalized glucocorticoid resistance through impaired interaction with the LXXLL motif of the p160 coactivators: dissociation of the transactivating and transrepressive activities [J]. J Clin Endocrinol Metab, 2014, 99 (5): 902-907.

［11］ CANNAVO S, BENVENGA S, MESSINA E, et al. Comment to 'Glucocorticoid resistance syndrome caused by a novel NR3C1 point mutation' by Al Argan et al [J]. Endocr J, 2019, 66 (7): 657.

［12］ TREBBLE P, MATTHEWS L, BLAIKLEY J, et al. Familial glucocorticoid resistance caused by a novel frameshift glucocorticoid receptor mutation [J]. J Clin Endocrinol Metab, 2010, 95 (12): 490-499.

［13］ VITELLIUS G, DELEMER B, CARON P, et al. Impaired 11 β-hydroxysteroid dehydrogenase type 2 in glucocorticoid-resistant patients [J]. J Clin Endocrinol Metab, 2019, 104 (11): 5205-5216.

［14］ RAEF H, BAITEI EY, ZOU M, et al. Genotype-phenotype correlation in a family with primary cortisol resistance: possible modulating effect of the ER22/23EK polymorphism [J]. Eur J Endocrinol, 2008, 158 (4): 577-582.

［15］ NADER N, BACHRACH BE, HURT DE, et al. A novel point mutation in helix 10 of the human glucocorticoid receptor causes generalized glucocorticoid resistance by disrupting the structure of the ligand-binding domain [J]. J Clin Endocrinol Metab, 2010, 95 (5): 2281-2285.

［16］ MOLNÁR Á, PATÓCS A, LIKÓ I, et al. An unexpected, mild phenotype of glucocorticoid resistance associated with glucocorticoid receptor gene mutation case report and review of the literature [J]. BMC Med Genet, 2018, 19 (1): 37.

［17］ NICOLAIDES NC, GEER EB, VLACHAKIS D, et al. A novel mutation of the hGR gene causing Chrousos syndrome [J]. Eur J Clin Invest, 2015, 45 (8): 782-791.

［18］ DONNER KM, HILTUNEN TP, JANNE OA, et al. Generalized glucocorticoid resistance caused by a novel two-nucleotide deletion in the hormone-binding domain of the glucocorticoid receptor gene NR3C1 [J]. Eur J Endocrinol, 2013, 168 (1): 9-18.

［19］ MCMAHON SK, PRETORIUS CJ, UNGERER JP, et al. Neonatal complete generalized glucocorticoid resistance and growth hormone deficiency caused by a novel homozygous mutation in Helix 12 of the ligand binding domain of the glucocorticoid receptor gene (NR3C1)[J]. J Clin Endocrinol Metab, 2010, 95 (1): 297-302.

［20］ CHARMANDARI E, KINO T, ICHIJO T, et al. Generalized glucocorticoid resistance: clinical aspects, molecular mechanisms, and implications of a rare genetic disorder [J]. J Clin Endocrinol Metab, 2008, 93 (5): 1563-1572.

［21］ NICOLAIDES NC, LAMPROKOSTOPOULOU A, POLYZOS A, et al. Transient generalized glucocorticoid hypersensitivity [J]. Eur J Clin Invest, 2015, 45 (12): 1306-1315.

［22］ CHARMANDARI E, ICHIJO T, JUBIZ W, et al. A novel point mutation in the amino terminal domain of the human glucocorticoid receptor (hGR) gene enhancing hGR-mediated gene expression [J]. J Clin Endocrinol Metab, 2008, 93 (12): 4963-4968.

［23］ SANTEN RJ, JEWELL CM, YUE W, et al. Glucocorticoid receptor mutations and hypersensitivity to endogenous and exogenous glucocorticoids [J]. J Clin Endocrinol Metab, 2018, 103 (10): 3630-3639.

［24］ MARTI A, OCHOA MC, SÁNCHEZ-VILLEGAS A, et al. Meta-analysis on the effect of the N363S polymorphism of the glucocorticoid receptor gene (GRL) on human obesity [J]. BMC Med Genet, 2006, 7 (1): 50.

［25］ GEELEN C, VAN GREEVENBROEK M, VAN ROSSUM E, et al. Bcl I glucocorticoid receptor polymorphism is associated with greater body fatness: the Hoorn and CODAM studies [J]. J Clin

Endocrinol Metab, 2013, 98 (3): 595-599.

[26] KRYSIAK R, OKOPIEN B. Glucocorticoid hyper-sensitivity syndrome-a case report [J]. West Indian Med J, 2012, 61 (8): 844-846.

[27] NICOLAIDES NC, CHARMANDARI E. Novel insights into the molecular mechanisms under-lying generalized glucocorticoid resistance and hypersensitivity syndromes [J]. Hormones, 2017, 16 (2): 124-138.

[28] WOCHNIK GM, RÜEGG J, ABEL GA, et al. FK506-binding proteins 51 and 52 differentially regulate dynein interaction and nuclear transloca-tion of the glucocorticoid receptor in mammalian cells [J]. J Biol Chem, 2005, 280 (6): 4609-4616.

[29] WANG H, GOU X, JIANG T, et al. The effects of microRNAs on glucocorticoid responsiveness [J]. J Cancer Res Clin Oncol, 2017, 143 (6): 1005-1011.

[30] LUCAFO M, DE IUDICIBUS S, DI SILVESTRE A, et al. Long noncoding RNA GAS5: a novel marker involved in glucocorticoid response [J]. Curr Mol Med, 2015, 15 (1): 94-99.

[31] CHARMANDARI E, ICHIJO T, JUBIZ W, et al. A novel point mutation in the amino terminal domain of the human glucocorticoid receptor (hGR) gene enhancing hGR-mediated gene expression. J Clin Endocrinol Metab, 2008, 93(12): 4963-4968.

[32] SANTEN RJ, JEWELL CM, YUE W, et al. Gluco-corticoid receptor mutations and hypersensitivity to endogenous and exogenous glucocorticoids. J Clin Endocrinol Metab, 2018, 103(10): 3630-3639.

第18章
嗜铬细胞瘤和副神经节瘤

嗜铬细胞瘤(pheochromocytoma,PCC;OMIM:171300)和副神经节瘤(paraganglioma,PGL)合称PPGL,是起源于肾上腺髓质和肾上腺外交感神经链和副交感神经节的神经内分泌肿瘤。肿瘤合成和分泌儿茶酚胺,如肾上腺素、去甲肾上腺素和多巴胺等,引起患者血压升高等一系列症状,并可造成心、脑、肾等靶器官损伤,严重时危及生命。及时诊断并手术切除肿瘤后大部分患者的高血压可以治愈。有些患者的肿瘤分泌功能弱或无明显分泌功能,则临床表现较为隐匿,容易被漏诊。PPGL较罕见,国内尚缺乏流行病学资料。国外报道年发病率为6/100万,在高血压的患者中发病率0.2%~0.6%,在肾上腺意外瘤中约占5%。PPGL可以发生于任何年龄,多见于30~50岁,男女发病率无明显差别。

遗传性PPGL约占全部PPGL的40%,与散发性PPGL相比,遗传性PPGL患者常起病年龄较早、肿瘤多发,部分基因突变患者容易发生肿瘤转移。迄今共发现有27个PPGL相关的遗传性致病基因,不同的基因突变导致患者的临床表现不同,对遗传性致病基因的筛查已达成临床共识。本章从PPGL的临床表现、诊断和治疗,遗传性致病基因突变,基因突变检测等这几部分进行介绍。

第1节
临床表现、诊断和治疗

一、临床表现

由于肿瘤分泌大量的儿茶酚胺,患者主要临床表现为高血压及其并发症。肿瘤持续或阵发地释放不同比例的肾上腺素和去甲肾上腺素,导致患者具有不同的血压类型。具体表现为持续性高血压(约占50%)、阵发性高血压(占25%~40%)或在持续性高血压的基础上阵发性高血压加重(约占25%);另外,

有10%~20%的患者血压正常,且无任何症状,这部分患者容易被漏诊,常常因为意外发现肾上腺占位或腹膜后占位来诊。大约70%的持续性高血压患者合并有直立性低血压,患者表现为随体位改变(如由卧位变为立位)出现头晕、黑矇,严重时晕厥,同时伴心悸、心慌。

由于肾上腺素受体在全身多种组织和细胞中广泛分布,PPGL患者除高血压外,还可伴其他症状,最典型的症状为高血压发作时伴有头痛、心悸和多汗三联征。其中,头痛可轻微或严重,发生在多达90%的有症状的患者中,60%~70%的患者出现多汗。由于儿茶酚胺作用于心脏产生正性变时和变力效应,患者出现心悸,心率增快;儿茶酚胺引起皮肤血管收缩,患者出现面色苍白、肢端发凉;抑制胃肠蠕动,患者有呕吐、便秘等。部分患者在高血压发作时精神紧张、焦虑甚至有濒死感。其他可能出现的症状、体征和生化异常包括视物模糊、体重减轻、多尿、烦渴、精神障碍、白细胞增多、红细胞沉降率(简称血沉)加快、胰岛素抵抗、高血糖等。

部分患者发生心、脑、肾、眼底等并发症,在长期高儿茶酚胺作用下患者出现儿茶酚胺心肌病,表现为心律失常、心绞痛甚至心肌梗死和心力衰竭。此外,少数患者可发生嗜铬细胞瘤危象,表现为严重高血压或反复交替发作高、低血压,并出现多器官系统功能障碍。

二、诊 断

PPGL诊断包括定性与定位诊断。

(一) 定性诊断

定性检查包括测定血、尿儿茶酚胺,包括去甲肾上腺素、肾上腺素、多巴胺,以及中间代谢产物甲氧基去甲肾上腺素(normetanephrine,NMN)、甲氧基肾上腺素(metanephrine,MN)、3-甲氧酪胺(3-methoxyl tyramine,3-MT),以及终末代谢产物香草扁桃酸(vanilmandelic acid,VMA)浓度。PPGL患者的上述指标会升高。NMN

和 MN 诊断 PPGL 的敏感度较儿茶酚胺高(95%~100% vs. 69%~92%)，特异度两者相近(69%~98% vs. 72%~96%)。故指南推荐用血或尿 NMN 和 MN 作为定性诊断 PPGL 的首选生化检验。检测尿 VMA 水平对诊断 PPGL 的敏感度较低，为 46%~77%。

(二) 定位诊断

80%~85% 的 PPGL 位于肾上腺，约 95% 位于腹盆腔，其余位于胸腔和头颈部。因计算机断层扫描(CT)对胸、腹和盆腔组织有很好的空间分辨率，首选 CT 检查；而对于颅底和颈部的 PGL，选用磁共振成像(MRI)。

间碘苄胍(metaiodobenzylguanidine, MIBG)显像：PPGL 可特异性摄取 MIBG，MIBG 诊断 PPGL 特异度很高，诊断敏感度依肿瘤部位而不同，肾上腺 PCC 和肾上腺外 PGL 的敏感度分别为 85%~88% 和 56%~75%，对复发转移 PPGL、与 *SDHx*(尤其是 *SDHB*)基因相关 PPGL，以及位于头颈部、胸腔及膀胱的 PGL 检出敏感度较低。对于不能行手术治疗的转移性 PPGL 患者，若 MIBG 显像阳性，则可应用 ^{131}I-MIBG 进行治疗。

生长抑素受体显像(^{99m}Tc-HYNIC-TOC)：对 PGL 敏感度(80%~96%)高于 PCC(50%~60%)，对头颈 PGL 敏感度高达 89%~100%。因此使用生长抑素受体显像筛查肾上腺外尤其是头颈部 PGL 及转移灶具有一定优势。

[18]氟-脱氧葡萄糖正电子发射断层扫描(^{18}F-FDG-PET/CT)：用于转移性 PPGL 定位检查。

近几年应用于临床的 ^{68}Ga-DOTATATE-PET/CT 对转移性 PPGL 病灶的诊断敏感度高于 ^{18}F-FDG-PET/CT。对于不能进行手术治疗的转移性 PPGL 患者，若 ^{68}Ga-DOTATATE-PET/CT 显像阳性，可用 ^{177}Lu-DOTATATE 治疗。

三、治　疗

手术切除是首选治疗方法。但手术前需要进行充分的术前药物准备，以避免麻醉、术中、术后出现血压大幅度波动而危及生命。

(一) 手术前药物准备

用选择性或非选择性 α 受体阻滞剂进行术前准备，口服酚苄明起始剂量为 5~10mg，每日 2 次，逐渐加量，常用最大量 1mg/(kg·d)；或口服多沙唑嗪起始剂量 2mg，每日 1 次，常用最大量 32mg/d，若血压仍未有效控制，可加用钙通道阻滞剂。若用 α 受体阻滞剂治疗后患者出现心动过速，可加用 β 受体阻滞剂，但不应在未服用 α 受体阻滞剂前使用 β 受体阻滞剂，因单用后者可阻断肾上腺素兴奋 β_2 受体扩张血管的作用而诱发高血压危象等致命的并发症。除此之外，患者还应通过高钠饮食并增加液体摄入量来扩张血容量，以防肿瘤切除后发生严重低血压。一般通过服药 2~4 周后，患者血压控制正常，血容量恢复，体重增加，肢端皮肤温暖，微循环改善，高代谢症群及糖代谢异常得到改善后，可考虑手术。

(二) 手术治疗

目前主要有腹腔镜手术和开放式手术两种术式。鉴于腹腔镜手术过程中儿茶酚胺释放量少、血压波动小、创伤小、术后恢复快、住院时间短等优点，是肾上腺 PCC 的首选手术方式。但对于肿瘤巨大、多发、转移或肾上腺外 PPGL，建议行开放式手术。而对双侧 PCC 患者手术时应尽量保留部分肾上腺。

(三) 术后处理

PPGL 患者术后需在重症监护室监护 24~48 小时，以及时发现并处理可能出现的心血管和代谢相关并发症。

(四) 术后监测与随访

术后 2~4 周复查血、尿儿茶酚胺及其代谢产物水平。对于切除单侧肾上腺的散发性 PPGL 患者，需每年复查血尿生化指标，至少连续 10 年。对于遗传性 PPGL 患者、肿瘤体积巨大或肾上腺外 PGL 患者，需要每半年至 1 年复查临床和生化指标，并需终身随访。

(五) 转移性 PPGL 的治疗

1. **手术**　对于转移性 PPGL，手术可能不能完整切除肿瘤，但减瘤后会减少儿茶酚胺分泌，进而减轻患者高血压及相关症状，并且瘤负荷降低能提高放化疗、核素治疗的疗效。因此，即使对于转移性 PPGL，手术仍然是主要的治疗方法。

2. **核素治疗**　MIBG 显像阳性的患者可用 ^{131}I-MIBG 治疗，有研究证明，大剂量 ^{131}I-MIBG 治疗能延长生存时间，缓解症状。生长抑素受体显像或 ^{68}Ga-DOTATATE-PET/CT 阳性的患者可考虑 ^{177}Lu-DOTATATE 治疗。

3. **化疗**　常用化疗方案为 CVD 方案(环磷酰胺、长春新碱、达卡巴嗪)，主要不良反应有骨髓抑制、周围神经病变等。近几年，部分靶向药物的治疗也显示出了较好的疗效。

4. **其他治疗**　外放射治疗用于手术无法切除的肿瘤，以及缓解骨转移所致疼痛。对肿瘤及转移病灶还可用射频消融和栓塞治疗等，减轻患者的临床症状和肿瘤负荷。

第2节
遗传性致病基因突变

PPGL 为高度遗传异质性肿瘤,约 40% 的 PPGL 为遗传性,肿瘤发生与已知致病基因的胚系突变相关。另约 60% 的患者为散发性 PPGL,肿瘤发生与体系突变有关,体系突变基因包括 *HRAS*、*NF1*、*RET*、*VHL*、*HIF2A*、*SETD2*、*ATRX*、*CSDE1*、*TP53*、*FGFR1*、*BRAF*、*ARNT* 及 *IDH1* 等,此外,PPGL 中存在融合基因(*UBTF* 和 *MAML3* 形成融合基因、*TCF4* 和 *MAML3* 形成融合基因等)和拷贝数变异;部分肿瘤中还存在表观遗传学的改变,如 DNA 甲基化和 miRNA 改变。上述改变共同促进了肿瘤发生。

在遗传性 PPGL 中已明确的致病基因有 27 个,主要涉及的细胞内信号转导通路有两类:第一类涉及假性缺氧通路,通过激活缺氧诱导因子(hypoxia inducible factor,HIF),促进与缺氧有关的生长因子的表达,从而刺激肿瘤生长,包括 *SDHA*、*SDHB*、*SDHC*、*SDHD*、*SDHAF2*、*VHL*、*EPAS1*、*FH*、*PHD1*、*PHD2* 和 *MDH2* 等基因;第二类为激酶通路,通过激活 RAS-RAF-ERK 和 PI3K-Akt-mTOR 信号转导通路来促进肿瘤生长,包括 *NF1*、*RET*、*MAX* 和 *TMEM127* 等基因。

一、*RET* 基因

RET 原癌基因(*RET* proto-oncogene)位于染色体 10q11.2,含 21 个外显子,编码含 1 114 个氨基酸的酪氨酸激酶受体。酪氨酸激酶受体由细胞外配体结合结构域、跨膜结构域和胞质酪氨酸激酶结构域三个部分组成。细胞外结构域与配体结合接收外部信息,而细胞内区为酪氨酸激酶活性区域,酪氨酸残基在受体与配体结合后能磷酸化,激活下游信号途径,从而参与细胞生长与分化。

RET 基因胚系突变导致多发性内分泌腺瘤病 2 型(MEN2)。MEN2 是一种常染色体显性遗传疾病,人群患病率为 1/30 000,分为 MEN2A 和 MEN2B 两种亚型。MEN2A 表现为甲状腺髓样癌、PCC 及原发性甲状旁腺功能亢进症,发生频率分别为几乎 100%、50% 和 20%~30%。MEN2B 表现为甲状腺髓样癌和 PCC,并多发性黏膜神经瘤及类马方体型。有以下三条之一即可诊断 MEN2:①有 MEN2 家族史,患有上述一种以上肿瘤;②患两种或两种以上上述肿瘤;③患上述一种肿瘤,同时存在 *RET* 基因突变。MEN2 中几乎均为

肾上腺 PCC,且常为双侧肾上腺受累,可以同时分泌去甲肾上腺素和肾上腺素,很少发生肿瘤转移。

几乎所有的 MEN2 中均能检测出 *RET* 突变,突变多发生在第 10、11、13、14、15、16 外显子。在 MEN2A 中发现了 100 多个 *RET* 位点突变、重复、插入、缺失和融合,MEN2B 中仅发现了几个 *RET* 突变。98% 的 MEN2A 的 *RET* 突变集中于胞外区域,常见位于外显子 10(密码子 609、611、618、620)和外显子 11(密码子 634),其中 C634R(半胱氨酸突变成精氨酸)是 MEN2A 中最常见突变(占 85%)。MEN2B 通常由酪氨酸激酶结构域的突变致病,主要位于外显子 16,超过 95% 的患者为 M918T 突变(甲硫氨酸突变成苏氨酸)。上述 *RET* 突变导致 RET 酪氨酸激酶受体不依赖配体的自发二聚化及底物磷酸化,从而激活胞内信号通路,诱导细胞过度增生及肿瘤生长。

二、*VHL* 基因

VHL 肿瘤抑制蛋白(von Hippel-Lindau tumor suppressor,*VHL*)基因位于染色体 3p25-26,是一种肿瘤抑制基因,含 3 个外显子,编码由 213 个氨基酸组成的蛋白。HIF1 和 HIF2 的 α 亚基为 VHL 蛋白的底物。*VHL* 突变后 VHL 不能发挥对 HIF-1α 和 HIF-2α 降解的作用,增加的 HIF-1α 和 HIF-2α 就会促使促红细胞生成素、血管内皮生长因子和其他生长因子表达,刺激肿瘤生长。

VHL 基因突变导致 von Hippel-Lindau(VHL)病。VHL 病是一种常染色体显性遗传疾病,表现为多种良、恶性肿瘤,包括视网膜和中枢神经系统血管母细胞瘤、肾透明细胞癌或肾囊肿、PCC、胰腺神经内分泌肿瘤或囊肿或囊腺瘤、中耳内淋巴囊肿瘤、附睾和阔韧带乳头状囊腺瘤等。根据发生 PPGL 的可能性,VHL 病被分为 1 型和 2 型。1 型患者发生 PPGL 的风险很低,但发生其他 VHL 相关病变的风险较高。2 型患者发生 PPGL 的风险较高。根据发生肾透明细胞癌的风险,2 型 VHL 病还可再分为 2A 和 2B 型,患者分别具有较低和较高的肾透明细胞癌发生率,2C 型患者的特点为仅发生 PPGL,而不发生肾透明细胞癌和血管母细胞瘤。但随着观察时间的延长,诊断为 2C 型的患者也有可能发生其他 VHL 相关疾病。因此上述亚型分类仅有指导意义而非绝对标准。VHL 病的诊断标准:①有 VHL 病家族史,患一种血管母细胞瘤或内脏病变(肾肿瘤、胰腺多发囊肿或肿瘤、PPGL);②患两种或两种以上血管母细胞瘤或一个血管母细胞瘤和一个实质性脏器病变。*VHL* 基因检测有利于该病的早期诊断。

PPGL 在 VHL 病患者中的发病率为 10%~34%,其中有 50% 表现为双侧肾上腺 PCC,以分泌去甲肾上腺素为主,PPGL 的转移发生率低。

VHL 基因突变类型有点突变、截短突变和大片段缺失,基因突变类型与疾病表型相关:错义突变者患 PPGL 的风险显著高于截短突变或大片段缺失。VHL 病 2 型最常见的突变位于外显子 3 的第 161、167 位氨基酸。

三、*NF1* 基因

神经纤维蛋白 1(neurofibromin 1,*NF1*)基因位于染色体 7q11.2,含 60 个外显子,编码由 2 818 个氨基酸组成的神经纤维蛋白。*NF1* 为抑癌基因,突变后 NF1 蛋白表达缺陷使 RAS 活性增加,从而引起细胞异常增殖。*NF1* 基因突变引起神经纤维瘤病 1 型(neurofibromatosis type 1,NF1),NF1 为常染色体显性遗传病,外显率 100%,临床表现包括多发性神经纤维瘤、皮肤牛奶咖啡斑、腋窝与腹股沟雀斑、虹膜错构瘤(Lisch 结节)、视神经胶质瘤、骨发育不良及 PPGL 等。其中,PPGL 的发生率为 2%,多数位于肾上腺,20%~40% 为双侧肾上腺受累,肿瘤以去甲肾上腺素分泌为主,较少发生肿瘤转移。NF1 的诊断基于特征性的临床表现,不需要进行基因检测来做出诊断,但是对于不满足诊断标准或者仅显示出牛奶咖啡斑及腋窝雀斑的儿童,基因检测有助于早期诊断。具备以下 2 条及以上特征可诊断 NF1:①皮肤咖啡斑≥6 个;②多发性神经纤维瘤;③腹股沟或腋窝的雀斑样色素沉着;④骨性病变(蝶骨、胫骨发育不良,脊柱侧凸等);⑤2 个以上的 Lisch 结节;⑥视神经胶质瘤;⑦一级亲属患 NF1。

四、*SDHx* 基因

琥珀酸脱氢酶(succinate dehydrogenase,SDH)是由 *SDHA*、*SDHB*、*SDHC* 和 *SDHD* 基因编码的 4 个亚基组成的复合体,琥珀酸脱氢酶复合体组装因子 2(succinate dehydrogenase complex assembly factor 2,SDHAF2)参与复合体组装。*SDHA*、*SDHB*、*SDHC*、*SDHD* 和 *SDHAF2* 属于抑癌基因,其突变导致琥珀酸脱氢酶复合体 II 失活,琥珀酸累积,HIF-1α 降解减少,从而促使编码血管内皮生长因子等生长因子及其受体的基因转录增加,最终促进肿瘤生长。*SDHx* 突变者除了 PPGL 外,还可发生胃肠道间质瘤、肾透明细胞癌和垂体瘤等。*SDHx* 基因突变导致家族性 PGL,根据发现的时间顺序,将其分为家族性 PGL 1~5 型,分别有不同的临床表现。

SDHD 基因位于染色体 11q23,含 4 个外显子,其产物由 159 个氨基酸组成,使琥珀酸脱氢酶复合体 II 锚定于线粒体内膜。*SDHD* 基因突变导致家族性 PGL1 型,PPGL 主要表现为头颈部 PGL,也可为交感性 PGL 或 PCC。*SDHD* 突变者的临床外显率高,为 87%~100%。在 289 例 *SDHD* 突变的 PPGL 文献中报道,56% 为多发性 PGL,4% 有转移。

SDHAF2 基因位于染色体 11q13.1,含 4 个外显子,其产物由 167 个氨基酸组成,参与 SDH 复合体组装,突变后使 SDH 功能丧失且 SDH 复合体稳定性下降。*SDHAF2* 基因突变导致家族性 PGL2 型,仅在少数家系中报道,主要临床表现为头颈部 PGL。

SDHC 基因位于染色体 1q21,含 6 个外显子,其产物由 169 个氨基酸组成,使琥珀酸脱氢酶复合体 II 锚定于线粒体内膜。*SDHC* 基因突变导致家族性 PGL3 型,目前报道例数较少。已报道病例中几乎均为肾上腺外 PGL,以头颈部 PGL 为主。

SDHB 基因位于染色体 1p35-36.1,含 8 个外显子,其产物由 280 个氨基酸组成,是琥珀酸脱氢酶复合体 II 的主要催化亚基,参与电子传递。*SDHB* 基因突变导致家族性 PGL4 型,在五型中发病率最高。以肾上腺外尤其是腹膜后 PGL 为主,也可表现为 PCC。在 *SDHB* 突变的 PPGL 中,约 44% 的患者出现转移。

SDHA 基因位于染色体 5p15,含 15 个外显子,其产物由 664 个氨基酸组成,是琥珀酸脱氢酶复合体 II 的主要催化亚基,具有与底物结合的功能。*SDHA* 基因突变导致家族性 PGL5 型,以肾上腺外 PGL 为主,10% 以下的患者发生转移。

五、*TMEM127* 基因

跨膜蛋白 127(transmembrane protein 127,*TMEM127*)基因位于染色体 2q11.2,是一种肿瘤抑制基因,编码跨膜蛋白 127。该蛋白负性调控 mTORC1 信号通路。目前发现与 PPGL 相关的变异以截短突变为主。*TMEM127* 基因突变的患者到 65 岁时的外显率可达 32%,多为分泌肾上腺素的 PCC,其中 25%~50% 为双侧 PCC。

六、*MAX* 基因

MYC 关联因子 X(MYC associated factor X,*MAX*)基因位于染色体 14q23,是一种肿瘤抑制基因,负性调控 MYC-MAX-MXD1 网络。目前报道 *MAX* 基因在 PCC 中的突变热点是位于第 3 号外显子第 33 位氨基酸的截短突变。*MAX* 基因突变多引起分泌去甲肾上腺素的 PCC,约 50% 为双侧 PCC。约 40% 患者有 PPGL 家族史。

七、*FH* 基因

延胡索酸水合酶(fumarate hydratase,*FH*)基因位于染色体 1q43,是一种肿瘤抑制基因,含有 10 个外显子,编码延胡索酸水合酶,是三羧酸循环中催化延胡索酸生成苹果酸的关键酶。*FH* 基因突变造成延胡索酸累积,稳定 HIF 表达。*FH* 基因突变的 PPGL 患者中约有 40% 表现为复发或转移,以分泌去甲肾上腺素为主。*FH* 基因变异还可引起遗传性平滑肌瘤和肾细胞癌综合征。

八、*KIF1B* 基因

KIF1B(kinesin family member 1B)基因位于染色体 1p36.2,是一种肿瘤抑制基因,包含 50 个外显子。*KIF1B* 基因转录产生两个亚单位(KIF1Bα 和 KIF1Bβ)。KIF1Bβ 编码驱动蛋白家族成员,诱导细胞凋亡。目前有关 *KIF1B* 基因突变导致 PPGL 的报道较少。

九、*EPAS1* 基因

内皮 PAS 蛋白 1(endothelial PAS domain protein 1,*EPAS1*)基因位于染色体 2p21,编码 HIF-2α。在正常氧浓度时,HIF-2α 可以表达,但其表达产物又很快被水解。当体内缺氧时,HIF-2α 才可稳定表达。目前已知 *EPAS1* 基因突变集中在第 9、12 号外显子。该区域变异使其表达的蛋白不能被脯氨酰羟化酶和 VHL 识别、结合并降解,导致 HIF 蛋白在体内积聚并激活下游缺氧相关基因,如促红细胞生成素基因等,出现"假性缺氧"的表现。*EPAS1* 基因可发生肿瘤细胞、生殖细胞或嵌合体功能获得性突变,后两者可遗传给下一代。

Pacak-Zhuang 综合征是由 *EPAS1* 基因突变导致的。临床表现为多发、复发 PGL 和 PCC、生长抑素瘤及先天性红细胞增多症。*EPAS1* 基因变异导致的 PPGL 中,有 50% 表现为多发性 PGL 或 PCC,且发病年龄较早,不足 50% 患者表现为先天性红细胞增多症,有 25% 的患者表现为单发或多发生长抑素瘤。

上述 PPGL 常见的遗传性致病基因见表 18-2-1。随着 DNA 测序技术的发展,越来越多的 *PPGL* 致病基因被报道,例如:*MDH2*、*MEN1*、*MITF*、*CDKN2A*、*BAP1*、*EGLN1*、*EGLN2*、*KMT2D*、*MERTK*、*MET*、*SLC25A11*、*SAMD9L*、*DLST* 和 *DNMT3A*。但因报道病例数量有限,尚无特定的基因型与临床型关系。

表 18-2-1　*PPGL* 致病基因及临床特点

基因名称	编码蛋白	突变后激活细胞内信号通路	遗传方式	肿瘤部位	发生转移的概率 /%	合并疾病
RET	酪氨酸激酶受体	激酶通路(RAS-RAF-ERK 和 PI3K-Akt-mTOR)	AD	PCC	<1	甲状腺髓样癌、原发性甲状旁腺功能亢进症
NF1	神经纤维蛋白	激酶通路(RAS 信号通路)	AD	PCC	1~9	多发性神经纤维瘤、皮肤牛奶咖啡斑、腋窝与腹股沟雀斑、虹膜错构瘤(Lisch 结节)、视神经胶质瘤等
VHL	VHL 蛋白	缺氧信号通路	AD	多为 PCC,罕见 PGL	1~9	视网膜和中枢神经系统血管母细胞瘤、肾透明细胞癌或肾囊肿、胰腺神经内分泌肿瘤或囊肿或囊腺瘤等
SDHA	琥珀酸脱氢酶 A 亚基	缺氧信号通路	AD	PGL	1~9	罕见垂体腺瘤、胃肠道间质瘤、肾透明细胞癌
SDHB	琥珀酸脱氢酶 B 亚基	缺氧信号通路	AD	多为 PGL,少见 PCC	25~50	罕见垂体腺瘤、胃肠道间质瘤、肾透明细胞癌

基因名称	编码蛋白	突变后激活细胞内信号通路	遗传方式	肿瘤部位	发生转移的概率/%	合并疾病
SDHC	琥珀酸脱氢酶C亚基	缺氧信号通路	AD	PGL	未报道	罕见垂体腺瘤、胃肠道间质瘤、肾透明细胞癌
SDHD	琥珀酸脱氢酶D亚基	缺氧信号通路	AD/PT	多为PGL,少见PCC	1~9	
SDHAF2	琥珀酸脱氢酶复合体组装因子2	缺氧信号通路	AD/PT	PGL	未报道	
TMEM127	跨膜蛋白127	激酶通路（mTOR信号通路）	AD	多为PCC,少见PGL	10~24	
MAX	MYC关联因子X	激酶通路（MYC-MAX-MXD1）	AD/PT	多为PCC,罕见PGL	1~9	
FH	延胡索酸水合酶	缺氧信号通路	AD	多为PCC,少见PGL	43	
EPAS1	内皮PAS蛋白1	缺氧信号通路	AD	PGL、PCC	未报道	

注:PCC,嗜铬细胞瘤;PGL,副神经节瘤;AD,常染色体显性遗传;PT,父系遗传。

第3节
基因突变检测方法

PPGL是目前已知遗传异质性最高的肿瘤,推荐对所有PPGL患者进行遗传学检测,明确遗传背景对于患者诊治至关重要。但如何更高效、经济地检测是需要讨论的问题。临床上对于发病年龄小、有多发病灶或有家族史的PPGL患者,需高度怀疑有遗传性。可以依据患者的临床表现、家族史及是否有转移等特点进行分析。对于有典型临床综合征的PPGL患者,可进行相应的RET、VHL、NF1、EPAS1等基因的筛查。对于转移性PPGL患者,首先筛查SDHB基因。对于头颈部PGL患者,可优先考虑SDHD、SDHB基因检测;若为双侧肾上腺PCC,则应检测RET、VHL和MAX等基因。对无上述特点的患者需要对所有已知致病基因进行筛查。

目前PPGL遗传性变异的检测方法主要有两种:①Sanger测序法,即一代测序,主要适用于对特定基因的外显子区域进行测序,测序长度可达1 000bp,准确率高,是DNA检测的金标准,但是通量低。②二代测序可以一次性检测多个致病基因,适用于无遗传综合征的PPGL患者。二代测序较一代测序成本降低,通量高,时间快,其中,单核苷酸变异检出准确率要高于小片段的插入与缺失变异,因此在得到二代测序结果后,要对筛选出的致病变异进行一代验证。此外,对于高度怀疑有SDHB、VHL等遗传性突变的PPGL患者,一代或二代测序没有发现致病变异,可考虑行多重连接探针扩增技术（multiplex ligation-dependent probe amplification,MLPA）检测,以免漏掉已知致病基因的拷贝数变异。

免疫组化染色的方法也可以帮助判断遗传性基因变异。肿瘤组织SDHB免疫组化染色阴性提示SDHx基因突变,如果SDHA免疫组化阴性则明确提示SDHA基因突变。对于MAX基因截短突变的PPGL,MAX免疫组化表现为阴性。此外,还可采用S-(2-琥珀酰)半胱氨酸(2SC)和FH免疫组化染色鉴别FH基因的变异。

第4节
遗传信息对临床决策的影响

遗传性PPGL呈常染色体显性遗传模式,不同基因突变的患者的PPGL外显率不同,例如:RET突变的患者中 PPGL 外显率约为 50%，*VHL* 突变为 10%~34%，*SDHD* 突变为 87%~100%，*SDHB* 突变约为 30%，*NF1* 突变仅为 1%~6%，而 *FH* 突变的患者中不足 1% 发生 PPGL。由于不完全外显，部分遗传性 PPGL 患者无明确家族史，临床上表现为散发性 PPGL，因此，临床中不仅需要对遗传性 PPGL 进行基因检测，也需要对散发性 PPGL 进行基因筛查。

由于基因型和临床表型密切相关，基因诊断有利于临床决策的制订。不同遗传背景的 PPGL 的儿茶酚胺分泌类型、肿瘤部位及转移发生率明显不同。*SDHx* 肿瘤多发生在肾上腺外，*RET*、*VHL*、*MAX* 和 *TMEM127* 相关肿瘤主要发生在肾上腺；*RET*、*NF1* 肿瘤可分泌去甲肾上腺素和肾上腺素，而 *VHL* 和 *SDHx* 肿瘤以分泌去甲肾上腺素为主；*SDHB* 突变肿瘤发生转移的概率大，为 25%~50%，并随着患者的年龄增加，转移发生率增加，而 *RET* 突变的 PPGL 很少发生转移。并且，遗传性 PPGL 患者起病年龄早，肿瘤病灶常为多发，并可合并其他肿瘤发生。因此，明确患者的遗传背景将会对其临床诊治及随访提供很大帮助，例如，对 *SDHB* 突变的患者需要仔细评估是否存在远处转移病灶，并且在 PPGL 切除术后应该密切随诊，以利于早期发现肿瘤复发和转移。

由于为常染色体显性遗传病，遗传性 PPGL 家系每代人中均有基因突变的携带者，对家系成员的基因检测有利于找到突变携带者，并且对这些突变携带者进行临床筛查，以期早期诊断并及时治疗 PPGL，改善患者的预后。

（童安莉　马晓森）

参考文献

［1］ NEUMANN HPH, YOUNG WF, ENG C. Pheochromocytoma and paraganglioma [J]. N Engl J Med, 2019, 381 (6): 552-565.

［2］ LENDERS JW, DUH QY, EISENHOFER G, et al. Pheochromocytoma and paraganglioma: an endocrine society clinical practice guideline [J]. J Clin Endocrinol Metab, 2014, 99 (6): 1915-1942.

［3］ 中华医学会内分泌学分会肾上腺学组 . 嗜铬细胞瘤和副神经节瘤诊断治疗的专家共识 [J]. 中华内分泌代谢杂志 , 2016, 32 (3): 181-187.

［4］ 邓建华，李汉忠 . 嗜铬细胞瘤 / 副神经节瘤基因突变相关遗传综合征 [J]. 协和医学杂志 , 2015, 6 (3): 161-165.

［5］ DAHIA PL. Pheochromocytoma and paraganglioma pathogenesis: learning from genetic heterogeneity [J]. Nat Rev Cancer, 2014, 14 (2): 108-119.

［6］ FISHBEIN L, LESHCHINER I, WALTER V, et al. Comprehensive molecular characterization of pheochromocytoma and paraganglioma [J]. Cancer Cell, 2017, 31 (2): 181-193.

［7］ BAUSCH B, BOROZDIN W, MAUTNER VF, et al. Germline NF1 mutational spectra and loss-of-heterozygosity analyses in patients with pheochromocytoma and neurofibromatosis type 1 [J]. J Clin Endocrinol Metab, 2007, 92 (7): 2784-2792.

［8］ SERGIO PAT. Penetrance and clinical features of pheochromocytoma in a six-generation family carrying a germline TMEM127 mutation [J]. J Clin Endocrinol Metab, 2015, 2 (100): 308-318.

［9］ BUFFET A, BURNICHON N, FAVIER F, et al. An overview of 20 years of genetic studies in pheochromocytoma and paraganglioma [J]. Best prac Res Clin Endocrinol Metab, 2020, 34 (2). 101416.

［10］ TOLEDO RA, BURNICHON N, CASCON A, et al. Consensus statement on next-generation-sequencing-based diagnostic testing of hereditary phaeochromocytomas and paragangliomas [J]. Nat Rev Endocrinol, 2017, 13 (4): 233-247.

［11］ ALBATTAL S, ALSWAILEM M, MORIA Y, et al. Mutational profile and genotype/phenotype correlation of non-familial pheochromocytoma and paraganglioma [J]. Oncotarget, 2019, 10 (57): 5919-5931.

［12］ CRONA J, LAMARCA A, GHOSAL S, et al. Genotype-phenotype correlations in pheochromocytoma and paraganglioma: a systematic review and individual patient meta-analysis [J]. Endocr Relat Cancer, 2019, 26 (5): 539-550.

［13］ RIJKEN JA, NIEMEIJER ND, JONKER MA, et al. The penetrance of paraganglioma and pheochromocytoma in SDHB germline mutation carriers [J]. Clin Genet, 2018, 93 (1): 60-66.

［14］ HAMIDI O, YOUNG WF JR, INIGUEZ-ARIZA NM, et al. Malignant pheochromocytoma and paraganglioma: 272 patients over 55 years [J]. J Clin Endocrinol Metab, 2017, 102 (9): 3296-3305.

［15］ KOOPMAN K, GAAL J, KRIJGER RR, et al. Pheochromocytomas and paragangliomas: new developments with regard to classification, genetics, and cell of origin [J]. Cancers (Basel), 2019, 11 (8): 1070.

第 19 章
家族性原发性醛固酮增多症

原发性醛固酮增多症（primary aldosteronism，PA，简称原醛症）于 1955 年由 J.W.Conn 首先报道，是因醛固酮分泌增多而使肾素 - 血管紧张素系统受抑制，但不受钠负荷调节的疾病。PA 患者可有缓慢发展的高血压，伴或不伴低钾血症，但当进食高盐饮食或服用排钾利尿剂后易诱发低钾血症；临床表现为乏力、弛缓性瘫痪、心律失常、心电图改变等，长期低钾可导致肾小管空泡变性致夜尿增多。此外，醛固酮增多和 / 或所致的低钾血症可产生心、脑、肾损害及抑制胰岛素分泌或导致胰岛素抵抗而使患者出现糖耐量减低或糖尿病。PA 可用醛固酮与肾素活性比值（aldosterone to renin ratio，ARR）进行筛选，并可用相关确诊试验证实，其定位诊断可通过肾上腺影像学和 / 或肾上腺静脉取血进行。建议在采血同一天查血中钾、钠离子水平及 24 小时钾、钠离子排泄量，以判断体内的钠负荷。

PA 是继发性高血压的最常见原因，占高血压的 5%~10%，其发病年龄高峰为 30~50 岁，但也有部分 PA 患者起病较年轻，或存在家族遗传病史，应考虑家族性醛固酮增多症（familial hyperaldosteronism，FH）的可能。FH 是 PA 的罕见类型，大约占 PA 的 5%，目前主要分为五种类型：Ⅰ型、Ⅱ型、Ⅲ型、Ⅳ型和 PASNA 综合征。

第 1 节
家族性醛固酮增多症Ⅰ型

FH-Ⅰ型（OMIM：103900），由 Sutherland 及其同事于 1966 年首次报道，该研究报道了父亲和儿子都具有高血压、高醛固酮、低肾素活性和低钾血症，符合 PA 诊断，但是，经过使用地塞米松治疗后，患者血压、血钾能恢复正常，故此病又称糖皮质激素治疗敏感性醛固酮增多症（glucocorticoid-remediable aldosteronism，GRA）。北京协和医院曾于 1987 年报道国内首例 FH-Ⅰ

患者。

FH-Ⅰ型的发病与醛固酮和皮质醇的合成过程有关。众所周知，醛固酮主要在肾上腺球状带产生，经过一系列酶促反应产生，其中最重要的合成步骤是由 CYP11B2 基因编码的醛固酮合酶所催化。肾素 - 血管紧张素系统和细胞外钾离子的浓度可以调节醛固酮合成。而由肾上腺皮质束状带产生的皮质醇，其合成的关键酶是由 CYP11B1 基因编码的 11β- 羟化酶，该酶主要受促肾上腺皮质激素（ACTH）调节。CYP11B1 基因和 CYP11B2 基因均位于 8q24.3。目前的研究发现，FH-Ⅰ的发生是由于 CYP11B1 与 CYP11B2 之间的遗传物质发生融合，使醛固酮合成受到 ACTH 的调节和控制所致，所以，升高的醛固酮也可受外源性糖皮质激素调节（图 19-1-1）。

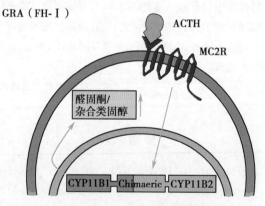

图 19-1-1　FH-Ⅰ的发病机制

FH-Ⅰ是常染色体显性遗传，在成人 PA 的比例为 0.5%~1%，在儿童 PA 中大约能占到 3%。其特点为早发高血压和出血性脑卒中，小剂量地塞米松可以抑制高血压。病理特征是以双侧肾上腺增生为主，少部分为肾上腺腺瘤。对于已确诊 PA 发病年龄早于 20 岁的患者，以及具有 PA 家族史或年轻（<40 岁）的脑卒中患者，可进行 GRA 基因检测来除外此疾病。

此外，地塞米松抑制试验对 FH-Ⅰ也有一定诊断意义。患者可口服地塞米松 0.5mg，每 6 小时 1 次，连续 2 天,服药前、服药后,分别取血测定血皮质醇、ACTH 和血浆肾素活性、醛固酮水平。如服药后血醛固酮水平下降至 4ng/dl 以下,则可考虑诊断 FH-Ⅰ。

第 2 节
家族性醛固酮增多症 Ⅱ 型

1991 年 Michael Stowasser 和其同事报道一个家系,是一类非糖皮质激素治疗敏感性醛固酮增多症,为常染色体显性遗传。FH-Ⅱ(OMIM:605635)在成年 PA 患者中的患病率从 1.2% 到 6% 不等。2018 年,Schooll 等对 35 名无亲缘关系的早发 FH 患者进行外显子测序,发现氯通道蛋白 2(CLCN2)的基因突变与此种类型相关。研究认为 CLCN2 基因编码肾上腺皮质球状带上的电压门控氯通道 2,见图 19-2-1,突变基因位于染色体 7p22,含有 25 个外显子。

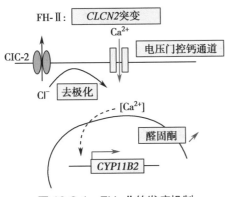

图 19-2-1　FH-Ⅱ的发病机制

该基因的突变可导致该氯通道失衡,氯离子外流,电位的改变可去极化细胞膜,促进电压门控的钙通道开放,细胞内钙离子的浓度升高,诱导醛固酮合酶的表达,醛固酮的合成增多。这些发现首次证明了阴离子通道在肾上腺球状带中对于醛固酮产生和高血压的影响。

FH-Ⅱ临床上在发病年龄、性别、低钾血症频率、醛固酮和血浆肾素活性水平方面,与散发的 PA 没有太大的区别,诊断主要还是通过家族遗传史来诊断,即 FH-Ⅱ的诊断一般基于同一家族成员中至少有两名成员有 PA 的表现。FH-Ⅱ患者可表现为肾上腺皮质增生或肾上腺腺瘤,也可两者同时存在。

第 3 节
家族性醛固酮增多症 Ⅲ 型

FH-Ⅲ(OMIM:613677)在 2008 年由 Geller 等人首先报道。目前认为,FH-Ⅲ型是由位于 11q24.3 的编码钾通道的 KCNJ5 基因突变产生的。该基因编码 G 蛋白激活的内向整流钾通道 4(Kir3.4)(GIRK4)。该蛋白质与其他 Kir 家族成员形成同型和异型四聚体,以构成功能性 G 蛋白激活的向内整流钾通道。基因突变后影响 GIRK4 钾通道,通道对钾离子的选择性降低,钠离子的内流增加,从而使细胞去极化,电压门控钙通道打开,钙离子内流,细胞内钙离子浓度增加,触发醛固酮合成酶增加,导致醛固酮合成增多(图 19-3-1)。

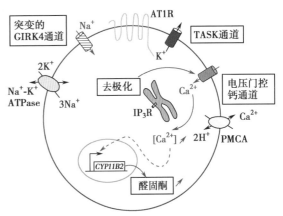

图 19-3-1　FH-Ⅲ的发病机制

FH-Ⅲ的患病率估计在所有 PA 病例中不到 1%。患者在幼儿期即可出现严重高血压,并伴有明显的醛固酮增多、低钾血症和靶器官损害。和 FH-Ⅰ相比,FH-Ⅲ的临床和生化特征常更严重,且其发病年龄小,与通常在成年期发病的 FH-Ⅱ也明显不同。此外,FH-Ⅲ患者醛固酮水平极高,对于包括螺内酯和阿米洛利在内的多种降压药物治疗效果不佳,而且其肾上腺常明显增大,可达正常的 3~6 倍,故患者常行双侧肾上腺切除术。FH-Ⅲ患者可能同时分泌皮质醇,北京协和医院于 2016 年发现一种同时存在皮质醇和醛固酮分泌能力的 FH-Ⅲ患者,该患者为 KCNJ5 基因的 p.Glu145Gln 突变。

第4节
家族性醛固酮增多症Ⅳ型

FH-Ⅳ(OMIM:617027)于2015年由Scholl首次报道。他在40例起病年龄小于10岁的PA患儿中,通过全外显子组测序,在5例相互没有关联的患者中(4例男性和1例女性)发现了CACNA1H基因突变(图19-4-1)。

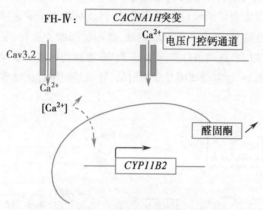

图 19-4-1　FH-Ⅳ的发病机制

CACNA1H基因编码T型(低电压激活)钙通道的亚基(caVeolin 3,gene 2,Cav3.2),该基因位于16p13.3,含有36个外显子,该基因编码的蛋白在肾上腺皮质球状带中高度表达,可引起肾上腺球状带细胞膜电位极性转变,刺激醛固酮产生。

FH-Ⅳ为常染色体显性遗传,T型钙通道阻滞剂治疗可消除过度表达的异常的CYP11B2活化和醛固酮产生,这表明此类药物可用于FH-Ⅳ的治疗。

第5节
原发性醛固酮增多症伴癫痫
发作和神经系统异常

原发性醛固酮增多症伴癫痫发作和神经系统异常(primary aldosteronism with seizures and neurologic abnormalities,PASNA;OMIM:615474),称为PASNA综合征。Scholl等报道2例出现PA、癫痫发作和神经系统异常的儿童,父母健康。第一例患儿是3岁的女童,新生儿期发现严重的高血压,血压最高达199/78mmHg,并且有双心室肥大和室间隔缺损,通过

检查发现醛固酮升高,肾素受抑制和低钾血症,考虑PA。此外,该患者伴随有癫痫发作、脑瘫和神经系统异常。第二例是10岁的女童,5岁时发现严重的高血压,血压132/90mmHg,轻度的心室肥大和原发性醛固酮增多症,肾上腺CT未见明显异常。同样,该患儿有部分性和全身性癫痫发作、脑瘫、痉挛性四肢瘫痪等神经系统表现。基因检测发现有CACNA1D突变。进一步研究发现基因CACNA1D编码L型电压门控钙通道α亚基Cav1.3,见图19-5-1。

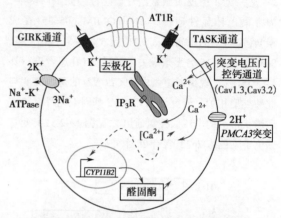

图 19-5-1　PASNA 综合征的发病机制

Cav1.3是正常人肾上腺和产生醛固酮的肾上腺皮质腺瘤(aldosterone-producing adrenocortical adenoma,APA)中最丰富的钙通道之一,主要在肾上腺球状带表达。该钙通道在低电压的情况下出现了钙离子的内流,细胞膜内钙离子浓度升高,促进了醛固酮的产生。由于该类患者大脑中的CACNA1D表达增加了患者异常的神经元钙信号转导的可能性,出现了神经系统的损伤。到目前为止,仅发现了这2例有这种引起神经功能异常同时伴有PA的患者。

第6节
小　结

经过研究的不断深入,研究者对PA的遗传模式和机制的认识大大提高。FH分型已从先前内分泌学会指南中描述的两种形式(FH-Ⅰ和FH-Ⅱ)发展到五种遗传定义的类型,即FH-Ⅰ、FH-Ⅱ、FH-Ⅲ、FH-Ⅳ和PASNA(表19-6-1)。

由于疾病表现不同,基因的外显率也不一样,FH具有一定的临床异质性,另外非遗传因素可能也具有调节作用。FH的相关研究将使我们进一步加深对PA

表 19-6-1 家族性醛固酮增多症的基因型及定位

类型	基因类型	染色体定位	遗传方式
FH-Ⅰ（OMIM：103900）	*CYP11B1/CYP11B2* 融合	8q24.3	常染色体显性
FH-Ⅱ（OMIM：605635）	*CLCN2*	7p22	常染色体显性
FH-Ⅲ（OMIM：613677）	*KCNJ5*	11q24.3	常染色体显性
FH-Ⅳ（OMIM：617027）	*CACNA1H*	16p13.3	常染色体显性
PASNA（OMIM：615474）	*CACNA1D*	3p21.1	常染色体显性

的认识，使相关患者得到更好的治疗。

（陈 适 周 颋）

参考文献

[1] CONN JW. Primary aldosteronism, a new clinical syndrome [J]. J Lab Clin Med, 1955, 45 (1): 3-17.

[2] 宋爱羚, 曾正陪, 童安莉, 等. 不同病因高血压患者的血浆肾素活性、血管紧张素Ⅱ及醛固酮水平的差异 [J]. 中华内科杂志, 2012, 51 (4): 294-298.

[3] STOWASSER M, GORDON RD, TUNNY TJ, et al. Familial hyperaldosteronism type Ⅱ: five families with a new variety of primary aldosteronism [J]. Clin Exp Pharmacol Physiol, 1992, 19 (5): 319-322.

[4] 陆召麟, 曾正陪, 关炳江, 等. 糖皮质激素可抑制性醛固酮增多症 [J]. 中华内科杂志, 1987, 26 (1): 20-23.

[5] SCHOLL UI, STOLTING G, SCHEWE J, et al. CLCN2 chloride channel mutations in familial hyperaldosteronism type Ⅱ [J]. Nat Genet, 2018, 50 (3): 349-354.

[6] TORPY DJ, GORDON RD, LIN JP, et al. Familial hyperaldosteronism type-Ⅱ: description of a large kindred and exclusion of the aldosterone synthase (CYP11B2) gene [J]. J Clin Endocrinol Metab, 1998, 83 (9): 3214-3218.

[7] GELLER DS, ZHANG JUNHUI, WISGERHOF MV, et al. A novel form of human mendelian hypertension featuring onglucocorticoidremediable aldosteronism [J]. J Clin Endocrinol Metab, 2008, 93 (8): 3117-3123.

[8] MONTICONE S, TETTI M, BURREIIO J, et al. Familial hyperaldosteronism type Ⅲ [J]. J Hum Hypertens, 2017, 31: 776-781.

[9] SCHOLL UI, STOLTING G, NELSON-WILLIAMS C, et al. Recurrent gain of function mutation in calcium channel CACNA1H causes early-onset hypertension with primary aldosteronism [J]. Elife, 2015, 24 (4): e06315.

[10] SCHOLL UI, GOH G, STOLTING G, et al. Somatic and germline CACNA1D calcium channel mutations in aldosterone-producing adenomas and primary aldosteronism [J]. Nat Genet, 2013, 45 (9): 1050-1054.

[11] TONG A, LIU G, WANG F. A novel phenotype of familial hyperaldosteronism type Ⅲ: concurrence of aldosteronism and Cushing's syndrome [J]. J Clin Endocrinol Metab, 2016, 101 (11): 4290-4297.

[12] TALAVERA K, NILIUS B. Biophysics and structure-function relationship of T-type Ca^{2+} channels [J]. Cell Calcium, 2006, 40 (2): 97-114.

[13] DANIIL G, FERNANDES-ROSA FL, CHEMIN J, et al. CACNA1H mutations are associated with different forms of primaryaldosteronism [J]. Ebio-Medicine, 2016, 13: 225-236.

[14] REIMER EN, WALENDA G, SEIDEL E et al. CACNA1H (M1549V) mutant calcium channel causes autonomous aldosterone production in HAC15 cells and is inhibited by mibefradil [J]. Endocrinology, 2016, 157 (8): 3016-3022.

[15] SCHOLL UI, GOHG G, STOLTING G, et al. Somatic and germline CACNA1D calcium channel mutations in aldosteroneproducing adenomas and primary aldosteronism [J]. Nat Genet, 2013, 45 (9): 1050-1054.

[16] FUNDER JW, CAREY RM, FARDELLA C, et al. Case detection, diagnosis, and treatment of patients with primary aldosteronism: an endocrine society clinical practice guideline [J]. J Clin Endocrinol Metab, 2008, 93 (9): 3266-3281.

[17] PINGGERA A, STRIESSNIG J. Cav1. 3 (CACN-A1D) L-type Ca^{2+} channel dysfunction in CNS Disorders [J]. J Physiol, 2016, 594 (20): 5839-5849.

[18] DANIIL G, FERNANDES-ROSA FL, CHEMIN J, et al. CACNA1H mutations are associated with different forms of primary aldosteronism [J]. eBioMedicine, 2016, 13: 225-236.

遗传性
内分泌代谢疾病
HEREDITARY ENDOCRINE
AND METABOLIC DISEASES

第 5 篇
性腺疾病

第 20 章
原发性闭经

闭经是指月经的缺失或异常中断,是妇产科临床中最常见问题之一,影响近 10% 的育龄女性。排除妊娠期、哺乳期和绝经后的生理性闭经,成年女性病理性闭经的发生率为 3%~5%。闭经是症状诊断,而非疾病诊断,闭经的原因多种多样。闭经有多种分类方式,按既往有无月经,可分为原发性闭经和继发性闭经,本节将仅针对原发性闭经进行阐述。

原发性闭经,顾名思义是指从未有过月经来潮。随着经济和生活水平的提升,近一个世纪以来女性初潮年龄已经有了明显提前,相应地诊断原发性闭经的年龄标准在不断调整。目前我国原发性闭经的年龄标准是年龄超过 14 岁仍无第二性征发育,或年龄超过 16 岁、第二性征已发育,但月经仍未来潮。

第 1 节
正常月经的生理机制

要理解闭经,就必须先了解月经的产生机制。正常月经的建立和维持,需要下丘脑 - 垂体 - 卵巢轴的精准调控和完整的女性生殖系统(图 20-1-1)。

一、正常月经的内分泌调控机制

下丘脑的特殊核团以脉冲的方式分泌促性腺激素释放激素(GnRH),这种十肽激素与腺垂体上的促性腺激素释放激素受体结合,促使了黄体生成素(LH)和卵泡刺激素(FSH)的分泌。FSH、LH 作用于卵巢中的卵泡膜细胞和颗粒细胞,刺激卵泡生长,以及促进甾体激素(雌激素、孕激素、雄激素)、调节肽类(激活素、抑制素、卵泡抑素)和生长因子的合成。随着卵泡的成熟,雌激素水平迅速上升,引发正反馈继而引起垂体 LH 释放的高峰。排卵后,LH 刺激促进成熟卵泡周围的黄体颗粒细胞和周围的卵泡膜细胞黄素化,形成黄体。黄体继续产生雌激素,同时还分泌了高浓度的孕激素。在卵泡期,随着雌激素水平的增加,子宫

内膜不断增厚,称为增殖期子宫内膜;到黄体期,孕激素使增殖期子宫内膜转化成分泌期。若受孕,由早期滋养层细胞产生的人绒毛膜促性腺激素(HCG)与 LH 受体相结合,在妊娠早期起到黄体支持作用。如未妊娠,则雌孕激素分泌停止,黄体萎缩,紧接着发生子宫内膜脱落。这种"孕激素撤退出血"的模式就是正常月经的模式。

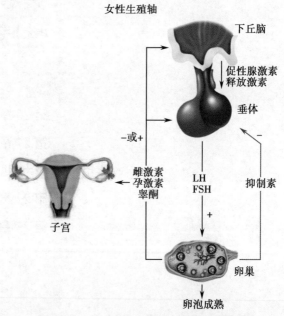

图 20-1-1 下丘脑 - 垂体 - 卵巢轴示意图

二、下丘脑 - 垂体解剖

下丘脑位于脑基底部,第三脑室的下方,视交叉和垂体的上方(图 20-1-2)。这个位置可以看作是大脑皮质、小脑和脑干的相交处。大部分包含下丘脑释放激素的小神经元胞体都位于下丘脑前部的结节区。下丘脑核团的传入通路起于脑干、丘脑、基底节、大脑皮质和嗅觉区。传出通路包括从下丘脑投射到脑干网状结构的背侧纵束、与自主神经系统和丘脑的连接,以及从室旁核和视上核(产生抗利尿激素)投射

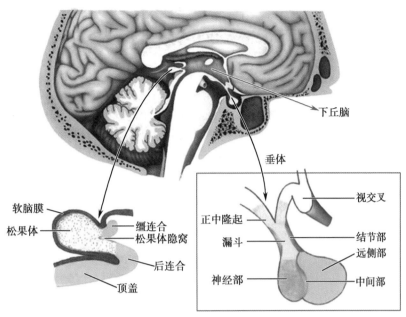

图 20-1-2 下丘脑和垂体

到正中隆起的神经末梢和神经垂体的下丘脑 - 神经垂体束。

垂体柄穿过包绕脑的硬脑膜上的一个开口（鞍膈孔），连接正中隆起和垂体。垂体位于硬脑膜外，处于视交叉下的蝶鞍内，分为前叶和后叶两部分，其胚胎学、解剖学和功能都不同。垂体位置几乎直接位于双眼之间区域的正后方。在磁共振图片中，垂体是清晰可辨的结构。

第 2 节
原发性闭经的病因及分类

原发性闭经多数是遗传或解剖学异常造成的。在一项关于原发性闭经的病例系列研究中，列出了其常见的病因（表 20-2-1）。

表 20-2-1　原发性闭经的病因及发生率

病因	发生率
性腺发育不全	43%
米勒管未发育	15%
生理性青春延迟	14%
多囊卵巢综合征	7%
孤立性促性腺激素释放激素缺乏*	5%
阴道横隔	3%

续表

病因	发生率
减肥 / 神经性厌食症	2%
垂体功能减退	2%
其他罕见病因**	均 ≤1%

注：*孤立性促性腺激素释放激素（gonadotropin-releasing hormone，GnRH）缺乏极其罕见。基于一家全国性医院数据库，女性中的发病率只有 1/125 000。

**其他罕见病因包括：处女膜闭锁、完全性雄激素不敏感综合征、高催乳血症 / 催乳素瘤、其他垂体肿瘤、先天性肾上腺皮质增生症、甲状腺功能减退症、中枢神经系统缺陷、颅咽管瘤及库欣病。

原发性闭经的病因有多种分类方法，可按照内分泌异常（约占 40%）、生殖器发育异常（约占 60%）进行分类，但更常用的是按生殖轴病变和功能失调的部位进行分类，可分为下丘脑性闭经、垂体性闭经、卵巢性闭经、子宫性闭经及下生殖道发育异常导致的闭经。此外，类固醇受体异常及类固醇合成酶的缺乏可在卵巢和肾上腺水平导致原发性闭经。

一、下丘脑性闭经

下丘脑性闭经是指中枢神经系统包括下丘脑各种功能和器质性疾病引起的闭经。此类闭经的特点是下丘脑合成和分泌的 GnRH 缺陷或下降，导致垂体促性腺激素（gonadotropins）即 FSH 和 LH 下降，特别是 LH 的数值更低，FSH 有时可在正常范围内，故属于低促性腺激素性闭经。临床上可分为基因缺陷性或器质性闭经、功能性闭经、药物性闭经三类。

（一）基因缺陷性或器质性闭经

1. 基因缺陷性闭经 GnRH 主要由下丘脑合成和分泌。GnRH 正常释放和发挥作用中有几个因素是必要的：分泌性神经元必须在胚胎发育时期通过适当的路径迁移到适当的位置，而且分泌必须以脉冲方式响应神经内分泌输入信号和性激素刺激。因基因缺陷引起的先天性 GnRH 分泌缺陷，主要存在伴有嗅觉障碍的 Kallmann 综合征（OMIM：300836）与不伴有嗅觉障碍的特发性低 GnRH 性闭经。此基因缺陷可按照常染色体显性、常染色体隐性或 X 连锁方式遗传。针对人类 Kallmann 综合征流产胎儿的一项研究，证实了 GnRH 神经元迁移在人类中的重要作用。这些流产胎儿具有与其 GnRH 缺乏的存活兄弟相同的 X 染色体基因缺失突变。神经病理学检查显示，这些胎儿的 GnRH 神经元停留在筛窦的筛板上，而正常胎儿此时的 GnRH 神经元已迁移到下丘脑。这些观察促进了以下发现：anosmin-1 是由 X 连锁 Kallmann 综合征有关的 *KAL1* 基因编码的蛋白质，其在 GnRH 神经元迁移中发挥一定作用。成纤维细胞生长因子受体 1（fibroblast growth factor receptor 1，FGFR1）在 GnRH 神经元迁移中也发挥一定作用，*FGFR1* 及其配体 *FGF8* 的突变与 Kallmann 综合征相关。引起 GnRH 缺乏的基因突变详见本书第 21 章。

2. 器质性闭经 累及下丘脑的任何器质性疾病均可影响一种或多种下丘脑激素的分泌，继而影响相应垂体激素的分泌，但相对少见。下丘脑肿瘤最常见的为颅咽管瘤，肿瘤常因压迫垂体柄而引起颅内压力改变，从而导致颅内高压、视力改变、下丘脑和垂体功能异常。青春期前发病即表现为原发性闭经、性幼稚、生长障碍等。20% 患者发生生殖器官萎缩和第二性征退化，伴向心性肥胖，构成肥胖性生殖无能营养不良征，即 Frolich 综合征。MRI 可发现蝶鞍扁平，鞍上钙化阴影等，诊断可以明确。此外，颅内感染、脑部创伤、因肿瘤所需的化疗等，均可能影响激素的分泌引起闭经。

（二）功能性闭经

此类闭经是排除了病理性的障碍，由各种应激因素抑制下丘脑 GnRH 分泌引起的闭经。其主要的生理变化是中枢神经系统激素的紊乱导致了下丘脑-垂体-卵巢轴调控异常，而经及时诊断及治疗，该病可逆转。常见的原因包括应激性闭经、运动性闭经、神经性闭经及营养相关性闭经。

1. 应激性闭经 精神打击、环境改变等可引起内源性阿片类物质（β 内啡肽）、多巴胺和促肾上腺皮质激素释放激素（CRH）水平应激性升高，从而抑制下丘脑 GnRH 的分泌，导致闭经的发生。

2. 运动性闭经 运动员在持续剧烈运动后可出现闭经，因运动可提升体内内源性阿片类物质（β 内啡肽）的分泌，影响了 GnRH 的脉冲式分泌。此外，如青春期前就已进行了长期高强度训练的专业运动员，若体重减轻 10%~15% 或体脂丢失 30%，将出现原发性闭经。

3. 神经性厌食所致闭经 神经性厌食的特征是体重极低但仍过分限制营养摄入，而且可能引起多种内分泌异常，主要是引起下丘脑-垂体分泌异常。其临床表现为厌食、极度消瘦、低促性腺激素性闭经、低体温、低血压等，重症可危及生命。该病患者体脂含量极低，而闭经的原因可能是能量相对不足和脂肪量低，可能还包括瘦素的变化。瘦素是于 1994 年发现的一种由肥胖基因编码的蛋白激素，在食欲调节和能量动态平衡中起重要作用。瘦素主要由脂肪组织产生，在下丘脑、垂体、性腺等器官低水平表达。瘦素的生成和体重指数（BMI）及体内脂肪量有密切关系，并以剂量依赖的方式在弓状核神经元启动 GnRH 的脉冲。分泌 GnRH 的神经元表达瘦素受体，而分泌瘦素的神经元表达 GnRH 受体，两者的分泌互相促进，形成良性循环。外源性瘦素还可通过下调神经肽 Y（neuropeptide Y，NPY）刺激 GnRH 的释放。近年认为，瘦素是导致体重过低及神经性厌食者发生闭经的关键激素。因过度节食导致体重急剧下降，最终导致下丘脑多种神经内分泌激素分泌水平的降低，引起腺垂体多种促激素包括 LH、FSH、ACTH 等分泌水平下降（图 20-2-1）。

4. 营养相关性闭经 慢性消耗性疾病、肠道疾病、营养不良等导致体重过度降低及消瘦，均可引起闭经。

（三）药物性闭经

长期使用抑制中枢或下丘脑的药物，如抗精神病药物、抗抑郁药物、避孕药、甲氧氯普胺、阿片类药物等可抑制 GnRH 的分泌而致闭经；但一般停药后均可恢复月经。

二、垂体性闭经

垂体前叶（腺垂体）包括 5 种分泌不同激素的细胞：①促性腺激素细胞（产生 LH 和 FSH）；②催乳素细胞（产生 PRL）；③生长激素细胞（产生 GH）；④促甲

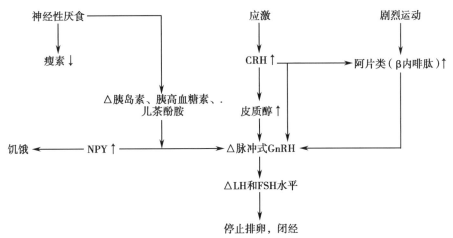

图 20-2-1　应激、运动、神经性厌食致闭经机制简图

状腺激素细胞(产生 TSH);⑤促肾上腺皮质激素细胞(产生 ACTH)。腺垂体在下丘脑的控制下调节其靶器官如性腺、甲状腺和肾上腺的功能。

当垂体的某一方面或几个方面出现问题而导致激素紊乱引起闭经时,称为垂体性闭经。垂体性闭经与下丘脑性闭经一起称为中枢性闭经。目前考虑原发性闭经的垂体方面原因有如下 3 类。

(一) 垂体肿瘤

垂体肿瘤的发病原因不明,是垂体性闭经的主要原因之一,腺垂体肿瘤占颅内肿瘤的 7%~10%。按分泌激素的种类区分,常见的有垂体催乳素腺瘤、生长激素腺瘤、促肾上腺皮质激素腺瘤、促甲状腺激素腺瘤等。不同性质的肿瘤可引起不同的症状,但多有闭经的表现。垂体肿瘤中有 80% 分泌催乳素,而高催乳素血症患者中的 50% 患垂体腺瘤。垂体肿瘤通过压迫垂体柄及邻近的促性腺激素细胞而抑制 FSH 和 LH 的分泌。其次,垂体柄的损伤会破坏多巴胺抑制催乳素分泌的途径。多巴胺由下丘脑释放,是对催乳素生物合成和分泌起抑制作用的主要调节因子,因此,催乳素水平升高会反馈到下丘脑,并引起中枢多巴胺分泌的反射增加以降低催乳素浓度。中枢多巴胺水平的升高,影响 GnRH 神经元的功能,从而导致闭经。

(二) 空蝶鞍综合征

由 Bosch 于 1951 年首先描述,为蝶鞍不完整或发育不全,表现为垂体扁平,垂体窝空虚,或肿瘤及手术破坏蝶鞍膈,使充满脑脊液的蛛网膜下腔向垂体窝(蝶鞍)延伸,压迫腺垂体,使下丘脑 GnRH 和多巴胺经垂体门脉循环向垂体的转运受阻,可伴催乳素升高和溢乳,如发生在初潮前,可导致原发性闭经。该病临床症状除了闭经和泌乳,还可出现头痛、视力障碍,但无视野缺损。

(三) 先天性垂体病变

先天性垂体病变分为垂体单一性促性腺激素缺乏症和垂体生长激素缺乏症,前者可能由于是 LH 或 FSH 分子,α、β 亚单位或其受体异常所致;后者是由于腺垂体生长激素缺乏所致。主要症状为原发性闭经,性腺、性器官及性征不发育,LH、FSH 和雌二醇水平低下,卵泡有多个始基卵泡和初级卵泡。垂体单一性促性腺激素缺乏患者常常身高正常或高于正常,骨骺闭合延迟;若同时伴生长激素缺乏尤其是完全性缺乏时,往往表现为身材匀称矮小的"袖珍人"。

三、卵巢性闭经

卵巢性闭经是由于卵巢本身原因引起的闭经,而下丘脑和垂体功能是正常的。由于负反馈减弱,这类闭经促性腺激素升高,属高促性腺激素性闭经,包括先天性性腺发育不全、性激素合成酶缺陷如 17- 羟化酶缺陷症、卵巢抵抗综合征,是最常见的原发性闭经原因。原发性卵巢性闭经是卵巢早衰(premature ovarian failure,POF)的一种极端形式。

(一) 先天性性腺发育不全

先天性性腺发育不全占原发性闭经的 43%,患者性腺呈条索状,有染色体异常和染色体正常两种类型。

1. 染色体异常型　包括染色体核型为 45,X0 及其嵌合体,如 45,X0/46,XX 或 45,X0/47,XXX,也有 45,X0/46,XY 混合性性腺发育不良。其中较常见的性染色体异常是 45,X0,约占所有特纳综合征的一半,常伴身材矮小、面部多痣、蹼颈、盾状胸、后发际线低、高腭弓、低耳位、肘外翻等临床特征。1938 年 Turner 首先对此病的临床体征作了描述,故称为特纳综合征

（Turner 综合征）。特纳综合征患者卵母细胞和卵泡加速凋亡，此过程在大多数病例中发生于出生前，从而导致原发性闭经。卵巢被纤维组织取代，没有卵泡生长，也没有卵巢雌激素分泌。部分特纳综合征患者合并心血管、肾脏畸形。部分嵌合型特纳综合征患者可能会表现为继发性闭经。

2. 染色体正常型 染色体为 46,XX 或 46,XY，性腺无功能，称为 46,XX 单纯性腺发育不全或 46,XY 单纯性腺发育不全（后者又称为 Swyer 综合征），发病原因尚不明确，可能与基因缺陷有关。显而易见，46,XX 单纯性腺发育不全的患者有输卵管、子宫与阴道；但 46,XY 单纯性腺发育不全的患者因其性腺从一开始就完全无功能，缺乏睾酮分泌，故中肾管不能发育，由于无抗米勒管激素（anti-Müllerian hormone，AMH）分泌，缺乏 AMH 对副中肾管的抑制，故副中肾管可以发育，所以虽然染色体为 46,XY，但也有输卵管、子宫与阴道。46,XY 单纯性腺发育不全的患者也被称为有子宫的 46,XY。46,XX 单纯性腺发育不全或 46,XY 单纯性腺发育不全患者，外阴为幼稚女性型，内生殖器均为输卵管、子宫与阴道，双侧性腺呈条索状，均按女性生活。青春期无女性第二性征的发育，阴毛、腋毛无或稀少，乳房不发育。

值得注意的是，若核型中有 Y 染色体，如 45,X0/46,XY 和 46,XY 单纯性腺发育不全的患者，易发生性腺母细胞瘤或无性细胞瘤，故诊断确定后应尽早切除条索状性腺。临床上常有基层医生对于 46,XY 单纯性腺发育不全患者满足于应用雌孕激素人工周期治疗后有月经样出血，并将其作为治疗成功的评价标准，而不注重随诊或进一步行发育不良性腺的切除，往往等发生恶性肿瘤时，才追悔莫及。

（二）卵巢抵抗综合征

此类患者卵巢对促性腺激素不敏感，称为卵巢抵抗综合征（resistant ovarian syndrome，ROS），或卵巢不敏感综合征（insensitive ovarian syndrome，IOS）。该综合征的发病原因迄今尚未阐明。可能的原因有：①卵泡促性腺激素受体缺陷或受体后信号缺陷；②卵泡细胞膜促性腺激素信号转导异常；③卵巢促性腺激素受体变异，生物功能障碍；④卵巢局部某些调控因子异常，致使卵巢对内源性和外源性促性腺激素的敏感性降低，从而阻断卵泡发育；⑤体内产生一种对抗自身卵巢颗粒细胞促性腺激素受体位点的抗体，故认为 ROS 与免疫功能异常有关。因卵巢内多数为始基卵泡及初级卵泡，无卵泡发育和排卵；内源性促性腺激素，特别是 FSH 升高；患者多有原发性闭经及无女性第二性征发育。

如前所述，卵巢性闭经的共同特征是 FSH 升高、雌二醇降低。大部分类型的卵巢性闭经由于卵巢内的卵泡提前耗竭，故 AMH 水平很低或低至测不出来；而 ROS 患者虽然 FSH 也是升高的，但由于其卵巢内尚有卵泡，故 AMH 水平不低。

四、解剖结构发育异常性闭经

（一）子宫性闭经

正常月经的形成是由于子宫内膜受卵巢分泌的性激素刺激而出现周期性脱落，而在先天性无子宫或子宫发育不良、子宫内膜损坏或子宫切除的病例中，即使卵巢功能健全，性激素分泌正常，也无月经来潮，故又称为子宫性闭经。子宫原发性闭经的原因有：

1. MRKH 综合征 米勒管发育不全，即 MRKH 综合征（Mayer-Rokitansky-Küster-Hauser syndrome，OMIM:277000），是女性胚胎期双侧副中肾管未发育或其尾端发育停滞而未向下延伸所致的以始基子宫、无阴道为主要临床表现的综合征。其发病率为 1/（4 000~5 000），发病机制尚不明确。然而，极少数（仅占 6%~9%）的患者有正常但阻塞的子宫或残角子宫，其内膜具有功能。患者染色体核型为 46,XX，第二性征发育正常，多因青春期原发性闭经就诊发现，少数患者以性生活困难或周期性下腹痛为主诉症状，约 15% 伴肾异常（肾缺如、马蹄肾或盆腔肾），40% 有双套泌尿集合系统，5%~12% 有骨骼畸形。

2. 雄激素不敏感综合征 又称为睾丸女性化综合征，临床较为常见，占原发性闭经的 6%~10%，发病率为出生男孩的 1/（20 000~64 000）。患者染色体为 46,XY，性腺为睾丸，血液循环中睾酮激素水平是正常男性水平，但因雄激素受体（androgen receptor，AR）基因异常导致雄激素作用障碍，靶器官对雄激素无应答，出现男性内外生殖器分化异常。这是一种 X 连锁隐性遗传病，在遗传性别为男性的患儿中发病率为 1/（20 000~99 000）。根据 AR 和外生殖器的分化程度，分为完全性雄激素不敏感综合征（complete androgen insensitivity syndrome，CAIS）和不完全性雄激素不敏感综合征（incomplete androgen insensitivity syndrome，IAIS）。因睾酮能通过芳香化酶转换成雌激素，故 CAIS 表现为外生殖器正常女性表型，伴阴毛及腋毛稀少或缺如，一般出生时因女性外阴外观按女性抚养。青春期启动后随着血液循环中雄激素分泌增多，促黄体生成素可升高或正常，外周雄激素抵抗可导致转化的雌激素增高，可出现发育良好的女性乳房，但不具有产生月经及生育能力。其表型变化仅表现在体毛及性毛,一般为 Tanner Ⅰ~Ⅱ 期,患者往往因无自主月经就诊。IAIS 界定范围广泛,受 AR 残存功能的影响,临床表型差异极大。外生殖器可表现出完全女性表型但无阴毛、大阴唇融合、外生殖器性别模糊不清、尿道下裂和小阴茎等一系列异常表象。睾丸可出现于下降路线上任意位置。青春期后外生殖器会出现不同程度男性化,而乳房发育程度与受体不敏感程度呈正相关。

因 MRKH 综合征和 CAIS 引起的闭经常发生混淆,两者的鉴别见表 20-2-2。

表 20-2-2　米勒管发育不全(MRKH 综合征)与完全性雄激素不敏感综合征(CAIS)的比较

表现	MRKH 综合征	CAIS
遗传模式	散发性	X 染色体的连锁遗传
染色体核型	46,XX	46,XY
乳房是否发育	是	是
腋毛和阴毛是否存在	是	无
子宫	偶有或无	无
性腺	卵巢	睾丸
睾酮	女性水平	男性水平
是否有其他异常	是	无

(二)下生殖道发育异常性闭经

女性下生殖道发育异常是妇产科常见疾病,发病率为 0.1%~5.0%。米勒管是女性生殖道发育的原基。胚胎发育期的环境因素、染色体异常、激素因子及任何发育顺序的改变都可造成米勒管的异常形成或融合、吸收障碍,从而导致米勒管异常(Müller duct abnormal,MDA),引发下生殖道畸形。

1. 宫颈闭锁　先天性宫颈闭锁系副中肾管尾端发育不全或发育停滞引起的宫颈发育异常所致。John 于 2003 年提出先天性宫颈闭锁解剖学分类可分为四型:Ⅰ 型,宫颈外形基本正常,颈口闭锁,有部分颈管内腔存在;Ⅱ 型,宫颈仅为实性纤维组织,其长度和直径不一,可能有少量颈管上皮和腺体;Ⅲ 型,宫颈中部狭窄,末端形成球状,且没有可以辨认的内腔;Ⅳ 型,宫颈呈碎片状,宫体下可以触到部分宫颈,不与宫体下端相连。此类畸形可伴有子宫腔发育不良。因子宫内膜功能多正常,故青春期后常因宫腔积血而表现为周期性下腹痛,经血可经输卵管逆流引起盆腔子宫

内膜异位症。先天性宫颈发育异常患者盆腔粘连和子宫内膜异位症的发生率约为 70%。

2. 阴道闭锁　阴道闭锁为泌尿生殖窦未形成阴道下段,该处阴道被纤维组织替代所致。北京协和医院根据阴道闭锁的解剖学特点将其分为两型:Ⅰ 型,阴道下段闭锁,阴道上段及宫颈、子宫体均正常;Ⅱ 型,阴道完全闭锁,多合并宫颈发育不良、子宫体发育不良或子宫畸形,可伴有功能正常的子宫内膜。患者主要临床表现为原发性闭经,逐渐加重的周期性下腹痛及盆腔包块。妇科检查无阴道开口,肛诊可扪及凸向直肠的包块,位置较处女膜闭锁高。一旦明确诊断,应尽早手术治疗。根据分型、患者的子宫发育程度及生育要求,手术方式在阴道成形术的基础上应慎重考虑子宫的去留。

3. 处女膜闭锁　处女膜闭锁又称无孔处女膜,系胚胎发育过程中阴道末端泌尿生殖窦组织未进行腔化所致。一般青春期前无症状,青春期后表现为原发性闭经、周期性下腹痛。由于经血积存于阴道,多次月经来潮后逐渐致宫腔、输卵管积血扩张,出现盆腔痉挛性疼痛。妇科检查见处女膜呈紫蓝色膨出;肛诊可扪及阴道膨隆,凸向直肠,子宫增大有明显触痛,盆腔不规则增厚及压痛。确诊后应尽快行处女膜切开术。

4. 阴道完全横隔　阴道横隔为两侧副中肾管会合后尾端与尿生殖窦相接处未贯通或部分贯通所致,发病率为 1/(2 100~72 000)。横隔可位于阴道内的任何部位,以上、中段交界处多见。横隔无孔隙为完全性阴道横隔,孔隙位于中央或偏于一侧为不全阴道横隔。完全性阴道横隔临床表现为青春期后原发性闭经,周期性持续加重的下腹痛,阴道、宫腔、输卵管积血及盆腔子宫内膜异位症等。其阴道血肿较处女膜闭锁位置高,妇科检查可见发育正常的处女膜环,阴道内可触及横隔及其上方触痛肿块。当宫腔及输卵管均积血时,可触及增大的子宫与双侧附件肿块,均有明显触痛。完全性阴道横隔需及时手术治疗,切开横隔,排出潴留经血。

五、引起原发性闭经的其他病因

有些疾病通常引起继发性闭经,但若发生时间过早也可能引起原发性闭经。举例如下:

1. 多囊卵巢综合征　多囊卵巢综合征的基本特征是排卵障碍及雄激素过多,常伴有卵巢多囊改变,普遍存在胰岛素抵抗,病因尚未完全明确,目前认为是一种遗传与环境因素相互作用的疾病。临床表现

为月经稀发、继发性闭经及雄激素过多症(痤疮、多毛),少数患者会有原发性闭经。

2. 分泌雄激素的卵巢肿瘤 主要有卵巢性索间质肿瘤,包括卵巢支持-间质细胞瘤、卵巢卵泡膜细胞瘤等;临床表现为呈进行性加重的高雄激素体征,如在初潮前发生肿瘤则可导致原发性闭经。

3. 先天性肾上腺皮质增生症(CAH) CAH属常染色体隐性遗传病,有家族遗传倾向。常见的有21-羟化酶缺陷症,占90%以上病例。由于上述酶缺乏导致皮质醇的合成减少,使ACTH反应性增加,刺激肾上腺皮质增生和肾上腺合成雄激素增加。但严重的先天性CAH患者可导致女性出生时外生殖器男性化畸形,轻者青春期发病可表现为与多囊卵巢综合征患者相似的高雄激素体征及原发性或继发性闭经。尽管青春期开始此类患者外生殖器出现不同程度的男性化特征,但46,XX的患者性腺仍为卵巢,内生殖器有输卵管和子宫,而46,XY的患者则没有子宫。CAH少见类型如17-羟化酶缺陷症,由于不能合成性激素,因此,无论染色体核型为XY,还是XX的个体,其外生殖器表型均为女性,往往伴有高血压和低钾血症,青春期表现为原发性闭经。

4. 甲状腺疾病 常见的甲状腺疾病为桥本甲状腺炎及格雷夫斯(Graves)病;常因自身免疫抗体引起甲状腺功能减退或亢进,并抑制GnRH的分泌引起闭经;也有发现抗体的交叉免疫破坏卵巢组织引起闭经。

5. 结核 严重结核分枝杆菌感染损伤子宫内膜,可引起闭经。结核分枝杆菌感染引起的闭经多数为继发性闭经,但若感染时间在初潮前也可能引起原发性闭经。

第3节
原发性闭经的诊断与鉴别诊断

所有疾病的诊断均需依赖于病史、查体和辅助检查,原发性闭经亦不例外。原发性闭经患者仅诊断为闭经是远远不够的,必须尽量找到引起闭经的原因,或至少做到定位诊断,了解引起闭经的关键部位。

一、病 史

初诊时需注意了解母亲孕期史及出生、生长发育史,先天缺陷或其他疾病及家族史(家族史需要了解是否有过早停经史、自身免疫性疾病史、甲状腺疾病史),询问既往有无月经来潮,女性第二性征的发育情况,有无阴毛、腋毛的生长,既往有无手术史、精神改变及用药史等。

病史中需注意新发症状的询问,如新发头痛或视觉变化可能提示中枢神经系统或垂体肿瘤。因垂体几乎位于两眼之间区域的后上方,则垂体瘤可压迫视交叉,导致左右颞侧视野丧失。双侧乳腺泌乳提示高催乳素血症。甲状腺疾病时可能有热或冷的耐受不良、体重变化、睡眠或肠蠕动异常。多毛症和痤疮常考虑雄激素增多,见于多囊卵巢综合征或非经典型CAH。周期性盆腔疼痛提示生殖道出口梗阻。

二、体格检查

体格检查中首先可以通过有无第二性征如乳房发育来评估患者是否曾受到过雌激素的刺激,因为乳房发育是雌激素暴露的第一个征象。如已有乳房发育而自诉从无月经来潮,需进一步明确盆腔解剖结构是否正常,甚至需明确染色体核型等检查。从无第二性征发育的通常为原发性闭经。

(一)有第二性征发育和正常盆腔解剖的原发性闭经

高催乳素血症、甲状腺疾病、多囊卵巢综合征、下丘脑功能性障碍均为引起原发性闭经的较常见原因,此类患者有第二性征发育且盆腔结构正常。体格检查发现如体重指数低并伴随因反复呕吐导致的牙釉质腐蚀,高度提示进食障碍或神经性厌食。黑棘皮病、多毛症或痤疮,这提示多囊卵巢综合征或其他高雄激素血症可能,但还应考虑到肾上腺分泌雄激素的肿瘤及先天性肾上腺皮质增生(46,XX核型)的可能。如查体发现双乳房泌乳,提示高催乳素血症可能,如已确认存在高催乳素血症,则应行垂体MRI检查,同时测定血清TSH和FT_4水平,以排除甲状腺功能减退症所致高催乳素血症。

(二)有第二性征发育但无正常盆腔解剖的原发性闭经

此类患者常见病因为米勒管异常。如MRKH综合征的患者妇科检查提示正常女性体态,外阴发育正常,阴毛女型,阴道前庭无阴道开口,有时呈一浅凹或深2~3cm的凹陷。肛查子宫缺如,或仅可扪及一小子宫,或始基子宫。部分患者还伴有肾脏、听力、骨骼发育异常。而宫颈或阴道闭锁、阴道横隔、处女膜闭锁,在妇科查体时可发现隔断或盲端,但有时候难以与完全性雄激素不敏感综合征(CAIS)患者相鉴别。从染色体核型上讲,CAIS患者是男性染色体(XY),但存在雄激素受体功能的缺陷,导致发育为女性表型。当查体无阴毛、腋毛生长时,应高度怀疑 CAIS 可能。

(三)无第二性征发育、盆腔结构正常合并高促性腺激素性性腺功能减退的原发性闭经

包括 46,XX 单纯性性腺发育不全,46,XY 单纯性性腺发育不全,X 染色体完全或部分缺失或嵌合体型(特纳综合征)、染色体核型为 XX 个体中 17α- 羟化酶缺陷症、卵巢抵抗综合征。体格检查时可见女性体格,但阴毛、腋毛无或稀少,乳房不发育、性幼稚。而特纳综合征患者还可以表现为身材矮小、蹼颈、盾状胸、肘外翻(手臂的臂外偏角增大)、掌骨短、发际线低、高腭弓、性幼稚等。青春期前女孩皮肤黏膜黑色素沉着,高血压并伴有低钾血症患者,提示了 17α- 羟化酶缺陷可能。

(四)无第二性征发育、盆腔结构正常合并正常或低促性腺激素性性腺功能减退的原发性闭经

常见原因为生理性青春期延迟、Kallmann 综合征或特发性低促性腺激素性性腺功能减退(OMIM:146110)、中枢神经系统肿瘤(最常见的是颅咽管瘤)。典型生理性青春期延迟的患者身材矮小但符合生长曲线,骨龄发育滞后,且有家族遗传倾向。中枢神经系统肿瘤可能出现颅内压改变致头痛、视野视力缺损,主要表现为双颞侧偏盲和同向偏盲。Kallmann 综合征常伴嗅觉完全或部分丧失,但有时患者并不能察觉。

(五)无第二性征发育且盆腔结构异常的原发性闭经

这里指的是性激素合成酶缺乏疾病,如 XY 核型的 CAH、5α- 还原酶缺陷、芳香化酶缺陷、17,20- 裂解酶缺陷、XY 核型 17α- 羟化酶缺陷。体格检查无第二性征发育,盆腔内无子宫,外阴呈幼稚女性表型或外生殖器模糊。其中 5α- 还原酶缺陷和芳香化酶缺陷均有青春期后男性化加重的特点,出现体毛加重、变声、男性体格;XY 核型的 CAH 还表现为低钠高钾、酸中毒;17,20- 裂解酶缺陷、XY 核型 17α- 羟化酶缺陷表现为低钾高钠、高血压。

三、辅助检查

(一)血清性激素及染色体核型检查

对于所有原发性闭经患者,在排除妊娠后需测定 FSH、促甲状腺激素(TSH)和催乳素。其他检测取决于体格检查的结果,特别是米勒管结构是否存在。

1. 存在子宫 对于有子宫的女性,进一步评估取决于实验室初筛结果(最重要的是 FSH,有时也包括催乳素或 TSH),有无乳房发育(通常是卵巢功能的标志,但完全性雄激素不敏感综合征病例除外),以及体格检查是否发现任何提示生殖道疾病的解剖学异常。

(1)血清 FSH 浓度升高:提示卵巢衰竭,需同时测定染色体核型,其结果可能提示 X 染色体完全或部分缺失(特纳综合征)和 / 或存在 Y 染色体。如原发性闭经女性同时存在高血压及第二性征缺失,则可能患有性激素合成酶缺乏疾病,应抽血查 CYP17。

(2)血清 FSH 浓度偏低或正常:提示中枢性下丘脑 - 垂体病变、解剖学异常导致的生殖道疾病,或者内分泌紊乱。有无乳腺发育(卵巢功能和雌激素分泌的标志)有助于进一步区分这些疾病。约 15% 的原发性闭经女孩在超声或体格检查中发现解剖学异常,如处女膜闭锁、阴道横隔或米勒管未发育(先天性阴道缺如伴不同程度的子宫发育)。

(3)血清 FSH 偏低或正常且没有乳房发育证据:很可能存在中枢性下丘脑 - 垂体疾病,应再次采集血清样本以检测 LH 和 FSH。

如果 LH 和 FSH 都很低(检测不到或接近检测下限),应考虑先天性 GnRH 缺乏、体质性青春期延迟或下丘脑 - 垂体轴的其他疾病。体质性青春期延迟在女孩中很少见,是一个排除性诊断。对于低促性腺激素性性腺功能减退症导致的原发性闭经女孩,评估有无下丘脑或垂体疾病时,应测定血清 T_4 和 TSH 以判定有无中枢性甲状腺功能减退症。

如果 LH 偏低且 FSH 也偏低或正常,患者为消瘦体形或有明显情绪改变或从事特殊职业,还应考虑功能性下丘脑性闭经。因严重的全身性疾病能导致下丘脑促性腺激素分泌紊乱或 / 和全身营养缺乏,全身性疾病可能与月经周期紊乱(包括青春期延迟 / 原发性闭经)相关。如 1 型糖尿病、炎性肠病等。因此,有上述表现的患者建议测定空腹血糖或糖化血红蛋白以排除糖尿病。

2. 子宫缺如 对于子宫缺如的患者,应进行核型分析和测定血清总睾酮水平。根据病史采集、体格检查及其结果应该能区分米勒管发育异常与完全性雄激素不敏感综合征;前者的染色体是正常 46,XX 核型、女性表型、腋毛和阴毛正常分布、正常女性血清睾酮浓度;后者的特点染色体是 46,XY 核型、正常女性表型、腋毛和阴毛无或稀疏、正常男性血清睾酮浓度。

(二)影像学检查

1. 影像学检查对于闭经患者来说非常必要,最基础的盆腔二维彩超检查可明确有无女性内生殖器

(子宫、卵巢)的存在,还有助于判断闭经合并周期性腹痛的女性有无下生殖道解剖结构异常而引起的梗阻。三维彩超是立体成像,对子宫畸形的判断则更为准确。核磁共振(NMR)对于盆腔解剖异常的女性常可提供较盆腔超声更有价值的影像学资料。因原发性闭经患者可合并其他脏器畸形,如特纳综合征,需同时行心脏、大血管、泌尿系统超声检查。

2. 对于存在低促性腺激素性性腺功能减退症、视野缺损、头痛和 / 或下丘脑 - 垂体功能障碍其他任何征象的闭经女性,均推荐行垂体 MRI 以评估有无下丘脑或垂体疾病,甚至必要时需行增强 MRI。对于有明确原因的低促性腺激素性闭经,可能无须行垂体MRI。有明显男性化体征者,还应进行卵巢和肾上腺超声或 MRI 检查,以排除肿瘤。

四、鉴别诊断

由于原发性闭经和青春期延迟的表现重叠,原发

性闭经的患者需与青春期延迟的患者相鉴别。前者是以月经来潮为界定指标,后者是指青春期发育比正常人群性征初现的年龄晚 2.5 个标准差,即以第二性征发育为界定指标。

青春期延迟是性腺功能初现延迟的状态,按病因分三大类:体质性(特发性)青春期延迟、低促性腺激素性性腺发育不全、高促性腺激素性性腺发育不全或不发育。体质性青春期延迟可能为个体发育的生理性变异,典型的患者身材矮小,骨龄发育滞后,且有家族遗传倾向。

原发性闭经和青春期延迟的差别在于,原发性闭经者可以有青春期发育包括第二性征出现,但不来月经,比如子宫性和下生殖道发育异常性闭经;青春期延迟是完全没有青春期发育包括第二性征发育,可以说青春期延迟的患者表现为原发性闭经,但原发性闭经则不一定是青春期延迟。从图 20-3-1 和图 20-3-2 可看出两者的诊断流程差异。

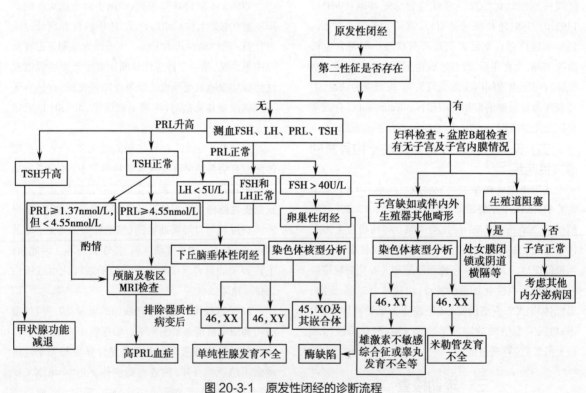

图 20-3-1　原发性闭经的诊断流程
FSH:卵泡刺激素;LH:黄体生成素;PRL:催乳素;TSH:促甲状腺激素。

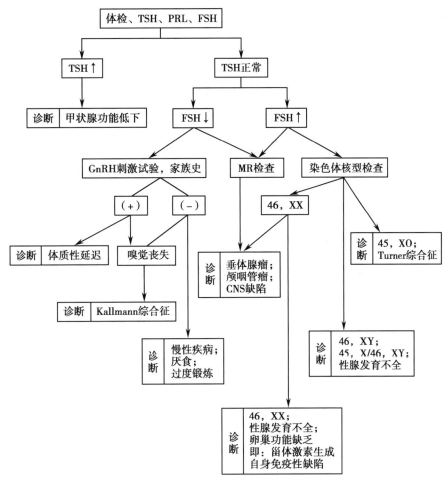

图 20-3-2　青春期延迟的诊断流程

TSH：促甲状腺激素；PRL：催乳素；FSH：卵泡刺激素；

GnRH：促性腺激素释放激素；CNS：中枢神经系统。

第 4 节
原发性闭经的治疗

如女孩在 14 岁以后仍未出现乳房发育，或 16 岁时仍无月经初潮，或乳房发育 3 年后仍无月经初潮，则应警惕可能存在疾病，需积极干预治疗。治疗目的不仅应针对病因，还应针对闭经对青春期少女生长发育和生殖健康以下几方面的影响：①身心健康的精神心理问题；②终身高和性发育幼稚；③性腺功能减退除性发育幼稚的其他健康问题；④对有内源性雌激素的闭经患者的子宫内膜保护。

目前临床上针对原发性闭经的治疗，若患者存在生殖器官发育缺陷，主要是通过手术尽力恢复生殖器官的正常解剖关系，同时辅以内分泌治疗，以达到恢复正常月经周期甚至满足生育要求的目的，但对于生殖系统成分严重缺失的病例疗效欠佳；若患者生殖器官发育无严重缺陷，则主要通过性激素治疗促进生殖器官和第二性征的发育，达到恢复月经周期及生育的要求。

在所有原发性闭经诊疗的过程中，均需重视患者的心理问题，必要时应进行心理干预。

一、病因治疗

1. **神经精神应激性闭经**　精神心理疏导，消除患者精神紧张、焦虑及应激状态。

2. **低体重或消瘦性闭经**　调整饮食和营养；对进食障碍型的闭经患者进行心理疏导。

3. **运动性闭经**　适当减少运动量及训练强度，或供给足够营养和纠正激素失衡。

4. **下丘脑、垂体及卵巢肿瘤（不含分泌催乳素的肿瘤）**　酌情手术去除肿瘤。

5. **含 Y 染色体的高促性腺激素性闭经**　由于含

Y染色体的性腺发育不全患者性腺发生肿瘤的可能性较大，以性母细胞瘤和无性细胞瘤多见，并且多发生于儿童期和青春期，因此对含Y染色体发育不良的性腺主张尽早手术切除。

6. 生殖道畸形经血引流障碍 手术矫正使经血流出道畅通。

二、雌孕激素治疗

中枢性闭经和卵巢性闭经的患者，因体内雌激素水平低，均需给予雌激素治疗。治疗的目的是促进和维持生殖器官及第二性征的发育，并兼顾促进骨量的蓄积及维持骨密度和全身健康。有子宫的患者，还需在补充雌激素的同时添加孕激素以保护子宫内膜。

用药原则及方法：性腺功能低落的原发性闭经患者初诊时身高尚未达到预期身高者应行手腕部的X摄片了解骨龄，若在骨骺尚未愈合时应先促身高治疗。等身高基本满意或评估后身高无增长余地时，开始促进第二性征发育。建议采用天然雌激素，而且起始剂量应从小剂量开始：① 17β-雌二醇 0.5~1mg/d；②戊酸雌二醇 0.5~1mg/d。通常每3~6个月上调一次剂量。增加过程不宜过快，否则容易发生乳房不对称或子宫发育不良等情况。一般在2年左右子宫达成人大小、超声提示子宫内膜达一定厚度时，或者单用雌激素过程中发生子宫出血，或者雌激素达到成人用量时，开始周期性添加孕激素，此为雌孕激素序贯方案，也可以采用相应的复方制剂。

雌激素水平低落的青春期女孩的雌孕激素治疗因需长期使用，建议选择天然雌激素、天然或接近天然的孕激素，并且雌激素剂量不宜过低，通常雌激素需采用标准剂量或更大剂量。有雄激素过多体征的患者，可采用含抗雄激素作用的孕激素配方制剂。

对有一定水平的内源性雌激素的闭经患者，则应定期采用孕激素治疗方法，使子宫内膜定期脱落。常用方案有（四个方案任选其一）：①黄体酮肌内注射20mg/d，连用3~5日；②地屈孕酮口服10~20mg/d，连用10日；③微粒化黄体酮口服100mg/d，每日2次，连用10日；④醋酸甲羟孕酮口服10mg/d，连用8~10日。

三、手术治疗

（一）含Y染色体患者的手术治疗

由于含Y染色体的性发育异常患者性腺发生肿瘤的可能性较大，以性母细胞瘤和无性细胞瘤多见，因此建议手术切除性腺。手术时机因具体疾病种类、性腺恶变概率和随诊条件进行相应选择。

对于不完全性雄激素不敏感综合征的患者来说，其睾丸恶变率相对于完全性雄激素不敏感综合征较高，且在青春期会发生男性化现象，若患者选择社会性别为女性，为避免给患者造成过多的心理障碍，一般在青春期前切除性腺。对于完全性雄激素不敏感综合征患者，若患者有良好的随诊条件，则建议等青春期第二性征发育后再行性腺切除术。46,XY单纯性腺发育不全患者因恶变率高，建议尽早行性腺切除手术，但建议保留其子宫，后续可通过雌孕激素治疗产生月经样出血，并可能通过赠卵的体外受精胚胎移植术（in vitro fertilization and embryo transfer, IVF-ET）孕育胎儿。

（二）外阴性别模糊不清的手术治疗

不完全性雄激素不敏感综合征患者外阴性别介于典型男性及女性之间（外阴性别模糊不清），会对患者的心理产生明显影响，应及早进行手术治疗。手术时不可以简单粗暴地切除增大的阴蒂，应进行保留血管神经的外阴整形术，以最大限度帮助患者成年后获得满意的性生活。

21-羟化酶缺陷症的46,XX患者，也会出现外阴性别模糊不清，但此类患者治疗需在内分泌治疗控制满意后再行外阴性别模糊不清的手术，并且需交代患者长期进行内分泌治疗，否则在手术后仍可能出现阴蒂增大的情况。

（三）无阴道患者的手术治疗

对于无子宫或无功能性子宫内膜的患者，如MRKH综合征患者通常在即将有性生活前进行相应的纠正，比如打算结婚前半年左右，或者在患者20岁左右时施行。需注意，90%~95%的此类患者均可以通过顶压法获得能够满足性生活的阴道，因此顶压法为国际上的首选治疗方案。只有在顶压法失败时才考虑人工阴道成形术。人工阴道成形术有多种手术方案，从简单的羊膜法到复杂的腹膜法或结肠代阴道法，困难程度不一，但总的原则是推荐对患者损伤小的手术。

对于有子宫且有功能性子宫内膜的流出道梗阻患者，如处女膜闭锁、阴道完全横隔，通常在初潮时即发生严重的下腹疼痛，应尽早手术，使得流出道通畅，常可获得较满意的手术效果。对于宫颈缺如或阴道Ⅰ型闭锁的患者，需充分评估再决定是进行子宫切除或是保留的手术，若保留子宫需向患者或其家属（通常发现的年龄较小，需征求其监护人的意见）充分说明手术失败的可能性。

所有需要手术治疗的患者，术前均需充分评估病情,排除其他畸形,尤其是合并异位肾脏者,切不可盲目切除盆腔中的"异物"。手术的另一要素是需与患者或家属充分交流,不可在术前给患者过高的预期。

四、针对疾病病理、生理紊乱的内分泌治疗

根据闭经的病因及其病理生理机制,采用有针对性的内分泌药物治疗以纠正体内紊乱的激素水平,从而达到治疗目的。如对 CAH 患者应采用糖皮质激素长期治疗;对有明显高雄激素血症体征的多囊卵巢综合征患者,可行降雄激素治疗;对合并胰岛素抵抗的多囊卵巢综合征患者,可选用胰岛素增敏剂治疗;对于甲状腺功能减退的患者,使用甲状腺素补充;对于高催乳素血症或分泌催乳素的垂体腺瘤患者,则使用多巴胺受体激动剂(溴隐亭)。上述治疗可使患者恢复月经,部分患者可恢复排卵。

五、生育宣教

同为原发性闭经的患者,因为其病因不同,生育预后有非常大的差别。应根据闭经的不同原因进行针对性宣教。有些患者可以通过性激素促进子宫发育,或促排卵,利用自己子宫孕育遗传学上自己的孩子,如 Kallmann 综合征。有些患者虽然无自己的卵子,但可借助辅助生殖技术如赠卵受孕,利用自己的子宫孕育出遗传学上与自己无关的胎儿,如 46,XX 或 46,XY 单纯性腺发育不全、特纳综合征。有些患者有卵子但无子宫,虽然不能自己孕育胎儿,但可以借助辅助生育技术将卵子取出,在体外与其丈夫的精子结合,借助他人的子宫(代孕),孕育出遗传学上自己的孩子,如 MRKH 综合征患者。需注意目前中国的法律并不允许代孕,此处仅说明从医疗技术上可实现,实际临床中需尊重国家的相应法律法规。子宫移植或许是此类患者的一个选择,但针对此方案的伦理仍有争论,母儿安全性是关注的焦点,并且该方法目前全球实施例数极有限,并不能保证获得满意生育结局。还有些患者则不可能生育,如完全性雄激素不敏感综合征和 46,XY 的 17- 羟化酶缺陷症。

对于低促性腺激素性闭经患者,在采用雌激素治疗促进生殖器官发育,子宫内膜已获得对雌、孕激素的反应后,可采用促性腺激素促进卵泡发育及诱发排卵的方案使患者妊娠。由于可能导致卵巢过度刺激综合征,严重者可危及生命,故必须由有经验的医师在有 B 超和激素水平监测的条件下用药。对于 FSH 和催乳素正常的闭经患者,由于患者体内有一定内源

性雌激素,可首选氯米芬作为促排卵药物。对于 FSH 升高的闭经患者(如单纯性腺发育不良、特纳综合征患者),由于其卵巢衰竭,采用促排卵药物治疗多无效,仅可能通过赠卵 IVF-ET 实现生育。

六、总 结

综上所述,对原发性闭经患者早期行病因诊断、高促性腺激素者常规进行核型检查是重要的且是必要的,让患者充分明白自己所患疾病,重获积极地自我定位,对其长远影响及治疗方案都非常重要。通过尽早行雌孕激素治疗和手术治疗,关注预后,综合评估生育潜力及子代患病的风险,提高生活质量,可使更多原发性闭经的患者获益。

(陈 蓉 农珍妮)

参考文献

[1] REINDOLLAR RH, BYRD JR, MCDONOUGH PG. Delayed sexual development: a study of 252 patients [J]. Am J Obstet Gynecol, 1981, 140 (4): 371-380.

[2] LAITINEN EM, VAARALAHTI K, TOMMISKA J, et al. Incidence, phenotypic features and molecular genetics of Kallmann syndrome in finland [J]. Orphanet J Rare Dis, 2011, 6: 41.

[3] SCHWANZEL-FUKUDA M, BICK D, PFAFF DW. Luteinizing hormone-releasing hormone (LHRH)-expressing cells do not migrate normally in an inherited hypogonadal (Kallmann) syndrome [J]. Brain Res Mol Brain Res, 1989, 6 (4): 311.

[4] SOUSSI-YANICOSTAS N, FAIVRE-SARRAILH C, HARDELIN JP, et al. Anosmin-1 underlying the X chromosome-linked Kallmann syndrome is an adhesion molecule that can modulate neurite growth in a cell-type specific manner [J]. J Cell Sci, 1998, 111 (Pt 19): 2953.

[5] TSAI PS, MOENTER SM, POSTIGO HR, et al. Targeted expression of a dominant-negative fibroblast growth factor (FGF) receptor in gonadotropin-releasing hormone (GnRH) neurons reduces FGF responsiveness and the size of GnRH neuronal population [J]. Mol Endocrinol, 2005, 19 (1): 225.

[6] DODÉC, LEVILLIERS J, DUPONT JM, et al. Loss-of-function mutations in FGFR1 cause autosomal dominant Kallmann syndrome [J]. Nat Genet, 2003, 33 (4): 463.

[7] FALARDEAU J, CHUNG WC, BEENKEN A, et

al. Decreased FGF8 signaling causes deficiency of gonadotropin-releasing hormone in humans and mice [J]. J Clin Invest, 2008, 118: 2822.

[8] 周杨, 吕淑兰. 原发性闭经分类 [J]. 实用妇产科杂志, 2014, 30 (5): 323-325.

[9] 古芳, 徐艳文. 中枢神经系统激素与功能性下丘脑性闭经 [J]. 国际妇产科学杂志, 2009, 36 (6): 469-475.

[10] 田秦杰. 原发性闭经的病因 [J]. 实用妇产科杂志, 2014, 30 (5): 321-323.

[11] 杨欣. 垂体性闭经的诊治 [J]. 中国实用妇科与产科杂志, 2008, 24 (12): 885-887.

[12] 田秦杰, 黄禾. 性发育异常疾病诊治 [J]. 实用妇产科杂志, 2017, 33 (8): 563-565.

[13] 吕淑兰, 曹缵孙. 卵巢不敏感综合征 [J]. 中国实用妇科与产科杂志, 2006, 22 (5): 336-338.

[14] 马晓黎, 段华. ACOG 关于 MRKH 综合征诊治的最新建议 [J]. 中国实用妇科与产科杂志, 2019, 35 (11): 1269-1272.

[15] OAKES MB, EYVAZZADEH AD, QUINT E, et al. Complete androgen insensitivity syndrome--a review [J]. J Pediatr Adolesc Gynecol, 2008, 21 (6): 305-310.

[16] BRINKMANN A, JENSTER G, RIS-STALPERS C, et al. Molecular basis of androgen insensitivity [J]. Steroids, 1996, 61 (4): 569-575.

[17] REY RA, GRINSPON RP. Normal male sexual differentiation and aetiology of disorders of sex development [J]. Best Pract Res Clin Endocrinol Metab. 2011, 25 (2): 221-238.

[18] MASSANYI EZ, DICARLO HN, MIGEON CJ, et al. Review and management of 46, XY disorders of sex development [J]. J Pediatr Urol, 2013, 9 (3): 368-379.

[19] ROCK JA, THOMPSON JD. Te Linde's operative gynecology [J]. [S.l.]: Lippincott Williams & Wilkins, 2003: 660-664.

[20] 冷金花, 郎景和. 阴道闭锁 16 例临床分析 [J]. 中华妇产科杂志, 2002, 37 (4): 217-219.

[21] 王惠兰, 张溪, 杜辉. 女性生殖道畸形与盆腔痛 [J]. 中国实用妇科与产科杂志, 2013, 29 (3): 180-183.

[22] 丁文龙, 刘学政. 系统解剖学 [M]. 9 版. 北京: 人民卫生出版社, 2018.

[23] 陈晓莉, 杨冬. 原发性闭经与青春期延迟的识别 [J]. 实用妇产科杂志, 2014, 30 (5): 325-328.

[24] 中华医学会妇产科学分会内分泌学组. 闭经诊断与治疗指南 (试行)[J]. 中华妇产科杂志, 2011, 46 (9): 712-716.

[25] 林金芳. 原发性闭经的治疗决策 [J]. 实用妇产科杂志, 2014, 30 (5): 330-331.

第 21 章
先天性促性腺激素功能低下型性腺功能减退症

第 1 节
概　论

一、概念与临床分类

先天性促性腺激素功能低下型性腺功能减退症（congenital hypogonadotropic hypogonadism，CHH；OMIM：146110），是由于下丘脑促性腺激素释放激素（gonadotropin-releasing hormone，GnRH）神经元缺失或功能障碍，或 GnRH 合成、分泌或作用障碍，导致垂体分泌促性腺激素（FSH 和 LH）减少，进而引起睾丸和卵巢不能产生足量性激素和配子形成障碍。该疾病又称为"特发性 / 孤立性促性腺激素功能低下型性腺功能减退症（idiopathic/isolated hypogonadotropic hypogonadism，IHH）"。疾病的发病率为 (1~10)/100 000；女性较男性发病率低。

临床根据患者是否合并嗅觉障碍分为两大类：有嗅觉受损者称为卡尔曼综合征（Kallmann syndrome，KS）；嗅觉正常者，称为嗅觉正常的先天性促性腺激素功能低下型性腺功能减退症（normosmic CHH，nCHH）。

二、CHH 的临床表现

CHH 患者在不同的年龄阶段具有不同的临床表现，同一年龄阶段的临床表现也有临床异质性和遗传异质性。在婴幼儿时期主要表现为微小青春期缺失，如男性存在隐睾和 / 或小阴茎；青春期性腺或第二性征不发育 / 发育不完全；成年期主要表现为性腺功能减退和不孕症。同时，需要关注 CHH 患者的非生殖表型，如嗅觉障碍、听力障碍、唇腭裂、精神发育迟缓、肾脏发育不全等临床表现。

1. 微小青春期　婴儿在出生 1 周后，血液循环中胎盘雌二醇水平下降，导致 GnRH 反馈性分泌，从而促进垂体分泌促性腺激素，在出生后 1~3 个月达到高峰，即微小青春期。CHH 的男性患儿在此阶段，由于 GnRH 神经元作用缺陷，可能导致小阴茎和隐睾的发生，这是早期识别男性 CHH 重要临床表现；女性 CHH 患儿在此阶段缺乏特征性的临床表现。胎儿出生时，在微小青春期监测生殖激素，有助于 CHH 的早期诊断和后续治疗。

2. 青春期　青春期延迟或不发育是 CHH 最常见的表现。青春期的男性患儿，14 岁后，常常以缺少男性化特征、性欲低及勃起功能障碍就诊。75% 的 CHH 男性患儿完全无青春期发育迹象，表现为睾丸体积不增（小于 4ml），缺少第二性征（如体毛稀疏、音调高），这类患儿常伴有隐睾和 / 或小阴茎；25% 的男性患儿睾丸体积大于 4ml，但仅有少部分男性化特征，且这些男性化特征后期会停滞或消退。严重的 CHH 男性患者，几乎没有射精。青春期的女性患儿，13 岁后，90% 以原发性闭经就诊，10% 的 CHH 女性患者有稀发的子宫出血。多数女性患儿缺乏乳腺发育，阴毛、腋毛和体毛稀疏或缺失。不论男性还是女性，患者的性激素水平低下（睾酮极低，LH 和 FSH 低或正常低值）。此外，其他的非生殖表型，尤其是嗅觉障碍、骨质疏松、骨骺闭合延迟及镜像运动等提示潜在的发病可能。

3. 成年期　部分成人 CHH 患者可能因婚后不育或者严重的少精症就医而确诊。这种诊断延迟可能与患者青少年时诊断机会的缺失或者不愿就医有关。成年期的主要临床表现为缺乏性欲，少部分患者甚至以骨质疏松导致的骨折就诊。近年来多个研究报道了成年发生特发性性腺功能减退（adult-onset idiopathic hypogonadotropic hypogonadism，AIHH）的患者，这类患者存在正常的青春期发育，在成年后下丘脑 - 垂体 - 性腺（HPG）轴受到抑制，导致严重的促性腺激素功能低下型性腺功能减退症（hypogonadotropic hypogonadism，HH）发生；AIHH发生的机制尚不明确，但根据北京协和医院的治疗经验，经治疗后生精效果较好，这可能与治疗基础睾丸体积较大、较容易产生精子有关。同时需要关注的非生殖表型主要包括嗅觉缺失、听觉障碍等，以及长期性激素缺乏，导致骨质疏松和血脂、血糖代谢的异常。

第2节
发病机制和相关基因

一、CHH 相关基因

CHH 病因复杂，可能为 GnRH 神经元迁移障碍、GnRH 脉冲发生障碍、垂体促性腺激素分泌紊乱、下丘脑垂体区发育障碍、与肥胖相关、与神经退行性综合征相关等（表 21-2-1）。

目前已明确 60 多种基因突变可导致 CHH，如 *ANOS1*、*PROK2*、*PROKR2*、*KLB*、*FGFR1*、*FGF8*、*HS6ST1*、*CHD7*、*WRD11*、*SEMA3A*、*SEMA3E*、*FGF17*、*IL17RD*、*DYSP6*、*SPRY4*、*FLRT3*、*NELE*、*FEZF1*、*TAC3*、*TACR3*、*KISS1*、*KISS1R*、*GNRH1*、*GNRHR*、*FSHB*、*LHB*、*DAX-1*、*HESX1*、*LHX3*、*PROP1*、*SOX2*、*LEP*、*LEPR*、*PC1*、*POLR3A*、*POLR3B*、*PNPLA6*、*RNF216*、*OTUD4*、*STUB1*、*RAB3GAP1*、*RAB3GAP2*、*RAB18*、*TBC1D20* 等（表 21-2-2）。有家族史患者，详细分析其遗传方式，可提示某些基因突变。例如，*ANOS1* 突变以 X 染色体隐性遗传为主，而 *FGFR1* 和 *PROKR2* 突变以常染色体显性遗传为主。若对患者进行以上基因筛查，约 1/3 患者可找到突变基因。近年来每年发现 1~2 种 CHH 新致病基因。虽有研究提示，*FGFR1* 突变患者可合并骨骼畸形和牙齿发育异常，*PROKR2* 突变患者常伴随超重或肥胖，*KAL1* 和 *FGFR1* 突变患者易出现隐睾，但基因突变和临床特点之间并非简单的对应关系。鉴于此，鼓励有条件的医疗中心对 CHH 患者进行致病基因筛查，积累更多临床经验，增加对疾病的认识。

目前越来越多的研究发现。10%~20% 的 CHH 患者存在超过一个相关突变基因，即寡基因遗传。随着诸如全外显子组测序（whole exome sequencing，WES）等基因研究的日益普及，现在已经知道，寡基因遗传比以前在各种孟德尔遗传病中所认为的更为普遍。下文将分别列举各种基因突变的特点。

北京协和医院茅江峰等对 161 例 CHH 患者进行定制基因的二代测序，基因突变的检出率为 43.5%。其中 KS 患者基因突变的检出率为 47.5%，nCHH 患者基因突变的检出率为 37.1%。KS 患者基因突变的检出率要高于 nCHH 患者。研究共检测到 19 个 CHH 相关的基因发生突变，其中突变检出率前三位是 *FGFR1*（$n=21$，占总 CHH 患者 23.3%）、*PROKR2*（$n=18$，占总 CHH 患者 20.0%）、*ANOS1*（$n=10$，占总 CHH 患者 11.1%）（图 21-2-1）。对其中检测出基因突变的 35 名患者父母血样进行 Sanger 验证发现，*FGFR1* 基因突变 91.7% 来自自发突变；*PROKR2* 的患者为家族聚集性，突变均遗传自父母双方；*ANOS1* 患者为家族聚集性，为 X 染色体伴性遗传，突变均来自母亲。*FGFR1* 突变类型复杂，存在错义突变、移码突变、整码突变及剪接突变。*PROKR2* 突变为错义突变，*ANOS1* 突变类型为错义突变和剪接突变。

表 21-2-1　CHH 致病基因的分类

病因	突变基因
GnRH 神经元迁移障碍（KS）	*KAL1*、*PROK2*、*PROKR2*、*KLB*、*FGFR1*、*FGF8*、*FGF17*、*IL17RD*、*DYSP6*、*SPRY4*、*FLRT3*、*CHD7*、*WRD11*、*SEMA3A*、*SEMA3E*、*HS6ST1*、*NELE*、*FEZF1*、*AMH*、*AMHR2*、*CCDC141*、*SOX10*、*TUBB3* 等
GnRH 脉冲发生障碍　垂体促性腺激素紊乱　下丘脑垂体区发育障碍（nCHH）	*TAC3*、*TACR3*、*KISS1*、*KISS1R*、*GNRH1*　　*GNRHR*、*FSHB*、*LHB*　　*NR0B1*、*HESX-1*、*LHX3*、*PROP-1*、*SOX2* 等
与肥胖或神经退行性疾病相关的 CHH 疾病	*LEP*、*LEPR*、*PC1*　　*POLR3A*、*POLR3B*、*PNPLA6*、*RNF216*、*OTUD4*、*STUB1*、*RAB3GAP1*、*RAB3GAP2*、*RAB18*、*TBC1D20* 等

表 21-2-2　目前已知 CHH 相关的致病基因

基因	位置	OMIM	遗传方式	致病机制	表型	能否逆转	占比 /%
ANOS1	Xp22.31	300836	XLR	迁移 / 轴突导向障碍	KS	能	4.5
PROK2	3p13	607002	AR、AD	迁移 / 轴突导向障碍	KS/nCHH	未知	2.4
PROKR2	20p12.3	607123	AR、AD	迁移 / 轴突导向障碍	KS/nCHH	能	5.6
SEMA3A	7p12.1	603961	AD	迁移 / 轴突导向障碍	KS/nCHH	未知	5.3
SEMA3E	7q12.11	608166	AD	迁移 / 轴突导向障碍	KS/nCHH	未知	
SOX10	22q13.1	600229	AD	迁移 / 轴突导向障碍	KS	能	4.4
TUBB3	16q24.3	602661	AD	迁移 / 轴突导向障碍	KS	未知	
FEZF1	7q31.32	613301	AR	迁移 / 轴突导向障碍	KS	未知	
CCDC141	2q31.2	616031	AR	迁移 / 轴突导向障碍	KS/nCHH	能	
SMCHD1	18p11.32	624982	AD	迁移 / 轴突导向障碍	KS	未知	
DCC	18q21.2	120470	AD	迁移 / 轴突导向障碍	KS/nCHH	未知	
NTN1	17p13.1	601614	AD	迁移 / 轴突导向障碍	KS/nCHH	未知	
AMH	19p13.3	600957	AD	迁移 / 轴突导向障碍	KS/nCHH	能	
AMHR2	12q13.3	600956	AD	迁移 / 轴突导向障碍	KS/nCHH	能	
NDNF	4p27	616506	AD	迁移 / 轴突导向障碍	KS	能	
FGFR1	8p11.23	136350	AR、AD	分化障碍	KS/nCHH	能	8.9
KLB	4p14	611135	AD	分化障碍	KS/nCHH	能	4
FGF8	10p24.32	600483	AD	分化障碍	KS/nCHH	能	1.2
FGF17	8p21.3	603725	AD	分化障碍	KS/nCHH	未知	1.1
CHD7	8q12.2	608892	AR、AD	分化障碍	KS/nCHH	能	8.1
WDR11	10q26.12	606417	AD	分化障碍	KS/nCHH	未知	
HS6ST1	2q14.3	604846	AD	分化障碍	KS/nCHH	能	
NELF	9q34.3	608137	AD	分化障碍	KS/nCHH	未知	1
IGSF10	3q25.1	617351	AD	分化障碍	KS/nCHH	未知	
NR0B1	Xp21.2	300473	XLR	分化障碍	nCHH	未知	
SOX2	3q26.33	184429	AR	分化障碍	nCHH	未知	2.3
KISS1	1q32.1	603286	AR	脉冲发生障碍	nCHH	能	
KISS1R	19p13.3	604161	AR	脉冲发生障碍	nCHH	能	1.6
TAC3	12q13.3	162330	AR	脉冲发生障碍	nCHH	能	0.9
TACR3	4q24	162332	AR	脉冲发生障碍	nCHH	能	1.5
GNRH1	8p21.2	152760	AR	脉冲发生障碍	nCHH	未知	1.5
GNRHR	4q13.2	138850	AR	功能异常	nCHH	能	4.4
LEP	7q32.1	164160	AR	能量代谢异常	nCHH	未知	
LEPR	1p31.3	601007	AR	能量代谢异常	nCHH	未知	
POLR3A	10q22.3	614258	AR	神经退行性病相关	nCHH	未知	1.1
POLR3B	12q23.3	614366	AR	神经退行性病相关	nCHH	未知	1.1
PNPLA6	19p13.2	603197	AR	神经退行性病相关	nCHH	未知	1.1
RNF216	7p22.1	609948	AR	神经退行性病相关	nCHH	未知	
OTUD4	4q31.21	611744	AR	神经退行性病相关	nCHH	未知	

注:XLR,X 连锁隐性;AR,常染色体隐性;AD,常染色体显性;KS,卡尔曼综合征;nCHH,嗅觉正常的先天性促性腺激素功能低下型性腺功能减退症;逆转,指性腺轴功能随着年龄而发生变化。早期为性腺功能减退症,在后期随着促性腺激素水平的升高,性激素水平逐渐升高,性腺轴功能恢复到正常,称之为逆转。

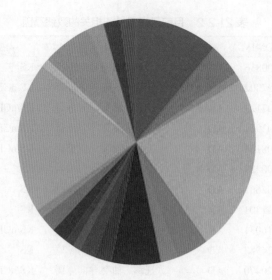

■ ANOS1　■ CHD7　■ FGF8　■ FGFR1　■ GNRHR　■ HS6ST1　■ IL17RD

■ KISS1R　■ LHB　■ LHX4　■ NSMF　■ PNPLA6　■ POLR3A　■ PROK2

■ PROKR2　■ PROP1　■ SEMA3A　■ SOX10　■ WDR11　■ 缺失重复

图 21-2-1　CHH 各个突变基因检出所占比

二、CHH 相关基因的详细信息

（一）KS 相关基因

1. ANOS1 基因　*ANOS1* 基因为人类发现的第一个可导致 KS 的基因。这个基因位于 X 染色体,编码 anosmin-1 蛋白,通过硫酸肝素蛋白多糖(heparan sulfate proteoglycan,HSPG)与细胞膜结合,帮助原始 GnRH 神经元细胞从嗅基板沿着嗅神经轴索向下丘脑移动,最后定位于下丘脑。有 10%~20% 的 KS 患者存在 *ANOS1* 基因突变。突变的类型包括点突变和基因微小片段缺失,导致 anosmin-1 蛋白的功能完全丧失。*KAL1* 基因异常的患者,临床表现往往比较严重。与其他已知分子缺陷相比,由 *ANOS1* 突变产生的 KS 表型似乎不仅更严重,而且变异性也较小。其他临床特点还有镜像运动(或称为"对称性肢体联动")。大约 75% 的患者可发生镜像运动,约 30% 的患者发生单侧肾发育不全。只有 1 例 nCHH 患者被证实存在 *KAL1* 突变,但是嗅觉正常。

2. FGFR1、FGF8、FGF17、IL17RD、DUSP6、SPRY4、FLRT3 基因　*FGFR1* 是在 2003 年发现的另一个和 KS 密切相关的基因。一项包括 129 例 KS 患者的研究显示,有 10% 的患者存在 *FGFR1* 基因的灭活突变。研究发现,和 anosmin-1 蛋白一样,FGFR1 蛋白也需要硫酸肝素蛋白多糖的协同才能发挥作用,协助 GnRH 神经元沿着嗅神经轴索向下丘脑迁徙。此基因突变可导致 GnRH 神经元不能正常迁徙到下丘

脑位置而发挥生理作用。*FGFR1* 突变导致 HH 的临床表现,可出现很大的变异,包括完全的 HH 到可逆转的 HH,有的患者表现为成年人发生的 HH,有的患者只表现为嗅觉丧失或减退。大约 30% 患者有唇腭裂表现,有些患者有鼻子和耳朵软骨发育异常或手指骨骼发育异常。北京协和医院茅江峰等研究发现,*FGFR1* 基因突变隐睾发生率较其他基因突变(*CHD7*、*ANOS1* 及 *PROKR2*)高,且生精指数弱于其他基因突变组,*FGFR1* 基因突变进行双促或 GnRH 脉冲泵生精治疗后,精子初现的时间为 14~15 个月,较未检出基因突变的患者精子初现时间(9~10 个月)要长。在阐明 *FGFR1* 突变导致 HH 的机制后,研究人员试图找到它的内源性配体和 HH 之间的关系。FGFR1 可以和 11 种不同的 FGF 配体结合。直到 2008 年研究人员才证实,FGF8 可能是其内源性的配体。随后又在 388 例先天性 HH 患者中筛选与 *FGF8* 相关的基因,发现 *FGF17*、*IL17RD*、*DUSP6*、*SPRY4* 和 *FLRT3* 的突变会导致 FGFR1 和 FGF8 结合的异常。

3. KLB 基因　*KLB* 是一个与成纤维细胞生长因子相关的基因。*KLB* 编码的 β-Klotho,是作为 *FGFR1* 产物在 FGF21 信号转导中的一个共受体。对 300 多名 CHH 患者进行筛查,发现 13 例患者存在此基因的功能缺失突变。大多数 *KLB* 突变的患者,表现出某种程度的代谢缺陷,如胰岛素抵抗或血脂异常。与相应的人类表型相比,*KLB* 敲除小鼠模型显示出较温和的性腺功能减退表型。

4. *PROKR2* 和 *PROK2* *PROK2* 基因编码的蛋白为 prokineticin-2,是一个由 81 个氨基酸组成的激素,通过 G 蛋白耦联的受体发挥生物学作用。*PROKR2* 是编码 prokineticin-2 受体的基因。动物研究发现,*PROK2* 或 *PROKR2* 敲除小鼠,表现为嗅球发育不良和 HH,GnRH 神经元不能顺利迁徙到下丘脑位置。最早的研究显示,9% 的 KS 患者存在 *PROKR2* 或 *PROK2* 基因突变,导致相应的蛋白功能丧失。这些突变多数为杂合突变,部分患者为纯合子突变和复合杂合子突变。另有研究显示,6% 的 KS 患者和 3% 的 nCHH 患者存在这个突变。这个基因突变的患者,临床表现为 HH 的严重程度有很大差异,有的表现为完全的 HH,有的表现为青春期发育延迟。其他的临床表现包括纤维发育不良、睡眠障碍、严重肥胖、肢体联动和癫痫,但这些症状的发生率并不高,因此不能作为诊断的参考依据。

5. *CHD7* 基因 CHD7 是 chromodomain-helicase-DNA-binding protein 7(染色质解旋酶 DNA 结合蛋白 -7)的简称。*CHD7* 基因编码的蛋白为"染色体重组因子 7"。在 2004 年,研究发现 *CHD7* 可能是导致 HH 的致病基因。在 200 例 HH 患者中,有 3 例 KS 患者和 4 例 nCHH 患者存在 *CHD7* 基因失活突变。这些患者可能存在轻度的 CHARGE 综合征症状,尤其是听力下降和半规管发育不良。

6. *WDR11* 此基因产物与 EMX1 相互作用。EMX1 是一种参与嗅神经元发育的同源域转录因子。通过位置克隆,在一些 KS 患者中发现杂合子突变。

7. *SEMA3A* 基因 此基因编码信号量 3A,是一种与神经蛋白相互作用的蛋白质。缺乏信号量 3A 表达的小鼠,已被证明具有 KS 样表型。筛查 KS 患者,发现此基因存在多种杂合子突变。其中一些突变,与引起 KS 的其他基因突变同时存在,提示 CHH 可能为寡基因突变遗传性疾病。

8. *SEMA3E* 基因 此基因编码信号量 3E,是一种调节轴突生长的分泌蛋白。最近报道了 2 例 KS 患者存在 SEMA3E 错义突变。功能研究表明,SEMA3E 是下丘脑 GnRH 神经元成熟所必需的蛋白质。

9. *SOX10* 和 *TUBB3* 基因 这两种基因突变与 Wardenburg 综合征有关。这是一种罕见的以色素异常和耳聋为特征的疾病。SOX10 突变,可导致嗅球发育不全等多种特征。对 KS 伴有耳聋的患者进行 *SOX10* 基因筛查,大约 1/3 的患者出现了失活突变。*Sox10* 基因敲除小鼠,嗅神经通路上没有嗅鞘细胞,导致 GnRH 神经元不能迁徙到下丘脑,是导致 KS 发

病的机制。TUBB3 蛋白是微管蛋白家族的一员,与 SOX10 功能相似。*TUBB3* 的基因突变,通过类似途径,干扰 GnRH 神经元的迁移而导致 CHH 发生。

10. *HS6ST1* 这个基因编码"硫酸乙酰肝素 6-O-磺基转移酶 1",这是一种特异修饰硫酸乙酰肝素的硫酸化酶。这个酶参与了细胞之间的通信交流。例如,GnRH 神经元在迁移过程中,存在很多配体 - 受体的相互作用,如 anosmin-1 和 FGF,它们都能够激活 FGF 受体。曾经报道,有 7 个 KS/nCHH 家族中 *HS6ST1* 失活突变与其他 KS 相关基因突变同时出现,提示这个基因可能通过寡基因突变的方式导致 CHH 的发生。

11. *NELF* 基因 这个基因编码鼻胚胎 LHRH 因子(nasal embryonic LHRH factor,NELF)。其主要作用是引导 GnRH 神经元沿着嗅神经轴索迁移到下丘脑部位。该突变引起 KS 的发生率很低,为 1%~2%。

12. *FEZF1* 在两个独立的近亲家庭中发现了 *FEZF1* 纯合功能缺失突变导致 CHH。每个家庭都有两个受影响的兄弟姐妹。*FEZF1* 是一个锌指基因,编码一个转录抑制因子,在嗅上皮、杏仁核和下丘脑的胚胎发生过程中呈高度选择性存在。两项独立的研究表明,*FEZF1* 缺陷小鼠的前驱嗅受体神经元的轴突投射受损,这些老鼠的嗅球较小,大脑中没有 GnRH 神经元。因此,推测 FEZF1 帮助嗅觉受体神经元伴随着 GnRH 神经元一起进入大脑。

13. *CCDC141* 此基因编码在 GnRH 神经元中表达蛋白的螺旋线圈结构域。既往文献报道了四个独立的 CHH 家系中检测到 *CCDC141* 变异失活。受影响的个体,嗅觉功能正常,解剖上嗅球正常。在啮齿动物鼻腔外植体模型中,*CCDC141* 基因敲除导致胚胎 GnRH 细胞迁移到下丘脑的数量减少,但不影响嗅神经元轴突的生长。

14. *IGSF10* 这是免疫球蛋白超家族的成员。Howard 等人获得了 100 多名青春期延迟患者的 WES 数据,在 6 个家系中鉴定了 *IGSF10* 突变。基因敲除体外试验模型研究显示,GnRH 在 GN11 细胞中的迁移减少。尽管 GnRH 神经元的迁移受损,携带这些突变的患者仍有正常的嗅觉。下丘脑 GnRH 神经元数量减少或功能减弱,可能导致 GnRH 神经网络形成的功能缺陷,导致青春期延迟,但并非永久性 CHH。

15. *SMCHD1* *SMCHD1* 基因编码人嗅上皮细胞中表达的表观遗传抑制因子。41 例 *SMCHD1* 突变失活的先天性鼻缺失患者中,97% 的患者同时存在性腺功能减退表现,如隐睾、小囊或闭经,以及嗅觉结构缺失和嗅觉缺失。

16. *NTN1* 和 *DCC* Netrin-1（NTN1）是一种轴突导向的分泌蛋白，含有类似 anosmin-1 的 FN3 结构域。*DCC* 基因编码其受体。这两个基因突变的动物模型，表现出 KS 的临床表型。133 例 CHH 患者的研究中，6 例患者携带杂合子 *DCC* 错义变异体，2 例携带杂合子 *NTN1* 错义变异体。6 个受试者中 5 个有嗅觉障碍，所有患者都有严重的 GnRH 缺陷。

17. *AMH* 和 *AMHR2* AMH 属于 TGF-α 蛋白家族，其同源受体为 AMHR2。此蛋白质参与的信号通路，在性分化中起着关键作用。基因突变导致男性米勒管持续存在。在胎儿发育过程中，通过干预轴突生长和通路的自分泌机制，调节 GnRH 神经元迁移。事实上，AMH 在小鼠和人类胎儿的迁移 GnRH 神经元中均有表达，*AMHR2* 缺陷小鼠表现为外周嗅系统发育异常和 GnRH 细胞迁移缺陷，导致成年后生育能力下降。

18. *NDNF* 神经源性神经营养因子（neuron-derived neurotrophic factor，NDNF）参与神经元的存活、迁移和突起生长。它属于 *FN3* 基因超家族，编码与细胞黏附、迁移和胚胎发育相关的蛋白质，是一种调节蛋白质之间相互作用的蛋白质。此基因突变的模型小鼠，表现为嗅神经轴突支架发育异常和 GnRH 神经元向下丘脑的迁移障碍。

（二）nCHH 相关基因

1. *GNRH1/GNRHR* 一直以来科学家认为下丘脑分泌的 GnRH，通过其受体，启动 HPG 轴功能。但直到 2009 年，科学家才第一次证实，确实存在 *GnRH1* 基因突变导致 nCHH。*GNRH1* 和 *GNRHR* 突变，表现为常染色体隐性遗传的孤立性 nCHH。研究显示，40%~50% 常染色体隐性遗传的家族性 nCHH 患者和 17% 的散发性 nCHH 患者，发病基因和 *GNRHR* 异常突变有关。*GNRHR* 突变导致的 CHH，临床表现差异很大。这可能和突变的受体功能部分丧失有关。另有研究显示，患者可能同时存在其他 HH 相关基因突变，导致临床表现的多样性。例如，研究证实，1 例 nCHH 患者同时存在 *GNRHR* 和 *FGFR1* 突变。

2. *KISS1* 和 *KISS1R* 在 2003 年，科学家发现另外一个调节性腺轴功能的重要激素和受体系统，即 "KISS1 及其受体" 系统。*KISS1* 编码的蛋白，称为 kisspeptin 蛋白，是下丘脑弓状核细胞表达的一种重要的神经递质。*KISS1R* 基因编码 kisspeptin 受体，属于 G 蛋白耦联受体，又称为 GPR54，主要表达在下丘脑 GnRH 神经元的细胞表面。小鼠研究发现，*KISS1* 或者 *KISS1R* 敲除的小鼠，尽管下丘脑存在正常的 GnRH

神经元，但这些细胞不分泌 GnRH，导致出现 HH 临床表现。随后的基础研究证实，下丘脑弓状核细胞通过分泌 kisspeptin，促进下丘脑 GnRH 的分泌。KISS1/KISS1R 系统是启动和调节 HPG 轴功能的重要因子。脑室内给予外源性 kisspeptin 可诱导小鼠出现性早熟。文献曾报道 1 例患者因 *KISS1R* 激活突变而导致性早熟。*KISS1* 和 *KISS1R* 基因灭活突变，可能导致 nCHH。近年来临床研究显示，*KISS1R* 基因突变导致 HH 的发生率非常低，尚无研究发现 *KISS1* 突变导致的 HH 病例。*KISS1R* 突变的患者，临床表现为 LH 脉冲幅度显著降低，但频率基本正常。

3. *TAC3/TACR3* 基因 近年的研究，通过对 nCHH 家族的基因检测，发现新的 HH 基因突变：*TACR3* 突变。*TACR3* 编码 "神经激肽 3 受体（neurokinin 3 receptor，NK3R）"。其内源性配体是 TAC3 编码的神经激肽 B（neurokinin B，NKB）。研究发现，在 10 个家族性 nCHH 中，有 5 个家族中的 11 例患者，存在 *TACR3* 或 *TAC3* 基因突变，但在 50 例散发性 nCHH 患者中并未发现 *TACR3* 或 *TAC3* 突变。这类患者有小阴茎和隐睾表现，提示 NKB/NK3R 系统不仅参与调节青少年 HPG 轴功能，还参与调节胎儿或新生儿的促性腺激素分泌。神经激肽 B 属于速激肽家族的成员之一，这个家族的成员还有 P 物质和神经激肽 A。NK3R 在中枢神经系统有广泛表达，能够高度选择性地和缓激肽 B 结合而发挥生理功能。

4. *SOX2* 基因 *SOX2* 基因编码多能干细胞的转录调节因子，维持其多功能性并指导神经分化。Sox2 在小鼠腺垂体发育中起重要作用。杂合子突变小鼠的垂体体积变小，垂体激素含量显著降低。人类 *SOX2* 突变与双侧无眼症或严重的小眼症、腺垂体发育不全、CHH 和男性生殖系统异常有关。

5. *NR0B1* 基因 *NR0B1* 基因编码一种孤核受体。主要表达于肾上腺、性腺、垂体和下丘脑腹内侧核团，在肾上腺和生殖发育中起关键作用。*NR0B1* 突变，以 X 连锁隐性遗传的方式，导致先天性原发性肾上腺发育不全和 CHH。大多数患者表现为新生儿肾上腺功能不全，在青春期表现为青春期不发育。Kyriakakis 在 2017 年报道 2 例成年后迟发的病例。

（三）CHH 相关基因（可能导致其他综合征的出现）

1. *LEP* 或 *LEPR* *LEP* 和 *LEPR* 突变，引起瘦素（leptin）缺乏相关的 CHH。瘦素缺乏或者抵抗的患者，会表现为青春期不发育和 CHH。给予这些患者注射瘦素，可促进青春期的正常发育，这表明瘦素可能是人类青春期发育的一个容许因素。

2. *PNPLA6* Gordon-Holmes 综合征以小脑共济失调和 nCHH 为特征。来自 3 个独立家族的 6 例 Gordon-Holmes 综合征患者，携带 *PNPLA6* 功能缺失突变。*PNPLA6* 编码"神经病变靶点酯酶"，能够将"溶血磷脂酰胆碱"转化为"甘油磷酸胆碱"，从而来维持细胞内磷脂稳态。神经病变靶点酯酶的突变，导致酶的活性抑制，引起 LH 分泌减少。Gordon-Holmes 综合征患者，还存在泛素化相关基因 *RNF216*、*OTUD4* 和 *STUB1* 的突变，表明该综合征存在遗传异质性。

3. *POLR3A* 和 *POLR3B* 编码 RNA 聚合酶Ⅲ亚单位的 *POLR3A* 和 *POLR3B* 突变，导致常染色体隐性遗传模式的 CHH。还可伴有髓鞘减少和牙缺失。

4. *RAB3GAP1* 等 Warburg 综合征和 Martsolf 综合征，是以脑、眼和内分泌异常（包括 HH）为特征的常染色体隐性遗传疾病。已经发现，参与膜运输的 *RAB3GAP1*、*RAB3GAP2*、*RAB18* 和 *TBC1D20* 等基因突变，通过复合杂合突变等方式导致 CHH，发病机制和 *PNPLA6* 突变相似。

第 3 节
基因检测和遗传咨询

1. 基因检测的价值 基因检测对于 CHH 的确诊和预后有着重要意义；明确 CHH 患者的致病基因后，对于评估其后代患病风险进行遗传咨询是十分必要的。目前主要应用高通量测序（next generation sequencing，NGS）技术对临床上诊断为 CHH 的患者进行基因检测，以进一步明确致病基因。

2. 遗传咨询的意义 明确患者的致病基因后，可以预测其后代发病风险。①当候选基因是常染色体显性遗传时，患者和伴侣应在诱导生育治疗前接受遗传咨询。应该对患者夫妇解释该病理论上存在 50% 的风险传递给下一代。在这种情况下，患病夫妇可以选择第三代辅助生殖技术，对于自然受孕的患病夫妇，应该建议其后代出生时在微小青春期窗口监测 HPG 轴活性，以实现早诊断早治疗。②当候选基因是常染色体隐性遗传时（家族非近亲婚配），由于人群中表型健康的杂合携带者频率较低，所以该种遗传模式下患者子代的发病风险非常低。③X 连锁隐性遗传模式下，应告知患者夫妇（男性是 CHH 患者，女性正常）其子代女性个体均是杂合携带者，一般无临床表现。当患者携带有几种不同的候选基因突变时，遗传

咨询是困难的，传播风险是可变的。

3. 阴性结果的意义 目前已知 60 多种 CHH 相关基因，约 50% 的 CHH 患者可以检测出以上基因突变。近年来，CHH 致病基因以每年 1~2 个的速度增长。但是仍有很大一部分患者缺少明确的致病基因，这些病例很可能在其他基因中存在缺陷。因此，寻找新候选基因的研究应该被考虑。

第 4 节
治 疗

（一）男性 CHH 治疗

男性 CHH 治疗目前主要有三种方案，包括睾酮替代治疗、促性腺激素生精治疗和脉冲式 GnRH 生精治疗。方案可根据患者 HPG 轴的功能状态及患者的需求进行选择，并可互相切换。雄激素替代治疗可促进男性化，使患者能够完成正常性生活和射精，但不能产生精子；促性腺激素治疗可促进睾丸产生睾酮和精子；脉冲式 GnRH 治疗，通过促进垂体分泌促性腺激素而促进睾丸发育。

1. 睾酮替代治疗 睾酮替代治疗可促进男性化表现。初始口服十一酸睾酮胶丸 40mg，每日 1~3 次，或十一酸睾酮注射剂 125mg 肌内注射，每月 1 次。6 个月后增加到成人剂量：十一酸睾酮胶丸，80mg，每日 2~3 次，或十一酸睾酮注射剂 250mg 肌内注射，每月 1 次。

2. 人绒毛膜促性腺激素（HCG）/ 人绝经期促性腺激素（HMG）联合生精治疗 肌内注射 HCG 2 000~3 000IU，每周 2 次，共 3 个月，其间调整 HCG 剂量，尽量使血睾酮维持在 300~500ng/dl；然后添加 HMG 75~150IU 肌内注射，每周 2~3 次，联合 HCG 进行生精治疗。为提高依从性，可把 HCG 和 HMG 混溶于生理盐水（或注射用水）中肌内注射，每周 2 次。间隔 2~3 个月随访 1 次，需监测血睾酮和 ß-HCG 水平、睾丸体积和精液常规；70%~85% 患者在联合用药 0.5~2 年内产生精子。

3. 脉冲式 GnRH 生精治疗 GnRH（戈那瑞林）10μg/90min。带泵 3 日后，如血 LH ≥ 1IU/L，提示初步治疗有效。如 LH 无升高，提示腺垂体促性腺激素细胞缺乏或功能严重受损，治疗预后不佳。此后，每月随访 1 次，监测 FSH、LH、睾酮和精液常规，调整戈那瑞林的剂量和频率，尽可能将睾酮维持在正常中值水平，稳定后可 3 个月随访 1 次，依据患者的具体情

况调整药物剂量。治疗3个月后就可能有精子生成。

（二）女性CHH治疗

女性CHH的治疗，无生育需求时，予周期性雌孕激素联合替代治疗，促进第二性征发育。有生育需求时，可行促性腺激素促排卵治疗或脉冲式GnRH治疗。

1. 雌孕激素替代治疗 尽量模拟正常青春期发育过程补充性激素。参考方案：起始小剂量雌激素（戊酸雌二醇0.5~1mg/d）6~12个月；然后增加雌二醇剂量（戊酸雌二醇2mg/d）6~12个月；如乳腺发育和子宫大小（B超）接近或达到成年女性水平，随后可行周期性雌孕激素联合治疗（戊酸雌二醇2mg/d连用11日，之后戊酸雌二醇2mg/d+醋酸环丙孕酮1mg/d连用10日，然后停药，停药期间可有撤退性阴道出血）；治疗的前2年，间隔2~3个月随访1次，观察乳腺和子宫大小变化。此后，应6~12个月随访1次。

2. 促排卵治疗 脉冲式GnRH治疗，可诱导规律月经和排卵，获得妊娠机会。戈那瑞林10μg/90min；间隔2~3个月随访1次，监测促性腺激素、雌二醇、孕酮、子宫体积、卵巢体积和卵泡数目；警惕卵巢过度刺激和卵泡破裂风险；另外，可以在辅助生育专科医师指导下，行促性腺激素促排卵治疗，获卵子率近100%。

（三）其他治疗相关注意事项

1. HCG治疗隐睾和小阴茎 2岁内儿童，HCG治疗可促进隐睾下降至阴囊，但有文献报道可造成睾丸损伤。在儿童，短期HCG治疗（500~1 000IU肌内注射，每周2次，连用3个月）可通过促进睾丸产生雄激素而促进阴茎长大。用药期间要监测阴茎、血睾酮、身高和骨龄变化。

2. CHH患者逆转 长久以来，一直认为CHH患者需要终身激素治疗以维持第二性征和性功能，但1975年Rezvani等首次发现CHH患者能自发性恢复HPG轴功能，此后陆续有案例报道CHH患者在治疗期间出现HPG轴自主恢复正常，临床表现为内源性促性腺激素水平逐渐升高，睾丸体积逐渐增大，并自主产生睾酮和精子，称为CHH的逆转。3%~20%的患者在长期治疗过程中，HPG轴功能可自主恢复到正常。CHH的逆转可发生于不同基因突变的背景和不同程度GnRH缺乏的患者。临床表现为内源性促性腺激素水平逐渐升高，睾丸体积逐渐增大，并自主产生睾酮和精子。诊断时，基础状态或曲普瑞林兴奋试验中较高的LH水平，基础睾丸体积相对较大，是将来性腺轴功能发生逆转的重要指标。因此在治疗过程中，必须监测睾丸体积和促性腺激素水平变化。对内源性LH≥1IU/L患者，应间断停药观察自主性性腺轴功能是否启动，必要时重复曲普瑞林兴奋试验评价HPG轴功能状态。北京协和医院茅江峰等发现，中国男性CHH患者发生逆转现象的总体概率为5%，大多数逆转发生在部分激活HPG轴功能的患者中；睾丸大小和GnRHa（曲普瑞林）刺激的LH水平反映了HPG轴缺陷的严重程度，是逆转的两个可靠的预测因素。

3. 遗传咨询 一旦患者致病基因诊断明确，可粗略推测子代患病风险。*KAL1*为X染色体连锁隐性遗传；*FGFR1*和*PROKR2*为常染色体显性遗传。大部分患者致病基因诊断并不明确。即使相同基因突变，性腺轴功能也可存在很大差异。由于基因型和临床表型之间的复杂关系，目前尚难以准确评估子代致病的风险。

4. 常规补充钙和维生素D 间隔2~3年复查骨密度。长期补充睾酮，一般情况下骨密度可恢复至正常水平。

5. 心理评估及治疗 长期性腺轴功能减退和第二性征发育差可导致患者自卑心理，严重影响生活质量。补充雄激素和生精治疗后，随着第二性征发育及精子的生成，情绪会有所改善。因此在诊治过程中要及时给予心理支持。

6. 睾酮对物质代谢的影响 长期睾酮缺乏与肥胖及糖尿病的发生有关，睾酮替代治疗会改善身体组分，增加胰岛素敏感性，降低C反应蛋白，从而改善血糖、血脂等代谢。因此在诊疗过程中应常规监测血糖、血脂水平，鼓励患者保持理想体重。

（茅江峰）

参考文献

[1] BIANCO SD, KAISER UB. The genetic and molecular basis of idiopathic hypogonadotropic hypogonadism [J]. Nat Rev Endocrinol, 2009, 5 (10): 569-576.

[2] YOUNG J, XU C, PAPADAKIS GE, et al. Clinical management of congenital hypogonadotropic hypogonadism [J]. Endocr Rev, 2019, 40 (2): 669-710.

[3] PALMERT MR, DUNKEL L. Clinical practice [J]. N Engl J Med, 2012, 366 (5): 443-453.

[4] YOUNG J. Approach to the male patient with congenital hypogonadotropic hypogonadism [J]. J Clin Endocrinol Metab, 2012, 97 (3): 707-718.

[5] CHONG JX, BUCKINGHAM KJ, JHANGIANI

SN, et al. The genetic basis of mendelian pheno-types: discoveries, challenges, and opportunities [J]. Am J Hum Genet, 2015, 97 (2): 199-215.

[6] MIRAOUI H, DWYER AA, SYKIOTIS GP, et al. Mutations in FGF17, IL17RD, DUSP6, SPRY4, and FLRT3 are identified in individuals with congenital hypogonadotropic hypogonadism [J]. Am J Hum Genet, 2013, 92 (5): 725-743.

[7] XU C, MESSINA A, SOMM E, et al. KLB, encoding beta-Klotho, is mutated in patients with congenitalhypogonadotropic hypogonadism [J]. EMBO Mol Med, 2017, 9 (10): 1379-1397.

[8] MARTIN C, BALASUBRAMANIAN R, DWYER AA, et al. The role of the prokineticin 2 pathway in human reproduction: evidence from the study of human and murine gene mutations [J]. Endocr Rev, 2011, 32 (2): 225-246.

[9] KIM Y, OSBORN DP, LEE J, et al. WDR11-mediated Hedgehog signalling defects underlie a new cili-opathy related to Kallmann syndrome [J]. EMBO Rep, 2018, 19 (2): 269-289.

[10] KIM H, LAYMAN L C. The role of CHD7 and the newly identified WDR11 gene in patients with idiopathic hypogonadotropic hypogonadism and Kallmann syndrome [J]. Mol Cell Endocrinol, 2011, 346 (1/2): 74-83.

[11] HANCHATE N K, GIACOBINI P, LHUILLIER P, et al. SEMA3A, a gene involved in axonal path-finding, is mutated in patients with Kallmann syndrome [J]. PLoS Genet, 2012, 8 (8): e1002896.

[12] YOUNG J, METAY C, BOULIGAND J, et al. SEMA3A deletion in a family with Kallmann syndrome validates the role of semaphorin 3A in human puberty and olfactory system develop-ment [J]. Hum Reprod, 2012, 27 (5): 1460-1465.

[13] CARIBONI A, ANDRE V, CHAUVET S, et al. Dysfunctional SEMA3E signaling underlies gonadotropin-releasing hormone neurondeficiency in Kallmann syndrome [J]. J Clin Invest, 2015, 125 (6): 2413-2428.

[14] PINGAULT V, BODEREAU V, BARAL V, et al. Loss-of-function mutations in SOX10 cause Kallmann syndrome with deafness [J]. Am J Hum Genet, 2013, 92 (5): 707-724.

[15] HUANG H, YANG T, SHAO Q, et al. Human TUBB3 mutations disrupt netrin attractive signaling [J]. Neuroscience, 2018, 374: 155-171.

[16] TORNBERG J, SYKIOTIS GP, KEEFE K, et al. Heparan sulfate 6-O-sulfotransferase 1, a gene involved in extracellular sugarmodifications, is mutated in patients with idiopathic hypogonado-trophichypogonadism [J]. Proc Natl Acad Sci U S A, 2011, 108 (28): 11524-11529.

[17] KOTAN LD, HUTCHINS BI, OZKAN Y, et al. Mutations in FEZF1 cause Kallmann syndrome [J]. Am J Hum Genet, 2014, 95 (3): 326-331.

[18] TURAN I, HUTCHINS BI, HACIHAMDIOGLU B, et al. CCDC141 mutations in idiopathic hypo-gonadotropic hypogonadism [J]. J Clin Endocrinol Metab, 2017, 102 (6): 1816-1825.

[19] HUTCHINS BI, KOTAN LD, TAYLOR-BURDS C, et al. CCDC141 mutation identified in anosmic hypogonadotropic hypogonadism (Kallmann syndrome) alters GnRH neuronal migration [J]. Endocrinology, 2016, 157 (5): 1956-1966.

[20] HOWARD SR, GUASTI L, RUIZ-BABOT G, et al. IGSF10 mutations dysregulate gonadotropin-releasing hormone neuronal migrationresulting in delayed puberty [J]. EMBO Mol Med, 2016, 8 (6): 626-642.

[21] SHAW ND, BRAND H, KUPCHINSKY ZA, et al. SMCHD1 mutations associated with a rare muscular dystrophy can also causeisolated arhinia and Bosma arhinia microphthalmia syndrome [J]. Nat Genet, 2017, 49 (2): 238-248.

[22] LAKHINA V, MARCACCIO CL, SHAO X, et al. Netrin/DCC signaling guides olfactory sensory axons to their correct location in the olfactory bulb [J]. J Neurosci, 2012, 32 (13): 4440-4456.

[23] MESSINA A, PULLI K, SANTINI S, et al. Neuron-derived neurotrophic factor is mutated in congenital hypogonadotropichypogonadism [J]. Am J Hum Genet, 2020, 106 (1): 58-70.

[24] ZHANG S, CUI W. Sox2, a key factor in the regulation of pluripotency and neural differentia-tion [J]. World J Stem Cells, 2014, 6 (3): 305-311.

[25] JAYAKODY SA, ANDONIADOU CL, GASTON-MASSUET C, et al. SOX2 regulates the hypotha-lamic-pituitary axis at multiple levels [J]. J Clin Invest, 2012, 122 (10): 3635-3646.

[26] TOPALOGLU AK, LOMNICZI A, KRETZS-CHMAR D, et al. Loss-of-function mutations in PNPLA6 encoding neuropathy target esterase underlie pubertal failure and neurological deficits in Gordon Holmes syndrome [J]. J Clin Endo-crinol Metab, 2014, 99 (10): 2067-E2075.

[27] MARGOLIN DH, KOUSI M, CHAN Y, et al.

Ataxia, dementia, and hypogonadotropism caused by disordered ubiquitination [J]. N Engl J Med, 2013, 368 (21): 1992-2003.

[28] SHI C, SCHISLER JC, RUBEL CE, et al. Ataxia and hypogonadism caused by the loss of ubiquitin ligase activity of the U box protein CHIP [J]. Hum Mol Genet, 2014, 23 (4): 1013-1024.

[29] HANDLEY MT, MORRIS-ROSENDAHL DJ, BROWN S, et al. Mutation spectrum in RAB3GAP1, RAB3GAP2, and RAB18 and genotype-phenot-ypecorrelations in warburg micro syndrome and Martsolf syndrome [J]. Hum Mutat, 2013, 34 (5): 686-696.

[30] MAO J, XU H, DUAN J, et al. Reversal of idio-pathic hypogonadotropic hypogonadism: a cohort study in Chinese patients [J]. Asian J Androl, 2015, 17 (3): 497-502.

第 22 章
性 早 熟

第 1 节
青春期和月经初潮的调控因素

青春期标志着性成熟和生殖功能的获得,同时伴随着身体各个器官、系统及心理的快速成熟。

近 100 年来,女性月经初潮的年龄逐渐提前,这一趋势在欧美更为明显。而近年来在经济发展较快的地区,初潮提前的趋势也愈发明显。而社会经济的发展伴随着社会复杂化的增加,因而导致心理成熟和社会适应的推迟,与生理成熟的差异愈发突出。

决定青春期开始年龄的因素十分复杂,诸多流行病学数据所采用的评价青春期启动和性成熟的指标及研究方法不同,得出的结论也有一定出入。男女两性青春期启动的影响因素及其权重也不尽相同。女性月经初潮是一个相对明确的评价青春期的事件,能够相对客观地评价一个特定时间段内一定人群的青春期发育趋势,因而以月经初潮作为观察指标的研究相对多,且结论相对一致,可以作为研究青春期发生发展机制的参考。显然,遗传因素和环境因素都有一定的影响,但是二者各自的影响可能难以截然分开。

一、遗传因素

诸多现象都显示,遗传因素在很大程度上决定了女性初潮的年龄,例如观察到在不同人种中,女性初潮年龄存在差异,非洲裔美国女性的初潮年龄最早,显著早于高加索人和亚裔人种。女孩月经初潮的年龄与父母青春期启动年龄也存在相关性。同卵双胎的青春期发育年龄比异卵双胎的一致性更好。针对青春期发育相关基因的研究显示,发育年龄在60%~80% 的程度上是由遗传物质决定的,其在女性青春期早发育和男性青春期晚发育中的贡献更大。

青春期发育受到众多基因的调控,全基因组关联研究(genome-wide association study,GWAS)可以为这一复杂问题提供一些重要的信息。其中与女性月经初潮年龄最为相关的区域位于 9q31.2,这一区域附近主要的基因包括 TMEM38B、FKTN、FSD1L、TAL2、ZNF462;其次 LIN28B 基因(rs7759938)也有一定贡献,还同时影响成年身高和肿瘤风险。MKL2 基因上游区域与男性和女性青春期早发育和青春期身高增长不足、成年身高矮相关。MAPK3、PXMP3、VGLL3 附近的变异与青春期前高身高和月经初潮早相关;ADCY-POMC 附近的变异与高体重指数(BMI)、青春期生长不足、早发青春期相关。

而一些认为与性腺轴功能、性激素合成代谢相关的基因,实际对青春期发育的贡献并不一致。例如 I 型 GnRH 及其受体(GnRHR)基因与月经初潮年龄仅轻度相关。雌激素受体基因(ESR1)的 LEP1875、Xba I 和 Pvu II 变异型与初潮年龄相关。与雌激素合成相关的 CYP17 基因、与雌激素代谢相关的 CYP1A2 和 CYP1B1 基因却与青春期无关。携带有高活性 CYP3A4*1B/1B 女性的青春期启动年龄更早。性激素结合球蛋白中的 TAAAA 重复序列数量超过 8 个时,女性初潮更晚。

二、环境因素

近 100 年来欧美女性月经初潮的逐渐提前,有力证实了环境因素对青春期发育的影响,总体上呈现每 10 年月经初潮提前 2~3 个月的速度。而在经济发展较快的国家和地区,初潮提前的速度也较快。被领养到瑞典生活的印度儿童,其青春期身高激增的年龄与瑞典儿童更为相近。这些都说明经济发展的程度在影响着女性月经初潮。在不同家庭抚养长大的同卵双胎也表现为青春期发育的不一致性,较共同抚养的同卵双胎更加明显。上述事实都提示环境因素确实影响青春期发育。

经济发展伴随着诸多环境因素的改变,其中研究较多的是肥胖,目前认为肥胖与女性青春期早发育明确相关。经济发展伴随着肥胖发生率的增加,这已经是不争的事实,与女性的初潮年龄也呈负相关。肥胖导致青春期发育提前的机制可能是多方面的,但胰岛素抵抗和高胰岛素血症可能是核心机制:①胰岛素导致肾上腺雄激素分泌增多;②胰岛素刺激卵巢分泌雄激素;③胰岛素导致肝脏性激素结合球蛋白(sex hormone binding globulin,SHBG)合成减少,血液循环中游离性激素比例升高;④脂肪细胞可以表达芳香化酶,促进雄激素向雌激素转化。上述机制都可能导致血液中生物可利用的性激素水平升高,骨龄超前,阴毛生长和乳房发育提前。而肥胖是如何作用于下丘脑的,目前的证据主要来自动物研究,机制尚不十分清楚:瘦素可以直接作用于下丘脑,刺激 Kiss1 的表达,胰岛素对下丘脑 - 垂体 - 性腺轴存在允许或刺激作用,但并不通过 Kiss1 发生作用。

宫内发育环境也会影响后天青春期发育,巨大儿与儿童期高 BMI 相关,并导致初潮早。母亲孕期喝茶、运动与后代女孩青春期发育和初潮晚相关。饮食也影响着青春期发育,例如高脂、高动物蛋白饮食与初潮提前相关,但同时身高激增的生长速度更快。高纤维素饮食与初潮晚相关。而素食和低脂饮食并不影响月经初潮的年龄。家庭环境和生活压力也在影响月经初潮。单亲家庭、父母教育程度低与初潮早相关,而战争与初潮晚相关。性侵犯似乎不影响初潮年龄。其他可能相关的因素还包括出生的季节、海拔、纬度等,但研究规模相对小。

但在男性中,对青春期启动的研究更加困难。准确客观地评价男孩青春期发育年龄的指标是睾丸容积,但是在大规模流行病学研究中常常选择更易于观察获取到的指标,如变声、身高激增、阴毛生长等,这些指标显然容易受到观察者主观因素的影响,且阴毛生长还受到肾上腺网状带成熟的影响,并不是评价性腺轴成熟的准确标志。如果以睾丸容积作为青春期启动的标志,流行病学数据并未显示出近年来男性青春期提前的趋势,与女性不同。也正因如此,对男孩青春期发育的研究数据远少于女孩。

肥胖与男性青春期发育的关系也不明确,不同的研究结论共存,包括肥胖男性青春期启动更早、更晚或不影响。也有研究认为严重肥胖与青春期晚发育相关,而超重和相对轻的肥胖与早发育相关。与体形正常男孩相比,肥胖男性骨龄超前、血清雌二醇水平更高的结论相对一致,也说明了骨龄作为预测青春期启动的指标并不完美。

母亲孕期吸烟与后代男孩青春期提前相关。战争与男孩变声晚相关。

第 2 节
性早熟的定义和分类

一、性早熟的定义和临床表现

性早熟是指青春期发育年龄早于同性别儿童的 $-2.5SD\sim-2SD$。我国对性早熟的定义是男孩在 9 岁之前,女孩在 8 岁之前开始青春期发育。

除了第二性征的过早出现之外,性早熟还伴有其他的临床表现,包括身高增长速度加快、骨龄超前、骨骺提前闭合。虽然在此阶段,儿童身高可高于同龄人,但如未及时治疗最终将导致成年终身高损失,低于遗传身高。

性激素水平的升高,还会伴有身体其他系统指标的改变,包括骨代谢指标[如碱性磷酸酶、Ⅲ型前胶原氨基端前肽(P-Ⅲ-NP)]、胰岛素样生长因子 1(IGF-1)。这些指标高于相同实际年龄(chronological age)同性别儿童,而与性发育阶段更加符合。而血压的变化与相同骨龄、性别和身高的儿童更为一致。

二、性早熟的分类

根据下丘脑是否启动,分为中枢性性早熟(central precocious puberty,CPP)和周围性性早熟(peripheral precocious puberty,PPP)。前者又被称为 GnRH 依赖性性早熟,或真性性早熟,而后者又被称为 GnRH 非依赖性性早熟,或假性性早熟。而根据出现的第二性征与性别是否一致,可分为同性性早熟和异性性早熟。异性性早熟仅见于 PPP,而同性性早熟可见于 CPP 及 PPP。

CPP 是因为各种原因导致的下丘脑 GnRH 神经元的激活,从而开始脉冲式释放 GnRH,刺激下游的垂体、性腺,出现青春期发育。因此通常青春期进展的速度及第二性征出现的顺序与正常青春期发育相似,由于促性腺激素的刺激,双侧性腺对称性增大,且性腺大小与第二性征发育阶段相平行,同时也伴随着配子的产生,即男性精子生成,女性排卵。而 PPP 是由于体内存在过多的性激素,而下丘脑并未释放 GnRH,垂体也未释放促性腺激素,其所出现的第二性征及其顺序与升高的性激素种类相关,青春期发育的速度与性激素升高的程度相关。部分疾病表现为间断的性激素升高(例如 McCune-Albright 综合征,OMIM:174800),因而第二性征也随着性激素水平而消长。由于性腺并未受到促性腺激素的刺激,因而性腺通常增大不明显,或明显小于第二性征所处的发育阶段,自然也不伴随配子的产生。如为性腺内病变导致的PPP,则往往表现为单侧性腺增大,而非双侧对称性增大。通过检测基础LH水平,或GnRH/GnRHa刺激后的LH水平,CPP和PPP的鉴别并不困难。

长期的PPP也可以发展为CPP,称之为继发性CPP(secondary CPP)。即由于长期性激素的刺激导致骨龄超前,而出现下丘脑-垂体-性腺轴自发启动的现象。骨龄达到青春期启动的年龄(11~12岁)以上是继发性CPP的良好标志。

三、正常青春期发育变异

还有部分青春期发育的正常变异,也可以提前出现第二性征发育,然而并不伴有青春期发育的其他表现,骨龄也没有提前,因此需要与性早熟鉴别。包括单纯性乳房发育、单纯性阴毛早现、单纯性初潮早等。

单纯性乳房发育并不少见,尤其在2岁之前的女孩中。表现为单侧或双侧乳房发育,不伴乳头和乳晕的发育。同时不伴有其他青春期的表现,如阴毛生长、大阴唇增大、子宫增大等,同时身高生长速度无加速,骨龄也无提前。乳房发育通常在数月后自然消退,半数乳房的消长可呈周期性,持续3~5年,偶有持续至青春期启动。结合病史,应用B超测定子宫大小,与CPP的鉴别并不困难。目前证据并未显示出单纯性乳房发育会造成成年期的健康问题。

单纯性阴毛早现,即肾上腺早现,是由于肾上腺球状带成熟分泌少量雄激素造成。中国儿童诊断肾上腺早现的年龄切点尚不清楚,可参考美国白种人的流行病学数据,女孩7岁之前、男孩9岁之前出现阴毛和/或腋毛的生长,同时不伴有其他青春期发育的表现,即可做出诊断。肾上腺早现在女孩远多于男孩,且发生与胰岛素抵抗确切相关,成年期多囊卵巢综合征、高脂血症的风险增加。但肾上腺早现并不是青春期早发育的先兆,其与下丘脑-垂体-性腺轴启动并无确切相关性。肾上腺早现除了与性早熟鉴别,还需要与引起雄激素增加的一些疾病鉴别,如非经典型21-羟化酶缺陷症、3β-羟类固醇脱氢酶2缺陷等。

第3节
性早熟的病因

一、中枢性性早熟的病因

中枢性性早熟(CPP)在人群中的发病率为1/(5 000~10 000),其中女性CPP是男性的5~10倍。可见于各种下丘脑病变,但其中以特发性CPP(idiopathic CPP,ICPP)最为多见。CPP的病因见表22-3-1。

(一)单基因突变导致的CPP

单基因突变导致的CPP临床罕见,但对于这类病例的认识,有助于理解基因在青春期发育启动和青春期相关疾病中的作用。目前在人类中报道过的相关基因主要有:KISS1、KISS1R、MKRN3和DLK1。

KISS1的基因产物是kisspeptin,其受体为KISS1R(也称为GPR54)。对KISS1/KISS1R系统的认识源自先天性促性腺激素功能低下型性腺功能减退症,正是在这类患者中发现了KISS1和KISS1R基因失活突变,后续研究才逐渐证实了其对于青春期启动和性腺轴的重要作用。目前认为kisspeptin是GnRH的上游

表22-3-1 中枢性性早熟的常见病因

分类	病因
中枢神经系统肿瘤	神经纤维瘤病1型-视路胶质瘤 下丘脑星形细胞瘤 颅咽管瘤 室管膜瘤
其他中枢神经系统疾病	下丘脑错构瘤 外伤、脑膜炎、脑脓肿、脑积水、血管病变、蛛网膜囊肿、放射线损伤、肉芽肿
单基因突变	KISS1/KISS1R MKRN3
特发性CPP	
继发性CPP	继发于周围性性早熟

激素,由下丘脑 kisspeptin 神经元表达,通过旁分泌刺激 GnRH 神经元脉冲分泌 GnRH。直到近年才在 CPP 中分别发现了 *KISS1*(3 例)和 *KISS1R*(1 例)杂合激活突变的病例,进一步证实了 KISS1/KISS1R 系统在青春期发育中的重要作用。1 例 *KISS1R* 突变(p.Arg386Pro)导致其对 kisspeptin 的反应性增强。3 例 *KISS1* 突变共有 2 种突变,p.Pro74Ser 突变使 kisspeptin 不易被降解,p.His90Asp(2 例,无血缘关系)引起性早熟的机制还不清楚。

MKRN3 失活突变引起的 CPP 目前报道 22 例,共涉及 10 种突变。*MKRN3* 基因位于 15q11.2(Prader-Willi 综合征关键区域),只有父源等位基因表达,而母源等位基因被甲基化沉默。目前所报道的 CPP 病例突变也均遗传自父亲,且都不伴有 Prader-Willi 综合征(OMIM:176270)的表现。*MKRN3* 突变引起的 CPP 大多为女性,女性中位起病年龄在 6 岁(3~6.5 岁),男性中位起病年龄在 8.8 岁(5.9~9.7 岁)。目前认为 *MKRN3* 基因的功能主要是青春期启动的抑制因子,而且是在临近正常青春期年龄才开始发挥作用的,因此不影响微小青春期。

DLK1 基因位于 14q32.2(Temple 综合征关键区域),是另一个父源印记基因,也与女性 CPP 相关。目前仅报道 1 个家系,*DLK1* 基因出现大片段缺失和重复。Dlk1 基因表达于小鼠下丘脑,可能参与调节 kisspeptin 神经元的功能。

(二) 特发性中枢性性早熟(ICPP)

ICPP 是 CPP 最常见的病因,但系除外性诊断,即需要除外下丘脑病变才能做出诊断。女孩 CPP 中 80%~90% 都是特发性的,而在男孩 CPP 中仅有 25%~60%,不同中心的数据有一定出入,因此男孩诊断 ICPP 需要谨慎除外器质性疾病。对 ICPP 的病因研究也主要集中在女孩。

ICPP 中半数都发生在 6 岁之后,2 岁以前起病者需要与单基因突变引起的 CPP 及单纯性乳房发育相鉴别。ICPP 患者的青春期进展速度也存在个体差异,一部分患者进展相对缓慢,甚至少数在确诊 CPP 后性腺轴又回归静息状态而不再进展或有功能波动。

ICPP 患者中约有 27.5% 存在家族史,即父母中的一方有青春期早发育的历史,提示其发生与遗传有一定关系,近年来的研究提示 ICPP 的发生可能是多基因调控的综合结果。家系分析呈性别依赖性不完全外显的常染色体显性遗传。目前已经发现的与 ICPP 可能相关的基因已达十余个,部分是青春期发育启动的允许因子,而其他则为抑制因子(表 22-3-2)。虽然

都有一些证据显示其功能与青春期发育启动相关,但是与 ICPP 之间的因果关系还有待进一步验证。

表 22-3-2　人体特发性中枢性性早熟可能的相关因子

允许因子	抑制因子
KISS1/KISS1R	MKRN3
NPY/NPYR1	GABA/GABRA1
LEP/LEPR	LIN28B
TAC3/TACR3	Dynorphin
Glutamate	RFRP
ERα	ZNF
EAP1	POK
TTF1	

针对引起 ICPP 的环境因素的研究也是目前的热点,即对环境内分泌干扰物(endocrine-disrupting chemical,EDC)的研究,试图解释整体人群青春期发育提前的趋势,但是类似研究难度极大,从胚胎到儿童阶段,人体可能接触过数百种低剂量化学物质,追溯这些物质的暴露量也几乎不可能,且不同研究的对象人群、终点设置均不同,因此至今能够确定导致 CPP 的 EDC 寥寥无几。对有机杀虫剂的研究相对较多,二氯二苯三氯乙烷(dichlorodiphenyltrichloroethane,DDT)或其代谢产物二氯二苯二氯乙烯(dichlorodiphenyldichloroethylene,DDE)的暴露与女性早初潮相关。婴儿期应用大豆营养配方对于青春期发育的影响不明确,不同研究的结论各异,且大部分为回顾性研究,样本量有限。还有研究发现母亲孕期接触多溴联苯醚(polybrominated diphenyl ethers,PBDE;一种阻燃剂)与初潮推迟相关,但后续研究发现 6~8 岁血清 PBDE 浓度升高与初潮提前相关,而 12~19 岁血清 PBDE 浓度升高却与乳房发育推迟相关,因此暴露于 EDC 的时间窗不同,对青春期发育的影响可能也不同,进一步增加此类研究的难度。

(三) 中枢神经系统疾病导致的 CPP

中枢神经系统疾病引起的 CPP 虽然在 CPP 中的比例并不高,但是早期诊断对于改善预后至关重要。其中相对常见的包括下丘脑灰结节错构瘤和神经纤维瘤病 1 型。

下丘脑灰结节错构瘤临床罕见,患病率约为 1/200 000,男性略多于女性,是引起 CPP 的器质性病因中最常见的。错构瘤本质上并非肿瘤,而是由结构紊乱的神经组织、纤维组织和胶质细胞组成,发生机

制不明。CPP 发生的时间从新生儿期到儿童晚期均可，但大多在 3 岁以前，女孩略早于男孩。灰结节错构瘤引起 CPP 的病理生理机制并不明确，可能与错构瘤分泌某些分子有关，例如 GnRH、TGF-α、kisspeptin 等，但不同研究的结论不一。其临床表现除了 CPP 以外，还包括痴笑性癫痫，随着病程延长，癫痫的类型可逐渐增多，并影响脑功能，引起行为异常和智力障碍。这可能与错构瘤机械刺激周围正常组织（尤其是乳头体）有关，也有研究发现错构瘤本身能够异常放电。其临床表现与错构瘤的位置相关：位于前下丘脑，连接于灰结节和垂体柄之间的错构瘤常表现为 CPP；而位于后下丘脑，与乳头体关系密切的错构瘤则以痴笑性癫痫为主。垂体功能一般不受影响。治疗上，GnRHa 对于控制 CPP 效果佳，及时开始治疗对成年身高影响较小。长期随访错构瘤大小稳定，因此单纯以 CPP 为表现的错构瘤无需手术切除。抗癫痫药物总体上效果不佳，部分患者需要手术切除错构瘤或放疗。

神经纤维瘤病 1 型（neurofibromatosis type 1，NF1；OMIM：162200）以皮肤多发牛奶咖啡斑、黏膜皮肤神经纤维瘤为主要表现。由于 NF1 基因突变，导致肿瘤倾向，尤其是胶质瘤最多见。NF1 中发生 CPP 的比例并不高，男性多于女性，与视路胶质瘤密切相关。在合并视路胶质瘤的 NF1 患者中，CPP 的发生率为 22%~39%，可能与肿瘤占位效应干扰中枢神经系统对下丘脑 - 垂体 - 性腺轴的抑制作用有关。NF1 相关 CPP 对 GnRHa 治疗反应好，但视路胶质瘤对视力损伤较严重，即使经过积极的手术，术后仍有 19% 的患者遗留永久视力受损。与散发视路胶质瘤相比，NF1

相关者术后复发率略高，且有一部分可自行消退，10 年生存率更高（81%）。

其他可以引起 CPP 的中枢神经系统器质性疾病还包括颅咽管瘤、室管膜瘤，以及外伤、脑膜炎、脑脓肿、脑积水、血管病变、蛛网膜囊肿、放射线损伤、肉芽肿等多种非肿瘤性疾病，主要与病变局部机械压迫下丘脑有关，但引起 CPP 的病例均较罕见。

二、周围性性早熟的病因

周围性性早熟（PPP）在临床中较 CPP 少见，下丘脑 - 垂体 - 性腺轴并未启动，由于其他原因引起的体内性激素增多，导致第二性征发育。在男孩和女孩当中病因有所区别，见表 22-3-3 和表 22-3-4。

（一）先天性肾上腺皮质增生症

先天性肾上腺皮质增生症（congenital adrenal hyperplasia，CAH）中较为常见的 21- 羟化酶缺陷症、11β- 羟化酶缺陷症均由于类固醇激素合成通路上的酶缺乏，导致前体物质堆积，肾上腺来源的雄激素分泌过多。21- 羟化酶缺陷症中的失盐型和单纯男性化型自幼雄激素升高，在女孩引起男性化和异性性早熟，在男孩则引起同性性早熟。CAH 是 PPP 最常见的原因，关于其详细信息见第 14 章。

（二）McCune-Albright 综合征

McCune-Albright 综合征（MAS）是由于体细胞 G 蛋白 α 亚单位激活突变引起的综合征，典型表现为骨纤维异常增生症、皮肤牛奶咖啡斑和内分泌功能亢进。其中最常见的内分泌受累腺体即性腺，分泌过多性激素引起同性性早熟。MAS 引起的性早熟在女孩中较多见，起病年龄可早可晚，可表现为乳房发育，或

表 22-3-3 男性周围性性早熟的常见病因

分类	同性性早熟	异性性早熟
肿瘤	肾上腺肿瘤 睾丸 Leydig 细胞瘤 分泌 HCG 肿瘤（生殖细胞肿瘤、肝脏肿瘤）	Peutz-Jeghers 综合征
先天性疾病	21- 羟化酶缺陷症 11β- 羟化酶缺陷症 McCune-Albright 综合征 糖皮质激素抵抗综合征 家族性睾丸毒症 假性甲状旁腺功能减退症 1a 型	芳香化酶过多综合征
其他	原发性甲状腺功能减退症	
外源性	雄激素	雌激素

表 22-3-4　女性周围性性早熟的常见病因

分类	同性性早熟	异性性早熟
肿瘤	卵巢性索间质肿瘤 Peutz-Jeghers 综合征	肾上腺肿瘤
先天性疾病	McCune-Albright 综合征	21- 羟化酶缺陷症 11β- 羟化酶缺陷症 3β- 羟类固醇脱氢酶 2 缺陷症 芳香化酶缺陷症 糖皮质激素抵抗综合征
其他	原发性甲状腺功能减退症 自主性卵巢囊肿	
外源性	雌激素	雄激素

者不规则阴道流血,伴有骨龄提前。而在男孩中引起性早熟的病例较少见,相比之下睾丸增大更为多见,但不伴有雄激素水平升高。

多种内分泌激素受体都属于 G 蛋白,其激活突变是导致内分泌功能亢进的根本机制,在无激素(配体)的情况下,也可激活下游信号,产生一系列激素增多的表现。

(三)自主性卵巢囊肿

自主性卵巢囊肿是女性同性 PPP 中常见的病因,患病率在 1/400,临床表现可轻可重,起病年龄在 2.2~8 岁。卵巢囊肿的增大伴随血清雌二醇升高及其相应临床表现,囊肿直径平均 41.5mm,均为单侧受累,雌二醇平均 155pg/ml。卵巢囊肿消退后雌二醇可降至儿童正常水平,这一过程持续 6 周左右。卵巢囊肿间断出现,但间隔时间在 1~24 个月。大多数患者对骨龄和成年身高影响不大,不需要治疗。但如卵巢囊肿频繁出现,可导致骨龄超前,此种情况还需警惕 MAS。自主性卵巢囊肿的发生机制不明,可能与体细胞 G 蛋白 α 亚单位激活突变有关。

(四)分泌人绒毛膜促性腺激素(HCG)的肿瘤

分泌 HCG 的肿瘤是男性 PPP 的常见原因之一。由于 HCG 与 LH 共用一个受体(LHCGR),因此当肿瘤分泌过多 HCG 时,即可刺激睾丸间质细胞表面的 LHCGR,促进睾酮的合成和分泌,引起性早熟。儿童常见的分泌 HCG 的肿瘤主要包括生殖细胞肿瘤(germ cell tumour,GCT)和肝母细胞瘤。分泌 HCG 的 GCT 亚型主要为存在合体滋养细胞成分的生殖细胞瘤,较少见的类型还包括绒毛膜癌、未成熟畸胎瘤、混合性 GCT。在 HCG 的刺激下,睾丸有轻度增大,但小

于其第二性征发育阶段或睾酮升高程度所对应的睾丸容积。此类患者除了性早熟以外,还可合并肿瘤相关的局部症状。例如 GCT 如发生在下丘脑,可引起中枢性尿崩症、视力视野改变、下丘脑综合征等。如 GCT 发生于基底节区,还可出现锥体束症状。肝母细胞瘤往往有明显的肝大、贫血和血清甲胎蛋白显著升高。GCT 发生于前纵隔需要警惕合并 Klinefelter 综合征,建议行外周血染色体检测。分泌 HCG 的肿瘤如出现于女性,一般不引起性早熟,因女性卵巢分泌雌二醇需要同时有 FSH 和 LH 的作用,因此单纯 HCG 升高只能刺激 LHCGR,而不能刺激 FSHR。

(五)家族性睾丸毒症

家族性睾丸毒症(familial testotoxicosis),也被称作家族性限男性性早熟(familial male-limited precocious puberty;OMIM:176410),是由于 LHCGR 激活突变引起的,睾丸不需要 LH 或 HCG 的刺激即可分泌睾酮,引起同性性早熟。出生时阴茎和睾丸即偏大,在 1~4 岁开始出现性早熟的症状。LHCGR 基因位于 2p16.3,呈常染色体显性遗传,但仅有男性受累者出现性早熟的表现,而携带突变的女性在儿童期并不出现临床表现。此病起病较早,如不经治疗,成年身高损失严重,睾酮水平正常,但部分患者生精功能受损,且患睾丸 Leydig 细胞瘤、精原细胞瘤风险增加。

(六)芳香化酶过多综合征

芳香化酶是人体内催化雄激素向雌激素转化的酶,其基因 CYP19A1 位于 15q21.2。当芳香化酶活性增强时,即可导致男性雌激素水平升高,即芳香化酶过多综合征(aromatase excess syndrome,AEXS;OMIM:139300),又称为家族性青春期前乳房发育(familial prepubertal gynecomastia),从而引起异性性早熟,在儿

童期即可出现男性乳房发育和骨龄超前。AEXS临床罕见，呈常染色体显性遗传，在男性临床症状更加明显，成年期不影响生精功能。在女性通常不引起临床症状，但也有报道引起成年期矮身材、巨乳症的报道。此疾病虽然与CYP19A1相关，但一代测序通常不会发现碱基序列的改变，部分病例中证实与调节序列的改变和基因拷贝数增加有关。

（七）原发性甲状腺功能减退症

原发性甲状腺功能减退症（简称原发性甲减）引起的性早熟临床罕见，亦称为Van Wyk-Grumbach综合征。仅见于长期未治疗的严重甲减。以女性病例报道更多，表现为同性性早熟，但骨龄落后于实际年龄是其特征。在男性则以睾丸增大更多见，而引起睾酮升高者罕见。其机制猜测与长期TSH升高刺激FSH受体有关。但在众多先天性甲减未经治疗的病例中，发生性早熟的病例并不多，因此其发病机制并未被完全阐明。

（八）肾上腺肿瘤

分泌性激素的肾上腺肿瘤主要是肾上腺皮质癌，几乎所有肿瘤均分泌雄激素，单纯分泌雌激素者或同时分泌雄激素和雌激素（与肿瘤内表达芳香化酶有关）的肿瘤极罕见。大部分分泌雄激素的肾上腺皮质癌还同时分泌皮质醇，因而可出现快速进展的库欣综合征表现。

第4节
性早熟的潜在危害和治疗原则

过早启动的青春期发育，与多种健康问题或疾病相关，虽然目前部分问题的因果关系尚不明确，但至少性早熟对未来的某些疾病有提示作用，是值得注意的。

首先，性早熟对成年身高的负面影响是显而易见的。成年身高取决于青春期前积累的身高，以及青春期身高激增的幅度，性早熟前的身高往往积累不足，在此基础上过早开始青春期的身高激增，即使能够达到正常青春期的生长幅度，成年终身高仍然受损。理论上，性早熟发生越早，性激素升高越严重，终身高受损越明显。例如，21-羟化酶缺陷症，即使出生即得到诊断，并经过规范的糖皮质激素治疗，成年终身高仍损失1.38个标准差。但有趣的是，近30年来，包括我国在内的诸多国家都存在女性初潮提前的趋势，但从人群的层面并未见到女性成年身高降低。因此，青春

期提前并不等同于成年矮身材，还需要结合患者的具体情况。因此及时开始控制性早熟，能够延缓骨龄的进展，为身高增长争取更多的时间，最终改善成年终身高，是性早熟治疗的重要目标之一。

性早熟还可造成青少年心理行为问题。有研究表明，女性儿童早发育带来更大的心理压力，且遭受性侵犯、感染性传播疾病的风险更高。上述原因也是控制性早熟的目的。同时，对发生性早熟的儿童，适时地开展性教育有可能规避上述风险。

从流行病学的数据来看，多种疾病都与青春期发育提前相关。现有的数据主要集中在女性，女性ICPP与成年期肥胖、糖尿病、心血管疾病等代谢性疾病的发生都存在相关性，此外与部分性激素相关肿瘤，如乳腺癌也相关。但是这种相关性还不能等同于因果关系，上文中已经提到，CPP发生的本身与儿童期肥胖存在着明确的关系，肥胖可能通过增加芳香化酶活性、降低SHBG水平等机制导致女性儿童体内雌激素水平相对升高、骨龄超前、性发育提前，因此CPP到底是糖脂代谢异常的原因还是结果尚无定论。在治疗性早熟的过程中，也需要对肥胖和代谢问题进行评估和控制。降低或拮抗性激素的药物，是否能够在控制第二性征发育的同时，达到改善成年期代谢异常的效果，目前尚无证据。

性早熟与生殖功能损害也存在相关性。但不同性早熟的病因对生殖功能影响各异。例如，家族性限男性性早熟可导致部分患者成年期生精障碍，21-羟化酶缺陷症如治疗不规范，在女性可导致闭经、月经失调、受孕率下降，在男性可导致睾丸肾上腺残余瘤（TARTs），造成生精功能障碍。女性ICPP与成年期多囊卵巢综合征发生率增高相关，但因果关系尚不确定。对于可能造成生殖功能损害的疾病，应当及早进行评估并尽可能地采取预防措施。

器质性疾病导致的性早熟，疾病本身可造成性早熟以外的身体损害。例如下丘脑错构瘤可引起癫痫，性早熟相关肿瘤可因转移、治疗后复发或累及重要脏器直接导致死亡或寿命缩短，McCune-Albright综合征累及骨骼或其他内分泌腺体而引起相应疾病等，都应当给予相应的处理。

一、中枢性性早熟的药物治疗

目前CPP的治疗药物主要是长效GnRH类似物（GnRHa），在我国批准用于CPP的长效GnRHa包括亮丙瑞林和曲普瑞林。甲羟孕酮和环丙孕酮历史上也曾用于治疗CPP，虽然能够改善第二性征，但对于

改善成年身高却基本无效,目前已不再应用。

人体下丘脑产生的 GnRH 能够通过垂体门脉系统作用于腺垂体促性腺激素细胞上的 GnRHR,刺激 LH 和 FSH 的分泌,但这一刺激作用需要 GnRH 脉冲式分泌,早年在动物实验中已经证实持续的 GnRH 输注不仅不能刺激垂体 LH 的分泌,反而抑制了性腺轴。GnRHa 较人体产生的 GnRH 有更长的半衰期,与其受体 GnRHR 有着更强的亲和力,其短效制剂(如 0.1mg 规格的曲普瑞林)单次应用也可刺激垂体,用于判断垂体促性腺细胞的储备功能(即曲普瑞林兴奋试验)。而长效 GnRHa 能够持续刺激 GnRHR,引起受体下调,类似于持续输注 GnRH 起到抑制性腺轴的作用,而被广泛应用于 CPP、性激素相关肿瘤的内分泌治疗等领域。

长效 GnRHa 可用于各种原因引起的 CPP,在初次注射后 1~3 天可引起 LH、FSH 和性激素的短暂升高,1~2 周后逐渐下降,4~6 周时完全抑制性腺轴,使促性腺激素和性激素降至青春期前水平,使性早熟患儿的第二性征得到控制和一定程度的缓解,骨龄进展速度减慢(<1 岁/年),性早熟带来的心理问题有所缓解。常用的剂量为 3.75mg,每 4 周注射 1 次,近年来亦出现了用药间隔更长(12 周或 6 个月)的剂型。

长效 GnRHa 虽然可以降低性激素,但随之而来的身高增长速度亦会变慢,治疗 1 年时身高增长速度可降低约 60%,因此可能难以达到改善成年身高的目的。有研究认为,6~8 岁开始长效 GnRHa 单药治疗的 CPP,成年身高是否能改善存在争议。因此,在治疗年龄偏大,或预测成年身高受损明显的患儿,联合生长激素可能是适宜的方案。长效 GnRHa 联合生长激素治疗方案改善成年身高的研究结论并不一致,但总体认为青春期启动早、预测身高差、治疗疗程长者身高获益更明显。但哪些个体应当联合生长激素,以及起始时机都存在争议。

长效 GnRHa 的安全性良好。常见的不良反应为注射局部反应,如皮肤硬结、过敏、感染等,通常程度轻微,通过局部用药常可缓解。由于 GnRHa 会降低体内雌激素水平,而无论是男性还是女性,雌激素都是维持骨密度的重要激素。但临床研究显示,用药期间及停药后体积骨密度和峰值骨量并未受到影响。建议在用药期间给予足够钙和维生素 D 补充。其他少见的不良反应还包括股骨头骨骺滑脱、催乳素轻度升高等。在停用长疗程 GnRHa 治疗后,一般 1 年内性腺轴可再次启动,女孩在 6~28 个月后月经恢复,男孩在 1~21 个月后睾酮升高。目前无证据显示

GnRHa 会影响成年期性腺功能。早期研究发现儿童期 GnRHa 治疗与成年期多囊卵巢综合征发生增多相关,但后续研究认为二者并无因果关系。至于是否会影响绝经年龄及后代健康,目前证据不足。

其他 GnRHa 及 GnRH 拮抗剂(如西曲瑞克)都是未来 CPP 治疗的潜在药物。GnRH 拮抗剂能够避免用药早期的一过性性激素升高,可能优于 GnRHa,但目前在 CPP 中尚缺乏应用经验。

二、周围性性早熟的药物治疗

PPP 的病因各异,如有可能应以对因治疗为主。例如分泌性激素或 β-HCG 的肿瘤,应针对不同肿瘤的特性给予抗肿瘤治疗,包括手术、放疗、药物治疗等。21- 羟化酶缺陷症和 11β- 羟化酶缺陷症可通过长期口服小剂量糖皮质激素(如氢化可的松)抑制肾上腺来源的雄激素,控制性早熟。

而其他多种 PPP 并不能完全去除诱因,则需要用药物抑制性激素的合成,或拮抗性激素的作用。例如 McCune-Albright 综合征(OMIM：174800)、家族性限男性性早熟是上述情况中相对常见的疾病,因此现有的药物治疗经验主要来自这些患者。

(一)女性 McCune-Albright 综合征的药物治疗

女性 McCune-Albright 综合征的治疗药物主要分为三大类(表 22-4-1)。

上述表格药物当中,他莫昔芬和来曲唑的有效性和安全性相对良好,临床应用较多。

氟维司群是新型的雌激素受体拮抗剂,目前应用于乳腺癌的内分泌治疗中,较上述药物有更强的拮抗雌激素作用。现有的小规模临床研究发现,其有效性良好,且未发生严重不良反应,是未来难治性女性 PPP 的备选药物。但由于价格相对昂贵,且在儿童中的安全性尚缺乏大规模验证,导致使用受限。

(二)家族性限男性性早熟的药物治疗

家族性限男性性早熟的治疗药物主要分为三大类(表 22-4-2)。但其中芳香化酶抑制剂单药并不能治疗性早熟,需要与其他药物联合应用。

家族性限男性性早熟的治疗方案多选择雄激素受体拮抗剂联合芳香化酶抑制剂。雄激素受体拮抗剂能够拮抗雄激素的作用,但不能降低雄激素水平,因而雌激素亦处于相对高的水平,不能达到延缓骨龄进展的目的。在联合芳香化酶抑制剂后,雌激素水平即可显著下降。环丙孕酮和甲羟孕酮虽然能够拮抗雄激素作用,改善第二性征发育,但是不能改善成年

表 22-4-1　女性 McCune-Albright 综合征的治疗药物

药物	剂量	有效性	安全性	其他顾虑
抑制性激素合成的药物				
酮康唑	200mg,每日 3 次	有效	肝损伤、肾上腺皮质功能减退	病例数少(仅 2 例)
芳香化酶抑制剂				
睾内酯	40mg/(kg·d),每日分 4 次服用	身高无改善,1 年逸脱		依从性差
法倔唑	240~480μg/(kg·d)	效果短暂,身高无改善	抑制肾上腺功能	
阿那曲唑	1mg,每日 1 次(10 岁)	无效		
来曲唑	1.5~2.0mg/(m²·d)	有效	1 例卵巢囊肿扭转	
雌激素受体拮抗剂				
环丙孕酮	65~130mg/(m²·d)	身高无改善	抑制 ACTH	
甲羟孕酮	10~50mg/d 口服;或 50~100mg,每 2 周 1 次,肌内注射		糖皮质激素样作用	
他莫昔芬	20mg,每日 1 次(3~11 岁)	有效	子宫增大	
氟维司群	4mg/kg,每月 1 次,肌内注射	有效	注射反应	

表 22-4-2　家族性限男性性早熟的治疗药物

药物	剂量	有效性	安全性	其他顾虑
抑制性激素合成的药物				
酮康唑	10~20mg/(kg·d)	有效	肝损伤(1 例大剂量重度肝损伤)、肾上腺皮质功能减退	每日多次用药
雄激素受体拮抗剂				
螺内酯	2~5.7mg/(kg·d)	有效	合并胃肠疾病时高血钾	每日多次用药
环丙孕酮	70mg/(m²·d)	身高不改善	抑制 ACTH	
甲羟孕酮	200mg,每月 1 次,肌内注射;或 10~50mg/d 口服	身高不改善	糖皮质激素样作用	
比卡鲁胺	12.5~100mg,每日 1 次	有效	男性乳房发育	
芳香化酶抑制剂(单用无效,需联合雄激素受体拮抗剂)				
睾内酯	20~40mg/(kg·d)	有效		每日多次用药
阿那曲唑	1mg/d			需联合其他药物
来曲唑	2.5mg/d			需联合其他药物

终身高,且需要较大剂量,会干扰肾上腺激素的分泌,并不是理想的治疗药物。近年来上市的比卡鲁胺能够更完全地拮抗雄激素,发挥更好的疗效,现有的小规模临床研究也已经初步证实了其联合芳香化酶抑制剂的有效性和安全性,是家族性限男性性早熟未来治疗的趋势,但是适合儿童的药物剂量还有待探索。

(伍学焱　王 曦)

参考文献

[1] PERRY JR, STOLK L, FRANCESCHINI N, et al. Meta-analysis of genome-wide association data identifies two loci influencing age at menarche [J]. Nat Genet, 2009, 41 (6): 648-650.

［2］PARTSCH CJ, HEGER S, SIPPELL WG. Management and outcome of central precocious puberty [J]. Clin Endocrinol, 2002, 56 (2): 129-148.

［3］DAUBER A, CUNHA-SILVA M, MACEDO DB, et al. Paternally inherited DLK1 deletion associated with familial central precocious puberty [J]. J Clin Endocrinol Metab, 2017, 102 (5): 1557-1567.

［4］WU J, GAO M, SHEN JX, et al. Mechanisms of intrinsic epileptogenesis in human gelastic seizures with hypothalamic hamartoma [J]. CNS Neurosci Ther, 2015, 21 (2): 104-111.

［5］HARRISON VS, OATMAN O, KERRIGAN JF. Hypothalamic hamartoma with epilepsy: review of endocrine comorbidity [J]. Epilepsia, 2017, 58 (Suppl 2): 50-59.

［6］CHAN YM, FENOGLIO-SIMEONE KA, PARASCHOS S, et al. Central precocious puberty due to hypothalamic hamartomas correlates with anatomic features but not with expression of GnRH, TGFalpha, or KISS1 [J]. Horm Res Paediatr, 2010, 73 (5): 312-319.

［7］MITTAL S, MITTAL M, MONTES JL, et al. Hypothalamic hamartomas. Part 1. Clinical, neuroimaging, and neurophysiological characteristics [J]. Neurosurg Focus, 2013, 34 (6): E6.

［8］KOCOVA M, KOCHOVA E, SUKAROVA-ANGELOVSKA E. Optic glioma and precocious puberty in a girl with neurofibromatosis type 1 carrying an R681X mutation of NF1: case report and review of the literature [J]. BMC Endocr Disord, 2015, 15: 82.

［9］HABIBY R, SILVERMAN B, LISTERNICK R, et al. Precocious puberty in children with neurofibromatosis type 1 [J]. J Pediatr, 1995, 126 (3): 364-367.

［10］VIRDIS R, STREET ME, BANDELLO MA, et al. Growth and pubertal disorders in neurofibromatosis type 1 [J]. J Pediatr Endocrinol Metab, 2003, 16 (Suppl 2): 289-292.

［11］BOYCE AM, CHONG WH, SHAWKER TH, et al. Characterization and management of testicular pathology in McCune-Albright syndrome [J]. J Clin Endocrinol Metab, 2012, 97 (9): 1782-1790.

［12］DUMITRESCU CE, COLLINS MT. McCune-Albright syndrome [J]. Orphanet J Rare Dis, 2008, 3: 12.

［13］CHAE HS, RHEU CH. Precocious pseudopuberty due to an autonomous ovarian follicular cyst: case report with a review of literatures [J]. BMC Res Notes, 2013, 6: 319.

［14］PAPANIKOLAOU A, MICHALA L. Autonomous ovarian cysts in prepubertal girls. How aggressive should we be? A review of the literature [J]. J Pediatr Adolesc Gynecol, 2015, 28 (5): 292-296.

［15］WENDT S, SHELSO J, WRIGHT K, et al. Neoplastic causes of abnormal puberty [J]. Pediatr Blood Cancer, 2014, 61 (4): 664-671.

［16］MARX SJ. Hyperplasia in glands with hormone excess [J]. Endocr Relat Cancer, 2016, 23 (1): 1-14.

［17］OZCABI B, TAHMISCIOGLU BUCAK F, CEYLANER S, et al. Testotoxicosis: report of two cases, one with a novel mutation in LHCGR gene [J]. J Clin Res Pediatr Endocrinol, 2015, 7 (3): 242-248.

［18］ZHANG S, YANG J, ZHENG R, et al. VanWyk-Grumbach syndrome in a male pediatric patient: a rare case report and literature review [J]. Exp Ther Med, 2017, 13 (3): 1151-1154.

第 23 章
性发育障碍

性发育障碍(disorder of sex development，DSD)，以往曾被称为两性畸形(hermaphroditism)、间性人(intersex)等，但为了避免带有歧视意味的疾病名称，欧洲儿科内分泌协会于 2006 年提出了 DSD 这一命名，并对以往较为混乱的命名和分类方法进行了修正，被广泛采纳。

DSD 是一类罕见的遗传性内分泌疾病，欧美的流行病学资料显示，新生儿外生殖器性别不清的发生率为 1/(1 000~4 500)，我国的数据尚不清楚。DSD 的病因复杂，临床表现多样，除生殖器异常外还可能合并泌尿系统畸形、肾上腺功能异常、性腺肿瘤、心理障碍等问题，给临床诊治提出较大的挑战。基因测序技术的发展使人类对性腺分化和生殖系统发育过程有了更深入的了解，同时也为 DSD 的诊治提供了强有力的手段。

第 1 节
基本概念和性发育障碍分类

一、人类对于性别的认识过程

人类对于性别的认识经历了漫长的岁月，早年的解释主要源自神话和宗教故事。此后人们一直努力寻找决定性别的因素，产生了各种五花八门的学说，其中古希腊哲学家阿那克萨戈拉(Anaxagoras)于公元前 500 年左右首先提出父亲是决定后代性别的因素，但实质上并未接近科学的本质，他认为来自右侧睾丸的精液会生出男孩，而来自左侧睾丸的精液会生出女孩。直至 17 世纪，随着显微镜的发明，人类才发现了卵子和精子，对这一问题的认识真正进入了生命科学的阶段。1905 年美国遗传学家 Edmund Wilson 和 Nettie Stevens 在面包虫的研究中发现性染色体是决定性别的因素。1966 年 Patricia Jacobs 和 Alan Ross 将睾丸决定因子(testis determination factor，TDF)定

位于 Y 染色体短臂。1991 年英国 Lovell-Badge 团队终于通过转基因小鼠确认了 Sry 基因就是睾丸决定基因，揭开了人类对于性别认识的新篇章(表 23-1-1)。

然而，性别的决定远比想象的要复杂得多，并非一个 SRY 基因所能解释的，涉及胚胎期多个基因时空特异性的表达，而且仍有很多问题未被认识。虽然转基因啮齿动物为揭示这一复杂过程提供了绝佳的研究模型，但对人类性别决定的认识更多来源于 DSD 病例。

二、性别的层次和 DSD 的概念

人类属于雌雄异体动物，因而自从人类文明的开始，就将人分为男性和女性。而 DSD 则是介于男性和女性之间的一种复杂多变的状态。为了能够更清楚地描述和分析，将性别分为三个层次，即染色体性别、性腺性别和表型性别(即解剖性别)。一个健康的男性，其染色体核型为 46，XY，性腺为睾丸，解剖上具备男性的内生殖器(附睾、输精管、精囊腺、射精管、前列腺)和外生殖器(阴茎、阴囊)。而一个健康的女性，其染色体核型为 46，XX，性腺为卵巢，解剖上具备女性的内生殖器(输卵管、子宫、宫颈、阴道上段)和外生殖器(阴道下段、阴蒂、大阴唇、小阴唇)。

从精子卵子相遇到胚胎成形，一系列事件决定了三个层次的性别。染色体性别是在精子和卵子相遇的一瞬间确定的，精子携带的性染色体是 X 还是 Y，意味着受精卵的性染色体是女性还是男性。而不同的染色体性别，则通过多种基因时空特异性地调控原始性腺(双向潜能的性腺)向卵巢或睾丸分化，即从染色体性别层次到性腺性别层次的递进，称之为性别决定(sex determination)。不同的性腺类型，则通过其释放的激素和因子，促进内、外生殖器的原基向女性或男性方向分化，最终形成解剖学意义上的女性和男性，即性腺性别层次向解剖性别层次的递进，称之为性别分化(sex differentiation)。

熟悉这三个层次的性别，以及不同层次之间的关

表 23-1-1　人类对生殖和性别的科学认知大事记

年份	人物	发现
1651	William Harvey	基于比较解剖学研究提出,包括胎生动物在内的所有动物都源自"卵"
1672	Reinier de Graaf	在雌性哺乳动物卵巢(当时称作雌性睾丸)中发现卵泡,卵泡出现于交配之前
17 世纪 70 年代	Antonie Van Leeuwenhoek	应用显微镜在人类和狗精液中观察到精子,并提出精子对胚胎形成至关重要
18 世纪 80 年代	Lazzaro Spallanzani	在青蛙中证实精液是卵受精形成的必备条件
1841	Albert Kölliker	提出精子来源于睾丸细胞,而非寄生虫
1878	Oscar Hertwig	在海胆中观察到精卵结合及胞核融合
1888	Heinrich Wilhelm Waldeyer	发现染色体
1905	Edmund Beecher Wilson Nettie Maria Stevens	在面包虫研究中发现性染色体 X 和 Y,并提出性染色体与性别有关
1956	Charles Ford John Hamerton	明确人类染色体数量,Y 染色体的存在与否决定了性别
1966	Patricia Jacobs Alan Ross	确定睾丸决定因子(TDF)位于 Y 染色体短臂
1990	John Gubbay Andrew Sinclair	在 Y 染色体短臂发现 *SRY* 基因,并确定其表达于小鼠胚胎睾丸分化前
1991	Lovell-Badge 团队	成功培育 *Sry* 转基因 XX 性反转小鼠,证实其睾丸决定作用

系,对于理解 DSD 的发生机制和指导临床诊断思路都有着重要的意义。而当这三个层次的性别出现不一致时,即为 DSD。本质即性别决定过程和 / 或性别分化过程出现了障碍。社会性别、心理性别也可能出现与上述性别层次不一致的情况,则不属于 DSD 的范畴。

三、DSD 的分类

以往 DSD 的分类方法复杂多样,不同的分类方法混用,不利于临床实践的应用。因而在 2006 年提出了根据性染色体核型的分类方法,能够更为简明且全面地涵盖各种 DSD 类型,得到广泛的认同。该分类方法将 DSD 分为性染色体 DSD(即性染色体非 XY 亦非 XX 的情况)、46,XX DSD 和 46,XY DSD。虽然新的命名和分类方法已经提出十余年,但部分旧

的名称目前仍在应用,因此有必要了解其对应关系(表 23-1-2)。

但是新的分类方法也存在一定的局限性,例如卵睾 DSD 可见于多种性染色体核型,包括 46,XX、46,XY 和 46,XX/46,XY,因而这一种疾病可同时属于 46,XX DSD、46,XY DSD 和性染色体 DSD;3β-羟类固醇脱氢酶 2 缺陷症在 46,XX 个体可以引起外生殖器男性化,而在 46,XY 则可引起外生殖器男性化不足。此外,这一分类方法并非从临床表现出发,因而未能很好地指导临床的诊断和鉴别诊断。

DSD 的病因复杂,且大多较为罕见,表 23-1-3 列出了相对常见的 DSD 病因。尚有不少 DSD 患者的病因通过现有的方法仍然不能明确,因此这一表格内容还将继续扩展。

表 23-1-2 DSD 的新旧命名对照

旧命名	新命名	含义
男性假两性畸形	46,XY DSD	染色体为 46,XY,但生殖器为类似女性或性别不清
女性假两性畸形	46,XX DSD	染色体为 46,XX,但生殖器为类似男性或性别不清
真两性畸形	卵睾 DSD	体内同时有卵巢和睾丸组织,两种组织可位于同一个性腺内,也可分别位于两个性腺内。其性染色体可以为 XX、XY 或嵌合体
XX 男性 XX 性反转	46,XX 睾丸 DSD	染色体为 46,XX,并且性腺分化为有部分功能的睾丸,内、外生殖器发育为男性或接近男性
XY 女性 XY 性反转	46,XY 完全性性腺发育不良	染色体为 46,XY,内、外生殖器发育为女性,性腺为无功能的条索性腺

表 23-1-3 常见 DSD 的病因

性染色体 DSD	46,XY DSD	46,XX DSD
Klinefelter 综合征(47,XXY 及其变异) Turner 综合征(45,X 及其变异) 45,X/46,XY 嵌合体 46,XX/46,XY 嵌合体(卵睾 DSD)	**睾丸发育障碍:** 完全性性腺发育不良(Swyer 综合征) 部分性性腺发育不良 卵睾 DSD 睾丸退化综合征 **雄激素合成或作用障碍:** 雄激素合成缺陷(如 17α- 羟化酶 /17,20- 裂解酶联合缺陷症、5α- 还原酶 2 缺陷症、StAR 突变) 雄激素作用缺陷(雄激素不敏感综合征) LH 受体缺陷 **其他:** 严重尿道下裂、泄殖腔外翻、隐睾、副中肾管永存综合征	**卵巢发育障碍:** 卵睾 DSD 睾丸 DSD 性腺发育不良 **雄激素分泌过多:** 胎儿(如 21- 羟化酶缺陷症、11β- 羟化酶缺陷症) 胎儿胎盘(如 POR 缺陷症、芳香化酶缺陷症) 母体(如妊娠黄体瘤、外源性) **其他:** 泄殖腔外翻、阴道闭锁、MRKH 综合征、阴唇融合

第 2 节
受精与性染色体性发育障碍

一、减数分裂与配子形成

(一) 精子的形成

一个成年男性一天可以产生约 1.2 亿个成熟精子,这有赖于男性睾丸内持续进行的生精过程,自青春期性成熟开始,这一过程将持续一生。精原细胞(spermatogonia)通过有丝分裂逐渐扩增,其中大部分用于扩充干细胞池,少部分可分化为初级精母细胞(primary spermatocyte)。初级精母细胞经过两次减数分裂,先后分裂为次级精母细胞(secondary spermatocyte)和精子细胞(spermatid)。此过程中一个初级精母细胞可以分裂为 4 个精细胞,每个精细胞均含有半数的染色体,即 23 条染色体,其中含有 X 或 Y 染色体中的一种。最终,圆形的精细胞逐步成熟为具备受精能力的精子(spermatozoan)。这一生殖细胞成熟的过程需要 FSH、睾酮及支持细胞分泌的一系列因子的调节,并伴随着细胞从生精小管的基底膜侧向管腔侧的移动。

(二) 卵子的形成

卵子的形成同样经过两次减数分裂,但是却与男性有明显的不同。第一次减数分裂发生于出生之前,而非青春期。女性在胚胎第 8 周时,部分卵原细胞(oogonium)分化为初级卵母细胞(primary oocyte)

并进入减数第一次分裂且停滞于前期,同时卵原细胞也在进行有丝分裂扩充干细胞池,补充卵原细胞闭锁(oogonium atresia)。上述过程的综合作用使生殖细胞数量在妊娠 20 周左右达到最高峰(600 万~700 万),其中约 2/3 为初级卵母细胞,其余为卵原细胞。此后生殖细胞总数逐渐下降,至出生时已降至 100 万~200 万,卵原细胞完全消失。减数分裂直至女性性成熟后才继续进行,在排卵前的 LH 高峰刺激下,初级卵母细胞分裂为次级卵母细胞(secondary oocyte)和第一极体(first polar body)。进入输卵管的次级卵母细胞仅在与精子相遇后,才会开始第二次减数分裂,并排出第二极体(second polar body),标志着卵母细胞向卵子的转变。

(三) 减数分裂不分离(meiotic nondisjunction)

减数分裂中如出现同源染色体不分离现象,即可形成非整倍体的精子。这一现象在活产新生儿的发生率约为 0.7%,而在孕早期自然流产的胚胎中则高达 50%。如 X 和 Y 染色体的第一次减数分裂中未分离,就会形成含有 24 条染色体(22 条常染色体及 X 和 Y 染色体)的非整倍体精子,当与正常卵子结合后,会发育成核型为 47,XXY 的 Klinefelter 综合征个体。

二、性染色体 DSD

性染色体 DSD 的临床表现各异,可与其他疾病有交叉。但外周血染色体核型分析是较为直接的检测手段,因此如能在临床工作中识别出来,诊断并不困难。事实上,常见的性染色体 DSD(如 Klinefelter 综合征、Turner 综合征)的外生殖器发育并无明显畸形,往往都是因为其他的临床表现(如青春期发育异常、身高异常等)就诊的,与其他 DSD 的诊断思路不同。而仅有较为少见的性染色体 DSD 以外生殖器性别不清为首要表现,如混合性性腺发育不良和卵睾 DSD。

(一) Klinefelter 综合征

Klinefelter 综合征(KS)是最常见的染色体异常疾病,也是最常见的性染色体 DSD,在男性新生儿中的比例为(60~335)/10 万,在不育症男性中的比例达 2%~4%,在无精症男性中占 8%~12%。

KS 最常见的染色体核型为 47,XXY,占所有病例的 80%~90%,疾病的表现主要归因于额外 X 染色体产生的过量基因表达效应。这条额外的 X 染色体在半数患者中源自母亲,其余则源自父亲。在 KS 患者体细胞的两条 X 染色体中会有一条随机失活,称为巴尔小体,但其上至少有 15% 的基因不会被失活,导致这些基因的拷贝数增加,其中 SHOX 基因过度表达

明确导致身高偏高,此外还包括 CSF2RA、SLC25A6、PCDH11X 和 IL9R 等的过度表达,可能导致骨骼、神经系统发育和免疫功能异常。除了经典核型以外,5%~15% 为 46,XY/47,XXY 嵌合体,其他少见核型还包括 48,XXXY、48,XXYY、49,XXXXY、47,iXq,Y 等。总体上,X 染色体拷贝数越多,疾病的临床表现越严重。

由于染色体拷贝数改变,直接或间接影响了众多基因的表达,因此 KS 的临床表现涉及多个系统。生殖系统典型表现为进行性睾丸功能减退,青春期启动年龄与健康男性相近,但在青春期发育中后期,睾丸内生精小管发生玻璃样硬化,青春期后多数患者睾酮水平降低或处于正常低限,但所有患者睾丸均小(1~6ml),同时垂体促性腺激素(LH、FSH)显著升高。持续的睾酮低下可引起男性乳房发育、骨骺延迟闭合、阴茎长度偏低、精液量少、勃起功能障碍。青春期后几乎所有患者精液中均检测不到精子,自然生育者极罕见。此外,KS 患者多种临床情况的发生风险均有升高,包括:语言相关学习障碍、注意缺陷多动障碍、孤独症、焦虑抑郁;肥胖、代谢综合征、糖尿病、心血管疾病;性腺外(如纵隔)生殖细胞肿瘤、男性乳腺癌、非霍奇金淋巴瘤、白血病;骨质疏松;深静脉血栓和肺栓塞;自身免疫性疾病。上述疾病的发生难以完全用睾酮不足解释,睾酮补充对上述情况的治疗和预防效果证据不足,因此基因表达异常可能是主要的原因。

正因为 KS 可能同时引起多个系统异常,因此该疾病的临床管理强调综合治疗和终身随访。睾酮补充治疗是睾酮水平降低 KS 患者的标准治疗手段,对于改善性欲、性交满意度、体力等方面疗效确切。KS 患者的生育问题可尝试显微镜下睾丸取精手术(microdissection testicular sperm extraction,mTESE)联合胞质内精子注射技术(intracytoplasmic sperm injection,ICSI),可使 30%~57% 患者能够获得自己的后代。总体认为年轻时手术的取精成功率更高,而其他药物(如 HCG、芳香化酶抑制剂、氯米芬等)提高成功率的疗效并不确切。其他代谢异常和心理问题也应当作为长期随访的重点。

(二) Turner 综合征

Turner 综合征(TS)是女性中最常见的性染色体疾病,其临床表现较 KS 更为复杂,涉及的器官系统更多。在女性活产新生儿中发生率为 1/(2 000~2 500)。

TS 中最经典的染色体核型为 45,X,占所有病例的 50%,其中 2/3 是由于卵子缺少性染色体,并与含有 X 染色体的精子结合造成,而其余 1/3 则是由于精子缺少性染色体与正常卵子结合所致。其次为嵌合型,

即核型为 45,X/46,XX,占 20%~30%。少见核型还包括 46,X,i(X)q、45,X/46,X,r(X) 嵌合、46,X,del(X)q 等。无论哪种核型，都存在 X 染色体的全部或部分遗传物质缺失，而导致一系列临床症状。虽然正常女性的两条 X 染色体中会随机失活一条，但其上仍有部分基因不被失活，因此以 45,X 核型为例，这些基因的表达量减少。

TS 在胎儿期即可有形态上的改变，因此可通过孕中期超声筛查发现，包括颈部囊性淋巴瘤、全身水肿、胸腹腔积液、颈项透明带、颈后皮肤皱褶增厚等。新生儿期可有淋巴水肿和蹼颈，伴有特殊体征，如高腭弓、内眦赘皮、眼距过宽、塌鼻梁、面部多痣、肘外翻、第 4 掌骨短、马德隆畸形（腕关节畸形）、盾状胸等。儿童期 4~6 岁之后身高与同龄女童差距逐渐明显。青春期可缺失或发育不完全，大多数 TS 患者不会有自然月经来潮。TS 的临床表现存在较大的个体差异，上述表现如不严重，早期诊断有一定难度，大部分 TS 患者是在儿童期因矮小而得到诊断，少数直至青春期甚至成人期才因闭经而得以确诊。临床表现是 TS 诊断的重要线索，确诊依赖于外周血染色体核型。此外，TS 还可合并内脏畸形，尤其是心血管系统畸形（常见为主动脉缩窄、二尖瓣和主动脉瓣病变）、肾脏畸形（如马蹄肾、肾脏旋转不良）；自身免疫病（桥本甲状腺炎、炎性肠病）和代谢疾病（胰岛素抵抗、糖尿病、高血压）的发生率也有增加。

TS 的治疗同样强调长期综合治疗。TS 患儿的生长激素分泌正常，其矮小的主要原因即 X 染色体上的 SHOX 基因单倍体剂量不足导致的生长激素抵抗。重组人生长激素（rhGH）在改善 TS 身高的有效性和安全性上已经有相当多的证据支持，剂量较生长激素缺乏症的儿童更大，而治疗效果也略差。目前推荐 rhGH 的起始剂量为 0.15IU/(kg·d)，最大剂量不超过 0.20IU/(kg·d)。在青春期时，需要通过雌激素和孕激素促进第二性征发育、子宫增大和月经来潮，治疗应维持至正常绝经年龄。同时雌激素对于提高骨密度、预防骨质疏松也有明确的效果。TS 女性由于卵巢过早衰竭，自然妊娠虽然亦有报道，但概率极低。目前成功生育的 TS 患者主要依靠其他女性供卵，但这一方式在我国尚受伦理等因素的限制。随访过程中应当关注代谢异常、甲状腺功能、心理异常等问题，并积极纠正。

（三）45,X/46,XY 嵌合体

45,X/46,XY 嵌合体罕见，新生儿中的发生率估计在 1.5/10 000，其他少见核型 45,X/47,XYY、45,X/46,XY/47,XYY 也有类似的发病机制和临床表现。这一情况是由于在 46,XY 受精卵形成之后，胚胎细胞发生有丝分裂错误造成的，错误发生的时间是随机的，发生得越早，受累的细胞和组织就越多，不同患者的异常染色体核型细胞嵌合比例各异。这类疾病的性腺类型多样，可以为条索性腺、正常睾丸或二者的混合，而同侧的外生殖器与性腺类型相一致，部分患者可以出现外生殖器不对称。同时，由于部分 45,X 核型的细胞存在，约 40% 的患者可以合并 TS 的体征（以矮小最为显著，其他体征通常不典型）。总之，这类疾病临床表现复杂多样，以最常见的 45,X/46,XY 核型为例，就可以出现如下表型：①双侧条索性腺，副中肾管存在，女性外生殖器，TS 样特征；②单侧睾丸，对侧条索性腺和副中肾管，外生殖器不对称；③双侧睾丸（正常睾丸，或含有发育不良成分的睾丸），可伴有副中肾管结构，男性化不足，外生殖器不对称；④双侧下降睾丸，正常男性外生殖器。其中外生殖器不对称的情况（又称为混合性性腺发育不良，mixed gonadal dysgenesis）最多见（约 60%），正常男性外生殖器最少见（11%~12%）。性腺肿瘤风险的数据有限，但总体认为外生殖器畸形严重（介于男女两性之间）者的风险更高，而接近正常男性或正常女性外生殖器形态者相对安全，但亦有婴儿期即发现性腺肿瘤的报道，故仍需严密监测。

（四）卵睾 DSD

卵睾 DSD（ovotesticular DSD）临床罕见，以往称为真两性畸形，其定义是指体内同时有睾丸组织和卵巢组织，而仅含有卵巢间质但无卵子的组织则不能算作卵巢组织。睾丸和卵巢组织可同时存在于同一个性腺内（即卵睾），或分别在两个性腺中，因而卵睾 DSD 的性腺类型可有三种情况：一侧为卵睾，另一侧为卵巢或睾丸（50%）；双侧均为卵睾（30%）；一侧为睾丸，另一侧为卵巢（20%）。卵巢通常位于盆腔内，睾丸常位于腹股沟，少数可正常降至阴囊内。外生殖器的表型与同侧的性腺类型一致。正如前文所述，卵睾 DSD 可以属于三类 DSD 中的任何一类，取决于其外周血染色体的核型。其中 46,XX 核型最多见（52%~97%），其次为 46,XX/46,XY（21%~41%），而少数为 46,XY。其发生机制并不十分明了，46,XX 个体可能因存在睾丸相关基因异位或表达异常，而分化出睾丸成分。性别选择主要根据患者内、外生殖系统的解剖结构，行相应整形手术，并切除相反性别的性腺，术后给予相应性激素补充。性腺肿瘤风险总体不高，但因数据有限而尚存争议。

第3节
性别分化及其相关疾病

性别分化即性腺性别决定解剖性别的过程。在双向潜能性腺完成了向睾丸或卵巢的分化过程之后，性腺通过分泌的一系列激素，启动性别分化。在接触到这些激素之前，胚胎内同时存在向男性或女性内、外生殖器分化的潜能。睾丸激素能促进内、外生殖器官的原基向男性分化。而在缺乏睾丸激素的环境中（包括性腺分化为卵巢，或分化为无功能的条索性腺时），内、外生殖器即向女性分化。可以认为女性是性别分化的默认方向。

一、内生殖器的分化

胚胎在开始性别分化过程之前，体内同时存在中肾管（又称沃尔夫管，Woffian duct）和副中肾管（又称米勒管，Müllerian duct），前者为男性内生殖器的原基，后者为女性内生殖器的原基。胚胎期促进内生殖器分化的睾丸激素主要是睾酮和抗米勒管激素（anti-Müllerian hormone，AMH），后者也称为米勒管抑制物（Müllerian inhibiting substance，MIS）。两种激素有不同的作用。

胚胎第7周开始，睾丸间质细胞开始分泌AMH，其作用是促进副中肾管细胞的凋亡，即女性内生殖器原基退化。胚胎第8~9周开始，睾丸支持细胞开始分泌睾酮，其作用是维持中肾管的稳定，即保留男性内生殖器并促进其成熟。睾酮分泌的动力并非下丘脑和垂体，因为此时胚胎的下丘脑-垂体功能尚未成熟，而是在胎盘β-HCG的作用下完成的。而在女性胚胎，由于没有AMH的抑制，因此副中肾管保留，同时由于没有睾酮的作用，中肾管因而无法维持，逐渐退化。在疾病状态下，46,XY个体的睾丸分泌睾酮和AMH的功能可以割裂。例如在睾酮合成障碍疾病（如17-羟化酶缺陷症）时，睾丸不能分泌睾酮，但AMH分泌正常，因此46,XY个体体内男、女内生殖器都未能发育；而在AMH分泌障碍（如AMH基因突变）时，46,XY个体内同时存在发育不良的男、女两套内生殖器。

二、外生殖器的分化

与内生殖器的分化类似，女性方向也是外生殖器的默认分化方向。而男性外生殖器的形成需要双氢

睾酮的作用。双氢睾酮主要来源于睾酮在外周组织中的转化，其转化需要5α-还原酶的作用。随着睾丸开始分泌睾酮，双氢睾酮也开始发挥作用，促进阴茎、阴囊、前列腺的发育。

男性和女性的外生殖器有着相同的组织来源，了解这一问题有利于理解性别不清的外生殖器的成因（表23-3-1）。

表23-3-1　男女外生殖器的组织来源和异常表现

组织来源	男性	性别不清	女性
生殖结节	尿道海绵体、龟头	小阴茎、尿道下裂、阴蒂肥大	阴蒂
生殖褶	阴茎海绵体	小阴茎、阴唇后部融合	小阴唇
生殖隆起	阴囊	分叉阴囊、阴唇后部融合	大阴唇

双氢睾酮分泌不足可见于睾酮分泌障碍的一系列疾病，同时也见于5α-还原酶缺陷症，即睾酮正常但双氢睾酮不足。正是5α-还原酶缺陷症这一疾病，使得人类能够认识到胚胎发育期睾酮和双氢睾酮作用的不同。XY胚胎体内双氢睾酮越低，其外生殖器越倾向于女性。相同的道理，当XX胚胎体内睾酮和双氢睾酮异常升高时（如21-羟化酶缺陷症），其外生殖器也会有不同程度的男性倾向。

三、46,XY睾酮合成障碍

此类疾病的性腺正常分化为睾丸，虽然胚胎早期足够的β-HCG作用于睾丸间质细胞，但是β-HCG受体或睾酮合成过程中不同酶的缺陷，导致睾酮和双氢睾酮低下。因此表现为外生殖器男性化不足，随酶活性缺陷的严重程度不同，从完全女性外阴、阴蒂肥大，到尿道下裂、隐睾、小阴茎都可出现。由于睾丸分化正常，能够正常分泌AMH，因此女性内生殖器退化，不会有子宫结构。这类疾病包括：①β-HCG的受体（LH/HCG受体）失活突变，即β-HCG无法刺激睾丸间质细胞的类固醇合成；②5α-还原酶2缺陷，睾丸分泌睾酮的功能正常，但睾酮不能正常向双氢睾酮转化；③类固醇激素合成通路上的酶缺陷，导致下游激素低下，中间产物堆积。由于这些酶还表达于肾上腺皮质，因此酶的缺陷，会导致肾上腺类固醇激素的合成异常，根据受累酶的不同，可合并肾上腺皮质功能减退或盐皮质激素增多的表现，也属于先天性肾上腺皮质增生症（CAH）的范畴。类固醇激素合成通路靠

近上游的酶缺陷,通常导致肾上腺和性腺多种激素的合成障碍,合并严重的肾上腺皮质功能不全,新生儿期如未能及时识别可因严重脱水和电解质紊乱导致死亡,因此也是新生儿外生殖器性别不清当中最需要及早积极处理的情况。对这类疾病的临床诊断,需要熟悉类固醇激素合成通路,并通过准确判断激素检测(推荐质谱法类固醇激素检测)结果,结合基因信息共同判断(表 23-3-2)。

四、睾酮作用障碍

睾酮作用障碍,目前称为雄激素不敏感综合征(androgen insensitivity syndrome,AIS),以往也被称作雄激素抵抗、睾丸女性化综合征等。AIS 虽然罕见,但属于 46,XY DSD 中相对常见的病因。其病因包括雄激素受体(AR)基因突变及受体后通路的异常。AR 基因位于 X 染色体长臂,全身几乎所有组织都表达 AR,作为经典的核受体,当 AR 与其配体结合后,能够结合在 DNA 上的雄激素受体作用元件,调节众多基因的表达。健康人群的 AR 敏感性也存在个体差异,尤其与其 N 端 CAG 和 GGN 三联密码子重复序列的数量相关。根据抵抗的严重程度可以分为完全性 AIS(CAIS)、部分性 AIS(PAIS)和轻微性 AIS(MAIS)。雄激素受体的配体包括各种雄激素,但不同雄激素的亲和力不同(双氢睾酮>睾酮>脱氢表雄酮>雄烯二酮),因此当 AR 突变时内、外生殖器的男性化都受影响。青春期之后有较为特征性的性激素表现,即睾酮升高或正常高限,LH 和雌二醇也有升高,是诊断的重要依据。

CAIS 在 46,XY 个体中的发生率估计为 1/(400~99 000)。在胚胎期睾酮不能作用于内生殖器,因此中肾管退化,同时由于 AMH 分泌正常,因此副中肾管亦退化,而外生殖器不能感受到双氢睾酮的作用,故发育为女性。因此 CAIS 患者有女性的生殖器外观,同时男、女内生殖器都缺失,阴道呈盲端。儿童期被当作女孩抚养,可正常进入青春期,有正常的乳房发育,但阴毛和腋毛相对正常女性稀疏,且不会有月经来潮。睾丸可位于腹股沟或大阴唇内。临床上通常因原发性闭经、腹股沟包块、腹股沟斜疝等就诊。如在青春期后就诊,通过性激素检测发现睾酮高于成年男性水平,同时缺乏男性化的体征,结合染色体核型分析,诊断并不困难。CAIS 中 95% 都是由于 AR 突变所致,呈 X 连锁遗传。CAIS 的患者大多选择做女性,由于睾丸分化相对成熟,肿瘤的概率相对小,因此对于性腺切除的时机尚有争议,但随着年龄增大肿瘤概率也会逐渐增加,因此对于要求保留性腺的患者,应当定期通过超声等影像监测性腺,必要时行穿刺活检。在切除性腺后,应当给予雌激素补充,维持第二

表 23-3-2 主要的 46,XY 睾酮合成障碍相关疾病

基因	蛋白	遗传方式	外阴	性腺外表现
LHGCR	LH/HCG 受体	AR	多样	Leydig 细胞发育不良
SRD5A2	5α- 还原酶 2	AR	女 / 性别不清 / 小阴茎	
DHCR7	7- 脱氢胆固醇还原酶	AR	女 / 性别不清 / 小阴茎	Smith-Lemli-Opitz 综合征
STAR	类固醇激素急性调节蛋白	AR	女	先天性肾上腺类脂组织增生,青春期不发育
CYP11A1	P450 侧链裂解酶	AR	女 / 性别不清	CAH,青春期不发育
HSD3B2	3β- 羟类固醇脱氢酶 2/Δ- 异构酶 2	AR	性别不清	CAH,原发性肾上腺皮质功能不全,Δ5/Δ4 比值↑
CYP17A1	17α- 羟化酶 /17,20- 裂解酶	AR	女 / 性别不清 / 小阴茎	CAH,高血压
POR	P450 氧化还原酶	AR	男 / 性别不清	21-OHD+17α-OHD,Antley-Bixler 综合征
HSD17B3	17β- 羟类固醇脱氢酶 3	AR	女 / 性别不清	青春期男性化,雄烯二酮 /T 比值↑

注:LH,黄体生成素;HCG,人绒毛膜促性腺素;AR,常染色体隐性;CAH,先天性肾上腺皮质增生症;21-OHD,21- 羟化酶缺陷症;17α-OHD,17α- 羟化酶缺陷症。

性征和骨密度。

PAIS 的临床表现多样,可出现各种程度的外生殖器畸形,因此儿童期的鉴别诊断较为困难。而且其中仅有约 25% 能够发现 AR 基因突变,其余猜测为 AR 后通路的异常,但至今尚未发现明确的致病基因。在进入青春期后,通过典型的性激素改变得以诊断。PAIS 患者如选择做女性,则建议在青春期前行性腺切除,并行外阴整形,青春期开始雌激素补充。如选择做男性则处理相对复杂,睾丸肿瘤的风险高于 CAIS,因此总体建议切除性腺。尤其是位于盆腔的睾丸,肿瘤风险高于 15%,建议尽早切除,如位于腹股沟,应当严密监测。维持男性化需要大剂量的睾酮补充。对于改善外生殖器形态可选择外用双氢睾酮凝胶,但双氢睾酮由于不能被转化为雌激素,故单用双氢睾酮会导致雌激素缺乏而引起骨质疏松,不能完全替代睾酮的作用。乳房发育在 PAIS 患者中基本是不可避免的,虽然芳香化酶抑制剂或雌激素受体调节剂有一定效果,但通常需要整形手术切除多余的腺体,目的是改善外观。

MAIS 的临床表现最轻,外观与健康男性差别不大,仅表现为男性乳房发育和不育。如合并神经系统表现(如脊肌和延髓肌肉萎缩),可能为 MAIS 中的特殊类型——Kennedy 综合征,与 AR 的 N 端 CAG 重复增多相关,异常受体蛋白沉积于中枢神经系统引起相应症状。

五、其他 46,XY 性别分化障碍

男性新生儿出现外生殖器轻微畸形的概率并不低,如隐睾在足月男孩中的发生率达到 2%~9%,孤立性尿道下裂的发生率在 0.3%~0.4%。上述情况也属于广义 DSD 的范畴,大多病因不详,可能为多基因改变与宫内环境的共同作用结果,在多种遗传综合征中也可见到。

米勒管永存综合征(persistent Müllerian duct syndrome,PMDS)是由于 AMH 或其受体(AMHR2)基因突变所致的一类罕见疾病,呈常染色体隐性遗传。由于 46,XY 个体胚胎期 AMH 缺乏或抵抗,导致米勒管不能退化,而在体内遗留发育不良的输卵管和子宫结构。其睾丸分化正常,能够正常分泌雄激素,阴茎和阴囊发育良好。由于米勒管结构的存在,常引起附睾和输精管结构异常和隐睾。通常是在行睾丸固定术、腹股沟疝修补术时,在阴囊中发现了子宫等结构得以诊断。尽早行睾丸固定术能够尽可能保留生育功能,但如睾丸位置过高则成功率极低。

睾丸消失综合征(testicular vanishing syndrom),也叫作无睾症。表现为体内无睾丸结构,外生殖器为男性或轻微雄激素不足表现(如小阴茎),睾酮和 AMH 水平极度低下,儿童期 FSH 显著升高。如行手术探查,病理检查可在输精管末端见到纤维组织。与 Swyer 综合征不同,无睾症的男性内、外生殖器分化基本正常,无女性内生殖器组织存在,提示在胚胎早期睾丸功能基本正常,而睾丸消失发生于胚胎中晚期或围生期,猜测可能与这一时期内发生的睾丸扭转或其他原因所致的缺血坏死有关。由于性腺完全坏死,因此不存在肿瘤的风险。

尚有一些正常情况也会被误认为 DSD,尤其是阴茎发育的相关问题,如埋藏阴茎(肥胖男童耻骨联合前方脂肪层偏厚,导致阴茎外观短小)、束缚阴茎(包皮短、开口窄,阻碍阴茎伸出,常见于包皮环切术后)、蹼状阴茎(阴茎腹侧与阴囊之间多余皮肤相连)等,可能被误认为小阴茎,通过仔细的查体不难鉴别。

六、46,XX 雄激素分泌过多

各种原因引起的雄激素过多,都会使 XX 个体出生时出现外生殖器男性化。如出生后病因尚未去除,高雄激素持续存在,还会引起异性性早熟,造成严重的身高损失,阴蒂肥大进一步加重,并出现男性第二性征(如多毛、嗓音增粗、男性体态和面容)。如不及时处理,青春期后会干扰正常性腺轴功能,影响雌孕激素的分泌。主要的 46,XX 睾酮分泌过多相关疾病见表 23-3-3。

(一)胎儿雄激素分泌过多

这类疾病中最常见的原因是各种雄激素分泌增多的先天性肾上腺皮质增生症,其中以 21-羟化酶缺陷症和 11β-羟化酶缺陷症最为多见。其他类型还包括 P450 氧化还原酶缺陷症、3β-羟类固醇脱氢酶 2 缺陷症。上述疾病由于肾上腺皮质醇合成不足,ACTH 负反馈升高,刺激肾上腺雄激素分泌增多,出现外生殖器男性化,如阴蒂肥大、阴唇后部融合等,通常不会有尿道下裂等严重畸形。由于卵巢分化正常,因此胚胎期体内无 AMH 分泌,女性内生殖器发育正常,有正常的输卵管和子宫。如通过治疗将肾上腺来源雄激素控制至正常范围,性腺轴功能可正常促进卵泡发育和正常月经周期(详见第 14 章)。

糖皮质激素抵抗也会导致肾上腺来源的雄激素分泌增加(详见第 17 章)。

(二)母亲孕期雄激素分泌过多

母亲孕期雄激素分泌过多引起的 DSD 临床罕

表 23-3-3　主要的 46,XX 睾酮分泌过多相关疾病

基因	蛋白	遗传方式	外阴	性腺外表现
CYP21A2	21- 羟化酶	AR	性别不清	CAH,原发性肾上腺皮质功能不全
CYP11B1	11β- 羟化酶	AR	性别不清	CAH,高血压
HSD3B2	3β- 羟类固醇脱氢酶 2/Δ- 异构酶 2	AR	阴蒂肥大	CAH,原发性肾上腺皮质功能不全,Δ5/Δ4 比值↑
POR	P450 氧化还原酶	AR	女 / 性别不清	21-OHD+17α-OHD,Antley-Bixler 综合征
NR3C1	糖皮质激素受体	AR	女 / 性别不清	ACTH、皮质醇、17-OHP 均升高,不被地塞米松抑制

注:AR,常染色体隐性;CAH,先天性肾上腺皮质增生症;21-OHD,21- 羟化酶缺陷症;17α-OHD,17α- 羟化酶缺陷症;17-OHP,17- 羟孕酮;ACTH,促肾上腺皮质激素。

见。正常女性妊娠期可有男性化表现,体内总睾酮会有生理性升高,孕早中期主要与性激素结合球蛋白的增加有关,孕晚期游离睾酮和雄烯二酮也会升高,但由于胎盘芳香化酶的存在,因此母体的雄激素会被胎盘灭活,不影响胎儿的发育。孕期应用雄激素、孕激素、己烯雌酚可能造成母体和女性胎儿的男性化。尤其是在孕 7~12 周这一外生殖器发育的关键时期,如因先兆流产或习惯性流产应用孕激素,可能会造成胎儿阴唇融合。黄体瘤(luteoma)是妊娠期特有的疾病,可导致母亲和女性胎儿男性化,本身并非真正的肿瘤,实质是大黄体细胞增生导致的占位,大小一般在 6~10cm,可能与孕期高 β-HCG 刺激有关,分娩后可自行逐渐消失。由于其分泌的雄激素量较小,因此临床症状通常较轻微。母亲孕期出现明显男性化可提示这一疾病。

此外,母亲孕期发生的分泌雄激素的肿瘤(如卵巢 Sertoli-Leydig 细胞瘤),也可引起母亲和胎儿的男性化。虽然女性孕期可以并存多囊卵巢综合征和库欣综合征,引起自身男性化,但至今尚未见到引起胎儿男性化的报道。

(三)胎儿胎盘原因

由于胎儿和胎盘都来源于受精卵,因此其基因型相同。XX 个体发生的芳香化酶缺陷症,即可导致胎盘产生的雄激素不能被灭活,胎儿和母体均暴露于过多雄激素环境下,引起男性化。胎儿出生时可有阴蒂肥大、阴唇融合,而进入青春期后,可出现雌激素不足和雄激素过多。

七、其他 46,XX 性别分化障碍

各种女性生殖系统畸形,都可归入广义 DSD 范畴。米勒管发育不良相关的疾病,如各种子宫畸形、发育不全、子宫不发育等,其中 MRKH 综合征除了子宫发育障碍,还可伴有心脏、肾脏、颈髓异常。这类疾病大多原因不明,仅有极少数发现了明确的基因突变,如在 MRKH 综合征家系中曾发现 *WNT4* 突变,而 *HNF1B* 突变(MODY 5 型)也可合并子宫异常。轻微的外阴男性化,如孤立性阴蒂肥大、阴唇粘连等,临床并不少见,多与雄激素无关。

第 4 节
性别决定及其相关疾病

性别决定指的是染色体性别决定性腺性别的过程,即胚胎早期双向潜能性腺向睾丸或卵巢分化的过程。决定性腺分化方向的因素为时空特异性的基因表达。因此,这一过程的异常主要是由于相关基因改变导致的,机制包括基因碱基序列改变、基因拷贝数变异及基因调节序列改变导致的表达量异常等。涉及性别决定异常的疾病绝大部分属于 46,XY DSD,即睾丸分化障碍,另有极少数属于 46,XX DSD。

一、性别决定的过程

(一)双向潜能性腺的形成

胚胎 4~5 周开始,原始性腺开始与肾上腺原基分开,至 6 周时开始向睾丸或卵巢分化。在此之前,即具有双向潜能的性腺。这一时期伴随着原始生殖细胞由卵黄囊背侧向原始性腺的迁移。

双向潜能性腺的形成也需要一系列基因的作用,因此当这些基因功能缺陷时,将影响性腺后续的分化。由于这些基因表达早,因而除了影响性腺发育以外,还可同时出现肾上腺、肾脏的功能异常。

WT1 基因在排卵后 32 天即开始表达于生殖嵴、肾脏、性腺、中胚层等部位。因而其异常引起的疾病除了影响性腺发育以外，还可合并肾脏病、泌尿生殖系统畸形、Wilms 瘤，甚至还可影响虹膜、中枢神经系统的发育。

NR5A1 是另外一个表达较早的基因，属于核受体超家族，调节超过 30 种基因的表达，涉及性腺发育、肾上腺发育、类固醇合成等多个方面。排卵后 32 天其蛋白产物 SF1 即表达于泌尿生殖嵴，其基因功能缺陷可同时引起性腺发育不良和原发性肾上腺皮质功能减退。

（二）睾丸的分化

如前文所述，人类在对性别的科学认知的进程中，首先即发现了 Y 染色体上的 *SRY* 基因，认为是睾丸发育的决定因子，而在不存在 *SRY* 基因的情况下，性腺则向着默认的方向——卵巢分化。但对这一问题研究的逐渐深入，发现了更多决定性腺分化的因子和通路，使得原本看似简单明了的睾丸决定过程再次复杂化，反观卵巢的分化也发现了必需的基因，而成为了主动的过程。

SRY 基因是人类认识的第一个睾丸决定基因，也是导致睾丸分化障碍最常见的受累基因之一。正常情况下 *SRY* 基因位于 Y 染色体短臂，表达于 6 周的胚胎性腺内，作为转录因子可刺激下游 *SOX9* 等基因的表达，促进双向潜能性腺内祖细胞向前支持细胞的分化。*SRY* 基因的表达呈暂时性，因此对其功能的研究结果主要来源于动物模型。

SOX9 基因表达于性索和睾丸支持细胞内，较 *SRY* 的表达晚 2 天左右。通过对罕见病例的深入研究发现，在 *SOX9* 表达量增加（如 17q24.3-q25.1 小片段重复、上游顺式调节区异常导致的 *SOX9* 基因过表达）的 46,XX 个体中，并无 *SRY* 基因作用，性腺却向睾丸方向分化，证明 *SOX9* 对于睾丸分化的重要作用，被认为是 *SRY* 的下游因子。

后续还通过罕见病例和动物模型，发现了更多睾丸分化相关的基因，如 *DHH*、*DMRT1*、*ARX* 等。

（三）卵巢的分化

以往观点都认为卵巢的分化是一个被动的过程，在没有睾丸决定基因（如 *SRY*）的情况下，双向潜能的性腺会默认向卵巢方向分化。直到 2008 年才发现了第一个卵巢决定基因 *RSPO1*。在一名 46,XX 男性患者（即 46,XX 睾丸 DSD）中，发现了 *RSPO1* 基因失活突变，进而在动物模型中证实了 *RSPO1* 对于卵巢发育的必要作用，或者说是对于睾丸分化的抑制作用。后续还发现 *WNT4* 基因与 *RSPO1* 有着类似的作用。上述两个基因突变除了见于 46,XX 睾丸 DSD 中，在 XX 卵睾 DSD 病例中也有报道。

二、46,XY 性腺发育不良

46,XY 性腺发育不良也称为睾丸发育不良，临床罕见，病因多涉及单基因突变或染色体微变异，不同病因的临床表现有一定共性。

当睾丸分化严重障碍时，双向潜能性腺即转变为无功能的性腺，即条索性腺，不具备任何内分泌和产生配子的功能，称为完全性性腺发育不良（complete gonadal dysgenesis，CGD），也被称为 Swyer 综合征、XY 性反转。胚胎期在无性腺激素（睾酮、抗米勒管激素、双氢睾酮）的情况下，内、外生殖器均分化为女性。而雄激素合成障碍或作用障碍导致的 46,XY DSD 虽然有女性的外生殖器，但由于抗米勒管激素分泌正常，体内并无子宫等女性内生殖器。在 46,XY DSD 个体中发现子宫的存在高度提示 CGD。

而部分性性腺发育不良（partial gonadal dysgenesis，PGD）的临床表现缺乏特征性。基因功能部分缺陷，导致睾丸分化障碍，但仍然有一定残存的功能，因此内、外生殖器可以介于男、女两性中的任一形态，对于临床诊断提出较大的挑战。

46,XY 性腺发育不良的病因诊断并不容易，目前虽然有了全外显子组测序、全基因组测序等手段，但能够明确病因的病例仅占 20%~30%，CGD 中半数以上为 *SRY* 突变所致，其他则通常仅限于个案报道。提示睾丸分化过程比我们所认为的更为复杂，其背后的机制尚有很多未解决的问题。约 24% 的 46,XY 性腺发育不良病例可合并其他系统畸形，与基因型之间有一定相关性，对于临床诊断有所帮助（表 23-4-1）。

46,XY 性腺发育不良的性腺肿瘤风险较高，尤其是位于盆腔的性腺，因此一旦确诊建议尽早行预防性性腺切除。

三、46,XX 性腺发育不良

46,XX 性腺发育不良更为罕见。在胚胎中晚期，随着下丘脑、垂体功能的逐渐成熟，卵巢可以分泌少量雌激素，并有卵泡的发育，但是卵巢所分泌的雌激素远低于胎盘的分泌量，因而卵巢功能对女性内、外生殖器的分化和发育并无影响。故卵巢发育不良并不会引起外生殖器畸形。而临床上所谓的卵巢发育不良与卵巢早衰的致病基因有关，此外还涉及一些罕见的综合征。

如 46,XX 个体的性腺发育为睾丸，被称为 46,XX 睾丸 DSD 或 XX 性反转。如同时有卵巢和睾丸

表 23-4-1　46,XY 性腺发育不良相关病因及临床表现

基因	基因产物	位点	遗传方式	性腺外表现
SRY	转录因子	Yp11.3	Y 连锁	
WT1	转录因子	11p13	AD	Wilms 瘤、肾小球硬化、WAGR 综合征、Denys-Drash 综合征、Frasier 综合征
SOX9	转录因子	17q24-25	AD	弯肢发育异常
NR5A1/SF1	核受体转录因子	9q33	AD/AR	原发性肾上腺功能衰竭
GATA4	转录因子	8p23.1	AD	先天性心脏病
ZFPM2/FOG2	共调节子	8q23.1	AD	
CBX2	多梳蛋白复合体组分	17q25.3	AR	有 1 例性腺为卵巢
MAP3K1	信号分子	5q11.2	AD	
DHH	信号分子	12q13.1	AR	神经病变
ARX	转录因子	Xp22.13	X 连锁	无脑回，癫痫，体温异常
ATRX	解旋酶?	Xq13.3	X 连锁	地中海贫血，智力低下
TSPYL1	?	6q22.1	AR	婴儿猝死
NR0B1/DAX-1	核受体转录因子	Xp21.3	Xp21 重复	
WNT4	信号分子	1p35	1p35 重复	智力低下
DMRT1	转录因子	9p24.3	AD/ 单体缺失	智力低下
TSPYL1	?	6q22.1	AR	婴儿猝死

注:AD,常染色体显性;AR,常染色体隐性。

组织，则为卵睾 DSD（见本章第 2 节）。这两类疾病的病因有一定相似之处，46,XX 性腺全部或部分分化为睾丸，可能的机制包括睾丸决定基因过表达（如 *SRY* 基因异位、*SOX9* 基因重复、*SOX3* 基因过表达）、睾丸发育抑制基因（如 *RSPO1*、*WNT4*）失活。据统计约 80% 的 46,XX 睾丸 DSD 病例都是由于 *SRY* 基因异位所致。这类患者的睾丸相对成熟，因此肿瘤风险低。但睾丸功能并非完全正常，部分患者的睾丸功能相对好，可以促进胚胎期男性生殖系统的分化，睾丸能够正常降至阴囊内，因而儿童期并无明显异常。但成年后睾酮水平较同龄人低，FSH、LH 明显升高，同时由于缺少 Y 染色体上一系列精子生成必要的基因，因此睾丸中并无精子生成。而睾丸功能相对差者，胚胎期即可引起明显的外生殖器畸形，如尿道下裂、隐睾等。

第 5 节
性发育障碍的评估和治疗

有外生殖器性别不清的 DSD 病例基本都在新生儿期发现，但临床可能遇到各种情况，包括：在儿童期或青春期逐渐出现了女性男性化（如 21- 羟化酶缺陷症、3β- 羟类固醇脱氢酶 2 缺陷）或男性女性化（如 MAIS）；社会性别女性青春期不发育或原发性闭经（如 Turner 综合征、CAIS、46,XY 完全性性腺发育不良）；社会性别男性性功能障碍或不育（如 XX 睾丸 DSD、MAIS、Klinefelter 综合征）；因性腺外表现检查发现（如 Turner 综合征因矮小就诊，Frasier 综合征因肾脏病就诊，PMDS 因腹股沟疝手术发现）；社会性别女性盆腔占位（如各种 46,XY DSD）。

DSD 临床表现复杂，不同病因之间有诸多交叉，因此临床病因诊断有较大挑战。根据现有的分类方法，准确的外周血染色体核型分析应当作为诊断的第一步，从而进入各类 DSD 的诊断流程，而且能够直接确诊各种类型的性染色体 DSD。高通量基因检测技术的迅速发展，为 DSD 的病因诊断提供了有力的手段，但是仍然有相当一部分病例未能发现致病基因。检测经常会发现以往文献中未报道过的基因改变，通过功能预测软件能够协助判断其致病性，但很多时候仍然需要与临床相结合。因此，从临床出发仍然是

DSD 诊断的根本。

(一)病史采集和体格检查

虽然大多 DSD 在胚胎期并无特殊病史,但对于少部分病因,病史是诊断的重要线索。46,XX 男性化新生儿母亲孕期如有明显男性化的表现,则需要着重考虑母亲卵巢肿瘤、黄体瘤。孕早期的用药史,对于诊断药物引起的 DSD 至关重要。孕检的异常结果,也能为病因诊断提供依据。家族史更有利于初步判断疾病的遗传方式,从家族其他患病成员的检查结果和诊断推测本患者的病因,也有利于基因检测结果的解读。

外阴是 DSD 患儿查体的重点,而其他体征也同样重要。例如出生时肤色明显加深,高度提示 CAH。Turner 综合征出生时即可有蹼颈、乳距宽、淋巴水肿等体征。多系统发育畸形更提示特殊综合征,为诊断提供更多线索。

(二)三个层次性别的判断

解剖性别的评估依赖于仔细的查体,并辅以影像学检查。①外生殖器:对外生殖器的描述,包括阴茎或阴蒂的长度、尿道开口的位置、阴唇或阴囊的形态、是否可见阴道开口、在阴囊 / 大阴唇 / 腹股沟是否可触及性腺及其大小和质地。现有一些半定量的外阴评价手段,如 EMS 评分、外阴 Prader 分期、新生儿肛门生殖器距离(anogenital distance,AGD)等,更多用于研究,临床价值有限。外生殖器的形态可以了解胚胎期双氢睾酮的水平,进而推测睾酮水平(5α- 还原酶缺陷除外)。②内生殖器:对内生殖器的形态判断通常需要借助影像学,超声由于价格低、无辐射、检查方便,是最常用的影像检查,对儿童患者来说,经肛门的盆腔超声比经腹超声能更清晰地显示盆腔内结构,但超声检查准确性在一定程度上依赖于检查者的经验。盆腔磁共振可能提供更多信息。有无子宫的存在是鉴别诊断的重点信息之一,但小儿的子宫体积小,检查配合度不良,都可能造成结果的不准确,尤其是 DSD 患者,子宫发育不良时更增加了判断难度。因此,超声未见子宫并非肯定的结论,在子宫偏小或发育不良时,确实难以探及。当年龄达到青春期之后,随着体块增大,超声检测的准确性提高,而且对于未能探及子宫,且社会性别为女性的患者,可在短期雌激素补充后复查超声,能较为准确地判断子宫存在与否。此外,用探子估测阴道长度,或检查阴道内有无宫颈也能判断是否存在子宫。而对于其他内生殖器,如输卵管、输精管等,难以通过无创影像学手段判断。有无子宫可以推测胚胎期 AMH 水平。AMH 的

存在高度提示性腺类型为睾丸。综上,对解剖性别的判断,能够了解胚胎期接触的激素类型和水平,推测性腺性别。

性腺性别除了根据解剖性别判断外,还可以参考性激素水平、性腺位置、影像学特点等,病理是金标准。①性激素:青春期前来就诊的儿童,由于性腺轴尚未启动,因此基础性激素通常是降低的,此时为了判断性腺功能需要借助兴奋试验。HCG 兴奋试验可以用来判断性腺有无分泌睾酮的功能,如注射 HCG 后睾酮能升高,则证实体内有睾丸成分,常用于 46,XY DSD 的鉴别诊断中。而对 HCG 无反应,则不能确定性腺类型,卵巢或条索性腺对 HCG 无反应,存在雄激素合成障碍的睾丸也同样对 HCG 无反应。有学者尝试注射重组 FSH 后,根据抑制素 A、雌二醇或影像学卵泡形态判断是否存在卵巢组织,但这一方法尚未被广泛推广。对于性腺轴已经启动的患者,FSH 和 LH 已升高,则没有必要再行 HCG 兴奋试验,可以通过基础性激素水平直接判断。在测定睾酮的同时,还可同时测定其他类固醇激素,协助判断睾酮上下游激素合成通路中的变化,例如 5α- 还原酶缺陷症的睾酮 / 双氢睾酮比值>10~20,17β- 羟类固醇脱氢酶 3 缺陷的睾酮 / 雄烯二酮比值<0.8,但这些比值的敏感度和特异度有限,不能作为确诊依据。但对于性激素升高,尤其是雄激素升高的 46,XX 儿童,应当考虑到睾酮并不一定来源于性腺,也可能来源于肾上腺。现有的类固醇激素质谱分析能够提供更多的信息,能够一次性了解整个类固醇激素合成通路上多种激素水平,进而推断合成缺陷酶的位置。②性腺位置:DSD 的性腺位置可以是盆腔、腹股沟、阴囊 / 大阴唇内,性腺能正常下降,说明胚胎期受到了足量雄激素的作用,降至阴囊内的性腺几乎可以肯定是较为成熟的睾丸,这一点在诊断真两性畸形时有一定价值。③影像学特点:分化较好的性腺在青春期促性腺激素的作用下可以增大,卵巢和睾丸组织也可呈现不同的超声特征,尤其卵泡的存在高度提示卵巢组织,但在儿童期性腺处于休眠状态,或是分化不良的性腺,超声的鉴别价值有限。④病理:是判断性腺类型的最直接证据,还能明确有无肿瘤存在,但对于有保留性腺意愿的患者可能会损伤其功能。

染色体性别通过准确的外周血核型分析不难确定。但对于报告中所见的罕见核型,或与临床表现不符的情况,需要对报告结果有所质疑。不同的染色方法,能够给染色体核型分析提供不同的信息,高分辨染色体分析能更准确地判断更细节的染色体畸

变。拷贝数变异(CNV)、比较基因组杂交(comparative genome hybridization,CGH)检测能发现更小范围的重复和删除,但无法发现平衡易位。

综上,对于三个层次性别的准确判断,能够帮助缩小病因诊断的范围及后续性别选择和处理。

(三)基因检测

基因检测是 DSD 诊断的重要手段,也是单基因突变所致 DSD 的确诊金标准。目前高通量基因检测技术的应用越来越广,包括为 DSD 设计的目标捕获基因芯片、全外显子组测序、全基因组测序等手段,可以获得大量数据,因此对数据的解读提出了更高的要求。首先,由于数据量庞大,检测报告通常需要结合临床表现,筛选已知的可能相关的致病基因,即目前人类未知的与 DSD 相关的基因可能会被漏掉。其次,即使基因检测发现了可能相关的基因改变,其致病性的确定并不容易。可以结合现有文献和数据库对致病突变的报道、家族中多个成员的家系分析、功能预测软件(如 SIFT、Polyphen2 等)的预测结果、直接通过细胞实验或基因编辑动物模型确定致病性。近年来各学会相继发布了基因检测结果解读的临床指南和共识,使得这一诊断手段逐步规范。再者,基因检测结果仍然需要与临床相结合,鉴于人类对于基因的了解仍然相当浅显,例如常染色体显性遗传单基因疾病也存在外显率和表现度的差异,以往认定的"致病突变"也可能不导致临床表现,只有当突变基因与临床表现一致时,得出的诊断才有价值。

(四)病因诊断的意义

DSD 的疾病谱十分广泛,而众多疾病的临床表现可以十分相似,明确病因有着重要的意义:①预测未来性腺的功能,尤其是青春期分泌性激素的种类;②预测生育的可能性,包括产生配子获得生物学后代的能力,以及女性借用他人胚胎妊娠的可能;③预测性腺肿瘤的风险,指导预防性性腺切除的必要性和时机;④预测未来心理性别的走向,尽量减少性意识形成后更改性别带来的弊端;⑤为性别选择提供更多参考依据,及时制订外阴整形手术及药物治疗方案;⑥评估其他系统和器官发生疾病的可能性,制订预防或监测方案;⑦为家族其他成员提供后代患病风险的数据参考。

(五)性别选择

对于外生殖器性别不清的新生儿 DSD 病例,社会性别是由其监护人决定的,也有部分在儿童期、青春期、成人期就诊,与疾病的特性有关。不同的性别选择,后续的治疗方案和预后差别巨大。这一问题通常需要考虑多方面因素,如能够建立由相关专业医师组成的多学科团队(multi disciplinary team,MDT),将为患者及家属提供更加全面准确的信息和支持,可能涉及的专业包括内分泌、男科、妇产科、生殖科、整形科、心理科、肿瘤科、医学伦理等。性别选择需要考虑的因素包括未来性腺内分泌功能、未来生育的可能性、外阴整形手术的难易程度和并发症、未来心理性别的走向趋势、以往的抚养模式是否已经形成性别意识等。这一过程需要充分尊重患者家属及本人(如已具有独立思考能力)的意见。

(六)肿瘤风险

DSD 患者的肿瘤风险是制订治疗计划过程中重要的一环,性腺肿瘤的发生将会对患者的预后产生巨大的影响。不同病因引起的 DSD,性腺肿瘤的风险存在差异(表 23-5-1),但由于此类疾病罕见,因此数据十分有限。总体上,含有 Y 染色体成分的分化不良的性腺,是性腺肿瘤发生的重要危险因素,尤其当性腺位于盆腔时。其原因可能与 Y 染色体上 GBY 区域(包含 *TSPY* 基因)有关。青春期前后是肿瘤发生的高峰时期。

表 23-5-1 不同病因 DSD 性腺肿瘤发生风险

风险级别	病因
高危(>30%)	46,XY 性腺发育不良(性腺位于盆腔) 部分性 AIS(性腺位于盆腔) Frasier 综合征 Denys-Drash 综合征(含 Y 染色体)
中危(5%~30%)	Turner 综合征(含 Y 染色体成分) 17β- 羟类固醇脱氢酶缺陷 46,XY 性腺发育不良(性腺位于腹股沟) 部分性 AIS(性腺位于腹股沟)
低危(<5%)	完全性 AIS 卵睾 DSD Turner 综合征(无 Y 染色体成分)
可能无风险	5α- 还原酶缺陷症 LH/HCG 突变

注:AIS,雄激素不敏感综合征;DSD,性发育障碍;LH,黄体生成素;HCG,人绒毛膜促性腺素。

(七)其他治疗

根据患者的性别选择,应当适时给予相应性激素的补充,这除了维持第二性征以外,对于预防骨质疏松意义重大,同时对于认知功能、能量代谢、生活质量等方面也有积极作用。选择女性性别的患者，如无子宫发育，可仅给予雌激素补充，而有子宫的患者应当同时给予孕激素，保护子宫内膜。

DSD患者应当终身随访，除了上述问题以外，一生中还将面临人际关系、性生活指导、排尿障碍等诸多问题，需要多个专业医师的指导，尽可能提高生活质量。

（王　曦）

参考文献

［1］HUGHES IA, HOUK C, AHMED SF, et al. Consensus statement on management of intersex disorders [J]. J Pediatr Urol, 2006, 2 (3): 148-162.

［2］STEVANT I, PAPAIOANNOU MD, NEF S. A brief history of sex determination [J]. Mol Cell Endocrinol, 2018, 468: 3-10.

［3］BOJESEN A, JUUL S, GRAVHOLT CH. Prenatal and postnatal prevalence of Klinefelter syndrome: a national registry study [J]. J Clin Endocrinol Metab, 2003, 88 (2): 622-626.

［4］TUTTELMANN F, GROMOLL J. Novel genetic aspects of Klinefelter's syndrome [J]. Mol Hum Reprod, 2010, 16 (6): 386-395.

［5］GRAVHOLT CH, JENSEN AS, HOST C, et al. Body composition, metabolic syndrome and type 2 diabetes in Klinefelter syndrome [J]. Acta Paediatr, 2011, 100 (6): 871-877.

［6］WIKSTROM AM, DUNKEL L. Klinefelter syndrome [J]. Best Pract Res Clin Endocrinol Metab, 2011, 25 (2): 239-250.

［7］SEMINOG OO, SEMINOG AB, YEATES D, et al. Associations between Klinefelter's syndrome and autoimmune diseases: English national record linkage studies [J]. Autoimmunity, 2015, 48 (2): 125-128.

［8］ALLYBOCUS ZA, WANG C, SHI H, et al. Endocrinopathies and cardiopathies in patients with Turner syndrome [J]. Climacteric, 2018, 21 (6): 536-541.

［9］GRANGER A, ZURADA A, ZURADA-ZIELINSKA A, et al. Anatomy of turner syndrome [J]. Clin Anat, 2016, 29 (5): 638-642.

［10］OKTAY K, BEDOSCHI G, BERKOWITZ K, et al. Fertility preservation in women with turner syndrome: a comprehensive review and practical guidelines [J]. J Pediatr Adolesc Gynecol, 2016, 29 (5): 409-416.

［11］CASTELO-BRANCO C. Management of Turner syndrome in adult life and beyond [J]. Maturitas, 2014, 79 (4): 471-475.

［12］EFTHYMIADOU A, STEFANOU EG, CHRYSIS D. 45, X/46, XY mosaicism: a cause of short stature in males [J]. Hormones (Athens), 2012, 11 (4): 501-504.

［13］PESMATZOGLOU M, KANAKA-GANTENBEIN C, DERMENTZOGLOU V, et al. The dilemma of sex of rearing: a case of a 45, X/46, XY neonate with hydrocolpos [J]. J Pediatr Adolesc Gynecol, 2019, 32 (1): 70-73.

［14］ZENTENO-RUIZ JC, KOFMAN-ALFARO S, MÉNDEZ JP. 46, XX sex reversal [J]. Arch Med Res, 2001, 32 (6): 559-566.

［15］DE LAU WB, SNEL B, CLEVERS HC. The R-spondin protein family [J]. Genome Biol, 2012, 13 (3): 242.

［16］LI TF, WU QY, ZHANG C, et al. 46, XX testicular disorder of sexual development with SRY-negative caused by some unidentified mechanisms: a case report and review of the literature [J]. BMC Urol, 2014, 14: 104.

［17］MIZUNO K, KOJIMA Y, KAMISAWA H, et al. Gene expression profile during testicular development in patients with SRY-negative 46, XX testicular disorder of sex development [J]. Urology, 2013, 82 (6): 1453, e1-e7.

［18］CHIANG HS, WU YN, WU CC, et al. Cytogenic and molecular analyses of 46, XX male syndrome with clinical comparison to other groups with testicular azoospermia of genetic origin [J]. J Formos Med Assoc, 2013, 112 (2): 72-78.

［19］SOLOMON BD, TURNER CE, KLUGMAN D, et al. Trisomy 9 mosaicism and XX sex reversal [J]. Am J Med Genet A, 2007, 143a (22): 2688-2691.

［20］MAIMOUN L, PHILIBERT P, CAMMAS B, et al. Phenotypical, biological, and molecular heterogeneity of 5alpha-reductase deficiency: an extensive international experience of 55 patients [J]. J Clin Endocrinol Metab, 2011, 96 (2): 296-307.

［21］KING TF, CONWAY GS. Swyer syndrome [J]. Curr Opin Endocrinol Diabetes Obes, 2014, 21 (6): 504-510.

［22］SU L, CHENG J, YIN X, et al. Clinical and molecular characteristics in 15 patients with androgen receptor gene mutations from South China [J]. Andrologia, 2017, 49 (10):e12763.

［23］ TACK LJW, MARIS E, LOOIJENGA LHJ, et al. Management of gonads in adults with androgen insensitivity: an international survey [J]. Horm Res Paediatr, 2018, 90 (4): 236-246.

［24］ BATISTA RL, COSTA EMF, RODRIGUES AS, et al. Androgen insensitivity syndrome: a review [J]. Arch Endocrinol Metab, 2018, 62 (2): 227-235.

［25］ GOTTLIEB B, BEITEL LK, NADARAJAH A, et al. The androgen receptor gene mutations database: 2012 update [J]. Hum Mutat, 2012, 33 (5): 887-894.

［26］ PICARD JY, CATE RL, RACINE C, et al. The persistent Müllerian duct syndrome: an update based upon a personal experience of 157 cases [J]. Sex Dev, 2017, 11 (3): 109-125.

［27］ JOSSO N, BELVILLE C, DI CLEMENTE N, et al. AMH and AMH receptor defects in persistent Müllerian duct syndrome [J]. Hum Reprod Update, 2005, 11 (4): 351-356.

［28］ PIRGON O, DUNDAR BN. Vanishing testes: a literature review [J]. J Clin Res Pediatr Endo-crinol, 2012, 4 (3): 116-120.

［29］ CIMADOR M, CATALANO P, ORTOLANO R, et al. The inconspicuous penis in children [J]. Nat Rev Urol, 2015, 12 (4): 205-215.

［30］ FONTANA L, GENTILIN B, FEDELE L, et al. Genetics of Mayer-Rokitansky-Kuster-Hauser (MRKH) syndrome [J]. Clin Genet, 2017, 91 (2): 233-246.

［31］ IRKILATA HC, BASAL S, TASLIPINAR A, et al. Ovotesticular disorder of sex development with a prostatic gland and review of literature [J]. Andro-logia, 2009, 41 (6): 387-391.

［32］ KHADILKAR VV, PHANSE-GUPTE S. Issues in the diagnosis and management of disorders of sexual development [J]. Indian J Pediatr, 2014, 81 (1): 66-75.

［33］ HERSMUS R, VAN BEVER Y, WOLFFENBUTTEL KP, et al. The biology of germ cell tumors in disorders of sex development [J]. Clin Genet, 2017, 91 (2): 292-301.

第 6 篇
骨矿盐代谢异常疾病

第 24 章
原发性甲状旁腺功能亢进症

原发性甲状旁腺功能亢进症(primary hyperparathyroidism,PHPT,简称原发性甲旁亢)是由于甲状旁腺自身病变引起的甲状旁腺素(parathyroid hormone,PTH)合成、分泌过多导致钙、磷和骨代谢紊乱的一种全身性内分泌疾病。

PHPT 的临床表现可累及机体多个系统,主要包括骨骼病变(如骨吸收增加、骨骼畸形、病理性骨折)、泌尿系统病变(如反复泌尿系统结石及感染)、消化系统表现(如恶心、呕吐、急性胰腺炎),其他特征包括心血管系统、神经肌肉系统、精神心理相关表现及乏力、易疲劳、食欲减退等非特异性症状。

PHPT 中散发性 PHPT(sporadic PHPT,SHPT)占90%~95%,另外 5%~10% 为遗传性 PHPT(hereditary PHPT)。散发性 PHPT 病因尚不十分清楚,目前认为与甲状旁腺细胞中原癌和 / 或抑癌基因发生改变相关,少数患者在发病前数十年有颈部外照射史。此外,长期使用锂剂可导致甲状旁腺对血钙敏感性的降低。遗传性 PHPT(表 24-0-1)多存在家族遗传史或

作为内分泌综合征的一部分出现,包括:多发性内分泌腺瘤病 1 型(multiple endocrine neoplasia type1,MEN1)、MEN2A、MEN4、家族性低尿钙性高钙血症(familial hypocalciuric hypercalcemia,FHH)、新生儿重症甲状旁腺功能亢进症(neonatal severe hyperparathyroidism,NSHPT)、常染色体显性甲状旁腺功能亢进症(autosomal dominant moderate hyperparathyroidism,ADMH)、甲状旁腺功能亢进症 - 颌骨肿瘤(hyperparathyroidism-jaw tumors,HPT-JT)综合征;也有一部分遗传性 PHPT 患者无家族遗传史,即家族性孤立性原发性甲状旁腺功能亢进症(familial isolated primary hyperparathyroidism,FIHPT)。除了 NSHPT 主要表现为常染色体隐性(autosomal recessive,AR)遗传模式外,以上所有遗传性 PHPT 均表现为常染色体显性(autosomal dominant,AD)遗传模式。遗传性 PHPT 的致病机制、临床表现、治疗方法与散发性 PHPT 均有所不同,本章将对其进行着重介绍。

表 24-0-1 遗传性 PHPT

综合征(OMIM)	基因	编码蛋白	PHPT 的特征	PHPT 的手术方式
MEN1(131100)	*MEN1*	Menin	高外显率(约 95%),多为轻型。多腺体受累,多为增生,也有腺瘤,腺癌罕见	SPTX 或 TPTX 合并自体甲状旁腺移植 + 胸腺切除术
MEN2A(171400)	*RET*	RET	低外显率(20%~30%),多为轻型或无症状型,单 / 多腺体受累,增生或腺瘤	初次颈部手术:切除病变甲状旁腺 MTC 术后:颈部探查 + 切除病变甲状旁腺或 / 和自体移植
MEN4(610755)	*CDKN1B*	p27Kip1	高外显率(>79%),发病年龄较晚(约 56 岁),单 / 多腺体受累,增生或腺瘤	尚无定论

综合征（OMIM）	基因	编码蛋白	PHPT 的特征	PHPT 的手术方式
FHH1（145980） FHH2（145981） FHH3（600740）	*CaSR* *GNA11* *AP2S1*	CaSR Gα11 AP2σ1	常无症状，伴低尿钙，轻度增生	不推荐手术治疗，无症状者仅需观察；有高钙血症症状者可选择西那卡塞。发展为症状性 PHPT 可行 SPTX
NSHPT（239200）	*CaSR*	CaSR	出生后 6 个月内威胁生命的高钙血症，伴显著的低尿钙，重度增生	紧急 TPTX
ADMH（601199）	*CaSR*	CaSR	仅一个家系报道：血钙仅轻度升高，无低尿钙，增生或腺瘤	根据术中颈部探查结果决定
HPT-JT（145001）	*CDC73（HRPT2）*	Parafibromin	高外显率（>80%），单腺体受累多见，腺癌或不典型腺瘤风险高（15%~20%），可伴囊性变（25%）	单腺体：局限性甲状旁腺肿瘤切除术 多腺体：SPTX 或 TPTX 腺癌：肿瘤的完整扩大切除
FIHPT（145000）	*CaSR*，*CDC73*，*MEN1*，*GCM2*（*HGCMb*）	CaSR，Parafibromin，Menin，GCM2	异质性强，单/多腺体受累，增生/腺瘤/腺癌	单腺体受累：局限性甲状旁腺肿瘤切除术 多腺体受累：SPTX 或 TPTX 合并自体移植 + 胸腺切除术

注：PHPT，原发性甲状旁腺功能亢进症；MEN，多发性内分泌腺瘤病；FHH，家族性低尿钙性高钙血症；NSHPT，新生儿重症甲状旁腺功能亢进症；ADMH，常染色体显性甲状旁腺功能亢进症；HPT-JT，甲状旁腺功能亢进症 - 颌骨肿瘤；FIHPT，家族性孤立性原发性甲状旁腺功能亢进症；MTC，甲状腺髓样癌；SPTX，甲状腺次全切除术；TPTX，甲状腺全部切除术。

第 1 节
综合征性原发性甲状旁腺功能亢进症

一、多发性内分泌腺瘤病 1 型（MEN1）

MEN1（OMIM：131100）是呈常染色体显性遗传的肿瘤综合征，致病基因为定位于染色体 11q13 上的 *MEN1* 基因，编码一种抑癌蛋白——Menin 蛋白，近 70% 的遗传性 PHPT 是由 *MEN1* 基因突变引起的，总人群中患病率为（2~3）/10 万。MEN1 典型的临床表现是由 PHPT、胰腺神经内分泌肿瘤、腺垂体肿瘤组成的三联征，其他较少见的肿瘤包括肾上腺肿瘤、脂肪瘤、类癌、血管纤维瘤等（表 24-1-1）。满足以下三项

中的一项即可诊断 MEN1。①临床诊断：患者有 2 个或 2 个以上 MEN1 相关肿瘤；②家系诊断：具有一个 MEN1 相关的肿瘤，同时有一级家属为 MEN1 患者；③遗传学诊断：携带有 *MEN1* 基因突变，可无临床表现或实验室依据，如 *MEN1* 基因突变携带者。目前绝大部分研究未发现 MEN1 的临床表型与基因型具有明显的相关性。

PHPT 是 MEN1 最常见的内分泌疾病（国外文献报告约 95%），且超过 85% 的 MEN1 患者以 PHPT 为首发表现，50 岁时 PHPT 的外显率近 100%。目前直接将 MEN1 相关的 PHPT（MEN1-HPT）与散发性 PHPT（SHPT）比较的研究罕见。北京协和医院 2004 年报道了 36 例 MEN 相关 PHPT（MHPT，其中 MEN1型、MEN2 型及混合型分别为 18 例、15 例、3 例）与同期收治的 210 例 SHPT 临床表现的比较，结果显示骨骼系统症状比例在 MHPT 组均显著低于 SHPT 组（骨

表 24-1-1 PHPT 相关 MEN 综合征的临床特征

疾病类型	内分泌肿瘤（估计患病率）	非内分泌肿瘤（估计患病率）
MEN1	甲状旁腺腺瘤（95%）	皮肤（面部血管纤维瘤，胶原瘤，色素损伤）
	垂体腺瘤（30%~40%）	（40%~80%）
	肠胰腺肿瘤（30%~70%）	脂肪瘤（10%）
	肾上腺皮质肿瘤（20%~70%）	软组织肿瘤（罕见）
	嗜铬细胞瘤（<1%）	脑膜瘤（8%）
	胸腺 NET（2%）	脊柱室管膜瘤（罕见）
	支气管肺 NET（2%）	
	胃 NET（70%）	
MEN2A	甲状腺髓样癌（>90%）	
	嗜铬细胞瘤（30%~50%）	
	甲状旁腺腺瘤（20%~30%）	
MEN4	甲状旁腺腺瘤（79%）	脂肪瘤（5%）
	垂体腺瘤（37%）	肾肿瘤（5%）
	十二指肠/胰腺/宫颈 NET（38%）	
	肾上腺肿瘤（5%）	
	乳头状甲状腺癌（5%）	
	性腺肿瘤（5%）	

注：PHPT，原发性甲状旁腺功能亢进症；MEN，多发性内分泌腺瘤病；NET，神经内分泌肿瘤。

痛：分别为 50.0% 和 89.0%；骨畸形：分别为 6.25% 和 54.8%；纤维囊性骨炎：分别为 16.8% 和 55.4%，P 值均 <0.001），泌尿系统结石（分别为 43.8% 和 45.7%）和胃肠道症状（分别为 62.5% 和 59.0%）在两组无显著差异，多饮多尿症状比例在 MHPT 组也显著低于 SHPT 组（分别为 31.3% 和 59.5%，P<0.05）；两组血总钙和游离钙水平无显著差异，MHPT 组血磷水平的降低不如 SHPT 组显著［分别为（0.80 ± 0.13）mmol/L 和（0.71 ± 0.16）mmol/L，P<0.05］，碱性磷酸酶（ALP）和 PTH 水平升高不如 SHPT 组显著，ALP 中位数分别为 97IU/L 和 550IU/L（P<0.001），PTH 升高倍数的中位数分别为 3.51 和 9.98 倍（P<0.001）。上述结果提示 MHPT 临床表现较 SHPT 更为隐匿。Eller-Vainicher 等对 MEN1-HPT 与 SHPT 进行了比较，两者的平均起病年龄分别为 44.2 岁及 60.1 岁（P<0.001）；合并肾结石/钙化的比例分别为 57.8% 及 55.2%（P=0.789）；MEN1-HPT 患者的骨密度（bone mineral density，BMD）更低（腰椎 Z 值：-1.33 vs. -0.74，P=0.008；股骨颈 Z 值：-1.13 vs. -0.60，P=0.002）；但 MEN1-HPT 生化改变往往较轻（PTH：113.8pg/ml vs. 173.7pg/ml，P=0.001）。2015 年，北京协和医院对 2002—2013 年收治并行基因筛查的 40 例 MEN1-HPT 病例资料进行了总结，与同期收治的 169 例 SHPT 相比，MEN1-HPT 组发病年龄相对较轻［分别为（45.0 ± 14.0）岁和（50.7 ± 14.6）

岁，P=0.025］，具有 PHPT 典型 X 线者相对比例较低（分别为 26.3% 和 55.7%，P=0.001），肾脏钙化或结石比例相对较高（分别为 60.0% 和 40.2%，P=0.024）；生化指标的改变与前期报告相似，MEN1-HPT 组相对改变程度较轻；与国外文献报告不同，未发现两组之间腰椎及股骨颈 BMD 的 Z 值有显著差异。2019 年，北京协和医院对 47 例 SHPT 和 11 例 MEN1-HPT 患者应用高分辨外周骨定量 CT（high-resolution peripheral quantitative computed tomography，HR-pQCT）进行了骨微结构的分析和比较，结果与既往发现有所不同，MEN1-HPT 患者双能 X 射线吸收法（dual energy x-ray absorptiometry，DXA）测定的面积 BMD 的 Z 值低于 SHPT 患者，但两组骨微结构参数、皮质及松质骨体积 BMD 无显著差异。为进一步明确不同疾病的临床特点，未来仍需扩大样本量进行更加深入的研究。

MEN1-HPT 的病理类型多为甲状旁腺增生，且常为多腺体受累，北京协和医院病例系列报告中 MHPT 与 SHPT 中多个腺体受累患者比例分别为 43.8% 和 7.6%（P<0.001），增生的比例分别为 62.5% 和 16.2%（P<0.001）。目前在 MEN1-HPT 患者中仅有 18 例甲状旁腺腺癌及 1 例甲状旁腺不典型腺瘤报道，其中梅奥医学中心（Mayo Clinic）总结 348 例 MEN1-HPT 患者中仅 1 例为腺癌（0.29%），MD 安德森癌症中心（MD Anderson Cancer Center）所报道的 291 例患者中，恶

性倾向 PHPT 患者占 1%（腺癌为 0.7%，不典型腺瘤为 0.3%）。

MEN1-HPT 患者首选手术治疗，但目前对手术的最佳时机及手术方式仍有争议。部分临床医师倾向于早期干预以减少患者罹患骨病的风险，但也有研究者认为应尽可能地推迟手术，以尽量减少手术次数及术后甲状旁腺功能减退的风险。由于 MEN1-HPT 患者具有多腺体受累及术后易复发等特点，国外指南推荐的首选术式为双侧颈部探查合并甲状旁腺次全切除术（subtotal parathyroidectomy，SPTX；即切除至少 3.5 个腺体），鉴于 15% 的患者甲状旁腺异位于胸腺及 MEN1 患者可合并胸腺类癌，因此国外指南还建议行预防性胸腺切除术。对于甲状旁腺病变广泛的患者也可考虑行甲状旁腺全部切除术（total parathyroidectomy，TPTX）加自体甲状旁腺移植。局限性甲状旁腺肿瘤切除术后甲状旁腺功能减退症的发生率较低，但该术式术后的复发率是 SPTX 或 TPTX 的 3.11 倍（95% CI：2.00~4.84，$P < 0.000\ 1$），因此应慎重选择局限性甲状旁腺肿瘤切除术。当有手术禁忌时，可选择拟钙剂西那卡塞降低血钙水平。目前研究已证明西那卡塞对于 MEN 相关 PHPT 患者有显著降低血钙水平的作用，但暂无证据显示骨密度及高钙尿症可同时得到改善。

MEN1 的另外两个经典的受累腺体为胰腺神经内分泌肿瘤（pancreatic neuroendocrine tumor，PNET）和腺垂体肿瘤。PNET 在 MEN1 患者中的发生率国外文献报告为 30%~80%，尸检中高达 80%~100%（不同病例系列中报道比例不同），北京协和医院 2004 年报道的 18 例 MEN1 病例中，PNET 比例为 55.6%（包括胰岛素瘤 7 例和胃泌素瘤 7 例）；2002—2013 年的 40 例 MEN1 病例中，PNET 占 36 例（90%）。大部分 PNET 具有分泌某种激素的功能并具有相应临床表现，也有部分肿瘤为无功能性肿瘤；与散发 PNET 不同，MEN1-PNET 大多为多灶性病变。其中较为常见者为胃泌素瘤和胰岛素瘤。①胃泌素瘤：约占 MEN1-PNET 的 50%，以胃酸分泌显著增多、反复消化性溃疡为特征性临床表现，还可表现为腹泻及脂肪泻，也称为佐林格-埃利森综合征（Zollinger-Ellison syndrome）。MEN1 相关的胃泌素瘤通常体积较小、多发，起源于胃十二指肠黏膜深层，生长缓慢但容易转移至胰周淋巴结，少数情况下可转移至肝脏。基础胃酸分泌增多（胃液 pH<2）或空腹血清胃泌素浓度升高（胃泌素水平较正常上限升高 10 倍），提示胃泌素瘤。如空腹胃泌素水平低于此阈值，则可能需要通过胃泌

素激发试验（血清素或钙输注）来进行诊断。定位诊断主要包括胃镜检查和超声内镜检查，其他影像学检查包括腹部超声、CT 及 MRI、腹部血管造影、生长抑素受体显像（示踪剂使用 ^{111}In-DPTA-奥曲肽或奥曲肽）、[68]Ga-DOTATATE-PET/CT。动脉内钙注射与肝静脉采血测定胃泌素结合使用也可用于诊断。药物治疗首选质子泵抑制剂及生长抑素类似物以减少胃酸分泌，有时需联合 H_2 受体拮抗剂；对是否手术治疗存在争议，需参考肿瘤大小、是否转移、手术医师经验、术后可能并发症及生活质量等因素综合决定。②胰岛素瘤：占 MEN1-PNET 的 10%~30%，可表现为空腹或运动后低血糖，摄入葡萄糖可缓解，诊断依赖于低血糖发作时胰岛素和/或 C 肽水平不被抑制或升高，72 小时饥饿试验可用于诊断，并除外其他原因的高胰岛素性低血糖；定位检查包括超声内镜、MRI、CT、生长抑素受体显像、胰高血糖素样肽 1（glucagon-like peptide 1，GLP1）类似物-PET/CT、[68]Ga-DOTATATE-PET/CT 等。手术为首选治疗方案，药物治疗（包括增加进餐频率、二氮嗪、生长抑素）通常疗效不满意，对于转移性病变可考虑链脲佐菌素、5-氟尿嘧啶等化疗。其他较为少见的 PNET 还包括胰高血糖素瘤、血管活性肠肽（VIP）瘤等。胰高血糖素瘤典型临床表现包括皮疹（坏死性移行性红斑）、体重下降、贫血、口腔炎等，转移比例较高。VIP 瘤临床表现包括水样泻、低钾血症及胃酸缺乏。这两类肿瘤多位于胰尾部，可选择手术切除；药物治疗包括生长抑素类似物，也可采用化疗及肝动脉栓塞治疗转移性病变。无功能瘤中部分为恶性，且研究显示其转移风险与肿瘤大小呈正相关，因此有作者建议肿瘤较大者（直径 1~3cm 及以上，不同中心意见不同）或观察到进行性增大者进行手术，并在术中行周围淋巴结清扫。无法切除的 PNET 或晚期转移性病变不能手术者，可选择生物制剂，如干扰素 α、西罗莫司抑制剂、受体酪氨酸激酶抑制剂等。化疗适用于转移性 PNET、肿瘤负荷高、增殖指数高、肿瘤进展迅速和/或生物疗法无法控制的患者。部分患者也可尝试放射治疗。

垂体肿瘤在 MEN1 患者中的发生率在 10%~60%，变异较大，在国外两个大型队列中分别为 42% 和 38.1%，北京协和医院 2004 年病例系列报告中该比例为 50%。包括垂体激素分泌性腺瘤（以催乳素瘤比例最高，其次为分泌生长激素和 ACTH 的腺瘤）及无功能腺瘤。既往国外文献报告，与散发性垂体腺瘤相比，MEN1 垂体腺瘤女性比例更多，大腺瘤比例更高（分别为 85% 和 42%，$P < 0.001$），具有侵袭行为（与

MEN1 相关的病例中,1/3 具有侵袭性特征)。但在随后一项包括 323 例 MEN1 患者的研究中,2/3 垂体腺瘤为无功能微腺瘤,长期随访(中位数 6 年)发现肿瘤大小稳定、很少出现需要治疗的症状,此外,催乳素瘤的药物治疗反应率超过 90%。因此,多巴胺受体激动剂是催乳素瘤治疗的一线用药,而经蝶窦手术和放射疗法则多用于耐药性肿瘤。

MEN1 基因突变分析不仅可以协助先证者的临床诊断,还有利于早期诊治突变基因携带者及避免对未携带突变的家系成员进行不必要的随访。因此,国外指南推荐在以下人群中尽早行 MEN1 基因检查:①临床诊断为 MEN1 的患者;②已知 MEN1 基因突变携带者的一级亲属;③MEN1 临床表现不典型但强烈怀疑该诊断者,包括 a. 甲状旁腺肿瘤的起病年龄小于 30 岁,b. 任何年龄诊断的多腺体受累的甲状旁腺肿瘤、胃泌素瘤、多发的 PNET,c. 具有两个及以上 MEN1 相关的非典型性肿瘤(比如甲状旁腺肿瘤合并肾上腺肿瘤)。目前文献报道有 5%~25% 的 MEN1 患者未检测到 MEN1 编码区域基因突变,可能与以下原因相关:①突变检测方法,常规 PCR 无法检测大片段缺失突变,指南推荐常规应用多重连接探针扩增技术(multiplex ligation-dependent probe amplification,MLPA)提高 MEN1 患者突变检出率;②拟表型,是指环境因素的作用引起的表型变化类似于某一基因突变而引起的表型,如一些无家族史的散发性 MEN1 患者,这些患者的突变检出率可低于 5%;③其他未知致病基因有待发现。

二、多发性内分泌腺瘤病 2A 型（MEN2A）

MEN2 是由原癌基因 RET 基因激活性突变引起的,该基因定位于染色体 10q11.21,编码一个跨膜酪氨酸激酶受体超家族的 ret 蛋白,其配体为胶质细胞源性神经营养因子(glial cell linederived neurotrophic factor,GDNF)。根据组织受累情况,MEN2 分为三个亚型,仅 MEN2A(OMIM:171400)可合并 PHPT,但其最常见病变为甲状腺髓样癌(medullary thyroid carcinoma,MTC;占 80%~95%),约 50% 伴有嗜铬细胞瘤(pheochromocytoma,PCC),20%~30% 伴有 PHPT。

MEN2A 中,PHPT 常在诊断 MTC 多年之后被诊断,文献报道 PHPT 的首诊年龄中位数约 38 岁(范围:12~70 岁),无症状型占 68%~84%,病理类型可为腺瘤或增生,目前尚无癌瘤报道,多数为单腺体受累,多腺体受累(1%~17%)不如 MEN1 常见。MEN2A-

HPT 治疗仍以手术为主,对同时患有 PCC 的患者,应先行 PCC 切除术。对于未做过颈部手术的 PHPT 患者,目前推荐切除病变的甲状旁腺腺体,该术式术后复发率及未缓解率较低且并发症少。当 MTC 术后诊断 PHPT 时,由于术后颈部解剖结构的改变,第二次术前甲状旁腺肿瘤的定位检查非常必要,美国甲状腺协会(American Thyroid Association,ATA)在 2015 年的 MTC 指南中建议选择双侧颈部探查,探查发现单个肿瘤及不少于 1 个正常甲状旁腺,且术中 PTH 结果正常时可中止手术;当探查发现单个肿瘤但无法探查到其余甲状旁腺腺体时,术中 PTH 正常时可中止手术,无条件监测术中 PTH 则可自体移植部分切除的甲状旁腺;当发现单个肿瘤且第一次颈部手术记录有 4 个甲状旁腺时,可留一部分切除的正常甲状旁腺组织于颈部或移植在其他部位,也可低温保存以备用。

MTC 是 MEN2 型中的主要病变,也是 MEN2 致死的主要原因,多最早获得诊断(40%)。在 MEN2A 患者中多于 15~20 岁出现,可表现为颈部肿块、颈痛,腹泻常见于合并远处转移患者,伴有降钙素水平的显著增高。MTC 除分泌降钙素外,还可产生多种激素及生物活性物质,包括生长抑素、前列腺素、ACTH、5- 羟色胺等,临床上可表现为伴有库欣综合征、面部潮红、腹泻等症状。国外研究显示 MTC 进展情况与 RET 基因型相关,因此建议早期进行 RET 基因筛查,对高危者尽早手术或行预防性甲状腺全部切除术,但国内对预防性甲状腺全部切除术的必要性尚未达成共识。MTC 手术前应筛查 PCC,对同时有 PCC 和 MTC 的患者,应先行 PCC 切除术,否则 MTC 手术可能有诱发高血压危象或心力衰竭的风险。

约 25% 的 MEN2 型患者以 PCC 为首发表现,大多数患者 PCC 在 MTC 之后得以诊断,平均诊断年龄 34 岁(21~57 岁)。临床表现同散发性 PCC,可有高血压、发作性头痛、心悸、大汗、焦虑、紧张等表现,也有患者无典型发作史而仅有阵发或持续性高血压,少数患者无明显症状或体征,血压正常或偏低。24 小时尿儿茶酚胺及其代谢产物水平的测定用于定性诊断,CT 及 MRI 可用于肿瘤定位检查,[131]I-MIBG 检查有利于多灶性病变或肾上腺外肿瘤的定位。应首先切除肾上腺 PCC,术前准备同散发性 PCC,手术中应探查双侧肾上腺,术后需警惕肾上腺皮质功能减退等手术相关并发症。

98% 的 MEN2 患者携带 RET 基因突变,且 MEN2 的表型与基因型存在相关性,因此可以根据基因型判断预后及指导治疗。85% 的 MEN2 患者突变位点位于第 11 外显子（密码子 634），15% 的突变位于第 10 外显子（密码子 609、611、618 和 620），其余突变位于第 13、14、15 及 16 外显子，C634R 或 C634Y 突变伴发 PHPT 的比例最高。RET 基因检测对于诊断、随访意义重大，可先常规筛查以上几个外显子，ATA-MTC 指南推荐携带 C634R 及 A883F 突变者从 11 岁开始监测 PTH 及血钙（但也有少数文献报道 PHPT 发病早至 2、6、7、10 岁）；携带除 M918T、C634R 及 A883F 以外突变的患者从 16 岁开始监测 PHPT。

三、多发性内分泌腺瘤病 4 型（MEN4）

2002 年，Fritz 等首次在大鼠中描述了一种 MEN 表型，表现为双侧肾上腺嗜铬细胞瘤、多发肾上腺外嗜铬细胞瘤、双侧甲状腺髓样细胞增生、双侧甲状旁腺增生及垂体肿瘤，并未发现 Ret 及 Men1 基因突变。2006 年，Pellegata 等发现该大鼠的 MEN 表型是由 Cdkn1b 基因突变引起的，并首次在人类中报道 MEN1 基因阴性的 MEN 表型由 CDKN1B 基因的无义突变引起。不同于大鼠的隐性遗传方式，该表型在人类呈显性遗传，后正式将其定义为 MEN4（OMIM：610755）。该基因位于染色体 12p13，编码 196 个氨基酸的细胞周期依赖性激酶抑制剂 p27（cyclin-dependent kinase inhibitor p27），p27 主要功能是控制细胞从 G_1 期进入 S 期。

到目前为止，共报道了 19 例由 CDKN1B 基因失活性突变致病的患者，其中 79% 出现甲状旁腺腺瘤（见表 24-1-1），其他组分包括垂体腺瘤、十二指肠 / 胰腺 / 宫颈神经内分泌肿瘤、肾上腺肿瘤等。PHPT 常为首发表现，其特点为发病年龄较晚（约 56 岁）、单腺体受累与多腺体受累均有，由于例数太少，尚不足以对表型进行定义及分析，治疗方面亦尚无定论。由于从临床表现上难以区别 MEN4 与 MEN1，对于 MEN1 基因及 RET 基因阴性的 MEN 患者，有必要进行 CDKN1B 基因筛查。

四、家族性低尿钙性高钙血症（FHH）

FHH 是一组异质性疾病，呈常染色体显性遗传，目前根据不同基因的失活性突变将其分为三个亚型：FHH1（CaSR 相关）、FHH2（GNA11 相关）和 FHH3（AP2S1 相关），其相关基因分别位于 3q21.1、19p 和 19q13 染色体上。FHH1（OMIM：145980）是 FHH 最常见的类型，占 65% 以上，由 CaSR 基因杂合性失活突变所致，但也有报道发现纯合性 CaSR 基因突变也可引起 FHH1 表型，这与 CaSR 基因不同位点突变对蛋白功能影响的程度相关。CaSR 基因定位于染色体 3q21.1，编码 1 078 个氨基酸的 G 蛋白耦联受体 C 家族钙敏感受体（calcium sensing receptor，CaSR）蛋白，该蛋白在甲状旁腺、肾脏及甲状腺滤泡旁 C 细胞有丰富表达，CaSR 在受到细胞外钙离子浓度刺激后，通过 G_q 和 G_{11} 亚基激活磷脂酶 C，调节细胞内钙离子浓度以调控 PTH 分泌，最终维持血钙稳态。FHH2（OMIM：145981）是由于 GNA11 编码的 G 蛋白亚基 α11（Gα11）的失活性突变所致。该突变可能会减少鸟苷二磷酸（guanosine diphosphate，GDP）的释放，从而降低 CaSR 表达细胞的敏感性。此类失活性突变可能发生在 5% 以下的 FHH 患者中。FHH3（OMIM：600740）是由于 AP2S1 基因编码的衔接蛋白 2（adaptor protein 2，AP2）σ1 亚基的失活性突变引起的，占 FHH 患者的 5% 以上。AP2 是网格蛋白包被囊泡的主要成分，在网格蛋白介导的内吞作用中起着关键作用。该基因突变时会降低表达 CaSR 的细胞对细胞外钙离子浓度的敏感性，并降低 CaSR 的内化。

FHH 患者的特征为持续终身的高钙血症、低钙尿症、PTH 不适当高分泌。临床表现通常无症状，少数病例可有胰腺炎、软骨钙质沉着症及类似 PHPT 的临床表现。Hannan 等报道 FHH3 与 FHH1 相比，前者可合并认知障碍、血钙及血镁升高更显著（血钙：2.87mmol/l vs. 2.76mmol/l，P<0.001；血镁：1.04mmol/l vs. 0.95mmol/l，P<0.01）、尿钙 / 尿肌酐清除率［（24 小时尿钙 / 血钙）/（24 小时尿肌酐 / 血肌酐），UCCR］更低（0.004 vs. 0.007，P<0.01），用 CMCR 指数（血钙 × 血镁 /100 × UCCR）≥5.0 来诊断 FHH3 的敏感度与特异度分别为 83%、86%。FHH 的生化表现与 PHPT 极为相似，鉴于手术不能改变 FHH 相关基因突变引起的血钙调定点的异常而无法使患者获益，应避免行甲状旁腺手术，因此临床鉴别十分重要。首先，UCCR 是重要的鉴别指标，其在 FHH 患者中往往<0.01，而 PHPT 患者常伴有尿钙升高。需要注意的是 FHH 中约 20%UCCR 无明显下降，而部分 PHPT 合并维生素 D 缺乏或肾功能不全的患者，其 UCCR 也可低于 0.01。第二，FHH 生化改变较轻，包括轻度高钙血症、PTH 多在正常参考范围内或轻度增高、轻度低磷血症。第三，由于 FHH 患者甲状旁腺组织轻度增生，因此其术前定位检查常为阴性。最后，FHH 患者无肾脏及骨骼受累。大多数 FHH 无症状，因此不需要治疗。对于有高钙血症相关症状者，学者发现调节 CaSR 构型的拟钙剂西那卡塞能有效缓解高钙血症及高 PTH 血症。当 FHH 发展为 PHPT 时，尽管存在术后持续

性高钙血症的高风险,仍然推荐进行甲状旁腺次全切除术。

五、新生儿重症甲状旁腺功能亢进症(NSHPT)

NSHPT(OMIM:239200)罕见,多由 *CaSR* 基因纯合失活突变引起,是 FHH1 的极重型。NSHPT 表现为出生后 6 个月内起病的威胁生命的重度高钙血症,伴 PTH 显著升高及低尿钙,临床特征为肌张力减退、多尿、骨质脱钙、骨折及呼吸困难等。唯一有效的治疗方法就是进行及时的甲状旁腺全部切除术,在此之前需要紧急使用静脉盐水输注及双膦酸类药物处理高钙血症以获取手术时机。目前也有研究发现西那卡塞能迅速、持续地降低 NSHPT 患者的血钙水平,但需要更多试验进一步评价该药物作用于 NSHPT 患者的长期疗效及副作用。

六、常染色体显性甲状旁腺功能亢进症(ADMH)

ADMH(OMIM:601199)非常罕见,目前只有一个瑞典家系被报道,呈显性遗传,为 FHH 的不典型表型。遗传分析发现该家系的病因为 *CaSR* 基因的 p.F881L 突变。该家系 20 例患者的疾病特点为:发病年龄早(22~27 岁),血钙水平仅轻度升高[(2.80 ± 0.01) mmol/L],PTH 水平不适当增高而未被高钙血症抑制,其平均值为(38.4 ± 2.4)ng/L(正常范围:12~55ng/L),尿钙不低(UCCR 为 0.012 2 ± 0.002),某些患者还有肾结石,病理类型既有增生也有腺瘤,既有单腺体受累也有多腺体受累。

七、甲状旁腺功能亢进症 - 颌骨肿瘤(HPT-JT)综合征

HPT-JT 综合征(OMIM:145001)较罕见,呈常染色体显性遗传,其致病基因 *CDC73* 基因(既往称作 *HRPT2* 基因)定位于染色体 1q31.2,编码 531 个氨基酸的抑癌蛋白 Parafibromin,该蛋白为人类 Paf1/RNA 聚合酶Ⅱ复合体的组成部分,参与转录调控。多项研究表明 Parafibromin 蛋白缺失表达可作为鉴别甲状旁腺腺癌(parathyroid carcinoma,PC)与良性甲状旁腺病变(增生或腺瘤)的标志,在一半以上的 PC 患者中可检测到 *CDC73* 的胚系或体细胞突变。*CDC73* 基因突变的外显率不高,临床表现多样。早发的 PHPT 是 HPT-JT 综合征的最主要表现(>80%),仅一部分患者伴发颌骨骨性纤维瘤(ossifying fibroma)(>30%),

其他非内分泌器官病包括肾脏受累(包括错构瘤、多囊肾、Wilm 瘤)、胰腺癌、男性患者可合并睾丸混合生殖细胞瘤、女性患者可合并早发子宫肌瘤或腺肌瘤样息肉。*CDC73* 基因突变的基因型与表型的相关性目前尚未确定。

HPT-JT/HPT 的发病年龄多在成年早期,病变较轻,病理类型为腺瘤居多且多伴囊性改变(约 25%),60%~70% 为单腺瘤病变,多腺瘤病变约占 1/3。但需要注意的是,HPT-JT/HPT 病理为腺癌或者不典型腺瘤的风险明显增高(占 15%~20%),此时患者的生化改变明显,甚至可出现高钙危象。治疗方面,HPT-JT/HPT 的手术方式仍存在争议,既往认为多腺体受累及 PC 风险增加而采用 SPTX 或 TPTX,但是现在越来越多的文献报道单腺体受累更常见(约 80%),并且初次手术至复发的无病缓解时间在 10 年以上,所以认为局限性甲状旁腺肿瘤切除术可能更合适,并且此式术后甲状旁腺功能减退发生风险低且能为再次手术提供便利。当怀疑为腺癌时,比如有肿瘤体积大、侵袭周边组织或者血钙或 PTH 水平明显升高时,应选择积极的肿瘤完整扩大切除术。

颌骨骨性纤维瘤应与 PHPT 引起的棕色瘤相鉴别,前者为起源于牙周膜、含有多潜能细胞的良性肿瘤,具有破坏性、致畸形性,早期往往无症状,生长缓慢,PHPT 手术后无法自行消退,但大多数仅需观察,有症状者需手术治疗;后者为严重 PHPT 引起的非肿瘤性溶骨性骨骼病变,影像学上呈骨骼内大小不等、单发或多发的囊样透明区,边界较清楚,PHPT 术后棕色瘤可自行修复,无需手术切除。

CDC73 基因筛查有助于确定 HPT-JT 综合征的诊断,适用于 PHPT 合并颌骨肿瘤、肾脏肿瘤或早发子宫肿瘤者,*MEN1* 基因阴性的遗传性 PHPT、起病年龄小及临床或病理提示恶性倾向的 PHPT 患者。当发现该基因突变时,应注意随访患者及家系其他成员的甲状旁腺、颌骨、肾脏、子宫的病变情况。

第 2 节
家族性孤立性原发性甲状旁腺功能亢进症

家族性孤立性原发性甲状旁腺功能亢进症(FIHPT,OMIM:145000)是指无 MEN1、HPT-JT 及 FHH 特征的遗传性/家族性 PHPT,目前认为它可能是 MEN1、HPT-JT 及 FHH 的不完全表型或者是另外一

种完全不同的临床综合征,约占总 PHPT 病例的 1%。FIHPT 的诊断目前依赖临床排除性诊断及基因突变筛查,例如当患者携带胚系 CDC73 基因突变,但临床表现仅有 PHPT 而无颌骨肿瘤时,则可诊断为 FIHPT。

FIHPT 的发病机制目前尚未完全阐述清楚,既往文献报道 22%~57% 是由 MEN1 基因突变引起的,由 CaSR 基因或 CDC73 基因突变引起者相对较少。但是北京协和医院对 3 个中国人 FIHPT 家系的研究发现其致病基因均为 CDC73 基因。2016 年,Guan 等人通过对 40 个 FIHPT 家族的全外显子组测序,在 7 个家族的 18 名 PHPT 患者中发现了位于染色体 6p24.2 处的 GCM2(glial cell missing 2)基因的突变,其激活性突变被证实为新的 PHPT 致病原因之一。该研究发现 FIHPT 患者中检测到的 GCM2 激活性突变聚集在 GCM2 的一个含 17 个氨基酸的结构域内,称为"C 端保守抑制域"(C-terminal conserved inhibitory domain,CCID,第 379~395 位氨基酸位点)。目前已在 FIHPT 和散发性 PHPT 患者中鉴定出 38 种 GCM2 变异,其中 4 个经过体外功能试验确认为致病突变的位点(p.L379Q、p.V382M、p.K388E 和 p.Y394S)均位于 CCID 内。与散发性 PHPT 患者相比,存在 GCM2 突变的 PHPT 患者临床表现相对更重,恶性程度、多腺体受累和复发率更高,生化治愈率更低。北京协和医院对 232 例散发 PHPT 患者进行 GCM2 胚系突变筛查,共发现 3 例患者(1.3%)携带 GCM2 致病突变,其中 2 例甲状旁腺癌、1 例甲状旁腺不典型腺瘤。但是,大多数 FIHPT 的遗传病因目前仍然未知,未来需更多研究以明确 FIHPT 相关基因及基因型-表型关系。

根据 FIHPT 不同的遗传背景,临床表现与治疗方法不同,具体见上述各综合征部分,如果是由 MEN1 基因引起则选择 SPTX,如果是由 CDC73 基因引起则可考虑选择局限性的甲状旁腺肿瘤切除术。因此,在 FIHPT 患者中鉴定致病基因尤为重要。

第 3 节
遗传学诊断及遗传咨询

一、遗传筛查的意义

各种类型的遗传性 PHPT 基因突变和目前所发现基因突变类型及与临床表型相关性见各综合征中相应描述,总体而言,对疑诊遗传性 PHPT 的患者进行胚系突变筛查对临床实践有一定帮助:①确认临床诊断,以便对综合征中其他相关肿瘤进行适当的筛查。②在疑难和非典型情况下提供基因诊断。③基于准确的诊断给予适当的治疗,如:MEN1 患者需行开放性颈部探查及甲状旁腺次全切除术;FHH 患者可避免手术治疗。④确定患者家庭成员中携带该突变的无症状者,以便及早进行筛查及治疗。⑤确定不携带相同突变的家庭成员,该类亲属不需要进一步随访,并可减轻其焦虑及负担。

二、建议筛查人群及推荐方法

1. PHPT 患者筛查胚系突变的适应证 ①45 岁之前发生的 PHPT(国外 MEN1 指南建议对 30 岁之前发生 PHPT 的患者进行 MEN1 突变筛查);②甲状旁腺多腺体受累;③病理为甲状旁腺癌或不典型甲状旁腺腺瘤患者;④已知突变携带者的一级亲属;⑤已出现两个或多个与 MEN 综合征相关的内分泌肿瘤。

2. 筛查方法 遗传检测可使用外周血白细胞获得基因组 DNA,行一代、二代或全外显子组测序。不同类型遗传性 PHPT 的重点筛查基因不同,可参考表 24-0-1 进行筛查。进行此类基因检测需通过相关伦理委员会审批,并获得患者或 18 岁以下患者家属的知情同意。

三、筛查结果解读

测序完成后通过比对野生型序列找出变异位点。如该变异位点为已知致病突变,则基因诊断基本完成;如为新发变异或致病性不明确的变异位点,则需选择满足以下所有条件的变异位点进行进一步分析:①最小等位基因频率<1%,得到可能致病的罕见突变;②通过至少一个功能预测网站确定为致病突变,预测软件包括但不限于 Sorting Intolerant From Tolerant(SIFT)、Mutation Taster、Polymorphism Phenotyping version 2(Polyphen-2)等;③根据美国医学遗传学和基因组学学院(American College of Medical Genetics and Genomics,ACMG)的标准和指南,变异共分为五类,即致病性、可能致病性、临床意义不确定的变异、可能良性和良性,选择其中为致病、可能致病或临床意义不确定的变异。

进一步的致病性分析可根据不同基因的功能差异,从细胞水平、分子水平及个体水平进行功能验证。

四、遗传咨询

PHPT 的胚系突变筛查涉及临床程序的建立,并需定期进行生化和放射学筛查。鉴于多腺体受累可增加复发或持续性 PHPT 的风险，建议对遗传性 PHPT 进行更好和更为长期的随访和监测；若准备生育，建议进行遗传咨询。

（邢小平　宋桉）

参考文献

［1］ KONG J, WANG O, NIE M, et al. Familial isolated primary hyperparathyroidism/hyperparathyroidism-jaw tumour syndrome caused by germline gross deletion or point mutations of CDC73 gene in Chinese [J]. Clin Endocrinol (Oxf), 2014, 81 (2): 222-230.

［2］ WALKER MD, SILVERBERG SJ. Primary hyperparathyroidism [J]. Nat Rev Endocrinol, 2018, 14 (2): 115-125.

［3］ 中华医学会骨质疏松和骨矿盐疾病分会，中华医学会内分泌分会代谢性骨病学组．原发性甲状旁腺功能亢进症诊疗指南 [J]．中华骨质疏松和骨矿盐疾病杂志，2014 (3): 187-198.

［4］ CETANI F, SAPONARO F, BORSARI S, et al. Familial and hereditary forms of primary hyperparathyroidism [J]. Front Horm Res, 2019, 51: 40-51.

［5］ FALCHETTI A. Genetics of multiple endocrine neoplasia type 1 syndrome: what's new and what's old [J]. F1000Res, 2017, 6(F1000 Faculty Rev):73.

［6］ KONG J, WANG O, NIE M, et al. Clinical and genetic analysis of multiple endocrine neoplasia type 1-related primary hyperparathyroidism in Chinese [J]. PLoS One, 2016, 11 (11): e166634.

［7］ CHRISTAKIS I, BUSAIDY NL, COTE GJ, et al. Parathyroid carcinoma and atypical parathyroid neoplasms in MEN1 patients; a clinico-pathologic challenge. The MD Anderson case series and review of the literature [J]. Int J Surg, 2016, 31: 10-16.

［8］ KAMILARIS C, STRATAKIS CA. Multiple endocrine neoplasia type 1 (MEN1): an update and the significance of early genetic and clinical diagnosis [J]. Front Endocrinol (Lausanne), 2019, 10: 339.

［9］ THAKKER RV, NEWEY PJ, WALLS GV, et al. Clinical practice guidelines for multiple endocrine neoplasia type 1 (MEN1)[J]. J Clin Endocrinol Metab, 2012, 97 (9): 2990-3011.

［10］ GIUSTI F, CIANFEROTTI L, GRONCHI G, et al. Cinacalcet therapy in patients affected by primary hyperparathyroidism associated to multiple endocrine neoplasia syndrome type 1 (MEN1)[J].

［11］ FALCONI M, ERIKSSON B, KALTSAS G, et al. ENETS consensus guidelines update for the management of patients with functional pancreatic neuroendocrine tumors and non-functional pancreatic neuroendocrine tumors [J]. Neuroendocrinology, 2016, 103 (2): 153-171.

［12］ ANTWI K, FANI M, NICOLAS G, et al. Localization of hidden insulinomas with (6)(8) Ga-DOTA-exendin-4 PET/CT: a pilot study [J]. J Nucl Med, 2015, 56 (7): 1075-1078.

［13］ FROST M, LINES KE, THAKKER RV. Current and emerging therapies for PNETs in patients with or without MEN1 [J]. Nat Rev Endocrinol, 2018, 14 (4): 216-227.

［14］ DE LAAT JM, DEKKERS OM, PIETERMAN CR, et al. Long-term natural course of pituitary tumors in patients with MEN1: results from the DutchMEN1 Study Group (DMSG)[J]. J Clin Endocrinol Metab, 2015, 100 (9): 3288-3296.

［15］ WELLS SJ, ASA SL, DRALLE H, et al. Revised American Thyroid Association guidelines for the management of medullary thyroid carcinoma [J]. Thyroid, 2015, 25 (6): 567-610.

［16］ GREY J, WINTER K. Patient quality of life and prognosis in multiple endocrine neoplasia type 2 [J]. Endocr Relat Cancer, 2018, 25 (2): T69-T77.

［17］ WELLS SJ. Advances in the management of MEN2: from improved surgical and medical treatment to novel kinase inhibitors [J]. Endocr Relat Cancer, 2018, 25 (2): T1-T13.

［18］ ROMEI C, CIAMPI R, ELISEI R. A comprehensive overview of the role of the RET proto-oncogene in thyroid carcinoma [J]. Nat Rev Endocrinol, 2016, 12 (4): 192-202.

［19］ PELLEGATA NS, QUINTANILLA-MARTINEZ L, SIGGELKOW H, et al. Germ-line mutations in p27Kip1 cause a multiple endocrine neoplasia syndrome in rats and humans [J]. Proc Natl Acad Sci U S A, 2006, 103 (42): 15558-15563.

［20］ ALREZK R, HANNAH-SHMOUNI F, STRATAKIS CA. MEN4 and CDKN1B mutations: the latest of the MEN syndromes [J]. Endocr Relat Cancer, 2017, 24 (10): T195-T208.

［21］ NESBIT MA, HANNAN FM, HOWLES SA, et al. Mutations affecting G-protein subunit alpha11 in hypercalcemia and hypocalcemia [J]. N Engl J Med, 2013, 368 (26): 2476-2486.

［22］ NESBIT MA, HANNAN FM, HOWLES SA, et

al. Mutations in AP2S1 cause familial hypocal-ciuric hypercalcemia type 3 [J]. Nat Genet, 2013, 45 (1): 93-97.

[23] HANNAN FM, BABINSKY VN, THAKKER RV. Disorders of the calcium-sensing receptor and partner proteins: insights into the molecular basis of calcium homeostasis [J]. J Mol Endocrinol, 2016, 57 (3): R127-R142.

[24] HANNAN FM, HOWLES SA, ROGERS A, et al. Adaptor protein-2 sigma subunit mutations causing familial hypocalciuric hypercalcaemia type 3 (FHH3) demonstrate genotype-phenotype correlations, codon bias and dominant-negative effects [J]. Hum Mol Genet, 2015, 24 (18): 5079-5092.

[25] EASTELL R, BRANDI ML, COSTA AG, et al. Diagnosis of asymptomatic primary hyperparathy-roidism: proceedings of the Fourth International Workshop [J]. J Clin Endocrinol Metab, 2014, 99 (10): 3570-3579.

[26] JAKOBSEN NF, ROLIGHED L, MOSER E, et al. Increased trabecular volumetric bone mass density in familial hypocalciuric hypercalcemia (FHH) type 1: a cross-sectional study [J]. Calcif Tissue Int, 2014, 95 (2): 141-152.

[27] GANNON AW, MONK HM, LEVINE MA. Cina-calcet monotherapy in neonatal severe hyperpara-thyroidism: a case study and review [J]. J Clin Endocrinol Metab, 2014, 99 (1): 7-11.

[28] WANG O, WANG C, NIE M, et al. Novel HRPT2/CDC73 gene mutations and loss of expression of parafibromin in Chinese patients with clinically sporadic parathyroid carcinomas [J]. PLoS One, 2012, 7 (9): e45567.

[29] GUAN B, WELCH JM, SAPP JC, et al. GCM2-activating mutations in familial isolated hyper-parathyroidism [J]. Am J Hum Genet, 2016, 99 (5): 1034-1044.

[30] EL LM, NOCKEL P, GUAN B, et al. Familial isolated primary hyperparathyroidism associ-ated with germline GCM2 mutations is more aggressive and has a lesser rate of biochemical cure [J]. Surgery, 2018, 163 (1): 31-34.

第25章
先天性骨骼发育不良

先天性骨骼发育不良是一大类具有遗传异质性和表型异质性的遗传性骨病。它们大多发病率极低，但种类繁多，总患病率约3.22/10万。2019年修订的第10版《国际遗传性骨病分类标准》根据临床、影像和分子遗传学特征，将这些骨病分类为42组，共包括461种不同的遗传性骨病。其中，在425种（92%）骨病中发现了437种不同的致病基因突变。这些骨病发病早，症状明显，通常致残，甚至致死，而且常会逐代或隔代遗传，危害十分严重，往往给家庭和社会带来沉重的经济负担。

临床相对常见的遗传性骨病包括成骨不全（osteogenesis imperfecta）、佝偻病（rickets）、软骨发育不全（achondroplasia，ACH）、软骨发育低下（hypochondroplasia，HCH）、假性软骨发育不全（pseudoachondroplasia，PSACH）、多发性骨骺发育不良（multiple epiphyseal dysplasia，MED）、先天性脊柱骨骺发育不良（spondylo-epiphyseal dysplasia congenital，SEDC）、迟发性脊柱骨骺发育不良（spondyloepiphyseal dysplasia tarda，SEDT）等。成骨不全和佝偻病等遗传性骨病已在本书其他章节有详细介绍，本章将重点介绍脊柱骨骺发育不良、软骨发育不全、假性软骨发育不全，以及原发性肥大性骨关节病。

第1节
脊柱骨骺发育不良

脊柱骨骺发育不良（spondyloepiphyseal dysplasia，SED）是一大类遗传异质性骨病，共同特征是椎体及骨骺发育不良，临床以身材不匀称性矮小及关节退行性变为主要特征，影像学主要表现为扁平椎体及骨骺发育不良。根据第10版《国际遗传性骨病分类标准》，SED按其临床表现、影像学特点和分子遗传学特征可分为先天性脊柱骨骺发育不良（最常见）、迟发性脊柱骨骺发育不良及其他一些更罕见的类型，如进行

性假性类风湿样骨发育不良、Kimberley型、Wolcott-Rallison型等。不同类型其致病基因各异，遗传方式包括常染色体显性遗传、常染色体隐性遗传和X染色体连锁隐性遗传。

一、先天性脊柱骨骺发育不良

先天性脊柱骨骺发育不良（spondyloepiphyseal dysplasia congenital，SEDC；OMIM：183900）是一种罕见的常染色体显性遗传的骨骼生长发育障碍性疾病，主要累及脊柱骨和长管状骨骨骺，以身材不匀称性矮小、骨骺发育障碍、扁平椎体、视力和听力障碍为主要特征。因为SEDC与编码Ⅱ型胶原蛋白α1（collagen type Ⅱ α1，COL2A1）的基因突变相关，第10版《国际遗传性骨病分类标准》将其归类为42种骨软骨发育不良疾病中的第2种——"Ⅱ型胶原病"。

（一）遗传病理生理学

1966年，Spranger和Wiedemann首次描述具有SEDC临床特征的病例。1990年，Anderson等证实SEDC的致病基因为COL2A1（OMIM：120140）。COL2A1基因位于12q13.11-q13.2，含54个外显子，编码Ⅱ型胶原蛋白α1，这是一种在软骨和眼部玻璃体中被发现的纤维蛋白。Ⅱ型胶原含1 487个氨基酸，是软骨细胞外基质、椎间盘髓核、眼部玻璃体和内耳的重要组成部分，在软骨内骨形成和生长中发挥着重要作用。Ⅱ型胶原由3条前Ⅱ型胶原蛋白组成，而前胶原蛋白由单一的前α1链合成。前α1链中间含有一段300个甘氨酸-X-Y（Gly-X-Y）重复序列，X位置上常是脯氨酸残基，Y位置上常是羟基脯氨酸残基。Ⅱ型胶原纤维形成的早期阶段，胶原分子相互作用的关键依赖于胶原分子特异的Gly-X-Y重复序列的位点。COL2A1基因突变可改变它们之间的相互作用，影响Ⅱ型胶原蛋白结构和功能，导致软骨分化和软骨内成骨障碍，从而引起多种类型的骨软骨发育不良性疾病。这些疾病的临床表型及严重程度不一，但统称为Ⅱ型胶原病，包括SEDC、脊柱干骺端发育不良和软骨

发育不良等。

目前报道的与Ⅱ型胶原病相关的 COL2A1 基因突变类型已超过400种,其中与SEDC相关的有100种以上。大多数突变发生在Gly-X-Y重复序列(74%发生在第一个甘氨酸,甘氨酸替换为丝氨酸最常见),且大部分为错义突变。突变后不同氨基酸的特性和不同突变的位置,导致SEDC患者的临床表现和严重程度不一。环境因素可能也参与影响临床表型,因为即使是同一家系内不同成员的临床表现也可能差异较大。尚未发现热点突变和基因型-表型间明确的相关性。SEDC主要为常染色体显性遗传,但也有常染色体隐性遗传的家系被报道。

(二)流行病学

SEDC患病率约3.4/10万人,目前全球已有超过170例的病例报道。无明显性别差异。

(三)临床表现

SEDC患者起病年龄极早,严重类型婴儿多死产或早产。即使存活,26%的婴儿会在出生后不久因呼吸衰竭而死亡或需要高级呼吸支持治疗。患儿出生后不久即可见骨软骨发育不良特征,包括出生身长偏短(平均约45cm)、扁平椎体、耻骨和股骨远端骨骺骨化缺失、颈椎和骶椎骨化减少或缺失、髂骨长度缩短、髋臼顶扁平、除手以外的管状骨骨骺发育不良等。骨骼异常导致患儿活动能力受影响,平均走路年龄推迟至18个月。

骨软骨发育不良随年龄逐渐进展,最终导致成人患者出现特征性的身材不匀称性矮小和各种骨骼畸形。患者颈短,躯干不成比例地较四肢短,终身高多只有90~140cm。虽然四肢也短小,但手足尺寸多正常。脊柱畸形于儿童期逐渐进展,如脊柱前凸、脊柱后凸和脊柱侧凸,最终也可能引发慢性呼吸衰竭。影像学上可见扁平椎体或椎体楔形变。其他常见的骨骼畸形还包括髋内翻、先天性足内翻(马蹄足)、胸廓畸形(如鸡胸、桶状胸)、股骨头骺端和股骨颈发育不良(图25-1-1)。继发性骨关节炎也很常见,且出现年龄较早。骨骼受累和骨关节炎都可能伴发骨关节疼痛,关节疼痛的平均起病年龄约8.8岁,髋关节和膝关节疼痛常见。骨骼畸形、骨关节炎和骨关节疼痛均会严重影响患者的活动能力或姿势步态。

80%SEDC患者可见齿状突发育不全。此类患者需特别警惕颈髓压迫,特别是行气管插管或手术时。研究提示显著身材矮小(<-7SD)和严重髋内翻会增加脊髓压迫风险。

成年SEDC患者常有轻度面部异常,包括面部扁平、眼距增宽、眼部突出和腭裂等。SEDC患者还常有视力和听力异常等骨骼外表现。37%成人患者会出现听力下降,其中大部分为轻中度感音神经性耳聋,混合性耳聋较少见。45%成人患者会出现中重度近视,12%会出现视网膜脱离(可发生于伴或不伴近视的患者)。有研究显示具有剪切位点突变的患者眼部和听力异常更常见和更严重。其他少见临床表现还有腹部肌肉发育不良、腹疝、脐疝和智力障碍等。

(四)遗传学诊断和遗传咨询

具有婴幼儿起病、身材不匀称性矮小、骨骼发育

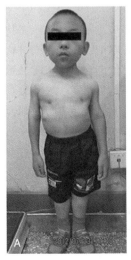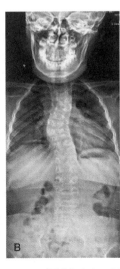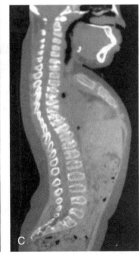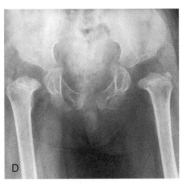

图25-1-1　SEDC常见的临床和影像学表现

A.身材不匀称性矮小、头颅大、脊柱侧凸;B、C.扁平椎体、脊柱侧凸及后凸;D.骨盆正位片示髋臼顶扁平、股骨头骺端发育不良及形态不规则。

障碍、扁平椎体、视力和听力障碍等临床特征的患者，应考虑 SEDC，建议行 *COL2A1* 基因突变检测。SEDC 以常染色体显性遗传为主，患者多为新发突变，临床外显率较高，且临床表型常受环境影响，因此对于 SEDC 患者的无症状直系亲属可不常规筛查基因突变。SEDC 患者的后代有 50% 概率患病，因此产前遗传咨询极为重要。

（五）治疗

此病目前无根治方法，主要是支持和对症治疗。可使用非甾体抗炎药等减轻疼痛，但疼痛程度严重者需手术治疗。康复锻炼对于维持关节功能极为重要，应避免加重脊柱关节负担和增加劳损的活动和工作，可尝试游泳和骑自行车。齿状突发育不全患者应避免剧烈的颈部屈伸运动。严重骨骼畸形多需手术治疗。呼吸衰竭者需提供呼吸支持，合并腭裂者需手术治疗。合并睡眠呼吸障碍者需咨询呼吸内科和睡眠医学专家，注意评估颈椎稳定性，肥胖者应减肥，必要时予持续正压通气等呼吸支持。近视者可佩戴眼镜，应定期评估，警惕视网膜脱落风险，若出现视网膜脱落应及时手术治疗。听力受损者可佩戴助听器，必要时行手术治疗。因活动受限，肥胖患者多见，应咨询临床营养师制订膳食方案，尽量避免肥胖。社会心理支持对于患者也极为重要。

SEDC 患者需终身规律随访。每年应咨询整形外科、骨科、儿童和物理康复医学科医师。出生时、6 月龄和 1 岁时需完善眼部评估，后每年评估 1 次直至成年。新生儿阶段应完善耳声发射（otoacoustic emissions，OAE）或听觉脑干诱发反应（auditory brainstem evoked response，ABR）检查，后根据患者情况制订随访计划。3 岁时和外科手术前应完善颈椎屈伸位 X 线片，若发现齿状突发育不全等异常，应考虑完善进一步检查（如 MRI），并咨询神经学专家。

二、迟发性脊柱骨骺发育不良

迟发性脊柱骨骺发育不良（spondyloepiphyseal dysplasia tarda，SEDT；OMIM：313400）是一种罕见的 X 连锁隐性遗传的骨骼生长发育障碍性疾病，与编码转运蛋白颗粒复合物 2（transport protein particle complex 2，*TRAPPC2*；OMIM：300202）的基因突变相关，主要累及脊柱骨和长管状骨骨骺，以身材不匀称性矮小、骨骺发育障碍、扁平椎体和早发性骨关节炎为主要特征。第 10 版《国际遗传性骨病分类标准》将 SEDT 归类为 42 种骨软骨发育不良疾病中的第 13 种——"脊柱骨骺（干骺）发育不良"。

（一）遗传病理生理学

1939 年，Jacoben 首次描述具有 SEDT 临床特征的病例。1999 年，Gedeon 等首次证实 SEDT 的致病基因为 *TRAPPC2*（或 *SEDL*，OMIM：300202）。*TRAPPC2* 位于 Xp22.2，含 6 个外显子，编码含 140 个氨基酸的蛋白质 sedlin。sedlin 在软骨、肾脏、成纤维细胞和淋巴母细胞中广泛表达。sedlin 参与内质网至高尔基体间囊泡运输的定位和融合，对于 Ⅱ 型前胶原蛋白转运和加工极为重要。几乎所有 *TRAPPC2* 基因突变均产生无效等位基因或截短蛋白，导致 sedlin 结构功能异常，Ⅱ 型前胶原无法转出内质网，使成熟 Ⅱ 型胶原无法正常分泌，进而影响正常细胞外基质结构。但在约 10% 的男性 SEDT 患者中未发现 *TRAPPC2* 基因突变，目前尚不清楚这些患者的具体致病基因。

目前已发现超过 50 种 *TRAPPC2* 基因突变，90% 集中于第 4、5 和 6 外显子及内含子，缺失突变最常见（占 50% 以上），其他突变类型为剪切位点突变、无义突变、错义突变和插入突变。剪切位点突变 c.93+5G>A（18%）和缺失突变 c.271-275delAAGAC（9%）占 31% 的已报道病例，可认为是 *SEDL* 相关热点突变，其他常见突变还报道 c.157_158delAT（5%）、c.191_192delTG（4%）。尚未发现基因型 - 表型间明确相关性。

（二）流行病学

SEDT 患病率 1/（150 000~200 000）。X 连锁隐性遗传的方式决定了 SEDT 均为男性患病。女性携带者多无表现，或偶有成年早发性骨关节炎的表现。SEDT 在欧洲、日本和中国人群中均有报道，观察性研究未发现明显的种族差异性。

（三）临床表现

SEDT 通常于儿童后期或青少年时期起病，平均起病年龄在 6~10 岁。男性患儿出生时身长和身体比例正常，多在 6~8 岁因脊柱发育不良出现线性生长迟缓，最终出现特征性的身材不匀称性矮小，成人终身高多在 137~163cm。身材不匀称性矮小表现为颈短、躯干不成比例地较四肢短、指尖距远大于身高（多超过 10~20cm），上下半身比例约 0.8。患者颈短、脊柱前凸和后凸可能在青春期前就较为明显，且随年龄逐渐进展。脊柱受累可出现进行性加重的腰背痛。其他常见骨骼畸形还包括桶状胸和髋内翻等。

关节发育不良可使关节面变平导致继发性骨关节炎和关节疼痛，主要累及髋关节、膝关节和肩关节，指间关节多不受累。关节炎起病年龄明显早于一般人群，最早可 5 岁起病，且随着年龄增长逐渐恶化，40 岁左右多会影响生活，60 岁左右甚至可能致残，多数患者需髋关节置换。SEDT 患者中齿状突发育不良也很常见。

SEDT 的典型影像学表现在儿童早期多不明显，在青春期左右才逐渐突显，具体包括：多发骨骺异常；扁平椎体或椎体前部变窄、中后部上下缘呈"驼峰状"隆起，使椎体呈"牛奶瓶状"外观，伴椎间隙狭窄；股骨头小而扁平，股骨颈短等。

SEDT 患者智力多正常，无腭裂、视网膜脱落和听力受损等骨骼外表现。

（四）遗传学诊断和遗传咨询

具有青少年起病、身材不匀称性矮小、骨骺发育障碍、扁平椎体和早发性骨关节炎等临床特征的患者，应考虑 SEDT，建议行 TRAPPC2 基因突变检测。SEDT 为 X 连锁隐性遗传，患者均为男性，女性为携带者。一经确诊，建议对所有直系亲属行 TRAPPC2 基因突变检测，以确定女性携带者及尚未出现临床表型的男性患者。女性携带者的男性后代有 50% 概率患病，建议行产前遗传咨询。

（五）治疗

此病目前无根治方法，主要是支持和对症治疗。可使用非甾体抗炎药等减轻疼痛，但疼痛程度严重者需手术治疗。康复锻炼对于维持关节功能极为重要，应避免加重脊柱关节负担和增加劳损的活动和工作，可尝试游泳和骑自行车。齿状突发育不全患者应避免剧烈的颈部屈伸运动。严重骨骼畸形和骨关节炎患者多需手术治疗，部分患者可能在 40 岁前就需要行髋关节置换术。术前术后多需加强镇痛。

SEDT 多不影响寿命，但因骨骼关节病变可严重影响患者生活质量，应定期随访咨询骨科和物理康复医学科医师等，定期评估关节疼痛和脊柱畸形。学龄前和任何需要全身麻醉的手术前都应行颈椎 X 线片评估齿状突发育不全，若发现异常，应考虑完善进一步检查（如 MRI），并咨询神经学专家。

三、进行性假性类风湿样骨发育不良

进行性假性类风湿样骨发育不良（progressive pseudorheumatoid dysplasia，PPD；OMIM：208230），又称晚发型脊柱骨骺发育不良伴进行性骨关节病（spondyloepiphyseal dysplasia tarda with progressive arthropathy，SEDT-PA），或儿童进行性假性类风湿关节病（arthropathy progressive pseudorheumatoid of childhood，APPRC），是一种罕见的常染色体隐性遗传性骨关节病。由于 PPD 的临床表现类似类风湿关节炎，而 X 线片显示骨骺及软骨病变，第 10 版《国际遗传性骨病

分类标准》将 PPD 归类于 42 种骨软骨发育不良疾病中的第 31 种——"遗传性炎性类风湿样骨关节病"。PPD 是脊柱骨骺发育不良的一种特殊类型，以进行性甚至致残性关节病变为突出特征，影像学表现为外周骨关节膨大，继发性骨关节炎，但无滑膜炎及其他炎症反应，无骨质侵蚀等。

（一）遗传病理生理学

1982 年 Wynne-Davies 等首次报道具有 PPD 临床特征的病例。1999 年，Hurvitz 等首次明确 PPD 的致病基因是 Wnt 诱导的信号肽通路蛋白 3 基因（Wnt-inducible signaling pathway protein 3，WISP3；OMIM：603400），定位于 6q22-6q23，含 5 个外显子，编码含 354 个氨基酸的分泌性蛋白结缔组织生长因子 6（connective tissue growth factor 6，CCN6，或称 WISP3）。WISP3 基因突变导致 PPD 的具体机制尚不清楚。WISP3 能调节软骨 II 型胶原和多聚糖的合成，后两者是构成软骨组织的主要成分。因此，任何 WISP3 基因的功能缺失或异常均可能导致软骨病变的发生。早期国内外研究发现，WISP3 基因突变会增加胰岛素生长因子 1（insulin growth factor 1，IGF-1）敏感性，从而使关节软骨细胞表型发生改变，导致 PPD 患者软骨细胞凋亡。后来的研究证实 WISP3 能够通过活性氧（ROS）诱导 IGF-1 及软骨细胞的分化表达。ROS 是具有多种细胞功能的信使因子，对细胞增生、分化、凋亡和迁移等都具有非常重要意义。因此，推测 PPD 是由于 WISP3 基因突变导致关节软骨的功能丢失和骨基质矿化异常所致。这些研究认为 WISP3 基因影响了细胞内 ROS 的积累，干扰了出生后软骨细胞的稳定性，使未成熟的软骨细胞处于高增生状态，使关节软骨提前退化而导致全身关节畸形和活动受限。还有研究发现 WISP3 过表达能抑制骨形态生成蛋白（bone morphogenetic protein，BMP）信号通路异常。Nakamura 等通过克隆斑马鱼该基因的同源蛋白发现表达 WISP3 基因的蛋白通过结合 BMP 配体抑制了 BMP 信号通路和 Wnt 低密度脂蛋白受体相关蛋白信号通路。因此推断 BMP 和 Wnt 信号通路功能失调是 PPD 患者软骨发育异常的原因之一。

目前已有近 70 种 WISP3 基因突变被报道，包括缺失突变、移码突变、无义突变、错义突变和插入突变等。p.Cys52Ter 为最常见的突变类型，约占 28% 的已报道病例。目前尚未发现明确基因型 - 表型相关性。

（二）流行病学

PPD 患病率为(1~9)/100 万，目前有超过 160 例

报道，主要发生在地中海东岸、中东及北非的马格里布等地区，中国人群中报道较少。患病人群无明显性别差异。患者多有家族史或近亲婚配史。

（三）临床表现

PPD 临床多以双手近端指间关节肿胀为起始表现，逐渐出现外周大小关节受累，可依次累及其他双手小关节、髋关节、膝关节、踝关节、腕关节和肩关节，关节肿胀可伴疼痛，但相较于严重关节病变，关节疼痛多较轻，非患者主要主诉，关节局部无皮温升高等炎症活动表现。患者 3 岁前常无症状，多于 3 岁至 8 岁间发病（文献中报道范围 1~16 岁），且随着年龄增长，病情进行性加重，出现进行性关节挛缩、僵硬和畸形，最终严重影响患者工作及日常生活自理能力。掌指和指间关节受累会导致成年患者出现屈指畸形。下肢关节受累可出现步态和姿势异常。肩关节受累多不严重。脊柱受累是本病另一个突出的临床表现，但早期常无自觉症状，异常体征多在 15 岁以上患者中发现。大多数患者青春期即可出现显著脊柱后凸和 / 或脊柱侧凸，部分患者也可见脊柱前凸，偶有颈椎受累。约 1/3 脊柱受累的患者可出现短躯干畸形。患者最初身高增长多正常，但随着骨骼病变加重，会出现身材矮小，与脊柱受累和髋膝关节屈曲畸形有关。PPD 无骨骼关节外表现，患者智力正常。

虽然临床表现类似于青少年特发性类风湿关节炎（juvenile idiopathic arthritis，JIA），但 PPD 患者炎症指标（如血沉和 C 反应蛋白）水平多正常，筛查类风湿因子和抗核抗体多阴性。

影像学检查诊断对 PPD 具有诊断性意义，X 线特征性表现为多关节受累，关节邻近干骺端或骨端膨大，伴关节面粗糙、关节间隙狭窄、关节周围骨质疏松，无滑膜炎及其他炎症反应，无骨质侵蚀。髋关节受累可出现股骨头宽大扁平和股骨颈缩短，在疾病晚期可出现髋内翻。下肢关节受累可见膝内翻或膝外翻。肩关节和膝关节还可见骨赘形成和关节周围钙化。椎体受累可见扁平椎体、椎间隙狭窄、脊柱弯曲等；青春前期还可见椎体前部"鸟嘴样"改变。疾病晚期可见广泛骨质疏松。

（四）遗传学诊断和遗传咨询

PPD 患者幼年起病，以进行性多关节肿胀伴功能丧失为突出特征，但无关节炎症反应，同时可见扁平椎体和骨骺发育不良，具有上述特征的患者应考虑 PPD，建议行 *WISP3* 基因突变检测。PPD 为常染色体隐性遗传，患者具有 *WISP3* 基因的纯合突变或复合杂合突变，患者父母为基因突变携带者，而同辈直系亲属及后代有 25% 的概率患病，近亲结婚进一步增加患病概率，建议对直系亲属行基因筛查，产前遗传咨询也极为重要。

（五）治疗

此病目前无根治方法，以对症支持治疗为主。在疾病早期可使用非甾体抗炎药减轻疼痛。糖皮质激素和免疫抑制剂的作用有限，且因为相关副作用最好避免应用。硫酸氨基葡萄糖等软骨保护剂和康复锻炼对于维持关节功能极为重要。在疾病晚期，对于并发椎管狭窄和脊柱后凸的 PPD 患者可考虑内固定脊柱融合手术。对于髋、膝关节等外周关节严重受累的患者，进行骨切除术、关节成形术和关节置换术等外科治疗，可以在一定程度上改善患者的生活质量。妊娠女性因骨盆变小多需剖宫产。虽然 PPD 对患者寿命无明显影响，但关节病变多进行性发展，可呈致残性，危害较大。

第 2 节
软骨发育不全和假性软骨发育不全

一、软骨发育不全

软骨发育不全（achondroplasia，ACH；OMIM：100800），又称胎儿型软骨营养障碍（chondrodystrophia fetalis）和软骨营养障碍性侏儒（chondrodystrophic dwarfism），是人类最常见的骨骼发育不良性疾病，也是最常见的导致不匀称性身材矮小的遗传性疾病，ACH 活产儿的患病率 1/(260 000~280 000)，可见于各个族群，无明显性别和种族差异。ACH 是由编码成纤维细胞生长因子受体 3（fibroblast growth factor receptor 3，FGFR3）的基因功能获得性突变引起的软骨内骨化缺陷，呈常染色体显性遗传。第 10 版《国际遗传性骨病分类标准》将 PPD 归类于 42 种骨软骨发育不良疾病中的第 1 种——"FGFR3 相关软骨发育不良"。

（一）遗传病理生理学

1994 年，Shiang 等和 Rousseau 等首次证实 ACH 的致病基因为 *FGFR3*（OMIM：134934），定位于染色体 4p16.3，含 19 个外显子，编码含 806 个氨基酸残基的 FGFR3。FGFR3 属于成纤维细胞生长因子家族成员之一，是一种具有调节生长发育等功能的跨膜蛋白，由胞外区、疏水跨膜区和胞内酪氨酸激酶活性区 3 个部分组成,其中胞外区由 3 个免疫球蛋白(Ig)样结构域 Ig Ⅰ~Ⅲ 构成。FGFR3 是骨骼生长的负性调节因子,1996 年 Deng 等发现 FGFR3 基因敲除的小鼠表现为骨骼过度生长、生长板增生和软骨细胞增生能力增强。进一步研究发现 FGFR3 是通过抑制软骨细胞增生分化,抑制软骨细胞外基质合成及促进其降解而发挥骨骼生长调节作用的。软骨细胞的增生分化可以通过不同的信号蛋白激活,包括信号转导和转录激活因子(signal transducers and activators of transcription,STATs)、丝裂原激活的蛋白激酶(mitogen activated protein kinase,MAPK)、细胞外信号调节激酶 1/2(extracelluar signal regulated kinase 1/2,ERK1/2)和磷脂酶 C 等。目前认为 FGFR3 主要通过 STATs 信号通路调节软骨细胞增生分化。FGFs 与 FGFR3 胞外区的 Ig Ⅱ 和 Ig Ⅲ 样结构域结合后激活胞内酪氨酸激酶活性区,然后聚集 STATs 分子并使之形成二聚体进而进入细胞核发挥转录调控作用。

Shiang 等研究发现,超过 99%ACH 病例都由 FGFR3 基因跨膜区的两种特异性突变引起。这些突变发生在 FGFR3 基因的相同核苷酸,即 1138G>A(98%)和 1138G>C(1%),这两种情况均导致 FGFR3 基因跨膜结构域的第 380 位氨基酸由甘氨酸替换为精氨酸(p.Gly380Arg)。这种突变可永久激活 FGFR3 受体,抑制软骨细胞增殖,最终导致软骨内骨形成受损、生长受限、骨缩短和其他骨骼异常。80%~90% 的 ACH 病例是新发(de novo)突变,10%~20% 则来自家系遗传。ACH 的外显率为 100%。因几乎所有病例均由相同氨基酸替换所致,无法明确基因型 - 表型相关性。

父亲年龄较大是 ACH 及其他常染色体显性遗传病的明确危险因素。45 岁及以上的男性在精子发生过程中会出现 DNA 复制缺陷,从而导致精子发生点突变。

(二) 临床表现

ACH 的临床主要特征为不成比例的身材矮小,四肢和脊柱畸形,以及特殊的颅面部特征。患者身高低于同龄标准身高 4~5 个标准差,成人平均终身高男性为(131.0±5.6)cm、女性为(124.0±5.9)cm。患者躯干发育正常,但四肢不成比例短小,且肢体远端受累轻于近端,即肢根型短肢(rhizomelic shortening of the limbs)。患者出生时即有明显的骨缩短,进而导致关节松弛、关节活动受限和畸形。肘部主要影响关节伸展和旋后,部分患儿出现桡骨头脱位或肘关节屈曲挛缩等。手部表现为短掌骨引起的短指伴三叉戟外

观,患者环指与中指不能正常并拢,呈三叉状。下肢较正常缩短且弯曲成弓形,可见肌肉明显臃肿。膝内翻常见,多在出生后第 1 年出现,最初继发于关节松弛,后期源于胫骨弯曲和腓骨过度生长。膝内翻会影响行走,导致关节紧张而引起膝关节和踝关节疼痛,有时还会导致绊倒和频繁跌倒。动物实验提示 ACH 中 FGFR3 功能获得性突变可能减少骨关节炎发生。ACH 患者因骨缩短常出现过多的皮肤褶皱,以上肢最为明显。

脊柱侧后凸从出生到婴儿期均可见,在 1 岁内较明显,当孩子开始负重和行走时,随着脊柱伸直、肌肉张力改善和患儿开始负重及行走而基本消退。腰椎前凸通常发生于患儿约 1 岁半开始行走后。腰椎狭窄通常发生在 20~30 岁以后,典型的症状包括跛行和膀胱功能障碍。

胸部通常较窄,在小部分患儿中可能导致限制性肺病,表现为轻微呼吸运动即可导致快速缺氧,长期会导致慢性低氧和呼吸不规律,一旦识别应尽快转诊呼吸内科。

患儿出生时即有明显的颅面部特征,表现为大头畸形、前额突出、面中部后缩(常见鼻部扁平,或称鞍鼻畸形)和下颌相对突出。

ACH 患儿运动发育迟缓常见,在出生后 4~7 个月才会抬头,9~10 个月会爬,9~11 个月会独坐,16~22 个月会行走。ACH 婴儿常有轻中度肌张力减退,加之关节松弛、大头畸形等身体形态异常,均可导致运动发育迟缓。手部小关节松弛和短指也会影响手部精细活动,患儿自主进食时间多会延迟。若无颈髓压迫等其他并发症,ACH 相关运动迟缓多会在 2~3 岁时消失。

ACH 患者的智力发育正常,除非发生脑积水等中枢神经系统并发症。

ACH 患者肥胖很常见,儿童早期体重便开始快速增加。在成人 ACH 患者中,肥胖会加重腰椎管狭窄相关症状和双膝关节负荷,加重睡眠呼吸暂停,可能导致高血压和糖尿病,还可能增加心血管疾病早发死亡风险。10% 患者会出现黑棘皮征,但并不反映高胰岛素血症或恶性肿瘤。

ACH 患者的常见 X 线表现:头颅增大,前额明显突出,颅底缩窄,且枕骨大孔狭窄。四肢长骨对称性粗短,干骺端增宽,膝关节常见骨端呈 "V" 形分离,形成 "V" 形切迹与骨骺的骨化中心相吻合,患者下肢呈弓形,且胫骨短于腓骨,上肢桡骨短于尺骨。椎体厚度明显缩减,自第 1 腰椎至第 5 腰椎可见椎弓间距离

逐渐减小,腰椎后缘凹陷。骨盆圆,髂骨小呈方形,坐骨切迹呈"鱼嘴状",髋臼平,股骨颈粗短。

MRI或CT可见枕骨大孔水平蛛网膜下腔缩窄、枕骨大孔矢状径和横径缩短、侧脑室和第三脑室扩张等。

(三)并发症

1. 脑积水 为ACH患者常见的严重并发症之一。ACH新生儿由于颅颈交界区狭窄而出现脑室扩大和脑脊液过度轴向分流,起初不明显,随后由于颈静脉孔狭窄、颈静脉压力增大而出现相应的症状。近期研究显示枕骨大孔狭窄也可能导致部分患者出现脑积水,故可通过颅后窝减压或内镜下第三脑室引流术治疗。

2. 颈髓受压 颅颈交界区狭窄导致颈髓受压会显著增加ACH婴儿出生后1年内并发症发生率和死亡率,若不规律评估和干预,死亡率可高达7.5%。死亡原因主要与呼吸控制中心损伤导致中枢性呼吸暂停相关。可通过全面评估每个ACH婴儿和选择性神经外科干预,显著降低死亡率,最低至0.3%。最大程度的解剖狭窄出现在大约12月龄时。因此,所有婴儿在大约12月龄时均应该接受颈髓交界处的CT或MRI监测。应密切注意颈髓交界处狭窄的迹象,但在没有其他临床表现的情况下,应避免匆忙地进行手术干预。颈髓压迫的警告性征象包括运动发育迟缓更严重、持续性存在或伴有神经检查异常。其他相关的发现包括阵挛、下肢反射亢进、中枢性呼吸暂停/低通气及快速增长的头围。应进行彻底的评估,以排除颈髓受压的可能性,如果有任何此类发现,应立即到神经外科医师处就诊。最好有多学科团队参与这些评估和手术决定,如遗传学专家、骨科医师、神经内科医师和神经外科医师。

3. 椎管狭窄 成人ACH患者最常见腰椎管狭窄相关感觉和运动异常症状。可表现为后背和下肢疼痛,间歇性跛行,下肢麻木无力等。随着病情的发展,由于髓腔压力增高可导致脊髓受压而出现下肢腱反射增强、痉挛,进行性肌张力减退,行走障碍和大小便失禁,甚至截瘫等严重后果。部分患者因躯干张力低下在幼儿期即可出现严重驼背和脊柱侧凸,进一步增大脊髓受压的风险。

4. 呼吸异常 ACH患者可因脑干脊髓受压、颅面发育异常和扁桃体肥大等原因而出现上呼吸道阻塞或睡眠呼吸暂停,严重者可发生猝死。

5. 中耳炎 ACH患者耳道狭窄,可能导致反复耳部感染,超过40%的ACH患者常伴发中耳炎,反复发作的中耳炎不及时干预会引起患者听力的下降甚至耳聋。

(四)诊断与遗传咨询

根据家族史、临床表现、X线表现及*FGFR3*基因检测可确诊软骨发育不全。ACH为常染色体显性遗传,外显率100%,80%患者为新发突变,因此家族中无症状直系亲属可不常规筛查基因突变。ACH患者的后代有50%的概率患病,因此产前诊断十分必要。产前诊断主要依赖影像学检查,当发现胎儿短长骨和大头畸形时,应怀疑ACH,必要时可对胎儿进行基因检测确诊。

(五)鉴别诊断

1. 软骨发育低下(hypochondroplasia,HCH;OMIM:146000) HCH由*FGFR3*基因c.1620C>A或c.1620C>G突变所致,导致胞内结构域N540K改变(天冬酰胺突变成赖氨酸)。HCH患者临床表现较ACH轻,最常见的临床表现为身材矮小(低于标准身高2~3个标准差),四肢近端或中间部分短,手足粗短,但身材比例较为匀称,男性成年人终身高为138~155cm,女性为128~145cm。HCH患者无大头畸形,面部相对正常,全身关节韧带轻度松弛,可有肘伸展受限;其他不常见的临床表现还有脊柱侧凸,轻度膝内翻,轻至中度的智力低下,成年型骨关节炎等。最常见的X线表现有长骨短及干骺端增宽,腰椎弓根间距逐渐变窄或未增宽,轻至中度的短指(趾)畸形,股骨颈短,髂骨变短呈方形。*FGFR3*基因突变检测可确诊。

2. 致死性侏儒症(thanatophoric dysplasia,TD;OMIM:187601) TD由*FGFR3*基因的细胞内外结构域突变引起。表现与软骨发育不全相似,但其更为严重。TD有两种类型。Ⅰ型的特征是低骨化的股骨弯曲和椎体扁平。Ⅱ型的特征是直股骨和严重的颅缝早闭(由于畸形的形状又被称为三叶草头畸形),后者是由胎儿宫内冠状、矢状和人字缝过早闭合造成的。这两种类型的患者都表现出极短的四肢,非常短和狭窄的胸部伴未发育完全的肺,大头畸形伴额部隆起和眶距增宽,以及严重的颈髓受压导致早期死亡。

3. 假性软骨发育不全(pseudoachondroplasia,PSACH;OMIM:177170) 详见后文"假性软骨发育不全"。PSACH患者出生时身长正常,面容正常,1~2岁后出现生长缓慢,呈短肢侏儒。X线表现为骨骺骨化延迟及长骨骨骺、干骺端形状不规则,掌骨和指骨短且骨骺和干骺端不规则,椎体前缘舌状突出。常染色体显性遗传病,*COMP* 基因突变检测为其确诊依据。

(六) 治疗

此病目前无根治方法,治疗重点主要是最大程度保持患者日常活动能力,对症治疗,以及监测、预防和治疗并发症。

1. 身材矮小　外科延长术可改善 ACH 患者的身高及其身材比例,甚至可增加身高 30~35cm,但由于创伤性、严重术后并发症和较高的经济成本等原因,在身材矮小群体中的应用仍存在争议,并受到大多数患者支持团体的反对。有研究报道应用重组人生长激素(rhGH)治疗可一定程度改善 ACH 患儿身高,主要是短期疗效较显著,预期终身高平均可增加约 3cm,但对改善身体比例无效,甚至可能使身材比例更不相称。

2. 运动发育迟缓　出生后 2 年内出现运动发育迟缓的儿童可尝试物理康复治疗。

3. 肥胖　ACH 患者易肥胖,应咨询临床营养师制订合适的营养和活动计划,尽量避免肥胖。

4. 脑积水　疑诊或确诊患者应尽快转诊神经外科。脑室腹腔分流术是标准治疗方法。颅后窝减压或内镜下第三脑室引流术治疗对部分患者有效。

5. 颈髓压迫　疑诊或确诊颅颈交界处狭窄患者应尽快转诊神经外科。颈髓受压患者应避免身体接触性运动、蹦床、跳水、体操或其他可能加重压迫的竞技类运动。那些需要减压手术的患者通常要进行枕下颅骨切除术,以及第 1 颈椎(C₁)和第 2 颈椎(C₂)后椎板切除术。

6. 椎管狭窄　疑诊或确诊患者,应转诊神经外科或骨科,严重者需要外科干预,如椎板切除术。

7. 骨骼畸形　关节松弛导致的初期膝内翻(O 形腿)一般通过物理治疗来处理,偶尔可以使用支架治疗。5~6 岁后由于胫骨弯曲和腓骨过度生长导致的 O 形腿需要经常监测,必要时应进行外科干预,包括近端腓骨截骨和骺骨干固定术。脊柱后凸多可自发逐渐缓解,但严重持续畸形需要外科干预以避免神经系统并发症。

8. 中耳炎　在婴儿期和儿童期,应积极预防和治疗中耳炎,以避免出现语言发展相关的问题。某些情况下,有必要对复发性中耳炎患儿进行耳鼻咽喉科评估和放置鼓膜压力平衡管。

9. 呼吸系统异常　打鼾和 / 或疑似睡眠呼吸暂停的患者需要接受睡眠检查。如果确诊阻塞性睡眠呼吸暂停,建议将患者转至耳鼻咽喉科接受进一步评估。应积极减重,可予正压辅助通气,必要时实施扁桃体切除术和腺样体切除术,严重病例可能需要气管切开。因胸部狭窄导致的限制性肺病患者应转诊呼吸内科,一般予氧疗,必要时可行气管切开。

10. 妊娠　由于骨盆较小,且有 50% 的概率怀大头畸形的患儿,ACH 孕妇需要接受剖宫产。此外,普通体形女性怀有的 ACH 胎儿有时会出现头盆不称,因此也需行剖宫产。

(七) 实验药物疗法

动物实验发现,间断注射甲状旁腺激素能改善 ACH 小鼠的体长和骨骼病变的进展,其机制是下调 FGFR3 的活性和上调甲状旁腺激素相关蛋白的表达,但尚未在人体中应用。有研究发现,抗组胺药美克洛嗪作为 FGFR3 信号的抑制剂,可能对改善患者的骨骼异常有帮助。新近研究表明 C 型利尿钠肽(C-type natriuretic peptide,CNP)类似物能够通过抑制 ERK1/2 的磷酸化抵消 *FGFR3* 基因突变持续激活效应,促进软骨细胞增生分化和软骨内骨化,因此 CNP 类似物有望成为治疗 ACH 的一种有效药物。

(八) 预后

颈髓交界处脊髓受到压迫是 ACH 出现并发症和死亡的最主要原因。近期研究显示成人 ACH 患者死亡风险是明显高于正常人群的,其中早发性心血管事件致死率(25~35 岁)是正常人群的 10 倍以上。ACH 患者平均预期寿命减少近 10 年。

二、假性软骨发育不全

假性软骨发育不全(pseudoachondroplasia,PSACH;OMIM:177170)是一种罕见的常染色体显性遗传性骨骼疾病,临床以骨骼发育异常、身材矮小为特征。该病全球发病率为 1/(15 000~20 000),中国的发病率更低且对该病的研究与报道十分少见。软骨低聚物基质蛋白(cartilage oligomeric matrix protein,COMP)基因是目前唯一报道的与 PSACH 发生有关的致病基因。第 10 版《国际遗传性骨病分类标准》将 PPD 归类于 42 种骨软骨发育不良疾病中的第 10 种——"多发骨骺发育不良和假性软骨发育不良"。

(一) 遗传学和发病机制

1959 年,Maroteaux 和 Lamy 首次报道了具有 PSACH 临床特征的病例。1995 年,Briggs 等和 Hecht 等首次证实 PSACH 的致病基因为 COMP(OMIM:600310),定位于染色体 19p13,由 19 个外显子和 18 个内含子组成,编码含 757 个氨基酸残基的蛋白。COMP 主要分布在软骨细胞基质中。Kvansakul 等采用 1 型凝血栓蛋白(thrombospondin-1,TSP-1)的 X 线衍射晶体分析法发现，COMP突变可能会破坏蛋白的折叠。蛋白质错误折叠将导致内质网中蛋白质的聚集，进而很可能会破坏软骨细胞的正常功能，导致细胞死亡，最终导致PSACH的发生。

COMP包括1个螺旋区、4个II型类表皮生长因子重复区、8个III型类钙调蛋白钙结合重复区（calmodulin-like calcium binding repeats，CLRs）和1个大的羧基端球状区域（carboxyl-terminal globular，CTD）。在这些区域中，CLRs是与PSACH关系最密切的区域，该区域具有较强的钙结合能力，如果在该区域内发生碱基突变，可能会导致基质蛋白不能很好地与钙结合，阻碍软骨细胞分化。据目前相关文献报道，约85%致病突变均在编码CLRs的外显子8~14区域中被发现，其余约15%致病突变在编码CTD的外显子14~19区域中被发现。近30%的PSACH患者具有相同的缺失突变（p.Asp473del或称p.Asp469del），发生在编码第7个CLRs的第13外显子；其余CLRs常见突变类型包括错义突变、重复突变或缺失突变等。然而，发生在CTD区域的突变主要集中在3个不同区域，影响有限的一些氨基酸残基，包括p.Thr529Ile、p.Glu583Lys、p.Thr585Met、p.Thr585Arg、p.Thr585Lys、p.His587Arg、p.Gly719Ser和p.Gly719Asp。PSACH患者中80%以上均属散发病例，不到10%患者则由家系遗传所引起，外显率100%。

目前已报道了300多种与PSACH和多发性骨骺发育不良（multiple epiphyseal dysplasia，MED）相关的COMP基因突变。基因型-表型相关研究发现：① CLRs有N型和C型两种蛋白质基序，编码任一基序的错义突变与MED和PSACH表型均无明确相关性；②编码第4~5个CLRs的错义突变与MED表型更相关；③编码第6~8个CLRs的错义突变与PSACH表型更相关；④ 82%的框内缺失突变、插入突变或插入缺失突变导致PSACH，但个别病例，同样的致病突变既可导致PSACH，也可导致MED；⑤第7个CLRs致病突变所致身材矮小较其他CTRs突变更严重；⑥第469位的缺失突变（p.Asp469del）导致较重的PSACH，而插入突变（p.Asp469dup）导致轻型MED。

（二）临床表现

PSACH患儿出生时身长正常，面容正常，会走时即出现鸭步，2岁左右生长速度开始落后于标准生长曲线，最终导致中重度的短肢型身材矮小，成人平均终身高男性为120cm，女性为116cm。骨骼畸形表现为中度的短指（趾）畸形；手部、膝盖、脚踝的韧带松弛及关节伸展过度；肘关节及髋关节伸展受限；膝内翻、膝外翻或下肢风吹样畸形；轻度脊柱侧凸和腰椎前凸（50%患者可见）可在儿童期出现并持续至成人。儿童期出现关节疼痛，尤其以下肢大关节为甚。上肢和脊柱骨关节炎早发，退行性关节病变逐渐进展，50%患者最终需要髋关节置换术。齿突发育不良少见，但偶可发生，可导致颈椎不稳定，但多不需手术干预。部分患者可有轻度肌病。PSACH患者头颅大小正常，无面部异常。

典型的X线表现有骨骺骨化延迟，长骨骨骺和干骺端形状不规则，干骺端增宽，股骨头变小，股骨颈短而不规则，骨盆发育小，髋臼顶扁平，边缘不规则，椎体前缘呈"鸟嘴状"。

（三）诊断与遗传咨询

根据家族史、临床表现、X线表现及COMP基因检测可确诊PSACH。PSACH为常染色体显性遗传，外显率100%，80%以上患者为新发突变，因此家族中无症状直系亲属可不常规筛查基因突变。ACH患者的后代有50%的概率患病，因此产前诊断十分必要。

（四）鉴别诊断

1. 软骨发育不全（ACH） 详见上文"软骨发育不全"。ACH患者在出生时即表现为肢体短小，身长低于正常，而PSACH患者出生时身长正常；ACH患者头大、前额突出、鼻梁低平，而PSACH患者面容正常。二者X线骨骼表现差异极大，是鉴别的关键：ACH患者X线显示四肢长骨对称性短粗，干骺端增宽，骺核出现延迟，椎体较小，椎弓根间距从第1腰椎到第5腰椎逐渐变小，骨盆狭小，髂骨呈方形，髋臼上缘变宽呈水平状；而PSACH患者骨骺骨化延迟，长骨骨骺和干骺端形状不规则，掌骨和指骨短且骨骺、干骺端不规则，脊柱侧位X线片示椎体前缘舌状突出。FGFR3基因突变检测为其确诊依据。

2. 多发性骨骺发育不良（MED） MED遗传异质性较强，以早发性关节炎、身材矮小和多发性的骨骺发育不良为特征，在X线改变上极易与PSACH混淆，患者常因骨关节炎就诊风湿免疫科。MED患者少有脊柱受累，且矮小程度不如PSACH患者严重，身高可达140~170cm。部分MED患者可检测到COMP基因突变，突变分布区域与PSACH相似。因此对X线疑似MED的患者，应根据身高和脊柱受累程度进行鉴别诊断，且需要做相应的基因检测来确诊。

3. 黏多糖贮积症 为短颈短躯干型侏儒，是一组常染色体隐性遗传病，系营养障碍及代谢性骨病，常见髋外翻和膝外翻。黏多糖贮积症的椎体改变与假性软骨发育不全类似，椎体前缘变尖较突出呈弹头状，肋骨有飘带征，髂骨下部变尖。患儿智力低下，面容丑陋，角膜浑浊，尿黏多糖试验(+)，溶酶体酶学分析(+)。

（五）治疗

此病目前无根治方法，主要是对症支持治疗。有关节痛者，可使用非甾体抗炎药等止痛剂。对于下肢成角畸形的矫正，通常需要通过胫骨和股骨截骨矫正才能达到改善步态和下肢力线的作用，截骨矫形后可采用钢板固定。较少有患者通过下肢延长术改善身高，具体效果不清楚。对于髋关节或膝关节出现骨性关节炎者，可考虑关节置换。对齿状突发育不良出现 $C_1 \sim C_2$ 不稳定而压迫颈髓者，应考虑行 $C_1 \sim C_2$ 后融合术。脊柱畸形者较少需要手术干预，但严重者可考虑。目前有动物研究发现，早期使用抗氧化剂和抗炎药物，如阿司匹林，可减轻炎症反应和氧化应激介导的软骨细胞凋亡，增加股骨长度，因此抗氧化剂或抗炎药物有望作为未来治疗 PSACH 的一种有效药物。

第 3 节
原发性肥大性骨关节病

肥大性骨关节病(hypertrophic osteoarthropathy, HOA)是以杵状指(趾)和长骨骨膜增生为特征的骨关节病综合征，根据病因分为原发性和继发性两类。继发性肥大性骨关节病(secondary hypertrophic osteoarthropathy, SHO)更为常见，约占 95%，主要继发于严重内科疾病，如肺癌、囊性纤维化、发绀型先天性心脏病和肝硬化等。原发性肥大性骨关节病(primary hypertrophic osteoarthropathy, PHO; OMIM: 167100)是一种罕见的单基因遗传性疾病，仅占不足 5%。

1868 年 Friedrich 首次报道 HOA，1935 年 Touraine 等首次将 PHO 从 SHO 中区分出来，命名为厚皮骨膜增生症(pachydermoperiostosis, PDP)，或又被称为 Touraine-Solenete-Gole 综合征。第 10 版《国际遗传性骨病分类标准》将 PPD 归类于 42 种骨软骨发育不良疾病中的第 24 种——"其他硬化性骨病"。

一、遗传学和发病机制

近年来的遗传学研究已经发现了两种 PHO 的致病基因，并证实其发病机制为：人体内负责前列腺素代谢和转运的基因发生突变，导致前列腺素降解障碍，前列腺素水平异常升高，进而引发 PHO 的特殊表型。

2008 年，Uppal 等在 PHO 家系中发现了第一种致病基因：HPGD 基因(OMIM: 601688)，位于染色体 4q33-q34，共有 7 个外显子，编码含 266 个氨基酸的 15-羟基前列腺素脱氢酶(15-hydroxyprostaglandin dehydrogenase, 15-PGDH)，负责细胞内前列腺素的降解。目前已报道了至少 20 种 HPGD 基因突变。其中，c.175_176delCT 为欧洲人群的热点突变位点，c.310_311delCT 为中国人群的热点突变位点。

2012 年，章振林等在 PHO 家系中发现了第二种致病基因：SLCO2A1 基因(OMIM: 601460)，位于染色体 3q22.1-q22.2，共有 14 个外显子，编码含 643 个氨基酸的前列腺素转运蛋白(prostaglandin transporter, PGT)，又称为阴离子转运蛋白家族 2A1(solute carrier organic anion transporter family, member 2A1, OATP2A1)，负责将细胞外前列腺素主动转运入细胞内进行降解。目前已报道了超过 50 种 SLCO2A1 基因突变。SLCO2A1 基因是东亚 PHO 患者(如日本、中国、韩国)的主要致病基因。携带 SLCO2A1 基因突变者基本为男性，少数女性携带者不会出现或仅有轻微临床表现。

根据最新的分子诊断标准，具有 HPGD 基因突变和 SLCO2A1 基因突变的患者分别被定义为常染色体隐性 1 型(hypertrophic osteoarthropathy, primary, autosomal recessive, type1, PHOAR1; OMIM: 259100)和 2 型(hypertrophic osteoarthropathy, primary, autosomal recessive, type 2, PHOAR2; OMIM: 614441)。

前列腺素是一类全身广泛表达的具有多种生理作用的活性物质，按其结构可分为 A、B、C、D、E、F、G、H、I 等类型，其中以前列腺素 E2(prostaglandin E2, PGE2)水平最高。前列腺素不像典型的激素通过循环影响远距离靶组织活动，而是通过自分泌和旁分泌的作用方式，对产生前列腺素的细胞本身或邻近细胞的生理活动发挥调节作用。因此，局部前列腺素的代谢过程极为重要。体内前列腺素降解需要两步：首先，前列腺素转运蛋白(如 SLCO2A1、SLCO3A1 和 SLCO4A1)主动将细胞外的前列腺素转运入细胞内，这是前列腺素代谢的限速步骤；然后，进入细胞内的前列腺素通过 15-PGDH 等作用逐步降解为 13,14-二氢-15-酮-PGEZ(prostaglandin E metabolite, PGEM)。因此，SLCO2A1 基因或 HGPD 基因突变均可导致前列腺素降解障碍，组织局部和循环中 PGE2 水平升高，从而导致 PHO 的发生。PHO 患者尿 PGE2 水平显著高于正常对照人群，以及长期应用PGE2治疗的个体也会出现PHO表现，均支持PGE2是参与PHO发病的关键激素。

PGE2的生物学作用主要取决于其在微环境中的浓度及靶细胞的前列腺素E受体类型。在骨组织，PGE2可增加成骨细胞和破骨细胞的活性，成骨细胞活性增加可引起骨膜增生，破骨细胞活性增加可引起肢端骨质溶解。在皮肤组织，PGE2促进角质细胞增殖，可致皮脂腺、汗腺肥大。指（趾）末端局部PGE2过高导致血管扩张、纤维增生，出现杵状指（趾）。PGE2参与胃肠道分泌和黏膜屏障功能的维持，因此不适当分泌的PGE2可导致慢性腹泻、消化道溃疡等胃肠道疾病。胎儿期，动脉导管在胎盘产生的PGE2作用下保持开放，出生后血PGE2浓度明显降低，动脉导管关闭。但由于PHO患者血PGE2浓度无法降低，可能导致动脉导管无法关闭。OATP2A1在肾脏集合管中表达丰富，SLCO2A1基因突变导致局部PGE2水平升高，引起肾脏重吸收钠减少，尿钠排泄增多，进而激活肾素-血管紧张素-醛固酮系统导致肾性失钾，临床可出现类Bartter样低钾血症。此外，PGE2参与炎症反应症状的所有过程。PGE2可使动脉舒张和微血管通透性增加，增加出现炎症反应组织的血流供应，并通过作用于炎症反应部位周围感觉神经元产生痛觉过敏。不同类型前列腺素对不同组织和细胞有不同作用，因此前列腺素代谢障碍可引起全身多系统出现临床表型。不同PHO患者前列腺素代谢障碍受损程度不同，前列腺素受体敏感性有差异，因此PHO的临床异质性较高。

二、临床表现

PHO有两个发病高峰：婴幼儿期和青春期。在青春期和成年早期时病情最为活跃，但此病有一定的自限性，成年后期往往进入无症状的稳定期。PHO的性别差异明显，男女比例约9：1，且男性较女性表现更重，但也有女性患者出现杵状指（趾）、皮肤增厚、骨膜增生和关节疼痛等典型表现的病例报道。散发病例多见，25%~38%患者有家族史。PHO主要为常染色体隐性遗传，但有时杂合子亦可致病，症状多较轻，因此在部分PHO家系中表现为外显不全的常染色体显性遗传。

PHO临床表现多样，主要受累系统为皮肤软组织和骨骼，主要临床特征为杵状指（趾）、进行性皮肤增厚和骨膜增生三联征。

杵状指（趾）是PHO最常见的体征，几乎所有

PHO患者均可见，在病情较轻的患者中，可能是唯一的体征，严重的患者指（趾）端呈球状，指（趾）甲呈鹦鹉嘴状。第一个描述杵状指的人可能是希波克拉底（公元前460—公元前370年），因此杵状指也被称作"希波克拉底指"（Hippocratic finger）。但临床上，95%~97%的杵状指（趾）存在其他继发性原因，如心肺系统疾病、消化系统疾病和肿瘤等，应注意鉴别。

皮肤表现主要分为两大类：①进行性皮肤增厚，以面部皮肤和头皮进行性增厚，逐渐形成皱褶为特征。因头皮出现卷绕的皱褶和深深的皮沟，形似大脑皮质表面，又称为回状头皮（cutis verticis gyrata，CVG）。面部还可见眼距增宽、鼻梁低、鼻端大、鼻唇沟加深等特征。②皮肤腺体肥大，包括油脂腺肥大和汗腺肥大，主要表现为脂溢、痤疮及多汗。

骨骼病变主要表现为骨膜增生，尤其是四肢呈骨对称性骨膜增生，远端为重，颅骨相对少见。手指末端骨溶解也不少见。还可见关节粗大、疼痛和滑膜积液。关节疼痛的发生率20%~40%，主要累及膝、踝和腕关节等四肢大关节。滑膜积液主要见于膝关节，其实质是一种无炎症反应细胞浸润的黏稠液体。此外，部分病例影像学上还可见韧带和骨间膜钙化。

PHO的合并症主要包括造血系统疾病和胃肠道疾病。①造血系统疾病：贫血为主要表现，发病机制包括胃肠道出血、骨髓纤维化和骨髓腔狭窄等。在这些潜在的因素中，骨髓纤维化因治疗困难且后果严重而受到格外重视。骨髓纤维化主要由成纤维细胞增生、胶原纤维沉积所致。主要见于PHOAR2患者中：在高加索人群中，PHOAR2患者骨髓纤维化发生率高达50%，而在东亚PHOAR2患者中，骨髓纤维化发生率可能要低得多。这种差异的机制尚不清楚。②胃肠道疾病：发生率10.4%~17.2%，常见胃十二指肠溃疡、慢性胃炎、肥厚性胃病、克罗恩（Crohn）病等，少见表现有肠道淋巴管扩张所致蛋白丢失性肠病等。合并胃肠道疾病者，更易出现贫血、低白蛋白血症和骨髓纤维化。其他少见合并症还有动脉导管未闭、颅缝关闭延迟、类Barrter样低钾血症等。

PHOAR1和PHOAR2两种疾病亚型的临床鉴别见表25-3-1。两型间起病年龄、性别差异的原因尚不清楚，可能与PGE2和性激素水平相关，但证据不足。PHOAR2皮肤增厚更明显，可能与其PGE2水平更高相关。PHOAR2更易合并骨髓纤维化和胃肠道出血，提示PGT对造血干细胞的诱导和维持，以及黏膜稳态具有重要作用。

表 25-3-1 PHO 两种亚型的临床鉴别

鉴别点	PHOAR1	PHOAR2
起病年龄	婴幼儿	青春期
性别差异	男女比例约 1∶1	几乎均为男性*
皮肤增厚	+	++
尿 PGE2	↑	↑↑
尿 PGEM	↓	↑↑
合并症	PHOAR2 更易出现贫血、骨髓纤维化、胃肠道溃疡和出血、腹泻和类 Barrter 样低钾血症；目前尚无 PHOAR2 合并动脉导管未闭的报道	

注:*目前仅 1 例不典型 PHO 女性患者报道,仅有轻度皮肤增厚。+,阳性;++,中等阳性;↑,轻度升高;↑↑,中等程度升高;↓,降低。

三、评 估

研究发现 PHO 患者血尿中 PGE2 及 PGEM 水平高于正常,检测血尿 PGE2 及 PGEM 水平更有助于早期发现及鉴别 PHO 患者。

PHO 患者血清炎症指标(如血沉、超敏 C 反应蛋白等)水平常升高。有研究证实炎症指标水平与 PGE2 水平成正比,并可能一定程度上反映关节软组织肿痛等炎症反应情况。

PHO 患者的血清破骨指标(如 β- 环磷酰胺)多升高,而成骨指标(如碱性磷酸酶)往往正常或轻度升高。

四肢长骨 X 线片是评估 PHO 患者骨骼病变的首选影像学检查。最常见的表现为骨皮质增厚、骨膜炎(图 25-3-1),发生率几乎 100%,不同患者骨膜炎程度有所不同。其他常见表现包括肢端骨溶解和

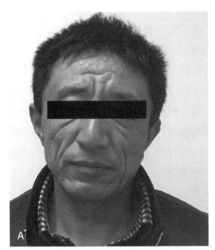
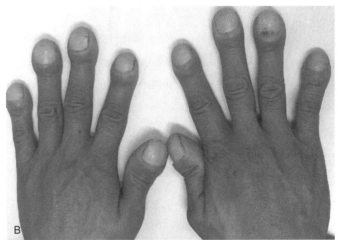
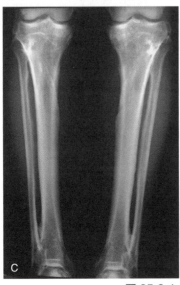
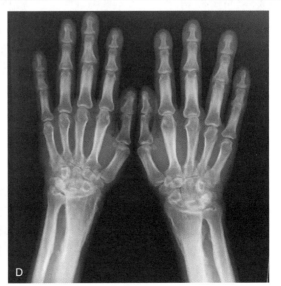

图 25-3-1 PHO 常见临床和影像学表现
A. 面部皮肤增厚;B. 杵状指;C. 骨皮质增厚,骨膜增生;D. 指骨远端骨溶解。

骨膜骨赘增生。肢端骨溶解程度 PHOAR1 多重于 PHOAR2。

其他影像学评价手段方面：PHO 患者的骨密度多正常，因此双能 X 射线吸收法（dual energy x-ray absorptiometry，DXA）的筛查和疗效监测价值有限。MRI 和 HR-pQCT 对于肢端骨溶解的敏感性较骨骼 X 线片更高，但临床广泛开展较为困难。PHO 患者的骨扫描典型表现为骨膜上沿长管状骨骨干和干骺端皮层边缘呈线性摄取示踪剂对称增加。

组织病理学方面：杵状指（趾）病理特征为甲床增厚、结缔组织增生、毛细血管扩张及淋巴细胞与浆细胞浸润，掌面软组织增生和轻度畸形。皮肤病理特征为表皮角化过度，有毛囊角栓，棘层肥厚，伴细胞间质水肿，海绵形成，真皮上层胶原纤维疏松、水肿。滑膜病理表现为衬里细胞轻度增生，血管化明显，单核细胞中度浸润，偶尔形成淋巴滤泡。关节周围结缔组织病理分析发现存在组织水肿、轻微细胞反应及血管形成不良。胃肠道病理可见黏膜和黏膜下多灶性溃疡。

四、诊断和鉴别诊断

1991 年，Matucci-Cerinic 等提出 PHO 的诊断标准及分型，详见表 25-3-2。

表 25-3-2　PHO 诊断标准及分型

标准	表现
主要标准（3 条）	杵状指（趾），皮肤增厚，骨膜增生
次要标准（9 条）	①皮脂溢出；②毛囊炎；③多汗；④关节炎 / 关节痛；⑤指 / 趾端骨质溶解；⑥胃溃疡和 / 或胃炎；⑦自主神经综合征如脸红、苍白；⑧肥厚性胃病；⑨头皮回状改变
1）完全型：3 条主要标准 + 数条次要标准	
2）不完全型：2 条主要标准 + 数条次要标准	
3）轻型：1 条主要标准 + 数条次要标准	

根据 PHO 临床特征，需与其他继发性肥大性骨关节病（SHO）、肢端肥大症、类风湿关节炎等疾病相鉴别。SHO 常见于发绀型先天性心脏病、呼吸系统疾病、消化系统疾病、营养障碍性疾病等。因此，临床多有原发病相关表现。肢端肥大症系因垂体腺瘤异常分泌生长激素所致，也可有面容改变、手足增大等表现，但不存在长骨骨膜增生，通过生长激素和胰岛素样生长因子水平升高、垂体 MRI 示垂体腺瘤可鉴别。类风湿关节炎患者，皮肤增厚少见，关节肿痛常累及小关节，伴晨僵，类风湿因子及抗环瓜氨酸肽抗体常阳性。

五、治疗和预后

PHO 目前尚无根治方法。但是，随着发病机制的阐明，环氧合酶 -2（cyclooxygenase-2，COX-2）抑制剂成为治疗首选。环氧合酶是前列腺素合成过程中的关键酶。COX-2 抑制剂通过抑制 PGE2 合成而降低体内 PGE2 水平，不仅能有效控制关节积液和缓解关节疼痛，而且对杵状指（趾）、皮肤增厚、脂溢、多汗、水样便等均有缓解作用。具体药物选择、治疗剂量和疗程尚无共识，根据临床试验结果，可予依托考昔 60mg 每日 1 次口服，因停药后有病情复发和加重的风险，建议疗程至少 1 年。我国大样本前瞻性观察研究证实，上述方案治疗 3 个月后患者血尿 PGE2 水平均正常，6 个月后皮肤增厚、杵状指（趾）、关节肿痛等症状均明显改善，但骨皮质增厚变化不明显。因此，该药能否改善骨骼异常尚需长期观察。尽管疗效显著、总体安全性较高，仍需关注长期使用这类药物对胃肠道的损伤。

其他药物治疗方面：双膦酸盐类药物可用于减轻骨膜增生和控制骨痛；对 COX-2 抑制剂抵抗者，使用双膦酸盐或英夫利西单抗治疗，部分患者有效。出汗异常者可使用 β 受体阻滞剂抑制交感神经释放的活性物质从而减少汗腺分泌。异维 A 酸是一种维生素 A 衍生物，具有缩小皮脂腺组织、抑制皮脂腺活性、减轻上皮细胞角化及毛囊皮脂腺口的角质栓塞、抑制痤疮丙酸杆菌生长繁殖的作用，对于改善患者皮肤方面的症状有一定疗效。局部注射 A 型肉毒素对减轻额头皱褶有一定效果。

非药物治疗方面：整形手术可用于去除额头皱褶；关节镜下滑膜切除可治疗关节疼痛。

杵状指（趾）一般无症状，无需特殊治疗。合并胃肠道病变者治疗往往较为困难，常规炎性肠病的治疗手段（如 5- 氨基水杨酸、糖皮质激素和免疫抑制剂等）对于 PHO 患者多无效，而 COX-2 抑制剂的胃肠道副作用不仅限制其应用，且部分患者治疗反应较差，严重病例可能需要外科手术治疗。因此，合并胃肠道病变者多需要内分泌科、消化内科和外科医师共同商议治疗方案。

需要注意的是，上述治疗手段均不能改变病程，因此需对患者进行必要的解释。

本病预后一般良好。虽然高 PGE2 水平与肿瘤发生和进展有关，提示 PHO 可能与肿瘤相关。但目前仅有 1 例 SLCO2A1 基因突变合并结肠肿瘤，以及 1

例 *HPGD* 基因突变合并软组织肿瘤的病例报道。

（贾觉睿智　庞倩倩）

参考文献

［1］ MORTIER GR, COHN DH, CORMIER-DAIRE V, et al. Nosology and classification of genetic skeletal disorders: 2019 revision [J]. Am J Med Genet A, 2019, 179 (12): 2393-2419.

［2］ NENNA R, TURCHETTI A, MASTROGIORGIO G, et al. COL2A1 gene mutations: mechanisms of spondyloepiphyseal dysplasia congenita [J]. Appl Clin Genet, 2019, 12: 235-238.

［3］ LIU L, PANG Q, JIANG Y, et al. Novel COL2A1 mutations causing spondyloepiphyseal dysplasia congenita in three unrelated Chinese families [J]. Eur Spine J, 2016, 25 (9): 2967-2974.

［4］ MATSUI Y, YASUI N, OZONO K, et al. Loss of the SEDL gene product (Sedlin) causes X-linked spondyloepiphyseal dysplasia tarda: identification of a molecular defect in a Japanese family [J]. Am J Med Genet, 2001, 99 (4): 328-330.

［5］ SHU SG, TSAI CR, CHI CS. Spondyloepiphyseal dysplasia tarda: report of one case [J]. Acta Paediatr Taiwan, 2002, 43 (2): 106-108.

［6］ WHYTE MP, GOTTESMAN GS, EDDY MC, et al. X-linked recessive spondyloepiphyseal dysplasia tarda. Clinical and radiographic evolution in a 6-generation kindred and review of the literature [J]. Medicine (Baltimore), 1999, 78 (1): 9-25.

［7］ SINGH SK, RAJORIA K. Ayurvedic management of spondyloepiphyseal dysplasia tarda, a rare hereditary disorder [J]. J Ayurveda Integr Med, 2016, 7 (4): 249-254.

［8］ HURVITZ JR, SUWAIRI WM, VAN HUL W, et al. Mutations in the CCN gene family member WISP3 cause progressive pseudorheumatoid dysplasia [J]. Nat Genet, 1999, 23 (1): 94-98.

［9］ YUE H, ZHANG ZL, HE JW. Identification of novel mutations in WISP3 gene in two unrelated Chinese families with progressive pseudorheumatoid dysplasia [J]. Bone, 2009, 44 (4): 547-554.

［10］ SUN J, XIA W, HE S, et al. Novel and recurrent mutations of WISP3 in two Chinese families with progressive pseudorheumatoid dysplasia [J]. PLoS One, 2012, 7 (6): e38643.

［11］ BHAVANI GSL, SHAH H, SHUKLA A, et al. Progressive pseudorheumatoid dysplasia [EB/OL]. (2015-11-25)[2020-04-25]. https://www. ncbi. nlm. nih. gov/books/NBK327267/.

［12］ PAULI RM. Achondroplasia: a comprehensive clinical review [J]. Orphanet J Rare Dis, 2019, 14 (1): 1.

［13］ WIGG K, TOFTS L, BENSON S, et al. The neuropsychological function of children with achondroplasia [J]. Am J Med Genet A, 2016, 170 (11): 2882-2888.

［14］ SMID CJ, MODAFF P, ALADE A, et al. Acanthosis nigricans in achondroplasia [J]. Am J Med Genet A, 2018, 176 (12): 2630-2636.

［15］ FREDWALL SO, MAANUM G, JOHANSEN H, et al. Current knowledge of medical complications in adults with achondroplasia: a scoping review [J]. Clin Genet, 2020, 97 (1): 179-197.

［16］ MICCOLI M, BERTELLONI S, MASSART F. Height outcome of recombinant human growth hormone treatment in achondroplasia children: A meta-analysis [J]. Horm Res Paediatr, 2016, 86 (1): 27-34.

［17］ HARADA D, NAMBA N, HANIOKA Y, et al. Final adult height in long-term growth hormone-treated achondroplasia patients [J]. Eur J Pediatr, 2017, 176 (7): 873-879.

［18］ TENCONI R, KHIRANI S, AMADDEO A, et al. Sleep-disordered breathing and its management in children with achondroplasia [J]. Am J Med Genet A, 2017, 173 (4): 868-878.

［19］ LUO H, YU S, LIN Y, et al. A novel deleterious mutation in the COMP gene that causes pseudoachondroplasia [J]. Hum Genome Var, 2016, 3: 16009.

［20］ POSEY KL, COUSTRY F, VEERISETTY AC, et al. Antioxidant and anti-inflammatory agents mitigate pathology in a mouse model of pseudoachondroplasia [J]. Hum Mol Genet, 2015, 24 (14): 3918-3928.

［21］ ZHANG Z, XIA W, HE J, et al. Exome sequencing identifies SLCO2A1 mutations as a cause of primary hypertrophic osteoarthropathy [J]. Am J Hum Genet, 2012, 90 (1): 125-132.

［22］ JIANG Y, DU J, SONG YW, et al. Novel SLCO2A1compound heterozygous mutation causing primary hypertrophic osteoarthropathy with Bartter-like hypokalemia in a Chinese family [J]. J Endocrinol Invest, 2019, 42 (10): 1245-1252.

［23］ YUAN L, CHEN L, LIAO RX, et al. A common

mutation and a novel mutation in the HPGD gene in nine patients with primary hypertrophic osteoarthropathy [J]. Calcif Tissue Int, 2015, 97 (4): 336-342.

[24] PANG Q, XU Y, QI X, et al. Impaired bone microarchitecture in distal interphalangeal joints in patients with primary hypertrophic osteoarthropathy assessed by high-resolution peripheral quantitative computed tomography [J]. Osteoporos Int, 2020, 31 (1): 153-164.

[25] WANG Q, LI YH, LIN GL, et al. Primary hypertrophic osteoarthropathy related gastrointestinal complication has distinctive clinical and pathological characteristics: two cases report and review of the literature [J]. Orphanet J Rare Dis, 2019, 14 (1): 297.

[26] LI SS, HE JW, FU WZ, et al. Clinical, biochemical, and genetic features of 41 han chinese families with primary hypertrophic osteoarthropathy, and their therapeutic response to etoricoxib: results from a six-month prospective clinical intervention [J]. J Bone Miner Res, 2017, 32 (8): 1659-1666.

[27] UMENO J, HISAMATSU T, ESAKI M, et al. A hereditary enteropathy caused by mutations in the SLCO2A1 gene, encoding a prostaglandin transporter [J]. PLoS Genet, 2015, 11 (11): e1005581.

[28] HOU Y, LIN Y, QI X, et al. Identification of mutations in the prostaglandin transporter gene SLCO2A1 and phenotypic comparison between two subtypes of primary hypertrophic osteoarthropathy (PHO): a single-center study [J]. Bone, 2018, 106: 96-102.

[29] NIIZEKI H, SHIOHAMA A, SASAKI T, et al. The novel SLCO2A1 heterozygous missense mutation p. E427K and nonsense mutation p. R603*in a female patient with pachydermoperiostosis with an atypical phenotype [J]. Br J Dermatol, 2014, 170 (5): 1187-1189.

[30] YUAN L, LIAO RX, LIN YY, et al. Safety and efficacy of cyclooxygenase-2 inhibition for treatment of primary hypertrophic osteoarthropathy: a single-arm intervention trial [J]. J Orthop Translat, 2019, 18: 109-118.

[31] GIANCANE G, DIGGLE CP, LEGGER EG, et al. Primary hypertrophic osteoarthropathy: an update on patient features and treatment [J]. J Rheumatol, 2015, 42 (11): 2211-2214.

[32] PANG Q, XU Y, QI X, et al. The first case of primary hypertrophic osteoarthropathy with soft tissue giant tumors caused by HPGD loss-of-function mutation [J]. Endocr Connect, 2019, 8 (6): 736-744.

第 26 章
佝 偻 病

第 1 节
概 论

一、佝偻病的定义和发病机制

佝偻病（rickets）/ 骨软化症（osteomalacia）是一组由于遗传性或获得性病因导致骨基质矿化障碍的疾病，具有较高的致残、致畸率。骨的正常生长及矿化需要足量的钙和磷及合适的矿化条件，多种病因可导致机体出现钙、磷代谢异常或矿化过程受抑制，从而导致长骨干骺端矿化障碍，骨骺生长板矿化延迟，软骨细胞无序排列导致生长板增宽、结构紊乱，从而引起佝偻病；在成人，生长板闭合后仅表现为骨基质矿化受损，为骨软化症。

二、佝偻病临床表现

（一）佝偻病常见临床症状及体征

1. 骨骼表现 佝偻病多见于 6 月龄至 2 岁的婴幼儿，患儿主要表现为囟门闭合延迟、方颅、鸡胸、串珠肋、手 / 足镯征、胸廓下缘郝氏沟，在负重行走后出现下肢畸形，可表现为膝内翻（O 形腿）或膝外翻（X 形腿），并伴有生长迟缓、身材矮小、步态摇摆。患儿可有进行性加重的骨畸形、多发性骨折、骨骼疼痛，影响正常生活和学习。

2. 骨外表现（牙齿、肌张力等） 佝偻病 / 骨软化症患者可表现为逐渐进展的肢体乏力。维生素 D 依赖性佝偻病可因低钙血症，出现易激惹、肌肉抽搐等表现。另外，部分遗传性佝偻病患儿还可出现牙齿异常（如牙质发育差、牙痛、牙列不齐、牙周脓肿、牙齿脱落）等。

（二）佝偻病影像学表现

儿童期佝偻病主要表现为各种骨骼畸形、长骨干骺端增宽和模糊。常见尺骨、桡骨远端呈杯口样，杯口内可见许多细条状钙化影如毛刷状、膝内翻、膝外翻畸形。成人骨软化症患者可见骨密度普遍减低，骨小梁模糊，呈毛玻璃状，长骨、肋骨、肩胛骨和耻骨支部位的假骨折线（Looser 带），椎体呈双凹变形，骨盆畸形、耻骨联合显示不清等。

第 2 节
遗传学机制

一、维生素 D 依赖性佝偻病

皮肤经紫外线照射合成和食物来源的维生素 D 需经过肝脏的 25- 羟化酶及肾脏 1α- 羟化酶的作用，转变为活性形式 1,25- 二羟维生素 D［1,25-dihydroxyvitamin D, $1,25(OH)_2D$］，与维生素 D 受体（VDR）结合，启动下游基因转录，从而发挥生理作用。其经典作用包括促进肠道内钙和磷的吸收，增加尿钙的重吸收，此外，$1,25(OH)_2D$ 直接作用于骨组织中的成骨细胞，并且通过成骨细胞间接作用于骨组织中的破骨细胞，通过调节这两种细胞的功能来影响骨形成和骨吸收，从而维持骨组织与血液循环中钙、磷的平衡。

维生素 D 缺乏是佝偻病最常见的病因。因日照不充分、饮食摄入不足或胃肠切除、小肠吸收不良及慢性胰腺炎等消化道疾病导致维生素 D 吸收不良，造成维生素 D 缺乏，使肠道内钙和磷的吸收减少，血钙水平降低，继发性甲状旁腺功能亢进，骨骼矿化不良。

除此之外，随着骨代谢疾病研究的深入，科学家发现多种遗传因素引起维生素 D 代谢异常和作用异常，导致多种类型维生素 D 依赖性佝偻病，临床和生化表现有所不同（表 26-2-1）。

（一）维生素 D 依赖性佝偻病 1 型

维生素 D 依赖性佝偻病 1 型（vitamin D-dependant rickets type 1，VDDR 1 型），亦称假性维生素 D 缺乏性

表 26-2-1　维生素 D 依赖性佝偻病(VDDR)的分类

疾病	遗传方式	基因	蛋白	血钙	血磷	ALP	PTH	25OHD	1,25(OH)$_2$D	尿钙
VDDR1A	AR	*CYP27B1*	1α- 羟化酶	↓或N	N或↓	↑	↑	N或↑	↓或N	↓
VDDR1B	AR	*CYP2R1*	25- 羟化酶	↓或N	N或↓	↑	↑	↓	N或↓或↑	↓
VDDR2A	AR	*VDR*	维生素 D 受体	↓或N	N或↓	↑	↑	N	↑	↓
VDDR2B	不详	*HNRNPC*	异质核核糖核蛋白 C1 和 C2	↓或N	N或↓	↑	↑	N	↑	↓
VDDR3	不详	*CYP3A4*	P450 3A4 酶	↓或N	N或↓	↑	↑	↓	↓	↓

注:ALP,碱性磷酸酶;PTH,甲状旁腺激素;25OHD,25- 羟维生素 D;1,25(OH)$_2$D,1,25- 二羟维生素 D;AR,常染色体隐性;N 表示正常,↓表示降低,↑表示升高。

佝偻病(pseudo-vitamin D deficiency rickets,PDDR)1 型,是由于维生素 D 合成过程中酶的异常所致,分为两种亚型。

1. **VDDR 1A 型(OMIM:264700)** 是编码 1α- 羟化酶的基因突变所致,为常染色体隐性遗传疾病。位于染色体 12q14.1 的 *CYP27B1* 基因编码 1α- 羟化酶,1998 年 Kitanaka 等人首先在 4 例日本 VDDR 患者中发现了此基因的突变,目前已有 100 余例的报告。已知 70 多种突变,可发生在所有外显子区域,突变类型包括错义、缺失突变,复制及剪切突变等。在体外实验中,绝大多数突变可导致 1α- 羟化酶活性的完全丧失。北京协和医院内分泌科先后共报道了来自 15 个家系的 16 例 VDDR 1A 型患者,并发现了 16 种新的突变。因 1α- 羟化酶功能缺陷,使 1,25(OH)$_2$D 合成减少,肠道钙、磷吸收减少,出现低钙血症、继发性甲状旁腺功能亢进,轻微的低磷血症。血清 1,25(OH)$_2$D 显著降低是该病的特征性生化改变。患儿通常出生时体貌正常,在 6 个月后出现佝偻病的临床和影像学表现,除此之外,患儿常出现牙齿萌出延迟,牙釉质发育不良。

2. **VDDR 1B 型(OMIM:600081)** 是编码 25- 羟化酶的基因突变所致,为常染色体隐性遗传疾病。位于染色体 11p12.5 的 *CYP2R1* 基因编码 25- 羟化酶,已报道的病例均为 CYP2R1 的纯合突变,导致 25OHD 合成不足。VDDR1B 型极为罕见,最初在 2 个非洲裔兄弟中发现,目前全球仅报道了十余例、5 种突变类型。该病的诊断较为困难,首先,患者幼年起病,临床表现为典型的佝偻病,生化表现为 25OHD 水平低,容易被误诊为维生素 D 缺乏或营养缺乏性佝偻病;其次,患者的 1,25(OH)$_2$D 水平可能为低、正常或升高,增加诊断难度。

(二)维生素 D 依赖性佝偻病 2 型

维生素 D 依赖性佝偻病 2 型(VDDR 2 型),是维生素 D 受体或受体后异常,导致维生素 D 的作用异常,分为两种亚型。

1. **VDDR 2A 型(OMIM:277440)** 又称遗传性维生素 D 抵抗性佝偻病(hereditary vitamin D resistant rickets),因位于染色体 12q13.11 编码维生素 D 受体的 *VDR* 基因突变,导致 1,25(OH)$_2$D 无法和维生素 D 受体很好结合,不能发挥正常的生理功能。VDDR 2A 型为常染色体隐性遗传疾病,目前病例报告 100 余例,共有 60 多种 *VDR* 突变类型,维生素 D 受体缺陷患儿一般出生时无异常,在出生后 2 年内发生佝偻病的临床表现。值得注意的是,约 2/3 的病例存在不同程度的秃发,这是因为患者皮肤角质形成细胞内亦有维生素 D 受体缺陷,导致毛发生长异常,这也是 VDDR 2A 型疾病受累严重性的标志。该病特征性的生化表现为血中 1,25(OH)$_2$D 水平显著升高。

2. **VDDR 2B 型(OMIM:600785)** 1993 年 Hewison 等人报道 1 例佝偻病合并秃发的患者,其临床和生化特征与 VDDR 2A 型相符,但 *VDR* 基因检测未发现异常。之后类似病例亦有报道,研究发现这类患儿 VDR 与视黄醇 X 受体(retinoid X receptor,RXR)的结合并无异常,而是因异质核核糖核蛋白(heterogeneous nuclear ribonucleoproteins,hnRNPs)C1 和 C2 过度表达,阻止了 VDR-RXR 异二聚体与维生素 D 反应元件（VDRE）的结合，使 1,25（OH）$_2$D 不能发挥正常的生理功能。hnRNP C1 和 hnRNP C2 蛋白由位于染色体 14q11.2 的 HNRNPC 基因编码，目前仅有 2 篇相关文献报道。单纯从临床和生化表现方面很难区分 VDDR 2A 型和 VDDR 2B 型，必须借助基因检测的手段。

（三）维生素 D 依赖性佝偻病 3 型

维生素 D 依赖性佝偻病 3 型（VDDR 3 型，OMIM：619073），是 2018 年报道的因维生素 D 降解增加导致的疾病。

细胞色素 P450 3A4 酶是成人肝脏中表达的主要 P450 酶，它可以氧化外源有机分子，如毒素或药物，以便使其排出体外。P450 3A4 酶由位于染色体 7q22.1 的 CYP3A4 基因编码，Roizen 等人在 2 个家系中发现 CYP3A4 错义突变 c.902T>C（p.I301T）的患者，出现早发佝偻病，患者血钙降低，血 25OHD 和 1,25（OH）$_2$D 水平降低。研究显示 CYP3A4 突变后，P450 3A4 酶活性增强，使 1,25（OH）$_2$D 氧化降解加速是野生型的 10 倍，是维生素 D 主要降解酶 24- 羟化酶的 2 倍。CYP3A4 突变是最新发现的 VDDR 亚型。

二、遗传性低血磷性佝偻病

低血磷性佝偻病（hypophosphatemic rickets）是由于各种遗传性或获得性病因导致肾脏排磷增多，引起以低磷血症为特征的骨骼矿化障碍性疾病。国外报道遗传性低血磷性佝偻病的发病率约为 3.9/10 万，患病率约为 1/21 000，此类疾病在我国的流行病学资料尚有待完善。

成纤维细胞生长因子 23（fibroblast growth factor 23，FGF23）是重要的磷调节因子。主要由成骨细胞及骨细胞分泌，在体内磷稳态维持及维生素 D 调节方面发挥十分重要的作用。其活性形式为全段 FGF23（intact FGF23，iFGF23），当 iFGF23 被降解为氨基端片段（nFGF23）和羧基端片段（cFGF23）则失去生物活性。iFGF23 主要经由肾脏发挥作用，通过抑制肾近端小管钠 - 磷共转运体 IIa 和 IIc（NaPi- IIa 和 NaPi- IIc）表达，直接抑制肾脏磷的重吸收，导致经肾脏磷丢失增多；另外，iFGF23 可以通过抑制 1α- 羟化酶同时促进 24- 羟化酶作用，抑制活性维生素 D 1,25（OH）$_2$D 的生成，进而抑制肠道对磷的吸收。遗传性低血磷性佝偻病的一类原因是 PHEX、FGF23、DMP1 等基因突变，导致体内 FGF23 产生过多或降解障碍，使循环中 FGF23 水平增加，称为 FGF23 介导低血磷性佝偻病。另外，由于肾脏本身原因导致尿磷排出增多，造成低血磷性佝偻病，此时血 FGF23 水平降低，属于非 FGF23 介导型。FGF23 介导的遗传性低血磷性佝偻病分为：X 连锁显性遗传性低血磷性佝偻病（X-linked dominant hypophosphatemic rickets，XLH）、常染色体显性遗传性低血磷性佝偻病（autosomal dominant hypophosphatemic rickets，ADHR）、常 染 色体隐性遗传性低血磷性佝偻病（autosomal recessive hypophosphatemic rickets，ARHR）、低血磷性佝偻病合并甲状旁腺功能亢进症（HRHPT）、McCune-Albright 综合征（MAS）、颅面骨发育不良（osteoglophonic dysplasia，OGD）等。非 FGF23 介导的遗传性低血磷性佝偻病如遗传性低血磷高尿钙性佝偻病（hereditary hypophosphatemic rickets with hypercalciuria，HHRH）。遗传性低血磷性佝偻病的致病基因，如表 26-2-2 所示。

表 26-2-2　遗传性低血磷性佝偻病的致病基因和临床特点总结

	类型	OMIM	致病基因	基因位点	临床特点
FGF23 介导	XLH	307800	PHEX	Xp22.1	佝偻病特征；低血磷、低 / 正常血钙、ALP 升高、1,25（OH）$_2$D 降低、FGF23 升高、肾磷阈下降
	ADHR	193100	FGF23	12p13.32	
	ARHR1	241520	DMP1	4q22.1	
	ARHR2	613312	ENPP1	6q23.2	
	ARHR3/Raine 综合征	259775	FAM20C	7p22.3	广泛的骨硬化、FGF23 升高
	HRHPT	612089	KL 易位	13q13.1	肾脏钙化、FGF23 升高、高尿钙、PTH 升高
	MAS	174800	GNAS	20q13.32	骨纤维异样增殖、FGF23 升高
	OGD	166250	OGD	8p11.23	颅面骨异常、FGF23 升高
非 FGF23 介导	HHRH	241530	SLC34A3	9q34	低血磷、高尿钙、肾脏钙化、FGF23 不高

（一）FGF23介导的遗传性低血磷性佝偻病

1. X连锁显性遗传性低血磷性佝偻病（X-linked dominant hypophosphatemic rickets, XLH; OMIM: 307800）是一种罕见的骨骼矿化异常性疾病，其发病率约为1/20 000，是遗传性低血磷性佝偻病/骨软化症中最常见的一型。XLH在男女人群中发病率相同，但*PHEX*新发突变在女性患者中发生率更高，可能与父母生殖细胞中的X染色体发生突变的频率不同相关，但XLH患者的疾病严重程度没有性别差异。XLH的致病基因是*PHEX*（phosphate-regulating gene with homology to endopeptidases on the X chromosome），该基因的失活突变导致了XLH的发生。PHEX蛋白是M13金属蛋白酶家族成员，其编码基因包含22个外显子，编码蛋白含749个氨基酸。PHEX的主要功能域是位于17和19外显子的锌离子结合区，该区域在M13家族各成员间高度保守，在蛋白发挥其催化作用的过程中起关键作用。目前已有超过420个*PHEX*基因突变位点被报道，包括错义突变、无义突变、插入/缺失突变或剪切位点突变等不同突变类型，均可影响PHEX蛋白功能，导致疾病的发生，在各个外显子区域的突变均有报告，该基因功能缺陷导致FGF23在体内堆积。2019年北京协和医院内分泌科报告了国际上单中心大样本的XLH研究，在261个XLH患者中发现了111个新的*PHEX*致病突变位点，丰富了*PHEX*基因突变库。

XLH患者在临床表现上存在不同的轻重差异。患儿常于幼年起病，自学步期逐渐出现双下肢弯曲畸形，身高生长缓慢、身高低于同龄儿童，可伴有骨骼疼痛，以双下肢为著，牙齿发育异常，常伴牙周脓肿。如未经治疗，成年后身材显著矮小，进一步出现骨软化表现，X线可见假骨折，骨痛及活动能力受限，严重影响患者的生活质量。几乎所有患者会出现关节退行性病变及关节炎、肌腱韧带钙化（附着点炎），通常在近20岁或20多岁出现，发病时间较正常人提前。椎管狭窄是一种罕见且严重的晚期并发症，在部分病例中与脊柱纵韧带骨化有关，该并发症可致剧痛并严重影响日常活动能力。XLH患者主要生化特点为低磷血症、1,25(OH)$_2$D水平偏低或不恰当的正常、甲状旁腺激素（PTH）可在正常范围或轻度升高，儿童患者常伴有骨碱性磷酸酶（BALP）水平升高，iFGF23水平升高。北京协和医院的研究发现，FGF23水平与XLH患者年龄、*PHEX*基因突变类型或位置、疾病严重程度无相关性。FGF23可作为明确诊断XLH的一项重要指标，然而其升高程度并不能预测或代表患者疾病严重程度。

2. 常染色体显性遗传性低血磷性佝偻病（autosomal dominant hypophosphatemic rickets, ADHR; OMIM: 193100）是由于FGF23编码基因的错义突变阻止了FGF23溶蛋白性裂解，使得循环中FGF23水平增高。已报道数种可致ADHR的*FGF23*基因突变，包括R176Q、R176W、R179Q和R179W等16种突变。每种突变均会导致176RXXR179/S180（枯草杆菌蛋白酶样蛋白转化酶共有切割位点）上的氨基酸改变，使FGF23裂解减少。

然而，并非所有ADHR患者的血清FGF23浓度都升高，并且肾脏磷酸盐丢失程度可能时轻时重；FGF23浓度在血清磷水平正常的静止期内正常，在活动期（低磷血症期）则升高。低磷血症发作常见于月经开始时和妊娠后，这些时期常见铁缺乏。此外，ADHR患者FGF23浓度的升高和血清磷浓度的降低，与血清铁和铁蛋白水平的降低有关。这些结果提示铁缺乏属于环境诱因，其可刺激正常人和ADHR患者骨组织产生FGF23 mRNA和蛋白增加。没有FGF23遗传缺陷时，由于FGF23表达增加时FGF23裂解也相应增加，所以铁缺乏不会导致正常人群iFGF23水平升高，从而对血磷没有影响；而ADHR患者由于FGF23裂解的能力受损，因此在铁储备低下时，FGF23产生增加而裂解减少，导致循环中iFGF23水平升高。研究显示，ADHR患者血清铁与cFGF23、iFGF23均呈负相关；正常人群血清铁与cFGF23呈负相关，与iFGF23无关。

ADHR发病年龄各异，可早发也可成年起病，病情波动，血磷可自行恢复正常，临床症状可自发缓解，且部分患者存在有突变而临床表现外显不全的情况。约一半的致病基因突变携带者在1~3岁出现临床上明显的疾病，包括低磷血症、佝偻病和下肢畸形。部分受累患儿的低磷血症缺陷持续至成人期，而部分患儿的这些异常在青春期后消退。一些患者发病较晚，发病年龄范围为14~45岁。青春期后发病的患者表现为骨痛、无力和骨折等骨软化症状，主要见于女性，常在青春期或妊娠/分娩后不久发病。2019年北京协和医院内分泌科报告了亚洲地区大样本ADHR病例并进行了相关文献复习，研究显示*FGF23*基因R179位点的突变比R176位点的突变患者，起病年龄更早、佝偻病的临床表现更加严重。

3. 常染色体隐性遗传性低血磷性佝偻病（autosomal recessive hypophosphatemic rickets, ARHR）患

者通常在婴儿期较晚时发病，表现为与 XLH 类似的症状和生化异常。骨异常一般包括佝偻病和骨软化症，但部分患者发生骨质硬化和骨过度生长。ARHR 的特征多变，并且具有突变特异性或年龄依赖性，此类特征包括神经性耳聋、面部和牙齿异常、学习障碍、关节疼痛、挛缩和脊柱固定，以及长骨缩短和畸形。此类多变性与引起基因功能缺陷的不同机制有关。FGF23 循环水平通常偏高或处于正常高值，与低磷血症的程度不相称。该病可分为 3 种亚型。

（1）ARHR1（OMIM：241520）：由 *DMP1* 基因失活突变导致，该基因编码牙本质基质蛋白 1（dentin matrix protein 1，DMP1）。目前共有 9 种突变已被报道，包括错义突变、无义突变和缺失突变等。该病可能表现为椎体致密，患者在中年后表现为硬化性骨发育不良。敲除 *DMP1* 基因的小鼠研究表明，与 XLH 一样，此类小鼠骨组织释放 FGF23 的磷敏感调定点下调。ARHR1 患者容易出现颅骨硬化、关节附着点病。

（2）ARHR2（OMIM：613312）：由 *ENPP1* 基因失活突变导致，该基因编码核苷酸内焦磷酸酶 / 磷酸二酯酶 1（NPP1），该酶对矿化抑制物焦磷酸盐的生成至关重要。因此，*ENPP1* 基因功能丧失性突变可致焦磷酸盐水平明显降低，继而发生重度血管矿化，称为婴儿期广泛性动脉钙化（generalized arterial calcification of infancy，GACI）。尚不清楚此类患者后来如何发生血液循环中 FGF23 水平升高。该表现可能是对 GACI 的代偿性适应，以便增强肾脏磷酸盐清除率，从而防止血管结构继续暴露于高浓度磷酸盐和矿化。ARHR2 患者还可能有较早发生的听力异常或损失。目前共发现 *ENPP1* 基因的 49 种不同的突变，其中大部分患者仅表现为 GACI，仅有 8 例患者发现存在低血磷性佝偻病，预示着 ARHR2 的致病机制可能涉及其他未知的不同代谢通路。

（3）ARHR3（OMIM：259775）：又称为 Raine 综合征。由编码一种蛋白激酶的 *FAM20C* 基因突变导致。目前共有 22 种不同的突变位点已被报道。该激酶可使 FGF23 磷酸化，而减少 O- 糖基化，从而促进 FGF23 裂解。*FAM20C* 基因突变后，FGF23 裂解减少，血液循环中水平升高，出现低血磷性佝偻病，临床上也有骨质硬化表现，可发生颅底硬化和特征性面容。

4. McCune-Albright 综合征（MAS，OMIM：174800） 是一种以内分泌功能紊乱、骨纤维异样增殖症及皮肤牛奶咖啡斑为典型表现的一种临床综合征。符合三联征中的两条可诊断 MAS。由 McCune 和 Albright 于 1936 年和 1937 年分别在不同杂志首先报道。MAS 是由体细胞中 G 蛋白耦联受体刺激型 α 亚单位的编码基因（*GNAS*）发生突变所致，属于合子后突变，95% 以上是由 R201 部位突变所致。*GNAS* 基因位于第 20 号染色体 q13.3 位点。该基因突变使腺苷酸环化酶活化功能改变，导致环磷酸腺苷（cAMP）堆积，致使体内多种 cAMP 依赖性受体激活，包括卵泡刺激素（FSH）、黄体生成素（LH）、催乳素（PRL）、生长激素（GH）、促甲状腺激素（TSH）、促肾上腺皮质激素（ACTH）、甲状旁腺激素（PTH）等被激活，引起骨骼病变及相应内分泌靶器官的功能亢进（如非促性腺激素释放激素依赖型性早熟、高催乳素血症、生长激素分泌过多、甲状腺功能亢进、库欣综合征、甲状旁腺功能亢进症）。该病非常罕见，患病率为 1/（10 万 ~100 万），在不同种族、不同性别人群中均可发生，女性患病率高于男性。研究发现，约 50% 的病例中观察到了肾小管磷重吸收（tubular reabsorption of phosphate，TRP）的下降，部分可出现低血磷性佝偻病，考虑与异常增殖的骨组织过度分泌 FGF23 有关。

5. 其他 低血磷性佝偻病合并甲状旁腺功能亢进症（hypophosphatemic rickets and hyperparathyroidism，HRHPT；OMIM：612089）由 Brownstein 等在 1 例 HRHPT 患者中发现邻近 *KL* 基因处有一断裂点，该基因编码的 α-Klotho 蛋白具有 β- 葡萄糖醛酸酶活性。患者血 α-Klotho、β- 葡萄糖醛酸酶活性及 FGF23 水平均显著升高。

颅面骨发育不良（osteoglophonic dysplasia，OGD；OMIM：166250）属于极少见的遗传疾病，少数情况下可伴发低磷血症，可能均与病变组织直接分泌 FGF23 或促进 FGF23 生成有关。

（二）非 FGF23 介导低血磷性佝偻病

遗传性低血磷高尿钙性佝偻病（hereditary hypo-phosphatemic rickets with hypercalciuria，HHRH；OMIM：241520）是一种伴高钙尿症的低血磷性佝偻病，已报道了少数家族 HHRH 及若干散发 HHRH 病例。该病为常染色体隐性遗传。

HHRH 由肾 NaPi- IIc 的基因突变引起。针对 6 个 HHRH 家族的 2 篇报告发现，该病由编码肾 NaPi-IIc 的 *SLC34A3* 基因突变所致，*SLC34A3* 基因位于染色体 9q34。多数 HHRH 患者在儿童期发病，表现为佝偻病和 / 或骨软化症伴低磷血症、身材矮小，以及继发性吸收性高钙尿症，多有肾结石、肾脏钙化等。成年发病型 HHRH 见于 *SLC34A3* 突变杂合子携带者，表现为骨密度显著降低、多发性骨折、低磷血症和高钙尿症。杂合子通常表现为轻型HHRH,即轻度低磷血症、高钙血症和肾结石,无骨病征象;轻型可能会被漏诊,目前对其特征了解不多。不同于FGF23介导的低血磷性佝偻病,HHRH只是尿磷酸盐排出增加,患者血清 1,25(OH)$_2$D 浓度正常或者出现与低磷血症程度相当的升高。由于血 1,25(OH)$_2$D 水平偏高,肠道钙吸收继发性增加,很可能发生高钙尿症,甚至发生肾结石。北京协和医院内分泌科报道了中国第一例HHRH患者,并对不同类型的低血磷性佝偻病/骨软化症患者(TIO、ADHR、ARHR、XLH、HHRH)进行了中性磷负荷试验的研究,研究发现,不同于FGF23介导的低血磷性佝偻病,HHRH患者由于血 1,25(OH)$_2$D 水平正常或偏高,中性磷负荷试验后HHRH患者肠道对磷的吸收不受影响。

第3节
遗传学诊断及遗传咨询

一、建议筛查人群及推荐方法

(一)佝偻病的临床诊断

对于有骨畸形、骨骼疼痛和多发性骨折等表现的患者,应完善影像学检查,典型的佝偻病/骨软化症的影像学结果,如长骨干骺端增宽和模糊、假骨折线、椎体双凹变形和骨盆畸形等,有助于佝偻病的诊断。实验室检查有助于病因诊断。

1. **血钙、血磷** 血钙和磷水平通常正常或偏低,维生素D缺乏性佝偻病的血钙下降通常更显著,低血磷性佝偻病血磷减低更显著。

2. **血ALP** 佝偻病患者血ALP水平有不同程度升高。

3. **血PTH** 维生素D依赖性佝偻病,通常血PTH水平升高。而在低血磷性佝偻病中血PTH水平可正常或轻度升高。

4. **血25OHD** 血25OHD的水平反映了体内维生素D的储备状态,目前多数指南和共识指出:25(OH)D>30ng/ml 为维生素D充足,20~30ng/ml 为维生素D不足,<20ng/ml 为维生素D缺乏,<10ng/ml 为严重缺乏。

5. **血 1,25(OH)$_2$D** 血 1,25(OH)$_2$D 通常在1α-羟化酶缺陷症(VDDR1型)患者或FGF23相关性低血磷性佝偻病患者中显著下降,在HHRH患者中为升高状态。

6. **24 小时尿钙、尿磷** 24小时尿钙水平通常较低(<2.0mmol/d);各种病因引起的低血磷性佝偻病中,当血磷<2mg/dl(约 0.65mmol/L)时若仍有尿磷排出,则可判断存在肾性失磷。测定肾磷阈能够更好地评估肾脏失磷情况。

7. **铁代谢指标** ADHR患者由于其病情活动程度与铁缺乏相关,可见铁代谢指标的异常。

8. **血 FGF23** 血 FGF23 水平升高对诊断 FGF23 介导低血磷性佝偻病有重要意义,而HHRH患者,血FGF23水平降低。

(二)佝偻病的基因诊断

根据以上的临床资料和实验室检查,首先明确佝偻病属于维生素D相关或低血磷相关性佝偻病。对于维生素D相关的佝偻病,由于维生素D缺乏是最常见的原因,此种情况血25OHD水平一般<10ng/ml,通过积极补充维生素D,患者的症状能够缓解。对于血25OHD水平不低或维生素D补充治疗效果不佳的佝偻病,应考虑进行维生素D依赖性佝偻病的基因检测。对于低血磷性佝偻病,应注意寻找药物、肿瘤等导致低血磷的因素,未发现低血磷病因或有明显家族遗传倾向者,建议进行遗传性低血磷性佝偻病的基因检查。

二、遗传咨询

遗传性佝偻病具有较高的致残、致畸率,严重影响患者的生活质量。因此对于遗传性佝偻病的患者,若准备生育,建议进行遗传咨询。

第4节
治 疗

一、维生素D依赖性佝偻病的治疗

维生素D依赖性佝偻病1型(VDDR1)的治疗在活性维生素D及其类似物上市之前,需要用普通维生素D 2万~10万IU/d,但效果欠佳且易导致体内大量维生素D蓄积。目前常采用阿法骨化醇 0.5~1.5µg/d 或骨化三醇 0.5~1.0µg/d[10~20ng/(kg·d)],分2次/d治疗,同时补充适量钙剂[元素钙 50~75mg/(kg·d)]。活性维生素D治疗能使VDDR 1A型佝偻病在7~9周得到明显改善,持续治疗下患儿的生长速度可趋于正常。北京协和医院的经验显示,对于 VDDR 1A 型患者，经过骨化三醇治疗，血 PTH 在半年时即明显下降至正常水平，血 ALP 在 1 年时明显降低接近正常水平。维生素 D 依赖性佝偻病 2 型 (VDDR2) 由于活性维生素 D 的作用受限，需要更大剂量的骨化三醇和钙剂，有文献报告骨化三醇的剂量 1~6μg/(kg·d)，分 2 次 /d 治疗，元素钙 1~3g/d，少数患者甚至需要静脉补充钙剂维持血钙稳定。维生素 D 依赖性佝偻病 3 型 (VDDR3) 目前病例报告少，治疗经验有限，采用维生素 D_3 20 000~50 000IU/d 血钙仍难以控制正常，因维生素 D 氧化降解加速，治疗可能需要更大剂量的维生素 D 或骨化三醇。

二、遗传性低血磷性佝偻病的治疗

(一) FGF23 介导的低血磷性佝偻病 / 骨软化症

首先需补充磷制剂 (中性磷溶液配方：磷酸氢二钠 29.1g、磷酸二氢钾 6.4g，加水至 1 000ml，每 100ml 中含磷 779mg)。儿童给予磷元素 20~40mg/(kg·d) 分 4~5 次 /d 口服，成人磷元素 750~1 000mg/d 分 4~5 次 /d 口服。另外，需要补充骨化三醇，药物的剂量：儿童 20~30ng/(kg·d)，成人 0.5~3μg/d，分 2 次 /d 口服。治疗中一般不建议补充钙剂，除非存在显著的钙缺乏。

儿童 XLH 的治疗目标是减轻骨异常 (佝偻病和骨软化症)、改善生长和身体活动能力，以及减轻相关骨 / 关节痛。虽然磷酸盐和骨化三醇治疗能够部分达成这些目标，但该治疗通常会导致一些副作用，以致患者很难长期依从治疗。近年来 FGF23 单克隆抗体的研究对此类疾病的治疗提供了新方法。2018 年，美国食品药品监督管理局和欧洲药品管理局批准了人源化抗 FGF23 单克隆抗体 burosumab (旧称 KRN23) 的临床应用，该药对 ≥ 1 岁的儿童及成年 XLH 有效。

(二) 非 FGF23 介导的低血磷性佝偻病 / 骨软化症

HHRH 患者仅需要补充磷制剂，不建议补充骨化三醇，因 HHRH 患者血清 1,25 (OH)₂D 浓度正常或升高，再补充会增加泌尿系统结石的风险。若同时合并范科尼 (Fanconi) 综合征、肾小管酸中毒，在补磷的同时应注意纠正酸中毒。

三、监　　测

治疗中应监测血钙、磷、ALP、PTH 水平，以及 24 小时尿钙、磷水平以调整药量，观察患者骨痛、乏力症状变化，观察身高变化，定期复查骨骼 X 线片及肾脏超声。

四、外科治疗

当合并严重骨骼畸形，如脊柱侧凸、胸廓变形等，影响正常脏器功能，或严重下肢膝内翻 / 膝外翻畸形，影响外观和身高，或发生病理性骨折，影响到日常生活时，可选择外科手术治疗，以改善生活质量，但最好在规范药物治疗后考虑。手术治疗通常有两种，一种是采用截骨术来纠正弓形腿 (胫骨扭转)；另一种是骺板阻滞术，即通过引导生长的方式机械性矫正下肢，该方法仅对处于生长阶段的儿童适用。严重椎体压缩性骨折的患者应避免负重，下地活动时可采用脊柱支具外固定，避免进一步加重椎体压缩性骨折。

(姜 艳 池 玥)

参考文献

[1] 中华医学会骨质疏松和骨矿盐疾病分会 . 维生素 D 及其类似物临床应用共识 [J]. 中华骨质疏松和骨矿盐疾病杂志 , 2018, 11 (1): 1-19.

[2] CHI Y, SUN J, PANG L, et al. Mutation update and long-term outcome after treatment with active vitamin D3 in Chinese patients with pseudovitamin D-deficiency rickets (PDDR)[J]. Osteoporos Int, 2019, 30 (2): 481-489.

[3] THACHER TD, FISCHER PR, SINGH RJ, et al. CYP2R1 Mutations impair generation of 25-hydroxyvitamin D and cause an atypical form of Vitamin D deficiency [J]. J Clin Endocrinol Metab, 2015, 100 (7): E1005-E1013.

[4] MOLIN A, WIEDEMANN A, DEMERS N, et al. Vitamin D-dependent rickets type 1B (25-hydroxylase deficiency): a rare condition or a misdiagnosed condition ? [J]. J Bone Miner Res, 2017, 32 (9): 1893-1899.

[5] PANG Q, QI X, JIANG Y, et al. Clinical and genetic findings in a Chinese family with VDR-associated hereditary vitamin D-resistant rickets [J]. Bone Res, 2016, 4: 48-54.

[6] FUKUMOTO S. FGF23-related hypophosphatemic rickets/osteomalacia: diagnosis and new treatment [J]. J Mol Endocrinol, 2021, 66 (2): R57-R65.

[7] ABAL S, TAMURA M, TURAN S, et al. Hereditary vitamin D-resistant rickets: a report of four cases with two novel variants in the VDR gene and successful use of intermittent intravenous calcium via a peripheral route [J]. J Pediatr Endocrinol Metab, 2020, 334 (4): 557-562.

[8] ROIZEN JD, LI D, O'LEAR L, et al. CYP3A4 mutation causes vitamin D-dependent rickets type 3 [J]. J Clin Invest, 2018, 128 (5): 1913-1918.

[9] ZHANG C, ZHAN Z, SUN Y, et al. Clinical and genetic analysis in a large Chinese cohort of patients with X-linked hypophosphatemia [J]. Bone, 2019, 121: 212-220.

[10] OBARA-MOSZYNSKA M, ROJEK A, KOLES-INSKA Z, et al. X-linked hypophosphatemic rickets in children: clinical phenotype, therapeutic strategies and molecular background [J]. Endokrynol Pol, 2021, 72 (2): 108-119.

[11] ACAR S, DEMIR K, SHI Y. Genetic causes of rickets [J]. J Clin Res Pediatr Endocrinol, 2017, 9 (Suppl 2): 88-105.

[12] KAPELARI K, KÖHLE J, KOTZOT D, et al. Iron supplementation associated with loss of phenotype in autosomal dominant hypophosphatemic rickets [J]. J Clin Endocrinol Metab, 2015, 100 (9): 3388-3392.

[13] DREZNER MK, WHYTE MP. Heritable renal phosphate wasting disorders [M]//THAKKER RV, WHYTE MP, EISMAN JA, et al. Genetics of bone biology and skeletal disease. 2nd ed. Amsterdam: Academic Press, 2017.

[14] LIU C, ZHAO Z, WANG O, et al. Earlier onset in autosomal dominant hypophosphatemic rickets of R179 than R176 mutations in fibroblast growth factor 23: report of 20 Chinese cases and review of the literature [J]. Calcif Tissue Int, 2019, 105 (5): 476-486.

[15] ICHIKAWA S, GERARD-O'RILEY RL, ACTON D, et al. A mutation in the Dmp1 gene alters phosphate responsiveness in mice [J]. Endocrinology, 2017, 158 (3): 470-476.

[16] NI X, LI X, ZHANG Q, et al. Clinical characteristics and bone features of autosomal recessive hypophosphatemic rickets type 1 in three Chinese families: report of five Chinese cases and review of the literature [J]. Calcif Tissue Int, 2020, 107 (6): 636-648.

[17] RASHDAN NA, RUTSCH F, KEMPF H, et al. New perspectives on rare connective tissue calcifying diseases [J]. Curr Opin Pharmacol, 2016, 28: 14-23.

[18] STEICHEN-GERSDORF E, LORENZ-DEPIEREUX B, STROM TM, et al. Early onset hearing loss in autosomal recessive hypophosphatemic rickets caused by loss of function mutation in ENPP1 [J]. J Pediatr Endocrinol Metab, 2015,

28 (7/8): 967-970.

[19] RAFAELSEN S, JOHANSSON S, RADER H, et al. Hereditary hypophosphatemia in Norway: a retrospective population-based study of genotypes, phenotypes, and treatment complications [J]. Eur J Endocrinol, 2016, 174 (2): 125-136.

[20] OZCAN I, UNSAL G, OKOCA RB, et al. Craniofacial fibrous dysplasia involvements of McCune-Albright syndrome: a review with an additional case [J]. Curr Med Imaging, 2021,17 (7): 864-870.

[21] KOYAMA S, KUBOTA T, NAGANUMA J, et al. Incidence rate of vitamin D deficiency and FGF23 levels in 12-to 13-year-old adolescents in Japan [J]. J Bone Miner Metab, 2021, 39 (3): 456-462.

[22] BRILLANTE B, GUTHRIE L, VAN RYZIN C. McCune-Albright syndrome: an overview of clinical features. J Pediatr Nurs, 2015, 30 (5): 815-817.

[23] MARZIN P, BAUJAT G, GENSBURGER D, et al. Heterozygous FGFR1 mutation may be responsible for an incomplete form of osteoglophonic dysplasia, characterized only by radiolucent bone lesions and teeth retentions [J]. Eur J Med Genet, 2020, 632 (2): 103729.

[24] DHIR G, LI D, HAKONARSON H, et al. Late-onset hereditary hypophosphatemic rickets with hypercalciuria (HHRH) due to mutation of SLC34A3/NPT2c [J]. Bone, 2017, 97: 15-19.

[25] DREIMANE D, CHEN A, BERGWITZ C. SLC34A3. c. 671del T description of a novel mutation causing hereditary hypophosphatemic rickets with hypercalciuria in two adolescent boys and response to recombinant human growth hormone [J]. Ther Adv Musculoskelet Dis, 2020, 12: 1759720X20912862.

[26] ACAR S, DEMIR K, SHI Y. Genetic causes of rickets [J]. J Clin Res Pediatr Endocrinol, 2017, 9 (Suppl 2): 88-105.

[27] UDAY S, HÖGLER W. Nutritional rickets and osteomalacia: a practical approach to management [J]. Indian J Med Res, 2020, 1524 (4): 356-367.

[28] LAMB YN. Burosumab: first global approval [J]. Drugs, 2018, 78 (6): 707-714.

[29] PADIDELA R, CHEUNG MS, SARAFF V, et al. Clinical guidelines for burosumab in the treatment of XLH in children and adolescents: British paediatric and adolescent bone group recommendations [J]. Endocr Connect, 2020, 910 (10): 1051-1056.

第 27 章
成 骨 不 全

第 1 节
概　论

成骨不全(osteogenesis imperfecta,OI)又名脆骨病,是一组遗传和表型具有高度异质性的单基因遗传性骨病,新生儿患病率为 1/(15 000~20 000)。OI 以骨量低下、骨骼脆性增加和反复骨折为主要特征,由重要的骨基质蛋白 I 型胶原(type I collagen,COL1)编码基因及其代谢相关基因突变所致。研究发现,以往诊断的青少年型和家族性骨质疏松症中有相当一部分是未确诊的 OI。OI 起病早,患者可发生数次甚至数十次非暴力性骨折,可能引起脊柱侧凸或后凸、胸廓塌陷、四肢弯曲等畸形,导致肌肉萎缩、不同程度活动能力下降等并发症,病情严重者甚至可因肺部感染、胸廓畸形引发心肺衰竭而死亡。OI 还可伴有蓝巩膜、牙本质发育不全、听力下降、关节韧带松弛和心脏瓣膜病变等骨骼外表现。OI 是危害极其严重的遗传性疾病,明显降低患者生活质量,具有高致残性,给家庭及社会带来沉重经济负担,其诊治水平亟待提高。

第 2 节
发病机制

一、I 型胶原缺陷

(一) I 型胶原合成和代谢过程

骨组织主要由有机质和无机质组成。骨无机质主要指钙、磷、镁等矿物质,骨有机质主要成分是 I 型胶原,其占骨基质蛋白的 90% 以上,对维持骨结构完整和生物力学性能至关重要。I 型胶原是由 COL1A1 基因(OMIM:120150)编码的两条 α1 链和 COL1A2 基因(OMIM:120160)编码的一条 α2 链构成的三螺旋结构。I 型胶原 α1 链和 α2 链具有 Gly-X-Y 重复序列的结构特点(Gly 为甘氨酸、X 多为脯氨酸、Y 多为羟脯氨酸)。I 型胶原的生物合成过程复杂,包括胶原蛋白合成,翻译后修饰、折叠、运输和分泌等多个步骤(图 27-2-1)。首先,在成骨细胞粗面内质网中形成 I 型原胶原;随后,I 型原胶原经赖氨酸、脯氨酸羟化和糖基化等翻译后修饰,形成可溶性原胶原;I 型原胶原继而转运至高尔基体,在分了伴侣作用下进一步组装、折叠,经成骨细胞胞吐作用,以小泡形式排至细胞外;再经原胶原肽酶切除氨基端和羧基端前肽,形成 I 型胶原;最后,I 型胶原分子间通过赖氨酸氧化酶介导的赖氨酸 - 羟赖氨酸共价交联,形成排列规律的致密胶原纤维,成为重要的骨骼微结构支架(图 27-2-1)。在此复杂过程中,I 型胶原及其翻译后修饰、折叠、组装、转运相关的酶或蛋白编码基因发生突变,都可能引起胶原数量减少或结构异常,导致骨密度减低、骨强度下降和反复骨折。

(二) I 型胶原的结构及数量异常

随着分子生物学研究进展,近年来发现 OI 可由多种致病基因突变所致,目前已报道的致病基因至少有 21 种。OI 最常见的分子机制是由 I 型胶原蛋白编码基因 COL1A1 和 COL1A2 突变引起,约占 85%,其常见致病机制有两种:COL1A1 无义突变和移码突变引起 I 型胶原合成数量减少,导致 I 型胶原单倍剂量不足;COL1A1 和 COL1A2 三螺旋区错义突变影响胶原三螺旋合成,导致 I 型胶原三螺旋结构变异。I 型胶原结构变异可引起其在内质网中滞留,被修饰酶过度修饰。过度修饰的胶原将组装成异常胶原纤维,导致骨基质蛋白异常,这是 OI 患者骨强度下降、骨脆性增加的关键机制。导致胶原结构变异的最常见突变是三螺旋结构中 Gly-X-Y 重复序列的甘氨酸被替换为较大或带电荷的残基。由于 I 型胶原三螺旋结构形成时的折叠方向是由 C 端至 N 端,所以 C 端突变会引起严重甚至致死表型,三螺旋 N 端变异对三螺旋

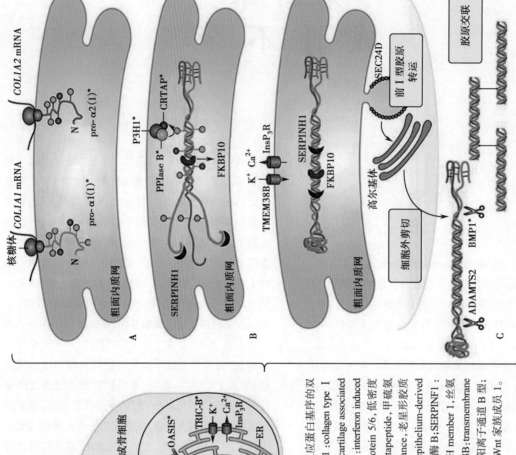

图 27-2-1　Ⅰ型胶原的合成代谢过程及其调控

A. pro-α1（Ⅰ）和 pro-α2（Ⅰ）的翻译和翻译后修饰；B. Ⅰ型胶原三螺旋结构形成；C. Ⅰ型胶原的分泌、细胞外胶原的裂解和交联；
D. 胶原矿化和成骨细胞分化。

ADAMTS2：a disintegrin and metalloproteinase with thrombospondin motifs 2，具有血小板反应蛋白基序的双整合蛋白和金属蛋白酶 2；BMP1：bone morphogenetic protein 1，骨形态发生蛋白 1；COL1A1：collagen type Ⅰ alpha 1 chain，Ⅰ型胶原 α1 链；COL1A2：collagen type Ⅰ alpha 2 chain，Ⅰ型胶原 α2 链；CRTAP：cartilage associated protein，软骨相关蛋白；FKBP10：FKBP prolyl isomerase 10，FKBP 脯氨酰脯异构酶 10；IFITM5：interferon induced transmembrane protein 5，干扰素跨膜蛋白 5；LRP5/6：low-density lipoprotein receptor-related protein 5/6，低密度脂蛋白受体相关蛋白 5/6；MALEP：methionine、alanine、leucine、glutamate and proline pentapeptide，甲硫氨酸、丙氨酸、亮氨酸、谷氨酸和脯氨酸五肽；OASIS：old astrocyte specifically induced substance，老星形胶质细胞特异性诱导物质；P3H1，prolyl 3-hydroxylase 1，脯氨酸 3- 羟化酶 1；PEDF：pigment epithelium-derived factor，色素上皮衍生因子；PPIase B：peptidyl-prolyl cis-trans isomerase B，肽基脯氨酰顺反异构酶 B；SERPINF1：serpin family F member 1，丝氨酸蛋白酶抑制剂家族 F 成员 1；SERPINH1：serpin family H member 1，丝氨酸蛋白酶抑制剂家族 H 成员 1；S40L，p.Ser40Leu substitution，p.Ser40Leu 替代；TMEM38B：transmembrane protein 38B，跨膜蛋白 38B；TRIC-B：trimeric intracellular cation channel type B，三聚体细胞内阳离子通道 B 型；VEGF：vascular endothelial growth factor，血管内皮生长因子；WNT1：Wnt family member 1，Wnt 家族成员 1。

结构影响较小，通常引起非致死表型。Gly-X-Y 三联体重复或缺失突变将使异源三聚体分子发生移位，导致严重或致死型 OI。研究发现，COL1A2 突变引起致死型 OI 的比例低于 COL1A1 突变。北京协和医院的研究显示，致病基因突变导致 I 型胶原数量减少的患者，临床表型显著轻于 I 型胶原结构变异的患者，可见，OI 的致病基因突变型与疾病表型间存在一定的相关性。

（三）I 型胶原合成过程异常

I 型原胶原前肽需要在成骨细胞外进行剪切，这对于其进一步组装成胶原纤维是十分重要的。I 型胶原 C 端或 N 端裂解位点突变，或影响催化裂解酶（即 BMP1 和 ADAMTS2）活性的突变会对 I 型原胶原的剪切产生影响。α1 或 α2 链 N 端前 90 位氨基酸突变会改变末端裂解位点的三级结构，影响该位点被 ADAMTS2 识别，引起 Ehlers-Danlos 综合征。α1 和 α2 链 C 端剪切位点突变或 BMP1 基因突变会导致 I 型胶原 C 端剪切障碍，影响细胞外基质的结构和组装，其中 BMP1 突变比 C 端剪切位点突变导致的 OI 表型更严重。I 型胶原两端未被剪切的患者可能表现为骨密度增高，但由于胶原纤维结构异常，仍然可引起骨脆性增加、骨折风险升高。

（四）I 型胶原翻译后修饰缺陷

I 型原胶原翻译后修饰对其折叠、分泌和细胞外基质组装很重要，这些关键的加工步骤主要发生在内质网中。原胶原链从 C 端开始组装，并向 N 端折叠，展开的链会经历多重翻译后修饰。脯氨酸 3- 羟化酶 1（prolyl 3-hydroxylase 1，P3H1）与软骨相关蛋白（cartilage associated protein，CRTAP）和亲环素蛋白（cyclophylin B，CyPB）以相同比例组成 3- 羟化酶复合物，对 α1 链第 986 位脯氨酸残基进行羟化，同时还具有分子伴侣功能。P3H1 是催化活性成分，CRTAP 是辅助蛋白，CyPB 是肽基脯氨酰顺反异构酶。肽基脯氨酰顺反异构酶（peptidyl prolyl cis-trans isomerase，PPIase）催化肽基脯氨酰键的异构化，对原胶原的正确折叠至关重要，脯氨酰的异构化控制胶原蛋白折叠的速率。三螺旋区的脯氨酸和赖氨酸残基被脯氨酰 4- 羟化酶 1（prolyl 4-hydroxylase 1，P4H1）和赖氨酰羟化酶 1（lysyl hydroxylase 1，LH1）羟化；羟基赖氨酸残基随后可被糖基化。

CRTAP（OMIM：605497）的无效突变会引起Ⅶ型 OI，P3H1 的无效突变会导致Ⅷ型 OI，这两种 OI 都可能引起胶原螺旋区的过度修饰。CRTAP 蛋白缺陷会严重降低 α1 链 Pro986 的羟基化，导致螺旋折叠延迟，引起 LH1 和 P4H1 对 I 型胶原螺旋区域过度修饰，引起早发骨折，四肢近端缩短，股骨干骺端呈现爆米花样改变等表型。P3H1 与 CRTAP 突变的 OI 患者表型相似，从临床表型上难以区分。PPIB 基因突变所致 OI 患者的表型与 CRTAP 和 P3H1 突变的表型相近，但无四肢近端缩短的表现。

（五）I 型胶原组装、运输、交联改变

I 型原胶原在粗面内质网合成后，其分子间交联、组装、运输受多种因素的影响。当 I 型原胶原完成折叠形成三螺旋结构后，分子伴侣（丝氨酸蛋白酶抑制剂 H1、FK506 结合蛋白等）将与 I 型原胶原蛋白相互作用，防止其在粗面内质网中过早聚集形成原纤维。丝氨酸蛋白酶抑制剂 H1 稳定了粗面内质网中折叠的原胶原，并帮助它们穿入高尔基体中。

I 型原胶原的分子伴侣 FK506 结合蛋白（FK506 binding protein，FKBP65）由 FKBP10 基因编码，具有肽基脯氨酰顺反异构酶活性。FKBP10 基因突变可导致 XI 型 OI，临床表现包括进行性骨骼畸形、长骨骨折、身材矮小和活动受限，巩膜和牙齿通常正常。FKBP10 突变还可导致独特的 Bruck 综合征 1 型，患者具有严重的 OI 表型和先天性大关节挛缩、身材矮小和脊柱侧凸等表现。

由 PLOD2 基因编码的赖氨酰羟化酶 2（lysyl hydroxylase 2，LH2）催化 C 端的赖氨酸残基羟基化，PLOD2 基因突变主要导致 Bruck 综合征，但也可导致常染色体隐性遗传 OI。FKBP65 伴侣或 PPIase 功能的缺乏可能会影响 LH2 或端肽结构的激活。

热休克蛋白 47（heat shock protein 47，HSP47）是内质网中 I 型胶原的特异性分子伴侣，由 SERPINH1 编码。它能够介导蛋白质在内质网和高尔基体之间穿梭，并与 I 型胶原的三螺旋结构结合。SERPINH1 基因敲除小鼠具有胚胎致死性，细胞内出现 I 型胶原聚集、分泌延迟和纤维异常。目前在人类仅有 7 例 SERPINH1 突变所致 OI 的报道，患者常有三角脸、面中部发育不良、肌力下降、脑积水等表现。

二、骨形成及矿化异常

近年来研究发现，少数 OI 患者并非由于基因突变引起 I 型胶原代谢异常所致，而是由骨骼矿化或成骨细胞分化异常所引起。

（一）骨矿化异常

I 型胶原分泌到细胞外后，如果不能正常矿化，会引起骨强度降低、骨脆性增加。V 型和Ⅵ型 OI 的共同点是软骨内骨化或矿化减少。V 型 OI 由 IFITM5

基因 5' 非编码区(c.-14C>T)突变引起,该突变导致起始密码子提前,蛋白氨基端插入 5 个氨基酸残基,少数患者由 c.119C>T 点突变引起。V 型 OI 具有特征性骨骼改变,包括肥厚性骨痂、前臂骨间膜的钙化、桡骨小头脱位和干骺端的放射致密带。

SERPINF1 基因编码色素上皮衍生因子(pigment epithelium-derived factor,PEDF),PEDF 是一种抗血管生成因子,可在多种细胞中表达,包括整个生长板中的软骨细胞、成骨细胞和间充质干细胞。PEDF 可与 NF-κB 受体激活蛋白配体(receptor activator of NF-κB ligand,RANKL)相互作用,影响破骨细胞的活性,PEDF 减少会增加破骨细胞数量和活性,还会导致骨骼出现矿化延迟。SERPINF1 突变导致 VI 型 OI,表现为进行性骨脆性增加,血清 PEDF 水平显著减低,骨组织形态学具有未矿化的类骨质增加和鱼鳞状改变的独特特征,VI 型 OI 患者对双膦酸盐治疗的反应较差。

MBTPS2 基因编码位点 2 金属蛋白酶(site-2 metalloprotease,S2P)的突变导致 X 连锁隐性遗传 OI。MBTPS2 错义突变会导致高度保守的 S2P 残基被取代,使其调节膜内蛋白水解(regulated intramembrane proteolysis,RIP)功能受损,I 型胶原分泌减少。此外,还可导致成骨细胞中的 LH1 活性降低,胶原交联改变,骨强度受损。PLS3 基因突变可以引起 X 染色体伴性显性遗传 OI,男性患者多见,病情重于女性患者,其发病机制与骨基质蛋白矿化相关,但确切机制尚不清楚,仍需深入研究。

(二) 成骨细胞分化及功能异常

成骨细胞是合成和分泌 I 型胶原的重要细胞,少数 OI 是由于基因突变影响成骨细胞功能所致。Wnts 是分泌型糖蛋白家族,与跨膜受体低密度脂蛋白受体相关蛋白 5/6(LRP5/6)、卷曲蛋白结合,启动成骨细胞调控信号转导通路。经典途径中,Wnt 结合 LRP5/6 后,激活骨形成。WNT1 突变可导致重度 OI。

有研究在致死型 OI 家系中发现 CREB3L1(OMIM:616215)突变,CREB3L1 基因编码内质网应激相关转录因子——旧星形胶质细胞特异性诱导物(old astrocyte specifically induced substance,OASIS)。OASIS 的 N 端结构域可进入细胞核,激活 COL1A1 启动子。OASIS 敲除的成骨细胞出现 I 型原胶原表达减低,OASIS 功能缺失小鼠表现为重度骨质疏松、反复骨折、生长发育迟缓。

SP7 基因编码锌指转录因子 osterix,osterix 是序列特异性 DNA 结合蛋白 Sp 亚家族成员。Osterix 主要由成骨细胞表达,能促进成骨细胞分化和成熟,对骨形成和骨稳态至关重要。有研究在严重 OI 患者中发现 SP7 基因纯合突变,SP7 突变小鼠表现出成骨细胞分化和增殖不足。

有研究在 OI 患者中发现 B 型三聚物的细胞内阳离子通道(TRICB,也称为 TM38B,由 TMEM38B 编码)功能缺陷。TMEM38B 在多种组织内质网表达,对维持内质网钙离子释放和储存具有重要作用。钙离子参与 I 型胶原的合成、折叠、修饰和分泌等多个环节,钙离子依赖的激酶/磷酸酶信号通路参与多能间充质干细胞向成骨细胞分化。TMEM38B 基因突变可以通过钙离子依赖信号通路引起成骨细胞分化异常,引起 OI。

此外,还有多种新型基因突变引起 OI,确切分子机制仍有待深入研究。OI 主要致病基因及作用、遗传方式与临床分型详见表 27-2-1。

表 27-2-1 OI 主要致病基因及作用、遗传方式与临床分型

功能	基因	位置	蛋白质	突变致 OI 类型
I 型胶原合成和结构	COL1A1 (OMIM:120150)	17q21.33	I 型胶原 α1 链	AD 型(I~IV型)
	COL1A2 (OMIM:120160)	7q22.3	I 型胶原 α2 链	
I 型胶原羟基化,折叠形成三螺旋结构	CRTAP (OMIM:605497)	3p22.3	软骨相关蛋白	AR 型(VII型)
	P3H1 (OMIM:610339)	1p34.2	脯氨酰 3- 羟化酶 1	AR 型(VIII型)
	PPIB (OMIM:123841)	15q22.31	肽酰脯氨酰顺反异构酶	AR 型(IX型)

功能	基因	位置	蛋白质	突变致 OI 类型
编码钙离子通道,参与Ⅰ型胶原修饰和分泌	*TMEM38B* (OMIM:611236)	9q31.2	三聚细胞内阳离子结构域	AR 型(ⅩⅣ型)
维持Ⅰ型胶原三螺旋结构稳定性	*SERPINH1* (OMIM:600943)	11q13.5	热休克蛋白 47	AR 型(Ⅹ型)
	FKBP10 (OMIM:607063)	17q21.2	FK506 结合蛋白	AR 型(Ⅺ型)
	SPARC (OMIM:182120)	5q33.1	骨粘连素	AR 型(ⅩⅦ型)
Ⅰ型原胶原羧基末端剪切	*BMP1* (OMIM:112264)	8p21.3	骨形态发生蛋白 1	AR 型(ⅩⅢ型)
参与Ⅰ型胶原交联	*PLOD2* (OMIM:601865)	3q24	赖氨酰羟化酶 2	AR 型(Bruck 综合征)
	MBTPS2 (OMIM:300294)	Xp22.12	膜结合锌金属蛋白酶	X 连锁显性遗传(ⅩⅧ型)
促进成骨细胞分化,参与Ⅰ型胶原表达调控	*SP7* (OMIM:606633)	12q13.13	转录因子 SP7	AR 型(Ⅻ型)
	WNT1 (OMIM:164820)	12q13.12	Wnt1 蛋白	AR 型(ⅩⅤ型)
	CREB3L1 (OMIM:616215)	11p11.2	旧星形胶质细胞特异性诱导物	AR 型(ⅩⅥ型)
参与Ⅰ型原胶原修饰	*P4HB* (OMIM:176790)	17q25.3	蛋白二硫键异构酶	AD 型(Cole-Carpenter 综合征)
参与Ⅰ型原胶原转运	*SEC24D* (OMIM:607186)	4q26	包被蛋白Ⅱ复合体组分	AR 型(Cole-Carpenter 综合征)
参与Ⅰ型胶原矿化	*IFITM5* (OMIM:614757)	11p15.5	干扰素诱导跨膜蛋白 5	AD 型(Ⅴ型)
	SERPINF1 (OMIM:172860)	17p13.3	色素上皮衍生因子	AR 型(Ⅵ型)
与肌动蛋白结合,参与Ⅰ型胶原矿化	*PLS3* (OMIM:300131)	Xq23	丝束蛋白 3	X 连锁显性遗传

注:OI,成骨不全;AD,常染色体显性;AR,常染色体隐性。

第 3 节
临床表现

一、OI 患者的骨骼表现及骨骼外表现

（一）OI 骨骼表现

OI 的主要临床表现是自幼起病，轻微外力下反复骨折，可引起进行性骨骼畸形，有不同程度的身材矮小和活动受限（图 27-3-1）。骨折常发生于四肢长骨，也可以累及椎体、肋骨等部位，骨折发生率因疾病严重程度而异。反复骨折可以导致四肢弯曲、脊柱侧凸或后凸、胸廓塌陷等畸形，严重者活动明显受限，引起肌肉萎缩、失用性骨质疏松，进一步增加骨折发生。多数患者在 20 岁后因骨骼发育成熟而骨折次数明显减少，但在女性生育期、绝经后及男性 50 岁后，骨折发生率可能再次上升。

（二）OI 骨骼外表现

OI 骨骼外表现包括蓝巩膜、牙本质发育不全、听力下降、关节韧带松弛、心脏瓣膜病变等（图 27-3-2）。蓝巩膜在Ⅰ型 OI 中多见，巩膜颜色深度与骨折、骨畸形或听力异常间未见明显相关性。OI 患者牙本质发育不全表现为牙齿变色和半透明，过早磨损，牙根短而狭窄，牙本质肥大，牙髓破坏。听力障碍在 OI 患者中的患病率随年龄增长而增加，以混合型多见。OI 患者中 66%~70% 有关节韧带松弛。由于Ⅰ型胶原在心脏瓣膜、主动脉壁和心腔的血管结缔组织中含量丰

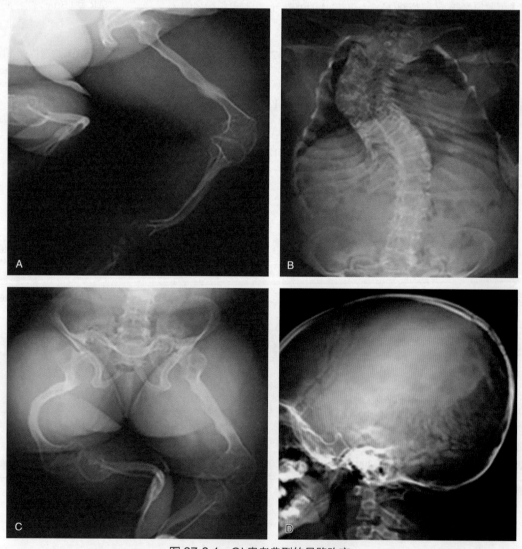

图 27-3-1　OI 患者典型的骨骼改变
A. 长骨纤细，皮质菲薄，多发陈旧性骨折；B. 脊柱侧凸畸形，胸廓塌陷；C. 骨盆畸形，长骨弯曲畸形；
D. 颅板薄，有枕骨缝间骨。

富,OI患者可以有心脏瓣膜病变、心房颤动和心力衰竭,其中心脏瓣膜病变最常见。

常有多发骨折(骨折频率常≥3次/年)、进行性骨骼畸形及身材矮小;Ⅳ型患者病情轻重介于Ⅰ型和Ⅲ型之间。近期发现部分OI患者具有肥厚性骨痂、桡骨头脱位、前臂骨间膜钙化等特征性表现,将其归为Ⅴ型(图27-3-3)。在2015年修订的遗传性骨骼疾病分类中,建议保留Sillence临床分型,以对疾病的严重程度进行分类。近年来,随着对OI分子机制的深入研究,依据致病基因突变及分子机制,OI也可进行分子分型。

二、OI临床分型

1979年Sillence将OI依据临床表型轻重分为四型:Ⅰ型临床表型最轻,多无骨畸形表现,骨折频率常<1次/年,患者身高无明显变矮;Ⅱ型为围生期致死型,常在围生期有多发骨折、严重骨骼畸形,可能引发心肺衰竭而致死;Ⅲ型为存活患者中最严重类型,

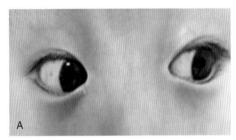
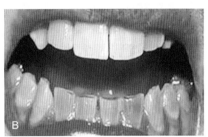
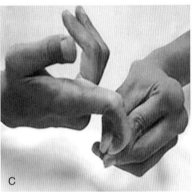

图27-3-2 OI患者常见骨骼外表现
A.蓝巩膜;B.牙本质发育不全;C.指间关节韧带松弛。

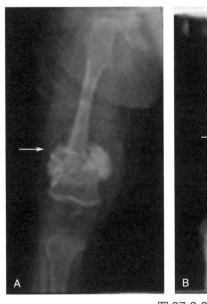
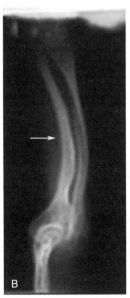
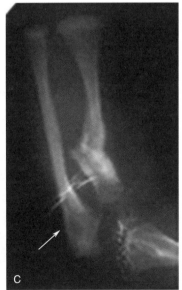

图27-3-3 Ⅴ型OI独特临床表现
A.肥厚性骨痂(箭头);B.骨间膜钙化(箭头);C.桡骨头脱位(箭头)。

第4节
诊　断

一、OI 的临床诊断

OI 的临床诊断主要依据临床表现和影像学特点，包括自幼起病的反复脆性骨折史、蓝巩膜、听力下降、牙本质发育不全、关节韧带松弛和阳性骨折家族史等。骨骼 X 线影像学特征主要包括：全身多部位骨质稀疏；颅板薄，囟门和颅缝宽，枕骨缝间骨，颅底扁平；椎体变形，多椎体压缩性骨折，脊柱侧凸或后凸；胸廓扭曲、变形，甚至塌陷；四肢长骨纤细、皮质菲薄，骨髓腔相对较大，干骺端增宽，多发长骨骨折，长骨弯曲畸形等。OI 患者的骨转换生化指标常常在正常范围，骨折后可有骨转换生化指标的一过性轻度升高。值得注意的是，儿童 OI 患者的血清磷、碱性磷酸酶及骨转换生化指标应按照同龄儿的正常范围进行判断。Ⅵ型 OI 患者血清 PEDF 水平明显降低，这是目前用于诊断Ⅵ型 OI 的唯一生化标志物。

此外，OI 的临床诊断还应排除多种遗传性及代谢性骨骼疾病，如软骨发育不全、低血磷性佝偻病、维生素 D 依赖性佝偻病、范科尼（Fanconi）综合征、骨纤维异样增殖症、低磷酸酶血症和肿瘤相关骨病等。建议完善血钙、磷、25-羟维生素 D、骨转换指标（ALP、P1NP、β-CTX）、甲状旁腺激素等生化检查，以及骨密度、胸腰椎正侧位相、头颅的正侧位相、骨折部位影像学检查，以评估疾病的严重程度，并帮助鉴别诊断。

二、OI 的基因诊断

（一）建议筛查人群及推荐方法

分子诊断对发现 OI 的病因、遗传咨询和促进优生优育具有积极意义。由于尚未发现 OI 的所有致病基因，基因诊断不能代替临床诊断，基因检测阴性者不能排除罹患 OI 的可能性。中华医学会骨质疏松和骨矿盐疾病分会推出的 OI 临床诊疗指南建议对以下患者行基因检测：高度疑似 OI 的重型患者；先证者的一级亲属；有生育需求的 OI 患者，或已育有 OI 患儿的夫妇拟再生育者。

建议对临床表现典型或呈常染色体显性遗传的 OI 患者，可采用 PCR-Sanger DNA 测序法直接对 COL1A1 和 COL1A2 基因突变检测，如 COL1A1/COL1A2 测序未能明确致病突变，可采用其他方法如多重连接探针扩增技术（multiplex ligation-dependent probe amplification, MLPA）检测 COL1A1/COL1A2 基因是否有大片段缺失或重复突变。若 COL1A1 和 COL1A2 基因未发现致病突变，可根据 OI 先证者的临床分型及其遗传方式，对重要的 OI 候选致病基因进行 PCR-Sanger 测序分析。如具有 V 型 OI 独特临床表现者，可对 IFITM5 基因进行突变检测。也可根据中国人群 OI 致病基因突变谱，对较常见的 WNT1、SERPINF1 和 FKBP10 基因进行 PCR-Sanger 测序分析。对于大样本 OI 患者的多种致病基因突变进行检测时，则建议应用目标基因靶向二代测序法进行高通量检测。

（二）遗传咨询及产前诊断

对于曾育有 OI 患儿的夫妇，或夫妻一方或双方为 OI 患者，建议行产前基因诊断。行产前诊断需先明确致病基因突变。建议对有生育 OI 胎儿的高风险孕妇，行产前诊断与遗传咨询，以明确其家系的 OI 致病基因突变后再备孕为宜；对尚未明确致病基因突变且已妊娠的夫妇，紧急情况下可先对 COL1A1 和 COL1A2 进行直接测序，筛选致病突变。建议通过羊膜穿刺获得胎儿基因组 DNA 样本行基因鉴定。羊膜穿刺有 3 个时机：妊娠第 11~13 周取绒毛组织；或妊娠第 16~24 周取羊水细胞；妊娠第 23 周后取脐血。

（三）基因型与表型的相关性

OI 患者的基因型和表型存在一定的相关性。日本的一项针对 53 例 OI 患者的研究发现，COL1A1 中甘氨酸被替代的患者骨折发生率更高，身高更矮，骨小梁评分更低，但是并未发现基因型和骨密度之间的相关性。针对 50 例印度 OI 患者的研究发现基因型和表型严重程度存在相关性：IFITM5 > WNT1 > SERPINF1 > COL1A1（结构变异）> BMP1 > FKBP10 > COL1A2（结构变异）> COL1A1（数量减少）> COL1A2（数量减少）。近期中国的研究发现常染色体显性遗传和Ⅰ型胶原数量减少的患者比常染色体隐性遗传和Ⅰ型胶原结构变异的患者表型轻，但蓝巩膜的发生率增加。北京协和医院的研究发现，与Ⅰ型胶原数量减少的患者相比，Ⅰ型胶原结构变异患者表型更严重，包括身材矮小，骨密度降低，骨折频率更高，骨畸形、椎骨压缩性骨折、活动受限和牙本质发育不全发生率更高。如果甘氨酸替代发生在Ⅰ型胶原 α1 链三螺旋结构域的第 79 个氨基酸之前，则患者不会出现牙本质发育不全。但目前的研究多聚焦于 COL1A1 和 COL1A2 基因，其他基因的基因型和表型相关性的研究仍匮乏，需进一步探索。

第 5 节
治　疗

OI 患者的治疗目标包括降低骨折发生率、减轻骨骼畸形、改善活动能力；治疗措施包括生活方式干预、药物治疗、必要时手术治疗和康复治疗等。

一、生活方式干预

跌倒容易诱发骨折，因此 OI 患者日常生活中应注意避免跌倒。建议加强功能锻炼，提高肌肉功能，改善身体协调能力，避免肌肉萎缩和失用性骨质疏松的发生。进食含钙丰富的食物，适量补充维生素 D，加强户外阳光照射，促进皮肤合成维生素 D，也有益于患者的骨骼健康。

二、药物治疗

目前尚无针对 OI 致病基因突变的有效治疗方法，现有治疗仅为对症治疗，旨在增加骨密度、降低骨折发生率、改善骨畸形、提高生活质量。

1. **双膦酸盐类药物**　双膦酸盐类(bisphos-honates,BPs)药物目前是治疗骨质疏松症的有效药物，通过抑制破骨细胞活性增加骨密度，降低骨折发生率。由于 BPs 治疗 OI 的适应证尚未获得批准，目前属于超适应证用药，需患者或其法定监护人签署知情同意书后方能使用。治疗 OI 的 BPs 主要包括第二代 BPs(阿仑膦酸钠、帕米膦酸钠)和第三代 BPs(唑来膦酸、伊班膦酸钠和利塞膦酸钠)。

在 OI 儿童患者中，研究发现 BPs 可抑制骨吸收，增加骨密度和改善骨微结构，静脉输注 BPs 还可能使压缩骨折的椎体出现再塑形。治疗 OI 的 BPs 剂量、使用频率、药物疗程尚未达成共识。目前治疗 OI 较常使用的静脉 BPs 剂量为：帕米膦酸钠每年 9~12mg/kg，分 3~4 次给药；唑来膦酸每 6 个月静脉输注 1 次，每次 0.05mg/kg。北京协和医院的研究提示，由于 OI 病情较原发性骨质疏松症严重，也可采用唑来膦酸每年静脉输注 1 次，每次 5mg，在 OI 患儿的治疗中安全性也较好。由于口服 BPs 生物利用度较低，可给予每周 70mg 阿仑膦酸钠治疗中重度 OI 患儿。BPs 治疗 OI 的前 2~4 年疗效最明显，建议患者至少接受 2 年 BPs 治疗，后续治疗取决于骨折次数、骨痛和骨密度的改变情况。病情较轻的 OI 患者 BPs 治疗 4 年左右，其骨密度有望达峰值骨量而停药观察，而病情较重的 OI

患者则需要接受 BPs 治疗更长时间。对于重型 OI 患者，BPs 能够增加患者骨密度，但其降低骨折发生率的疗效尚需进一步研究。关于 BPs 对成人 OI 患者的效果，北京协和医院对小样本 OI 成年患者给予口服阿仑膦酸钠或静脉输注唑来膦酸治疗，治疗 2 年，患者的骨密度均明显增加，骨吸收指标显著下降，但 BPs 对患者骨折风险的影响需要大样本临床研究进一步证实。研究发现 *SERPINF1* 突变所致的 Ⅵ 型 OI 患者对双膦酸盐治疗的反应较差。不同基因型 OI 与 BPs 疗效的相关性，也有待深入研究。

静脉输注 BPs 治疗最常见的不良反应是急性期反应，表现为发热、肌肉酸疼、乏力、恶心呕吐等，通常在首次静脉输注后 24 小时出现，持续 1~3 天，再次输注时此不良反应发生率低，程度减轻。OI 患儿输注 BPs 后也可能出现一过性低钙血症、低磷血症等不良反应，应注意补充钙剂及维生素 D 制剂。口服双膦酸盐的不良反应主要包括上腹不适、反酸、烧心等。虽然 BPs 相关的下颌骨坏死极其罕见，但建议 OI 患者在 BPs 治疗期间避免拔牙、种植牙等有创口腔治疗。由于 BPs 主要经肾脏排泄，不建议严重肾功能不全(GFR<35ml/min)者使用。

2. **甲状旁腺激素类似物**　甲状旁腺激素(para-thyroid hormone,PTH)是甲状旁腺主细胞分泌的肽类激素，小剂量、间断 PTH 治疗可促进成骨细胞生成与增强成骨细胞活性。有研究予 13 例绝经后女性 OI 患者奈立膦酸(每 3 个月 100mg 静脉输注)治疗 2 年，然后序贯特立帕肽 20μg/d 皮下注射 18 个月，结果显示患者腰椎骨密度较基线增加 3.5%，髋部密度无明显变化。另一项研究对于 79 例 18~75 岁 OI 患者，随机予特立帕肽 20μg/d 皮下注射或安慰剂治疗 18 个月，PTH 类似物组腰椎、股骨颈及全髋骨密度增加明显优于安慰剂组。但 PTH 类似物是否能降低骨折发生率，尚需大样本临床研究证实。目前批准该药疗程不超过 2 年，另外，目前尚无其用于儿童的安全性资料，不推荐使用。

3. **骨吸收抑制剂地舒单抗(denosumab)**　地舒单抗是 RANKL 的单克隆抗体，能够抑制破骨细胞活性、增加骨密度、降低骨折风险。有 10 例 5~11 岁 *COL1A1/2* 基因突变的 OI 患者，接受 2 年 BPs 治疗后，序贯地舒单抗(每 3 个月 1mg/kg)治疗 48 周，腰椎骨密度增加 19%。4 例 Ⅵ 型 OI 儿童，因 BPs 治疗效果欠佳，接受地舒单抗每 3 个月 1mg/kg 皮下注射 2 年，患者骨密度明显升高，骨折次数下降，压缩骨折的椎体出现再塑形。地舒单抗对 OI 患者的远期疗效和安全性,尚需评估。

4. 其他药物 Romosozumab 是硬骨抑素的单克隆抗体,能够拮抗硬骨抑素的作用,促进骨形成、抑制骨吸收、增加骨密度、降低骨折风险。近期一项纳入 14 例成人 OI 患者的临床研究发现,硬骨抑素的单抗 BPS804 治疗 43 天后,患者骨形成标志物Ⅰ型原胶原氨基端前肽(P1NP)增加 84%,骨吸收标志物Ⅰ型胶原交联羧基末端肽(CTX)降低 44%,治疗 141 天后患者腰椎骨密度增加 4%。转化生长因子-β(TGF-β)是调节骨代谢的重要细胞因子,主要由成骨细胞合成,沉积在骨基质中,TGF-β 与细胞表面受体结合后,激活 Smads 信号通路调控骨重建。有动物实验发现 TGF-β 单抗治疗 8 周后,OI 小鼠骨密度增加,TGF-β 单抗有望成为治疗 OI 的新型药物。

三、手术治疗

当发生不稳定骨折、骨折延迟愈合或不愈合,出现严重骨骼畸形、严重或反复关节内骨折造成创伤性关节炎,引起 OI 患者活动受限,明显影响生活质量时,需行手术治疗。

OI 患者常见骨折部位包括四肢长骨干、椎体、髋部等,手术治疗需充分评估风险与获益。最常见的四肢骨折为轻微外力下四肢长骨横断性骨干骨折。稳定骨折首选非手术治疗。如骨折造成肢体力线不良或骨折端不稳定,或发生尺骨鹰嘴骨折及髌骨骨折,多需手术治疗。手术方案常选择内固定治疗,髓内固定困难时,也可考虑选择锁定接骨板或单臂多功能外固定器行外固定治疗。成年 OI 患者发生椎体压缩性骨折后,椎体成形术可明显缓解疼痛,但需注意手术并发症的可能。多采用后凸成形术,或根据情况在充分术前评估下,酌情采用内固定及脊柱融合术。

成年 OI 患者的创伤性关节炎常选择保守治疗,对于保守治疗不能缓解疼痛、日常生活明显受影响及需要用助行器辅助行走者,可考虑关节置换手术。术前须充分评估骨骼的强度、肢体的力线,选择合适的关节假体,建议选用骨水泥假体。但手术效果尚不确定,选择关节置换手术应慎重考虑。对于儿童患者行椎体成形术、脊柱内固定及脊柱融合术、关节置换术,须根据临床情况谨慎判断手术指征,尤其对低龄儿童一般不建议手术治疗。

四肢矫形手术适合于肢体反复发生骨折、骨折不愈合、假关节形成或肢体畸形严重影响生活质量的 OI 患者。手术方案常选择截骨矫形联合髓内钉内固定术,可根据下肢畸形的严重程度及骨骼形态选用开放截骨或经皮微创截骨。

四、康复治疗

康复训练有助于增强 OI 患者的肌肉力量,改善活动能力。康复训练包括:特定关节的伸展及肌肉力量训练;适当负重训练;水疗;应用适当辅助工具弥补身材短缩、畸形所致生活不便;佩戴合适的下肢支具;选择合适的助行工具,行走训练等。

五、分子治疗

目前 OI 的治疗主要是症状性治疗,未来的分子治疗值得期待。近期研究显示间充质干细胞(mesenchymal stem cells,MSCs)可诱导分化为成骨细胞,同种异体 MSCs 移植可能使 OI 患者骨形成得到改善。目前使用同种异体 MSCs 移植治疗 OI 的报道较少,还需积累经验。基因沉默技术治疗 OI 是通过使突变等位基因失活或使其转录沉默,消除其主导的负面作用,使正常等位基因表达正常的Ⅰ型胶原,达到治疗效果。基因编辑技术更为值得期待,其具有对特定突变位点进行精确修复的功能,采用全新基因编辑技术纠正 OI 患者的基因突变序列,有可能使 OI 治疗取得突破性进展。

综上,成骨不全是危害严重的单基因遗传性骨病,是研究骨质疏松性骨折的天然疾病模型。近年来疾病的临床和分子诊断、药物治疗取得一定进展,二代捕获测序提高致病基因检出率,双膦酸盐等抗骨质疏松药物有助于增加患者骨密度、降低骨折发生率,改善疾病症状。对成骨不全的深入研究有助于揭示骨质疏松症及骨质疏松性骨折的遗传调控机制。

(李 梅 郑文彬)

参考文献

[1] FORLINO A, MARINI JC. Osteogenesis imperfecta [J]. Lancet (London, England), 2016, 387 (10028): 1657-1671.

[2] FORLINO A, CABRAL WA, BARNES AM, et al. New perspectives on osteogenesis imperfecta [J]. Nat Rev Endocrinol, 2011, 7 (9): 540-557.

[3] 中华医学会骨质疏松和骨矿盐疾病分会. 成骨不全症临床诊疗指南 [J]. 中华骨质疏松和骨矿盐疾病杂志, 2019, 12 (1): 11-23.

[4] SONG Y, ZHAO D, LI L, et al. Health-related quality of life in children with osteogenesis imperfecta: a large-sample study [J]. Osteoporos Int,

2018, 30 (4): 461-468

[5] MARINI JC, FORLINO A, BACHINGER HP, et al. Osteogenesis imperfecta [J]. Nat Rev Dis Primers, 2017, 3: 17052.

[6] LIU Y, ASAN, MA D, et al. Gene mutation spectrum and genotype-phenotype correlation in a cohort of Chinese osteogenesis imperfecta patients revealed by targeted next generation sequencing [J]. Osteoporos Int, 2017, 28 (10): 2985-2995.

[7] SYMOENS S, HULMES DJ, BOURHIS JM, et al. Type Ⅰ procollagen C-propeptide defects: study of genotype-phenotype correlation and predictive role of crystal structure [J]. Hum Mutat, 2014, 35 (11): 1330-1341.

[8] XU XJ, LV F, SONG YW, et al. Novel mutations in BMP1 induce a rare type of osteogenesis imperfecta [J]. Clin Chim Acta, 2019, 489: 21-28.

[9] MORELLO R, BERTIN TK, CHEN Y, et al. CRTAP is required for prolyl 3-hydroxylation and mutations cause recessive osteogenesis imperfecta [J]. Cell, 2006, 127 (2): 291-304.

[10] CABRAL WA, CHANG W, BARNES AM, et al. Prolyl 3-hydroxylase 1 deficiency causes a recessive metabolic bone disorder resembling lethal/severe osteogenesis imperfecta [J]. Nat Genet, 2007, 39 (3): 359-365.

[11] BARNES AM, CARTER EM, CABRAL WA, et al. Lack of cyclophilin B in osteogenesis imperfecta with normal collagen folding [J]. N Engl J Med, 2010, 362 (6): 521-528.

[12] XU XJ, LIU Y, LV F, et al. Novel mutations in FKBP10 cause rare autosomal recessive osteogenesis imperfecta in chinese patients [J]. J Hum Genet, 2017, 62 (2): 205-211.

[13] SONG Y, ZHAO D, XU X, et al. Novel compound heterozygous mutations in SERPINH1 cause rare autosomal recessive osteogenesis imperfecta type Ⅹ [J]. Osteoporos Int, 2018, 29 (6): 1389-1396.

[14] RAUCH F, MOFFATT P, CHEUNG M, et al. Osteogenesis imperfecta type Ⅴ: marked phenotypic variability despite the presence of the IFITM5 c.-14C>T mutation in all patients [J]. J Med Genet, 2013, 50 (1): 21-24.

[15] WANG JY, LIU Y, SONG LJ, et al. Novel mutations in SERPINF1 result in rare osteogenesis imperfecta type Ⅵ [J]. Calcified Tissue Int, 2017, 100 (1): 55-66.

[16] LINDERT U, CABRAL WA, AUSAVARAT S, et al. MBTPS2 mutations cause defective regulated intramembrane proteolysis in X-linked osteogen-esis imperfecta [J]. Nat Commun, 2016, 7: 11920.

[17] LV F, MA M, LIU W, et al. A novel large fragment deletion in PLS3 causes rare X-linked early-onset osteoporosis and response to zoledronic acid [J]. Osteoporos Int, 2017, 28 (9): 2691-2700

[18] LAINE CM, JOENG KS, CAMPEAU PM, et al. WNT1 mutations in early-onset osteoporosis and osteogenesis imperfecta [J]. N Engl J Med, 2013, 368 (19): 1809-1816.

[19] LV F, XU XJ, WANG JY, et al. Two novel mutations in TMEM38B result in rare autosomal recessive osteogenesis imperfecta [J]. J Hum Genet, 2016, 61 (6): 539-545.

[20] SILLENCE D, BUTLER B, LATHAM M, et al. Natural history of blue sclerae in osteogenesis imperfecta [J]. Am J Med Genet, 1993, 45 (2): 183-186.

[21] KUURILA K, KAITILA I, JOHANSSON R, et al. Hearing loss in Finnish adults with osteogenesis imperfecta: a nationwide survey [J]. Ann Otol Rhinol Laryngol, 2002, 111 (10): 939-946.

[22] MCKIERNAN FE. Musculoskeletal manifestations of mild osteogenesis imperfecta in the adult [J]. Osteoporos Int, 2005, 16 (12): 1698-1702.

[23] FOLKESTAD L, HALD JD, GRAM J, et al. Cardiovascular disease in patients with osteogenesis imperfecta-a nationwide, register-based cohort study [J]. Int J Cardiol, 2016, 225: 250-257.

[24] SILLENCE DO, SENN A, DANKS DM. Genetic heterogeneity in osteogenesis imperfecta [J]. J Med Genet, 1979, 16 (2): 101-116.

[25] NASOMYONT N, HORNUNG LN, GORDON CM, et al. Outcomes following intravenous bisphosphonate infusion in pediatric patients: a 7-year retrospective chart review [J]. Bone, 2019, 121: 60-67.

[26] LV F, LIU Y, XU X, et al. Zoledronic acid versus alendronate in the treatment of children with osteogenesis imperfecta: a 2-year clinical study [J]. Endocr Pract, 2018, 24 (2): 179-188.

[27] LI LJ, ZHENG WB, ZHAO DC, et al. Effects of zoledronic acid on vertebral shape of children and adolescents with osteogenesis imperfecta [J]. Bone, 2019, 127: 164-171.

[28] LV F, LIU Y, XU X, et al. Effects of long-term alendronate treatment on a large sample of pediatric patients with osteogenesis imperfectA [J]. Endocr Pract, 2016, 22 (12): 1369-1376.

[29] ORWOLL ES, SHAPIRO J, VEITH S, et al. Evaluation of teriparatide treatment in adults with osteogenesis imperfecta [J]. J Clin Invest, 2014,

124 (2): 491-498.

[30] HOYER-KUHN H, FRANKLIN J, ALLO G, et al. Safety and efficacy of denosumab in children with osteogenesis imperfect--a first prospective trial [J]. J Musculoskelet Neuronal Interact, 2016, 16 (1): 24-32.

[31] HOYER-KUHN H, NETZER C, KOERBER F, et al. Two years' experience with denosumab for children with osteogenesis imperfecta type VI [J]. Orphanet J Rare Dis, 2014, 9: 145.

[32] GLORIEUX FH, DEVOGELAER JP, DURIGOVA M, et al. BPS804 anti-sclerostin antibody in adults with moderate osteogenesis imperfecta: results of a randomized phase 2a trial [J]. J Bone Miner Res, 2017, 32 (7): 1496-1504.

[33] BI X, GRAFE I, DING H, et al. Correlations between bone mechanical properties and bone composition parameters in mouse models of dominant and recessive osteogenesis imperfecta and the response to anti-TGF-beta treatment [J]. J Bone Miner Res, 2017, 32 (2): 347-359.

[34] CHAMBERLAIN JR, DEYLE DR, SCHWARZE U, et al. Gene targeting of mutant COL1A2 alleles in mesenchymal stem cells from individuals with osteogenesis imperfecta [J]. Mol Ther, 2008, 16 (1): 187-193.

第 28 章
甲状旁腺功能减退症及假性甲状旁腺功能减退症

第 1 节
甲状旁腺功能减退症概论

钙稳态对于生物体的各项生理功能至关重要,健康人细胞外液钙离子浓度受到精密的调控,维持在一个较窄的浓度范围内(1.2mmol/L 左右),甲状旁腺激素(parathyroid hormone,PTH)是人体最重要的钙调激素,与 1,25- 二羟维生素 D [1,25(OH)$_2$D],成纤维细胞生长因子 23(fibroblast growth factor 23,FGF23)等激素共同调节钙磷稳态。PTH 主要通过以下机制参与钙磷稳态调节:①作用于骨组织,直接作用于成骨细胞和间接作用于破骨细胞,增加骨转换,动员骨钙释放入血;②作用于肾小管,一方面促进尿钙重吸收、尿磷排泄,另一方面增加近段肾小管 1α- 羟化酶活性,促进 1,25(OH)$_2$D 合成;③通过 1,25(OH)$_2$D 间接作用于小肠,促进肠钙吸收。综上发挥升高血钙、降低血磷的作用,反之,其分泌主要受细胞外液钙离子浓度调节(升高的血钙水平抑制 PTH 分泌),血磷水平也可直接或间接促进 PTH 分泌,维生素 D 代谢物 25- 羟维生素 D(25OHD)及 1,25(OH)$_2$D 则抑制其合成。PTH 与上述激素及离子、器官之间相互作用,维持机体钙磷稳态。

一、甲旁减的定义及流行病学

甲状旁腺功能减退症(hypoparathyroidism,HP)简称甲旁减,是指 PTH 分泌过少和 / 或效应不足而引起的一组临床综合征,表现为低钙血症、高磷血症和由此引起的临床表现,例如神经肌肉兴奋性增高、异位钙化等,同时 PTH 水平低于正常或处于与血钙水平不相应的"正常"范围内。

甲旁减的病因包括颈部手术、自身免疫、遗传、获得或遗传性镁代谢异常、罕见的浸润性疾病等,尚有相当比例的非手术性甲旁减(non-surgical HP,ns-HP)患者病因未明。

甲旁减为少见疾病。日本 1998 年曾调查其患病率约为 7.2/100 万人[(5.5~8.8)/100 万人],美国的一项流行病学调查估计甲旁减的患病率为 37/10 万人。丹麦的全国性历史队列研究估算术后及 ns-HP 的患病率分别为 22/10 万人和 2.3/10 万人,而术后甲旁减的发病率约为 0.8/100 万人年。我国尚缺少甲旁减的流行病学资料,但目前临床上术后甲旁减的患者逐渐增多,已经成为甲状腺、甲状旁腺和头颈外科手术面临的主要临床问题之一。遗传性甲旁减则更为罕见,国外文献推测其在甲旁减中所占比例不足 10%。有限的临床数据来自 2013—2015 年发表的韩国和日本的 3 项研究,纳入患者 20~37 例,显示在儿童起病或有家族史的甲旁减病例中,应用不同检测方法,致病基因突变检出率在儿童起病者为 35%~80%,成年起病者(n=18)为 11.1%。北京协和医院分别在 17 例成年起病且无家族史、173 例儿童起病的 ns-HP 患者中进行了较为全面的基因筛查,显示突变检出率分别为 5.9% 和 27.7%。

二、甲旁减的临床表现

甲旁减导致的急慢性低钙血症及慢性高磷血症可影响到全身多个系统(图 28-1-1),临床常表现为肢端或口周麻木、感觉异常、手足搐搦,甚至出现癫痫发作、意识障碍、支气管痉挛、喉痉挛、心律失常、充血性心力衰竭等严重症状,且可合并颅内钙化、低钙性白内障等并发症,严重影响患者生存质量,死亡率增加。而遗传性甲旁减除上述表现外,大部分遗传综合征还具有甲旁减以外的表现,包括可影响患者 / 患儿生长发育,智力异常,可合并心血管、肾脏等重要器官畸形或功能障碍,部分可合并其他内分泌腺体功能异常或免疫系统异常。目前较为明确的导致遗传性甲旁减的基因及其主要机制等见表 28-1-1。

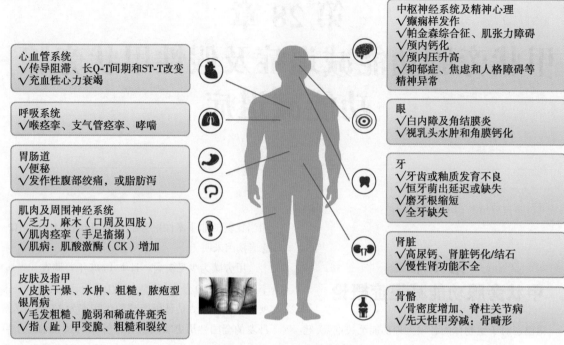

心血管系统
√传导阻滞、长Q-T间期和ST-T改变
√充血性心力衰竭

呼吸系统
√喉痉挛、支气管痉挛、哮喘

胃肠道
√便秘
√发作性腹部绞痛,或脂肪泻

肌肉及周围神经系统
√乏力、麻木(口周及四肢)
√肌肉痉挛(手足搐搦)
√肌病:肌酸激酶(CK)增加

皮肤及指甲
√皮肤干燥、水肿、粗糙,脓疱型银屑病
√毛发粗糙、脆弱和稀疏伴斑秃
√指(趾)甲变脆、粗糙和裂纹

中枢神经系统及精神心理
√癫痫样发作
√帕金森综合征、肌张力障碍
√颅内钙化
√颅内压升高
√抑郁症、焦虑和人格障碍等精神异常

眼
√白内障及角结膜炎
√视乳头水肿和角膜钙化

牙
√牙齿或釉质发育不良
√恒牙萌出延迟或缺失
√磨牙根缩短
√全牙缺失

肾脏
√高尿钙、肾脏钙化/结石
√慢性肾功能不全

骨骼
√骨密度增加、脊柱关节病
√先天性甲旁减:骨畸形

图 28-1-1　甲旁减的临床表现

表 28-1-1　导致遗传性甲旁减的基因

基因名称	染色体位置	遗传方式	导致疾病	主要临床表现	主要机制	首次报道
			孤立性甲旁减			
PTH	11p15.3	AD/AR	孤立性甲旁减(OMIM:146200)	孤立性甲旁减	①位于 E2 的错义或剪切位点突变,影响信号肽序列和/或 mRNA 翻译起始位点,影响前 PTH 原的翻译后修饰加工及移位,不能形成正常成熟的 PTH,并可能诱导细胞凋亡;② PTH Arg25Cys 突变,不能与 PTH 受体正常结合,且干扰免疫测定	ARNOLD A, HORST SA, GARDELLA TJ, et al. Mutation of the signal peptide-encoding region of the preproparathyroid hormone gene in familial isolated hypoparathyroidism. J Clin Invest, 1990, 86(4):1084-1087.
GCMB	6p24.2	AD/AR	孤立性甲旁减(OMIM:146200)	孤立性甲旁减	影响甲状旁腺发育的转录因子,位于 Hoxa3-Pax1/9-Eya、TBX1、Shh-Bmp4 调控网络下游,促进胚胎甲状旁腺前体细胞分化及成熟,可能调节 *CaSR* 表达	DING C, BUCKINGHAM B, LEVINE MA. Familial isolated hypoparathyroidism caused by a mutation in the gene for the transcription factor GCMB. J Clin Invest, 2001, 108(8):1215-1220.

基因名称	染色体位置	遗传方式	导致疾病	主要临床表现	主要机制	首次报道
CASR	3q13.3-q21.1	AD	常染色体显性遗传低钙血症1型（ADH1，OMIM：601198）、Bartter V型（OMIM：601198）	①孤立性甲旁减；②低钙血症、低钾血症、代谢性碱中毒、高尿钙、肾脏钙化	甲状旁腺及肾小管上皮细胞表达，感知钙离子浓度，调节PTH分泌"调定点"；激活突变	Pollak MR，BROWN EM，ESTEP HL，et al.Autosomal dominant hypocalcaemia caused by a Ca-sensing receptor gene mutation.Nat Genet，1994，8（3）：303-307.
GNA11	19p13.3	AD	常染色体显性遗传低钙血症2型（ADH2，OMIM：615361）	孤立性甲旁减	Gα11亚单位位于*CaSR*下游，包含一个Ras样的GTP酶域以结合GDP和GTP和一个较小的螺旋域形成扣环结构以保护这些结合的鸟嘌呤核苷酸；导致*ADH2*的突变集中于这两个域之间的界面上，可能增强GDP和GTP的交换，进而导致G蛋白活化；突变还可发生在蛋白羧基端，以促进G蛋白与GPCR的耦联；激活突变	MANNSTADT M，HARRIS M，BRAVENBOER B，et al.Germline mutations affecting Galpha11 in hypoparathyroidism.N Engl J Med，2013，368（26）：2532-2534.
AP2S1	19q13.32	尚不明确	常染色体显性遗传低钙血症3型（ADH3）	孤立性甲旁减，尚未发现突变位点	-	-
SOX3	Xq27.1	X连锁隐性	孤立性甲旁减（OMIM：307700）		位于*SOX3*下游67kb的缺失-插入，可能产生影响*SOX3*表达的位置效应，后者在小鼠胚胎发育的甲状旁腺中有表达，可能参与胚胎甲状旁腺发育	NESBIT MA，BOWL MR，HARDING B，et al.X-linked hypoparathyroidism region on Xq27 is evolutionarily conserved with regions on 3q26 and 13q34 and contains a novel P-type ATPase.Genomics，2004，84（6）：1060-1070.

基因名称	染色体位置	遗传方式	导致疾病	主要临床表现	主要机制	首次报道
包含甲旁减的综合征						
TBX1	22q11.21	AD	DiGeorge综合征1型（DGS1，OMIM：188400）	甲旁减、免疫缺陷、先天性心脏病、唇腭裂、颜面部畸形、肾脏畸形、生长发育迟缓等	在小鼠鳃囊外胚层、内胚层及鳃弓中胚层核心表达，其失活导致鳃弓发育不良或不发育，第2和第4对鳃囊形成受损，在小鼠E9.0时发生的缺失可影响第3对鳃囊发育。甲状旁腺发育中Shh-TBX1-Gcm2通路	DE LA CHAPELLE A，HERVA R，KOIVISTO M，et al.A deletion in chromosome 22 can cause DiGeorge syndrome.Hum Genet，1981，57（3）：253-256. YAGI H，FURUTANI Y，HAMADA H，et al.Role of TBX1 in human del22q11.2 syndrome.Lancet，2003，362（9393）：1366-1373.
NEBL	10p12.31	AD	DiGeorge综合征2型（DGS2，OMIM：601362）	心脏缺陷，免疫缺陷，腭裂，面部畸形，发育迟缓，小头，小眼，眼距短，认知缺陷，较DGS1表型更为严重	编码基因nebulette，与肌动蛋白结合，在Z盘构建中发挥重要作用。	VILLANUEVA MP，AIYER AR，MULLER S，et al.Genetic and comparative mapping of genes dysregulated in mouse hearts lacking the Hand2 transcription factor gene.Genomics，2002，80（6）：593-600.
GATA3	10p14	AD	甲旁减-耳聋-肾发育不良综合征（HDR综合征，OMIM：146255）	甲旁减、对称性感音性耳聋、生长及智力发育迟缓、肾脏异常等	锌指蛋白转录家族成员，参与脊椎动物胚胎发育，2个锌指结构，羧基端ZnF2与DNA结合，氨基端ZnF1稳定其与DNA的结合并与其他锌指蛋白相互作用；人类及小鼠胚胎发育过程中参与肾脏、耳泡及甲状旁腺发育	VAN ESCH H，GROENEN P，NESBIT MA，et al.GATA3 haplo-insufficiency causes human HDR syndrome.Nature，2000，406（6794）：419-422.
TBCE	1q42.3	AD/AR	甲旁减-发育迟缓-畸形综合征（HRD综合征），分为：①Sanjad-Sakati综合征（SSS，OMIM：241410）②Kenny-Caffey综合征1型（KCS1，OMIM：244460）	①甲状旁腺发育不良、矮小、智力发育迟缓、小眼、小头畸形、小手小脚、牙齿异常等；②甲旁减、矮小、长骨骨髓腔狭窄、小眼伴远视、前额突出呈三角脸等	编码微管蛋白特异性伴侣分子E，是α-微管蛋白亚单位正确折叠及形成α-微管蛋白异二聚体所需要的伴侣分子之一。参与甲状旁腺胚胎发育	PARVARI R，HERSHKOVITZ E，GROSSMAN N，et al.Mutation of TBCE causes hypoparathyroidism-retardation-dysmorphism and autosomal recessive Kenny-Caffey syndrome.Nature Genet，2002，32（3）：448-452.

基因名称	染色体位置	遗传方式	导致疾病	主要临床表现	主要机制	首次报道
FAM111A	11q12.1	AR	Kenny-Caffey 综合征 2 型（KCS2，OMIM：127000）	甲旁减、矮小、皮质增厚、长骨骨髓腔狭窄、囟门闭合延迟等	与胰蛋白酶样蛋白酶具有同源性，参与调节 DNA 复制及染色质成熟，可能参与胚胎发育	UNGER S，GÓRNA MW，LE BÉCHEC A，et al.FAM111A mutations result in hypoparathyroidism and impaired skeletal development.Am J Hum Genet，2013，92（6）：990-995.
AIRE	21q22.3	AR	自身免疫性多内分泌腺综合征 I 型（APS-I，OMIM：240300）	甲旁减、Addison 病、念珠菌病、1 型糖尿病、原发性性腺功能减退、自身免疫性甲状腺疾病、恶性贫血、慢性活动性肝炎、脂肪泻、白癜风等	表达于胸腺髓质上皮细胞，调节胸腺内器官特异性 T 细胞的清除，在生命早期诱导对自身抗原的免疫耐受过程中发挥关键作用。受累器官表现为 T 淋巴细胞浸润的慢性炎症导致细胞凋亡。活化的 T 细胞数量增加，可检出多种器官特异性自身抗体	NAGAMINE K，PETERSON P，SCOTT HS，et al.Positional cloning of the APECED gene.Nat Genet，1997，17（4）：393-398.
DHCR7	11q13.4	AR	Smith-Lemli-Opitz 综合征（OMIM：270400）	多发先天性畸形（CNS，多指，心脏，头颈部等），鳃弓发育异常（甲旁减，单叶肺），类固醇激素合成障碍（肾上腺皮质功能不全，男性泌尿生殖系统异常），低胆固醇，低钠血症，高钾血症	编码 7- 脱氢胆固醇 δ7 还原酶，位于微粒体，影响甾体激素合成及鳃弓相关器官的发育	DONOGHUE SE，PITT JJ，BONEH A，et al.Smith-Lemli-Opitz syndrome：clinical and biochemical correlates.J Pediatr Endocrinol Metab，2018，31（4）：451-459.
CHD7	8q12.1-q12.2	AD	CHARGE 综合征（OMIM：214800）	眼缺损、心脏畸形、后鼻孔闭锁、生长发育迟缓、生殖器和耳畸形，促性腺激素缺乏症，嗅觉减退，甲旁减	编码染色质域螺旋酶 DNA 结合蛋白 7，在鳃囊外胚层表达，可能在鳃囊衍生器官的发育中有重要作用，其单倍体不足小鼠胸腺发育不全	VISSERS LE，VAN RAVENSWAAIJ CM，ADMIRAAL R，et al.Mutations in a new member of the chromodomain gene family cause CHARGE syndrome.Nat Genet，2004，36（9）：955-957.

基因名称	染色体位置	遗传方式	导致疾病	主要临床表现	主要机制	首次报道
线粒体病相关甲旁减						
HADHB	2p23.3	AR	MTPD(线粒体三功能蛋白缺乏)(OMIM:609015)	甲旁减,周围神经病变,横纹肌溶解	脂肪酸氧化异常性疾病,编码MTP蛋白的β亚单位,突变影响线粒体基因组功能	NAIKI M,OCHI N,KATO YS,et al. Mutations in HADHB,which encodes the beta-subunit of mitochondrial trifunctional protein,cause infantile onset hypoparathyroidism and peripheral polyneuropathy.Am J Med Genet A,2014,164a(5):1180-1187.
线粒体基因大片段缺失2~7kb	线粒体	母系	Kearns-Sayre综合征(OMIM:530000)	进行性眼外肌麻痹,色素性视网膜病变,心肌病、心脏传导阻滞与感音神经性耳聋,甲旁减,其他内分泌异常(糖尿病、性腺、矮小)	氧化磷酸化障碍可影响激素的合成与分泌,ATP减少,活性氧清除减少。还可合并肾小管病变,尿钙、镁、钾的丢失加重钙稳态异常	LESTIENNE P,PONSOT G.Kearns-Sayre syndrome with muscle mitochondrial DNA deletion.Lancet,1988,1(8590):885.
mtDNA c.3243A>G	线粒体	母系	线粒体脑肌病伴高乳酸血症和卒中样发作(mitochondrial encephalomyopathy with lactic acidosis and stroke-like episode,MELAS;OMIM:540000)	线粒体肌病、脑病,乳酸酸中毒,卒中样发作,糖尿病,甲旁减	氧化磷酸化障碍可影响激素的合成与分泌,ATP减少,活性氧清除减少。还可合并肾小管病变,尿钙、镁、钾的丢失加重钙稳态异常	Goto Y,Horai S,Matsuoka T,et al. Mitochondrial myopathy,encephalopathy,lactic acidosis,and stroke-like episodes(MELAS):a correlative study of the clinical features and mitochondrial DNA mutation.Neurology,1992,42(3 Pt 1):545-550.
遗传性低镁血症相关甲旁减						
TRPM6	9q21.13	AR	常染色体隐性遗传低镁血症伴低钙血症(HSH,OMIM:602014)	低镁血症、低钙血症、智力发育迟缓、骨质疏松、心律失常、双侧基底节钙化等	低镁血症影响PTH的合成及作用	SCHLINGMANN KP,WEBER S,PETERS M,et al. Hypomagnesemia with secondary hypocalcemia is caused by mutations in TRPM6,a new member of the TRPM gene family.Nat Genet,2002,31(2):166-170.

基因名称	染色体位置	遗传方式	导致疾病	主要临床表现	主要机制	首次报道
CLDN16	3q28	AR	家族性低血镁伴高钙尿症及肾钙质沉着症（OMIM：248250）	低钙血症、低镁血症	低镁血症影响 PTH 的合成及作用	SIMON DB, LU Y, CHOATE KA, et al. Paracellin-1, a renal tight junction protein required for paracellular Mg^{2+} resorption. Science, 1999, 285 (5424): 103-106.

注：PTH, parathyroid hormone, 甲状旁腺激素；FAM111A, FAM111 trypsin like peptidase A, FAM111 胰蛋白酶样肽酶 A；AIRE, autoimmune regulator, 自身免疫调节蛋白；AD, 常染色体显性；AR, 常染色体隐性。

三、甲旁减的诊断

只要临床上有所考虑，甲旁减本身的诊断并不困难，患者可因低钙血症或慢性高磷血症相关临床表现就诊，如低钙血症导致的手足搐搦、感觉异常、癫痫样发作、颅内钙化或白内障等，生化检查发现低钙血症伴或不伴高磷血症，同时血 PTH 水平降低或处于不适当的"正常范围"，即可诊断甲旁减。

1. 与低钙血症鉴别 除了甲状旁腺疾病外，其他导致低钙血症的疾病还包括维生素 D 相关疾病（包括维生素 D 缺乏、代谢异常或维生素 D 受体抵抗）、钙离子向骨组织过度转移（如原发性甲旁亢术后骨饥饿综合征、成骨性骨转移）、螯合作用（输注大量含柠檬酸盐的血液制品等）、人类免疫缺陷病毒（HIV）感染、危重病患者等。可通过病史（包括颈部手术史、药物应用史等）、测定必要的血尿生化指标等进行鉴别，生化指标包括血维生素 D 代谢物水平、肝肾功能、血镁、血磷及 24 小时尿钙、磷等指标。通常甲旁减导致的低钙血症 PTH 水平降低或处于与血钙水平不相应的"正常范围"，而其他原因导致的低钙血症 PTH 水平受低钙血症刺激而升高；甲旁减导致的低钙血症通常伴有高磷血症，而维生素 D 缺乏或抵抗导致的低钙血症常伴低磷血症，严重者有骨软化症/佝偻病表现。

2. 遗传性甲旁减的诊断 对于无颈部手术史且发病年龄早、有家族史、合并一些综合征临床表现的患者，应考虑到遗传性甲旁减的可能。但对于综合征性甲旁减，多器官受累增加了其临床诊疗的复杂性和难度，由于疾病罕见，临床认识不足，常存在误诊和漏诊。在北京协和医院通过基因检测确诊的 26 例 DiGeorge 综合征（DiGeorge syndrome, DGS）患者中，有 7 例是在

基因检测前仅根据临床表现确诊，有 3 例被误诊为另外一种综合征性甲旁减，有 16 例患者尽管存在面容异常等临床线索，仍被漏诊。因此仅仅通过临床表现诊断遗传性甲旁减较为困难，如有条件应考虑进行候选致病基因的检测和家系筛查以明确诊断。

四、遗传性甲旁减的致病基因及分子诊断

（一）目前发现的遗传性甲旁减致病基因

随着分子生物学的进展及对甲状旁腺器官发育的认识加深，自 1981 年报道由染色体 22q11.21 微缺失导致 DGS 1 型以来，目前已发现了至少 16 种可导致甲旁减临床表型的核基因突变及两种线粒体基因突变（见表 28-1-1），各种致病基因首次发现的时间见图 28-1-2。

依据上述基因的功能，可初步将其分为三类（图 28-1-3）。①与甲状旁腺发育相关：甲状旁腺来源于第 3 和第 4 对鳃囊，许多转录因子（如 TBX1、EYA1、HOXA3、PAX1、PAX9、GATA3、GCM2 等）及与 DNA 复制或染色质修饰相关的蛋白或酶（如 DHCR7、CHD7、NEBL、TBCE、FAM111A 等）参与了鳃囊发育、甲状旁腺 - 胸腺原基形成、甲状旁腺本身器官的发育、甲状旁腺与胸腺分离和迁移的过程，已经发现编码其中部分转录因子或蛋白的基因突变可导致遗传性甲旁减，包括 *DHCR7*、*CHD7*、*TBX1*、*SOX3*、*GATA3*、*GCM2*、*TBCE*、*FAM111A* 等；②与 PTH 的合成及分泌相关：甲状旁腺细胞表面有钙敏感受体表达，感受细胞外液钙离子浓度调节 PTH 的分泌与合成，编码 PTH 分子本身的基因（*PTH*）、钙敏感受体通路上的相关基因（*CaSR*、*GNA11*）及影响线粒体功能的核基因（*HADHB*）或线粒体基因突变可导致遗传性甲旁

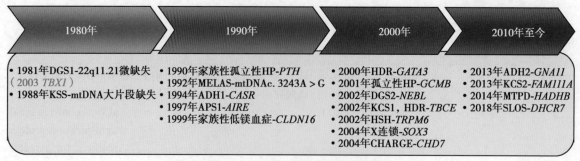

图 28-1-2　甲旁减致病基因发现时间

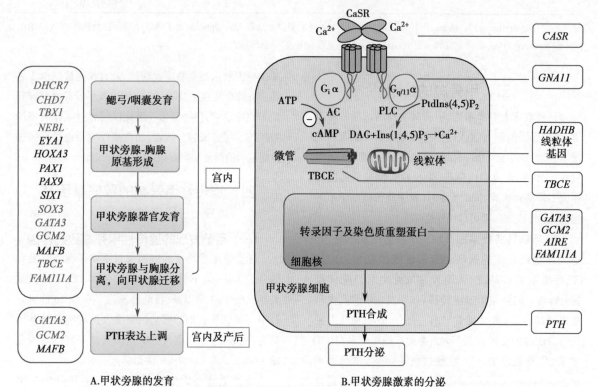

A.甲状旁腺的发育　　　　　　　B.甲状旁腺激素的分泌

图 28-1-3　甲状旁腺的发育与甲状旁腺激素的分泌过程中相关基因

减,而导致遗传性低镁血症的基因突变可因导致严重低镁血症影响 PTH 的分泌出现功能性甲旁减;③与甲状旁腺细胞破坏或细胞凋亡相关的基因,如 *AIRE* 基因的突变可导致自身免疫性多内分泌腺综合征 I 型(autoimmune polyendocrinopathy syndrome type Ⅰ, APS-Ⅰ),影响胸腺内器官特异性 T 细胞的功能与清除,干扰对自身抗原的免疫耐受,受累器官(包括甲状旁腺)表现为 T 淋巴细胞浸润的慢性炎症,进而诱发细胞凋亡。

　　上述基因的染色体位置、遗传方式、主要临床表现及机制、首次报道情况见表 28-1-1。按照临床表现,遗传性甲旁减又可分为综合征性甲旁减和孤立性甲旁减,前者多由影响器官发育过程中较为早期的转录

因子或染色质修饰相关蛋白/酶的突变导致,除甲旁减本身以外还有多器官或系统的受累;后者通常由甲状旁腺发育较晚期仅仅表达于甲状旁腺的转录因子或影响 PTH 分泌的相关基因突变导致。随着分子遗传学技术的进展及对甲状旁腺发育、PTH 分泌通路认识的加深,陆续还有新的致病基因被发现,2010 年以来有 4 个新的致病基因被发现,包括 *GNA11*、*FAM111A*、*HADHB* 和 *DHCR7*。

　　国外文献中报道的遗传性甲旁减大多为病例报道,仅 DGS1、APS-Ⅰ及 *CaSR/GNA11* 突变导致的常染色体显性遗传性甲旁减有相对较大病例系列的报道。而在中国人甲旁减中,仅有 *GATA3* 及 *AIRE* 基因突变导致甲旁减的散在病例报道,DGS1 病例系列的报道

主要集中于其心血管及腭面部畸形方面,对于甲旁减关注极为有限。北京协和医院总结了大样本 ns-HP 的临床特征,对其中 173 例儿童/青少年起病的 ns-HP 患者应用目标基因靶向二代测序技术(targeted next-generation sequencing,targeted-NGS)对 15 个候选基因(不包括 HADHB)进行了筛查,结果显示在这个大样本中国人群甲旁减患者中,DGS1 为最常见的遗传性甲旁减类型(54.2%),其次依次为 APS-I (18.7%)、ADH1(16.7%)和 HDR 综合征(8.3%)、KCS2 (2.1%)。

除了上述致病基因的错义突变、小片段插入/缺失突变、经典剪接位点突变外,近年来基因拷贝数变异(copy number variants,CNVs)等基因组结构的异常在很多遗传性疾病发生中所起的作用得到了较多关注。CNVs 指长度在 1kb 以上的 DNA 片段,其发生缺失或者重复,可影响基因的剂量和表达,导致疾病发生。根据 CNVs 发生区域的不同,可分为基因编码区 CNVs 和非编码区 CNVs。对于遗传性甲旁减中最为常见的 DGS1,最常见的突变类型为染色体 22q11.2 的微缺失,虽然其中的 TBX1 基因被认为是引起甲旁减表型的关键致病基因,但 TBX1 基因的点突变并不常见,目前仅有 10 余例报道;而本中心 26 例 DGS1 中,仅有 1 例由 TBX1 的点突变导致,其他均为 TBX1 基因的单倍体缺失导致。近期有一项来自美国的研究分析了 66 例 DGS1 患者中全基因组的 CNVs,结果显示其罕见第二位点 CNVs 负荷(burden)与此类患者的智力障碍相关;另一项在 167 例中国先天性心脏病(简称先心病)患者中进行的研究显示位于 22q11.2 区域的 CNVs 在先心病患者中更为常见。但对于 22q11.2 微缺失以外的 CNVs 与甲旁减或其临床表型的相关性研究尚属缺乏。

(二)遗传性甲旁减的分子诊断

以往对于遗传性疾病的分子诊断,通常是根据患者的临床表现、体检及实验室检查结果初步推测可能的致病基因,应用常规 PCR 扩增 +Sanger 测序方法,检测 1 个或几个基因编码区的突变情况。而对于甲旁减的上述研究结果显示,遗传性甲旁减病因较为复杂,涉及多种基因,且其中部分基因(尤其是较为常见的 DGS1)的突变表现为整个基因拷贝数的减少或者大片段缺失。此外,遗传性甲旁减各种类型的临床表型存在交叉重叠,部分综合征性甲旁减也可不完全外显,表现为孤立性甲旁减,因此仅根据临床表现难以准确推测其致病基因。应用 Sanger 测序对所有候选致病基因进行检测费时费力,且并不

能够检测大片段的缺失,很可能造成 DGS1 等类型的漏诊。对于 DGS1 相关的 22q11.2 微缺失综合征,以往使用荧光原位杂交(fluorescence in situ hybridization,FISH)技术进行检测,也有中心应用基于芯片的比较基因组杂交(array-based comparative genomic hybridization,aCGH)技术或微滴式数字 PCR(droplet digital PCR,ddPCR)技术,前者较为烦琐,而后者检测成本较高。

随着基因测序技术的飞速发展和检测成本的迅速下降,靶向大规模平行测序(massively parallel sequencing,MPS)即目标基因捕获联合二代测序方法,得到了广泛应用。MPS 可以同时检测多个潜在的候选基因,将目前发现的所有疾病相关致病基因选入基因包(panel),同时检测,可以避免对临床表型提示的依赖,可同时检测数十至二百余个基因不等。针对较为常见的 DGS1,目前有特异性针对其 TBX1 基因大片段缺失检测较为成熟的商用试剂盒,采用多重连接探针扩增(multiples ligation-dependent probe amplification,MLPA)技术,操作较为方便且成本相对较低。本研究组应用 targeted-NGS 检测包(纳入 15 个甲旁减候选致病基因)联合 TBX1-MLPA 首次进行了大样本中国人群甲旁减患者的致病基因筛查,得到儿童起病及成年起病甲旁减患者突变率的初步数据。尽管如此,对比国外研究结果,仍有很高比例的 ns-HP 患者,尤其是儿童/青少年起病的甲旁减患者并未发现明确的病因,此类患者的基因诊断中仍然存在亟待解决的问题,包括批量发现的意义不明罕见变异的致病性有待确定,高通量检测 CNVs 的方法及检测插入、易位和倒位等基因组结构变异的方法尚未用于甲旁减病因检测,线粒体基因突变与甲旁减发病的相关性缺乏大样本的系统研究等;此外,还可能存在新的甲旁减致病基因或者与甲状旁腺发育、功能调控相关的新基因等待探索和发现。

五、甲旁减的治疗

目前甲旁减的传统治疗为长期服用钙剂及维生素 D 制剂,但存在引起高尿钙进而导致肾功能损害方面的风险,使得较多患者不能维持理想的血钙水平,部分症状和体征也不能完全缓解,本中心的临床观察结果显示,即使是规律治疗的甲旁减患者生活质量仍显著低于正常对照;同时,传统治疗并不能解决 PTH 缺乏所致的骨转换降低。近期也有使用重组人 PTH_{1-34} 或 PTH_{1-84} 治疗的报道,有利于降低高尿钙的

风险、改善生活质量及改善骨转换状态,其中重组人 PTH$_{1-84}$(Natpara)于2015年1月获得美国食品药品监督管理局(FDA)批准用于治疗甲旁减,但价格昂贵及需要注射给药限制了其使用。而对于遗传性甲旁减,由于其发病机制的不同,甲旁减本身的临床及生化改变,以及对传统治疗的反应也存在差异:①某些类型的遗传性甲旁减治疗需要的维生素D剂量相对较低,且可能存在自然缓解或减轻的可能,如不能及时相应调整治疗则可能出现治疗相关的不良反应(如高钙血症等),在本中心基因诊断的26例DGS1患者中,除了发病年龄较早以外,维持血钙水平所需的维生素D制剂剂量显著低于无突变的特发性甲旁减患者,且在随访过程中有1例自发缓解而停药,2例药物减量,其中1例患者曾因未及时调整剂量出现高钙危象而就诊;②钙敏感受体通路基因突变导致的甲旁减,现有维生素D制剂联合钙剂的治疗存在更高的导致肾脏钙化或肾功能异常的风险,应用PTH替代治疗则影响肾功能的风险相对较低,但改善程度有限、价格昂贵且需要注射给药,尚需更为特异性的治疗,如研发中的calcilytics。

同时,对于综合征性甲旁减,还需要关注甲旁减以外器官或系统受累的相应治疗。而对于遗传性甲旁减的精准治疗需依赖于准确的分子诊断。

第2节
含有甲状旁腺功能减退症的遗传综合征

自1981年报道由染色体22q11.21微缺失导致DGS1型以来,目前已发现了至少14种可导致甲旁减临床表型的核基因突变及2种线粒体基因突变,其中9种核基因、2种线粒体基因突变导致含有甲旁减的综合征,另有2种导致遗传性低镁血症的基因(TRPM6及CLDN16)导致功能性甲旁减(见表28-1-1)。其中以DiGeorge综合征(DiGeorge syndrome,DGS;OMIM:188400)、甲旁减-耳聋-肾发育不良综合征(hypoparathyroidism-deafness-renal anomalies syndrome,HDR综合征;OMIM:146255)、甲旁减-发育迟缓-畸形综合征(hypoparathyroidism-retardation-dysmorphism syndrome,HRD综合征;OMIM:241410)、自身免疫性多内分泌腺综合征Ⅰ型(autoimmune polyendocrinopathy syndrome typeⅠ,APS-Ⅰ;OMIM:240300)及线粒体病相关甲旁减等报道较早。

一、DiGeorge 综合征

DiGeorge综合征(DGS)包括DGS1和DGS2。DGS1(OMIM:188400)是目前最为常见的遗传性甲旁减类型,多数为散发病例,少数呈常染色体显性遗传,与染色体22q11.2的不平衡转位或微缺失相关,也称为22q11.2微缺失综合征,与第3、4对咽囊衍生器官的发育缺陷相关,导致甲状旁腺及胸腺缺如或发育不良。大部分患者携带22q11.21-q11.23微小缺失,缺乏片段包含约30个基因,其中发生点突变的仅有TBX1基因,因此认为TBX1基因为DGS1的致病基因,该基因编码的TBX1是属于T-box家族的DNA结合转录因子。动物模型中,TBX1在小鼠鳃囊外胚层、内胚层及鳃弓中胚层核心表达,其失活导致鳃弓发育不良或不发育,第3和4对鳃囊形成受损,在小鼠E9.0时发生的缺失可影响第3对鳃囊发育。作为甲状旁腺发育中Shh-TBX1-Gcm2通路的重要组分,TBX1还调节下游甲状旁腺相关转录因子如Gcm2的表达。

国外文献报道DGS1的患病率为1/(3 000~6 000)活产婴儿。除了甲旁减的临床表现外,常存在胸腺发育不全导致的免疫缺陷、心脏流出道畸形、腭裂及功能异常、面部畸形(长脸、眼睑下垂、眼距过宽、短睑裂、高鼻梁及鼻根、球状或分叉鼻尖及鼻翼发育不良,偶有管状鼻等)、肾脏异常伴肾功能不全等。文献报道家族性或散发性甲旁减可见于约60%的DGS1患者,其临床表现的严重程度具有较大异质性,最常见的是新生儿期起病的严重低钙血症及其相关症状,但可为一过性甲旁减,有自行缓解的可能;也有一些患者在青少年甚至成年期起病;甚至有患者表现为隐性甲旁减,平时血钙及PTH水平正常,仅在应激情况下低钙刺激时血PTH无相应升高。因此对于此类患者的治疗应注意定期监测生化指标,及时调整剂量,避免出现高钙血症等不良反应;对于自行缓解而停药的患者,如出现突发疾病状态仍需监测血钙,警惕低钙血症。目前国外文献报道95%以上的患者存在TBX1基因的单倍体缺失,另有13种TBX1基因的点突变报道,其中5种与甲旁减相关。本中心应用TBX1-MLPA及目标捕获二代测序技术在儿童/青少年起病甲旁减中筛查出26例DGS1患者,其中25例为TBX1基因的单倍体缺失,1例为错义突变(Y490C),而在这26例患者的甲旁减治疗随访过程中发现,有1例自行缓解而停药,2例需要减少药物剂量以避免高钙血症。

另有少部分存在染色体10p13、17p13、18q21等区域缺失的患者也有类似 DGS 临床表现，其中 10p 缺失被称为 DGS2（OMIM：601362），目前认为是由位于该区域的 *NEBL* 基因突变所致，该基因编码 nebulette［与伴肌动蛋白（nebulin）羧基端片段高度相关］，与肌动蛋白结合，在心肌细胞的 Z 盘构建中发挥重要作用，其突变导致的 DGS 临床表型较 DGS1 更为严重，除了心脏异常和免疫缺陷外有显著认知障碍，部分患者有胸腺发育不良及甲旁减的临床表现。

二、甲旁减 - 耳聋 - 肾发育不良综合征

甲旁减 - 耳聋 - 肾发育不良综合征（HDR 综合征）为常染色体显性遗传，致病基因为定位于 10p14 的 *GATA3* 基因，是锌指蛋白转录家族成员，参与脊椎动物胚胎发育，该基因包含 2 个锌指结构（zinc fingers，ZnF），羧基端的 ZnF2 与 DNA 结合，氨基端的 ZnF1 稳定其与 DNA 的结合并与其他锌指蛋白相互作用；在人类及小鼠胚胎发育过程中参与肾脏、耳泡及甲状旁腺发育，对于甲状旁腺，该基因在甲状旁腺和胸腺前体细胞维持分化及存活中有关键作用，调节 *GCMB* 转录。

该综合征的主要临床特征包括甲旁减、耳聋（可为双侧对称性感音性耳聋）及肾脏异常（包括双侧肾囊肿、肾脏发育不良、泌尿生殖系统畸形等），90% 以上具有上述两种或三种特征性表现的患者均携带有 *GATA3* 基因的突变，根据其位置可分为 ZnF1 和 ZnF2 突变两大类，75% 以上 HDR 综合征相关的 *GATA3* 基因突变导致截短蛋白的形成。北京协和医院 2007 年报道了一个中国人 HDR 综合征家系（2 例），由位于第 6 外显子的突变（c.C1099T，p.R367X）导致，产生一个截短蛋白，使得编码与 DNA 结合的 ZnF2 阈碱性氨基酸丢失，进而引起 *GATA3* 与 DNA 亲和性降低。2017 年本中心报道了一个新的位于 *GATA3* 第 2 外显子突变（c.286delT，p.W96Gfs*99）导致 HDR 综合征的病例，该突变产生了一种含 193 个氨基酸的截短蛋白，且后 97 个氨基酸序列与正常 GATA3 序列不同，使得两个锌指结构均缺失，导致蛋白功能的丧失。本中心的这 3 例患者均为新生儿或婴儿早期起病，以低钙性手足搐搦或惊厥发作为首发表现，国外也有报道表现为无症状性的低钙血症伴 PTH 降低。此外，也有文献报道 HDR 综合征患者还可有智力发育迟缓，但与 DGS 不同，HDR 综合征患者无免疫缺陷或心脏畸形。

三、Sanjad-Sakati 综合征及 Kenny-Caffey 综合征

1988 年 Sanjad 等首先报道 Sanjad-Sakati 综合征（SSS，OMIM：241410），表现为甲状旁腺发育不良导致的新生儿 / 婴儿甲旁减（可表现为严重的低钙惊厥），有矮小（宫内及产后生长迟缓），智力发育迟缓，小眼、小头、钩状鼻及手足小等畸形，以及骨髓腔狭窄等，也称为甲旁减 - 发育迟缓 - 畸形综合征（HRD 综合征）。其后 Kirk 及 Richardson 也有类似报道，也称为 Kirk-Richardson 综合征（KRS），患者均为中东裔阿拉伯血统，大多数家系有近亲婚配史，为常染色体隐性遗传，纯合子及连锁不平衡研究发现其致病基因定位于染色体 1q42-43，后证实 *TBCE* 基因的纯合或复合杂合突变导致该综合征。*TBCE* 基因编码微管蛋白特异性伴侣分子 E，是 α- 微管蛋白亚单位正确折叠及形成 α- 微管蛋白异二聚体所需的伴侣分子之一，参与甲状旁腺胚胎发育。该基因的纯合突变还导致另一种含有甲旁减的遗传综合征——Kenny-Caffey 综合征（KCS）1 型（OMIM：244460），具有类似临床表现，其中约 50% 患者存在甲旁减，其他临床表现包括矮小、长骨骨髓腔狭窄、小眼球伴远视、前额突出呈三角脸、前囟迟闭等，也表现为常染色体隐性遗传，在一例 KCS1 患者的尸检中未发现其甲状旁腺组织，也证实其甲旁减是由于胚胎发育缺陷所致。还有一种与 KCS 类似但呈常染色体显性遗传的综合征被称为 KCS2（OMIM：127000），患者表现为明显的矮小、皮质骨增厚及管状骨骨髓腔狭窄、前囟迟闭、眼部异常及低钙血症（可为一过性）等，智力发育正常，2013 年通过全外显子组测序发现其致病基因为 *FAM111A* 的杂合突变，该基因功能尚不完全清楚，其编码蛋白与胰蛋白酶样蛋白酶具有同源性，参与调节 DNA 复制及染色质成熟，可能参与胚胎发育。

四、自身免疫性多内分泌腺综合征 I 型

自身免疫性多内分泌腺综合征 I 型（APS- I，OMIM：240300）也称为自身免疫性多内分泌腺病 - 念珠菌病 - 外胚层营养不良综合征（autoimmune polyendocrinopathy-candidiasis-ectodermal dystrophy syndrome）或多腺体自身免疫综合征 1 型（pluriglan-dular autoimmune syndrome type 1，PAS-1）。主要临床表现包括甲旁减、皮肤黏膜念珠菌病及 Addison 病（原发性慢性肾上腺皮质功能减退症），还有部分患者可合

并 1 型糖尿病、原发性性腺功能减退症、自身免疫性甲状腺疾病、恶性贫血、慢性活动性肝炎、脂肪泻（吸收不良）、脱发、白癜风等。既往诊断标准为：具有念珠菌病、甲旁减及 Addison 病三联征中两种或两种以上组分，或者受累家系中患者存在其中一种内分泌异常。更新的诊断标准为甲旁减合并三联征中的另外一个表现、AIRE 基因突变和 / 或特异性抗体。其致病基因为位于染色体 21q22.3 的 AIRE 基因，编码自身免疫调节因子（autoimmune regulator），含有 1 个转录因子特征性基序、2 个 PHD 型锌指基序、1 个富含脯氨酸区域及 3 个 LXXLL 基序。该基因表达于胸腺髓质上皮细胞，调节胸腺内器官特异性 T 细胞的清除，在生命早期的诱导对自身抗原的免疫耐受过程发挥关键作用，动物模型显示受累器官表现为 T 淋巴细胞浸润的慢性炎症，导致细胞凋亡。活化的 T 细胞数量增加，可检出多种器官特异性自身抗体，除了甲旁减相关抗体外，部分患者还可检出 1 型糖尿病的 GAD6S 抗体、Addison 病的 21- 羟化酶抗体等。目前研究显示甲旁减是 APS-I 中最主要的组分，起病多在 10~30 岁，女性和男性患者的外显率分别为 100% 和 60%，可检出的相关自身抗体有 NALP5（NACHT 富含亮氨酸重复蛋白 5）抗体及钙敏感受体抗体，但抗体检出的阳性率、敏感度及特异度不高；也有表现为孤立性甲旁减的报道。

五、线粒体病相关甲旁减

线粒体基因突变与多种内分泌疾病的发生相关，尤其是在糖尿病方面已有很多研究，但对于甲旁减的研究很少，目前包括 3 种，2 种为线粒体基因突变导致，1 种为核基因突变但具有线粒体病的表型。

国外早期的一篇文献复习显示在 226 例 Kearns-Sayre 综合征（KSS，由线粒体基因大片段 2~7kb 缺失导致，OMIM：530000）中有 14 例（6%）存在甲旁减，而在另一项病例系列研究中 34 例线粒体 DNA 缺失性疾病患者中 3 例（9%）存在甲旁减。KSS 患者的主要临床表现包括进行性眼外肌麻痹、色素性视网膜病变、心肌病、心脏传导阻滞与感音神经性耳聋，可合并内分泌异常，除甲旁减外，还包括糖尿病、性腺功能减退与矮小等，甲旁减导致的低钙血症可为 KSS 的首发症状。在 mtDNA c.3243A>G 突变导致的线粒体脑肌病伴高乳酸血症和卒中样发作（mitochondrial encephalomyopathy with lactic acidosis and stroke-like episode，MELAS；OMIM：540000）中，线粒体糖尿病为其常见内分泌受累的表现，甲旁减仅有个例报道。线

粒体基因的改变导致氧化磷酸化障碍，影响激素（包括 PTH）的合成与分泌，ATP 减少，活性氧清除减少；线粒体病还可合并肾小管病变，尿钙、镁、钾的丢失也可能加重了钙稳态的异常及影响 PTH 的分泌和作用。

此外，由编码线粒体三功能蛋白 β 亚单位的核基因 HADHB 突变也可导致类似线粒体病的临床表型（线粒体三功能蛋白缺乏，OMIM：609015），甲旁减为其表现之一，在 2014 年才首次报道了 2 例患者。该基因的纯合突变会影响线粒体基因组功能，属于脂肪酸氧化异常性疾病，除甲旁减外，表现为周围神经病变、横纹肌溶解，但突变导致甲状旁腺功能异常的机制尚不清楚。

六、其他含有甲旁减的综合征

有一些含有甲旁减的综合征家系，尚未发现明确的致病基因。例如 Barakat 综合征，其主要临床表现与 HDR 综合征类似，大部分家系经过基因检测证实为 GATA3 基因突变导致的 HDR 综合征，但也有少数家系，包括一个家系的 4 个兄弟，另一个家系的 2 个兄弟表现为甲旁减、先天性淋巴水肿、肾病、二尖瓣脱垂等，均未发现明确的致病基因。Dubowitz 综合征表现为常染色体隐性遗传模式，除甲旁减外还有胎儿生长受限、矮小、小头、轻度智力发育迟缓、湿疹及特征性面容（睑裂狭窄、上睑下垂和小下颌），也未发现明确的致病基因。

还有两种罕见综合征，其中的个别病例有甲旁减的表现。CHARGE 综合征（coloboma，heart anomaly，choanal atresia，retardation，genital and ear anomalies；OMIM：214800）主要临床表现包括眼缺损、心脏畸形、后鼻孔闭锁、生长发育迟缓、生殖器和耳的畸形等，还可有促性腺激素的缺乏、嗅觉减退，有个例报道合并新生儿或婴幼儿起病的甲旁减、免疫缺陷等，其临床表现与 DiGeorge 综合征有所重叠。该综合征是由编码染色质域螺旋酶 DNA 结合蛋白 7 的 CHD7 基因的杂合突变导致，蛋白在鳃囊外胚层表达，可能在鳃囊衍生器官的发育中有重要作用，其单倍体不足的小鼠胸腺发育不全。Smith-Lemli-Opitz 综合征（OMIM：270400）为常染色体隐性遗传模式，表现为多发的先天性畸形（累及中枢神经系统、多指、心脏、头颈部等），鳃弓发育异常（甲旁减，单叶肺），类固醇激素合成障碍（肾上腺皮质功能不全导致的电解质紊乱，男性泌尿生殖系统异常），低胆固醇等。该综合征是由编码 7- 脱氢胆固醇δ7 还原酶的 DHCR7 基因纯合突变导致，该

酶位于微粒体，影响甾体激素合成及鳃弓相关器官的发育。

第3节
孤立性遗传性甲状旁腺功能减退症

在甲状旁腺发育较晚时期，仅仅在甲状旁腺表达的转录因子，或者影响 PTH 合成分泌过程的相关基因的突变，可导致孤立性遗传性甲旁减（见表 28-1-1）。通常发病年龄早，多在 10 岁以前，可由新发突变导致，也可以常染色体显性或隐性方式遗传，亦有 X 连锁家系。此类遗传性甲旁减极为罕见，患病率通常低于 1/100 万，仅常染色体显性遗传性高尿钙性低钙血症相对常见，国外报道患病率约为 1/70 000。

一、常染色体显性遗传性低钙血症

常染色体显性遗传性低钙血症（autosomal dominant hypocalcemia，ADH）也称常染色体显性遗传性高尿钙性低钙血症（autosomal dominant hypocalcemia with hypercalciuria，ADHH 或 HYPOC），目前已发现明确致病基因的有两型：ADH1（OMIM：601198）及 ADH2（OMIM：615361）。

ADH1 由 *CASR*（calcium-sensing receptor，钙敏感受体）基因的杂合激活型突变导致。人类 *CASR* 基因位于染色体 3q13.3-q21.1，在甲状旁腺、肾脏及甲状腺滤泡旁 C 细胞均有丰富的表达，编码的钙敏感受体（CaSR）为 G 蛋白耦联受体，感应细胞外液钙离子水平变化，调节甲状旁腺主细胞合成分泌 PTH。*CASR* 基因激活突变可持续激活 G 蛋白耦联信号通路，引起钙调定点降低，PTH 分泌曲线左移，抑制 PTH 合成分泌，导致低钙血症。HGMD 数据库中目前已报道 70 余种 *CASR* 基因激活突变与 ADH 发病有关，94% 以上的突变为错义突变。Nesbit 等总结了 80 余例 ADH1 患者的临床表现，严重程度差异较大，可于任何年龄发病，约 50% 为轻度或无症状低钙血症，约 50% 有麻木、手足搐搦、癫痫发作等症状，1/3 以上的病例有异位基底节钙化。其中 42% 的患者 PTH 位于参考范围内，另 58% 的患者 PTH 低于参考范围低限。血磷水平可升高，可有低镁血症，约 10% 有高钙尿症，35% 的患者有肾脏钙化或结石。给予甲旁减传统治疗所用的钙剂及维生素 D 制剂可加重高钙尿症，并可能影响肾功能。也有作者发现此类患者在接受

钙剂和维生素 D 治疗前高尿钙并不突出，但治疗后高尿钙及肾脏钙化风险增加，因此在治疗过程中需要密切监测尿钙及肾功能。有作者给予此类患者加用氢氯噻嗪可减少尿钙排泄。Winner 等在 9 例 ADH1 患儿中观察了 PTH$_{1-34}$ 的长期疗效，在维持血钙水平的同时，较传统骨化三醇治疗可降低尿钙水平。而作用于 CASR 的 calcilytics 能够抑制该受体功能，有望成为 ADH 最为特异性的治疗药物，小鼠模型中已证实其 CASR 的氨基醇类和喹唑类别构抑制剂可升高血钙及 PTH 水平，Roberts 等新近报道了 5 例 ADH1 患者静脉给予 NPSP795 连续 3 天的早期临床试验结果，显示其可呈浓度依赖性地显著升高 PTH 水平，尿钙排泄分数有降低趋势，在不使用骨化三醇和钙剂的情况下空腹血游离钙水平保持稳定。Calcilytics 在此类患者中的应用尚需要更多的临床证据。

ADH2 由位于染色体 19p13.3 的编码 G 蛋白亚单位 α11（G-protein subunit-α11）的 *GNA11* 基因激活突变导致。Nesbit 等 2013 年对 8 名临床特点与 ADH 相似的甲旁减患者进行 *GNA11* 基因测序，发现 2 名患者有激活性错义突变 Arg181Gln、Phe341Leu，称为 2 型 ADH（ADH2）。Gα11 亚单位位于 *CaSR* 下游，包含一个 Ras 样的 GTP 酶域以结合 GDP 和 GTP，以及一个较小的螺旋域形成扣环结构以保护这些结合的鸟嘌呤核苷酸；导致 ADH2 的突变集中于这两个域之间的界面上，可能增强 GDP 和 GTP 的交换，进而导致 G 蛋白活化；突变还可发生在蛋白羧基端，以促进 G 蛋白与 GPCR 的耦联。ADH2 患者的临床表型与 ADH1 相似但程度相对较轻，多为轻至中度低钙血症，受累患者有低钙血症相关症状；高钙尿症的程度轻于 ADH1，尿钙水平显著低于 ADH1 患者。另外，在 2 个 ADH2 家系中观察到身材矮小的表现，出生后生长迟缓，但不伴有生长激素缺乏，提示 *GNA11* 可能在骨骼生长过程中具有一定作用。治疗与 ADH1 无显著差异。

二、常染色体遗传性孤立性甲旁减

常染色体遗传性孤立性甲旁减也称家族性孤立性甲旁减（familial isolated hypoparathyroidism，FIH），目前发现两种基因突变导致常染色体遗传性孤立性甲旁减（autosomal hypoparathyroidism，OMIM：146200），即 *PTH* 基因和 *GCMB* 基因。

人类 *PTH* 基因位于染色体 11p15，编码前 PTH 原（pre-pro-PTH），包含 3 个外显子，第 1 外显子为非编码区，第 2 外显子编码信号肽及激素前体的一部

分,第3外显子编码激素前体余下的氨基酸序列。该基因突变可引起 PTH 表达、翻译及分子加工等过程异常,导致常染色体显性或隐性遗传的孤立性甲旁减。迄今仅有数例报道。Arnold 等 1990 年报道一例常染色体显性遗传甲旁减,测序发现位于 PTH 基因第二外显子的突变 c.52T>C 导致半胱氨酸转变为精氨酸,破坏了信号肽的疏水核,影响 Pre-Pro-PTH 加工为 Pro-PTH。Parkinson 等报道了该基因的纯合剪切位点突变(c.86+1G>C),第二外显子缺失,引起信号肽及激素前体编码异常,继而导致常染色体隐性遗传甲旁减。Sunthornthepvarakul 等则报道了另一个常染色体隐性遗传甲旁减家系,也系第二外显子编码信号肽的纯合突变(c.67T>C,p.Ser23Pro),进而影响 Pre-Pro-PTH 的剪切过程。Ertl 等在一例甲旁减女性患者中发现该基因第二外显子的纯合突变(c.68C>A,p.Ser23X),导致基因转录提前终止,形成无功能性 PTH 前体分子。这些位于第二外显子的错义或剪切位点突变,影响了信号肽序列和 / 或 MRNA 翻译的起始位点,干扰 Pre-Pro-PTH 的翻译后修饰、加工及转运,无法形成正常成熟的 PTH 分子,并可能诱导细胞凋亡,其导致的甲旁减表现为低钙血症及相关症状,PTH 水平低于正常。但近期 Lee 报道了一个位于成熟 PTH_{1-84} 分子第 25 位氨基酸的纯合突变(Arg25Cys),干扰 PTH 与其受体的正常结合,且可能干扰血 PTH 的免疫测定,因此携带此突变的甲旁减患者,可由于所用测定方法针对抗原表位的不同,血 PTH 水平表现为降低或升高。

人类 GCMB 基因位于染色体 6p24.2,特异性表达于甲状旁腺,为果蝇 Gcm 基因、小鼠 Gcm2 基因的同源物。该基因包括 5 个外显子,编码 506 个氨基酸的蛋白质,由 N 端的 DNA 结合区域、C 端的 2 个反式激活应答区组成。该蛋白是影响甲状旁腺发育的转录因子,位于 Hoxa3-Pax1/9-Eya、TBX1、Shh-Bmp4 调控网络下游,促进胚胎甲状旁腺前体细胞分化及成熟,并可能调节 CASR 表达。GCMB 基因突变可引起常染色体显性或隐性遗传的孤立性甲旁减。目前报道的突变类型包括纯合基因内大片段缺失、5 种导致错义或无义突变的点突变(Arg47Leu、Gly63Ser、Arg39X、Arg110Trp、I298fsX307),体外功能试验显示其可通过影响基因的核定位、丧失 DNA 结合能力,以及降低转录激活能力等机制引起基因失活。近期报道了 3 种杂合突变,包括 c1389delT、c1399delC 和 Asn502His,体外功能试验显示其可通过显性抑制作用抑制野生型 GCMB 的功能。该基因突变导致的甲旁减多为低钙血症伴明显降低或无法检测到的 PTH,也有一例血

PTH 水平虽然低于正常但仍然可测(0.5pmol/L),提示可能有残存的甲状旁腺功能。

三、X 连锁隐性遗传性甲旁减

目前较为明确的 X 连锁隐性遗传性甲旁减(X-linked recessive hypoparathyroidism)是来自美国密苏里地区的两个家系报道,表现为仅有男性受累的新生儿或婴儿期发病的癫痫样发作或低钙血症,其中一例患者意外死亡后的尸解在其颈部未发现甲状旁腺组织,提示其甲旁减是由于甲状旁腺发育不良导致。虽然对两个家系的 5 代家谱分析未发现共同祖先,但对其受累男性患者及母系成员的线粒体 DNA 分析支持两个家系的相关性。随后的 X 连锁多态性分析将突变基因定位于染色体 Xq26-27,发现了一个包括染色体 2p25 和 Xq27 在内的缺失 - 插入,位于 SOX3 下游 67kb,从而对 SOX3 的表达产生位置效应,而该基因在小鼠胚胎发育的甲状旁腺中有表达,可能参与胚胎甲状旁腺发育。

第 4 节
假性甲状旁腺功能减退症

一、概　述

假性甲状旁腺功能减退症(pseudohypoparathyroidism,PHP),简称假性甲旁减,是由于 PTH 抵抗导致的一种疾病,主要表现为低钙血症、高 PTH 血症及高磷血症,部分情况下可伴有其他激素的抵抗及 Albright 遗传性骨营养不良症(Albright's hereditary osteodystrophy,AHO;即个矮、脸圆、指 / 趾骨短、皮下骨化等)。PHP 的具体患病率尚不清楚。Nakamura 等 2000 年发表的一项回顾性研究显示 PHP 在日本的患病率约为 0.34/10 万,而 Underbjerg 等 2016 年发表的全国性调查中显示其在丹麦的患病率为 1.1/10 万。

根据注射 PTH 后尿中环磷酸腺苷(cyclic adenosine monophosphate,cAMP)含量是否升高,可将 PHP 分为 PHP 1 型(PHP type 1,PHP1)和 PHP 2 型(PHP type2,PHP2),PHP1 中还可根据与 PHP 发病有关的 GNAS 基因转录发生异常的不同原因分为 PHP1A、PHP1B 和 PHP1C。上述表型通常由母源 GNAS 基因异常导致,还有一些患者具有 AHO 体征但通常无 PTH 抵抗,一般由父源 GNAS 基因异常导致,包括假 - 假性甲旁减(pseudopseudohypoparathyroidism,PPHP)、进行

性骨发育异常(progressive osseous heteroplasia,POH)等。随着分子遗传学研究的进展,对各型PHP患者发病的基因分子机制有了更深入的了解,除了常见的 *GNAS* 基因突变或甲基化异常导致 PHP 表型外,位于该信号通路的其他基因如 *PRKAR1A*、*PDE4D* 等基因的突变也可导致类似的临床表型。不同分子遗传学改变导致的PHP亚型遗传方式不同,但临床表现有所重叠,因此明确基因分型对更准确地了解各型PHP患者的临床特征有重要意义。

二、病理生理学机制及PHP分型

(一) 病理生理学机制

PTH是由甲状旁腺主细胞合成并分泌的一种单链多肽激素,在血液中的半衰期为数分钟,甲状旁腺细胞内储存量有限。PTH作用于骨,小剂量间歇方式可促进成骨细胞活性,而大剂量持续应用时则促进破骨细胞形成,使破骨细胞数量和活性增加,促进骨基质和骨盐溶解;作用于肾脏时,增加近端小管、远端小管和髓袢升支对钙的重吸收,抑制近端小管和远端小管对磷的重吸收;同时,PTH也可以通过激活肾脏 1α- 羟化酶促进 $1,25(OH)_2D$ 的合成,间接促进小肠对钙、磷的吸收。血钙水平是调节PTH的主要因素,低血钙的即刻效应是刺激甲状旁腺细胞中储存的PTH释放,持续作用主要为抑制PTH的降解。在PHP1患者中,由于G蛋白三聚体α亚基(G-protein heterotrimer α subunit,Gsα)表达下降,包括PTH受体(PTH1R)在内的G蛋白耦联受体(G-protein coupled receptors,GPCRs)活性降低,产生的PTH抵抗导致肾脏对钙的重吸收降低、磷的重吸收增加,引起低钙血症和高磷血症;血钙水平的降低通过反馈调节使PTH增加,导致高PTH血症。在其他类型的PHP患者中,虽然Gsα表达正常,但是存在使GPCRs信号转导通路下游出现异常的基因突变,因此也会出现类似的生化改变。

(二) PHP分型及基因分子机制

1. PHP1 PHP1患者在外源性注射PTH后,尿中cAMP不升高。PHP1患者的PTH抵抗系因Gsα表达下降导致。Gsα和β亚基、γ亚基共同构成G蛋白三聚体,作用于GPCRs的信号转导。正常情况下,当激素与相应的GPCR结合后,GPCR发生一系列构型变化,之后与G蛋白结合引起G蛋白构型改变,Gsα结合的GDP置换为GTP后Gsα-GTP结合物与G蛋白另两个亚基解离,活化腺苷环化酶(adenylyl cyclase,AC),产生cAMP等第二信使,激活下游信号

通路。在部分PHP1患者中,Gsα表达的下降也导致了除PTH以外其他通过GPCRs产生作用的激素抵抗,如促甲状腺激素(thyroid stimulating hormone,TSH)、生长激素释放激素(growth hormone releasing hormone,GHRH)、黄体生成素(luteinizing hormone,LH)、卵泡刺激素(follicle-stimulating hormone,FSH)等。

Gsα由 *GNAS* 基因编码。*GNAS* 位于 20q13.3,属于印记基因(imprinting gene),在人体的大多数组织中父源与母源等位基因均可表达Gsα,但在如垂体、甲状腺、近端肾小管等器官和组织中,主要由 *GNAS* 母源等位基因表达Gsα。*GNAS* 有13个外显子,除第1外显子外,其上游的4个转录起始区(transcription start site,TSS) *GNAS* A/B、*GNAS*-AS1、*GNAS*-NESP、*GNAS*-XL都可启动转录,与下游的 2~13 外显子转录产物拼接后翻译形成具有功能的蛋白产物。这4个转录起始区均位于差异性甲基化区域(differentially methylated regions,DMR)内(即 *GNAS* A/B:TSS-DMR,*GNAS*-AS1:TSS-DMR,*GNAS*-XL:Ex1-DMR,*GNAS*-NESP:TSS-DMR),具有一定的表观遗传学特性,可因甲基化水平的变化影响转录水平(图28-4-1)。

既往主要根据患者是否合并AHO体征、有无其他激素抵抗、家族史、体外互补试验测定Gsα功能方法等对PHP1患者进行进一步的临床分型,但随着分子遗传学机制研究的进展发现各个亚型在临床表现上有所重叠,仅靠临床并不能进行准确的分析。

(1) PHP1A(OMIM:103580):是由于母源 *GNAS* 等位基因出现失活突变,导致以母源 *GNAS* 拷贝表达为主的印记器官和组织中 Gsα 表达下降,出现通过GPCR进行信号转导的激素抵抗。引起 *GNAS* 失活突变的可以是点突变或罕见的基因重排,可以为母系遗传突变或新发(de novo)突变。PHP1C(OMIM:612462)患者的 Gsα 体外活性检测正常,但具有与PHP1A相类似的PTH等激素抵抗和AHO体征,故有观点认为PHP1C是PHP1A的一个亚型,*GNAS* 突变选择性地影响患者的 Gsα- 受体耦联功能,而导致体内由配体 -GPCR 结合而激活的 Gsα 功能丧失,但是体外非 GPCR 受体介导的 Gsα 活性则不受影响,这些突变通常集中在 Gsα 羧基端的 α5- 螺旋中,该区域在各物种间结构保守,是介导受体耦联的重要区域,但是并不影响 Gsα 的腺苷酸环化酶活性。也有一个研究组在PHP1C患者中发现了 *GNAS* 基因的失活突变和4个DMRs的甲基化水平改变。目前尚未确认PHP1C的基因分子发病机制。PHP1A和PHP1C同时存在PTH抵抗症状和AHO体征;TSH抵抗症状

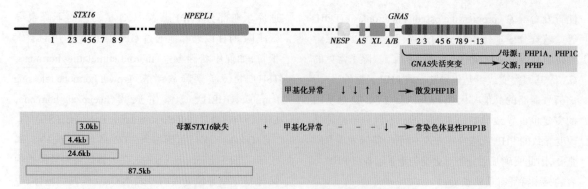

图 28-4-1 常见 PHP 亚型及相关基因突变

STX16 为 syntaxin 16 基因;*NPEPL1* 为 aminopeptidase like 1 基因;*GNAS* 为 GNAS 基因座,基因下方阿拉伯数字各自代表该基因的外显子序号;*NESP* 为 *GNAS*-NESP:TSS-DMR;*AS* 为 *GNAS*-AS1:TSS-DMR;*XL* 为 *GNAS*-XL:Ex1-DMR;*A/B* 为 *GNAS* A/B:TSS-DMR;3.0kb、4.4kb、24.6kb、87.5kb 为目前已有报道的与常染色体显性 PHP1B 相关的母源 *GNAS* 上游 *STX16* 等基因缺失。

在出生后即可出现,常被误诊为先天性甲状腺功能减退;PTH 抵抗症状多出现在儿童期,最早出现的症状是血 PTH、血磷升高,低钙血症和尿钙升高随后出现。其他症状如 AHO 体征和神经精神症状等也常在青春期前发病。

(2)PHP1B(OMIM:603233):患者存在 PTH 抵抗的生化改变,部分患者也可出现 TSH 或其他激素抵抗及个别 AHO 体征如短指骨等,皮下骨化十分罕见。PHP1B 的 PTH 抵抗是由于 *GNAS* 的 4 个转录起始区差异性甲基化区域(TSS-DMRs)的甲基化水平发生改变导致,*GNAS* 基因序列无失活突变,进一步可根据 TSS-DMRs 甲基化水平变化的不同和遗传方式的差异将 PHP1B 分为常染色体显性 PHP1B[autosomal dominant PHP type 1B,AD-PHP1B,又名家族性 PHP1B(familial PHP type 1B)]和散发性 PHP1B(sporadic PHP type 1B)。AD-PHP1B 中,母源拷贝中的 *GNAS* A/B:TSS-DMR 甲基化水平下降,而另 3 个 TSS-DMR 的甲基化水平正常。*GNAS* A/B:TSS-DMR 甲基化水平的下降因 *GNAS* 基因上游 220kb 处的 *STX16* 基因发生突变导致,目前最多报道的为横跨 *STX16* 基因第 3~5 外显子的 3kb 或 4.4kb 缺失,同时也有覆盖同一区域的长达 18.6kb、24.6kb 缺失引起 AD-PHP1B 的病例报道,本中心在一例 AD-PHP1B 患者中发现了一个更长的包括 *STX16* 及上游的 *NPEPL1* 基因的缺失。母源性 *STX16* 缺失可导致子代患病,并可通过常染色体显性遗传的方式向后代传递。散发性 PHP1B 中母源 *GNAS* A/B:TSS-DMR、*GNAS*-AS1:TSS-DMR、*GNAS*-XL:Ex1-DMR 低甲基化,*GNAS*-NESP:TSS-DMR 过甲基化,导致印记性表达的器官和组织中 Gsα 的表达水平降低,同样不涉及基因序列的变化。除常见机制外,目前也

有报道发现没有家族史的 PHP1B 患者可能因存在母源 *GNAS*-NESP/AS 缺失、父源 *GNAS* 单亲二倍体、新发的母源 *STX16* 基因缺失突变及 *PTH1R* 基因纯合突变而致病。

2. PHP2、PPHP 及其他特殊类型 PHP2 患者在外源性 PTH 刺激下,尿 cAMP 水平明显升高而尿磷酸盐含量不升高。目前尚不清楚 PHP2 发病的基因分子机制,有观点认为导致 PHP2 的分子生物学改变发生于信号通路中 Gsα 的下游,导致在 Gsα 正常的情况下出现 PTH 等激素的抵抗,但也有观点认为该病是严重维生素 D 缺乏的继发改变。除激素抵抗症状外,PHP2 患者也可有 AHO 体征。

PPHP 患者存在 AHO 体征和 Gsα 活性下降,而没有 PTH 等激素抵抗。低出生体重、身长和皮下骨化如皮肤骨瘤、骨块在 PPHP 患者中较为常见,部分病例中也可出现轻度的 PTH 甚至 TSH 的抵抗。父源性 *GNAS* 的失活突变是导致 PPHP 的原因。

进行性骨发育异常(POH)指深入结缔组织内且呈进展性的异位骨化。POH 患者通常没有其他 AHO 体征,对 PTH 的反应性也呈正常。严重的异位骨化可导致关节僵硬和生长迟缓。POH 通常由父源 *GNAS* 基因突变引起,但也有少数表现出 POH 特征的患者中检测到母源等位基因的 *GNAS* 突变。

肢端骨发育不全(acrodysostosis)因 *PRKAR1A* 或 *PDE4D* 基因突变导致。患者表现为特征性的短指/趾畸形,存在影响除拇指外所有指骨、掌骨、跖骨的短骨畸形伴面部畸形和鼻发育不全,少数病例中也有软骨发育不良、认知功能障碍、PTH 等 Gsα 介导的激素抵抗的情况。

三、临床表现

各型 PHP 患者的临床表现之间互相重叠,主要以 PTH 抵抗为共同特征,伴或不伴 TSH 等其他激素抵抗,伴或不伴生长发育迟缓、个矮、肥胖、认知障碍、颅内钙化和脸圆、异位骨化、短指/趾骨等 AHO 体征(表 28-4-1)。

表 28-4-1　假性甲旁减及其亚型的主要临床特征

特征	PHP1A	PHP1B	PPHP	POH	Acrdys1	Acrdys2
PTH 抵抗	100%	100%	罕见且程度较低	未见	100%	29%
身材	生长速度逐渐降低,成人身材矮小	巨大儿,成人平均身高	小于胎龄儿,生长速度逐渐降低,成人身材矮小	小于胎龄儿	小于胎龄儿,成人身材矮小	小于胎龄儿,成人身材矮小
肥胖	早发	早发	体重正常或偏瘦	体重正常或偏瘦		
短指/趾骨	70%~80%	15%~33%	<30%	罕见	97%	92%
骨龄超前	70%~80%	15%~33%	未知	未知	100%	100%
异位骨化	30%~60%	0~40%	18%~100%	100%	0	0
TSH 抵抗	100%	30%~100%	罕见且程度较低	未见	约 100%	16%
神经系统症状	神经认知障碍,颅内钙化	颅内钙化	未知	未知	未知	神经认知障碍
生殖腺	促性腺激素抵抗	正常	正常	未知	结构性功能障碍(病例报道)	未知

注:PHP,假性甲旁减;PHP1A,假性甲旁减 1A 型;PHP1B,假性甲旁减 1B 型;PPHP,假-假性甲旁减;POH,进行性骨发育异常;Acrdys1,由于 *PRKAR1A* 突变而引起的肢端骨发育不全;Acrdys2,由于 *PDE4D* 突变而引起的肢端骨发育不全;PTH,甲状旁腺激素。

1. **PTH 抵抗**　是 PHP 的核心特征,表现为在肾功能正常、血镁正常且除外维生素 D 缺乏的状态下出现的低钙血症、高磷血症和高 PTH 血症。其临床表现类似于甲旁减患者,可出现低钙血症相关症状,包括神经肌肉兴奋性升高导致的手足搐搦、感觉异常,甚至癫痫样发作等,以及慢性高磷血症导致的血钙磷沉积(calcium-phosphorus product)增加,引起如脑基底节和眼晶状体的异位钙化。在怀疑 PHP 的儿童中,高 PTH 血症可以是最早出现的生化改变。与甲旁减患者骨密度通常增高不同,在 PHP 患者中由于骨组织对 PTH 的反应性依然存在,长期未有效控制的高 PTH 血症有可能导致骨密度的减低,引起类似原发性甲旁亢的骨吸收改变甚至棕色瘤(brown tumor)形成,甚至有三发性甲旁亢(tertiary hyperparathyroidism,THPT)的病例报道。

2. **TSH、GnRH、GHRH、降钙素等激素抵抗**　PHP1A 患者中常见 TSH 水平升高伴甲状腺激素水平正常或轻度降低,部分存在明显的甲状腺功能减退。TSH 抵抗导致的 TSH 升高在出生时即可发现。在 PHP1B 和因 *PRKAR1A* 突变引起肢端发育不良的患者中也可见 TSH 抵抗。通常不伴甲状腺自身抗体阳性,但此类患者出现甲状腺自身抗体阳性的同时不能排除同时存在 TSH 抵抗的可能。GnRH 抵抗可导致性腺功能减退的临床表现,包括青春期性发育延迟、睾丸/乳房发育不良、男性女性化、女性月经紊乱等症状,实验室检查可发现 LH、FSH 升高。GHRH 抵抗导致的生长激素缺乏存在于大部分 PHP1A 患者中,表现为身材矮小、缺少青春期猛长。降钙素升高可见于部分 PHP1A 和 PHP1B 患者中,排除甲状腺髓样癌后可视为降钙素抵抗的标志。

3. **异位骨化** 是由间充质细胞 Gsα 表达不足导致的生长发育异常,目前只见于 PHP1A 患者和出现 *GNAS* 失活突变的 PPHP 患者。Gsα 活性不足导致固有结缔组织中间充质细胞分化为成骨细胞,进而形成异位膜性成骨,主要出现在真皮层和皮下脂肪内。外观可表现为较小的不对称结节状、较大的融合性骨质斑块或深入肌层、关节的骨块,一些骨块可排出粉笔样物质。异位骨化较多发生于手、足关节周围和足跖部位。异位骨化的发生发展与血钙磷水平无关,也尚未有证据提示外伤或炎症会影响异位骨化的进展。

4. **短指 / 趾畸形** 掌骨、跖骨短是 PHP1A 和 PPHP 患者中最常见的骨骼特征。软骨细胞的 Gsα 不足引起 PTH 相关肽(PTHrP)信号通路转导异常,导致生长板加速愈合,产生短指 / 趾畸形。这一过程也可发生于其他长骨,是引起 PHP1A 和 PPHP 患者身材矮小的原因之一。PHP 患者中典型的表现为第 4、5 掌 / 跖骨 E 型短骨和拇指 / 𧿹趾的 D 型短骨,有时也可发现锥状拇指 / 𧿹趾骨。因 *PRKAR1A* 或 *PDE4D* 基因突变导致的肢端发育不全患者表现为特征性的短指 / 趾畸形,表现为除拇指 / 𧿹趾外所有指骨、掌骨、跖骨的缩短。在 *GNAS* 发生失活突变的患者中,短指 / 趾骨在青春期才渐明显,而在肢端发育不全的患者中,婴儿期即可发现明显的手 / 足骨短小。

5. **其他临床表现** 还可出现如小于胎龄儿、早发性肥胖、认知功能障碍等表现。

四、临床诊断、鉴别诊断及遗传学诊断

(一) 临床诊断

根据主要的临床表现、实验室生化检查及患者的既往史、家族史即可诊断 PHP。由于外源性 PTH 刺激试验或其他体外测定 Gsα 活性的检测项目操作较为复杂,实用性不强,并未普遍用于临床。而由于分子分型更为准确,如有条件可提取患者外周血 DNA 后进行相关候选基因分子水平检测。

1. **主要诊断依据** ① PTH 抵抗:低钙血症伴 PTH 水平升高。②较深层的异位骨化。③ 2 岁前起病的早发性肥胖。④ AHO 体征(各组分可随病情进展而先后出现):a. 矮身材,成年身高相对未患病双亲身高偏矮;b. E 型短指 / 趾骨;c. 矮胖身材,相对家族成员来说,排除肥胖;d. 脸圆,相对家族成员来说,排除肥胖;e. 皮下异位骨化。⑤伴或不伴相关家族史。

2. **提示存在 PHP 及相关临床综合征的表现** ①内分泌系统方面:TSH 水平升高、无法解释的先天性甲状腺功能减退、性腺功能减退、高降钙素血症、生长激素缺乏等;②神经系统方面:认知功能障碍、听力异常、椎管狭窄、小脑扁桃体下疝畸形、脊髓空洞症、腕管综合征、颅缝早闭等;③矿化异常:釉质发育不良、牙萌出延迟或牙槽骨粘连、牙先天缺失、白内障、中央神经系统钙化等;④其他:睡眠呼吸暂停综合征、耳道感染、哮喘、小于胎龄儿、隐睾等。

(二) 鉴别诊断

PHP 及相关综合征主要需与严重的维生素 D 缺乏、低镁血症、毛 - 鼻 - 指综合征、皮肤肿瘤、基底细胞癌、继发性 / 创伤性皮肤骨瘤、贝 - 维综合征(Beckwith-Wiedemann syndrome)、普拉德 - 威利综合征(Prader-Willi syndrome)、先天性甲状腺功能减退、并趾 / 指、马德隆畸形(Madelung deformity)、面部畸形、特纳综合征(Turner syndrome)等进行鉴别。

(三) 遗传学诊断

对于临床怀疑 PHP1 的患者,为明确其具体分型,可抽取患者外周血提取白细胞 DNA,检测 *GNAS* 基因等相关基因的突变情况。对于 *GNAS*、*PRKAR1A*、*PDE4D* 等基因点突变的检测,常规可应用 PCR 扩增结合 Sanger 测序方法检测,也可以利用全外显子组或全基因组测序等二代测序技术。对于 *GNAS* 基因转录起始区的甲基化水平异常的检测,可采用结合重亚硫酸盐的限制性内切酶法(combined bisulfiterestriction analysis,COBRA)或甲基化特异性多重连接探针扩增(methylation-specific multiple ligation-dependent probe amplification,MS-MLPA)技术。目前已有同时针对 *GNAS* 基因多位点甲基化水平异常和上游 *STX16* 大片段缺失进行 MS-MLPA 检测的商业试剂盒面世。目前尚不明确 PHP2 的具体基因分子机制,故暂无有效基因检测手段明确该诊断。

基因检测结果的解释详见图 28-4-1。由于 *GNAS* 属于印记基因,在对可疑患者进行相关遗传学检查的同时,也应详细了解患者家族史,对可能携带相关基因突变的亲属进行基因检测。明确患者家族史和致病性突变来源一方面有助于进行基因分型(如母源 *GNAS* 基因失活突变导致 PHP1A、PHP1C,父源 *GNAS* 基因失活突变则导致 PPHP),另一方面也可根据具体的突变类型对有生育意愿的患者及其家庭进行有针对性的建议。

五、治 疗

PHP 患者的临床表现可首发于各年龄段,故长期的随访观察对于有效的管理十分重要。目前对于各型 PHP 患者的治疗以对症治疗为主,尚未开展与 PHP

治疗有关的前瞻性临床试验。

（一）PTH 抵抗的治疗

对 PHP 患者推荐使用维生素 D 制剂联合钙剂治疗(参考本章第 1 节)，如经济条件许可首选活性维生素 D 制剂。通常通过规律治疗可使血钙水平维持在正常范围;考虑到 PHP 患者长期高 PTH 血症对骨骼可能的不良影响，目前建议至少在 PHP1B 患者中应将血 PTH 水平降至正常高限，同时避免过度降低 PTH 导致高尿钙和肾脏钙化。若患者出现严重的低钙血症，应经静脉补充钙剂，并同时补充活性维生素 D。在规律治疗的情况下，PHP 患者可每 3~6 个月复查血 PTH、血钙、血磷及 24 小时尿钙，定期行肾脏钙化和白内障相关检查。处于妊娠期及生长期的患者应缩短复查间隔。

（二）其他激素抵抗的治疗

诊断 PHP 的患者应尽早进行甲状腺功能检查。国外指南建议小于 5 岁诊断 PHP 的患者应每 6 个月监测 TSH，近青春期的儿童及成年患者可每年复查。对于发现甲状腺功能减退的 PHP 患者，甲状腺激素的替代治疗与单纯甲状腺功能减退的患者相同。

对于 PHP 儿童患者，在其达到终身高前，应以不低于每半年一次的频率检测身高，同时也可行 X 线平片检测骨骺愈合情况和骨龄，并监测血生长激素水平。存在生长激素缺乏的患者可使用人工重组生长激素进行替代治疗，但尚无有关研究证实其对促进 PHP 患者终身高增加的有效性。

对于可能出现的降钙素及其他 GPCRs 相关激素抵抗情况，因有关报道少见，因此不建议进行相关激素的常规性检查。

（三）性腺功能减退的管理治疗

对青春发育期前的 PHP 患者应定期进行 Tanner 分期以监测青春发育状况，对于其中的男性患者也应关注睾丸大小及下降水平，若存在隐睾应及时干预处理。对青春期后的患者，随访时应关注月经史，如出现闭经、经量过少或其他提示性腺功能减退的临床表现，则应行性激素检测;若确诊性腺功能减退，与单纯性腺功能减退症进行同样的相关激素补充治疗。有妊娠需求的 PHP 不孕症患者可根据相关指南进行人工辅助生殖。

（四）PHP 患者妊娠期管理

妊娠期的 PHP 患者，除进行与一般孕妇相同的检查外，还需根据随访检查结果，调整活性维生素 D 和甲状腺激素用量，其血钙和甲状腺激素调整目标与甲状旁腺功能减退症和一般甲状腺功能减退症患者相同。PHP 患者所产新生儿应检查血钙、磷、TSH 水平。在密切随访监测新生儿生长发育及血清生化指标的前提下，不禁止 PHP 患者母乳喂养。

（五）其他症状的管理治疗

1. 肥胖和代谢异常 定期记录体重，出现糖脂代谢异常的患者应检测血脂、血糖指标并进行饮食调整和 / 或药物治疗。

2. 异位骨化 定期随访观察记录异位骨化的位置、大小、对关节及活动的影响、随生长发育的变化。当出现浅表的异位骨化组织持续增大并出现疼痛、活动受限、关节侵犯时，可行外科手术切除;考虑手术处理时，应行 CT 或 MRI 对异位骨化组织进行影像学检查。

3. 短指 / 趾畸形 应对出现明显短指 / 趾畸形的患者进行运动功能评估，必要时可使用器材进行运动辅助及支持;对于并发除短指 / 趾外其他骨骼异常和神经精神症状的患者，应进行全身骨骼的系统性检查。

4. 认知行为障碍 可考虑神经内科就诊对相关症状进行评估和诊断后的治疗。

六、小 结

PHP 属于罕见疾病，主要因 *GNAS* 等基因的突变或表观遗传学改变引起 G 蛋白耦联受体表达下降，引发以 PTH 抵抗为首要特征的一系列代谢异常及特殊体征。引起不同亚型 PHP 的基因分子机制不同，但临床表现存在明显的交叉重叠，因而详细的病史询问、查体、家族史追溯、辅助检查和 DNA 检测对于进行准确分型、指导治疗和遗传咨询十分重要。PHP 患者的异常可首发于婴儿期、儿童期或成人期，因此需要长期随访观察。目前临床尚无有效针对受体缺陷本身的药物，对 PHP 患者的治疗以对症治疗为主，相关的 AHO 体征应长期观察其发展变化，必要时可行外科手术干预。

（王鸥 杨奕）

参考文献

[1] 中华医学会骨质疏松和骨矿盐疾病分会，中华医学会内分泌分会代谢性骨病学组. 甲状旁腺功能减退症临床诊疗指南 [J]. 中华骨质疏松和骨矿盐疾病杂志，2018, 11 (4): 323-338.

[2] UNDERBJERG L, SIKJAER T, MOSEKILDE L, et al. The epidemiology of nonsurgical hypopara-

thyroidism in Denmark: a nationwide case finding study [J]. J Bone Miner Res, 2015, 30 (9): 1738-1744.

[3] CIANFEROTTI L, MARCUCCI G, BRANDI ML. Causes and pathophysiology of hypoparathyroidism [J]. Best Pract Res Clin Endocrinol Metab, 2018, 32 (6): 909-925.

[4] KIM JH, SHIN YL, YANG S, et al. Diverse genetic aetiologies and clinical outcomes of paediatric hypoparathyroidism [J]. Clin Endocrinol, 2015, 83 (6): 790-796.

[5] 李悦芃，王鸥，全婷婷，等. 应用二代基因测序检测成年起病特发性甲状旁腺功能减退症的致病基因 [J]. 中华内科杂志, 2016, 55 (8): 604-608.

[6] WANG Y, NIE M, WANG O, et al. Genetic screening in a large Chinese cohort of childhood onset hypoparathyroidism by next-generation sequencing combined with TBX1-MLPA [J]. J Bone Miner Res, 2019, 34 (12): 2254-2263.

[7] 陈思行，王亚冰，王鸥，等. 大剂量普通维生素 D 和活性维生素 D 治疗甲状旁腺功能减退症有效性和安全性的比较 [J]. 中华内分泌代谢杂志, 2019, 35 (10): 859-863.

[8] BILEZIKIAN JP, BRANDI ML, CUSANO NE, et al. Management of hypoparathyroidism: present and future [J]. J Clin Endocrinol Metab, 2016, 101 (6): 2313-2324.

[9] GORDON RJ, LEVINE MA. Genetic disorders of parathyroid development and function [J]. Endocrinol Metab Clin North Am, 2018, 47 (4): 809-823.

[10] CIANFEROTTI L. Classification of hypoparathyroid disorders [J]. Front Horm Res, 2019, 51: 127-138.

[11] MANNSTADT M, BILEZIKIAN JP, THAKKER RV, et al. Hypoparathyroidism [J]. Nat Rev Dis Primers, 2017, 3: 17055.

[12] DONOGHUE SE, PITT JJ, BONEH A, et al. Smith-Lemli-Opitz syndrome: clinical and biochemical correlates [J]. J Pediatr Endocrinol Metab, 2018, 31 (4): 451-459.

[13] CHU XY, LI YP, NIE M, et al. A novel de novo GATA-binding protein 3 mutation in a patient with hypoparathyroidism, sensorineural deafness, and renal dysplasia syndrome [J]. Chin Med J (Engl), 2017, 130 (11): 1378-1380.

[14] WANG L, LIN QF, WANG HY, et al. Clinical auditory phenotypes associated with GATA3 gene mutations in familial hypoparathyroidism-deafness-renal dysplasia syndrome [J]. Chin Med

J (Engl), 2017, 130 (6): 703-709.

[15] JENSEN M, KOOY RF, SIMON TJ, et al. A higher rare CNV burden in the genetic background potentially contributes to intellectual disability phenotypes in 22q11. 2 deletion syndrome [J]. Eur J Med Genet, 2018, 61 (4): 209-212.

[16] LI Z, HUANG J, LIANG B, et al. Copy number variations in the GATA4, NKX2-5, TBX5, BMP4 CRELD1, and 22q11. 2 gene regions in Chinese children with sporadic congenital heart disease [J]. J Clin Lab Anal, 2019, 33 (2): e22660.

[17] WANG Y, WANG O, NIE M, et al. Clinical and genetic findings in a Chinese cohort of patients with DiGeorge syndrome-related hypoparathyroidism [J]. Endocr Pract, 2020, 26 (6): 642-650.

[18] LI D, STREETEN EA, CHAN A, et al. Exome sequencing reveals mutations in AIRE as a cause of isolated hypoparathyroidism [J]. J Clin Endocrinol Metab, 2017, 102 (5): 1726-1733

[19] CHOW J, RAHMAN J, ACHERMANN JC, et al. Mitochondrial disease and endocrine dysfunction [J]. Nat Rev Endocrinol, 2017, 13 (2): 92-104

[20] BARAKAT AJ, RAYGADA M, RENNERT OM. Barakat syndrome revisited [J]. Am J Med Genet A, 2018, 176 (6): 1341-1348.

[21] WONG MT, SCHÖLVINCK EH, LAMBECK AJ, et al. CHARGE syndrome: a review of the immunological aspects [J]. Eur J Hum Genet, 2015, 23 (11): 1451-1459.

[22] WINER KK, KELLY A, JOHNS A, et al. Long-term parathyroid hormone 1-34 replacement therapy in children with hypoparathyroidism [J]. J Pediatr, 2018, 203: 391-399.

[23] DONG B, ENDO I, OHNISHI Y, et al. Calcilytic ameliorates abnormalities of mutant calcium-sensing receptor (CaSR) knock-in mice mimicking autosomal dominant hypocalcemia (ADH)[J]. J Bone Miner Res, 2015, 30 (11): 1980-1993.

[24] ROBERTS MS, GAFNI RI, BRILLANTE B, et al. Treatment of autosomal dominant hypocalcemia type 1 with the calcilytic NPSP795 (SHP635)[J]. J Bone Miner Res, 2019, 34 (9): 1609-1618.

[25] UNDERBJERG L, SIKJAER T, MOSEKILDE L, et al. Pseudohypoparathyroidism-epidemiology, mortality and risk of complications [J]. Clin Endocrinol, 2016, 84 (6): 904-911.

[26] MANTOVANI G, BASTEPE M, MONK D, et al. Diagnosis and management of pseudohypoparathyroidism and related disorders: first international

consensus statement [J]. Nat Rev Endocrinol, 2018, 14 (8): 476-500.

［27］ YANG Y, CHU X, NIE M, et al. A novel long-range deletion spanning STX16 and NPEPL1 causing imprinting defects of the GNAS locus discovered in a patient with autosomal-dominant pseudohypoparathyroidism type 1B [J]. Endocrine, 2020, 69 (1): 212-219.

［28］ ELLI FM, BORDOGNA P, DE SANCTIS L, et al. Screening of PRKAR1A and PDE4D in a large Italian series of patients clinically diagnosed with Albright hereditary osteodystrophy and/or pseudohypoparathyroidism [J]. J Bone Miner Res, 2016, 31 (6): 1215-1224.

［29］ LINGLART A, LEVINE MA, JÜPPNER H. Pseudohypoparathyroidism [J]. Endocrin Metab Clin, 2018, 47 (4): 865-888.

［30］ CHU X, ZHU Y, WANG O, et al. Clinical and genetic characteristics of Pseudohypoparathyroidism in the Chinese population [J]. Clin Endocrinol, 2018, 88 (2): 285-294.

第 29 章
骨硬化性疾病

骨重建是骨骼组织不断被破骨细胞吸收，又经成骨细胞形成的动态更新过程。骨骼稳态和完整性的维持，有赖于精确调控的成骨细胞和破骨细胞功能以完成持续骨重建。骨硬化性疾病(sclerosing bone dysplasia)泛指以骨组织密度增加为特征的一大类疾病。骨硬化性疾病与很多基因的突变相关。近年来不断发现的新致病基因加深了我们对骨代谢调节机制的了解，也为发现骨硬化性疾病的潜在治疗靶点提供了线索。骨硬化性疾病可根据其病理生理机制的不同，分为骨吸收障碍相关、骨形成过度相关和骨转换增高相关三大类。在本章中，我们将逐一介绍各类骨硬化性疾病的临床表现、遗传学机制和治疗方案。

第 1 节
骨吸收障碍引起的
骨硬化性疾病

一、概　述

破骨细胞是造血组织来源的多核巨细胞，负责完成骨重建中的骨吸收过程。破骨细胞的分化及其骨吸收活性决定了骨吸收的速度。有一类骨硬化性疾病与破骨细胞的骨吸收功能失活相关，具体的发病机制包括破骨细胞分化障碍或细胞外基质酸化过程受损等。各种骨吸收障碍引起的骨硬化性疾病的受累骨骼、遗传模式、致病基因、信号通路见表29-1-1。

二、骨硬化症

(一) 简述

骨硬化症(osteopetrosis)是一组异质性很强的骨硬化性疾病，其共同特征为破骨细胞减少或骨吸收功能降低，引起骨量异常升高。严重的婴儿型常染色体隐性骨硬化症的发病率为 1 :(200 000~500 000)。婴幼儿患者可发生严重的低钙血症，其病因为破骨细胞功能失活、骨重建失败。骨重建失败也可引起颅骨发育畸形，以及由脑神经孔狭窄压迫神经引起的瘫痪。良性成人型常染色体隐性骨硬化症的发病率为 1 :(100 000~500 000)。

骨硬化症的临床表现包括骨折、骨致密样变、骨髓腔狭窄。骨质向骨髓腔的膨胀性生长和向脑神经孔的压迫性生长还可影响造血系统和中枢神经系统，前者可表现为贫血、出血、感染和髓外造血引起的肝

表 29-1-1　骨吸收障碍引起的骨硬化性疾病的受累骨骼、遗传模式、致病基因、信号通路

疾病	受累骨骼	OMIM	遗传模式	致病基因	突变功能	信号通路或生物过程	受累细胞
骨硬化症							
XLO	所有骨骼	300301	XLD	*NEMO*	功能减弱	NF-κB	破骨细胞分化
ARO	所有骨骼	259710	AR	*TNFSF11*	功能失活	NF-κB	破骨细胞分化
	所有骨骼	612301	AR	*TNFRSF11A*	功能失活	NF-κB	破骨细胞分化
	所有骨骼	259730	AR	*CA II*	功能失活	骨局部酸化	破骨细胞功能
	所有骨骼	259700	AR	*TCIRG1*	功能失活	骨局部酸化	破骨细胞功能
	所有骨骼	611490	AR	*CLCN7*	功能失活	骨局部酸化	破骨细胞功能

疾病	受累骨骼	OMIM	遗传模式	致病基因	突变功能	信号通路或生物过程	受累细胞
	所有骨骼	259720	AR	*OSTM1*	功能失活	骨局部酸化	破骨细胞功能
	所有骨骼	615085	AR	*SNX10*	功能失活	骨局部酸化	破骨细胞功能
	所有骨骼	611497	AR	*PLEKHM1*	功能失活	细胞自噬	破骨细胞功能
IARO	所有骨骼	611490	AR	*CLCN7*	功能减弱	骨局部酸化	破骨细胞功能
ADO	所有骨骼	166600	AD	*CLCN7*	显性失活	骨局部酸化	破骨细胞功能
致密性成骨不全	所有骨骼	265800	AR	*CTSK*	功能失活	胶原酶活性	破骨细胞功能
骨硬化性干骺端发育不良	长骨、脊柱	615198	AR	*LRRK1*	功能失活	骨质吸收	破骨细胞功能

注:OMIM,online Mendelian inheritance in man,在线人类孟德尔遗传目录;XLO,X 染色体连锁的骨硬化症;ARO,常染色体隐性的骨硬化症;IARO,交界型常染色体隐性的骨硬化症;ADO,常染色体显性的骨硬化症;XLD,X 连锁显性;AR,常染色体隐性;AD,常染色体显性;NF-κB,核因子-κB。

脾大,后者可引起视力下降、听力下降和神经麻痹症状。骨硬化症因为病变骨骼呈坚硬、致密的影像学表现,又被称为大理石骨病(marble bone disease),最初在 1904 年由 Albers-Schonberg 报道。所有的骨硬化症在组织学上的共同点是在成熟骨组织中可见未被吸收的软骨成分残留,这一特点与骨形成增多相关的骨硬化性疾病有显著不同。目前针对一些类型的骨硬化症可采取造血干细胞移植的治疗方法,但副作用大、风险高。近年来也有些新的治疗方法在探索当中,如基因治疗、细胞治疗或小干扰 RNA 治疗等。

骨硬化症在全身各系统的表现可协助诊断,见表 29-1-2。

表 29-1-2　骨硬化症的全身表现

器官或系统	临床表现
内分泌系统	低钙血症、佝偻病
眼	视神经萎缩、视乳头水肿、突眼、上睑下垂、眼球震颤、斜视、视网膜变性、眼外肌麻痹、鼻泪管阻塞
口腔	缺牙、萌出延迟、牙釉质发育不全、牙冠/根畸形、龋齿、牙周韧带异常、硬骨板增厚、齿瘤、颌骨骨髓炎
骨骼系统	骨折、延迟愈合、骨骼畸形、退行性关节炎、脊柱侧凸、脊椎峡部裂、脊椎滑脱
中枢神经系统	压迫性脑神经病变(第 Ⅰ～Ⅷ 对脑神经,以视神经和面神经最常见)、颅内压增高、脑积水、颅缝早闭、脑血管狭窄/闭塞、脑膨出、Arnold-Chiari Ⅰ畸形、发育迟缓/癫痫发作(*OSTM1* 突变)、基底节和丘脑钙化(*CA Ⅱ* 突变)
耳鼻喉	中耳炎、传导性耳聋、慢性充血性鼻塞、鼻液溢、鼻窦炎、后鼻孔闭锁、阻塞性睡眠呼吸暂停
血液系统	贫血、血小板减少、白细胞减少、肝脾大
泌尿系统	肾小管酸中毒/肾钙质沉着症/肾结石(见于 *CA Ⅱ* 突变)

骨硬化症的影像学表现为全身骨量的增加。X 线片可见以下特征:①骨小梁增厚伴皮质骨增厚,骨骼的干骺端可能呈现致密区、透明区交替的带状结构,干骺端可能增宽呈锥形瓶样畸形。②椎体可表现为均匀的骨质硬化或夹心饼样变,即椎体中间体大致正常而上终板、下终板明显硬化、增厚。③骨盆、长骨、指骨、椎体等处可表现出"骨内生骨"(bone within bone)。④其他的影像学表现包括佝偻病样的骨生长板改变(由低钙血症继发的甲状旁腺功能亢进症引起)、新发或陈旧的骨折线形成、颅骨增厚、颅骨

神经孔变窄、乳突和副鼻窦变小或缺失。全身骨显像可见骨折线和骨髓腔狭窄、骨髓炎等改变。图29-1-1为北京协和医院收治的一例骨硬化症患者的影像学表现。

病情严重的骨硬化症患者血钙水平可能降低，伴甲状旁腺激素和$1,25(OH)_2D$水平升高。破骨细胞抗酒石酸酸性磷酸酶（tartrate-resistant acid phosphatase，TRAP）和肌酸激酶脑型同工酶（brain isoenzyme creatine kinase）可能升高。

骨硬化症的组织学表现是骨小梁内可见持续存在的岛状钙化软骨，这是由软骨内成骨时破骨细胞功能缺失引起的。骨硬化症可表现为破骨细胞数目增加或正常，少数情况也可能减少。需注意如破骨细胞核数目增加，应同时观察到皱褶缘和透明区的缺失，提示其溶骨功能下降。此外，骨基质中可能有很多不成熟的编织骨。

（二）遗传学机制

骨硬化症的影像表现、临床表现异质性很大，因此基因诊断尤为重要。骨硬化症的致病基因突变及所涉及的生物过程见表29-1-1。主要可分为两类，一类基因编码调控破骨细胞分化的核因子-κB（nuclear factor-κB，NF-κB）信号通路，具体包括*TNFSF11*、*TNFRSF11A*基因，突变可引起乏破骨细胞型的常染色体隐性骨硬化症。另一类基因涉及破骨细胞与骨组织间的细胞外基质的酸化过程，包括*CAⅡ*、*TCIRG1*、*CLCN7*、*OSTM1*、*SNX10*和*PLEKHM1*基因，突变可引起富破骨细胞型的常染色体隐性骨硬化症。此类患者的破骨细胞数目正常甚至增多，但内吞小体和溶酶体囊泡运输过程不能正常进行，导致破骨细胞皱褶缘的形成受阻，破骨细胞溶解骨和矿化软骨的功能失活。乏破骨细胞型的骨硬化症与富破骨细胞型的骨硬化症相比，前者的临床表现往往更轻。

常染色体隐性的骨硬化症常婴儿期起病，临床表现重，致死率高，其中50%患者的突变位于*TCIRG1*基因（OMIM：259700），其编码破骨细胞特异性囊泡质子泵α3亚基，而质子泵在骨矿盐与破骨细胞的接触面的酸化过程中发挥重要作用。常染色体显性的骨硬化症通常良性程度更高，成年起病，临床症状较轻。常染色体显性的骨硬化症Ⅱ型（Albers-Schonberg disease，OMIM：166600）的突变位于*CLCN7*氯离子通道基因，该基因突变会引起破骨细胞溶骨功能的失活。常染色体隐性骨硬化症（OMIM：611490）也可与*CLCN7*突变相关。具有*CLCN7*突变的骨硬化症患者中，完全的CLCN7功能缺失会引起严重的临床表型；但如果CLCN7蛋白浓度降为原来的50%，则对破骨细胞功能没有影响。碳酸酐酶Ⅱ（carbonic anhydrase Ⅱ，*CAⅡ*）基因突变的骨硬化症（OMIM：259730）中，CAⅡ功能失活，引起破骨细胞骨吸收所依赖的酸化过程失调。神经型骨硬化症由*OSTM1*或*CLCN7*基因突变引起，可表现为癫痫、发育迟缓、肌张力低、肾萎缩。还有一种交界型常染色体隐性的骨硬化症，常儿童期起病，临床表现介于轻型和重型之间。

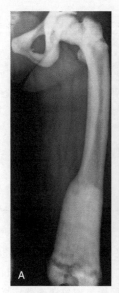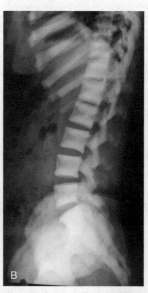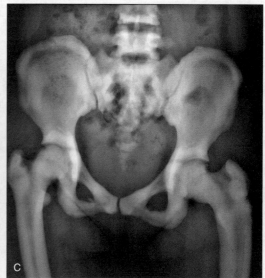

图29-1-1　一例骨硬化症患者的影像学表现
A.长骨骨皮质增厚、骨髓腔狭窄，干骺端呈致密区、透明区交替的带状结构；B.椎体夹心饼样变，即椎体中间体大致正常而上终板、下终板明显硬化、增厚；C.骨内生骨现象。

（三）遗传学诊断

很多骨硬化性疾病极其罕见，且在临床和影像学表现上有很多重叠，这使得临床诊断很困难。骨硬化性疾病患者如能明确其遗传缺陷，对确立诊断、判断预后、遗传咨询和治疗至关重要。如上文所示，常染色体隐性的骨硬化症，对应一系列的基因突变，因此需要对可能的致病基因全部进行测序才可明确其致病基因。但目前仍有10%~15%的骨硬化症病例，至今没有发现明确的致病基因，有待进一步研究。随着二代测序技术越来越普及，我们建议如条件允许，可对临床表现为骨硬化性疾病的患者进行全外显子组测序或全基因组测序，以快速判断致病基因，并有可能发现新的致病基因。

（四）治疗

1. 造血干细胞移植 骨髓移植在治疗骨硬化症中有很多成功个案报道。但需注意，目前造血干细胞移植的指征是破骨细胞分化相关基因缺陷（如 *TNFRSF11A* 突变）的骨硬化症，对于其他类型的治疗效果尚在试验当中。乏破骨细胞型的骨硬化症患者中，如果突变基因编码 NF-κB 受体激活（receptor activator of NF-κB，RANK）蛋白，骨髓移植可以获益；如果突变基因编码 RANK 配体（ligand of RNAK，RANKL）蛋白，骨髓移植不能获益。另外，对于 *CLCN7* 突变的患者，骨髓移植不能预防对中枢神经系统的损害。

2. 其他治疗 目前，除了造血干细胞移植外，骨硬化症尚缺乏其他有效治疗手段，现有治疗多仅为对症治疗。对于骨硬化症患者常见的低钙血症和继发性甲状旁腺功能亢进症，推荐钙剂和维生素 D 作为一线治疗方案。*TCIRG1* 突变的患者常因胃酸缺乏影响钙的摄入，导致佝偻病，口服钙剂一般足以改善这类患者的佝偻病和电解质异常。目前使用高剂量活性维生素 D 治疗骨硬化症的研究均未发现明确效果，甚至可能进一步增加患者骨量，故不推荐使用。对于血流动力学稳定的患者，推荐在血红蛋白为70g/L或更低时开始输血。

干扰素 γ-1b 目前被美国 FDA 用于治疗严重的婴儿型骨硬化症。在充分知情同意后，可谨慎考虑试验性用于非婴儿期的骨硬化症。在常染色体隐性的骨硬化症患者中的临床试验证实干扰素 γ-1b 治疗18个月可以改善患者白细胞功能和升高白细胞数量，并降低骨量，但并非对所有患者有效。干扰素 γ-1b 在其他非婴儿期骨硬化症的应用尚在试验中。

推荐使用糖皮质激素作为严重的婴儿期骨硬化症患者无法接受造血干细胞移植时的二线治疗。目前糖皮质激素可用于治疗骨硬化症的经验主要来自两篇病例报道，其治疗骨硬化症的机制尚不十分明确，也不能改善疾病预后，不推荐使用糖皮质激素作为骨硬化症的常规治疗。

骨硬化症的并发症治疗涉及多学科协作（神经外科、耳鼻咽喉科、眼科）评估中枢神经系统、听力及视力、视野，必要时采用减压手术治疗脑神经麻痹；骨科手术治疗骨骼畸形或骨折；口腔科进行口腔检查及口腔护理；感染科治疗感染性骨髓炎；肾内科、泌尿外科治疗 *CA II* 基因突变型患者的肾小管酸中毒/肾钙质沉着症/肾结石。

三、其　他

（一）致密性成骨不全

致密性成骨不全（pycnodysostosis，OMIM：265800）是由破骨细胞对骨基质中的有机成分降解功能受损引起。致密性成骨不全的临床特点包括身材矮小、前囟门关闭延迟、长头畸形、锁骨发育不良、下颌骨角圆钝、远端指节短小及广泛的骨密度升高和脆性增加。致密性成骨不全是常染色体隐性遗传，由组织蛋白酶 K（cathepsin K，*CTSK*）基因失活突变引起。*CTSK* 基因可在酸性环境下降解 Ⅰ 型胶原，突变后破骨细胞能够正常降解骨基质中的矿物质，但无法降解骨基质中的胶原。图29-1-2为北京协和医院报道的一例致密性成骨不全患者（27岁男性）的影像学表现，该患者的基因突变（c.746T>C）位于 *CTSK* 基因第6外显子，为纯合错义突变。

（二）骨硬化性干骺端发育不良

骨硬化性干骺端发育不良（osteosclerotic metaphyseal dysplasia，OMIM：615198）的特点为发育迟缓、肌张力低下和癫痫发作，呈常染色体隐性遗传。影像学上，干骺端呈宽的硬化带样改变，椎体终板呈硬化性改变，但颅骨不受累。有病例报道在此病患者中发现 *LRRK1*（leucine-rich repeat kinase 1）纯合失活突变，但也有证据表明，该疾病可能存在遗传异质性。

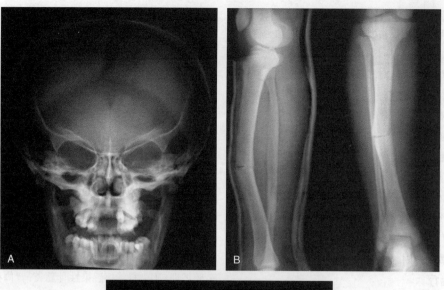

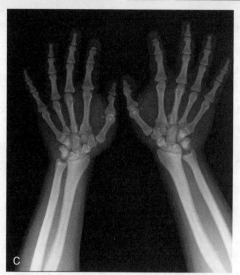

图 29-1-2　一例致密性成骨不全患者（27 岁男性）的影像学表现
A. 颅骨畸形，包括前额占位、囟门开放、颅缝异常增宽和牙齿畸形；B. 双侧胫骨变形伴骨折；
C. 两侧第二指远节指骨粗隆处可见肢端骨溶解。

第 2 节
骨形成过度引起的骨硬化性疾病

一、概　述

　　另一类骨硬化性疾病与调节骨形成的基因缺陷相关。在这类疾病中，颅骨和四肢长骨最易受累，也有病例表现为广泛或局灶的骨硬化性改变。各类骨形成过度引起的骨硬化性疾病的受累骨骼、遗传模式、致病基因、信号通路见表 29-2-1。

二、全身性骨皮质增生症与硬化性骨化病

（一）简述

　　全身性骨皮质增生症（hyperostosis corticalis generalisata，OMIM：239100）和硬化性骨化病（sclerosteosis，OMIM：269500、614305）是两种类似的罕见骨硬化性疾病，均引起颅骨和长骨的骨皮质肥厚性改变。全身性骨皮质增生症又称 van Buchem 病，特征为在颅骨、锁骨、肋骨出现骨内膜肥厚，为常染色体隐性遗传。硬化性骨化病则表现为更严重的骨内膜肥厚，合并并指畸形和身材高大，在荷兰裔人群中多发。

　　全身性骨皮质增生症和硬化性骨化病的常见临

表 29-2-1 骨形成过度引起骨硬化性疾病的受累骨骼、遗传模式、致病基因及信号通路

疾病	OMIM	受累骨骼	遗传模式	致病基因	突变功能	信号通路或生物过程	受累细胞
硬化性骨化病	269500	颅骨、长骨	AR	*SOST*	功能失活	Wnt 通路	成骨细胞
	614305		AR	*LRP4*	功能减弱	Wnt 通路	成骨细胞
全身性骨皮质增生症	239100	颅骨、长骨	AR	*SOST*	功能失活	Wnt 通路	成骨细胞
骨内膜肥厚	144750	颅骨、长骨	AD	*LRP5*	功能激活	Wnt 通路	成骨细胞
高骨量症	601884	所有骨	AD	*LRP5*	功能激活	Wnt 通路	成骨细胞
颅骨骨干发育不良	218300	颅骨、长骨	AD	*SOST*	功能失活	Wnt 通路	成骨细胞
颅骨干骺端发育不良	123000	颅骨、长骨	AD	*ANKH*	功能失活	焦磷酸盐转运	成骨细胞、破骨细胞
			AR	*GJA1*	功能失活	细胞通信	成骨细胞
进行性骨干发育不良	131300	颅骨、长骨	AD	*TGFB1*	功能激活	TGF-β 通路	成骨细胞
脆弱性骨硬化症	166700	局灶受累	AD	*LEMD3*	功能失活	TGF-β 通路	成骨细胞
蜡油样骨病	155950	长骨	不详	*LEMD3* ?	不详	不详	不详

注：AR，常染色体隐性；AD，常染色体显性；TGF-β，转化生长因子 -β。

床表现为颅骨神经孔狭窄，引起视神经萎缩、耳聋、面瘫。在重型患者中，症状在婴儿期即出现；在轻型患者中，可能首先出现下颌骨增大，在青春期至成年期症状再逐渐加重。长骨出现骨痛，但不常发生骨折。硬化性骨化病的患者还会出现并指畸形，并出现身材高大、体形肥胖、颅骨增大伴面神经麻痹，可能会有耳聋，最终可发生颅压升高、头痛、脑干压迫。并指畸形可能是皮肤结构的融合或骨性结构的融合，其中中指和示指最常受累。

全身性骨皮质增生症和硬化性骨化病的影像学表现为骨内膜增厚，引起骨干骨皮质增厚伴骨髓腔狭窄、下颌骨增宽，以及颅底、面颅骨、椎体、骨盆、肋骨的密度增加。在硬化性骨化病中，患者幼年期可能除并指畸形外无其他骨骼影像学异常，随着皮质骨的生长，逐渐出现面颅骨、下颌骨增宽，椎体椎弓根、肋骨、骨盆和长骨密度增加。

全身性骨皮质增生症和硬化性骨化病患者中，血清骨特异性碱性磷酸酶水平可能升高，提示骨形成增加。血钙、血磷水平正常。在两种疾病中，血清硬骨抑素（sclerostin）水平均降低，其中硬化性骨化病中硬骨抑素水平更低，提示成骨细胞活性更强，临床表型更重。

此两类疾病患者的骨转换失衡，表现为成骨细胞的成骨作用增强，破骨细胞的骨吸收作用减弱，引起

骨量增加。组织学上可见受累颅骨的骨形成增加、骨小梁增厚、类骨质增多，破骨细胞的骨吸收减弱。

（二）遗传学机制

硬骨抑素是由 *SOST* 基因编码的 213 个氨基酸组成的蛋白质，其生理作用是结合低密度脂蛋白受体相关蛋白（LRP5、LRP6）、骨形态蛋白（BMP2、其他BMP），并拮抗 Wnt 信号通路。因此硬骨抑素的作用是抑制骨形成。全身性骨皮质增生症和硬化性骨化病是常染色体隐性遗传，均由染色体 17q12-21 区的 *SOST* 基因缺陷所致。近期的研究表明这两种疾病的致病机制有所不同。硬化性骨化病是由于 *SOST* 基因的失活突变引起，成骨细胞的骨形成作用增加、破骨细胞的溶骨作用减弱。而全身性骨皮质增生症是由于 *SOST* 基因下游 35kb 处一个 52kb 的调节元件的纯合型缺失引起，导致 *SOST* 基因的下游放大效应减弱。

（三）治疗

针对此两类疾病，目前没有特效的治疗方法延缓骨硬化的进程。血管紧张素 II 受体拮抗剂氯沙坦可以下调 TGFB1 和 TGFB2 受体的表达。曾有个案报道氯沙坦治疗可改善患者的活动能力。如有神经孔狭窄，行外科减压术可缓解脑神经麻痹；如有骨性的并指畸形，可行外科手术治疗；如有脑神经根压迫引起的神经症状和并发症，也需要外科治疗。

三、进行性骨干发育不良

（一）简述

进行性骨干发育不良（progressive diaphyseal dysplasia，PDD；OMIM：131300）又称 Camurati-Engelmann病，主要累及颅骨和长骨骨干，同时可抑制肌肉、脂肪合成，引起肌肉和脂肪萎缩的临床表现。进行性骨干发育不良的患病率不详，迄今为止有超过300例个案报道。

进行性骨干发育不良一般在幼儿期发病，可出现以下临床表现：①骨骼系统方面，患者常表现为不同程度的骨痛、骨骼畸形，如四肢骨增粗，头颅增大。其他少见的体征还包括桡骨头脱位、脊柱后凸、脊柱侧凸、髋关节外翻、膝关节外翻和扁平足。查体下肢长骨可有压痛。②肌肉系统方面，主要表现为乏力、肌无力。查体可见肌容积下降、下肢近端肌无力、蹲起困难或步态异常。一些患者可表现为瘦长体型（类马方体型），伴肌容积减少和皮下脂肪减少，可有关节挛缩。③血液系统方面，长骨骨髓腔狭窄严重时可继发贫血、髓外造血，出现肝脾大。④中枢神经系统方面，当颅底骨质增生致神经孔狭窄时，可有脑神经麻痹症状，表现为听力下降、视力下降、面瘫，也可能表现为头痛及颅压升高。⑤生殖系统方面，少数患者表现为青春期性发育延迟和性腺功能减退。

进行性骨干发育不良的影像学特征包括：四肢长骨（以下肢长骨受累明显）双侧对称性骨干增粗、骨干骨外膜和骨内膜骨质增厚肥大，骨髓腔狭窄，而干骺端和骨骺通常不受累；颅骨内外板增厚，颅底骨皮质增生、硬化，增厚比颅顶更为明显，颅底孔径缩窄，而颅缝不受累；部分患者骨盆受累，表现为骨盆骨质增厚；脊柱通常不受累；全身骨显像可见四肢长骨等受累部位异常放射性增高或浓聚区。图29-2-1为北京协和医院收治的一例进行性骨干发育不良患者（18岁女性）的影像学表现，该患者的基因突变位于 TGFB1 基因 c.R218C 位点。

此类患者中有显著的正钙平衡，表现为轻度的低钙血症和严重的低尿钙，与肾小管重吸收钙的能力增强有关。一些患者有血清碱性磷酸酶的升高和尿羟基脯氨酸的升高，提示骨转换增加。一些患者有血沉加快、白细胞减少、轻度贫血，提示伴发有系统性结缔组织炎症状态。

组织学上，骨组织可见长骨表面有新生骨质形成，可见编织骨呈皮质骨化改变。此外，受累肌肉能看到肌肉组织和血管组织的相应改变。

（二）遗传学机制

进行性骨干发育不良的致病突变位于 TGFB1 基因，呈常染色体显性遗传。TGFB1 基因定位于染色体19q13.2，编码转化生长因子 -β1（transforming growth

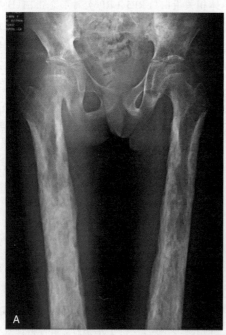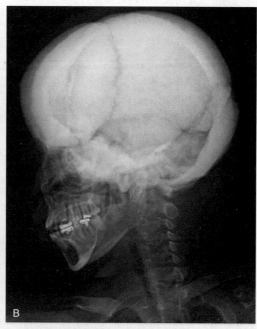

图 29-2-1　一例进行性骨干发育不良患者（18岁女性）的影像学表现
A. 下肢长骨骨干的骨皮质不均匀增厚，在骨内膜侧、骨外膜侧均有增生，双侧对称，伴骨髓腔狭窄；
B. 颅骨骨板广泛硬化，增厚，颅底比颅顶更为突出，颅缝不受累。

factor beta 1,TGF-β1)。*TGFB1* 基因有 7 个外显子，形成信号肽、潜活相关肽(latency associated peptide, LAP)和成熟 TGF-β1 蛋白。在信号肽作用下，TGF-β1 前体复合物分泌到胞外，产生 LAP 和 TGF-β1 环状复合物二聚体，保持功能失活状态，直至与整合素结合后，二聚体结构被解离，成熟 TGF-β1 蛋白被激活、释放。在健康人中，上述失活状态的复合物通过 TGF-β1 结合蛋白(LTBP)与细胞外基质结合。而在大多数进行性骨干发育不良患者中，其致病突变位于 *TGFB1* 的 LAP 区，使得 TGFβ1 与 LAP 的结合力变弱，TGFβ1 被提前激活，因此骨形成作用加强。一旦 TGFβ1 被激活、释放，它就在细胞表面作为受体复合物的配体，通过 Smad 激活 TGFβ1 下游信号通路。近年来的研究表明，成熟的 TGFβ1 在骨吸收过程中也会被释放，因此会诱导骨髓间充质干细胞迁移至骨吸收区，启动成骨细胞的骨形成作用，从而将骨吸收与骨形成作用耦联在一起。

北京协和医院曾收治多例进行性骨干发育不良患者，其中 3 例突变位点为 R218C。R218C 也是进行性骨干发育不良的最常见热点突变，占已报道突变的 60% 以上。

(三) 治疗

目前国内外尚无针对进行性骨干发育不良治疗的专家共识或指南。

糖皮质激素可缓解骨痛、改善肌力，甚至可纠正贫血。糖皮质激素的剂量、疗程尚无统一意见。文献建议症状严重的患者可予泼尼松 1~2mg/kg 每日 1 次，快速减量至最低维持剂量;症状不重的患者可从 0.5~1mg/kg 隔日 1 次开始治疗。一些患者在疾病的静止期可以停用激素。不建议长疗程使用糖皮质激素，以免加重骨质疏松。

(四) 其他治疗

氯沙坦是血管紧张素 Ⅱ 受体拮抗剂，据报道可下调 TGFβ1 信号通路。关于氯沙坦能否治疗进行性骨干发育不良尚无定论。双膦酸盐治疗减少骨吸收，可能缓解症状，但目前存在很大争议。有个案报道发现在部分患者中使用帕米膦酸盐可能加重骨痛，使用依替膦酸钠甚至升高碱性磷酸酶。降钙素和非甾体抗炎药仅可能缓解疼痛症状。对于严重的颅骨骨质增生伴颅高压，可行颅骨成形术;对于听力受损的患者，可行内耳道减压术;对于视神经受压的患者，可行眶骨减压术。然而，由于颅骨的增生是持续存在的，减压术后仍可能再次出现压迫症状。

四、蜡油样骨病

(一) 简述

蜡油样骨病(melorheostosis,OMIM:155950)的命名源于其受累骨骼的影像学表现类似融化的蜡油沿蜡烛滴下。其致病基因目前不清。

蜡油样骨病的主要临床表现是单个肢体长骨骨皮质线性增厚，通常累及单个下肢，如累及双侧下肢，通常双侧程度也不对称。蜡油样骨病通常在儿童期起病，表现为硬化性骨骼区域的疼痛或僵硬，疾病进展迅速。有时也会出现软组织肿块和硬皮病样皮肤表现。其他的临床表现还包括多毛症、异位软骨增生、骨样组织增生、纤维瘤和血管瘤。这些浅表组织的病变可能先于骨骼病变出现。在成年患者中，疼痛、僵硬可能持续存在，引起附近关节挛缩，但骨骼病变不再进展。

蜡油样骨病的影像学特征是单个骨(或伴邻近骨)的不均匀的骨皮质增厚、致密化，骨外膜和骨内膜均受累。下肢骨最常受累。在骨骼病变的近端和关节附近的软组织中可看到异位的骨质形成。全身骨显像可看到病变附近的示踪剂浓聚，可以此与脆弱性骨硬化症相鉴别。图 29-2-2 为北京协和医院收治的一例蜡油样骨病患者(27 岁女性)的影像学表现。

蜡油样骨病患者的血钙、血磷、碱性磷酸酶水平均正常。

蜡油样骨病的组织学表现为幼儿期开始出现骨内膜增厚，成年期出现骨外膜骨质新生，伴增厚、不均匀的骨板形成。骨骼病变外覆盖的皮肤可能有硬皮病样改变，但其中的胶原成分是正常的，这一点与硬皮病不同。

(二) 遗传学机制

蜡油样骨病的病因学至今仍不明确。少数类似蜡油样骨病的患者具有脆弱性骨硬化症的致病基因 *LEMD3* 突变，但大多数蜡油样骨病的患者是散发的，没有 *LEMD3* 基因的异常。有人认为，至今未发现蜡油样骨病的致病基因是因为该疾病是源于受累骨局部的体细胞突变。

(三) 治疗

目前无特效治疗方法。由于术后复发率较高，通过外科手术治疗关节挛缩的成功率较低。

五、其他

(一) 骨内膜肥厚及其相关疾病

骨内膜肥厚(endosteal hyperostosis)、高骨量症

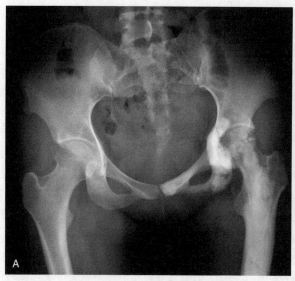
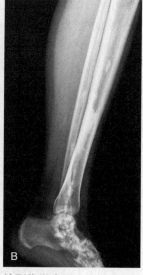

图 29-2-2　一例蜡油样骨病患者(27 岁女性)的影像学表现

可见单个骨(或伴邻近骨)的不均匀的骨皮质增厚、致密化,骨外膜和骨内膜同时受累。A. 骨盆、髋臼区、近端股骨的受累;B.胫骨远端和足踝部的受累。

(high bone mass phenotype, OMIM:601884)、迟发型骨硬化症 I 型(late-onset osteopetrosis type I)是一组常染色体显性遗传的骨硬化性疾病,均由 *LRP5* 基因突变引起,导致 Wnt 信号通路的活性增加。上述疾病的共同表现是骨质密度升高、骨皮质肥厚,颅骨和长骨最常受累。此外,可能有下颌骨增大和腭隆凸。也有一些患者虽然有 *LRP5* 基因突变但临床上无症状。LRP5 是 Wnt 信号通路的一个共受体,可被 Wnt 配体激活。所有已知的 *LRP5* 基因突变都位于 *LRP5* 的第一个 β- 螺旋桨区域,引起 Wnt 信号通路活性增强。增强的 Wnt 信号通路活性不仅增强骨形成,也通过升高破骨细胞表达的护骨素(osteoprotegerin)的表达水平,减弱破骨细胞的生成及其骨吸收作用。

(二) 颅骨骨干发育不良

颅骨骨干发育不良(craniodiaphyseal dysplasia, OMIM:218300)是另一种罕见的骨硬化性疾病,通常颅骨和长骨受累。目前被报道的病例少于 20 例。此类患者表现为颅骨骨肥厚,长骨骨干膨胀性生长,但骨皮质较薄。颅骨进行性增长可引起严重的面部畸形,称为骨性狮面(leontiasis ossea);也可引起后鼻孔狭窄,导致严重的呼吸阻塞。患者常因脑神经受压,发生面神经麻痹、耳聋、视力受损。有报道在两例患者中,检测到 *SOST* 基因杂合突变。这两个突变位点都位于硬骨抑素的信号肽区域,提示突变可能通过显性失活的机制,显著降低硬骨抑素的分泌水平。

(三) 颅骨干骺端发育不良

颅骨干骺端发育不良(craniometaphyseal dysplasia, OMIM:123000)是一种很罕见的进行性骨硬化性疾病,特点为颅骨和长骨的干骺端增宽。因为颅底骨肥厚,脑神经压迫可引起面瘫、耳聋、视力下降。此外,颅骨干骺端发育不良的患者有典型的面容改变,如宽鼻翼和眼距增宽。目前有两个基因 *ANKH*、*GJA1* 被报道可引起常染色体显性遗传或常染色体隐性遗传的颅骨干骺端发育不良。*ANKH* 基因是焦磷酸盐转运调节子,可编码焦磷酸转运通道蛋白,细胞外的焦磷酸盐直接影响骨的矿化作用。而 *GJA1* 基因编码间隙连接蛋白 43(connexin 43),对细胞通信所需的半通道和缝隙连接的形成至关重要。

(四) 脆弱性骨硬化症

脆弱性骨硬化症(osteopoikilosis, OMIM:166700)是一种良性的常染色体显性硬化性骨病,通常因为影像学检查而被偶然发现。此病的特征为 X 线片可见对称性的局灶性骨硬化,累及单个骨或多个骨,但骨显像上病变骨无高摄取。大多数患者无症状,15%~20% 的患者有关节痛症状。一些病例中,骨骼的表型与结缔组织痣有关,这种情况被称为 Buschke-Ollendorff 综合征。*LEMD3*(LEM domain-containing protein 3)基因的杂合失活突变是引起脆弱性骨硬化症和 Buschke-Ollendorff 综合征的病因。*LEMD3* 基因可编码一个通过结合 SMAD 蛋白抑制 TGF-β 信号通路的核膜蛋白。

第 3 节
骨转换增高引起的骨硬化性疾病

一、概 述

最后一类骨硬化性疾病的特点为骨转换增高,即骨吸收和骨形成过程均失调。各类骨转换增高引起的骨硬化性疾病的受累骨骼、遗传模式、致病基因、信号通路见表 29-3-1。

二、骨佩吉特病

(一)简述

骨佩吉特病(Paget's disease of bone)是骨转换增高引起的骨硬化性疾病中的典型代表,其病理特征为局灶的破骨细胞的骨吸收作用过度,继发成骨细胞的骨形成作用过度,引起局灶的骨转换增多,编织骨、板状骨结构紊乱,进而引起骨折或畸形。

骨佩吉特病的主要临床表现为骨骼膨胀性生长、骨质疏松,骨骼内血管增多,骨折及骨骼畸形风险升高。患者在早期可无症状,仅有碱性磷酸酶水平的异常升高,影像学可发现异常,后期可出现骨关节炎、骨折,也可能因骨膨胀及周围神经组织受压引起疼痛症

表 29-3-1 骨转换增多引起的骨硬化性疾病的受累骨骼、遗传模式、致病基因、信号通路

疾病	OMIM	受累骨骼	遗传模式	致病基因	突变功能	信号通路或生物过程	受累细胞
骨佩吉特病	167250	局灶受累	AD	SQSTM1	功能失活	NF-κB 通路	破骨细胞
多系统蛋白质病伴骨佩吉特病	167320	局灶受累	AD	VCP	功能失活	NF-κB 通路	破骨细胞
	615422			HNRNPA2B1	不详	RNA 代谢	破骨细胞
	615424			HNRNPA1	不详	RNA 代谢	破骨细胞
青少年骨佩吉特病	239000	所有骨	AR	TNFRSF11B	功能失活	NF-κB 通路	破骨细胞
早发型骨佩吉特病	602080	局灶受累	AD	TNFRSF11A	功能失活	NF-κB 通路	破骨细胞
家族性扩张性骨溶解	174810	局灶或广泛受累	AD	TNFRSF11A	功能失活	NF-κB 通路	破骨细胞
扩张性高磷酸酶血症		所有	AD	TNFRSF11A	功能失活	NF-κB 通路	破骨细胞

注:AR,常染色体隐性;AD,常染色体显性;NF-κB,核因子-κB。

状。骨佩吉特病最严重的并发症是发生在长骨的骨溶解部位的骨折,好发于股骨骨干和股骨转子下区域。骨佩吉特病并发肿瘤的比例小于 0.5%,其中最常见的是骨肉瘤,也可有良性的骨巨细胞瘤。

骨佩吉特病的临床诊断依据包括:颅骨增大、前额凸出、肢体弯曲、体形矮小呈猿猴体态;肢体局部发热及触痛;骨盆、颅骨、脊柱和四肢的骨骼畸形;关节炎;双下肢不等长等。

除骨骼系统受累外,患者可能有头痛;颅骨膨大可能引起神经孔狭窄,引起耳聋、脑神经麻痹;颅底扁平症可能导致脑干受压;颜面骨受累可能引起颅面部畸形、牙齿脱落;少数患者有气道受压。心血管并发

症常发生于骨骼受累范围大和疾病活动度高的患者中。受累骨骼的血流增加导致高排血状态和心脏扩大,但多在有心脏基础疾病的患者中才可能引起心力衰竭。此外,骨佩吉特病也可并发动脉钙化、狭窄。

骨佩吉特病的影像学特征包括:长骨全部或局灶性增大、膨胀,弯曲变形,皮质增厚,骨小梁结构紊乱,伴骨溶解和骨硬化;颅骨呈"棉花团"征,局限性骨质疏松、板障增厚,颅骨呈局限性或弥漫性增大或硬化;椎体上、下终板增厚,呈"画框"样改变;骨盆表现为骶髂关节破坏或融合,髂骨有骨痂形成,髂耻线增厚伴硬化(Brim 征),髋骨中轴线移位;全身骨显像可显示受累骨骼散在摄取升高;CT 有助于诊断骨折,MRI

有助于发现继发的骨肉瘤、骨巨细胞瘤等。图 29-3-1 为北京协和医院收治的一例骨佩吉特病患者的影像学表现。

骨佩吉特病患者的骨形成、骨吸收指标均升高。如血清碱性磷酸酶（ALP）显著升高 10 倍以上，提示颅骨或其他骨骼受累；如 ALP 水平相对较低，提示疾病处于静止期。但另一个骨形成标志物骨钙素（osteocalcin）不一定升高，原因不详。此外，骨吸收标志物 Ⅰ 型胶原交联氨基末端肽（NTX）、Ⅰ 型胶原交联羧基末端肽（CTX）水平也升高，但治疗后可很快下降。血钙、血磷水平通常正常。处于骨形成过渡期的患者、钙及维生素 D 摄入不足的患者及接受双膦酸盐治疗的患者，可能出现低钙血症或继发性甲状旁腺功能亢进症。

骨佩吉特病的组织学表现为破骨细胞数量增加、体积增大、核仁数量增大、骨重吸收面积增加；与此同时，大量的成骨细胞被募集，产生新的骨基质，最终骨密度正常或增高。早期：可看到骨吸收和血管过度形成；中期：骨形成、骨吸收均活跃，板层骨被编织骨替代；后期：形成硬而致密、少血管的佩吉特骨或嵌合骨。上述三个阶段可同时出现在同一个体不同的病变部位。

（二）遗传学机制

骨佩吉特病的发病机制尚不明确，有研究认为遗传及病毒感染与之相关。骨佩吉特病可以是一种罕见的综合征——多系统蛋白质病（multisystem proteinopathy）的一部分，该综合征除骨佩吉特病外还表现为包涵体肌病和额颞叶痴呆，可由编码缬酪肽蛋白（valosin-containing protein）的 *VCP* 基因突变引起（OMIM：167320）；也可由调节 RNA 代谢的 *HNRNPA2B1*（OMIM：615422）或 *HNRNPA1*（OMIM：615424）基因突变引起。此外，家族性和散发性骨佩吉特病中，最常见的突变基因是 *SQSTM1*（sequestasome-1/p62）突变（OMIM：167250），参与调节破骨细胞分化的 NF-κB 信号通路。但 *SQSTM1* 基因突变的患者临床表型异质性很大，提示可能有其他基因或病毒感染参与发病。有研究表明，破骨细胞细胞质或细胞核内有包涵体，类似副黏液病毒，如麻疹病毒和呼吸道合胞病毒，但迄今为止，未能从骨佩吉特病患者组织中培养得到活病毒，也未能克隆出活病毒基因组序列。

（三）治疗

在骨佩吉特病患者中，以下情况需考虑启动药物治疗：需控制骨痛、头痛或神经压迫引起的疼痛症状；需近期手术，需降低病变局部血流量以减少术中出血；纠正因制动引起的高尿钙；需减少骨折等并发症风险。目前可有效治疗骨佩吉特病的药物主要是双膦酸盐及降钙素。

1. 双膦酸盐　对于症状严重，需要迅速控制骨转换的患者，首选唑来膦酸治疗，治疗 6 个月后 90% 的患者 ALP 水平可恢复正常，且疗效可持续 6 个月以上。

2. 钙剂及维生素 D　在高骨转换患者中，应予钙

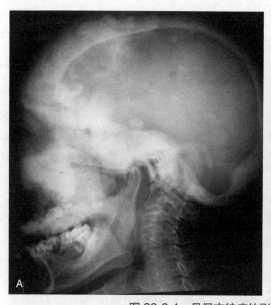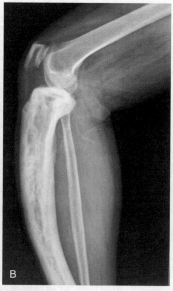

图 29-3-1　骨佩吉特病的影像学改变
A. 颅骨呈"棉花团"征，颅骨骨密度不均、板障增厚、颅缝模糊；B. 小腿弯曲变形，局灶骨溶解、骨硬化表现并存。

剂和维生素 D，以预防低钙血症和继发性甲状旁腺功能亢进症。

3. 降钙素　鲑鱼降钙素可用于骨佩吉特病患者，但疗效较弱，长期使用可能耐药，且需注射给药，故临床使用较少。

三、其　他

还有一组骨转换增高引起的骨硬化性疾病，临床表型与骨佩吉特病非常类似，病因也为骨转换增高，导致骨溶解和骨骼畸形。但这组疾病家族性遗传背景明确，病情更严重且发病年龄更早，包括青少年骨佩吉特病（juvenile Paget's disease，OMIM：239000）、早发型骨佩吉特病（early-onset Paget's disease，OMIM：602080）、家族性扩张性骨溶解（familial expansile osteolysis，OMIM：174810）和扩张性高磷酸酶血症（expansile skeletal hyperphosphatasia）。其中青少年骨佩吉特病，又称为遗传性高磷酸酶血症（hereditary hyperphosphatasia），由 *TNFRSF11B* 基因突变引起，*TNFRSF11B* 基因的作用是编码护骨素；而早发型骨佩吉特病、家族性扩张性骨溶解和扩张性高磷酸酶血症则由 *TNFRSF11A* 基因突变引起，*TNFRSF11A* 基因的作用是编码 RANK，与破骨细胞分化密切相关。近年来，也有一些新发突变被报道，如北京协和医院曾在一个早发性骨佩吉特病家系中发现 *HNRNPA2B1* 基因突变。

（夏维波　崔丽嘉）

参考文献

[1]　THAKKER RV, WHYTE MP, EISMAN JA, et al. Genetics of bone biology and skeletal disease [M]. [S. l.]: Academic Press, 2013.

[2]　ALMAN B. Genetic diagnosis of endocrine disorders [M]. San Diego: Academic Press, 2010.

[3]　BALEMANS W, VAN WESENBEECK L, VAN HUL W. A clinical and molecular overview of the human osteopetroses [J]. Calcif Tissue Int, 2005, 77 (5): 263-274.

[4]　DE RIDDER R, BOUDIN E, MORTIER G, et al. Human genetics of sclerosing bone disorders [J]. Curr Osteoporos Rep, 2018, 16 (3): 256-268.

[5]　TETI A, ECONS MJ. Osteopetroses, emphasizing potential approaches to treatment [J]. Bone, 2017, 102: 50-59.

[6]　WU CC, ECONS MJ, DIMEGLIO LA, et al. Diagnosis and management of osteopetrosis: consensus guidelines from the osteopetrosis working group [J]. J Clin Endocrinol Metab, 2017, 102 (9): 3111-3123.

[7]　VAN WESENBEECK L, ODGREN PR, COXON FP, et al. Involvement of PLEKHM1 in osteoclastic vesicular transport and osteopetrosis in incisors absent rats and humans [J]. J Clin Invest, 2007, 117 (4): 919-930.

[8]　PANGRAZIO A, CASSANI B, GUERRINI MM, et al. RANK-dependent autosomal recessive osteopetrosis: characterization of five new cases with novel mutations [J]. J Bone Miner Res, 2012, 27 (2): 342-351.

[9]　ORCHARD PJ, FASTH AL, LE RADEMACHER J, et al. Hematopoietic stem cell transplantation for infantile osteopetrosis [J]. Blood, 2015, 126 (2): 270-276.

[10]　DONNARUMMA M, REGIS S, TAPPINO B, et al. Molecular analysis and characterization of nine novel CTSK mutations in twelve patients affected by pycnodysostosis [J]. Hum Mutat, 2007, 28 (5): 524-524.

[11]　GELB BD, SHI GP, CHAPMAN HA, et al. Pycnodysostosis, a lysosomal disease caused by cathepsin K deficiency [J]. Science, 1996, 273 (5279): 1236-1238.

[12]　HUANG X, QI X, LI M, et al. A mutation in CTSK gene in an autosomal recessive pycnodysostosis family of Chinese origin [J]. Calcif Tissue Int, 2015, 96 (5): 373-378.

[13]　IIDA A, XING W, DOCX MK, et al. Identification of biallelic LRRK1 mutations in osteosclerotic metaphyseal dysplasia and evidence for locus heterogeneity [J]. J Med Genet, 2016, 53 (8): 568-574.

[14]　WENGENROTH M, VASVARI G, FEDERSPIL PA, et al. Case 150: Van Buchem disease (hyperostosis corticalis generalisata)[J]. Radiology, 2009, 253 (1): 272-276.

[15]　BALEMANS W, EBELING M, PATEL N, et al. Increased bone density in sclerosteosis is due to the deficiency of a novel secreted protein (SOST) [J]. Hum Mol Genet, 2001, 10 (5): 537-543.

[16]　JANSSENS K, VANHOENACKER F, BONDUELLE M, et al. Camurati-Engelmann disease: review of the clinical, radiological, and molecular data of 24 families and implications for diagnosis and treatment [J]. J Med Genet, 2006, 43 (1): 1-11.

[17]　李路娇，宋玉文，吕芳，等 . 进行性骨干发育不良症临床特点及致病基因突变 1 例家系研究

[J]. 中华骨质疏松和骨矿盐疾病杂志, 2018, 11 (1): 78-84.

[18] 徐晓杰, 李梅, 马豆豆, 等. TGFB1 基因突变导致罕见进行性骨干发育不良 [J]. 协和医学杂志, 2015, 6 (5): 327-332.

[19] JIAJUE R, WU B, JIANG Y, et al. Mild Camurati-Engelamann disease presenting with exophthalmos as the first and only manifestation: a case report [J]. Mol Med Rep, 2016, 14 (3): 2710-2716.

[20] BAS F, DARENDELILER F, PETORAK I, et al. Deflazacort treatment in progressive diaphyseal dysplasia (Camurati-Engelmann disease)[J]. J Paediatr Child Health, 1999, 35 (4): 401-405.

[21] AYYAVOO A, DERRAIK JG, CUTFIELD WS, et al. Elimination of pain and improvement of exercise capacity in Camurati-Engelmann disease with losartan [J]. J Clin Endocrinol Metab, 2014, 99 (11): 3978-3982.

[22] INAOKA T, SHUKE N, SATO J, et al. Scintigraphic evaluation of pamidronate and corticosteroid therapy in a patient with progressive diaphyseal dysplasia (Camurati-Engelmann disease)[J]. Clin Nucl Med, 2001, 26 (8): 680-682.

[23] SURESH S, MUTHUKUMAR T, SAIFUDDIN A. Classical and unusual imaging appearances of melorheostosis [J]. Clin Radiol, 2010, 65 (8): 593-600.

[24] MUMM S, WENKERT D, ZHANG X, et al. Deactivating germline mutations in LEMD3 cause osteopoikilosis and Buschke-Ollendorff syndrome, but not sporadic melorheostosis [J]. J Bone Miner Res, 2007, 22 (2): 243-250.

[25] BOYDEN LM, MAO J, BELSKY J, et al. High bone density due to a mutation in LDL-receptor-related protein 5 [J]. N Engl J Med, 2002, 346 (20): 1513-1521.

[26] KIM SJ, BIEGANSKI T, SOHN YB, et al. Identification of signal peptide domain SOST mutations in autosomal dominant craniodiaphyseal dysplasia [J]. Hum Genet, 2011, 129 (5): 497-502.

[27] REICHENBERGER E, TIZIANI V, WATANABE S, et al. Autosomal dominant craniometaphyseal dysplasia is caused by mutations in the transmembrane protein ANK [J]. Am J Hum Genet, 2001, 68 (6): 1321-1326.

[28] HELLEMANS J, PREOBRAZHENSKA O, WILLAERT A, et al. Loss-of-function mutations in LEMD3 result in osteopoikilosis, Buschke-Ollendorff syndrome and melorheostosis [J]. Nat Genet, 2004, 36 (11): 1213-1218.

[29] NAKATSUKA K, NISHIZAWA Y, RALSTON SH. Phenotypic characterization of early onset Paget's disease of bone caused by a 27-bp duplication in the TNFRSF11A gene [J]. J Bone Miner Res, 2003, 18 (8): 1381-1385.

[30] QI X, PANG Q, WANG J, et al. Familial early-onset Paget's disease of bone associated with a novel hnRNPA2B1 mutation [J]. Calcif Tissue Int, 2017, 101 (2): 159-169.

第 30 章
高 磷 血 症

第 1 节
概 论

一、背 景

磷酸盐(phosphate)是机体的重要无机盐。血清磷酸盐水平高于 1.45mmol/L(4.5mg/dl)属于高磷酸盐血症,高于 4.5mmol/L(14mg/dl)属于严重高磷酸盐血症。遗传性高磷血症十分罕见,目前已知的病因主要有两种,根据磷代谢的分子机制,遗传性高磷血症可以分为 FGF23 相关高磷和 PTH 相关高磷两大类。前者以家族性瘤样钙质沉着症(familial tumoral calcinosis,FTC)为代表,后者以假性甲状旁腺功能减退症(pseudohypoparathyroidism,PHP)和遗传性甲状旁腺功能减退症(hereditary hypoparathyroidism,HHP)为代表,还有一些遗传综合征和线粒体病以甲状旁腺功能减退为表型。两种类型疾病的共同特征是肾脏的磷排泄减少,血清磷酸盐浓度升高。遗传性甲状旁腺功能减退症/假性甲状旁腺功能减退症详见第 28 章,且这两种疾病主要以低钙血症为突出表型,高磷血症不作为其最主要的临床表型,这里将作简单介绍。本章将重点讲述遗传性高磷血症的代表性疾病,即家族性瘤样钙质沉着症。

二、磷的代谢概述

体内磷的正常代谢依靠小肠、肾脏、骨骼等多脏器的调节,钠-磷共转运体(Na/Pi cotransporters)是介导磷转运和吸收的重要通道蛋白,Ⅱ 型钠-磷共转运体编码基因属于人类溶质转运家族的 34 亚家族成员(SLC34)。肾脏的重吸收过程需要肾小管上皮细胞的钠-磷共转运体 Ⅱa 型(NaPi-Ⅱa)和 Ⅱc 型(NaPi-Ⅱc)介导。分布于小肠上皮的钠-磷共转运体 Ⅱb 型(NaPi-Ⅱb)介导肠道磷吸收。除了转录调控外,钠-磷共转运

体还受到 PTH、FGF23、1,25(OH)$_2$D$_3$ 等激素的调节,共同协调,发挥对血磷的代谢调节作用。1,25(OH)$_2$D$_3$ 可以上调 NaPi-Ⅱb 的功能,促进肠道对钙和磷的吸收。PTH 是磷酸盐稳态的重要调节剂,由甲状旁腺分泌,肾脏和骨骼均存在 PTH 的受体。生理状况下,PTH 与肾脏 PTH 受体 1 型(parathyroid hormone type 1 receptor,PTHR1)结合,下调近端肾小管刷状缘细胞 NaPi-Ⅱa 和 NaPi-Ⅱc 受体的表达,使磷的肾小管重吸收率下降,同时刺激 1,25(OH)$_2$D$_3$ 的合成。FGF23 是由人 *FGF23* 基因编码产生的糖蛋白,是重要的调磷因子,生理状态下,FGF23 由成骨细胞和骨细胞合成、分泌,在 FGF 的受体(fibroblast growth factor receptors,FGFRs)1c、3c、4 与 α-Klotho(KL)共受体形成的异二聚体介导下,通过丝裂原激活的蛋白激酶(mitogen-activated protein kinase,MAPK)信号通路来启动信号转导。FGF23 一方面与 PTH 类似,通过结合 Klotho-FGFR1c 对 NaPi-Ⅱa 和 NaPi-Ⅱc 的表达发挥抑制作用,减少 TRP,另一方面,FGF23 抑制肾脏 1α- 羟化酶(1α-hydroxylase,Cyp27B1)、促进 24- 羟化酶(24-hydroxylase,Cyp24)活性,降低肾脏 1,25(OH)$_2$D$_3$ 的合成,导致肾小管磷重吸收下降。FGF23、α-Klotho 或者 FGFR1 任意因子的功能障碍均可以使 FGF23 无法正常作用于靶细胞而发挥调磷作用。饮食中的磷含量也对血磷有调控作用。饮食中磷减少时,FGF23 的分泌相应减少、1,25(OH)$_2$D$_3$ 的合成增加,相应增加肾脏对磷酸盐的重吸收和肠道磷的吸收,高磷饮食的结果正相反,但最终结果均是维持血磷的正常水平。一些动物实验发现,低磷饮食也可促进 NaPi-Ⅱa 的 mRNA 和蛋白合成,提示,低磷饮食可以促进肾小管磷的重吸收。总之,体内磷代谢平衡是一个多脏器、多激素共同协调的复杂过程。

三、临床表现

(一)家族性瘤样钙质沉着症

家族性瘤样钙质沉着症(familial tumoral

calcinosis,FTC)于1898年被法国皮肤科医生Giard首次发现,1943年被正式命名,在非洲和欧美等地被相继报道,由于十分罕见,发病率目前尚无确切的数字。FTC根据血磷水平分为两种类型:高磷酸盐血症型(hyperphosphatemic FTC,HFTC)和正常磷酸盐血症型(normophosphatemic FTC,NFTC)。HFTC是最为典型的FGF23相关的遗传性高磷血症疾病,遗传方式为常染色体隐性遗传,由影响磷代谢的双等位基因纯合或复合杂合突变所致(表30-1-1),已知的三种致病基因包括GALNT3(HFTC 1型)、FGF23(HFTC 2型)和KL(HFTC 3型)。GALNT3基因突变最为常见,KL突变最为少见。该病中还有一种特殊的表型:骨质增生合并高磷酸盐血症综合征(hyperostosis-hyperphosphatemia syndrome,HHS),这种类型无明显的异位钙化表现,而是以持续的高磷血症和阵发性骨痛、骨皮质增生和骨膜增生为主,HHS既可以作为一种独立的疾病表型,也可以合并典型的HFTC临床表现,目前已发现有GALNT3和FGF23基因突变型,也被认为是和HFTC有相同遗传背景的不同疾病。

表30-1-1 家族性瘤样钙质沉着症分型

疾病名称	OMIM	遗传方式	致病基因	OMIM
家族性瘤样钙质沉着症1型	211900		GALNT3	601756
家族性瘤样钙质沉着症2型	617993	AR	FGF23	605380
家族性瘤样钙质沉着症3型	617994		KL	604824

1. 异位钙化

(1)肿瘤样钙质沉着:HFTC患者的典型表型是反复出现的皮肤和皮下组织钙化(磷酸钙或羟基磷灰石结晶),即所谓的肿瘤样钙质沉着(tumoral calcinosis,TC)。最常出现在大关节周围皮肤的伸肌表面,髋关节最常见,其次为肘关节、肩关节、踝关节和腕关节,多发于关节部位的原因认为与关节应力所致的血管损伤和滑膜化生相关,这种创伤往往轻微而难以察觉。在组织病理学上,钙化组织的特

征是细胞内和细胞外的钙沉积物,大小不等,无固定形状的嗜碱性矿物质,钙化与上皮样组织细胞和多核巨细胞聚集有关,也有慢性炎症和纤维化的表现。钙化组织可以明显增大至1kg以上,突破皮肤表面引起溃疡、继发感染等。手术切除后更易复发,造成治疗困难。有时,它会形成充满液体的囊肿,穿透皮肤并产生乳白色的液体羟基磷灰石排放物,称为"钙乳"。

(2)血管钙化:小至3岁的儿童,大到58岁的中年人,均有血管钙化的报道,与普通人群相比,HFTC患者的血管钙化发生率高。通常无症状,部分患者有疼痛、四肢寒冷和脉搏减弱等外周血管功能不佳的表现。常在影像学检查时被发现。大血管(主动脉、颈动脉、肾动脉、四肢动脉)和小血管(肠系膜动脉)均有被报道受累的情况,尽管发生血管钙化,但文献中尚无早期出现的冠状动脉疾病的报道。

(3)其他器官:异位钙化可以累及全身多个脏器而造成损伤。包括眼睑、角膜、视网膜(视网膜血管样条纹)和结膜、颅内硬脑膜、髓核和椎间盘纤维环、甲状腺、肋软骨、小腿皮下间隙、肾脏、睾丸(睾丸微石症)等,均有罕见的病例报道,钙化可以进一步影响器官的功能。

2. 牙齿和口腔异常表现 在FGF23和GALNT3基因突变患者中,有牙齿异常的报道。包括牙釉质发育不良,牙齿、牙根发育异常(如牙根短、牙齿呈锥形等),牙结石和根管堵塞,牙龈炎和其他口腔内黏膜的病变也有报道。一些患者可能以牙齿病变为突出表型,而不合并明显的钙化灶。北京协和医院诊断的一例HFTC先证者有牙齿的多发脱落、牙根发育异常等表现(图30-1-1A)。

3. 骨骼表型 HFTC/HHS患者常会出现长骨骨质(尤其是胫骨)增生,其特征是长骨皮质骨增厚,一些患者会经历发作性骨干炎症,累及尺桡骨、掌骨、胫骨,伴有疼痛、红肿和发热。骨质增生的组织活检病理可见新骨周围有成纤维细胞基质浸润,浆细胞、淋巴细胞和多形核细胞浸润。北京协和医院诊断的HFTC先证者,有骨皮质增厚(图30-1-1B)和下肢疼痛的表现。目前对于HFTC患者骨密度和骨骼微结构的报道较少,尚不明确患者全身骨密度和骨强度水平。

4. 全身性的炎症 炎症的发生可能为肿瘤样钙化局部炎症细胞对钙化组织的吞噬引起,患者可以表现为疲劳、食欲不振、发热等症状。

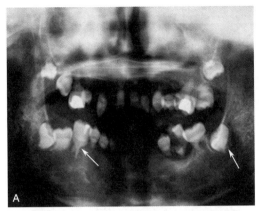

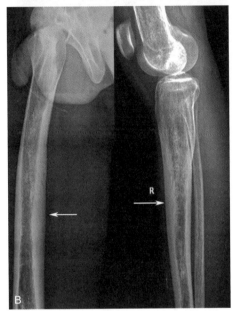

图 30-1-1　FGF23 突变患者的牙齿和骨骼表现

A. 患者多颗牙齿脱落、牙根短（箭头）；B. 骨皮质增厚明显（箭头）。

（二）遗传性甲状旁腺功能减退症

甲状旁腺功能减退的所有病因中，遗传性甲状旁腺功能减退症占比不足 10%。甲状旁腺功能减退症是由于甲状旁腺无法分泌足够量的生物活性PTH（甲状旁腺功能减退症，HP）或由于外周靶细胞对 PTH 抵抗（假性甲状旁腺功能减退症，PHP）引起低钙血症和高磷酸盐血症。PTH 分泌不足，对 NaPi-Ⅱa 和 NaPi-Ⅱc 的抑制作用减弱，肾小管对磷的回吸收增加，肾排磷减少，血磷增高。原发性甲状旁腺功能减退症的生化特征是血清钙水平低，磷酸盐含量高及正常或低水平的 PTH。升高的血磷携带钙离子在骨和软组织沉积，引起异位钙化和骨化。高血磷可能激活无机磷转运子 PiT1（SLC20A1），并且促进大脑尾状核和灰质中成骨因子的表达，导致基底神经节及其周边区域钙化，可引起震颤麻痹、癫痫发作等，严重

者出现精神神经系统症状。钙、磷沉积在四肢、关节周围形成骨赘，出现关节疼痛、骨痛等；沉积在晶状体引起白内障。

第 2 节
遗传病理生理机制

本节介绍家族性瘤样钙质沉着症的病理生理机制与遗传病理生理特征。

一、病理生理机制

FGF23 基因编码产生的 FGF23 糖蛋白由 251 个氨基酸构成，包括 N 端的一个含有 24 个氨基酸的信号肽和 FGF 同源区域，具有生物活性的 FGF23 称为全段 FGF23（intact FGF23，iFGF23），只有 iFGF23 能够与肾小管上皮细胞的 FGFR1c-Klotho 受体复合物结合并将信号转导到细胞质中，发挥磷调节的功能。FGF23 蛋白在精氨酸（Arg）和丝氨酸（Ser）之间有一个生理切割位点，一些蛋白转移酶（如 furin）在此生理切割点对 FGF23 蛋白进行水解，水解后的 FGF23 有 C 端（cFGF23）和 N 端两个裂解片段，均无生物活性，FGF23 在其剪切位点附近的 O- 糖基化可以避免其被 furin 水解，从而维持其结构和功能的完整。当 FGF23 蛋白出现 O- 糖基化异常时，则可引起 iFGF23 分泌不足，导致 FGF23 无法正常发挥磷调节作用，FGFR1c-Klotho 受体复合物异常引起 FGF23 作用抵抗也可引起相同的结果，使肾脏磷酸盐重吸收增加，出现高磷酸盐血症、升高或不恰当正常的 $1,25(OH)_2D_3$，后者可进一步促进胃肠道对磷和钙的吸收。正常血中钙和磷维持一恒定的乘积常数 36~40mg/dl，此时钙和无机磷酸盐等矿物质沉积到骨基质使类骨质钙化，在终末期肾脏病的患者中观察到，当这一乘积大于 70mg/dl 时，易发生软组织异位钙化或骨化，而这一乘积 <50mg/dl 时，发生异位钙化的风险下降。与这一情况类似，HFTC 患者中，异位钙化的发生与钙磷乘积常数明显升高有关。

二、已知基因突变类型

（一）*GALNT3* 基因突变的遗传病理生理

人 *GALNT3* 基因位于 2 号染色体 q24.3 区带，全长 46.49kb，共有 11 个外显子，该基因编码 UDP-N-乙酰 -α-D- 氨基半乳糖转移酶 3（UDP-*N*-acetyl-α-D-galactosamine:polypeptide *N*-cetyl galactosaminyl transferase,ppGalNac-T3),该蛋白由 633 个氨基酸组成,是体内催化黏蛋白 O- 糖基化的起始步骤。2006年,国外学者证实 ppGalNAc-T3 可以特异性地识别 FGF23 蛋白的第 178 位苏氨酸,催化 N- 乙酰半乳糖胺(N-acetylgalactosamine,GalNAc)连接至蛋白质的丝氨酸或苏氨酸残基的羟基氧原子上,该过程称为 O-GalNAc 糖基化,FGF23 的 O-GalNAc 糖基化由于毗邻其剪切位点 R176XXR179/S180,可以使其避免 furin 的水解。最近研究表明,骨细胞膜上表达的 FGFR1 是骨细胞磷调节的关键物质,当 FGFR1 感受到较高的血清磷酸盐时,会诱导 FGF 受体底物 2α(FRS2α)中的第 196 位酪氨酸选择性磷酸化,进而增加 GALNT3 的表达,催化 FGF23 的 O- 糖基化,进一步说明 GALNT3 与具有活性的 iFGF23 在正常磷调节中的重要性。*GALNT3* 基因于 2004 年被首次发现为 HFTC/HHS 的致病基因,目前已有 40 余个突变位点被发现,包括错义突变、无义突变、剪接位点突变、移码突变及插入和缺失突变(表 30-2-1),突变致 ppGalNAc-T3 对 FGF23 的 O- 糖基化保护作用缺失,FGF23 蛋白被降解成无功能的片段,cFGF23 的片段合成增多,iFGF23 合成分泌减少,影响其生理功能,引起血清磷酸盐升高、肿瘤样钙质沉着等表现。*GALNT3* 基因突变个体既可以 TC/HSS 中某一种表型为主,也可合并出现。

表 30-2-1 *GALNT3* 基因型与表型

序号	基因型	表型	文献来源
1	c.1387A>T	TC	Campagnoli(2006)
2	c.1774C>T	TC	Specktor(2006)
3	c.1460G>A	TC	Garringer(2007)
4	c.485G>A	TC	Ichikawa(2010)
5	c.1245T>A	TC	Yancovitch(2011)
6	c.782G>A	TC	
7	c.966T>G,c.1441C>T	TC	Barbieri(2007)
8	c.815C>A,c.1076C>A	TC	Ichikawa(2006)
9	FGF.484C>T,c.516-2A>T	TC	Ichikawa(2005)
10	c.1524+5G>A	TC	Topaz(2004)
11	c.516-2A>T	TC	Ichikawa(2005)
12	c.41_58del	TC	Garringer(2006)
13	c.1102_1103insT	TC	Garringer(2007)
14	c.1313G>A	HHS	Olauson(2008)

序号	基因型	表型	文献来源
15	c.2T>A,c.839G>A	HHS	Gok(2009)
16	c.1626+1G>A	HHS	Ichikawa(2005)
17	c.1392+1G>A	HHS	Ichikawa(2005)
18	c.803_804insC,c.1626+1G>A	HHS	Ichikawa(2007)
19	c.1312C>T	TC/HHS	Dumitrescu(2009)
20	c.842A>G	TC/HHS	Joseph(2010)
21	c.1312C>T,c.1774C>T	TC/HHS	Dumitrescu(2009)
22	c.842A>G,c.1097T>G	TC/HHS	Joseph(2010)
23	c.484C>T,c.1524+5G>A	TC/HHS	Topaz(2004)
24	c.5162A>T,c.1524+5G>A	TC/HHS	
25	c.1524+1G>A	TC/HHS	Topaz(2004)
26	c.677delC	TC/HHS	Ichikawa(2010)
27	c.746-749del	TC/HHS	
28	c.5162A>T,c.260-266del	TC/HHS	
29	c.1584-1585insA	TC/HHS	

注:TC,肿瘤样钙质沉着;HHS,骨质增生合并高磷酸盐血症综合征。

(二)*FGF23* 基因突变的遗传病理生理

人 *FGF23* 基因位于第 12 号染色体 p13.32 区带,全长 10kb,共有 3 个外显子,目前已报道 9 种 HFTC 的致病性突变,其中 8 个为错义突变,1 个为大片段缺失突变(5.25Mb 缺失)。*FGF23* 基因失活突变结果使成熟的 FGF23 蛋白的 N 端区段被替换成为无功能残基,FGF23 蛋白结构不稳定,iFGF23 的分泌减少,但由于 FGF23 的表达不受影响,机体会代偿性地表达更多的 FGF23,结果是 cFGF23 明显上升。也有研究证明,FGF23 的某些突变(如 S129P、L138R、I164N)也可影响 FGF23 的 O- 糖基化。北京协和医院就诊的患者中首次发现一例先证者携带 FGF23 复合杂合突变的病例（p.L138R，p.I164N），功能实验证实，与野生型 *FGF23* 相比，突变的 *FGF23* 均存在 O- 糖基化不足和分泌减少。*FGF23* 基因突变个体与 *GALNT3* 突变相同，既可以 TC/HSS 中某一种表型为主，也可合并出现。

（三）KLOTHO 基因突变的遗传病理生理

人 KLOTHO（*KL*）基因位于第 13 号染色体 q13.1 区带，包括 5 个外显子，总长度 50kb，该基因突变十分罕见，仅有 2007 年一例病例报道。先证者为 13 岁女童，基因突变类型为错义突变（c.578A>G，p.His193Arg）。由 KLOTHO 转录的 α-Klotho 蛋白共包含 1 012 个氨基酸，与 FGFR1（ⅢC）共同构成 FGF23 的受体，主要在肾脏表达，与磷调节密切相关，*KL* 基因失活性突变后 Klotho 蛋白糖苷酶区域的三级结构破坏，蛋白表达和分泌减少，FGF23 无法被靶细胞识别，即产生抵抗，因此不能对钠 - 磷共转运体产生正常的调节，由于 FGF23 的表达和分泌均不受影响，血液循环中 iFGF23 和 cFGF23 均明显上升。

（四）自身免疫性 HFTC

2018 年报道一名白种人儿童同时存在肿瘤样钙质沉着与 1 型糖尿病，患者体内检测出含有 FGF23 的自身抗体，阻碍 FGF23 通过 MAPK/ERK 信号通路的下游信号转导作用于受体发挥磷调节作用，但并未检测出 *GALNT3*、*FGF23* 和 *KL* 基因的任何突变，因而认为是一种自身免疫性的肿瘤样钙质沉着症。

（五）基因类型与疾病表型

GALNT3 突变型中的患者最小发病年龄为出生后 3 周，*FGF23* 突变型中已报道的最小先证者发病年龄为 10 个月，*KL* 突变的 2 例患者分别为 6 岁 7 个月和 13 岁。目前报道的最晚出现症状的患者年龄是 51 岁，为 *FGF23* 基因突变（S71G）。相对于 *GALNT3* 失活突变的个体，*FGF23* 失活突变个体的血管钙化似乎更为频繁。

HFTC/HSS 的生化特征包括血磷升高、升高的或不恰当正常的 1,25(OH)$_2$D$_3$，TRP 升高，磷廓清率（最大排磷 / 肾小球滤过率，TmP/GFR）升高；血清 FGF23 水平在三种突变类型中不同，*GALNT3* 和 *FGF23* 突变个体的血清 cFGF23 水平可以为正常值的数十倍甚至上百倍，而 iFGF23 水平降低，也可以为正常值的下限；*KL* 突变个体和自身免疫性 HFTC 中 FGF23 测定值均可以在上限的 100 倍以上。北京协和医院一例患者测定的血清 cFGF23 明显升高，浓度为 304.7pmol/L（参考范围：4.51~36.09pmol/L）；炎症标志物方面，在出现系统性炎症表现的患者中可有 C 反应蛋白（CRP）和红细胞沉降率（又称血沉）升高。

（六）基因型与表型

从目前报道的病例来看，尚未发现明显的基因型 - 表型相关性。但遗传背景和相似生化特征的家庭成员之间可存在不同表型，一些患者表现为严重的、广泛的瘤样钙质沉着，另一些患者则无明显症状，机制尚不明确。

第 3 节 遗传学诊断及遗传咨询

一、建议筛查人群

推荐对先证者的近亲（父母、兄弟姐妹等）进行诊断筛查，尤其是对于无明显症状者，早评估、早发现、早治疗，可以避免疾病进展，使患者受益。血磷测定是最简单经济的筛查方法，其他的生化指标检测可作为辅助诊断；对于已经明确基因突变位点的先证者，其亲属可以进行相同位点的检测以筛查和明确。

1. 先证者的父母 先证者的父母均为无症状的携带者，染色体上各有一致病的突变位点。携带者一般无患病的风险，但也有一个 HFTC 的家系报道，携带者的血磷和 1,25(OH)$_2$D$_3$ 升高但不合并瘤样钙化，极少数情况下可出现连续多代遗传。

2. 先证者的兄弟姐妹 由于疾病呈常染色体隐性遗传模式，作为携带者父母双方的子代有 25% 的机会成为患者，有 50% 的机会成为无症状携带者，有 25% 的机会成为健康人。

3. 先证者的后代 如果先证者的配偶为健康人，后代则均为致病基因携带者，如果配偶也是 HFTC 致病基因突变携带者，则后代有 50% 的可能成为患者。近亲婚配会增加后代成为患者的概率。

二、筛查及诊断方法

HFTC 的临床诊断依据是，先证者出现特征性的瘤样钙质沉着和 / 或高磷血症；TRP 增加；1,25(OH)$_2$D$_3$ 水平升高或不恰当正常。

分子生物学诊断：临床诊断符合，可进一步行 FGF23 水平测定和基因检测明确分型，基因检测方法包括单基因检测、目标序列捕获高通量测序和全外显子组或全基因组测序。

对于具有 HFTC "特征性表型" 的患者，临床高度怀疑，条件允许的情况下推荐进行基因检测。如果无法同时进行上述所有基因检测，根据致病基因的变异频率，可以按照 *GALNT3*、*FGF23*、*KL* 的检测顺序逐一进行。在可以测定 *FGF23* 的前提下，如果血清 iFGF23 在正常水平或偏低，则基因检测应仅限于 *GALNT3* 和 *FGF23*，如果 iFGF23 明显升高，则可以只对 *KL* 基因进行检测。上述手段诊断不明，在有条件且必要时可以进行全外显子组或全基因组测序。

三、遗传学检测阴性的意义

目前尚未发现其他与 HFTC/HHS 相关的基因型或其他遗传综合征有该疾病的表型存在，但由于个别有典型临床表型但常见致病基因检测阴性的情况存在，不能排除存在新的候选基因，需未来进一步研究。

第4节
治　疗

对于确诊的先证者无症状的同龄人和较年轻的亲属进行监测是适当且必要的，以便早期预防和及时治疗。对于已发现明确 *FGF23*、*GALNT3* 或 *KL* 基因突变的患者亲属，可以对风险较高的妊娠进行产前或移植前遗传学诊断，医师应与患者进行充分沟通。

已诊断患者或高危患者日常生活中注意饮食磷的控制是非常关键的，选择食物时需密切关注磷的含量，尽量选择不含食品添加剂的食物，将日常磷摄入控制在 800~1 000mg/d，对于一些特殊疾病该摄入量需要进一步降低，同时减少钙和维生素 D 的摄入。

药物治疗可选择磷酸盐结合剂和促进肾脏磷排泄的药物两类，治疗目标为将血清磷酸盐水平控制在正常范围内（即低于 1.45mmol/L）。由于 HFTC/HSS 疾病非常罕见，目前尚缺乏有效的治疗手段，治疗参考既往文献报道的药物。基本治疗原则是尽可能降低血磷水平，使钙磷乘积常数降至 50mg/dl 以下。其他的治疗手段包括手术切除病灶、抗炎治疗等，需要多科室协作，综合管理。

（夏维波　金晨曦）

参考文献

[1] 史铁繁 . 协和内分泌和代谢学 [M]. 北京 : 科学出版社 , 1999.

[2] MICHIGAMI T, KAWAI M, YAMAZAKI M, et al. Phosphate as a signaling molecule and its sensing mechanism [J]. Physiol Rev, 2018, 98 (4): 2317-2348.

[3] RIZZOLI R, FLEISCH H, BONJOUR JP. Role of 1, 25-dihydroxy vitamin D3 on intestinal phosphate absorption in rats with a normal vitamin D supply [J]. J Clin Invest, 1977, 60 (3): 639-647.

[4] JACQUILLET G, UNWIN RJ. Physiological regulation of phosphate by vitamin D, parathyroid hormone (PTH) and phosphate (Pi)[J]. Pflugers Arch, 2019, 471 (1): 83-98.

[5] CHAKHTOURA M, RAMNITZ MS, KHOURY N, et al. Hyperphosphatemic familial tumoral calcinosis secondary to fibroblast growth factor 23 (FGF23) mutation: a report of two affected families and review of the literature [J]. Osteoporos Int, 2018, 29 (9): 1987-2009.

[6] WILBER JF, SLATOPOLSKY E. Hyperphosphatemia and tumoral calcinosis [J]. Ann Intern Med, 1968, 68 (5): 1043-1049.

[7] BOSTROM B. Tumoral calcinosis in an infant [J]. Am J Dis Child, 1981, 135 (3): 246-247.

[8] FRISHBERG Y, TOPAZ O, BERGMAN R, et al. Identification of a recurrent mutation in GALNT3 demonstrates that hyperostosis-hyperphosphatemia syndrome and familial tumoral calcinosis are allelic disorders [J]. J Mol Med (Berl), 2005, 83 (1): 33-38.

[9] ITO N, FUKUMOTO S. Congenital hyperphosphatemic conditions caused by the deficient activity of FGF23 [J]. Calcif Tissue Int, 2021, 108 (1): 104-115.

[10] RAMNITZ MS, GOURH P, GOLDBACH-MANSKY R, et al. Phenotypic and genotypic characterization and treatment of a cohort with familial tumoral calcinosis/hyperostosis-hyperphosphatemia syndrome. J Bone Miner Res, 2016, 31 (10): 1845-1854.

[11] LIU C, PANG Q, JIANG Y, et al. Defective O-glycosylation of novel FGF23 mutations in a Chinese family with hyperphosphatemic familial tumoral calcinosis [J]. Bone, 2020, 137: 115401.

[12] RAMNITZ MS, GOURH P, GOLDBACH-MANSKY R, et al. Phenotypic and genotypic characterization and treatment of a cohort with familial tumoral calcinosis/hyperostosis-hyperphosphatemia syndrome [J]. J Bone Miner Res, 2016, 31 (10): 1845-1854.

［13］ LOPES MP, KLIEMANN BS, BINI IB, et al. Hypoparathyroidism and pseudohypoparathyroidism: etiology, laboratory features and complications [J]. Arch Endocrinol Metab, 2016, 60 (6): 532-536.

［14］ HAKAMI Y, KHAN A. Hypoparathyroidism [J]. Front Horm Res, 2019, 51: 109-126.

［15］ KATO K, JEANNEAU C, TARP MA, et al. Polypeptide GalNAc-transferase T3 and familial tumoral calcinosis. Secretion of fibroblast growth factor 23 requires O-glycosylation [J]. J Biol Chem, 2006, 281 (27): 18370-18377.

［16］ GARRINGER HJ, FISHER C, LARSSON TE, et al. The role of mutant UDP-N-acetyl-alpha-D-galactosamine-polypeptide N-acetylgalactosaminyltransferase 3 in regulating serum intact fibroblast growth factor 23 and matrix extracellular phosphoglycoprotein in heritable tumoral calcinosis [J]. J Clin Endocrinol Metab, 2006, 91 (10): 4037-4042.

［17］ DE LAS RIVAS M, PAUL DANIEL EJ, NARIMATSU Y, et al. Molecular basis for fibroblast growth factor 23 O-glycosylation by GalNAc-T3 [J]. Nat Chem Biol, 2020, 16 (3): 351-360.

［18］ MAHJOUBI F, GHADIR M, SAMANIAN S, et al. Hyperphosphatemic familial tumoral calcinosis caused by a novel variant in the GALNT3 gene [J]. J Endocrinol Invest, 2020, 43 (8): 1125-1130.

［19］ ICHIKAWA S, IMEL EA, KREITER ML, et al. A homozygous missense mutation in human KLOTHO causes severe tumoral calcinosis [J]. J Musculoskelet Neuronal Interact, 2007, 7 (4): 318-319.

［20］ ROBERTS MS, BURBELO PD, EGLI-SPICHTIG D, et al. Autoimmune hyperphosphatemic tumoral calcinosis in a patient with FGF23 autoantibodies [J]. J Clin Invest, 2018, 128 (12): 5368-5373.

［21］ LARSSON T, YU X, DAVIS SI, et al. A novel recessive mutation in fibroblast growth factor-23 causes familial tumoral calcinosis [J]. J Clin Endocrinol Metab, 2005, 90 (4): 2424-2427.

［22］ FRISHBERG Y, ITO N, RINAT C, et al. Hyperostosis-hyperphosphatemia syndrome: a congenital disorder of O-glycosylation associated with augmented processing of fibroblast growth factor 23 [J]. J Bone Miner Res, 2007, 22 (2): 235-242.

第 7 篇
糖脂代谢异常疾病

第 31 章
1 型糖尿病

1 型糖尿病（type 1 diabetes mellitus，T1DM；OMIM：222100）是指由于胰岛 β 细胞破坏导致胰岛素分泌绝对不足所引起的糖尿病。T1DM 占全球糖尿病总病例的 5%~10%，近年来呈现明显增长趋势，每年以 3%~5% 的速度增长。T1DM 临床症状明显，严重影响生存质量及寿命，给患者和社会带来巨大的经济负担。T1DM 是遗传和环境共同作用的结果，但具体发病机制尚不明确。其遗传为多基因性，遗传机制十分复杂。从遗传角度探究 T1DM 的发病机制、预测和诊断 T1DM，以期为临床更好地了解 T1DM 的诊疗提供帮助。

第 1 节
概　论

一、流行病学特点

T1DM 的发病率呈现明显的年龄、地区、种族、民族差异。T1DM 可在任何年龄发病，但好发于儿童和青少年，随着年龄增加，T1DM 的发病率升高，在 10~14 岁达高峰，14 岁之后到成年阶段 T1DM 发病率下降。芬兰、瑞典、挪威是传统的 T1DM 发病率最高的国家，0~14 岁儿童 T1DM 发病率超过 30/10 万人年，而拉丁美洲、非洲、亚洲的一些地区，T1DM 发病率相对偏低，低于 5/10 万人年。中国的 T1DM 发病率也相对较低，为 1.01/10 万人年，其中 0~14 岁、15~29 岁、≥30 岁人群 T1DM 发病率分别为 1.93/10 万人年、1.28/10 万人年、0.69/10 万人年。不同种族和民族的 T1DM 也存在差异，美国非西班牙裔白种人 T1DM 发病率最高，而美洲印第安人 T1DM 发病率最低，中国不同民族的 T1DM 发病率也有很大差别。

二、临床表现

T1DM 多在儿童、青少年时期起病，起病时大多非肥胖体形。主要临床表现是与高血糖及其引起的体液和电解质紊乱相关症状和体征。由于高血糖导致渗透性利尿，伴随着水分丢失和电解质紊乱，引起多尿症状，夜间遗尿可能是儿童 T1DM 的重要信号。机体高渗，导致口渴、多饮；由于脱水、负氮平衡，机体储存的糖原、脂肪的分解等原因，在饮食正常乃至饮食增加情况下体重仍下降。也有部分患者，起病时胰岛功能相对较好，临床表现为轻度非特异症状。特别是一些老年 T1DM 患者，病初的几个月症状可能隐匿，容易被误诊为 2 型糖尿病（type 2 diabetes mellitus，T2DM）。

有时患者可能会出现糖尿病的急性代谢紊乱，即急性并发症，严重时危及生命。主要包括糖尿病酮症酸中毒（diabetic ketoacidosis，DKA）和高血糖高渗状态（hyperglycemic hyperosmolar status，HHS）。T1DM 有出现 DKA 倾向，DKA 是 T1DM 比 T2DM 更有特征性的表现之一，但是 HHS 在 T1DM 患者中相对少见。

此外，糖尿病相关的慢性并发症包括微血管并发症、大血管并发症、神经系统并发症及糖尿病足等均可在 T1DM 患者中发生，与其糖尿病病程和血糖控制情况相关。微血管并发症中的糖尿病肾病、糖尿病视网膜病变在 T1DM 患者中的发病率明显高于 T2DM 患者，并且糖尿病肾病导致的慢性肾衰竭是 T1DM 死亡的主要原因。

第 2 节
病因和遗传病理生理机制

T1DM 的具体发病机制尚不明确，现有的研究证据显示 T1DM 可能是遗传和环境共同作用的结果。某些环境因素作用于具有遗传易感性的个体，诱发胰岛 β 细胞的自身免疫反应，导致胰岛炎和胰岛 β 细胞破坏，引起胰岛素分泌绝对缺乏，最终导致 T1DM 的发生。具体的环境因素很多，感染性因素（柯萨奇病毒等)和饮食等在自身免疫激活中发挥一定的作用，可能是 T1DM 的诱发因素，而同卵双生子患 T1DM 的一致性表明遗传易感性与 T1DM 的关系也十分密切。T1DM 遗传为多基因性，存在多个 T1DM 相关的易感基因。其中人类白细胞抗原基因(human leukocyte antigen，HLA)为主效基因，其他非 HLA 基因为次效基因，T1DM 遗传机制十分复杂，相关的易感基因及其致病机制正在不断地被认识。

T1DM 相关易感基因的研究始于 20 世纪 70 年代，最早发现 HLA 与 T1DM 密切相关。家系连锁分析和候选基因关联研究发现另外 5 个与 T1DM 密切相关的基因位点，包括胰岛素(INS)基因、细胞毒性 T 淋巴细胞相关抗原 4(cytotoxic T-lymphocyte associated antigen-4，CTLA-4)基因、蛋白酪氨酸磷酸酶非受体型 22(protein tyrosine phosphatase，non-receptor type 22，PTPN22)基因、白介素受体 2α 基因(interleukin 2 receptor alpha，IL2RA)、解螺旋酶 C 区域 1 诱导干扰基因(interferon induced with helicase C domain 1 gene，IFIH1)等。

全基因组关联研究(genome-wide association study，GWAS)相对于连锁分析，可捕获的变异更丰富，更节省时间，可以直接研究全基因组水平的 DNA 变异，成为研究人类基因组学的关键手段。GWAS 是基于"常见疾病，常见变异"原理，应用基因组中数以百万计的单核苷酸多态性(single nucleotide polymorphism，SNP)为分子遗传标记，针对常见 SNP 位点在全基因组范围内对表型进行关联分析，在全基因组范围内选择遗传变异进行基因分型，比较患者与对照组之间遗传变异及其频率的差异，找出与表型相关的遗传位点。2007 年，Hakonarson 团队和威康信托基金会病例控制协会(Wellcome Trust Case Control Consortium，WTCCC)同时发布了第一个针对 T1DM 的全面 GWAS 研究结果。GWAS 除了证实先前已经识别的易感基因，也发现了新的 T1DM 易感基因座位，例如位于 KIAA0350 基因附近的变异。此外，Hakonarson 团队对 9 934 例 T1DM 患者和 16 956 例对照组的 254 万个 SNPs 进行了荟萃分析，发现新的与 T1DM 相关的染色体位置，即 2p23、6q27 和 13q22。这三个新的 T1DM 易感位点是 13q22 上 LMO7 基因的内含子区，2p23 上 EFR3B(蛋白质 EFR3 同源物 B)基因的内含子区，以及含有 WDR27、C6orf120、PHF10、TCTE3、C6orf208、LOC154449、DLL1、FAM120B、PSMB1、TBP 和 PCD2 的富基因区域。从 2007 年至今，GWAS 发现超过 60 种与 T1DM

相关的基因座位，然而它们导致 T1DM 的精确机制仍不明确，因此，限制了 GWAS 发现的临床应用。今后可能需要联合 GWAS、转录组学等多种手段进一步深入地研究来阐明基因变异的致病机制。下面重点介绍几个比较经典的 T1DM 易感基因。

一、人类白细胞抗原基因

人类白细胞抗原(HLA)基因复合体是与感染和自身免疫相关的重要区域，在获得性和先天性免疫调节中均发挥重要作用。HLA 基因复合体是 T1DM 遗传易感性重要的基因位点，HLA 基因复合体位于人类第 6 号染色体短臂(6p21)，长 3 000~4 000kb，根据编码分子不同，HLA 可被分为 HLA-Ⅰ、HLA-Ⅱ、HLA-Ⅲ类基因。HLA-Ⅰ类基因区主要包括 HLA-A、B、C 三个基因座位及其他非经典基因座位(HLA-E、F、G 等)，主要功能是参与呈递细胞内抗原给 CD8$^+$T 细胞。HLA-Ⅱ类基因主要包括 HLA-DP、DQ、DR 三个典型位点，主要功能是呈递细胞外抗原给 CD4$^+$T 细胞。HLA-Ⅲ类基因编码产物有多种，包括补体、热休克蛋白 70、肿瘤坏死因子等。

早在 20 世纪 70—80 年代，就有研究发现高加索人 T1DM 易感性与 HLA-B15、B8 正相关，与 B7 负相关。随后证明，上述相关是继发于与 HLA-DR 位点的连锁不平衡。HLA-Ⅱ类基因的 DR、DQ 位点与 T1DM 关联性较强。DRB1*03：01 与 DQA1*05：01 和 DQB1*02：01 形成单倍型 DRB1*03：01-DQA1*05：01-DQB1*02：01，通常称为"DR3"单倍型，是 T1DM 的易感单倍型。DRB1*04：01 与 DQA1*03：01、DQB1*03：01 或 DQB1*03：02 形成"DR4"单倍型，其中 DRB1*04：01-DQA1*03：01-DQB1*03：02 具有 T1DM 易感性，但是 DRB1*04：01-DQA1*03：01-DQB1*03：01 具有保护作用，此外 DRB1*04：03-DQA1*03：01-DQB1*03：02 也有保护作用，HLA 关联的 T1DM 的风险是 DR 和 DQ 分子共同作用的结果。

T1DM 风险不仅与单倍型相关，也与基因型相关。例如，"DR3/DR4"杂合子基因型(其中 DR4 单倍型不包括保护性 DRB1*04：03 或 DQB1*03：01 等位基因)T1DM 的风险明显高于 DR3 和 DR4 单倍型的联合风险。尽管 HLA 区域与 T1DM 关联度最高，可解释 40%~50% 的遗传易感性，但其他非 HLA 易感基因的作用也不容忽视，如 INS、PTPN22、CTLA-4 等。

二、胰岛素基因 - 可变重复序列

在导致 T1DM 的自身免疫反应中，胰岛素是一种重要的自身抗原。胰岛素（INS）基因是调节胰岛素作用最直接的基因之一，其 5' 端存在可变重复序列（variable number tandem repeats，VNTR），其变异会调节 INS 基因的转录，从而影响 β 细胞对葡萄糖的反应和胸腺胰岛素原的表达，可能与免疫耐受有关。胰岛素基因 - 可变重复序列（insulin gene variable number of tandem repeats，INS-VNTR）是位于 11 号染色体（11p15）胰岛素基因 5' 端的由 ACAGGGGTCTGGGG 或有微小变化的 14~15 个碱基组成的重复序列，根据序列的长短可分为 I（26~63 个重复序列）、II（大约 80 个重复序列）、III（140~200 或更多个重复序列）类。I 类 VNTR 等位基因纯合子（I/I）个体在普通人群中的频率为 50%~60%，在 T1DM 患者中频率为 75%~85%，而 III 类等位基因具有保护性，与 I 类纯合子相比，可降低 3~5 倍 T1DM 风险。

不同类的 INS-VNTR 等位基因对胰岛素 mRNA 转录水平影响不同，在胸腺上皮细胞中，III 类 VNTR 单倍型的胰岛素表达平均比 I 类高 3 倍，由 III 类等位基因调控的胸腺高胰岛素转录可能更有效地诱导胰岛素特异性 T 淋巴细胞的阴性选择，导致外周组织中胰岛素或胰岛素原的调节性 T 细胞增加。因此，阴性选择和外周耐受的增强可能会降低 III 类等位基因受试者 T1DM 的发生。所以 INS-VNRT 可能通过影响免疫器官中胰岛素 mRNA 转录水平，进而影响 T1DM 的易感性。T1DM 约 10% 遗传易感性归因于该区域。

三、细胞毒性 T 淋巴细胞相关抗原 4 基因

细胞毒性 T 淋巴细胞相关抗原 4（CTLA-4）是在活化的 T 细胞表面表达的一种膜蛋白，对 T 细胞增生起着重要的负性调节作用，参与 T 细胞介导的多种自身免疫性疾病的发生和发展。1996 年以来，多个国家的研究陆续报道了 CTLA-4rs231775 多态性的广泛存在，并认为其可能与 T1DM 易感性增加有关。此外，CTLA-4 功能异常还与 Graves 病、原发性胆汁性肝硬化等多种自身免疫性疾病密切相关。

CTLA-4 基因定位于 2 号染色体（2q33），包含 4 个外显子和 3 个内含子。CTLA-4 基因存在多个多态性位点：外显子 1 的第 17 密码子第 49 位点等位基因 A/G 多态性位点；启动子区 318C/T 多态性位点；外显子 4 的 3' 非编码区 642 位点的（AT）n 可变重复序列。其中关于外显子 1 的第 17 密码子第 49 位点等位基

因 A/G（G49A，rs231775）多态性与 T1DM 易感性的研究最多，中国、日本、高加索白种人及其他多个种族的这一位点与 T1DM 易感性明显相关，第 49 位等位基因 G 明显增加 T1DM 的易感性，这个位点的改变导致编码蛋白的信号肽中苏氨酸变为丙氨酸，T 细胞表面的 CTLA-4 蛋白减少，使其抑制 T 细胞的功能减弱，进而促进 T1DM 发生。但是阿塞拜疆等国的研究表明 CTLA-4 基因多态性与 T1DM 的易感性无关，这可能是由不同群体间遗传异质性造成的。INS-VNTR 和 CTLA-4 可解释不超过 15% 的 T1DM 遗传易感性。

四、蛋白酪氨酸磷酸酶非受体型 22 基因

研究表明某些蛋白酪氨酸磷酸酶非受体型 22（PTPN22）基因多态性的携带者可能表现出 T 细胞活化的失调，导致对多种自身免疫性疾病的易感性增加。2004 年，Bottini 和他的同事在一个病例对照研究中，第一个发现了 T1DM 与 PTPN22 基因多态性相关，此后不久，此研究结果得到了其他研究的证实。

PTPN22 基因位于染色体 1p13，编码淋巴特异性蛋白酪氨酸磷酸酶（lymphoid protein tyrosine phosphatase，LYP），这种酶不仅存在于自然杀伤细胞和中性粒细胞中，也存在于未成熟和成熟的 B、T 淋巴细胞中。LYP 可与 C-Src 酪氨酸激酶（CSK）相互作用来抑制 T 细胞的活化。PTNPN22 基因多态性与 T1DM、类风湿关节炎、系统性红斑狼疮等多种自身免疫性疾病相关。

PTPN22 基因的 1858C 位点突变为 1858T 后会使 620 密码子编码的精氨酸变为色氨酸，干扰了 LYP 的作用，减弱了 TCR 介导的免疫应答。特别是在欧洲和美国等高加索人中，PTPN22 基因的 C1858T 位点改变增加了患 T1DM 的风险。在中国汉族儿童和青少年 T1DM 人群中，TT+TC 基因型及 C1858T 中 T 等位基因出现的频率高于健康对照人群。然而在日本、韩国人群中发现启动子区的位点 rs2488457 而不是 C1858T 的改变增加了患 T1DM 风险。PTPN22 C1858T 与 T1DM 易感性在高加索白种人中得到了验证，但在亚洲人群中的作用需要进一步的研究来证明。

五、小泛素样修饰蛋白 4 基因

小泛素样修饰蛋白（small ubiquitin-like modifer，SUMO）广泛存在于自然界的生物中，哺乳动物的 SUMO 主要包含 4 个家族成员：SUMO-1、SUMO-2、SUMO-3、SUMO-4。其中 SUMO-1、SUMO-2 和 SUMO-3 广泛表达于各种组织细胞，而 SUMO-4 主要在肾脏和免疫组织表达。SUMO 的主要作用是蛋白质翻译后修饰、

加强蛋白质稳定性、调整蛋白质在细胞内的分布、影响蛋白质转录活性，进而在信号转导、转录调控等方面发挥重要作用。

SUMO-4 基因位于染色体 6q25（IDDM5），包含 1 个外显子，编码 95 个氨基酸。多项研究表明 *SUMO-4* 基因与中国、日本、韩国等亚洲人群 T1DM 的易感性密切相关，*SUMO-4* 基因 163A>G 改变使第 55 位密码子由甲硫氨酸变为缬氨酸，影响 SUMO-4 的分子构象和功能活性，可使 NF-κB 转录活性及 IL-2 明显升高，而过度激活的 NF-κB 与 T1DM 密切相关。但是在某些高加索白种人中这种关联存在矛盾，可能是由于基因 - 基因相互作用或基因 - 环境相互作用所导致的遗传异质性或者是由于 IDDM5 连锁不平衡的方式不同决定的。

六、维生素 D 受体基因

维生素 D 受体（VDR）属于核受体超家族，是 1，25（OH）₂D 或其类似物发挥各种生物学效应的最主要途径，广泛存在于人体几乎所有的有核细胞中。1997 年 McDermott 首先报道 *VDR* 基因多态性可能影响印度人群 T1DM 的易感性。

VDR 编码基因位于染色体 12q13.1，包括 8 个外显子。最常被研究的 4 个 *VDR* 单核苷酸多态性位点是 FokI、BsmI、ApaI 和 TaqI。1，25（OH）₂D 与在免疫细胞中表达的 VDR 结合后，对免疫系统具有调节作用，能抑制 T 细胞增殖及白介素 2 和干扰素 γ 的产生。一项综述总结了 60 多项关于 *VDR* 多态性与 T1DM 关系的研究，发现有近 40 项研究支持 *VDR* 多态性与 T1DM 相关，由此可见 *VDR* 基因多态性可能在 T1DM 发病中发挥重要的作用，但是也有 10 余篇研究认为 *VDR* 基因多态性与 T1DM 易感性无关，这可能与不同地区、不同民族差异有关。

七、其他 1 型糖尿病的易感基因

除了上述 T1DM 的易感基因外，其他的基因如 *IL2RA*、*IFIH1* 等也可能与 T1DM 的易感性存在一定的联系。

IL2RA 基因位于染色体 10p15 上，编码 IL-2 受体的 α 链（CD25）。CD25 在多种免疫细胞表达，并对调节性 T 细胞的增殖具有重要作用，因此 *IL2RA* 基因突变可能导致自身免疫性疾病的发展。2005 年，首次报道 *IL2RA* 基因与 T1DM 相关，并在其他家系进行了验证。此后，该基因的多个位点被证实与 T1DM 有关，后续的荟萃分析发现 rs11594656、rs2104286 和 rs41295061 位点与 T1DM 的关系更密切。

位于染色体 2q24.3 的 *IFIH1* 也与 T1DM 风险有关，它编码一种天然的免疫受体，可激活细胞内级联反应发挥抗病毒的作用。*IFIH* 基因的 rs3747517、rs1990760、rs2111485 和 rs134222767 多态性位点与 T1DM 有关，并且存在累积效应，即风险等位基因越多，T1DM 风险越大。

还有很多与 T1DM 易感性相关的基因如信号转导与转录激活因子 4 基因、C 型凝集素 16A 基因，GLIS 家族锌指 3 基因等，并且随着研究的深入，越来越多的 T1DM 易感基因被发现。

综上，T1DM 是一种多基因调控疾病，目前人们对 T1DM 的遗传易感性及危险因素的认识只是冰山一角，其遗传机制十分复杂，有多种易感基因，不同种族、民族存在遗传异质性，中国人群 T1DM 易感基因到底有哪些，值得深入研究。虽然 GWAS 的应用加快了发现 T1DM 易感位点的速度，目前已经发现超过 60 种与 T1DM 相关的基因座位，易感基因在 T1DM 发病中的作用机制还需进一步阐明。

第 3 节
临床诊断及遗传易感性预测

我国糖尿病的诊断采用 1999 年世界卫生组织（World Health Organization，WHO）诊断标准，即有典型糖尿病症状（烦渴、多饮、多尿、多食、不明原因体重下降）加上随机静脉血浆葡萄糖 ≥11.1mmol/L 或空腹血浆葡萄糖 ≥7.0mmol/L 或加上葡萄糖负荷后 2 小时血浆葡萄糖 ≥11.1mmol/L（无典型糖尿病症状者，需要改日复查确诊）。T2DM、T1DM、妊娠糖尿病是最常见的糖尿病类型，其中鉴别 T1DM 和 T2DM 有时会比较困难。T1DM 相关胰岛自身抗体如抗胰岛素抗体（anti-insulin autoantibodies，IAA）、GADA、IA-2 及锌转运体 8 抗体（ZnT8A）是鉴别二者的重要实验室指标。国外研究表明超过 90% 白种人 T1DM 儿童会出现一种抗体阳性，但是其他人种如非裔美国人、拉美儿童接近一半 T1DM 相关抗体阴性。随着病程进展，部分 T1DM 相关胰岛自身抗体可以消失，所以单纯依靠胰岛自身抗体诊断 T1DM 会有一定的漏诊率，抗体阴性的"T2DM"患者中也可能存在一定比例的 T1DM 患者。

大部分 T1DM 患者发病时胰岛功能相对较差，临床症状典型，但是仍有少部分 T1DM 患者病初胰岛功能尚可，临床表现非特异，甚至有些 T1DM 患者空腹胰岛素和 C 肽尚可，仅表现为餐后胰岛素和 C 肽降低。此外,大部分 T1DM 发病年龄偏低,以儿童、青少年多见,但是在成人起病的糖尿病患者中,也可能存在 T1DM 患者。

T1DM 是多基因遗传病,不推荐基因检测来诊断,但是研究 T1DM 的易感位点有助于建立 T1DM 的预测模型。T1DM 的预测模型大多基于胰岛 β 细胞功能、葡萄糖代谢、胰岛自身抗体、其他临床参数及遗传因素。最初有些 T1DM 预测模型纳入 T1DM 相关 HLA 等位基因等遗传因素,随着对 T1DM 易感基因的研究,逐渐有预测模型纳入非 HLA 基因来提高 T1DM 的诊断和预测准确性,但总体包含的遗传信息尚不充分。一项研究选取基因型为 DR3/DR4 杂合子的 T1DM 患者的兄弟姐妹,比较他们与 T1DM 患者共有的单倍型,结果表明,有两个单倍型相同的兄弟姐妹发生胰岛自身免疫的风险要高于没有或仅有一个单倍型相同者。德国一项基于 T1DM 患者子女的前瞻性研究发现,利用非 HLA 基因的组合(包含 *IFIH1*、*CTLA4*、*PTPN22* 等 8 个基因)预测携带高风险 HLA 基因型的儿童发生 T1DM 的风险十分有效。另有研究表明,HLA 的 DR-DQ 分型中添加 *PTPN22* 等非 HLA 基因,可提高预测 T1DM 风险的能力。这些研究表明 T1DM 遗传风险模型在高加索人种已经建立并且用于预测 T1DM 相关风险,由于高加索人种和中国人群存在遗传异质性,今后需建立和完善适合中国人群的 T1DM 风险预测模型。目前国内已有团队尝试构建 T1DM 遗传风险预测模型,但 T1DM 相关遗传预测模型仍面临挑战,比如如何将众多 T1DM 相关遗传基因结合起来以预测和诊断特定群体 T1DM 风险,预测模型的准确性如何? 预测模型的风险因素是否不足? 许多问题值得在国人中探索。

综上,T1DM 的诊断需根据病史、临床表现、胰岛功能及 T1DM 相关自身抗体进行综合判断。基于遗传易感性建立疾病风险预测模型,对 T1DM 的早期诊断及风险预测有重要价值,但需要针对中国人群的易感基因位点,并进一步评估模型的预测效能和可行性。

第 4 节
遗传学技术在 1 型糖尿病治疗中的应用

迄今,T1DM 无法治愈,主要通过以胰岛素治疗为主的综合策略延缓疾病进展、预防并发症发生。

T1DM 最主要的治疗是给予外源性胰岛素补充,并结合其他降糖药物、饮食控制和运动治疗,而免疫治疗、干细胞移植等也是当前研究的热点。

T1DM 的药物治疗主要是胰岛素,根据化学结构及来源不同,胰岛素可以分为动物胰岛素、人胰岛素和胰岛素类似物。20 世纪 20 年代开始,动物胰岛素主要是从猪、牛的胰腺中提取获得,但是动物胰岛素的纯度低,含有大分子物质及胰岛素原等其他杂质,易致不良反应,长期注射后,机体易产生胰岛素抗体。20 世纪 70 年代基因工程问世以来,基因工程药物研发使得大规模生产胰岛素成为可能。20 世纪 80 年代,人类首次利用重组 DNA 技术生产人胰岛素。DNA 重组技术主要通过细菌、酵母菌生产出人胰岛素,提纯到 99.9% 的纯度,这类胰岛素具有使用剂量少、免疫原性低、不易引发过敏和胰岛素抗体反应等特点。20 世纪 90 年代,研究者利用基因重组技术合成人胰岛素并且进一步修饰胰岛素肽链,改变胰岛素的理化和生物学特征,研发出胰岛素类似物。它们也能与胰岛素受体结合,降糖效果与人胰岛素类似,但是更接近生理性胰岛素分泌,并且低血糖风险显著低于人胰岛素。

胰岛素包括 A、B 两条链。A 链和 B 链分别含 21 个和 30 个氨基酸残基,A、B 两链之间通过 2 对二硫键相连,A 链本身还有 1 对二硫键。目前常用的速效胰岛素类似物有赖脯胰岛素、门冬胰岛素、谷赖胰岛素等,长效胰岛素类似物包括甘精胰岛素、地特胰岛素等,都是在基因工程产物的基础上进行胰岛素链修饰而产生的。赖脯胰岛素是第一个以大肠埃希菌(*Escherichia coli*)系为宿主,利用基因重组技术合成的胰岛素类似物,将胰岛素 B 链的第 28 位脯氨酸和与 29 位赖氨酸互换位置得到,该转换可显著抑制赖脯二聚体形成,使其易于解离,进而提升了吸收速率。门冬胰岛素是使用啤酒酵母菌属利用 DNA 重组技术合成,该类似物由胰岛素 B 链 28 位上的脯氨酸被天冬氨酸代替产生。因天冬氨酸的负电荷与其他阴性氨基酸的电荷相排斥,可阻碍其单聚体或二聚体聚集,从而达到快速吸收的目的。谷赖胰岛素是另一种短效重组人胰岛素类似物,是胰岛素 B 链 3 位点上天冬氨酸被赖氨酸所替代、29 位上的赖氨酸被谷氨酸所替代获得,这一改变使其能被快速吸收。甘精胰岛素是利用非致病性大肠埃希菌系合成的长效胰岛素类似物,是胰岛素 A 链第 21 位氨基酸由甘氨酸替换天冬氨酸,同时 B 链 C 端增加了 2 个精氨酸所获得,其 pH 是 4,为无色澄清液体,使六聚体结构更稳定,吸收更缓慢。地特胰岛素是中性、可溶性长效胰岛素。它是人胰岛素脱掉30位的苏氨酸，并在B链29位赖氨酸的ξ位上以共价键连接了一个游离脂肪酸侧链(14碳)。这一结构改变后，在注射部位聚合形成双六聚体复合物，并可通过脂肪酸侧链与白蛋白可逆性结合，从而延长作用时间。

综上所述，随着基因工程在制药领域的应用，胰岛素制剂研发不断进步，大大提升了糖尿病的治疗水平。

然而，T1DM仍有很多未解之谜，尤其是其遗传机制，希望未来随着医学领域的发展，对T1DM的遗传及发病机制有更深入的了解，以提高对T1DM的防治水平。

（马池发　李玉秀）

参考文献

［ 1 ］ XIA Y, XIE Z, HUANG G, et al. Incidence and trend of type 1 diabetes and the underlying environmental determinants [J]. Diabetes Metab Res Rev, 2019, 35 (1): e3075.

［ 2 ］ BERHAN Y, WAERNBAUM I, Lind T, et al. Thirty years of prospective nationwide incidence of childhood type 1 diabetes: the accelerating increase by time tends to level off in Sweden [J]. Diabetes, 2011, 60 (2): 577-581.

［ 3 ］ HARJUTSALO V, SUND R, KNIP M, et al. Incidence of type 1 diabetes in Finland [J]. JAMA, 2013, 310 (4): 427-428.

［ 4 ］ SKRIVARHAUG T, STENE LC, DRIVVOLL AK, et al. Incidence of type 1 diabetes in Norway among children aged 0-14 years between 1989 and 2012: has the incidence stopped rising？Results from the Norwegian Childhood Diabetes Registry [J]. Diabetologia, 2014, 57 (1): 57-62.

［ 5 ］ KIM JH, LEE CG, LEE YA, et al. Increasing incidence of type 1 diabetes among Korean children and adolescents: analysis of data from a nationwide registry in Korea [J]. Pediatr Diabetes, 2016, 17 (7): 519-524.

［ 6 ］ WENG J, ZHOU Z, GUO L, et al. Incidence of type 1 diabetes in China, 2010-13: population based study [J]. BMJ, 2018, 360: j5295.

［ 7 ］ MARSHALL SL, EDIDIN D, ARENA VC, et al. Prevalence and incidence of clinically recognized cases of type 1 diabetes in children and adolescents in Rwanda, Africa [J]. Diabet Med, 2015, 32 (9): 1186-1192.

［ 8 ］ GOMEZ-DIAZ RA, PEREZ-PEREZ G, HERNANDEZ-CUESTA IT, et al. Incidence of type 1 diabetes in Mexico: data from an institutional register 2000-2010 [J]. Diabetes Care, 2012, 35 (11): e77.

［ 9 ］ Writing Group for the SEARCH for Diabetes in Youth Study Group, DABELEA D, BELL RA, et al. Incidence of diabetes in youth in the United States [J]. JAMA, 2007, 297 (24): 2716-2724.

［10］ GARDNER DG, SHOBACK D. Greenspan's basic & clinical endocrinology [M]. New York: McGraw Hill, 2011.

［11］ 葛均波，徐永健. 内科学 [M]. 8版. 北京：人民卫生出版社，2013.

［12］ 中华医学会糖尿病学分会. 中国2型糖尿病防治指南(2017年版)[J]. 中华糖尿病杂志，2018, 10 (1): 4-67.

［13］ BAKAY M, PANDEY R, GRANT SFA, et al. The genetic contribution to type 1 diabetes [J]. Curr Diab Rep, 2019, 19 (11): 116.

［14］ BARRETT JC, CLAYTON DG, CONCANNON P, et al. Genome-wide association study and meta-analysis find that over 40 loci affect risk of type 1 diabetes [J]. Nat Genet, 2009, 41 (6): 703-707.

［15］ BRADFIELD JP, QU HQ, WANG K, et al. A genome-wide meta-analysis of six type 1 diabetes cohorts identifies multiple associated loci [J]. PLoS Genet, 2011, 7 (9): e1002293.

［16］ NOBLE JA. Immunogenetics of type 1 diabetes: a comprehensive review [J]. J Autoimmun, 2015, 64: 101-112.

［17］ ANJOS S, POLYCHRONAKOS C. Mechanisms of genetic susceptibility to type I diabetes: beyond HLA [J]. Mol Genet Metab, 2004, 81 (3): 187-195.

［18］ CAI CQ, ZHANG T, BRESLIN MB, et al. Both polymorphic variable number of tandem repeats and autoimmune regulator modulate differential expression of insulin in human thymic epithelial cells [J]. Diabetes, 2011, 60 (1): 336-344.

［19］ GUNAVATHY N, ASIRVATHAM A, CHITRA A, et al. Association of CTLA-4 and CD28 gene polymorphisms with type 1 diabetes in South Indian Population [J]. Immunol Invest, 2019, 48 (6): 659-671.

［20］ PREZIOSO G, COMEGNA L, DI GIULIO C, et al. C1858T Polymorphism of protein tyrosine phosphatase non-receptor type 22 (PTPN22): an eligible target for prevention of type 1 diabetes？[J]. Expert

Rev Clin Immunol, 2017, 13 (3): 189-196.

［21］ LIU HW, XU RY, SUN RP, et al. Association of PTPN22 gene polymorphism with type 1 diabetes mellitus in Chinese children and adolescents [J]. Genet Mol Res, 2015, 14 (1): 63-68.

［22］ KAWASAKI E, AWATA T, IKEGAMI H, et al. Systematic search for single nucleotide polymorphisms in a lymphoid tyrosine phosphatase gene (PTPN22): association between a promoter polymorphism and type 1 diabetes in Asian populations [J]. Am J Med Genet A, 2006, 140 (6): 586-593.

［23］ VELLA A, COOPER JD, LOWE CE, et al. Localization of a type 1 diabetes locus in the IL2RA/CD25 region by use of tag single-nucleotide polymorphisms [J]. Am J Hum Genet, 2005, 76 (5): 773-779.

［24］ TANG W, CUI D, JIANG L, et al. Association of common polymorphisms in the IL2RA gene with type 1 diabetes: evidence of 32, 646 individuals from 10 independent studies [J]. J Cell Mol Med, 2015, 19 (10): 2481-2488.

［25］ ZURAWEK M, FICHNA M, FICHNA P, et al. Cumulative effect of IFIH1 vari-ants and increased gene expression associated with type 1 diabetes [J]. Diabetes Res Clin Pract, 2015, 107 (2): 259-266.

［26］ ZHANG J, CHEN Z, ZHOU Z, et al. Sumoylation modulates the susceptibility to type 1 diabetes [J]. Adv Exp Med Biol, 2017, 963: 299-322.

［27］ ALY TA, IDE A, JAHROMI MM, et al. Extreme genetic risk for type 1A diabetes [J]. Proc Natl Acad Sci U S A, 2006, 103 (38): 14074-14079.

［28］ WINKLER C, KRUMSIEK J, LEMPAINEN J, et al. A strategy for combining minor genetic susceptibility genes to improve prediction of disease in type 1 diabetes [J]. Genes Immun, 2012, 13 (7): 549-555.

［29］ ZHU M, XU K, CHEN Y, et al. Identification of novel T1DM risk Loci and their association with age and islet function at diagnosis in autoantibody-positive T1DM individuals: based on a two-stage genome-wide association study [J]. Diabetes Care, 2019, 42 (8): 1414-1421.

［30］ 李春媛. 胰岛素及其类似物的研究进展 [J]. 中国医疗前沿, 2007, 2 (22): 85-87.

［31］ 尹华静, 余珊珊, 尹茂山, 等. 重组人胰岛素类似物研发进展和安全性特点 [J]. 中国新药杂志, 2018, 27 (21): 2578-2583.

第 32 章
2 型糖尿病

第 1 节
概 论

一、流行病学特征

糖尿病在全球的流行令人警醒,国际糖尿病联盟(International Diabetes Federation,IDF)估计全球超过4.25 亿人患有糖尿病,预测到 2045 年将达到 6.29 亿,其中 90% 为 2 型糖尿病。2 型糖尿病(type 2 diabetes mellitus,T2DM)是一种以胰岛素分泌减少和胰岛素抵抗为基本病理生理特征的慢性疾病。T2DM 的遗传易感性是基于双胞胎和家庭的研究。糖尿病的遗传可在家族和一级亲属的群体中出现,与一般人群相比,他们患糖尿病的风险增加了 3.5 倍。父母中只有一人患糖尿病,其一生中患 T2DM 的风险为 40%,而父母双方都患有 T2DM,其风险增加到 70%。在单卵双子和异卵双生子的比较研究中,T2DM 遗传连锁得到了进一步的确认。然而,有遗传风险的个体不一定会发展成疾病表型,除非暴露于特定的环境。遗传和环境因素(单独或联合)都会导致糖尿病表型的不同特征(β 细胞数量、胰岛素作用、胰岛素分泌、脂肪分布和肥胖)。久坐不动的生活方式和不健康的饮食习惯导致的环境因素进一步增强了这种遗传易感性。体力活动可以减轻胰岛素抵抗,而膳食纤维含量低的高碳水化合物和脂肪膳食会加重胰岛素抵抗。了解T2DM 的遗传学可有助于更好地理解 T2DM 的发病机制,可能提供有助于临床诊断的新信息,还将帮助公共卫生专家减轻疾病预防负担及进行疾病预测筛查,也可有助于新药物治疗,特别是靶向药物治疗与可能的个体化优化治疗。

T2DM 是一种多基因疾病,不遵循孟德尔遗传模式,属于复杂疾病。复杂的遗传疾病是由于大量基因的作用,除了各基因之间及每一个基因与环境因素的相互作用外,每一个基因的作用效果都很小。参与调节血糖水平和葡萄糖调节激素合成 / 作用的基因突变可增加 T2DM 的风险,这意味着其多基因本性。候选基因关联研究及全基因组关联研究(GWAS),已经确定了 100 多个与 T2DM 或血糖生成相关的常见基因。然而,它们只能解释该疾病遗传可能性的一小部分,这表明与 T2DM 风险相关的大多数基因尚未被识别。多效性是同一遗传位点的多重效应现象,是复杂疾病易感基因的显著特征。例如,迄今为止被认为与T2DM 最显著相关的基因是 *TCF7L2*,其参与多种代谢途径,并与肥胖和脂质异常等其他疾病相关。引起基因效应的多效性可能是由于该基因处于调节基因组域的位置。所有这些特征使 T2DM 成为一种复杂遗传疾病。

遗传学在诊断糖尿病分型、选择初始治疗、决定药物剂量和血糖监测强度及规划糖尿病并发症治疗方面均有潜在作用。虽然精准医疗在今天的糖尿病诊疗中可能还不能完全实现,但它应该很快就会成为糖尿病管理决策的一个常规特征。

二、临床表现

糖尿病的典型临床表现为多饮、多尿、多食、体重下降。上述症状的出现或前或后,或轻或重,在每个患者各不相同。T2DM 常起病隐匿、缓慢,部分患者没有明确的症状,只在健康查体时或发生其他疾病时才发现高血糖。某些特殊类型的糖尿病可伴有相应的特征性临床表现。

1. 单基因糖尿病 内容详见第 35 章。

2. 与糖尿病相关的遗传综合征 如 Down 综合征(OMIM:190685)、Klinefelter 综合征、Turner 综合征、Wolfram 综合征(OMIM:604928,OMIM:598500,OMIM:222300)、Friedreich 共济失调(OMIM:229300)、Huntington舞蹈病(OMIM:143100)、Laurence-Moon-Beidel 综合征(OMIM:245800)、强直性肌营养不良、卟啉病、Prader-Willi综合征(OMIM:176270)等,糖尿病均可成为其临床表现

之一。

第2节
遗传学机制

一、2型糖尿病常见易感基因

鉴于人群内部和人群之间疾病风险的巨大差异，有必要采用全球基因组方法来研究 T2DM 的易感性。然而，与欧洲人相比，对非欧洲人后裔的研究仍然较少。在 DIAMANTE 研究中，跨种族研究纳入了 17 万多例 T2DM 病例，其中约 45% 的有效样本量来自非欧洲血统的人（非洲人占 7%，东亚人占 23%，拉丁美洲人占 6%，南亚人占 9%）。虽然与以前的研究相比，这一比例有了很大的进步，但该领域的研究仍然以欧洲为中心。但是 T2DM 易感基因是不可计数的，因为越来越多的基因被不断地与该病联系在一起。通过连锁分析和候选基因方法，研究者已经确定一些候选基因与 T2DM 相关，包括 *KCNJ11*、*PPAR-γ*、*HNFs*、*WFS1*、*CAPN10*、*TCF7L2*、*IRSs*、*RAPGEF1* 和 *TP53* 等。*KCNJ11*、*PPARG*、*HNF1B/TCF2* 和 *WFS1* 基因突变是最常见的参与 T2DM 病理生理学的基因。最近的一项 GWAS 也证实了这一观点。常见的 T2DM 易感基因如下。

（一）KCNJ11

几乎所有哺乳动物细胞中表达的钾电压门控通道亚家族 J 成员 11（potassium voltage-gated channel subfamily J member 11, *KCNJ11*）都参与了多种生理反应。*KCNJ11* 基因是钾通道基因家族成员，其染色体定位为 11p15.1。该基因编码 KCNJ11 蛋白，KCNJ11 蛋白是 ATP 敏感性钾通道（K_{ATP} 通道）的一个亚基所必需的。K_{ATP} 通道的亚基分为两种，即钾通道（称为 Kir6.2）和磺脲受体（SUR）亚基，每一种亚基有 4 个成员。*KCNJ11* 基因编码 Kir6.2 亚基，该亚基形成钾离子通过的通道的孔隙，也包含 ATP 结合位点。另一个名为 *ABCC8* 的基因编码 SUR 并调节通道的活性。SUR 亚基是治疗 T2DM 的磺脲类药物的结合位点。K_{ATP} 通道嵌入在 β 细胞的细胞膜中，根据血流中葡萄糖水平的变化打开和关闭。当葡萄糖增加时，K_{ATP} 通道的关闭会促使胰岛素从 β 细胞释放到血液中，从而帮助控制血糖水平。然而，*KCNJ11* 或 *ABCC8* 基因的突变可以破坏 K_{ATP} 通道的葡萄糖稳态活动，导致胰岛素分泌异常。*KCNJ11* 的杂合激活突变，是新生儿糖

尿病的一个公认的原因。*KCNJ11* SNPs 与 T2DM 相关。该基因与胰腺 β 细胞功能有关，在大样本的病例对照研究（约 24 000 例）中已经证实该基因多态性与 T2DM 相关。通过对几个种族的进一步研究，得出了相同的结果。

在胰腺外，K_{ATP} 通道在其他一些组织和器官的葡萄糖调节中也起着重要的作用。K_{ATP} 通道调节胰岛素刺激的葡萄糖摄取和储存到肌肉和肝脏，随后在低血糖时释放。当编码 Kir6.2 或 SUR2A 的基因缺失时，骨骼肌对葡萄糖的吸收增强，证实了 K_{ATP} 通道关闭增强了葡萄糖吸收，而开放则降低了葡萄糖吸收。大脑也控制着外周的葡萄糖代谢，K_{ATP} 通道增加了多种神经元电活动对周围葡萄糖水平的敏感性，影响葡萄糖稳态。

（二）PPAR-γ

PPAR 基因控制核受体亚家族的合成，该亚家族被称为过氧化物酶体增殖激活受体（peroxisome proliferation-activated receptors, PPARs）。有三种 PPARs 类型，即 PPAR-α、PPAR-β/δ 和 PPARγ。PPARs 是葡萄糖和脂质代谢的关键控制者，因为它们在许多细胞信号通路（能量代谢、增殖和细胞分化）中刺激和控制蛋白质合成。PPARs 存在于许多细胞的细胞核中，在细胞核中它们同时扮演激素受体和转录因子的角色。这些双重功能使它们具有两个结合位点，一个用于配体（如脂肪酸、激素和降糖药物），另一个用于 DNA。在这三种蛋白中，PPAR-γ 蛋白，包括 2 个变异型（PPAR-γ1 和 2），并调节脂肪细胞的分化。作为一种转录因子，PPAR-γ 必须首先与另一种称为视黄醇样 X 受体（retinoid X receptor, RXR）的转录因子形成复合物。当一种配体［如噻唑烷二酮（thiazolidinedione, TZD），降糖药］与 PPAR-γ 结合时，就会激活 PPAR-γ-RXR 复合物。被激活的复合物随后与基因的启动子区域结合，准备进行转录并启动这一过程。据报道，有些影响脂肪酸代谢和葡萄糖稳态的基因的转录，是由 PPAR-γ 介导的。在许多疾病的病理中，包括肥胖、糖尿病、动脉粥样硬化和癌症，都涉及 *PPAR-γ* 基因的突变。该基因的 SNPs 是与 T2DM 风险相关的最早的一组基因，虽然该基因的 T2DM 风险较低，然而，由于它在人群中出现的频率，其附加效应可能会使人群处于 T2DM 的风险。

虽然 PPARs 无处不在，但在不同组织中表达水平不同。PPAR-α 主要在高脂肪氧化的组织中表达，例如心脏、肾脏和肝脏，而 PPAR-β 则存在于骨骼肌和脂肪组织中。通过调节脂肪酸分解代谢和产热，激

活 PPAR-β 可以改善脂质平衡,抵抗体重增加,增加胰岛素敏感性。PPAR-γ 主要在脂肪组织中表达,基因缺陷可能影响脂肪组织的膨胀性和功能,使脂质供应超出脂肪组织的储存能力,导致肥胖和胰岛素抵抗。通过增加脂肪组织储存更多脂肪的能力,或减少脂肪供应,可以避免这种不平衡。除了脂肪组织外,在肝脏、肌肉和胰腺中也有少量的 PPAR-γ 表达,在这些组织中,它积极参与脂肪分布和胰岛素敏感性。肝脏 PPAR-γ 失活已被证明会导致游离脂肪酸(free fatty acid,FFA)增加和肥胖,以及胰岛素抵抗。肌肉敲除 PPAR-γ 也会导致 FFA 升高、肥胖和胰岛素抵抗。这些观察结果强调了三种组织(肝脏、肌肉和胰腺)在维持糖和脂质平衡中的重要性。在 β 细胞激活 PPAR-γ 能减少胰岛细胞增生,也可能通过减少脂质沉积和抑制一氧化氮合成而减少胰岛细胞凋亡。激活 PPAR-γ 还可以通过重新分配脂肪组织和刺激少量胰岛素敏感脂肪细胞的产生来减少 FFA。在胰腺和肝脏,也证实了 PPAR-γ 可以增强葡萄糖激酶和葡萄糖转运蛋白 2(glucose transporter 2,GLUT2)的作用,这也增加了胰腺和肝脏的胰岛素敏感性。

一般来说,PPARs 通过调节合成代谢和氧化过程的平衡,发挥重要的调节作用,控制脂肪组织的稳态。PPARs 可以作为脂肪组织中的脂质传感器,当它被激活为最佳状态时,可以重新编程一些通常在肥胖中被破坏的代谢过程,从而改善代谢的稳态。PPARs 还有助于在妊娠和衰老等应激生理环境下调节脂肪组织的稳态。此外,PPARs 通过与 NF-κB 和 AP-1 等炎症调节转录因子相互作用来抑制 MCP1 和 IL-6 等炎症基因,从而发挥抗炎作用。综上所述,PPARs 的激活可能成为管理包括 T2DM 在内的许多代谢问题的一个可能目标。在人体使用 TZDs 激活 PPAR-γ 由于其副作用而受到了限制,包括水肿、体重增加和充血性心力衰竭的恶化。因此,研究人员正在开发部分 PPAR-γ 激动剂或选择性 PPAR-γ 调节剂,以期在改善胰岛素敏感性的同时减少副作用。针对 PPAR-α 激活的药物对胰岛素敏感性无影响,而针对 PPAR-β 的药物则有改善糖脂代谢的潜力。

(三) HNF1B/TCF2

肝细胞核因子(hepatocyte nuclear factors,HNFs)是一组进化的、历史上不相关的转录元件,它们控制着各种基因合成蛋白的转录。肝细胞核因子 -4-alpha(hepatocyte nuclear factor-4 alpha,HNF4A)和 HNF1 同源盒 B(HNF1 homeobox B,HNF1B)基因突变导致青少年发病的成人型糖尿病(maturity-onset diabetes of the young,MODY)。这些蛋白是有关葡萄糖、胆固醇和脂肪酸运输和代谢的酶和转运体。这些基因的变异导致增加或减少了胰岛素向血液的释放。

HNF1B 基因也被称为 TCF2,它编码一种名为转录因子 2(transcription factor 2,TCF2)的蛋白质。该蛋白与 DNA 的特定区域结合,通过该区域控制其他基因的表达。TCF2 是被称为同源域蛋白的转录因子大家族的一部分。同源域是蛋白质与 DNA 结合的位点。这种蛋白质形成一种大分子复合物,通常称为异二聚体,其姊妹转录因子家族称为 TCF1。基于 TCF2 亚型,该复合物可能抑制或促进靶基因的表达。TCF2 蛋白存在于许多器官和组织中,包括肺、肝、肠、胰腺、肾脏、生殖系统和尿道。该蛋白质被认为对胚胎发生、胰腺 β 细胞成熟和表达非常重要。据报道,TCF2 基因突变在白种人、日本和中国人群中会导致称为 MODY5 的 DM 亚型。已经确定的事实是,大多数导致单基因型糖尿病的基因变异,如 MODY5,可能在 T2DM 的发病机制中起作用。

HNF1B 基因在原肠形成过程中首先在内脏内胚层表达,然后在肝脏、肾脏和胰腺的器官发生过程中表达。在小鼠中,HNF1B 阳性的胚胎细胞被证明同样能够产生胰腺导管、腺泡和内分泌细胞。HNF1B 是胰腺多能祖细胞增殖和存活所必需的。胰腺前体细胞 HNF1B 缺失可导致严重的胰腺发育不全和围生期死亡。胰腺细胞特异性 HNF1B 的缺失导致糖耐量受损,胰岛素分泌减少。该基因也是导管形态形成、腺泡细胞分化和维持腺泡细胞特性的关键调控因子。HNF1B 对内分泌前体细胞的产生是必要的,可能通过直接调节胰岛细胞谱系的转录来实现。

(四) WFS1

WFS1 基因编码几种蛋白质,其中包括 wolframin。这种蛋白质存在于许多不同的组织中,包括胰腺、大脑、心脏、骨骼、肌肉、肺、肝脏和肾脏。在细胞中,wolframin 被嵌入内质网(endoplasmic reticulum,ER)的膜中,在细胞器的蛋白质折叠和运输活动中起着至关重要的作用。这种蛋白质也有助于 ER 的应激反应和钙平衡。在胰腺中,wolframin 帮助胰岛素原折叠和发展为成熟的胰岛素。因此,wolframin 有助于胰岛素的生物合成和血糖调节。该蛋白还控制其他激素的活动,如胰高血糖素样肽 -1(glucagon-like peptide-1,GLP-1),它能促进和上调胰岛素分泌,并防止 β 细胞破坏。GLP-1 受体控制的信号已被证明可以直接调节 ER 应激反应,从而提高 β 细胞的存活率。因为这些作用，*WFS1* 基因突变可能会抑制 β 细胞的表达。事实上，*WFS1* 基因突变已被证明与 Wolfram 综合征有关，其症状包括糖尿病。*WFS1* 基因的某些变异与欧洲白种人患 T2DM 的风险有关。胰岛素分泌的逐渐减少是 *WFS1* 突变的糖尿病患者的主要症状。

（五）CAPN10

CAPN10 基因位于 2q37，编码普遍存在的钙依赖性半胱氨酸蛋白酶家族。*CAPN10* 是 1996 年通过与 T2DM 相关的连锁分析发现的第一个 T2DM 基因。2000 年，已知的致病基因 *CAPN10* 和荟萃分析研究证实，*CAPN10* 的变异与 T2DM 完全相关。*CAPN10* 基因与代谢综合征、T2DM 患者的胰岛素抵抗及多囊卵巢综合征有关。然而，*CAPN10* 基因在糖代谢中的确切作用尚不清楚。

（六）TCF7L2

转录因子 7- 样 2（transcription factor 7-like 2，*TCF7L2*）（T 细胞特异性，HMG-box）属于一个高迁移率组（high mobility group，HMG），包括在 Wnt 信号通路中起作用的转录因子，在所有主要的种族中均发现其始终参与 T2DM 易感性的建立。连锁信号研究和另一项精细定位研究表明，*TCF7L2* 基因的第三个内含子是 T2DM 的危险位点。在一些 GWAS 中通过几个群体已建立了 T2DM 和 *TCF7L2* 基因变异之间的联系。

（七）IRS-1 和 IRS-2

胰岛素影响胰岛素受体底物（insulin receptor substrates，IRS）和其他一些蛋白质的酪氨酸磷酸化，如 SHC- 转化蛋白 1、具有 PH 和 SH2 结构域的适配蛋白 2（SH2B adaptor protein 2，SH2B2）、适配蛋白 1（SH2B adaptor protein 1，SH2B1）、GRB2- 相关结合蛋白 1（Gab1/2）和生长因子受体结合蛋白（Grb 亚型）。*IRS-1* 和 *IRS-2* 胰岛素受体编码基因，是胰岛素信号转导尤其是 β 细胞血糖稳定的关键编码基因。事实上，这两种底物在骨骼肌发育过程中的蛋白激酶 B（PKB）和 5'-AMP- 激活蛋白激酶（AMPK）途径中起关键作用。这两个基因的多态性与某些人群的胰岛素敏感性降低有关。

二、2 型糖尿病中的全基因组关联研究

在遗传学中，全基因组关联研究（GWAS）意味着将基因多态性与某些复杂疾病联系起来。事实上，GWAS 通过考虑一种常见疾病、常见变异假说来提高关联研究的能力。GWAS 主要关注群体水平上

的 SNP 微阵列，并考虑基因组中全部变异体的连锁不平衡（linkage disequilibrium，LD）。技术的进步降低了基因分型的成本，通过国际合作，如人类基因组单体型图计划（HapMap Project）、千人基因组（1000 Genomes）计划和大型生物信息库（如英国生物信息库 UK Biobank）的建立，人们对 T2DM 的基因遗传认识取得了进展。目前 T2DM 的 GWAS 已经发现超过 400 个基因位点，从常见的变异到与 T2DM 遗传风险密切相关的更罕见变异，这是通过不断增加的样本大小和改进基因组覆盖实现的。从 2007 年到 2015 年，GWAS 检测出伴有肥胖和 T2DM 的基因位点超过 250 个。对 26 676 例 T2DM 患者和 132 532 例对照受试者的 18 个 GWAS 的荟萃分析，使用多种族千人基因组参考序列分析了 1 210 万个 SNPs。在所有的 SNPs 中，通过代谢芯片阵列显示了 29 个与 T2DM 关联。

在每个 T2DM 相关位点，与风险关系最密切的变异被称为主导（lead）SNP；但是，主导 SNP 不一定是驱动这种联系的"因果"变异。许多变异随着"单倍型群组"一起遗传，因此很难确定每个变异位点与疾病发生之间的因果关系。随着来自不同祖先的样本量的增加和输入参考板的改进，缩小潜在的因果变量列表（即精细定位）的努力已经提高了分辨率，已经能够在有 51 个 T2DM 风险信号时确定一个变量，该变量需要 >80% 后验关联概率。对该因果变异的了解可以通过识别一个预测会被 SNP 破坏的转录因子结合位点，来指出疾病风险的潜在生物学机制。因此功能性 GWAS 可以被用来根据该变异位于调节区域的位置在一个可信集合内对变体进行优先排序。对于在可信集合中有许多变异的功能性 GWAS 信号，通常使用实验优先级和计算的方法来预测因果变异。采用软聚类方法以血糖、血脂和人体特征的相关性为基础对 T2DM 的 GWAS 位点进行分组，见表 32-2-1。

表 32-2-1　2 型糖尿病易感基因位点分组

分组	功能	易感基因
1	降低空腹胰岛素 降低 HOMA-β 增加胰岛素原	*ABO* *ADCY5* *GCK*、*HNF1A*、*MTNR1B*、*SLC30A8*、*TCF7L2*、*TMEM258*

分组	功能	易感基因
2	降低空腹胰岛素 降低 HOMA-β 降低胰岛素原	*ADAMTS9* *ANK1* *C2CD4A-B*、*CCND2*、 *CDKAL1*、*CDKN2A-B*、 *CENTD2*、*DGKB*、 *GLIS3*、*GPSM1* *HHEX-IDE*、*HMG20A* *IGF2BP2*、*JAZ1* *KCNJ11*、*KCNQ1* *KLHDC5*、*PROX1* *THADA*、*ZBED3* *ZHX3*
3	胰岛素分泌和胰岛素作用缺陷	*BCAR1* *BCL11A* *CDC123/CAMK1D* *CENPW*、*CEP68* *FAM63A*、*GIPR* *HMGA2*、*HNF1A* *HNF1B*、*HNF4A* *HORMAD2*、*MHC* *MLX.MPHOSPH9*、 *MRAS* *MTMR3*、*PAM*、*PAX4*、 *PIM3* *PLEKHA1*、*PNPLA3*、 *PRC1*、*PTPN9*、*RREB1* *SPRY2*、*TLE1* *TMEM154*、*TPCN2* *TSPAN8*、*TTLL6* *WFS1*、*WSCD2* *ZMIZ1*、*ZZEF1*

胰岛素分泌涉及胰岛内多种内分泌细胞之间复杂的交联,包括分泌胰高血糖素的 α 细胞、分泌胰岛素的 β 细胞和分泌生长抑素的 δ 细胞。这些激素共同使葡萄糖水平保持在生理范围内。T2DM 患者由于胰岛素、胰高血糖素和生长抑素分泌缺陷而导致血糖调节异常,这支持了多种胰岛细胞类型在介导 T2DM 风险等位基因影响方面的作用。迄今为止研究最广泛的胰岛细胞是胰腺 β 细胞,尽管其他细胞在 T2DM 的发病机制中也有确切的作用,但最终是 β 细胞分泌胰岛素。成熟 β 细胞发育和 / 或功能的缺陷导致 β 细胞功能障碍。这种功能障碍的例子可以从单基因型糖尿病中获得,在这种情况下,单基因突变

就足以导致疾病。有两种主要的单基因型糖尿病:新生儿糖尿病(neonatal diabetes mellitus,NDM;OMIM:601410) 和 MODY(OMIM:125850,OMIM:125851,OMIM:600391,OMIM:600496)。这两种类型糖尿病涉及胰腺 β 细胞发育和成熟 β 细胞功能的关键基因。常染色体显性遗传 NDM 最常见的原因是编码 K_{ATP} 亚基——SUR1(*ABCC8*)和 Kir6.2(*KCNJ11*)基因中的任何一个突变。K_{ATP} 通道是一个由 4 个 Kir6.2 和 4 个 SUR1 亚基组成的八聚体。在 β 细胞上,ATP 依赖的 K_{ATP} 通道关闭,引起细胞膜去极化,电压门控钙通道开放,启动胰岛素分泌。功能获得性突变,如 *KCNJ11* 中的 R102H 错义突变,可阻止 ATP 关闭 K_{ATP} 通道,从而减少胰岛素的分泌。K_{ATP} 通道基因突变的患者,可以使用磺脲类治疗,通过 ATP 非依赖性机制关闭 K_{ATP} 通道,恢复胰岛素分泌和 β 细胞功能。此外,NDM 可由胰腺发育所需的关键转录因子突变引起(如 *GATA6*)。同样,MODY 是 β 细胞发育和功能成熟的基因存在缺陷,包括 *HNF4A*、*GCK*、*HNF1A*、*PDX1*、*NEUROD1* 和 *HNF1B* 基因突变。许多基因参与单基因糖尿病空间(例如肝脏或肾脏)及时间(例如发育)表达谱,影响其他组织在糖尿病发病机制中的作用,但对 β 细胞的影响至关重要。

三、2 型糖尿病与表观遗传学

2 型糖尿病是一种多因素的疾病,包括遗传、表观遗传学、环境因素和生活方式。这些风险因素影响了参与 β 细胞胰岛素分泌和外周组织胰岛素敏感性的基因表达。表观遗传学在 T2DM 的发展中起着重要作用。表观遗传变化是指基因功能在有丝分裂或减数分裂上可遗传的变化,而不改变底层的 DNA 序列。基因表达的表观遗传调控是通过染色质的改变发生的,是由 DNA 胞嘧啶甲基化、组蛋白翻译后修饰和非编码 RNAs 等多种机制的单独或组合参与介导的。环境变化可引起表观基因组的短暂或持续变化,从而改变基因表达和细胞表型。例如,代谢变化可以直接改变表观基因组,因为许多表观遗传修饰的酶调节因子需要代谢中间产物作为辅助因子。表观遗传机制在调控关键基因的表达方面起着重要作用,这些基因参与了代谢器官的发育和稳态调节,如胰腺分泌胰岛素的 β 细胞。代谢状态的改变会影响不同器官的表观基因组和表型,并导致 T2DM 及其多种并发症的发生。

近年来,T2DM 的发病机制研究一直关注于包括 DNA 甲基化和组蛋白修饰的表观遗传机制。DNA 甲

基化是研究最好的表观遗传修饰之一,发生在CpG(胞嘧啶-磷酸盐-鸟嘌呤)二核苷酸的胞嘧啶残基上。构成CpG集群的基因组区域被称为CpG岛。在人类中,大约60%的基因启动子与CpG岛有关。已有大量报道表明,这些区域的甲基化与转录抑制相关,从而影响许多生物学过程,包括染色质动力学、细胞分化、基因组印记、X染色体失活、癌变和衰老。组蛋白受到广泛的翻译后修饰,包括乙酰化、甲基化、磷酸化、泛素化、类泛素化等,这些修饰是由特定的修饰酶完成的,修饰酶可以引入或去除修饰,因此大多数修饰是可逆的。N端和C端的不同氨基酸残基及组蛋白的球状结构域被修饰。赖氨酸是关键的氨基酸残基,经过广泛的修饰,包括乙酰化、甲基化、泛素化和类泛素化,修饰的结果可能是激活性的,也可能是抑制性的,从而调节基因表达。除了DNA甲基化和组蛋白翻译后修饰外,ATP依赖的染色质重构因子和多种多样的RNAs如微小RNA(microRNA)和长链非编码RNA已成为表观遗传调节剂。小而非编码的RNA在RNA干扰(RNA interference,RNAi)途径、染色质结构的动态调控、RNA降解和翻译抑制等方面发挥了核心作用,从而控制基因表达。此外,DNA甲基化和组蛋白修饰也可以由microRNAs引导。遗传因素、饮食习惯、生活方式和环境因素共同或相互作用可以带来表观遗传变化。

研究表明,父母葡萄糖稳态受损会改变后代的代谢程序,同时伴有非常具体的表观遗传变化,这为代谢性疾病风险的传递提供了表观遗传基础。通过研究母体和宫内营养及生长迟缓对多个物种糖尿病发生的影响,为T2DM中表观遗传因素的参与提供了强有力的证据。对1944—1945年荷兰冬季饥荒的研究表明,那些在饥荒中怀孕的妇女在重要启动子位点发生了CpG岛低甲基化,这种现象直到60年后仍然可以观察到。营养不良的宫内环境会通过表观遗传的方式使子代在出生后的低营养环境中生存,在出生后显示出"追赶式生长",当子代接触到高能量的营养时,会出现肥胖,这是导致胰岛素抵抗的一个原因。宫内营养不良和出生体重过低会增加后代患糖尿病的可能性。这种现象被称为"节俭表型假说",提出在发育过程中营养不足会导致葡萄糖稳态的永久性变化。同样,母体营养过剩(如高脂饮食)和妊娠期糖尿病也会对后代的代谢健康产生不利影响。孕妇妊娠期肥胖合并妊娠期糖尿病可导致新生儿高胰岛素血症,直至出生后第6周子代脂肪量增加,这是妊娠期糖尿病对子代的重要影响,也会对成年后的后代造成

严重的危害。它将启动转录程序,可能增加炎症分子和免疫细胞的表达,也反映了表观遗传过程。高胰岛素血症状态是由IRS-1介导的,其通过miRNA-126调控表观遗传机制。因此,母体健康状况不佳、胎儿期和产后发育阶段营养过剩或不足等因素都会影响关键代谢器官的发育和功能,使子代生命早期或晚期易患代谢综合征和糖尿病。环境诱导的表观遗传改变也会发生在生殖系统中,因此可能会遗传给后代,从而导致糖尿病风险的(表观遗传)遗传。虽然母亲健康对后代疾病风险的贡献已得到充分认识,但最近的数据表明,男性生殖细胞的表观基因组也会因营养失衡而改变,并会在后代发育过程中影响基因调控。父亲的饮食已被证明会影响后代的胆固醇和脂质代谢。父亲的营养摄入可以通过精子表观基因组(例如DNA甲基化)影响后代的疾病风险。父亲肥胖与精子数量、精子浓度、精子活力及精子形态有关,导致精子表观基因组的重新编程,导致精子DNA损伤。父亲空腹血糖受损和糖耐量异常作为糖尿病前期的表现,通过下调参与葡萄糖代谢和胰岛素信号通路的几个基因,改变胰岛的基因表达模式。推测作为甲基供体的营养供应可能改变精子的表观遗传重编程。这些研究表明,父母的代谢环境和生活方式可以诱导表观基因组和代谢适应的代际变化。干扰印记基因的表观遗传调控(基于亲代起源的等位基因调控差异的基因)可以进一步提示糖尿病风险的遗传模式。因此,表观遗传因素可能不仅介导了环境因素对T2DM发育及其各种并发症的影响,而且还可能有助于将疾病风险传递给后代。

(一)β细胞内环境稳定和衰竭的表观遗传机制

大量证据表明,阶段特异性的DNA甲基化模式、组蛋白修饰和染色质架构对胰腺细胞谱系和内分泌分化至关重要。利用人类胚胎干细胞分化的研究表明,细胞谱系特异性增强子的表观遗传启动决定了胰腺分化过程中的阶段特异性发育能力和对诱导信号的反应。表观遗传调控在β细胞同一性和功能成熟度的建立和维持中也起着关键作用。DNA甲基化模式通过抑制α细胞谱系决定转录因子(alpha cell lineage determining transcription factor,Arx)在β细胞中的表达来调控和决定α和β细胞命运的选择。DNA甲基转移酶Dnmt1在β细胞复制过程中维持Arx位点的甲基化和被抑制状态。因此,β细胞中Dnmt1的丢失导致启动子去甲基化,诱导Arx表达,从而驱动β细胞向α细胞的转分化。DNA甲基化

还可以建立代谢程序,使出生后的β细胞中葡萄糖刺激的胰岛素分泌(glucose-stimulated insulin secretion, GSIS)向功能成熟的β细胞表型转变。通过对人类α细胞和β细胞DNA甲基化谱的比较发现,不同的甲基化模式主要集中在增强子区域,这表明这些区域可能在调节细胞识别方面发挥作用。

通过miRNAs和长链非编码RNA(lncRNAs)的表观遗传调控也参与了胰岛发育和功能成熟。缺乏胰腺、内分泌或β细胞中miRNA处理酶Dicer的小鼠表现出严重的β细胞缺陷。此外,出生后营养变化导致β细胞miRNA表达的变化对β细胞功能成熟至关重要。同样,lncRNA *blinc1* 通过对位于其基因组邻近的特定胰岛转录因子的影响来调控β细胞的分化和功能。表观遗传机制还通过调控细胞周期抑制剂(如p27和p16)和促复制印记基因(如母系印记lncRNA *H19*)来控制β细胞在出生后生长、适应和衰老过程中的复制和扩展。β细胞的复制和适应能力随着年龄的增长而下降。p16表达的表观遗传调控也是依赖血小板衍生生长因子(platelet-derived growth factor, PDGF)和转化生长因子β(transforming growth factor-β, TGF-β)控制β细胞复制中与年龄相关变化的关键。此外,随着年龄的增长,参与β细胞复制和功能的基因,如 *CDKN1a*、*CCND3*、*PLK1*、*ABCC8* 和 *KCNJ11* 的表观遗传状态发生了显著的细胞特异性变化。衰老是T2DM的一个众所周知的危险因素,在这一过程中,年龄依赖性β细胞内环境稳定的表观遗传变化可能起着重要作用。这些研究均支持T2DM中β细胞缺陷可以由表观遗传的环境因素触发,并传递给后代,从而导致T2DM风险。

(二)胰岛素抵抗的表观遗传学:肥胖与代谢健康的影响

餐后胰岛素的释放通过促进营养物质的吸收和在外周组织中的储存来确保代谢平衡。胰岛素促进肌肉葡萄糖摄取、肝糖原合成和甘油三酯合成,并抑制脂肪组织脂解。胰岛素抵抗是指外周细胞对胰岛素反应的损伤,可由肥胖、代谢综合征和长期营养过剩引起。表观基因组图谱对于阐明代谢组织中胰岛素抵抗的新表观遗传机制,特别在肥胖的情况下,是非常有帮助的。近期表观基因组关联研究(epigenome-wide association study, EWAS)数据显示,体重指数(body mass index, BMI;衡量肥胖的一个关键指标)与淋巴细胞DNA甲基化模式的大规模变化有关。其他EWAS研究应用来自不同队列的血液基因组DNA,证实了与T2DM、空腹血糖和糖化血红蛋白水平相关的关键DNA甲基化位点。

1. 脂肪细胞 脂肪组织的DNA甲基化图谱显示,与肥胖标记基因相关的差异甲基化区域涉及脂质和脂蛋白代谢、营养运输、炎症和T2DM风险,这种DNA甲基化模式的改变可以预测未来T2DM的发生。通过对胃旁路手术前后患者的脂肪样本进行高通量DNA甲基化分析,确定了与肥胖相关的差异甲基化区域,这些区域与27个T2DM的遗传风险基因位点重叠,说明了遗传学和表观遗传风险因素之间的相互作用。这些数据表明,表观基因组对体重的变化非常敏感,这种表观遗传变化可能预示着T2DM风险。最近的数据进一步强调了DNA甲基化在代谢稳态中的重要性,表明DNA甲基化转移酶Dnmt3a在脂肪组织中调节胰岛素敏感性。多种组蛋白修饰的表观基因组学图谱也有助于识别关键的增强子元件和核受体途径(糖皮质激素和维生素D受体),这些途径在脂肪细胞受到类固醇暴露和炎症等影响时驱动胰岛素抵抗。

2. 骨骼肌 在新诊断的T2DM和有T2DM家族史的背景下,对骨骼肌进行表观遗传和转录组分析的研究显示,肌肉转录程序和胰岛素信号通路存在关键差异,其中一些差异调节区域与T2DM风险SNP相关。饮食诱导的祖父代肥胖可导致F2代(孙子代)骨骼肌未折叠蛋白反应(unfolded protein response, UPR)的跨代重排。

3. 肝脏 肝脏表观基因组对肥胖和高血糖也很敏感,大规模的表观遗传图谱证实了这一点。肥胖和T2DM与T2DM风险相关区域的甲基化变化有关,并将肝脏表观基因组重新编程,使之向糖酵解和脂解的方向发展,这可能会促进胰岛素抵抗的发展。

总体来说,这些研究表明,在胰岛素抵抗和T2DM中,多个组织的表观遗传失调是一个潜在的现象。此外,这些研究表明受遗传和表观遗传变化影响的位点可能与疾病风险有更高的关联,表观遗传学可能赋予疾病相关的SNPs功能/因果关系。

(三)表观遗传学介导环境影响T2DM风险

饮食的改变,包括脂肪含量和组成,对脂肪和肌肉的表观基因组有很强的影响,特别是在与新陈代谢相关的区域。含有多酚的植物性产品,已被证明可以通过逆转T2DM的代谢过程而具有治疗效果。膳食多酚和酚类化合物包括白藜芦醇、γ-oryzanol和表儿茶酸已被证明在β细胞胰岛素分泌(例如Sirtuin1和GLUT2)和脂肪细胞胰岛素信号机制(例如GLUT4

和 PPAR-γ)调节相关基因的表达。多种多酚类物质也被证明可以调节 IRS-1、丝氨酸 / 苏氨酸蛋白激酶 1（Akt1）和磷酸烯醇丙酮酸羧激酶（PEPCK）在人肝癌细胞（HEPG2）中的表达。多酚对这些通路的积极作用能改善 β 细胞功能和胰岛素敏感性，减少炎症和脂毒性，减少肝脏葡萄糖输出，共同维持正常葡萄糖稳态功能。

除了饮食，其他环境因素如季节变化、运动和睡眠也可以影响表观基因组和代谢稳态。温度的变化，如热或冷暴露，已被证明会改变米色脂肪细胞的表观基因组和表型，从而使代谢适应温度的变化。低温暴露还会导致精子的表观遗传重新编程，使后代对营养过剩和体温过低的适应能力得到改善。生活方式的干预，如急性和慢性运动，会导致久坐的人皮下白色脂肪组织和骨骼肌中 DNA 甲基化组的重新编程，影响与调节脂肪生成、线粒体功能、肌肉收缩和炎症相关的几个基因。昼夜节律是直接影响表观基因组的另一个关键环境因素，例如生物钟（昼夜节律的核心分子组成）固有的组蛋白乙酰转移酶活性。代谢和营养转换、昼夜节律和表观基因组之间有很强的联系，因此禁食行为对调节昼夜节律基因表达模式，以适应营养有效性的日间变化。与此相一致的是，限时喂食已被证明可以防止老鼠体内的生物钟受到干扰而出现代谢综合征。因此，昼夜节律中断可以改变细胞代谢和表观遗传谱，从而损害对营养有效性的适应，增加 T2DM 的风险。总之，这些研究表明，不良的环境和生活方式的改变可能导致 T2DM 发病机制及 T2DM 风险的遗传。

（四）表观遗传失调介导糖尿病并发症

大量 T2DM 患者出现严重的并发症，影响生活质量，增加死亡率。这些并发症包括微血管并发症，如视网膜病变、肾病和神经病，以及大血管疾病，如动脉粥样硬化和高血压。高血糖和随后的代谢失调是糖尿病血管并发症的主要诱因，通过多种途径可以导致血管损伤，如细胞压力增加、糖基化终末产物的堆积、促纤维化失调和炎症通路下游转化生长因子 β（TGF-β）、NF-κB、血管紧张素 Ⅱ 增加。这些细胞改变导致参与生长、炎症、凋亡和纤维化的基因上调，导致内皮功能障碍、血管平滑肌和肾细胞生长和纤维化、巨噬细胞浸润和炎症，最终导致不同器官的多种并发症。表观遗传图谱研究增强了我们对糖尿病相关并发症机制的理解。比较包括糖尿病肾病在内的慢性肾脏疾病患者和对照肾肾小管的全基因组 DNA 甲基化数据，发现纤维化相关位点的 DNA 甲基化存在

显著差异，这突出了表观遗传失调在糖尿病肾病中的重要意义。此外，人类外周血样本 DNA 甲基化的 EWAS 显示了与糖尿病肾病肾功能下降相关的 DNA 甲基化的特异性和预测性变化。在糖尿病肾病病理中 TGF-β 信号起着关键作用，DNA 甲基化和关键组蛋白修饰均涉及了驱动 TGF-β 依赖性肾脏纤维化激活相关基因。在啮齿类糖尿病动物模型中，也观察到激活与糖尿病肾病相关的纤维化基因启动子的组蛋白修饰的富集。在原代血管细胞和施万细胞中，高糖环境已被证明可以破坏内皮细胞和神经元细胞并发症关键位点的 DNA 甲基化模式。在糖尿病视网膜病变模型中，表观遗传失调也涉及氧化还原稳态、细胞外基质和视网膜内皮细胞炎症的破坏。在高糖条件下培养的单核细胞和对照糖尿病患者单核细胞中激活和抑制组蛋白标记的全基因组比较，进一步强调了糖尿病中表观基因组的大规模变化。同样，在血管平滑肌细胞中，关键组蛋白修饰的表观遗传变化介导炎症基因表达上调，以应对体外和小鼠 T2DM 模型的高血糖状态。非编码 RNA（miRNA 和 lncRNA）也被认为是糖尿病并发症发生的关键表观遗传因子。例如，*miR-216/miR-217* 集群促进 TGF-β- 依赖性 Akt 激酶的激活、随后的细胞外基质基因表达的变化和针对 PTEN（一种 Akt 抑制剂）导致的系膜细胞肥大。在系膜细胞给予高葡萄糖或 TGF-β 处理时，正如糖尿病大鼠的肾小球在早期糖尿病肾病时一样，内质网应激诱发 *lnc-MGC* 表达。总之，这些研究说明了 lncRNA 在糖尿病并发症中的重要性，以及非编码 RNA 和染色质之间的表观遗传联系。

从代谢记忆现象也可以看出表观遗传调控在糖尿病并发症发病机制中的重要性，代谢记忆是强化血糖控制带来长期保护的基础；或者相反，即使血糖控制满意，糖尿病并发症也会继续恶化。这一现象已经在实验模型和临床试验中观察到，如在 T1DM 患者进行的糖尿病控制和并发症试验（diabetes control and complications trial，DCCT），以及糖尿病干预和并发症流行病学（epidemiology of diabetes interventions and complications，EDIC）研究的长期随访观察。尽管所有受试者在 EDIC 研究中都维持类似的强化血糖控制（HbA1c），但与自始至终接受强化血糖控制的受试者相比，在 DCCT 中常规血糖控制组的受试者发生糖尿病并发症的风险更高。对 T2DM 患者的研究同样表明，强化血糖控制的益处在该方案完成后持续很长时间。这些数据表明，长期暴露于高血糖环境所产生的表观遗传改变可能是靶组织代谢记忆功能障碍

的原因。因此，来自 DCCT/EDIC 队列的多个组蛋白修饰和血液单核细胞 DNA 甲基化的表观遗传图谱显示，在常规对照组和强化治疗组中，涉及炎症的关键基因表现出明显的表观遗传差异。值得注意的是，在 DCCT 结束时（1993 年）收集的全血基因组 DNA 和 17 年后 EDIC 在同一患者收集的单核细胞 DNA 中，DNA 甲基化分析图谱表现出关键位点的持久性 DNA 甲基化，包括那些与并发症相关者，支持表观遗传学和代谢记忆之间的紧密联系。总之，细胞代谢环境的变化可以驱动表观基因组的变化，这可能是一种适应机制。然而，这些变化可以通过表观遗传的方式使细胞维持并继续影响细胞的反应，即使最初的代谢攻击已经停止。对表观遗传适应性反应及其维持机制有更清晰的理解，对于探索解决代谢记忆问题的治疗方案至关重要。

（五）T2DM 治疗药物的表观遗传学

药物表观遗传学研究显示，DNA 甲基化和 microRNA 改变了每个人体内药物转运蛋白基因的表达模式，从而导致治疗效果不同。例如，二甲双胍的疗效首先考虑其在肝脏的存在，在肝脏被有机阳离子转运体摄取，分泌入胆汁，参与的基因包括：*SLC22A1* 编码的 OCT1，*SLC22A3* 编码的 OCT3，*SLC47A1* 编码的 MATE1。在肝细胞中评价 *SLC22A1*、*SLC22A3* 和 *SLC47A1* 的 DNA 甲基化，发现仅接受二甲双胍治疗的糖尿病患者与接受胰岛素＋二甲双胍治疗或未接受降糖药物治疗的患者相比，已证实这三个基因的次级启动子 DNA 甲基化不同。GWAS 和 EWAS 对涉及二甲双胍和甲基化的表观基因组生物标志物的研究已发现了 200 多个 DNA 甲基化探针。除了 DNA 甲基化外，最近的一项血浆 miRNA 分析也为 T2DM 的管理提供了一些数据。因此，miRNAs 分类和特定药物基因变异的研究可以为设计 T2DM 的个性化药物治疗提供可能。

四、遗传学诊断及遗传咨询

如果临床情况显示为单基因糖尿病（青少年发病的成人型糖尿病、线粒体 DNA 突变糖尿病等），则需要对候选基因进行测序以确定诊断，将检测纯合或复合杂合突变，必要时需要对家庭成员进行分析和评估发病风险。对于伴糖尿病表现的各种综合征的诊断，部分已有发现的基因或位点，直接对候选基因进行测序。全外显子组测序显示出其对少数不相关的患病个体中罕见疾病相关突变的识别作用，可能有助于识别综合征型糖尿病患者的新分子生物学特性。对于

大多数 T2DM 患者，并不推荐进行基因检测诊断和预测疾病风险。

第 3 节
治疗与遗传学

血糖控制是 T2DM 管理的主要目标。虽然许多降糖药物是有效的，但几乎一半的糖尿病患者治疗未达标。美国糖尿病协会（American Diabetes Association，ADA）建议采用以患者为中心的治疗策略。降糖药物应符合患者的特点：血糖升高的程度、心血管疾病的病史、对体重的影响、低血糖的风险、肾功能、给药途径（口服或注射）、潜在副作用、成本和患者的偏好。生活方式优化和二甲双胍被大多数组织推荐为一线治疗。二甲双胍治疗失败后可选择多种其他降糖药〔磺脲类（SUs）、格列奈类、噻唑烷二酮类（TZDs）、GLP-1 受体激动剂、DPP-4 抑制剂、SGLT2 抑制剂、α- 糖苷酶抑制剂和胰岛素〕。虽然常规实践和临床试验表明，对任何药物的降糖反应在个体之间存在差异，但对糖尿病药物的不同疗效及可能导致这种早期反应的因素的了解仍相对较少。这种异质性可能受遗传和非遗传因素的影响。糖尿病试验的结果表明，尽管口服药物治疗开始时糖化血红蛋白（glycated hemoglobin A1c，HbA1c；反映过去 3 个月平均血糖水平的间接指标）水平急剧下降，但此后多年 HbA1c 水平趋于稳定上升。这种现象被称为降糖药物治疗的"继发性失效"或"单药治疗失败"。5 年单药治疗失败的累积发生率，格列本脲（一种 SUs）为 34%，二甲双胍为 21%，罗格列酮（一种 TZDs）为 15%。确定早期和长期降糖药物反应的预测因子对于适当的个性化治疗至关重要。医生需要有人帮助他们"在正确的时间为正确的患者选择正确的药物"。

个体基因组的遗传和表观遗传条件可能是他们对药物反应的主要决定因素，它被称为药物遗传学和药物表观遗传学，在过去的十年中被认为是药物治疗的一个重要因素，即主要认为药物疗效的异质性是基因组学、表观基因组学和环境等多种因素共同作用的结果。药物基因组学表明，涉及药物吸收、转运、代谢和作用的基因多态性可能影响药物的药代动力学（pharmacokinetics，PK）或药效学（pharmacodynamics，PD）。20 世纪 50 年代首次报道了药物遗传学和个体化治疗的关系，证明了肌肉松弛药苏赛莫氯铵（被 N-乙酰转移酶代谢）相关的基因变异对药物治疗反应

的重要性。虽然药物遗传学还处于起步期,使用药物遗传数据来预测个体的药物反应仍然很少,但额外的"组学"研究(如微生物群、表观基因组和代谢组学)有望提供进一步的药物反应标记物,指导个体化治疗。

一、二甲双胍

二甲双胍因为其有效性、安全性(低血糖风险低、没有体重增加)、低成本和心血管益处而被大多数指南推荐为T2DM的一线治疗药物。患者对二甲双胍的反应变异性很大,从无反应到HbA1c改善高达4%,有35%的患者单用二甲双胍初始治疗血糖控制失败。UKPDS及ADOPT研究组也发现二甲双胍的作用随时间逐渐下降。二甲双胍是一种胰岛素增敏剂,可抑制肝脏葡萄糖的产生,增加肌肉对葡萄糖的摄取。虽然它已经使用了60多年,但是它增加胰岛素敏感性的机制仍未明确。AMP-活化蛋白激酶的激活被认为是抑制肝脏葡萄糖产生的原因。AMPK亚单位的基因变异与二甲双胍反应有关。二甲双胍除了在降低肝脏葡萄糖生成中起主要作用外,还通过有机阳离子转运体3(organic cation transporter 3,OCT3)被肌肉细胞摄取,并通过葡萄糖转运体4(glucose transporter 4,GLUT4)的转运增加葡萄糖的摄取。几个溶质载体(solute carrier,SLC)转运体负责肠道对二甲双胍的吸收,包括质膜单胺转运体(plasma membrane monoamine transporter,PMAT/ENT4)和OCT3,而二甲双胍进入血流的转运涉及OCT1。OCT家族的其他成员在靶组织中摄取二甲双胍。OCT1主要位于肝窦细胞,OCT2位于肾小管细胞,分别负责肝脏(OCT1)和肾脏(OCT2)从血液中摄取二甲双胍。OCT3在肌肉细胞中。二甲双胍不与血浆蛋白结合而循环,被肾脏作为未改变的药物清除。肾小管分泌对二甲双胍的清除有重要作用,其肾清除率远高于肾小球滤过率。二甲双胍可通过多种抗菌药物和毒素挤压转运体(multi-antimicrobial drug and toxin extrusion transporters,MATE)从靶组织中清除。MATE1有助于二甲双胍进入胆管,而MATE1和MATE2有助于二甲双胍进入尿液清除。

二甲双胍的降糖反应可能是由遗传和环境因素相互作用决定的。临床指标如BMI、年龄、糖尿病病程、血清肌酐、基线HbA1c只是部分决定因素。2 000多名T2DM患者的全基因组复杂性状分析显示,遗传变异在二甲双胍引起的血糖差异反应中占34%。到目前为止,只有少数影响二甲双胍反应的基因多态性被发现。增强的GWAS(具有足够的统计能力)有望发现更多的基因变异,使二甲双胍治疗效果更好。对影响二甲双胍药代动力学和药效学的几个二甲双胍转运体基因已经进行了药物基因组学研究,包括OCT1(SLC22A1)、OCT2(SLC22A2)、OCT3(SLC22A3)、MATE1(SLC47A1)和MATE2(SLC47A2)等。近几年的相关研究报道了其他可能与二甲双胍治疗显著相关的几个基因,包括共济失调毛细血管扩张突变基因(ataxia-telangiectasia mutated gene,ATM;参与二甲双胍对AMPK的激活),编码AMPK亚基(PRKAA1、PRKAA2、PRKAB2)、AMPK活化剂(STK11)、线粒体复合体Ⅰ抑制剂钙蛋白酶10(mitochondrial complex Ⅰ inhibitor calpain 10,CAPN10)、磺脲类受体1和K$_{ATP}$通道的Kir6.2亚基(ABCC8-KCNJ11)。尽管上面提到了所有的相关性,在T2DM患者中,转运蛋白中的每个SNP只占二甲双胍反应的一小部分。一种可能的解释是二甲双胍的处理是由多个转运体控制的,这些转运蛋白基因多态性的临床应用还有待证实。

二、胰岛素促泌剂(磺脲类和格列奈类)

除了二甲双胍外,磺脲类(SUs)药物是治疗T2DM最常用的口服降糖药。SUs是通过诱导胰腺β细胞中K$_{ATP}$通道的关闭而产生胰岛素的促泌剂。K$_{ATP}$由KNJ11基因编码的4个成孔Kir6.2亚基组成。该通道的外层由4个SU受体1(SUR1)亚基组成,这些亚基由ATP结合盒转运蛋白、C亚家族成员8(ABCC8)基因编码。SUs与SUR1结合导致K$_{ATP}$的关闭,增加细胞内钾离子的浓度,β细胞膜去极化,钙离子内流和胰岛素分泌。虽然大多数T2DM患者对SUs治疗反应良好,但SUs单药治疗失败的比率在1年时达到20%,5年时达到34%。随着GWAS的进展,已经发现了400多个T2DM的易感位点。其中许多对胰岛素分泌和/或敏感性有影响。因此,它们可能会影响胰岛素促泌剂和/增敏剂的疗效。研究人员发现了4个与药物代谢相关的基因(FMO2、UGT2B15、FMO3和CYP51A1),2个与SUs应答相关的转运基因(ABCB11和ABCC5)和1个激酶(MAPK1)。在药物遗传学研究中,还发现了其他几种与SUs应答相关的多态性。TCF7L2编码在胰腺β细胞中表达的一种转录因子,它是胰岛素生产和加工的主要调控因子。已经发现两种TCF7L2多态性[rs12255372(G→T)和rs7903146(C→T)]对T2DM的发病风险有很大的贡献,也影响SUs的降糖效果,还有几篇研究报道KCNQ1变异与T2DM中SUs应答的关系。KCNQ1编码电压门控的钾离子通道(KVLQT1)成孔单元,在心脏复极化和胰岛β细胞分泌胰岛素中起作用。

各种药物通过特定的途径代谢，如细胞色素 P450（CYP）2C9 途径。代谢途径中功能获得和功能丧失的突变可以加速和降低依赖于该特定途径的药物代谢。这在大多数胰岛素促泌剂中都能看到，这也解释了为什么有些磺脲类药物在 T2DM 中"原发失效"。大多数促泌剂（格列美脲、格列齐特、那格列奈）被 CYP2C9 代谢，编码基因为 CYP2C9，其基因功能异常可能会影响 SUs 在体内的药物浓度，从而影响 SUs 的降糖效果。但是瑞格列奈被 CYP2C8 和 CYP3A4 代谢，这意味着对常用磺脲类药物没有反应的患者可以从瑞格列奈的治疗中获益，反之亦然。这些途径的功能缺失突变可能使个体易于发生低血糖。精准医疗通过帮助选择合适的治疗方法和剂量来优化降糖。

三、肠促胰岛素

肠促胰岛素——葡萄糖依赖性促胰岛素多肽（glucose-dependent insulinotropic polypeptide，GIP）和胰高血糖素样肽 -1（glucagon-like peptide-1，GLP-1）是由肠上皮细胞分泌的肠内激素，随食物的摄入迅速而短暂地释放进入血液。这两种肠促胰岛素都能被一种叫作二肽基肽酶 4（dipeptidyl peptidase 4，DPP-4）的酶快速降解。最近开发了两种以肠促胰岛素为基础的治疗药物：GLP-1 受体激动剂（GLP-1RA）和 DPP-4 抑制剂（DPP-4i）。然而，相当比例的患者对基于肠促胰岛素的药物没有反应，也没有对治疗反应的预测因素。最近，一些与糖尿病风险相关的基因多态性参与了肠促胰岛素应答。一种编码胰凝乳蛋白酶原 1 和 2 的基因 CTRB1/2（rs7202877 T → G）的变异，已经被证明可以预防糖尿病的发生。携带小 G 等位基因的患者（占 10%）在接受 DPP-4i 治疗后（84% 的患者服用西格列汀）较 TT 等位基因患者 HbA1c 降低了 0.5%。两种糖尿病风险相关基因 TCF7L2（rs7903146，rs12255372）的变异已被证明会损害 GLP-1 诱导的胰岛素分泌。GLP-1R 多态性与 DPP-4i 和 GLP-1RA 的治疗反应有关。近期，两个 DPP4 基因多态性也被证明与西格列汀的降糖作用有关。

四、钠 - 葡萄糖共转运蛋白 2 抑制剂

钠 - 葡萄糖共转运蛋白 2（sodium-glucose co-transporter 2，SGLT2）主要负责肾脏对葡萄糖的再吸收，是一类新型抗糖尿病药物的靶标。SGLT2 抑制剂（SGLT2i）通过增加尿糖排泄来降低高血糖。此外，它们还能减轻体重和降低血压。对达格列净 3

期研究的分析表明，SGLT2i 治疗的反应没有预测因素。SGLT2 由 SLC5A2 基因编码。已有研究表明，许多罕见的 SLC5A2 失活突变可导致家族性肾性糖尿，并可预防高血糖。SGLT2i 由几种 UGT 同工酶代谢。UGTs 多态性可能影响 SGLT2i 的药代动力学和药效学。

五、糖尿病药物反应的多组学预测研究

肠道菌群也影响药物代谢和生物利用度，并与疾病风险和药物暴露相关。有证据表明，降糖药物可改变肠道菌群，肠道菌群对降糖药物也有积极作用。最近，已经证实二甲双胍对肠道菌群有很强的作用，同时，使用微生物组调节剂可以改善二甲双胍的耐受性和血糖控制。二甲双胍诱导肠道菌群的改变，这也部分解释了二甲双胍的耐药性和疗效。α- 葡萄糖苷酶抑制剂（α-glucosidase inhibitors，α-GI），如阿卡波糖、伏格列波糖和米格列醇，可逆地与人 α- 葡萄糖苷酶结合，抑制上段小肠的碳水化合物水解和葡萄糖吸收，从而降低餐后高血糖。最近有研究表明，人 - 葡萄糖苷酶与细菌 - 葡萄糖苷酶有很高的相似性，肠道细菌葡萄糖苷酶可以处理膳食中的碳水化合物，并能被 α-GI 有效抑制。有研究证实，T2DM 患者对阿卡波糖治疗的差异反应与基线肠道菌群有关。与普雷沃菌丰度相比，富含类杆菌的微生物群对阿卡波糖治疗的反应更好。以肠促胰岛素为基础的治疗对控制 T2DM 高血糖是有效的，尽管有些人会产生 GLP-1 耐药性。最近的研究表明，GLP-1 的敏感性是由肠道细菌通过一氧化氮（NO）信号在肠神经系统中调节的。一种特殊的肠道菌群结构破坏 GLP-1 对肠脑调节的胰岛素分泌和胃排空的作用。越来越多的证据表明，肠道内分泌细胞分泌的肠促胰岛素可能受到肠道内细菌及其代谢物的影响。因此，次级胆汁酸、短链脂肪酸（SCFAs）和脂多糖（LPS）等细菌代谢物是有效的 GLP-1 促分泌物。另外，微生物群具有类似于 DPP-4 的活性，这可能被 DPP-4 抑制剂维格列汀降低。

代谢组学是预测治疗反应的另一种方法。最近一项研究发现了一些与二甲双胍和 / 或 SUs 的药物反应相关的代谢物。在接受二甲双胍治疗的患者中，治疗前肝脏代谢产物 3- 羟基丁酸和 2- 羟基丁酸水平较高，预示对二甲双胍的治疗反应更强。另外，柠檬酸、肌醇和马尿酸水平在二甲双胍反应者和无反应者之间存在显著差异。在接受 SUs 治疗的患者中，高水平的富马酸与 5 年后 HbA1c 的大幅度降低相关。格

列齐特缓释片治疗的 T2DM 患者的血清代谢谱显示，HbA1c、十六烷酸甲酯等组成的联合代谢组可以很好地预测格列齐特的反应。这些结果需要被验证，新的降糖药物反应的代谢生物标志物有望增强 T2DM 的个性化治疗。

基于多组学的糖尿病管理方法代表着未来研究的方向。目前，基因型被用于指导单基因型糖尿病的治疗。现有的遗传标记预测药物反应的能力从较弱到中等程度不等。进一步识别功能变异、肠道菌群、表观遗传修饰和代谢组学数据将进一步提高药物反应的临床可预测性，并减少药物治疗的副作用（如低血糖、体重增加、胃肠道耐受性）。希望随着国际间合作的增加、大数据的积累和可用性增强，我们将看到组学数据在临床实践中被转化。

（赵维纲　袁　涛）

参考文献

［1］SALGACO MK, OLIEIRA LGS, COSTA GN, et al. Relationship between gut microbiota, probiotics, and type 2 diabetes mellitus [J]. Appl Microbiol Biotechnol, 2019, 103 (23/24): 9229-9238.

［2］FODOR A, COZMA A, SUHAROSCHI R, et al. Clinical and genetic predictors of diabetes drug's response [J]. Drug Metab Rev, 2019, 51 (4):408-427.

［3］CUSCHIERI S. The genetic side of type 2 diabetes-a review [J]. Diabetes Metab Syndr, 2019, 13 (4): 2503-2506.

［4］REDDY BM, PRANAVCHAND R, LATHEEF SAA. Overview of genomics and post-genomics research on type 2 diabetes mellitus: future perspectives and a framework for further studies [J]. J Biosci, 2019, 44 (1): 21.

［5］LANGENBERG C, LOTTA LA. Genomic insights into the causes of type 2 diabetes [J]. Lancet, 2018, 391 (10138): 2463-2474.

［6］KHATAMI F, MOHAJERI-TEHRANI MR, TAVANGAR SM. The importance of precision medicine in type 2 diabetes mellitus (T2DM): from pharmacogenetic and pharmacoepigenetic aspects [J]. Endocr Metab Immune Disord Drug Targets, 2019, 19 (6): 719-731.

［7］YAHAYA TO, SALISU TF. A review of type 2 diabetes mellitus predisposing genes [J]. Curr Diabetes Rev, 2019, 16 (1): 52-61.

［8］KRENTZ NAJ, GLOYN AL. Insights into pancreatic islet cell dysfunction from type 2 diabetes mellitus genetics [J]. Nat Rev Endocrinol, 2020, 16 (4): 202-212.

［9］DHAWAN S, NATARAJAN R. Epigenetics and type 2 diabetes risk [J]. Curr Diab Rep, 2019, 19 (8): 47.

［10］HOSSAN T, KUNDU S, ALAM SS, et al. Epigenetic modifications associated with the pathogenesis of type 2 diabetes mellitus [J]. Endocr Metab Immune Disord Drug Targets, 2019, 19 (6): 775-786.

［11］WARDHANA W, SOEATMADJI DW. The role of epigenetic changes in the development of diabetes mellitus [J]. Acta Med Indones, 2019, 51 (1): 68-74.

［12］KANG GG, FRANCIS N, HILL R, et al. Dietary polyphenols and gene expression in molecular pathways associated with type 2 diabetes mellitus: a review [J]. Int J Mol Sci, 2019. 21 (1): 140.

［13］KALRA S, CHAUDHARY S. Precision medicine in diabetes [J]. J Pak Med Assoc, 2019, 69 (9): 1394-1395.

第33章
肥 胖 症

第1节
概　论

根据世界卫生组织（World Health Organization，WHO）的定义，超重（overweight）和肥胖（obesity）是指损害健康的异常或过量脂肪累积。WHO 将体重指数（body mass index，BMI）$\geq 25kg/m^2$ 定义为超重，$BMI \geq 30kg/m^2$ 为肥胖。2003 年《中国成人超重和肥胖症预防控制指南（试用）》中提出中国成人应以 $BMI \geq 24kg/m^2$ 为超重，$BMI \geq 28kg/m^2$ 为肥胖。按照中国肥胖问题工作组提出的"中国学龄儿童青少年超重、肥胖筛查 BMI 值分类标准"，儿童肥胖是指在同年龄同性别儿童中，BMI 大于或等于第 95 百分位数，儿童超重是指在同年龄同性别儿童中，BMI 处于第 85 百分位数与第 95 百分位数之间。超重和肥胖症在全球流行，已成为严峻的公共卫生危机之一。根据 WHO 统计，自 1975 年以来，世界肥胖人数已增长近 3 倍。2016 年，18 岁及以上成年人中逾 19 亿人超重，其中超过 6.5 亿人肥胖；在 5~19 岁儿童和青少年中超重或肥胖人数达 3.4 亿；在 5 岁以下儿童中也有 4 100 万超重或肥胖。我国肥胖症患病率也迅速攀升，根据中国标准，我国成人肥胖的总体患病率在 2014 年已达 14.0%，相对于 2004 年，10 年间患病率上升了约 90%。2017 年由联合国儿童基金会和北京大学公共卫生学院联合发布的《中国儿童肥胖报告》指出，1985—2014 年，我国 7 岁以上学龄儿童超重率由 2.1% 增至 12.2%，肥胖率则由 0.5% 增至 7.3%，相应超重、肥胖人数也由 615 万增至 3 496 万。肥胖可作为某些疾病的临床表现之一，称为继发性肥胖（secondary obesity）。肥胖症作为代谢综合征的主要组分之一，与多种疾病如血脂异常、高血压、冠心病、糖尿病等有密切关系。肥胖症及其相关疾病可损害患者身心健康，使生活质量下降，预期寿命缩短。新

数据显示，1990—2015 年，全球高 BMI 相关死亡增加 28.3%，死亡率由每 10 万人 41.9 例增加到 53.7 例。

第2节
临床表现

目前普遍认为肥胖症是由遗传因素、环境危险因素（如缺乏身体活动、热量摄入过多、宫内环境、药物影响和社会经济状况等）和可能的新因素（如睡眠不足、内分泌干扰物和肠道菌群等）相互作用的结果。根据涉及的基因和机制的不同，可将肥胖症分为单基因肥胖和多基因肥胖，其中前者又分为非综合征型和综合征型单基因肥胖。

一、非综合征型单基因肥胖

单基因肥胖遵循孟德尔遗传模式，是常染色体或 X 染色体连锁，分为非综合征型和综合征型。非综合征型单基因肥胖（non-syndrome monogenic obesity）由单个基因突变所致，并且几乎不受环境因素的影响。主要是由参与调节食欲的瘦素（leptin，LEP）/黑素皮质素轴相关的特定基因包括瘦素受体（leptin receptor，LEPR）、阿黑皮素原（proopiomelanocortin，POMC）、前转化酶 1（proconvertase 1，PC1）等基因突变所致。特点是早发性肥胖（early-onset obesity），即个体出生后 2~3 周即开始表现为摄食亢进和体重明显增加，成年后 BMI 一般大于 $40kg/m^2$。

二、综合征型单基因肥胖

综合征型单基因肥胖（syndromic monogenic obesity），是指肥胖伴有独特的相关临床表型（例如精神发育迟缓、畸形和器官特异性发育异常等），肥胖表现为迟发性，BMI 一般在 30~$40kg/m^2$。临床表型复杂，肥胖仅作为综合征的部分表型出现。目前已经发现超过 25 种肥胖综合征形式（表 33-2-1）。综

表33-2-1 25种综合征型单基因肥胖相关基因及主要临床特征

综合征型单基因肥胖 （中文名称）	综合征型单基因肥胖 （英文名称）	相关基因	主要临床特征	遗传方式
Prader Willi 综合征	Prader Willi syndrome（OMIM：176270）	15q11.2-q13（印记区域）	重度新生儿肌张力低下、喂养困难、性腺功能减退、特征性面部、行为障碍	家族性遗传
Bardet-Biedl 综合征	Bardet-Biedl syndrome（OMIM：209900）	*BBS1~BBS20*、*NPHP1*、*FBN3* 和 *CEP19*（突变）	肥胖、营养不良，轴后性多指、认知障碍、生殖器功能减退、肾功能异常、预期寿命缩短（平均男43岁/女46岁）	AR
Alström 综合征	Alström syndrome（AS）（OMIM：203800）	*ALMS1*（突变）	肥胖、营养不良、进展性肾病、感觉神经性听力障碍、男性性腺功能减退/女性高雄激素血症、矮身高、T2DM 限制性心肌病、预期寿命缩短（40~50 年）	AR
Borjeson-Forssman-Lehmann 综合征	Borjeson-Forssman-Lehmann syndrome（OMIM：301900）	*PHF6*（突变）	性腺功能减退、矮身高、代谢不良	XR
Carpenter 综合征	Carpenter syndrome（CS）（OMIM：201000）	*RAB23* 和 *MEGF8*（突变）	出生体重增加、神经系统异常、牙齿问题、心血管畸形、睾丸发育不全，寿命缩短	AR
脉络膜炎 - 耳聋 - 肥胖综合征	choroideremia-deafness-obesity syndrome（OMIM：303110）	Xq21 缺失	脉络膜水肿（男性：渐进性弱视和最终中心性失明/女性：视网膜病变）、肥胖、先天性混合性（感音神经性和传导性）耳聋	XR
Coffin-Lowry 综合征	Coffin-Lowry syndrome（OMIM：303600）	*RPS6KA3*（突变）	特征性面部、进行性骨骼改变、小头畸形、认知障碍、言语发育障碍、寿命缩短	XD
CHOPS 综合征	cognitive impairment-coarsefacies-heart defects-obesity-pulmonary involvement-shortstature-skeletal dysplasia（CHOPS）syndrome（OMIM：616368）	*AFF4*（突变）	认知障碍、面部粗陋、心脏缺陷、肥胖、肺部受累、身材矮小、骨骼发育不良	AD
Cohen 综合征	Cohen syndrome（OMIM：216550）	*VPS13B*（缺失或突变）	面部畸形、小头畸形、进行性肥胖、视网膜病变、间歇性先天性中性粒细胞减少	AR
球状小眼 - 肥胖 - 性功能低下 - 智力障碍综合征	colobomatousmicrophtalmia-obesity-hypogenitalism ID syndrome（OMIM：601794）	不明	球状小眼、肥胖、性功能低下、智力障碍	AD
16p11.2（微）缺失综合征	16p11.2（micro）deletion syndrome	16p11.2 缺失	严重的早发性肥胖、生长发育迟缓、孤独症谱系障碍、精神分裂症	AD
脆性 X 综合征	fragile X syndrome（OMIM：300624）	*FMR1*（突变）	轻至重度智力障碍、发育缺陷、肥胖、特征性面部表现、行为问题	XD

综合征型单基因肥胖（中文名称）	综合征型单基因肥胖（英文名称）	相关基因	主要临床特征	遗传方式
脑积水-肥胖-性腺功能减退综合征	hydrocephalus-obesity-hypogonadism syndrome	不明	先天性脑积水、向心性肥胖、性腺功能减退、智力缺陷、身材矮小	XR
智力障碍-肥胖-脑畸形-面部畸形综合征	ID-obesity-brain malformations-facial dysmorphism syndrome（OMIM：613192）	TRAPPC9（突变）	肥胖、脑畸形、面部畸形、轻至中度智力障碍	AR
II型 MOPD	microcephalic osteodysplastic primordial dwarfism（MOPD）type II（OMIM：210720）	PCNT（突变）	严重的宫内和产后发育迟缓、身材矮小、骨骼畸形、小头畸形、预期寿命短（30年）	AR
MOMO 综合征	macrocephaly-obesity-mental disability-ocular abnormalities（MOMO）syndrome	平衡的相互易位（16；20）（q21；p11.2）	大头畸形、肥胖、过度生长、智力障碍	AD
智力障碍-癫痫-大头畸形-肥胖综合征	ID-seizures-macrocephaly-obesity syndrome	der（8）t（8；12）（p23.1；p13.31）（GNB3）	智力障碍、肥胖、癫痫发作、肌张力减退、大头畸形、湿疹	未知
MORM 综合征	mentretardation（ID）-truncal obesity-retinal dystrophy-micropenis（MORM）syndrome（OMIM：610156）	INPP5E（突变）	中度智力障碍、肥胖、先天性非营养性视网膜营养不良、阴茎小	AR
类 Prader Willi 综合征	Prader Willi like syndrome	1p36.32p21、3p26.3 等突变	见 Prader Willi 综合征	家族性遗传
伴 Albright 遗传性骨营养不良症的假性甲状旁腺功能减退症	pseudohypoparathyroidism（PHP）with Albright hereditaryosteodystrophy（AHO）（OMIM：103580）	GNAS1（突变或复制）	甲状旁腺激素、促甲状腺激素抵抗、身材矮小、肥胖、面部畸形	AD
Rubinstein-Taybi 综合征	Rubinstein-Taybi syndrome（OMIM：180849）	CREBBP 和 EP300（缺失或突变）	身材矮小、胃食管反流、中至重度肥胖、预期寿命短、特征性颅面（小头畸形、前发际线低、下颌骨高位等）	AD
身材矮小-短指-肥胖综合征	short stature，brachydactyly，intellectual developmental disability，obesity and seizures syndrome（OMIM：617157）	PRMT7	肥胖、身材矮小、轻度智力障碍、后掌骨对称缩短	AR
二倍体/三倍体嵌合体	diplod/triploid mosaicism	不明	智力障碍、学习障碍、癫痫、听力丧失、抑郁、身材矮小	杂合
WAGR 综合征	Wilms tumor，aniridia，renitourinary malformations and mental retardation（WAGR）syndrome（OMIM：194072）	11p13-p14（缺失）	泌尿生殖道畸形、智力障碍	AD
Wilson-Turner 综合征	Wilson-Turner syndrome（OMIM：309585）	LAS1L 和 HDAC8（突变）	重度智力障碍、性腺功能减退、身材矮小、肥胖、言语障碍	XR

注：ID，智力障碍；AR，常染色体隐性；XR，X 连锁隐性；XD，X 连锁显性；AD，常染色体显性。

合征型单基因肥胖的遗传异质性高,各种综合征的潜在分子机制也不同。往往涉及的基因具有"多效性",该基因异常会产生两个或多个不同的、看似无关的性状。

综合征型单基因肥胖最常见的类型是 Prader Willi 综合征(Prader Willi syndrome,PWS)和 Bardet-Biedl 综合征(Bardet-Biedl syndrome,BBS)。PWS,又称肌张力低下 - 智力障碍 - 性腺发育滞后 - 肥胖综合征或普拉德 - 威利综合征。受年龄、病程等多因素影响,其临床表现多样、复杂,且具有年龄阶段性特征,新生儿及婴儿期表现为肌张力低下、喂养困难,儿童期表现为过量饮食、进行性肥胖、身材矮小、智力低下、性腺发育落后、行为异常及代谢综合征等。BBS 是一种在遗传学上具有高异质性的常染色体隐性遗传疾病。它的特征是严重的早发性肥胖、视网膜色素变性、四肢畸形(如先天多指 / 趾畸形)、肾功能异常、性腺发育不全、最终可出现精神障碍。

三、多基因肥胖

多基因肥胖(polygenic obesity)最常见,它是由遗传和环境因素(例如高脂饮食和久坐不动的生活方式等)共同造成的,其患病率高且并发症严重,这种类型的肥胖也称为普通或复杂肥胖。全基因组关联研究(GWAS)技术的进步,使我们在探寻多基因肥胖的遗传因素方面取得了令人瞩目的进展。至今,GWAS 已鉴定出 700 多个与 BMI 和 / 或肥胖相关的独立基因位点。证据表明,儿童肥胖基因和成人肥胖基因之间存在实质性但不完全的重叠。最新数据显示,全球儿童肥胖的增长率已经超过成人肥胖。儿童期是整个生长发育过程的关键时期,儿童期肥胖具有轨迹效应,如不得到有效控制,延续至成年,将显著增加成年后肥胖相关慢性病的风险,所以应更加重视儿童肥胖症的相关研究,尤其是阐明儿童肥胖的多基因框架,探寻可逆转遗传风险的生活行为因素。北京协和医院内分泌团队基于 2 万名学龄儿童建立的北京儿童青少年代谢综合征(Beijing Children and Adolescents Metabolic Syndrome,BCAMS)大型前瞻性研究队列,通过 10 年深度随访,发现了与中国儿童肥胖症密切相关的多基因位点主要集中在前面提及的与单基因肥胖相关的瘦素 / 黑素皮质素轴通路;且发现除影响多基因肥胖的运动、饮食因素外,儿童期睡眠不足对从儿童期延续到成人期的多基因肥胖风险有长期影响;当儿童期睡眠时间 <8h/d,这些与瘦素水平相关

的、由多个易感基因位点组成的多基因风险评分与肥胖的相关性非常强,当睡眠时间增加到 9h/d 以上,这些易感基因的相关性就消失,揭示了儿童期睡眠不足对肥胖基因影响的关键介导机制。

近年来,多基因肥胖的又一研究热点为探讨不同肥胖患者的心血管代谢风险差异性的遗传学基础。学界根据肥胖患者发生心血管代谢风险的不同,将肥胖患者分为两种亚型:①代谢健康型肥胖(metabolically healthy obesity,MHO),即在此类肥胖人群中,虽然体重达到肥胖标准,但并不伴有胰岛素抵抗、高血脂、高血糖等代谢异常,远期发生心血管代谢疾病的风险可能性不高;②代谢异常型肥胖(metabolically unhealthy obesity,MUO),即在此类肥胖人群中,伴有胰岛素抵抗、高血脂、高血糖和高血压等一种或多种代谢异常,发生心血管疾病的风险较高。将 MHO 与心血管并发症风险显著升高的 MUO 区分开来,可使我们能够将干预措施(例如减重)重点放在最可能受益的人群上,这可能是针对肥胖患者实现个性化医疗的实用且重要的进步。前面提及的 BCAMS 大型队列通过 10 年随访,发现约 1/3 的中国肥胖儿童可归类为 MHO,并且首次报道了影响 MHO 的遗传易感性和环境因素及其互作方式,为肥胖的异质性提供了新颖见解,有助于肥胖管理中干预措施和方案的优化。新近,BCAMS 团队不仅参加了儿童 MHO 的国际专家共识制定,也为达成首个"中国儿童青少年代谢健康型肥胖表型定义与筛查专家共识"提供了研究基础。

第 3 节
遗传生理学机制

一、非综合征型单基因肥胖

(一) 致病基因概述

最新的关于单基因肥胖致病基因的文献综述提到大部分(13 个)单基因肥胖致病基因编码的蛋白质都是"瘦素 - 黑素皮质素"能量平衡调节路径的组成部分,并通过改变食欲影响食物摄取和能量分配,从而导致肥胖的发生;而过氧化物酶体增殖激活受体 γ2(peroxisome proliferative activated receptor gamma 2,PPARG2)基因则与能量消耗有关,并参与了脂肪合成与分解。有关概况见表 33-3-1。

表 33-3-1　与单基因肥胖相关的致病基因概况

致病基因	基因定位	临床特征	遗传方式
瘦素（*LEP*）	7q32.1	体重快速增加、食欲亢进、性功能低下、低血压、T 细胞介导免疫缺陷	AR
瘦素受体（*LEPR*）	1p31.3	体重快速增加、食欲亢进、性功能低下、低血压、T 细胞介导免疫缺陷	AR
SH2B 衔接因子蛋白 1（*SH2B1*）	16p11.2	食欲亢进、早发性肥胖、胰岛素抵抗	不明
阿黑皮素原（*POMC*）	2p33.3	食欲亢进、肥胖、皮肤色素减退、癫痫、胆汁淤积	AR
前蛋白转化酶枯草溶菌素 1（*PCSK*1）	5q15	早发性肥胖、食欲亢进、餐后低血糖、内分泌功能紊乱、腹泻、尿崩症	AD 或 AR
黑素皮质素受体 4（*M4CR*）	18q21.32	食欲亢进、快速体重增加、高胰岛素血症、瘦体重增加	AD 或 AR
神经营养性酪氨酸激酶受体 2（*NTRK2*）	9q21.33	早发性肥胖、食欲亢进、短期记忆损害、伤害感觉障碍	不明
脑源性神经营养因子（*BDNF*）	11p14.1	食欲亢进、严重肥胖、认知损害	不明
单意同源物 1（*SIM1*）	6q16.3	食欲亢进、肥胖	不明
类 Tubby 蛋白质（*TUB*）	11p15.4	肥胖、视力恶化	AR
胞质分裂作用因子 5（*DOCK5*）	8p21.2	儿童期肥胖	不明
腺苷酸环化酶 3（*ADCY3*）	2p23.3	食欲亢进、肥胖、嗅觉障碍	AR
Ras 激酶抑制剂 2（*KSR2*）	12q24.22-q24.23	早发性肥胖、食欲亢进、严重胰岛素抵抗	不明
过氧化物酶体增殖激活受体 γ2（*PPARG2*）	3p25.2	肥胖、2 型糖尿病	AD

注：AD，常染色体显性；AR，常染色体隐性。

（二）相关的分子机制

目前认为"瘦素 - 黑素皮质素"能量平衡调节路径与肥胖的致病机制相关性最高。该路径由脂肪组织分泌的瘦素介导，瘦素在下丘脑与其受体结合，调节食物摄取和能量分配。瘦素对食欲的调控主要在下丘脑弓状核中通过促食欲神经肽 Y（orexigenic neuropeptide Y，NPY）/ 刺鼠相关肽（agouti-related peptide，AgRP）神经元与 POMC/ 可卡因 - 苯丙胺调节转录物（cocaine amphetamine regulated transcript，CART）神经元来完成。瘦素与 LEPR 结合，会抑制 NPY/AgRP 的产生并刺激 POMC 的生成，POMC 在转录修饰后通过 PCSK1 加工产生 α- 促黑细胞激素（α-melanocyte-stimulating hormone，α-MSH）或 β- 促黑细胞激素（β-melanocyte-stimulating hormone，β-MSH）等多肽。α-MSH 和 β-MSH 分别与 MC3R 和 MC4R 结合，并诱导其活性。MC4R 是一种含 7 个跨膜区的 G 蛋白耦联受体，主要位于中枢神经系统（central nervous system，CNS），在下丘脑食欲调节中心的室旁核（paraventricular nucleus，PVN）和弓状核（arcuate nucleus，ARC）中尤其丰富。在非进食状态下，POMC 神经元被抑制，而 AgRP 神经元被激活，从而抑制 MC4R 信号转导，随后食欲和食物摄入增加。相反，在进食状态下，POMC 神经元被激活，AgRP 神经元被抑制，导致 MC4R 激活增加，从而降低食欲、减少食物摄入。*MC4R* 基因序列不含内含子序列，其缺失突变使食欲增加，从而导致肥胖，是导致常染色体显性遗传肥胖的一个重要原因。公认的是，*MC4R* 突变是通过单体不足机制而不是显性负性作用引起肥胖。研究发现在肥胖儿童和成年人中，*MC4R* 杂合突变能够减少 Gαs 介导的环磷酸腺苷（cyclic adenosine monophosphate，cAMP）的积累。*MC4R* 的功能缺失突变与患者的高 BMI、肥胖、严重肥胖、2 型糖尿病和冠状动脉疾病相关。*MC3R* 也参与了肥胖症的发生。缺乏 *MC3R*（*MC3R*$^{-/-}$）的小鼠虽然营养不足并保持正常的代谢率，但与野生型同窝仔相比，其脂肪量增加、瘦肉量减少并且饲料喂养效率更高。然而人类仍然缺

乏 *MC3R* 突变致病的有力证据。研究者在一组 290 例肥胖受试者中发现了一些导致 MC3R 受体氨基酸改变的错义突变,但 *MC3R* 突变的检出率在重度肥胖组和体形偏瘦组没有显著性差异。目前也尚未鉴定出 *MC3R* 突变的特定表型。黑素皮质素 2 受体附属蛋白 2(melanocortin 2 receptor accessory protein 2,MRAP2)可同时下调 MC3R 与 MC4R 与 α-MSH 和 β-MSH 间的反应,从而导致肥胖。在前蛋白转化酶枯草溶菌素 1(proprotein convertase subtilisin 1,*PCSK1*)基因具有纯合子和复合杂合子突变的患者可以改变 POMC 的加工过程,并出现肥胖症,伴有糖皮质激素缺乏症、低促性腺激素性性腺功能减退症和餐后低血糖症。SIM1(SIM bHLH transcription factor 1)是 MC4R 活性的激动剂,是一种参与下丘脑室旁核和视上核发育的转录因子。MC3R 和 MC4R 活性的提高可使食物摄入减少、能量分配增加。MC4R 同时也可刺激脑源性神经营养因子(brain-derived neurotrophic factor,BDNF)的分泌,BDNF 可与其受体 NTRK2 结合,影响食物摄入和能量分配。除了激活 POMC,瘦素与 LEPR 结合还能激活 JAK/STAT 发出信号。通过 SH2B 衔接因子蛋白 1(SH2B1)的协助,该路径可使 STAT3 活化,从而使其在类 Tubby 蛋白质(Tubby-like protein,TUB)的辅助下移至细胞核,活化其目的基因所关联的能量动态平衡,并调节瘦素的食欲减退效应。新近,腺苷酸环化酶 3(adenylate cyclase 3,*ADCY3*)基因突变也发现与肥胖症发生相关,ADCY3 在神经元的初级纤毛中表达,充当选择信号通路的枢纽。破坏初级纤毛功能的突变会引起纤毛病,其中肥胖是最主要的表现。

二、综合征型单基因肥胖

Prader Willi 综合征(PWS)是印记基因遗传病的典型代表。已知正常人的母源染色体 15q11.2-q13 区域中 *SNRPN* 基因的 CpG 岛高度甲基化,而父源染色体 *SNRPN* 的 CpG 岛未甲基化,因此母源基因失活,而父源 *SNRPN* 基因表达(遗传印记)。PWS 的主要遗传机制一般分为父源缺失型(即父源染色体 15q11.2-q13 片段缺失)、母源单亲二倍体(maternal uniparental disomy,UPD)、印记中心微缺失或突变及染色体易位、重排等。其中父源缺失型是最常见的情况,占 PWS 病例的 65%~75%;母源单亲二倍体占 20%~30%;印记中心微缺失或突变,占 PWS 病例的 2%~5%;染色体易位、重排则是最不常见的情况,<1%。与 PWS 特征有关的基因包括麦考林无名指蛋白 3(makorin ring

finger protein 3,*MKRN3*)、黑色素瘤相关抗原家族成员 L2(melanoma associated antigens family member L2,*MAGEL2*)、Necdin(*NDN*)、核孔相关蛋白 1(nuclear pore associated protein 1,*NPAP1*)、小核糖核蛋白多肽 N(small nuclear ribonucleoprotein polypeptide N,*SNRPN*)上游阅读框和 5 个小核仁 RNA。

Bardet-Biedl 综合征(BBS)的分子致病机制目前还不十分清楚,但已有许多学者指出 BBS 是一种纤毛功能(或结构)缺陷疾病,其表型特征与纤毛疾病相关联。在运动纤毛和初级纤毛中,发现 BBS 的特征与初级纤毛功能或结构缺陷似乎有更显著相关性。BBS 中 7 个基因编码的蛋白质(BBS1、BBS2、BBS4、BBS5、BBS7、BBS8 及 BBS9)构成一种叫 BBSome 的复合体,涉及蛋白质运输,包括将受体运输到纤毛和质膜上。由于初级纤毛在脂肪细胞分化中起关键作用,肥胖的发病机制部分归因于脂肪形成缺陷。目前,已鉴定出 23 个基因(*BBS1~BBS20*、肾囊蛋白 1、纤维蛋白 3 和中心体蛋白 19)与 BBS 相关,并且均与初级纤毛功能有关。BBS 病例最常见的基因突变为 *BBS1* 和 *BBS10*。可归因于 *BBS1* 和 *BBS10* 的突变,分别占欧洲和北美人口的 23.2% 和 20%,其他 BBS 基因致病突变的患病率低于 10%,甚至在大多数情况下 ≤5%。早期研究提出了 BBS 常染色体隐性遗传的经典模式。后来,BBS 的遗传方式变得越来越复杂。有学者提出"三等位基因遗传"模式,他们在一个 BBS 家系中发现了一个纯合的 *BBS6* 突变与一个杂合 *BBS2* 突变联合,而在另外三个家系的 BBS 患者中发现了 2 个杂合 *BBS2* 无义突变联合一个 *BBS6* 无义突变。该三倍体模型得到了一些学者的支持,三等位基因的突变也许不是引起 BBS 表型的必然因素,但它可能通过一个独立位点的两个隐性突变加强 BBS 表型。因此,该三等位基因遗传也许代表了一个将经典孟德尔遗传疾病与复杂遗传疾病特征联系在一起的遗传模型。

第 4 节
诊断基因检测及遗传咨询

一、非综合征型单基因肥胖

临床表现如果提示单基因肥胖,须对候选基因(如 *LEP*、*LEPR* 或 *POMC* 等)进行直接测序以确认诊断。主要检测导致瘦素 - 黑素皮质素轴通路中断的纯合或复合杂合基因突变,并且需要对家系疾病模式进行分离分析,并评估复发的风险。直接对 *MC4R* 基因(该基因只有 1 个外显子)进行测序可检测到 *MC4R* 突变。但对具有肥胖家族史的肥胖受试者进行系统的常规检测 *MC4R* 突变仍存在问题。即便知晓某些患者存在导致肥胖易感性增加的潜在生物学原因(如黑素皮质素途径改变),目前也欠缺针对该类患者靶向治疗的方法,且表型在 *MC4R* 突变携带者家族中存在很大差异。

二、综合征型单基因肥胖

目前主要是通过 DNA 甲基化分析来诊断 PWS。针对 *SNURF-SNRPN* 基因座的 5'CpG 岛采用甲基化特异性多重连接探针扩增(methylation specific-multiplex ligation-dependent probe amplification,MS-MLPA)技术是诊断 PWS 的金标准技术,但是它不能鉴定遗传亚型。因此,为了进一步鉴定遗传亚型,可进行额外的细胞遗传学分析,例如荧光原位杂交(fluorescence in situ hybridization,FISH);但如今染色体微阵列分析技术(chromosome microarray analysis,CMA)已在临床遗传学中常规应用。

BBS 可通过临床表现进行诊断。患者须至少存在以下 4 个主要特征或 3 个主要特征加 2 个次要特征。主要特征:肥胖、智力低下、性腺发育不全、肾功能异常、多指(趾)畸形、视网膜色素变性。次要特征:2 型糖尿病、多尿、肾性尿崩症引起的多饮、肝纤维化、共济失调/协调不良、轻度痉挛、语言缺陷、牙齿拥挤/齿龈下垂和左心室肥大/先天性心脏病。此外,采用基因直接测序法,可确诊 80% 的病例。如今,靶向高通量测序也有助于提高 BBS 的诊断率。

第 5 节
治 疗

一、非综合征型单基因肥胖

LEP 突变导致重度瘦素缺乏的患者,使用人重组瘦素治疗后会出现体重减轻、脂肪含量减少,瘦素活性恢复,引起适当饱腹感,可使摄入食物量减少多达 84%。相反,对非瘦素缺乏症的肥胖患者使用瘦素治疗,并不能有效地减轻肥胖症,因为这些肥胖患者表现为高瘦素血症,存在瘦素抵抗。罕见的 POMC 缺乏症患者应用 α-MSH 类似物,可使体重明显减轻。针

对 *MC4R* 突变肥胖患者的治疗方法主要是调节饮食和均衡运动。在 MC4R 功能异常的情况下,体育锻炼可能对改变其肥胖表型具有特定作用。新近有研究表明,采用针对糖尿病和肥胖症的药物——利拉鲁肽(liraglutide)治疗,也可使 *MC4R* 基因突变的肥胖患者体重下降。利拉鲁肽作为一种人胰高血糖素样肽-1(GLP-1)类似物,具有抑制食欲作用,这一结果提示利拉鲁肽的食欲抑制作用独立于 MC4R 途径。因此,利拉鲁肽可能是治疗 *MC4R* 基因突变的肥胖患者的一种有效药物,推荐剂量为每日皮下注射 3.0mg。值得关注的是,有研究报道,通过改变生活方式,携带 *MC4R* 和 *POMC* 基因突变的肥胖患儿的体重有所减轻,但体重回弹的风险也高。最近,一种新型 MC4R激动剂 setmelanotide,正被开发作为一种靶向疗法,用以恢复这类罕见的遗传性肥胖症患者受损 MC4R 通路的功能,重建其能量消耗和食欲控制,减少饥饿感、降低体重。初步临床研究显示,对于治疗 *POMC* 和 *LEPR* 突变引起的重度肥胖症疗效显著。未来可望用于治疗 *MC4R* 上游整个"瘦素-黑素皮质素"调控通路中相关基因突变导致的肥胖症。

二、综合征型单基因肥胖

PWS 是多系统损害的遗传病,目前尚无治愈方法,治疗应采用多学科综合管治模式,包括家庭宣教、控制饮食、规律运动、重组人生长激素(recombinant human growth hormone,rhGH)替代治疗、绒毛膜促性腺激素治疗、性激素替代治疗、相关并发症治疗等,其中饮食和体育锻炼是基础。荷兰一项大样本的 PWS婴幼儿研究发现,rhGH 治疗 3 年后,患儿的智力和运动发育得到显著改善,从而缩小了患儿与健康同龄人之间的差距,且基线智力和运动发育较低下的患儿与基线智力和运动发育较好的患儿相比,获益程度更大;开始 rhGH 治疗的年龄越小,智力和运动发育的改善获益也越大。北京协和医院的一项研究在分析了中国大陆 120 例 PWS 患者自然生长和体重增长情况后,提出考虑到 PWS 患者早期即出现生长迟缓和肥胖,建议早期给予 rhGH 进行干预。北京协和医院另一项关于 PWS 患儿的血瘦素水平的研究指出,可通过监测患儿血瘦素水平变化来了解患儿是否有过度摄食行为,从而给予及时治疗。有临床试验指出,鼻内卡比妥星治疗可减轻 PWS 患者的食欲亢进,且耐受性良好。

对 BBS 的治疗主要是支持和对症治疗,如通过手术矫正多指(趾)畸形等。其他治疗包括从小开始低

能量和 / 或蛋白质饮食、运动和行为疗法。迄今,研究人员仍然没有防止 BBS 视力障碍进展的有效办法,只能通过使用低视力辅助设备和行动训练减缓疾病进展。如果 BBS 患者青春期促性腺激素或性激素水平异常,则可行激素替代疗法以促进第二性征的出现。

三、减重手术

一些研究表明,*LEP* 和 *LEPR* 突变的患者进行减重手术后会出现一定程度的减重效果,即使是早发性肥胖患者也会在减重手术后表现出明显的减重趋势。与 *LEPR* 突变的男性患者相比,具有类似突变的女性患者在施行减重手术后的减重效果可能不如男性明显;在 *LEP* 突变患者中尚未发现这种性别差异。

具有单基因 *MC4R* 突变的患者可能会受益于 Roux-en-Y 胃旁路术(Roux-en-Y gastric bypass,RYGB)等类型的减重手术,但术后往往难以达到与普通型肥胖患者相同程度的减重效果,也许是由于该类型患者饮食失调的程度更高。

对患有综合征型单基因肥胖的儿童和青少年进行减肥手术的适应证仍然存在争议。有研究表明 PWS 儿童行腹腔镜袖胃切除术(laparoscopic sleeve gastrectomy,LSG),体重能够得到有效减轻,肥胖相关合并症也在一定程度上有所缓解,并且未出现死亡或生长速度减慢等不良事件。然而,目前的报道大多基于罕见病例的个案,有待积累更多样本量的证据支撑。

(黎 明 钟 玲)

参考文献

[1] ZHANG X, ZHANG M, ZHAO ZP, et al. Geographic variation in prevalence of adult obesity in China: results from the 2013-2014 national chronic disease and risk factor surveillance [J]. Ann Intern Med, 2020, 172 (4): 291.

[2] 马冠生 . 中国儿童肥胖报告 [M]. 北京 : 人民卫生出版社 , 2017.

[3] AFSHIN A, FOROUZANFAR MH, REITSMA MB, et al. Health effects of overweight and obesity in 195 countries over 25 years [J]. N Engl J Med, 2017, 377 (1): 13-27.

[4] GOODARZI MO. Genetics of obesity: what genetic association studies have taught us about the biology of obesity and its complications [J]. Lancet Diabetes Endo, 2018, 6 (3): 223-236.

[5] HUVENNE H, DUBERN B, CLÉMENT K, et al. Rare genetic forms of obesity: clinical approach and current treatments in 2016 [J]. Obes Facts, 2016, 9 (3): 158-173.

[6] 陈晓 , 沈涛 . 巴德 - 毕氏综合征有关致病基因与病理的研究进展 [J]. 生命科学 , 2015, 27 (5): 582-589.

[7] 周文婷 . 单基因肥胖的致病基因概述 [J]. 生理科学进展 , 2020, 51 (1): 8-14.

[8] HUVENNE H, TOUNIAN P, CLÉMENT K, et al. Obesity, genetic diagnosis of endocrine disorders [M]. 2nd ed.[S. l.]: Academic Press/Elsevier, 2016.

[9] GEETS E, MEUWISSEN MEC, VAN HUL W. Clinical, molecular genetics and therapeutic aspects of syndromic obesity [J]. Clin Genet, 2019, 95 (1): 23-40.

[10] YENGO L, SIDORENKO J, KEMPER KE, et al. Meta-analysis of genome-wide association studies for height and body mass index in approximately 700000 individuals of European ancestry [J]. Hum Mol Genet, 2018, 27 (20): 3641-3649.

[11] PIGEYRE M, YAZDI FT, KAUR Y, et al. Recent progress in genetics, epigenetics and metagenomics unveils the pathophysiology of human obesity [J]. Clin Sci (Lond), 2016, 130 (12): 943-986.

[12] FU J, WANG Y, LI G, et al. Childhood sleep duration modifies the polygenic risk for obesity in youth through leptin pathway: the Beijing child and adolescent metabolic syndrome cohort study [J]. Int J Obesity, 2019, 43 (8): 1556-1567.

[13] STEFAN N, HARING HU, SCHULZE MB. Metabolically healthy obesity: the low-hanging fruit in obesity treatment？[J]. Lancet Diabetes Endo, 2018, 6 (3): 249-258.

[14] LI L, YIN J, CHENG H, et al. Identification of genetic and environmental factors predicting metabolically healthy obesity in children: data from the BCAMS study [J]. J Clin Endocrinol Metab, 2016, 101 (4): 1816-1825.

[15] DAMANHOURY S, NEWTON AS, RASHID M, et al. Defining metabolically healthy obesity in children: a scoping review [J]. Obes Rev, 2018, 19 (11): 1476-1491.

[16] 妇幼健康研究会 , 妇女儿童肥胖控制专业委员会 , 中国儿童代谢健康型肥胖定义与管理专家委员会 . 中国儿童代谢健康型肥胖定义与筛查专家共识 [J]. 中国妇幼健康研

究, 2019, 30 (12): 1487-1490.

[17] ROHDE K, KELLER M, LA COUR POULSEN L, et al. Genetics and epigenetics in obesity [J]. Metabolism, 2019, 92 (2): 37-50.

[18] SILJEE JE, WANG Y, BERNARD AA, et al. Subcellular localization of MC4R with ADCY3 at neuronal primary cilia underlies a common pathway for genetic predisposition to obesity [J]. Nat Genet, 2018, 50 (2): 180-185.

[19] IEPSEN EW, ZHANG J, THOMSEN HS, et al. Patients with obesity caused by melanocortin-4 receptor mutations can be treated with a glucagon-like peptide-1 receptor agonist [J]. Cell Metab, 2018, 28 (1): 23-32, e23.

[20] LOTTA LA, MOKROSIŃSKI J, MENDES DE OLIVEIRA E, et al. Human Gain-of-Function MC4R variants show signaling bias and protect against obesity [J]. Cell, 2019, 177 (3): 597-607,e599.

[21] CLÉMENT K, VAN DEN AKKER E, ARGENTE J, et al. Efficacy and safety of setmelanotide, an MC4R agonist, in individuals with severe obesity due to LEPR or POMC deficiency: single-arm, open-label, multicentre, phase 3 trials [J]. Lancet Diabetes Endo, 2020, 8 (12): 960-970.

[22] MUJAHID S, HUNT KF, CHEAH YS, et al. The endocrine and metabolic characteristics of a large Bardet-Biedl syndrome clinic population [J]. J Clin Endocrinol Metab, 2018, 103 (5): 1834-1841.

[23] BAXTER J, ARMIJO PR, FLORES L, et al. Updates on monogenic obesity in a multifacto-rial disease [J]. Obes Surg, 2019, 29 (12): 4077-4083.

[24] 张晓盼, 张改秀. 重组人生长激素治疗 Prader-Willi 综合征患者的临床研究进展 [J]. 医学综述, 2019, 25 (8): 1620-1624.

[25] DONZE SH, DAMEN L, MAHABIER EF, et al. Improved mental and motor development during 3 years of GH treatment in very young children with Prader-Willi syndrome [J]. J Clin Endocrinol Metab, 2018, 103 (10): 3714-3719.

[26] YANG H, ZHANG M, SONG H, et al. Growth patterns of Chinese patients with Prader-Willi syndrome [J]. Congenit Anom (Kyoto), 2015, 55 (4): 173-177.

[27] 王薇, 邱正庆, 宋红梅, 等. Prader-Willi 综合征儿童血瘦素水平变化趋势的研究 [J]. 北京医学, 2018, 40 (7): 618-621.

[28] DYKENS EM, MILLER J, ANGULO M, et al. Intranasal carbetocin reduces hyperphagia in individuals with Prader-Willi syndrome [J]. JCI Insight, 2018, 3 (12).

[29] LI Y, ZHANG H, TU Y, et al. Monogenic obesity mutations lead to less weight loss after bariatric surgery: a 6-year follow-up study [J]. Obes Surg, 2019, 29 (4): 1169-1173.

[30] MARTINELLI V, CHIAPPEDI M, PELLEGRINO E, et al. Laparoscopic sleeve gastrectomy in an adolescent with Prader-Willi syndrome: psycho-social implications [J]. Nutrition, 2019, 61: 67-69.

第 34 章
严重胰岛素抵抗和／或脂肪萎缩综合征

第 1 节
概　论

一、背　景

前瞻性研究证实，系统性胰岛素抵抗（insulin resistance，IR）是 2 型糖尿病（T2DM）患者早期异常表现之一，因此，揭示其遗传学和分子病理学特点有重要意义。同时，随着肥胖的患病率增加，IR 也逐渐增多。然而，少数非肥胖患者发生严重的 IR，可与脂肪组织发育不良、脂肪组织分布或功能异常或更复杂的隐性综合征一起出现，多与遗传缺陷相关。

IR 导致的 β 细胞失代偿和糖尿病的发生是一个长期过程，通常在应用大剂量胰岛素但血糖仍难以控制时才被关注。因此，IR 的患病率被低估。

二、临床表现

严重 IR 的一些临床特征对所有已知的遗传类型都是通用的，而有些仅在某些遗传亚群出现。虽然 IR 通常被认为是指胰岛素降低血糖的能力下降，但胰岛素亦是一种具有多种代谢和有丝分裂作用的多效性激素。因此，IR 的临床表现复杂多样。严重 IR 的主要特征是黑棘皮病。然而，患者就诊的主要原因多为多毛、月经稀少或闭经，这主要是因为高胰岛素血症协同促性腺激素对卵巢的影响。卵巢来源的高雄激素血症可能很严重，血清睾酮浓度有时可达成年男性水平，影像学通常有卵巢增大、卵巢多囊改变的表现。

（一）原发性胰岛素信号通路异常

胰岛素受体（insulin receptor，INSR）的遗传性缺陷最常表现为 A 型胰岛素抵抗综合征（type A insulin resistance syndrome，TAIRS）。TAIRS 为常染色体隐性或显性遗传疾病，因 INSR 基因突变影响胰岛素与 INSR 结合，进而引起胰岛素功能障碍，青少年女性多见。主要表现为严重 IR、高雄激素血症、黑棘皮病，可伴多囊卵巢综合征表现。

INSR 基因突变可导致 INSR 合成减少、转运障碍、结合能力降低、酪氨酸激酶活性下降、降解加速等，从而引起一系列临床症状。INSR 基因位于 19p13.2-13.3，全长约 170kb，由 22 个外显子和 21 个内含子组成，其为 2 个 α 亚单位和 2 个 β 亚单位通过二硫键组成的四聚体，1~11 外显子编码 α 亚单位，12~22 外显子编码 β 亚单位，编码该受体基因中 α 亚单位的基因突变主要为纯合突变或复合突变杂合子，临床多为严重 IR，主要为矮妖精貌综合征（Donohue 综合征，OMIM：246200）或 Rabson-Mendenhall 综合征（OMIM：262190），疾病罕见，患者预后极差，多在婴幼儿期死亡（表 34-1-1）。而位于 β 亚单位的突变多表现为酪氨酸激酶活性下降或丧失，也可存在于糖尿病患者或正常人，其中 TAIRS 主要发病机制为 INSR 基因 β 亚单位突变。目前研究已发现 INSR 基因突变位点约 90 种，主要表现为错义突变、无义突变、插入突变、缺失突变等，其中错义突变最常见。而 TAIRS 没有明确诊断标准，主要依据患者是否伴肥胖或脂肪萎缩、高胰岛素血症、黑棘皮病及高雄激素血症，同时应排除存在高胰岛素血症的其他疾病。

（二）脂肪营养不良综合征

脂肪营养不良综合征是一类以脂肪组织部分或完全缺失为特征的异质性疾病。脂肪营养不良综合征分型较复杂，按照疾病来源，可分为遗传性和获得性脂肪营养不良；按照部位不同，又可分为广泛性、部分性脂肪营养不良。胰岛素抵抗是脂肪营养不良综合征的主要特点，可合并血糖代谢异常、血脂代谢异常、高血压、脂肪肝等多种代谢紊乱。遗传性脂肪营养不良最常见亚型的临床和生化特征总结如表 34-1-2 所示。

1. **先天性广泛性脂肪营养不良**（congenital generalized lipodystrophy，CGL；OMIM：269700） 也称为 Berardinelli-Seip 先天性脂肪营养不良

表 34-1-1　Donohue 综合征和 Rabson-Mendenhall 综合征的临床特点

特点	Donohue 综合征	Rabson-Mendenhall 综合征
预后	婴儿期死亡	5~20 岁死亡
代谢异常	餐后高血糖,空腹低血糖,严重高胰岛素血症,无酮症倾向	餐后高血糖,空腹低血糖,晚期难治性高血糖,严重高胰岛素血症,晚期可有酮症酸中毒
对生长的影响	低出生体重,出生后生长迟缓,严重发育不良	低出生体重;出生后生长迟缓;身材矮小,体重低
高胰岛素依赖性葡萄糖摄取对组织发育的影响	脂肪组织缺乏,肌肉质量低	脂肪组织缺乏,肌肉质量低
软组织过度生长	"精灵"相,大而低的耳朵,突出的眼睛,宽阔的鼻孔,厚嘴唇,牙龈增生,大嘴,黑棘皮病,手足大,发育不良的指甲,多毛症	"粗糙"相,前额凸出,舌体大,牙龈增生,牙齿发育不良,牙齿过早萌出,黑棘皮病,皮肤干燥,指甲增厚,多毛症,松果体肥大
内脏异常	腹胀,肾病,肝大,胆汁淤积,肝纤维化,肾钙质沉着,胰岛增生	腹胀,肾病,肝大,肾钙质沉着,胰岛增生
性激素依赖性组织的过度生长	女性乳腺增生,乳头突出,卵巢囊肿,青少年卵巢颗粒细胞瘤,间质细胞增生,阴茎大,阴蒂肥大	阴茎大,阴蒂肥大,卵巢囊肿
其他	频繁感染,淋巴组织减少,骨龄延迟	频繁感染,运动发育迟缓,性早熟

表 34-1-2　遗传性脂肪营养不良的临床和生化特征

特点	先天性广泛性脂肪营养不良(CGL)		家族性部分性脂肪营养不良(FPLD)	
亚类	BSCL1	BSCL2	FPLD2	FPLD3
缺陷基因	*AGPAT2*	*BSCL2*	*LMNA*	*PPARG*
起病年龄	出生不久	出生不久	青春期	青春期或儿童期
脂肪分布	广泛缺失	广泛缺失	四肢、臀部、躯干脂肪减少;面部和颈部脂肪堆积	四肢和臀部脂肪减少;面部和躯干脂肪保留
皮肤特征	黑棘皮病和皮肤病,女性多见	黑棘皮病和皮肤病,女性多见	黑棘皮病和皮肤病,女性多见	黑棘皮病和皮肤病,女性多见
骨骼肌	肢端肥大体型	肢端肥大体型	通常肌肉肥大,有些同时合并肌营养不良	无特异性
非酒精性脂肪性肝病	严重	严重	有	有
血脂异常	严重,可导致胰腺炎	严重,可导致胰腺炎	轻至重度	轻至重度
胰岛素抵抗	早发,严重	早发,严重	严重	严重,有些早发
糖尿病发病	<20 岁	<20 岁	通常男性比女性晚	通常男性比女性晚
高血压	常见	常见	常见	常见
其他	—	可有轻度智力障碍	—	—

（Berardinelli-Seip congenital lipodystrophy，BSCL），其特点是出生时即有广泛的脂肪减少。由于血浆瘦素水平低，此类患者儿童期食欲很好，并有生长加速、代谢率高及骨龄超前。由于皮下脂肪缺乏，骨骼肌、外周静脉和甲状腺尤为突出。高胰岛素血症在儿童早期即可出现，可导致糖代谢异常及黑棘皮病。患者肝脂肪浸润，从而导致肝硬化及并发症的发生。此外，患者还有高甘油三酯（TG）血症，极低密度脂蛋白（VLDL）升高，易罹患急性胰腺炎。

2. 家族性部分性脂肪营养不良（family partial lipodystrophy，FPLD） 分为几种亚型，其中常见的亚型包括 FPLD1（Kobberling 综合征，OMIM：608600）、FPLD2（Dunnigan 型，OMIM：151660）和 FPLD3（OMIM：603637）。FPLD1 的特点是肢体脂肪丢失，躯干脂肪保留并经常有脂肪堆积。FPLD2 表现为四肢、腹部、臀部及胸部脂肪的丢失，面部、下颌和锁骨上皮下脂肪正常或堆积。代谢异常包括无症状的糖耐量受损和轻度血脂异常到严重的胰岛素抵抗、2 型糖尿病及严重的血脂异常，可伴有胰腺炎、非酒精性脂肪肝、高血压等。FPLD3 是另一种以四肢和臀部脂肪缺乏为特征的疾病。不同于 FPLD2，FPLD3 患者腹部脂肪、面部脂肪通常是正常的。此外，FPLD3 患者早发性高血压的患病率较 FPLD2 更高。

（三）复杂综合征

除严重胰岛素抵抗（IR）和 / 或脂肪营养不良外，还存在一组以严重 IR 为特征的更复杂的综合征，通常不同程度的脂肪营养不良只是综合征的一部分。其中包括：

1. 下颌肢端发育不良（Mandibulo acral dysplasia，MAD；OMIM：248370） MAD 极其罕见，是一种常染色体隐性遗传病，有早老的表现。MAD 有两种不同类型，A 型可能是由于 *LMNA* 基因的突变引起，包括四肢皮下脂肪的缺失和头颈部脂肪的聚集。B 型则为广泛性的皮下脂肪缺失，这些患者可能会带有锌金属蛋白酶 *STE24*（*ZMPSTE24*）的复合杂合突变。临床表现为身材矮小、下颌骨和锁骨发育不全、牙齿畸形、肢端骨溶解、关节挛缩、皮肤萎缩、脱发、色素斑、部分脂肪营养不良等。

2. 类 MAD 综合征 一种和 MAD 相似的综合征，以皮下脂肪营养不良伴硬化性皮肤改变、感音神经性耳聋、下颌骨发育不全和男性性腺功能减退为特征的综合征，由 *POLD1* 基因突变引起。

3. Alström 综合征 一种罕见的隐性疾病，其特征是视锥细胞营养不良、感音神经性耳聋、心力衰竭、

肾衰竭、严重血脂异常、IR 及糖尿病。由 *ALMS1* 编码的大中心体蛋白突变引起。

4. 几种原发性侏儒症和 / 或缺陷性 DNA 损伤修复综合征 包括 Bloom 综合征、Werner 综合征、Majewski 2 型骨发育异常原发性侏儒症及 *NSMCE2* 突变引起的综合征，这些综合征通常表现为严重的血脂异常和 IR。

第 2 节
遗传病理生理机制

一、*INSR* 突变

（一）已知 *INSR* 突变及特殊临床表型

INSR 是一种高分子跨膜蛋白，由两个 α 亚基和两个 β 亚基通过二硫键连接构成异四聚体，广泛分布于各个组织细胞表面。两个 α 亚基位于细胞质膜的外侧，其上有胰岛素、胰岛素样生长因子（IGF）-1/2 的结合位点，主要包括 L1、半胱氨酸富含区（CR）和 L2 三个部分。两个 β 亚基是跨膜蛋白，包含膜外结构域、跨膜结构域和胞质内结构域，胞质内片段又由近膜结构域、酪氨酸激酶结构域及 C 端结构域组成，起信号转导作用（图 34-2-1）。自 1988 年起，已经发现了 150 多种不同的 *INSR* 突变，包括错义突变、无义突变、剪接位点突变、插入突变和缺失突变。总体而言，已发表的研究表明，*INSR* 突变导致的临床综合征取决于受体功能的总体丧失，除此之外，似乎没有特定的基因型 - 表型关系。然而，目前还没有一种单细胞分析法能给出 INSR 功能可靠的评价。

（二）遗传性胰岛素受体病的病理生理机制

INSR 的正常功能包括其正确的合成、组装和运输到质膜。胰岛素与受体的 α 亚基结合并改变了 β 亚基的构型后，激活胞内酪氨酸激酶，启动胞内信号转导。其中任何一个步骤的中断都可能导致严重 IR 的临床综合征，受体功能的多个方面受到突变的影响最为常见。Taylor 等学者根据不同的功能缺陷对 *INSR* 突变进行分类（表 34-2-1）。

二、*AGPAT2* 及 *BSCL2* 基因突变

（一）已知 *AGPAT2* 及 *BSCL2* 突变及特殊临床表型

BSCL1 是由 1- 酰基甘油 -3- 磷酸 -O- 酰基转移

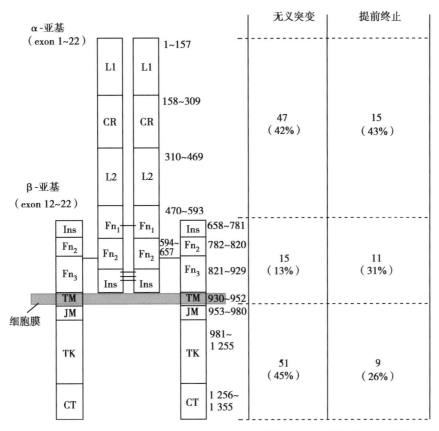

图 34-2-1　胰岛素受体的结构,分布已知的自然发生的错义和提前终止突变
(无义和移码)

L1,L2:富含亮氨酸结构域;CR:富含半胱氨酸结构域;Fn:纤维连接蛋白样结构域;
Ins:插入结构域;JM:膜旁结构域;TM:跨膜结构域;TK:酪氨酸激酶结构域;CT:C
端结构域。区域旁边的编号表示氨基酸边界。

表 34-2-1　*INSR* 突变的功能分类

分类	机制	举例	说明
I	*INSR* mRNA 水平降低	R372X、R897X、W133X、R1000X	由于无义介导的降解或剪接缺陷导致 mRNA 水平降低
II	翻译后加工或运输受损	G31R、L62P、L93Q、H209R、F382V、W412S、G359S、N431D、R735S、A1135E	通常与受体功能的其他缺陷相结合
III	胰岛素结合缺陷	N15L、R86P、L233P、R252C、S323L、L460E、R735S	
IV	受体酪氨酸激酶活性受损	R993Q、G996V、G1008V、A1048D、L1068E、R1131Q、A1134T、A1135E、M1153I、R1164Q、R1174Q、P1178L、W1200S	*TAIRSA* 最常见的突变类型
V	加速受体降解的突变	I119M、K460E、N462S、E1179D、W1193L	

酶2(*AGPAT2*)纯合或复合杂合突变引起。BSCL2 是由编码内质网 Seipin 蛋白的双等位基因突变引起。目前尚无法从临床上很好地区分 BSCL1 和 BSCL2。然而,机械性脂肪组织(如手掌、足底、眼眶、头皮和关节周围)丢失是 BSCL2 的一个特殊临床表现。脂联素水平在 *AGPAT2* 突变个体中也较 *BSCL2* 突变个体低。图 34-2-2 展示了 *AGPAT2* 及 *BSCL2* 突变的分布。

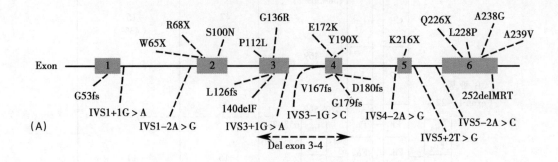

(A)

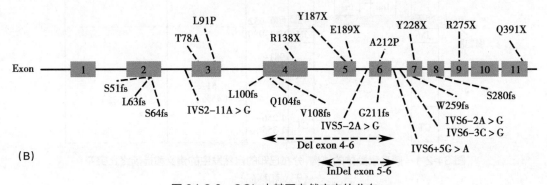

(B)

图 34-2-2　CGL 中基因自然突变的分布
(A)*AGPAT2*(转录本 ENST0000371696);(B)*BSCL2*(转录本 ENST0000403550)

(二) 遗传性全身性脂肪萎缩的病理生理机制

1. *AGPAT2* 基因突变　*AGPAT2* 是合成甘油磷脂和甘油三酯的必需酶。在第 1 碳(sn-1 位置)处甘油 -3- 磷酸酰化之后,AGPAT2 催化第 2 碳(sn-2)处酰化形成磷脂酸,磷脂酸是生成甘油二酯和甘油三酯的必要前体。因此,*AGPAT2* 突变导致脂肪细胞甘油三酯合成和存储障碍,进而导致脂肪组织的发育不良。早期的体外研究表明,与脂肪营养不良相关的遗传变异显著降低了 AGAPT2 酶活性。

2. *BSCL2* 基因突变　*BSCL2* 基因编码 Seipin 蛋白,其功能尚未明确,一些研究表明 Seipin 与脂滴生物学有关。Seipin 也在大脑中表达,这可能是 BSCL2 比 BSCL1 更易发生智力障碍的原因。

3. *CAV1* 基因突变　*CAV1* 编码 caveolin-1,是细胞膜上脂肪细胞主要的结合因子。这些结构域对信号通路的调节发挥重要作用。*CAV1* 突变可能会通过干扰脂质处理、脂滴形成和脂肪细胞分化等过程导致脂肪萎缩。

4. *PTRF* 基因突变　*PTRF* 又称 cavin,是聚合酶 1 和转录释放因子,调节 caveolin-1 的表达。

三、*LMNA* 基因突变

(一) 已知 *LMNA* 基因突变及特殊临床表型

LMNA 基因编码核纤层蛋白 A 和 C,在细胞核中,核纤层蛋白 A/C 是核纤层最主要的成分,对调控细胞活动起重要作用。该基因突变已被证实与几种不同的疾病有关,包括肌营养不良、扩张型心肌病、早衰综合征及各种重叠综合征。与经典 FPLD2 表型相关的绝大多数 *LMNA* 突变是外显子 8 中的杂合子错义突变(图 34-2-3),它编码核纤层蛋白 A 和 C 的羧基端球状区域。临床表现为四肢、腹部、胸部脂肪的丢失,下颌和锁骨上皮下脂肪的聚集。

(二) *LMNA* 基因突变相关脂肪萎缩的病理生理机制

对与 *LMNA* 突变相关的组织特异性表型的机制尚未明确,已知的异常包括:①核膜结构缺陷;②核膜与染色质结合的改变及随后对基因转录调控的影响;

③改变核膜与转录因子的结合,例如 SREBP1。FPLD2 相关的 *LMNA* 突变聚集在核纤层蛋白 A 和 C 的羧基端球状结构域,可能影响与其他蛋白质的相互作用。

四、*PPARG* 突变

(一) 已知 *PPARG* 突变及特殊临床表型

PPAR-γ 是一种核激素受体,在脂肪组织中高度表达,对脂肪细胞分化至关重要。表型同 FPLD2,但没有在头颈部的脂肪聚集。此型患者较 FPLD2 型患者在临床上会表现出更为严重的代谢异常。已报道的部分 *PPARG* 突变见图 34-2-3。

(二) *PPARG* 相关脂肪萎缩的病理生理机制

在前脂肪细胞系中过表达 PPAR-γ 突变体可抑制分化,而在细胞培养基中添加 PPAR-γ 激动剂显著增强前脂肪细胞体外分化,增加体内脂肪质量。噻唑烷二酮类药物是 PPAR-γ 激动剂,目前在 2 型糖尿病治疗中用作胰岛素增敏剂。*PPAR-γ* 突变患者的胰岛素敏感性和严重 IR 是否仅仅是由于 PPAR-γ 对脂肪细胞生物学的影响,以及 PPAR-γ 在肌肉和肝脏等其他胰岛素敏感组织的表达是否也与生物学相关还尚未明确。

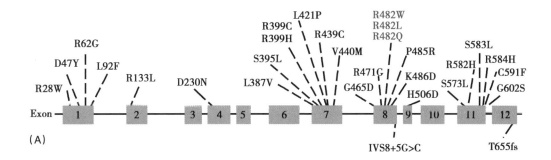

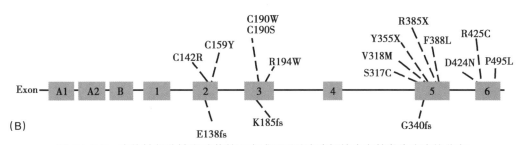

图 34-2-3　家族性部分性脂肪营养不良或严重胰岛素抵抗中自然发生突变的分布
(A) *LMNA*(转录本 ENST0000368300);(B) *PPARG*(转录本 ENST0000397012)。许多新的致病突变仍在继续被发现。脂肪营养不良的 R482 突变热点以红色突出。

第 3 节
诊断、遗传学检测及遗传咨询

对于具有 Donohue 综合征(OMIM:246200)或 Rabson-Mendenhall 综合征(OMIM:262190)临床特征伴严重高胰岛素血症的儿童和婴儿,应进行 *INSR* 基因测序。然而,绝大多数严重 IR 患者出现较晚,通常在青春期后的前 5 年出现,且只有少数会有单基因疾病。因此,仅针对最有可能在相关基因中存在缺陷的亚群进行基因检测至关重要。对于部分性脂肪营养不良的患者,应仔细评估脂肪损失的分布,这在一定

程度上可指导基因检测。然而,*INSR* 并没有这样的临床线索,但可以通过生化检测来鉴别。与其他严重 IR 的患者不同,*INSR* 缺陷的患者血清脂联素水平正常甚至升高,*SHBG* 和 *IGFBP1* 也可正常。

对于 CGL 患者应进行 *AGPAT2* 和 *BSCL2* 测序。除严重 IR 外,这类患者通常存在严重的血脂异常,并且常有早衰的表现。当 CGL 患者出现身材矮小或肌病时,应考虑 *CAV1* 或 *PTRF* 测序。对于 FPLD 患者,多数情况下 FPLD2 和 FPLD3 在临床表现上难以辨别,特别是在瘦人和男性患者中。由于 *LMNA* 突变的患病率高于 *PPARG* 突变,建议对面部保留型脂肪营养不良患者首先对 *LMNA* 的第 8 和第 11 外显子进行测序;未发现致病性突变者,对 *PPARG* 和 *LMNA* 的其

余部分进行测序。但如果患者脂肪分布明显更符合 FPLD3 而不是 FPLD2，或者伴早发性高血压，可首先进行 PPARG 测序。

（一）检测的预测价值

1. 胰岛素抵抗 对临床结果的推断可能更为复杂，因为重要的环境因素会影响具有相同突变的个体和家族之间的表型。两个功能缺失或接近缺失的等位基因将导致 Donohue 综合征或 Rabson-Mendenhall 综合征。一个单无效等位基因或功能性无效等位基因的遗传不太可能在临床上表现为严重糖尿病和胰岛素抵抗。显性负性等位基因的杂合度（通常是受体 β 亚单位的错义或截短突变）通常表现为严重的胰岛素抵抗，但会受到运动或体重增加等环境因素影响。

2. 脂肪营养不良 导致 BSCL 的绝大多数突变是功能性无效等位基因，而这些 BSCL 引起的突变没有明确的杂合子表型。纯合子或复合杂合子脂肪营养不良的外显率为 100%，尽管如前所述，代谢并发症的严重程度在个体之间存在显著差异。PPARG 或 LMNA 中杂合子突变的外显率变化较大，并且显著依赖于性别、生活方式和遗传修饰。尽管如此，大多数在 LMNA 或 PPARG 中遗传功能缺失突变的患者可能在一定程度上表现为 FPLD，这种等位基因的遗传应被视为代谢性疾病的潜在遗传危险因素。

（二）阴性结果的意义

绝大多数 Donohue 综合征或 Rabson-Mendenhall 综合征和 BSCL 病例是由 INSR、AGPAT2 和 BSCL2 基因突变引起的，而大多数 FPLD2 和 FPLD3 病例是由 LMNA 或 PPARG 基因突变引起的。相比之下，只有少数 TAIRS 是由 INSR 基因突变引起的。然而，一些综合征没有发现相关基因突变，这些病例很可能在其他基因中存在缺陷。因此，应考虑开展寻找新候选基因的研究。

（三）家族成员是否应检测

Donohue 综合征、Rabson-Mendenhall 综合征和 BSCL 通常是由纯合或复合杂合功能丧失突变引起的。在大多数情况下，杂合子中很少或没有表型，尽管对于一些 INSR 突变，可能会增加患糖尿病和 IR 的风险。由于 INSR、AGPAT2 和 BSCL2 基因有许多不同的突变，并且在一般人群中的携带频率很低，因此通常不需要筛选家族成员，但需筛查患者一级亲属及进行产前诊断。

然而，TAIRS、FPLD2 和 FPLD3 为常染色体显性遗传。尽管外显率易变，并且受性别、年龄、饮食和运动等因素的影响很大，但大多数突变携带者有临床表

型。因此，推荐对患有这些疾病的患者家属进行基因检测。

第4节
治　疗

一、治疗原则

严重 IR 的治疗原则包括早期应用胰岛素增敏剂和生活方式干预，包括尽可能多的有氧运动。对于脂肪营养不良的患者，需坚持低脂肪饮食，低热量饮食对预防或延缓血脂异常和糖尿病也至关重要。对于脂肪组织减少而继发瘦素缺乏的患者，瘦素辅助治疗有较好的疗效。尤其是在 CGL 患者中，瘦素是一线药物治疗。此外，重组 IGF-1 或复合制剂在严重 IR 治疗中有一定的价值。

二、遗传咨询及产前诊断

有关胰岛素作用或脂肪组织功能的单基因缺陷的临床表达受环境和生活方式的影响。虽然一些 BSCL 患者可能会发生严重高血糖和血脂异常的并发症，包括糖尿病微血管病变和复发性胰腺炎，但如果患者坚持低脂肪饮食，坚持大量有氧运动，可能会有一个较长的良性病程。对于因 INSR 突变而产生的 TAIRS 也有同样的情况。严重的胰岛素受体病和脂肪营养不良综合征患者婴儿期或儿童期死亡较为常见。此外，遗传和环境因素也会改变 Donohue 综合征或 Rabson-Mendenhall 综合征的临床严重程度。因此，遗传咨询及产前诊断具有很大的价值。

（于　淼　吴　晞）

参考文献

[1] WARRAM JH, MARTIN BC, KROLEWSKI AS, et al. Slow glucose removal rate and hyperinsulinemia precede the development of type Ⅱ diabetes in the offspring of diabetic parents [J]. Ann Intern Med, 1990, 113 (12): 909-915.

[2] SEMPLE RK, COCHRAN EK, SOOS MA, et al. Plasma adiponectin as a marker of insulin receptor dysfunction: clinical utility in severe insulin resistance [J]. Diabetes Care, 2008, 31 (5): 977-979.

[3] PARKER VE, SEMPLE RK. Genetics in endocrinology: genetic forms of severe insulin resis-

tance: what endocrinologists should know [J]. Eur J Endocrinol, 2013, 169 (4): R71-R80.

[4] IWANISHI M, KUSAKABE T, AZUMA C, et al. Clinical characteristics in two patients with partial lipodystrophy and type A insulin resistance syndrome due to a novel heterozygous missense mutation in the insulin receptor gene [J]. Diabetes Res Clin Pr, 2019, 152: 79-87.

[5] TAYLOR SI, CAMA A, ACCILI D, et al. Genetic basis of endocrine disease. 1. Molecular genetics of insulin resistant diabetes mellitus [J]. J Clin Endocr Metab, 1991, 73 (6): 1158-1163.

[6] CHEATHAM B, KAHN CR. Insulin action and the insulin signaling network [J]. Endocr Rev, 1995, 16 (2): 117-142.

[7] WHITEHEAD JP, SOOS MA, JACKSON R, et al. Multiple molecular mechanisms of insulin receptor dysfunction in a patient with Donohue syndrome [J]. Diabetes, 1998, 47 (8): 1362-1364.

[8] TUTHILL A, SEMPLE RK, DAY R, et al. Functional characterization of a novel insulin receptor mutation contributing to Rabson-Mendenhall syndrome [J]. Clinical Endocrinology, 2007, 66 (1): 21-26.

[9] GARG A. Clinical review#: Lipodystrophies: genetic and acquired body fat disorders [J]. J Clin Endocr Metab, 2011, 96 (11): 3313-3325.

[10] PATNI N, Garg A. Congenital generalized lipodystrophies—new insights into metabolic dysfunction [J]. Nat Rev Endocrinol, 2015, 11 (9): 522-534.

[11] ORAL EA, SIMHA V, RUIZ E, et al. Leptin-replacement therapy for lipodystrophy [J]. N Engl J Med, 2002, 346 (8): 570-578.

[12] SOUTELO J, GRÜNEISEN M, FRITZ C, et al. Familial partial lipodystrophy type 1. A rare or underdiagnosed syndrome？[J]. Medicina (B Aires), 2015, 75 (1): 41-43.

[13] KWAN JM. Mandibuloacral dysplasia type B in an infant: a rare progeroid genodermatosis [J]. JAMA Dermatol, 2015, 151 (5): 561-562.

[14] NOLIS T. Exploring the pathophysiology behind the more common genetic and acquired lipodystrophies [J]. J Hum Genet, 2014, 59 (1): 16-23.

[15] HAGHIGHI A, KAVEHMANESH Z, HAGHIGHI A, et al. Congenital generalized lipodystrophy: identification of novel variants and expansion of clinical spectrum [J]. Clin Genet, 2016, 89 (4): 434-441.

[16] BRIAND N, PRADO C, MABILLEAU G, et al. Caveolin-1 expression and cavin stability regulate caveolae dynamics in adipocyte lipid store fluctuation [J]. Diabetes, 2014, 63 (12): 4032-4044.

[17] HUSSAIN I, PATNI N, UEDA M, et al. A novel generalized lipodystrophy-associated progeroid syndrome due to recurrent heterozygous LMNA p. T10I mutation [J]. J Clin Endocr Metab, 2018, 103 (3): 1005-1014.

[18] SHACKLETON S, LLOYD DJ, JACKSON SN, et al. LMNA, encoding lamin A/C, is mutated in partial lipodystrophy [J]. Nat Genet, 2000, 24 (2): 153-156.

[19] LEHRKE M, LAZAR MA. The many faces of PPARgamma [J]. Cell, 2005, 123 (6): 993-999.

[20] LAU E, CARVALHO D, OLIVEIRA J, et al. Familial partial lipodystrophy type 3: a new mutation on the PPARG gene [J]. Hormones (Athens, Greece), 2015, 14 (2): 317-320.

[21] ARAÚJO-VILAR D, SANTINI F. Diagnosis and treatment of lipodystrophy: a step-by-step approach [J]. J Endocrinol Invest, 2019, 42 (1): 61-73.

[22] JAVOR ED, COCHRAN EK, MUSSO C, et al. Long-term efficacy of leptin replacement in patients with generalized lipodystrophy [J]. Diabetes, 2005, 54 (7): 1994-2002.

第35章
单基因糖尿病

第1节
概　论

一、背　景

单基因糖尿病是特殊类型糖尿病中最主要的类型之一,主要包括新生儿糖尿病(neonatal diabetes mellitus,NDM)和青少年发病的成人型糖尿病(maturity-onset diabetes of the young,MODY);糖尿病也可能是涉及多个器官/组织的单基因糖尿病综合征的特征之一。

MODY是以常染色体显性遗传方式在家系内传递,早发但临床表现类似2型糖尿病的疾病,是单基因糖尿病最常见类型,占糖尿病的2%~5%。目前已发现14种MODY亚型,其突变基因、发病机制、临床特点均不同,其中最常见的亚型为MODY2和MODY3。早期诊断MODY对针对性选择治疗方法意义重大,但大约80%的MODY患者在起病之初可能被诊断为1型或2型糖尿病。

NDM是由单基因缺陷所致,发病率为1/(90 000~160 000)。NDM可分为永久性新生儿糖尿病(permanent neonatal diabetes mellitus,PNDM)、暂时性新生儿糖尿病(transient neonatal diabetes mellitus,TNDM)及相关临床综合征。目前已发现与NDM相关的20余种基因缺陷。早期诊断NDM,对预测病程、解释其他临床特征及指导治疗具有重要意义。

单基因糖尿病综合征以糖耐量异常为特征,伴有胰腺外特征,由单个基因中的一个或多个缺陷引起。其胰腺外特征可出现在儿童期或青少年时期,先于糖耐量异常发生。由于其表现多样且临床罕见,易被误诊或漏诊。

二、临床表现

(一)青少年发病的成人型糖尿病

MODY患者中少见酮症,有些亚型可能与β细胞外表现相关,包括肾、肝、泌尿生殖道、胰腺等。

MODY临床特点包括:①连续三代及以上的家族史,呈常染色体显性遗传;②家族中至少一人发病年龄<25岁;③至少5年不依赖胰岛素治疗,无酮症倾向。目前已发现14种MODY亚型的突变基因、发病机制、临床特点见表35-1-1。此外,单基因糖尿病的罕见变异同样值得关注,其中很可能隐藏着相当一部分的潜在致病变异。

1. MODY1(*HNF4A*-MODY)(OMIM:125850) HNF4A主要表达于肝脏、胰腺和肾脏,可调控β细胞发育、胰岛素分泌及糖脂代谢。*HNF4A*-MODY表现为进行性胰岛素缺乏,多数MODY1患者没有肥胖,胰岛素敏感性不受损,可出现周围神经、肾脏及视网膜病变,与由*HNF1A*突变所致MODY3不同的是,该患者一般肾糖阈正常,少见尿糖阳性。*HNF4A*携带者因胎儿期胰岛素分泌增加,平均出生体重增加790g,并出现一过性或持续性新生儿低血糖。高胰岛素血症常在婴儿期消失,胰岛素分泌逐渐减少,并在青春期导致糖尿病。

2. MODY2(*GCK*-MODY)(OMIM:125851) 葡萄糖激酶(glucokinase,GCK)催化生成葡萄糖-6-磷酸(G6P),是葡萄糖代谢的第一个限速步骤。在胰岛β细胞中,GCK是细胞内葡萄糖浓度感受器,可以通过该步骤控制葡萄糖代谢率,在肝脏细胞中GCK对餐后糖原生成起重要作用。研究提示肝脏和β细胞中的*GCK*基因突变均可导致血糖升高。*GCK*基因杂合突变后胰腺β细胞GCK活性降低,导致β细胞葡萄糖磷酸化减少、葡萄糖敏感性降低、葡萄糖浓度与胰岛素分泌的剂量-效应关系右移,葡萄糖浓度被调定到

表 35-1-1　MODY 亚型

疾病	基因	机制	比例	临床特点	治疗
MODY1	HNF4A	胰岛素分泌异常	5%	低甘油三酯水平,微血管并发症倾向	磺脲类药物敏感
MODY2	GCK	磷酸化缺陷,葡萄糖敏感性降低	30%~50%	空腹血糖升高,并发症风险低	饮食、运动
MODY3	HNF1A	胰岛素分泌减少,β 细胞进行性受损	30%~50%	遗传外显率高,尿糖阳性,超敏 C 反应蛋白及载脂蛋白 M 水平下降,微血管并发症发病率高	磺脲类药物敏感
MODY4	PDX1/IPF1	胰腺发育不全	1%	平均 35 岁发病,常合并胰腺外分泌功能障碍	早期胰岛素治疗,需补充消化酶治疗
MODY5	HNF1B	胰岛素分泌受损	5%	合并胰腺外表现,包括肾囊肿或肾发育不良、女性生殖器异常、男性精子缺乏等;表型多变,糖尿病肾病发病率高	早期胰岛素治疗
MODY6	NEUROD1	β 细胞功能障碍	<1%	多为成人起病,部分患者可合并听力、视力等神经系统发育不全表现	同 2 型糖尿病
MODY7	KLF11	β 细胞葡萄糖敏感性降低	<1%	类似于 2 型糖尿病	磺脲类药物较为敏感
MODY8	CEL	胰岛内外分泌功能障碍	<1%	常合并胰腺外分泌功能障碍	胰岛素
MODY9	PAX4	影响 β 细胞增殖和凋亡	<1%	临床表现多样	同 2 型糖尿病
MODY10	INS	胰岛素合成异常	<1%	发病早,临床表现多样	饮食、运动
MODY11	BLK	胰岛素分泌异常	<1%	肥胖人群发病率高	同 2 型糖尿病
MODY12	ABCC8	胰岛素分泌异常	<1%	类似于 MODY1/3	磺脲类药物敏感
MODY13	KCNJ11	胰岛素分泌异常	<1%	临床表现多样	磺脲类药物敏感
MODY14	APPL1	胰岛素分泌异常	<1%	中年发病,临床表现多样	同 2 型糖尿病

较高水平导致 GCK-MODY。肝脏 GCK 突变导致肝糖原合成减少、肝糖输出增加,从而引起空腹血糖水平轻度升高。纯合突变会因酶功能完全丧失而引起永久性新生儿糖尿病。GCK 的纯合失活突变或复合杂合突变可导致永久性新生儿糖尿病,这类罕见疾病在出生后 6 个月之内被诊断,均有胎儿生长受限及需终身依赖胰岛素治疗等特点。

GCK-MODY 患者通常没有症状,多数在怀孕期间或体检时发现,表现为轻度、非进展性的高血糖,HbA1c 通常 <8%。妊娠糖尿病中 GCK-MODY 占 2%~6%。母亲为 MODY2 患者的胎儿,出生体重取决于母亲和胎儿的 GCK 突变情况。如母亲和胎儿均携

带 GCK 突变,则血糖的升高不导致胎儿胰岛素释放增加,故胎儿出生体重正常。若只有母亲携带 GCK 突变,则母亲的血糖导致胎儿的胰岛素释放增加,出生体重较正常胎儿重。

3. MODY3(HNF1A-MODY)(OMIM:600496)　肝细胞核因子 1α(hepatocyte nuclear factor 1-alpha,HNF1A)存在于肝、肾、肠及胰腺组织中。HNF1A 基因突变抑制了胰岛 β 细胞中葡萄糖转运及代谢与线粒体代谢的关键步骤,会导致进行性胰岛 β 细胞功能障碍。HNF1A 突变有很高的外显率,其中约 63% 的携带者在 25 岁前患糖尿病,约 96% 的携带者在 55 岁前患糖尿病。

HNF1A 基因突变降低 SGLT2 的表达,导致突变

携带者葡萄糖在近端肾小管的重吸收降低,肾糖阈降低,故 *HNF1A*-MODY 患者可在血糖正常时即出现尿糖阳性。MODY3 患者早期空腹血糖正常,但随年龄增长,胰岛 β 细胞功能下降,血糖进行性升高,需要降糖治疗。与其他类型的糖尿病相比,*HNF1A*-MODY 患者高密度脂蛋白较高,载脂蛋白 M、甘油三酯、超敏 C 反应蛋白(hs-CRP)水平较低。

4. MODY5(*HNF1B*-MODY)(OMIM:137920)
HNF1B-MODY(MODY5)由转录因子 *HNF1B* 基因突变所致。*HNF1B* 基因主要在胚胎发育早期阶段表达于胰腺、肾脏、肝脏、生殖道,因此携带 *HNF1B* 基因突变个体可能出现上述器官的发育异常。*HNF1B*-MODY 患者的特征性病变为肾脏发育异常(最常见为肾囊肿)和泌尿生殖道畸形,可合并胰腺发育不良、肝功能异常、痛风和高尿酸血症等。胰腺发育不全方面通常无外分泌功能

障碍相关症状。*HNF1B*-MODY 患者临床表现异质性强,即使在携带相同突变的同一家系中,患者临床表型也具有很大差异。

HNF1B 基因突变导致胰岛 β 细胞功能障碍,胰岛素分泌减少,部分患者同时存在胰岛素抵抗。这可以导致高胰岛素血症和血脂异常,如甘油三酯水平升高及高密度脂蛋白水平降低。患者出生体重较正常新生儿低,表示患者存在宫内胰岛素分泌不足。糖尿病通常发生在青春期或成年早期,确诊时平均年龄为 26 岁。*HNF1B*-MODY 患者在糖尿病出现前,即可出现肾功能异常,程度轻重不一,有半数患者在 45 岁前进展至终末期肾衰竭。

(二)新生儿糖尿病

目前已发现与新生儿糖尿病(NDM)相关的 20 余种基因缺陷,其发病机制及特征见表 35-1-2。

表 35-1-2　NDM 亚型

疾病	基因	机制	临床特点	治疗
PNDM/TNDM	*KCNJ11*	胰岛素分泌异常	低出生体重,DEND 综合征(发育迟缓、癫痫和新生儿糖尿病),其他神经系统异常	胰岛素、磺脲类药物
PNDM/TNDM	*ABCC8*	胰岛素分泌异常	低出生体重	胰岛素、磺脲类药物
TNDM	*6q24*	6q24 印记区域父源基因过表达(父源单亲二倍体、父源印记区域重复、母源印记区域低甲基化)	低出生体重,胎儿生长受限,发病更早(出生后立即);复发患者磺脲类药物可能有效	胰岛素
PNDM/TNDM	*INS*	β 细胞破坏	低出生体重	胰岛素
PNDM	*GATA6*	胰腺发育异常	胰腺发育不全,胰腺内外分泌功能障碍、心脏缺陷	胰岛素
PNDM	*EIF2AK3*	β 细胞破坏	Wolcott-Rallison 综合征(新生儿期 1 型糖尿病、多发性骨骺发育不良、生长发育迟缓、肝肾功能损害),胰腺外分泌功能障碍	胰岛素
PNDM	*GCK*	β 细胞功能异常	低出生体重	胰岛素
PNDM	*PTF1A*	胰腺发育异常	神经系统异常,胰腺内外分泌功能障碍,肾脏受累	胰岛素
PNDM	*FOXP3*	β 细胞破坏	IPEX 综合征(自身免疫性甲状腺疾病、肠病,剥脱性皮炎)	胰岛素
TNDM	*ZFP57*	胰腺发育异常	表型多变;低出生体重,巨舌,发育迟缓	胰岛素

疾病	基因	机制	临床特点	治疗
PNDM	*GLIS3*	胰腺发育异常	甲状腺功能减退,肾囊肿,青光眼,肝纤维化	胰岛素
PNDM	*PDX1*	胰腺发育异常	胰腺发育不全,胰腺内外分泌功能障碍	胰岛素
PNDM/TNDM	*SLC2A2*	β细胞功能异常	Fanconi-Bickel综合征(肝大、肾小管酸中毒等)	胰岛素
PNDM	*SLC19A2*	β细胞功能异常	神经系统异常(脑卒中、癫痫等),视力障碍,心脏缺陷	胰岛素、维生素 B_1
PNDM	*GATA4*	胰腺发育异常	胰腺发育不全,胰腺内外分泌功能障碍、心脏缺陷	胰岛素
PNDM	*NEUROD1*	胰腺发育异常	神经系统异常,学习困难,感音神经性耳聋	胰岛素
PNDM	*NEUROG3*	胰腺发育异常	腹泻	胰岛素
PNDM	*NKX2-2*	胰腺发育异常	神经系统异常,低出生体重	胰岛素
PNDM	*RFX6*	胰腺发育异常	低出生体重,肠道闭锁,胆囊发育不全,腹泻	胰岛素
PNDM	*IER3IP1*	β细胞破坏	小头畸形,小儿癫痫脑病	胰岛素
PNDM	*MNX1*	胰腺发育异常	神经系统异常	胰岛素
TNDM	*HNF1B*	胰腺发育异常	胰腺萎缩,肾脏及生殖器发育异常	胰岛素
PNDM	*STAT3*	β细胞破坏	自身免疫性疾病(甲状腺疾病、肠病等)	胰岛素

1. *KCNJ11* 和 *ABCC8* 基因突变 *KCNJ11/ABCC8* 突变导致的糖尿病通常会在出生6个月内发病,但也可能在6个月以后出现。有研究表明确诊时的中位年龄为9.6周,确诊时30%~75%的患者有糖尿病酮症酸中毒(DKA)。常出现胎儿生长受限,出生时常为小于胎龄儿。由于大脑中存在ATP敏感性钾通道(K_{ATP}通道),突变的患者可同时出现注意力缺陷多动症(attention deficit hyperactivity disorder,ADHD)、睡眠中断、发育延迟和癫痫发作等神经系统症状。合并严重发育迟缓、肌无力、难治性癫痫的新生儿糖尿病为DEND(developmental delay,epilepsy,and neonatal diabetes)综合征。没有癫痫、轻度运动、语言或认知延迟的称为iDEND(intermediate DEND)综合征。

2. 6q24印记区异常导致的NDM 发病比 *KCNJ11* 和 *ABCC8* 基因突变更早,通常在出生后数天或数周内发病,且无DKA。患者的高血糖症状可能在1年左右缓解,并会在青春期出现糖尿病复发,持续到成年期。高达14%的患者在高血糖缓解后出现低血糖。患者可合并有巨舌症或脐疝。

3. 胰岛素(*INS*)基因突变导致的NDM *INS* 突变患者的表现与早发1型糖尿病患者类似。大多数在出生6个月之前被确诊,中位确诊年龄为10周,但也有出生12个月确诊的报道。30%的患者中有DKA。患者除了PNDM外无其他明确特征。

4. 其他 NDM出现的更罕见类型包括IPEX综合征(*FOXP3* 突变,OMIM:304790)、Fanconi-Bickel综合征(*SLC2A2* 突变,OMIM:227810)、Rogers综合征(*SLC19A2* 突变)、Wolfram综合征(*WFS1* 突变,OMIM:222300)和Rabson-Mendenhall综合征(*INSR* 突变,OMIM:262190)。

(三)糖尿病相关遗传综合征

糖尿病综合征很罕见,在糖尿病患儿中所占比例不到1%,常被误诊或漏诊。糖尿病常常是综合征中的次要症状,可能在综合征后期出现。正确识别糖尿病相关遗传综合征对相关并发症的预期、识别和治疗及遗传咨询的选择至关重要。部分单基因糖尿病综合征见表35-1-3。

表 35-1-3　单基因糖尿病综合征

疾病	OMIM	发病机制	遗传方式	特征
Wolfram 综合征	222300	内质网应激继发的胰岛细胞凋亡	AR	尿崩、听力损失、视神经萎缩、尿路异常、神经功能障碍、自身免疫性疾病
硫胺素反应性巨幼细胞贫血综合征	249270	细胞内硫胺素缺乏	AR	贫血、听力损失、心血管并发症、视神经萎缩
Woodhouse-Sakati 综合征	241080	不清	AR	脱发、性腺功能减退、耳聋、认知障碍
SLC29A3 谱系障碍	602782	胰岛素通路的阻断	AR	组织细胞增多症,淋巴结病,心脏,内分泌异常,关节挛缩,耳聋
小头畸形 - 身材矮小 - 糖代谢缺陷 1 型、2 型	616033 616817	不清	AR	小头畸形,身材矮小,发育迟缓 / 认知异常
Alström 综合征	203800	肥胖继发胰岛素抵抗	AR	视锥视杆细胞营养不良、耳聋、扩张型心肌病
Bardet-Beidl 综合征	209900	肥胖继发胰岛素抵抗	AR	轴后多指、视锥视杆细胞营养不良、肾畸形、促性腺激素减退
Prader-Willi 综合征	176270	肥胖继发胰岛素抵抗	15q11-q13 印记异常	低眼压、性腺功能减退、认知障碍、儿童期起病的食欲亢进、畸形特征
Cohen 综合征	216550	肥胖继发胰岛素抵抗	AR	认知障碍、视网膜营养不良、近视、关节过度活动、身材矮小
Werner 综合征	277700	DNA 修复缺陷引起的胰岛素损伤	AR	黄褐斑、身材矮小、白内障、硬皮病样皮肤、过早白发 / 脱发
Bloom 综合征	210900	不清	AR	生长障碍、光敏感、色素沉着不足和过度、恶性肿瘤
SHORT 综合征	269880	胰岛素信号通路中断	AD	身材矮小、伸展过度、眼球凹陷、里格尔畸形、出牙延迟
Williams 综合征	194050	胰岛素分泌和敏感性受损	7q11.23 缺失	身材矮小、心血管异常、认知迟缓、结缔组织异常
身材矮小、小头畸形和内分泌功能障碍	616541	不清	AR	生长障碍、小头畸形、高促性腺激素减退、多结节性甲状腺肿、共济失调
肌肝脑眼侏儒症	253250	不清	AR	生长障碍、心肌病、性成熟异常、肾母细胞瘤风险增加
血色素沉着病	235200	铁稳态异常,继发于肝硬化,胰岛素分泌异常	AR	储备铁增加、铁沉积并发症
1 型强直性肌营养不良症	160900	胰岛素抵抗、胰岛素受体剪接改变	AD	肌强直、肌营养不良、白内障、性腺功能减退、早期衰老 / 秃顶、心律失常
2 型强直性肌营养不良症	602668	胰岛素抵抗、胰岛素受体剪接改变	AD	肌强直、肌肉无力、男性性腺功能减退、白内障、心律失常

注:AR,常染色体隐性;AD,常染色体显性。

1. **Wolfram 综合征** 临床诊断标准是青少年起病的糖尿病和视神经萎缩，但患者也可同时存在尿崩、感音神经性耳聋、尿路结构异常及神经精神障碍。患者伴随糖尿病的视力异常可能被误诊为 1 型糖尿病导致的糖尿病视网膜病变。Wolfram 综合征（Wolfram syndrome，WFS）患者自身抗体为阴性。患者自确诊即需要胰岛素治疗。与 1 型糖尿病相比，WFS 患者胰岛素需要量更少，发生 DKA 的概率更低，血糖更易控制。WFS 平均发病年龄是 6 岁，平均在糖尿病诊断 4 年后出现视力丧失。因此，如果患者在 16 岁之前出现糖尿病和进行性视神经萎缩，要高度考虑这一诊断。WFS 预后不佳，中位死亡年龄为 39 岁，主要原因是脑干萎缩和神经退化导致的呼吸衰竭。

WFS 目前已明确的致病基因是 *WFS1* 和 *CIDS2*。90% 以上的 WFS 患者为经典的 WFS，由 *WFS1* 基因的常染色体隐性突变引起。*CIDS2* 突变导致的 WFS2 与经典形式（WFS1）的不同之处在于存在出血、消化性溃疡、血小板聚集缺陷且无尿崩和精神障碍等症状。

2. **Alström 综合征** Alström 综合征是一种少见常染色体隐性遗传病，临床表现包括视锥视杆细胞营养不良、感音神经性耳聋、早发性肥胖、胰岛素抵抗和 2 型糖尿病，因 *ALMS1* 基因突变引起。

视锥视杆细胞营养不良表现为进行性视力障碍、畏光和眼球震颤，通常在出生 15 个月前起病。患者通常出生体重正常，但 1 年内出现向心性肥胖。多在 5 岁前出现胰岛素抵抗及高脂血症，并逐渐出现 2 型糖尿病及黑棘皮病。70% 的患者 10 岁前出现感音神经性耳聋。其他临床表现包括高血压、扩张型心肌病、肝肾功能障碍、性腺及甲状腺功能减退、身材矮小、骨骼异常等。目前该病尚无明确治疗方法，但早期诊断及干预可以预防或者延缓病情进展。Alström 综合征患者存在胰岛素抵抗，其糖尿病治疗方法包括药物治疗及生活方式改变等。

第 2 节
遗传病理生理机制

一、MODY

1. *GCK*-MODY 葡萄糖激酶（GCK）是胰腺 β 细胞中的一个关键调节酶，催化糖酵解途径的第一反应，即将葡萄糖转化为 G6P。它在调节胰岛素分泌方面起着至关重要的作用，被称为胰腺 β 细胞中的葡萄糖传感器。

GCK 基因位于染色体 7p13-15 上，由 12 个显子组成，GCK 为含有 465 个氨基酸的蛋白质，分子量为 51 919Da。它在多种组织中表达，特别是在胰腺、肝脏和脑中高表达。组织特异性启动子的存在允许不同转录本的不同调控和转录，从而导致长度不同的外显子 1 mRNA（a、b 和 c）。在胰腺中上游启动子起作用，而在肝脏中下游启动子起作用。外显子 1a 在胰腺细胞中表达，而外显子 1b 和 1c 在肝脏中表达。

GCK 基因突变可以导致高血糖或低血糖。*GCK* 杂合失活突变导致 *GCK*-MODY，*GCK* 纯合失活突变导致 PNDM，而 *GCK* 杂合激活突变导致高胰岛素血症低血糖。

目前文献报道有 74 个错义突变和 2 个移码突变的功能特征，其中大部分会导致酶动力学的改变。目前发现 *GCK* 基因突变有 200 多个，如单碱基突变或小片段缺失、插入，包括错义突变、移码突变、无义突变等。*GCK* 基因突变对 GCK 的影响主要通过以下方式进行：①基因突变降低 GCK 基因酶；②基因突变影响了蛋白结构，也对酶的稳定性造成了一定的影响；③基因突变降低了 *GCK* 基因的活力；④基因突变对 *GCK* 基因和相应蛋白的协调作用造成了一定的影响，从而导致葡萄糖磷酸化有所降低，以此降低胰岛 β 细胞和葡萄糖的敏感性。*GCK* 基因杂合突变后胰腺 β 细胞 GCK 活性降低，导致 β 细胞葡萄糖磷酸化减少、葡萄糖敏感性降低、葡萄糖浓度与胰岛素分泌的剂量 - 效应关系右移，葡萄糖浓度被调定到较高水平。

2. *HNF1A*-MODY *HNF1A*-MODY 是由位于 12 号染色体 12q24 区域的 *HNF1A* 基因突变引起的。HNF1A 是一种组织特异性转录因子，该蛋白包含 3 个结构域。二聚结构域（氨基酸 1~32）形成一个四螺旋束。HNF1A 以同源二聚体的形式与反向回文序列 5'-GTTAATNATTAAC-3' 结合。DNA 结合域（DNA binding domain，DBD）包括两个 POU 亚域，POUS（specific domain，特异性结构域，包含第 82~172 氨基酸）和 POUH（homo domain，同源结构域，包含第 198~281 氨基酸）。POUS 是 HNF1A 的组成部分，有助于维持蛋白质的稳定性，而 POUH 结构域启动蛋白质和 DNA 之间相互作用。

HNF1A 在人类的胰腺、肠道、肝脏和肾脏中均有表达。*HNF1A* 没有特定的突变热点。突变方式包括错义、移码、无义、剪接突变、框内氨基酸缺失、插入、重复和基因缺失。编码区的突变可能导致蛋白稳定性下降，也可导致DNA结合缺陷或反式激活能力受损。*HNF1A*基因是HNF4A的靶基因，*HNF1A*基因启动子区突变可使HNF4A结合位点丢失而导致MODY。

3. *HNF4A*-MODY　人类*HNF4A*基因定位于染色体20q，共有13个外显子。HNF4A的结构大致可分为A/B、C、D、E和F区。氨基端区（即A/B区）含有激活功能域AF1。C区具有高度保守的锌指结构，并可与D区形成铰链。D区是DNA结合域（DBD）。DBD可与靶基因特殊的DNA序列——激素反应元件（hormone response elements，HREs）结合。E区是一个长疏水区，可形成配基结合域（ligand binding domain，LBD）。E区还含有一个与同源二聚体形成有关的激活功能域AF2。羧基端的F区可协助AF2发生构象变化，从而易化AF2与其他辅激活因子或转录因子顺式反应元件的结合。

HNF4A由P1和P2启动子驱动转录形成不同的同工型。P1-HNF4A和P2-HNF4A在组织分布上也不同。P1-HNF4A主要在成人肝脏和肾脏中表达，而P2-HNF4A主要在胎儿肝脏和胰腺中表达。两种产物均可在成人结肠和小肠中检测到。此外，HNF4A是涉及葡萄糖、胆固醇和脂肪酸代谢的关键调节因子。

*HNF4A*突变包括无义突变、错义突变及插入/缺失突变。可能的机制有：①无义突变使激活功能区AF2激活作用缺失，引起基因表达失控；②DNA结合区域突变使DNA结合能力丧失；③辅激活因子及其他转录激活因子募集受损；④错义突变产生蛋白磷酸化位点，导致DNA结合及转录活性丧失。

二、新生儿糖尿病

导致新生儿糖尿病（NDM）的基因突变机制可分为三类。①β细胞功能改变影响胰岛素合成分泌：*KCNJ11*、*ABCC8*、*GCK*、*INS*、*RFX6*、*SLC2A2*、*SLC19A2*；②胰腺发育不良：*PDX1*（*IPF1*）、*PTF1A*、*HNF1B*、*MNX1*、*RFX6*、*GATA4*、*GATA6*、*GLIS3*、*NKX2-2*、*NEUROG3*、*NEUROD1*、*PAX6*；③胰岛β细胞损伤：*INS*、*EIF2AK3*、*IER3IPl*、*FOXP3*、*WFS1*。

1. *KCNJ11*和*ABCC8*基因突变　*KCNJ11*和*ABCC8*基因突变是PNDM最常见的原因，也是TNDM的第二大病因，占NDM总数的50%。

*KCNJ11*和*ABCC8*基因编码了组成ATP敏感性钾通道（K$_{ATP}$通道）的两种蛋白。在正常的胰岛β细胞中，K$_{ATP}$通道是由Kir6.2和SUR1两种亚单位形成的异构八聚体，其中Kir通道由*KCNJ11*基因编码，SUR1由*ABCC8*基因编码。K$_{ATP}$通道是葡萄糖介导的β细胞分泌胰岛素的关键环节。在生理情况下，血糖升高后，葡萄糖被转运进入胰岛β细胞，细胞内ATP/ADP比例升高，刺激K$_{ATP}$通道关闭，细胞膜去极化，开放钙通道，钙离子大量内流，引起胰岛素分泌。当编码K$_{ATP}$通道亚单位的*KCNJ11*基因和*ABCC8*基因激活突变时，K$_{ATP}$通道对细胞内ATP/ADP比例变化不敏感，在葡萄糖刺激下通道无法正常关闭，细胞膜持续处于超极化状态，细胞外钙离子无法内流，导致胰岛素无法正常释放。在脑细胞，钾通道调节葡萄糖敏感性防止癫痫发作；在心肌细胞，能防止出现局部缺血；在骨骼肌细胞，调节肌肉的紧张性。

2. 6q24印记区异常导致的NDM　基因印记是指基因的表达取决于亲本来源，只有母本或父本来源的等位基因被表达，而非双方。TNDM是染色体6q24的一种印记疾病，其父源等位基因可以正常表达，而母源基因不能表达。其印记异常的原因主要有3个：①父源单亲二倍体；②父源6q24染色体重复；③母源基因甲基化缺陷。在该区域确定的印记基因分别为调控凋亡和细胞周期停滞的锌指蛋白基因及葡萄胎相关印记转录物基因，锌指蛋白基因过表达是患者的致病原因，其作用可能既和β细胞分化发育有关，也和β细胞功能相关。

3. 胰岛素（*INS*）基因突变导致的NDM　大部分为*INS*基因突变导致的胰岛素蛋白错误折叠。*INS*基因是胰岛素的编码基因，突变改变了前胰岛素原分子重要区域的结构，影响了前胰岛素原的正常折叠和加工，进而引起未折叠蛋白应答，在内质网中降解，增加了内质网的代谢压力，导致了胰岛β细胞的凋亡。

4. 其他　更罕见的NDM类型中相对常见的有：GATA6和PDX1是胰腺发育的关键转录因子，其突变会导致胰腺不同程度发育不良；*EIF2AK3*纯合突变会诱导内质网应激，激活后的*EIF2AK3*会抑制翻译过程，导致β细胞死亡；*FOXP3*突变导致自身免疫性糖尿病，通常是IPEX综合征的组成部分。

第3节
诊断、遗传学检测及遗传咨询

基因检测是确诊单基因糖尿病的主要方法。随着与单基因糖尿病相关的基因数量增加,可选择的检测方法较多。Sanger 测序目前仍然是检测碱基替换 / 缺失 / 插入的金标准,但仅限于已经对可能的突变基因产生怀疑的患者,存在成本高、通量低等缺点,难以应用于新基因的发现和大规模应用。二代测序具有高通量、耗时短、价格低等特点,允许在一次测试中分析目前已知的所有基因,且可以识别出不具有该疾病特征的患者,在新生儿糖尿病(NDM)、青少年发病的成人型糖尿病(MODY)等单基因糖尿病中表现出巨大优势。

(一)青少年发病的成人型糖尿病

MODY 的典型表现包括:①连续三代及以上的家族史,呈常染色体显性遗传;②家族中至少一人发病年龄 <25 岁;③至少 5 年不依赖胰岛素治疗,无酮症倾向。然而有研究表明,大量被确诊为 MODY 的患者并不符合以上描述,据估计超过 80% 的 MODY 患者没有通过基因检测进行诊断。

生物标志物有助于识别需进行 MODY 基因检测的患者。MODY 患者中胰岛自身抗体发生频率与普通人群相同,故胰岛自身抗体阳性的患者 MODY 可能性较小,但如果临床特征强烈提示 MODY 也应进行基因检测。与 1 型糖尿病不同,MODY 的内源性胰岛素分泌在蜜月期后持续存在,因此可以用来区分 1 型糖尿病和 MODY。建议在 30 岁以下、病程超过 3 年、随机 C 肽水平 ≥0.2ng/ml 的患者中进行 MODY 基因检测。对自身抗体阴性、空腹 C 肽水平 ≥0.8ng/ml 的儿童进行 GCK、HNF1A 和 HNF4A 的基因检测,结果显示 8% 的患者为 MODY。而其中只有 6% 的患者被准确诊断,其他 90% 以上的患者均被诊断为 1 型糖尿病或 2 型糖尿病。

HNF1A-MODY 患者的 HDL-C 水平高于 2 型糖尿病患者,可作为生物标志物,结合 2 型糖尿病患者常见的其他特征(如无肥胖、腰围增加和胰岛素抵抗),可帮助区分 MODY 和 2 型糖尿病。HNF1A-MODY 患者 hs-CRP 水平明显低于 1 型糖尿病、2 型糖尿病或 GCK-MODY 患者及非糖尿病患者。将 hs-CRP 与其他临床标准相结合,在区分 HNF1A-MODY 与其他糖尿病亚型方面的敏感度和特异度接近 80%。HNF4A 与甘油三酯代谢有关,有研究显示此类患者 HDL-C、脂蛋白(ApoA Ⅱ、ApoC Ⅲ 和 ApoB)水平偏低,可用于该疾病的筛查。在糖尿病合并非糖尿病肾病的患者中应高度怀疑 HNF1B-MODY 的可能性。值得注意的是,对于肾移植后新发糖尿病的患者,也需考虑 HNF1B-MODY 的诊断并进行基因检测。另外,也有研究显示尿氨基酸、血清氨基酸、载脂蛋白 M、胱抑素 C 等也可作为诊断标记物。

通过基因检测明确 MODY 的诊断及分型,对于疾病的诊断和预后具有重要影响,应重视在早期进行基因检测。在二代测序技术出现前,MODY 的分子学诊断多依赖 Sanger 测序对临床疑诊的 MODY 患者进行致病基因检测,一次 Sanger 测序只能检测一种致病基因。而今,二代测序中的靶基因包二代测序能把 MODY 目前已知的致病基因集于一张靶向芯片中,能同时对多种基因进行检测,大大缩短检测时间并提高了准确性。

(二)新生儿糖尿病

存在以下情况时应考虑 NDM 的诊断:①高血糖(>13.89mmol/L)持续超过数天而没有其他病因时;②随机血糖超过 16.67mmol/L 时;③在 6~12 个月前需要胰岛素治疗的患者。初步评估应包括尿酮、血糖、C 肽和胰岛素等实验室检查及胰腺超声检查。在出生后的前 6 个月,胎儿血红蛋白(HbF)逐渐被成人血红蛋白(HbA)取代。因此,HbA1c 不太适合于 6 月龄以下患儿的诊断。糖尿病相关自身抗体在新生儿中出现的时间尚不明确。指南建议出生 6 个月内确诊糖尿病的患儿均需立即行基因检测,对 6~12 月龄确诊的糖尿病患儿中无自身抗体者进行基因检测。需要注意的是,部分 NDM 的高血糖为暂时性,所以即使高血糖症状已经消失也建议立即进行基因检测。准确诊断 NDM 在早产儿或低出生体重儿中尤为困难,常见原因包括脓毒症、肠外营养和药物影响等。及早诊断单基因糖尿病,对预测病程、解释其他临床特征、指导治疗具有重要意义。

目前基因检测已成为 NDM 诊断的一线推荐。传统的基因检测仅对临床确诊的患者进行基因诊断以验证临床的准确性,能否实现基因诊断很大程度上依赖于可靠的临床信息。De Franco 团队队列研究表明,靶向芯片覆盖 NDM 的 22 种致病基因,检测能发现 NDM 中超过 80% 的突变基因。

(三)家族成员是否应检测

在单基因糖尿病患者中进行家庭成员级联检测经常会发现以往误诊或者漏诊的病例,以及预测或早期确定可能与遗传缺陷相关的其他多系统特征。如,GCK-MODY 可通过控制饮食和运动的方式来控制血糖。其一级亲属中 GCK 突变可能性达 50%,推荐对其一级亲属进行基因筛查。

第4节
治　疗

MODY2 患者一般不需药物降糖，也很少出现微血管和大血管并发症，仅需饮食、运动干预控制血糖。MODY2 母亲妊娠期可降糖治疗防止巨大儿出现。MODY1 和 MODY3 患者早期空腹血糖正常，可通过饮食与改变生活方式进行治疗，但随年龄增长，胰岛 β 细胞功能下降，会出现血糖进行性升高，需要降糖治疗。MODY1 和 MODY3 对磺脲类药物反应较好。由于低血糖的风险较高，通常需选择较低的起始剂量（正常成人起始剂量的 1/4），增加剂量时可以滴定剂量以达到适当的血糖控制，患者通常可以通过低剂量的磺脲类药物（即格列齐特每天 20~40mg）维持血糖数十年。与口服降糖药相比，胰岛素治疗的低血糖发病率更高。MODY5 中部分患者可能对磺脲类药物或者格列奈类反应较好，但是大部分患者都在接受胰岛素治疗。MODY4 患者只接受饮食治疗，或者接受口服降糖药或胰岛素治疗。准确诊断 MODY 亚型可为选择正确的诊断方法提供决策依据，提高患者的生存质量。被诊断的患者最初可能会接受胰岛素治疗，即使血糖稳定后也应继续胰岛素治疗。对 MODY 的准确诊断有利于使这些患者从胰岛素治疗转向口服降糖药治疗，以显著提高生活质量。

对于 *KCNJ11* 和 *ABCC8* 基因突变的 NDM 患者，磺脲类药物可以通过作用于 K_{ATP} 通道促进胰岛素的释放，大部分 NDM 患者可予大剂量磺脲类药物治疗。磺脲类药物治疗除改善其血糖控制外，还可改善神经系统症状。6q24 印记区异常导致的 NDM 新生儿阶段需胰岛素治疗，复发后的最佳治疗方案目前尚不明确。*INS* 基因突变导致的 NDM 依赖于胰岛素治疗。早期积极对患者进行胰岛素治疗可能有助于保护胰岛 β 细胞功能。*GATA6* 和 *PDX1* 突变患者需胰岛素治疗和胰酶替代治疗。*EIF2AK3* 突变需要胰岛素治疗，*FOXP3* 突变常为 IPEX 综合征的组成部分，患者多在出生后 1 年内死亡，可考虑肝细胞移植。早期基因诊断对指导临床决策具有重要意义。

糖尿病相关综合征：Wolfram 综合征诊断后应开始胰岛素治疗；Alström 综合征没有特效治疗方法，但是早期诊断与干预可以预防或者延缓疾病进展，提高生活质量。

（肖新华）

参考文献

[1] DE FRANCO E. From biology to genes and back again: gene discovery for monogenic forms of beta-cell dysfunction in diabetes [J]. J Mol Biol, 2020, 432 (5): 1535-1550.

[2] 项坤三. 特殊类型糖尿病 [M]. 上海：上海科学技术出版社，2011.

[3] SHIELDS BM, HICKS S, SHEPHERD MH, et al. Maturity-onset diabetes of the young (MODY): how many cases are we missing？ [J]. Diabetologia, 2010, 53 (12): 2504-2508.

[4] 付俊玲，肖新华. 糖尿病分型研究进展 [J]. 中华糖尿病杂志，2018, 10 (9): 578-583.

[5] LEMELMAN MB, LETOURNEAU L, GREELEY SAW. Neonatal diabetes mellitus: an update on diagnosis and management [J]. Clin Perinatol, 2018, 45 (1): 41-59.

[6] YEUNG RO, HANNAH-SHMOUNI F, NIEDERHOFFER K, et al. Not quite type 1 or type 2, what now？ Review of monogenic, mitochondrial, and syndromic diabetes [J]. Rev Endocr Metab Dis, 2018, 19 (1): 35-52.

[7] TATTERSALL RB, FAJANS SS. A difference between the inheritance of classical juvenile-onset and maturity-onset type diabetes of young people [J]. Diabetes, 1975, 24 (1): 44-53.

[8] 冷雪，付俊玲，肖新华. 如何解读特殊类型糖尿病的基因变异 [J]. 中华糖尿病杂志，2019, 11 (11): 708-12.

[9] 王姮，杨永年. 糖尿病现代治疗学 [M]. 北京：科学出版社，2005.

[10] 平凡，王彤，肖新华. 新发葡萄糖激酶基因突变所致青少年的成人起病型糖尿病家系研究及文献复习 [J]. 中国糖尿病杂志，2017, 9 (1): 22-25.

[11] HOFFMAN L S, JIALAL I. Diabetes, maturity onset in the young (MODY)[M].[S. l.]: StatPearls Publishing LLC, 2020.

[12] PFISTER R, CAIRNS R, ERDMANN E, et al. Prognostic impact of electrocardiographic signs in patients with type 2 diabetes and cardiovascular disease: results from the proactive study [J]. Diabet Med, 2011, 28 (10): 1206-1212.

[13] JANG KM. Maturity-onset diabetes of the young: update and perspectives on diagnosis and treatment [J]. Yeungnam Univ J

Med, 2020, 37 (1): 13-21.

［14］ URAKAMI T. Maturity-onset diabetes of the young (MODY): current perspectives on diagnosis and treatment [J]. Diabetes Metab Syndr Obes, 2019, 12 (1): 47-56.

［15］ EL-KHAIRI R, VALLIER L. The role of hepatocyte nuclear factor 1β in disease and development [J]. Diabetes Obes Metab, 2016, 18 (Suppl 1): 23-32.

［16］ OZSU E, GIRI D, KARABULUT GS, et al. Successful transition to sulfonylurea therapy in two Iraqi siblings with neonatal diabetes mellitus and iDEND syndrome due to ABCC8 mutation [J]. J Pediatr Endocrinol Metab, 2016, 29 (12): 1403.

［17］ DAHL A, KUMAR S. Recent advances in neonatal diabetes [J]. Diabetes Metab Syndr Obes, 2020, 13 (3): 55-64.

［18］ SANYOURA M, PHILIPSON LH, NAYLOR R. Monogenic diabetes in children and adolescents: recognition and treatment options [J]. Curr Diab Rep, 2018, 18 (8): 58.

［19］ PALLOTTA MT, TASCINI G, CRISPOLDI R, et al. Wolfram syndrome, a rare neurodegenerative disease: from pathogenesis to future treatment perspectives [J]. J Transl Med, 2019, 17 (1): 238.

［20］ PAISEY RB, STEEDS R, BARRETT T, et al. Alström Syndrome [M]//ADAM MP, ARDINGER HH, PAGON RA, et al. GeneReviews (®). Seattle (WA): University of Washington, 1993.

［21］ HUSSAIN K. Mutations in pancreatic β-cell glucokinase as a cause of hyperinsulinaemic hypoglycaemia and neonatal diabetes mellitus [J]. Rev Endocr Metab Dis, 2010, 11 (3): 179-183.

［22］ 戴艺.青少年 Mody2 糖尿病发病机制和基因诊断 [J]. 糖尿病新世界, 2017, 20 (23): 191-192.

［23］ VALKOVICOVA T, SKOPKOVA M, STANIK J, et al. Novel insights into genetics and

clinics of the HNF1A-MODY [J]. Endocr Regul, 2019, 53 (2): 110-134.

［24］ 叶琳, 于德民. 肝细胞核因子 -4α 与糖尿病 [J]. 国际内分泌代谢杂志, 2008, 28 (2): 113-115.

［25］ GUO S, LU H. Novel mechanisms of regulation of the expression and transcriptional activity of hepatocyte nuclear factor 4α [J]. J Cell Biochem, 2019, 120 (1): 519-532.

［26］ LOVE-GREGORY L, PERMUTT MA. HNF4A genetic variants: role in diabetes [J]. Curr Opin Clin Nutr Metab Care, 2007, 10 (4): 397-402.

［27］ 刁呈明, 肖新华. 单基因突变导致的糖代谢异常的遗传学分类及临床提示 [J]. 医学研究杂志, 2009, 38 (8): 7-9.

［28］ 张辛寒, 翁建平. 6q24 暂时性新生儿糖尿病的病因及临床特点 [J]. 中国糖尿病杂志, 2015 (6): 387-389.

［29］ 饶翀, 肖新华, 于淼. 二代测序在单基因糖尿病中的应用 [J]. 中国糖尿病杂志, 2017, 25 (2): 178-180.

［30］ AMED S, ORAM R. Maturity-onset diabetes of the young (MODY): making the right diagnosis to optimize treatment [J]. Can J Diabetes, 2016, 40 (5): 449-454.

［31］ 王彤, 肖新华. 青少年发病的成人型糖尿病 [J]. 中国实用儿科杂志, 2015, 30 (10): 49-53.

［32］ BALDACCHINO I, PACE NP, VASSALLO J. Screening for monogenic diabetes in primary care [J]. Prim Care Diabetes, 2020, 14 (1): 1-11.

［33］ DE FRANCO E, FLANAGAN SE, HOUGHTON JA, et al. The effect of early, comprehensive genomic testing on clinical care in neonatal diabetes: an international cohort study [J]. Lancet (London, England), 2015, 386 (9997): 957-963.

［34］ BRUNEROVA L, RAHELIĆ D, CERIELLO A, et al. Use of oral antidiabetic drugs in the treatment of maturity-onset diabetes of the young: A mini review [J]. Diabetes Metab Res Rev, 2018, 34 (1): e2940.

第 36 章
儿童低血糖症

新生儿和婴幼儿对低血糖的耐受能力较成人下降，和其血糖稳态的调节功能与成人存在差异相关。儿童公斤体重的糖代谢率高于成人，源于其大脑容量占身体的比重较成人明显升高，而脑组织利用葡萄糖的速率是其他组织的 20 倍，在新生儿阶段 90% 以上的葡萄糖都被大脑利用，即使在成人阶段也有 60% 的基础葡萄糖代谢被大脑消耗。成人在禁食状态下的葡萄糖代谢率为 10~14μmol/(kg·min)，而儿童则大约为成人的 3 倍［35μmol/(kg·min)］，因此儿童低血糖对大脑损伤的风险较成年人为高。成人禁食 3 天以上，甚至肥胖的个体禁食数十天也能维持血糖稳定，而健康的儿童在短暂禁食(24~36 小时)后也很难维系正常的血糖浓度。因此，儿童低血糖症是严重危害婴幼儿及青少年发育和生命健康的疾病，其病因复杂，诊断界值特殊且治疗方式各异。

禁食。出生后数小时内肝糖原动员会出现耗竭，之后则必须启动糖异生来满足机体的需求。

新生儿低血糖的界值和其他人群相差较大：在出生 24 小时之内无低血糖症状的新生儿血糖不应该低于 2.2mmol/L，在出生 24 小时之内有低血糖症状的新生儿血糖不应低于 2.5mmol/L，而出生 24 小时后就不应低于 2.8mmol/L。而低血糖的症状包括：①交感神经兴奋，如颤动、发汗、易激惹性、呼吸过快、苍白；②中枢神经系统障碍，如嗜睡或昏迷、吸吮无力或喂养困难、抽搐、肌张力过低，哭声弱或音调高。对于有症状的新生儿低血糖，我们的干预界值是出生 48 小时内血浆血糖 <2.8mmol/L；无症状的高危儿童则是出生 4 小时内，血浆血糖 <1.4mmol/L，4~24 小时为 <1.9mmol/L，24~48 小时为 <2.8mmol/L；而在 48 小时后则均为 <3.3mmol/L 时需要干预。

第 1 节
新生儿及婴幼儿低血糖的定义及干预界值

一、新生儿及婴幼儿低血糖的定义

儿童低血糖的诊断界值除新生儿阶段外，和成人的诊断界值相同，一般认为是 2.8mmol/L，但该诊断界值仍有争议，文献中的界值在 2.2~3.3mmol/L。而糖尿病患者的低血糖界值为 3.9mmol/L。

低血糖症的诊断主要根据 Whipple 三联征：低血糖的临床症状、血浆葡萄糖水平降低、给予外源性葡萄糖使血浆葡萄糖回升至正常后症状缓解。但低血糖症状和低血糖并不一定会同步出现。

二、低血糖的干预界值

在出生后的短时间内，脐血的血运中断后，新生儿需要利用自己的内源性底物来应对人生的第一次

第 2 节
儿童及婴幼儿低血糖的病因分类

个体正常血糖的维系依赖于三个方面：正常的内分泌系统、糖代谢中的酶功能正常，以及糖原与糖异生的底物供应充足。以上任何环节的异常，都可能造成儿童低血糖。在进餐后 3~4 小时，血糖的维系主要依赖于食物吸收分解产生的葡萄糖，之后的 8~12 小时则依赖于肝糖原的分解，在此之后则主要依赖于糖异生的作用。氨基酸是主要的糖异生前体来源，此外还有乳酸和甘油。禁食时间延长后会出现脂肪动员，酮体生成速度加快，循环中酮体增多，而酮体(乙酰乙酸和 β羟丁酸)成为大脑能量的主要来源。而儿童在禁食过程中血糖下降和酮体上升的速度则要快于成人。

儿童低血糖的病因可以按照低血糖发生时的胰岛素水平分为以下几类，第一类为胰岛素依赖性低血糖或称高胰岛素血症性低血糖，而后三类则为胰岛素非依赖性低血糖或称低胰岛素血症性低血糖。

一、高胰岛素血症性低血糖

当患儿出现血浆胰岛素浓度相对于较低血糖水平不恰当地升高时,应怀疑高胰岛素血症。主要判断标准为血糖 <3.0mmol/L 时,胰岛素 ≥3μIU/ml(20.8pmol/L);而同时 C 肽 ≥0.6ng/ml(0.2nmol/L),胰岛素原 ≥5pmol/L,β 羟丁酸 ≤2.7mmol/L,给予胰高血糖素后血糖升幅 >1.4mmol/L,则可作为辅助诊断标准,提示在高胰岛素血症作用下酮体生成和糖原分解受抑制。

高胰岛素血症的病因分为内源性和外源性。外源性多指糖尿病治疗时胰岛素使用不恰当造成的低血糖,或者个别情况下人为因素造成。而内源性高胰岛素血症最常见于血糖控制欠佳的糖尿病母亲娩出的新生儿。胎儿的葡萄糖依靠母体供给,葡萄糖以易化扩散的方式透过胎盘,而胰岛素却不能透过胎盘屏障。目前的假说是母体高糖环境可导致胎儿的 β 细胞肥大且功能亢进,胎儿及新生儿循环中的胰岛素水平升高,出生后母体的葡萄糖供应突然中断,新生儿的血糖则会明显下降,而这样的低血糖常常是一过性的,一般在出生后 2~4 天恢复。

除了口服胰岛素促泌作用的药物外,持续的内源性高胰岛素血症主要的病因为先天性高胰岛素血症(congenital hyperinsulinism,CHI)和胰岛素瘤。散发性胰岛素瘤发生在儿童很罕见(30 岁以下的胰岛素瘤患者仅占 1.1%),但多发性内分泌腺瘤病 1 型(MEN1)可引起发生在儿童期的胰岛素瘤(国外发病年龄最小为 5 日龄,而国内最小为 9 岁),这一疾病将在其他章节详述。

CHI 又称为婴儿持续性高胰岛素血症性低血糖(persistent hyperinsulinemic hypoglycemia of infancy,PHHI),是新生儿及婴幼儿低血糖的最常见原因,而且涉及大量的基因突变,将在本章第 3 节中详细介绍。

二、葡萄糖供应不足

葡萄糖供应不足主要包括糖原储备不足和葡萄糖生成减少两方面。

由于糖原储备主要在孕期的最后 3~4 周,此时胎儿肝糖原储备增加到肝脏出生时总重量的 5%。因此早产儿及胎儿生长受限时的新生儿容易出现出生后短期内(72 小时)的低血糖,如果超过这个时间阈值低血糖仍然持续,则需考虑其他病因。

而葡萄糖生成减少一般是病理性的因素,包括先天性代谢异常、内分泌功能障碍、低体温儿、特殊药物的作用及严重肝功能损伤。

内分泌功能异常最常见于各种原因引起的升糖激素缺乏。随着血糖下降,机体的生理反应(表 36-2-1)

除了胰岛素受抑制外,就是升糖激素的分泌增加,而升糖激素的单独或联合缺乏则会导致血糖降低。

表 36-2-1　低血糖的生理反应

机体反应	血糖阈值 / (mmol·L^{-1})	血糖自主调节中的作用
胰岛素水平降低	4.4~4.7	低血糖第一道防线
胰高血糖素水平升高	3.6~3.9	低血糖第二道防线
肾上腺素水平升高	3.6~3.9	低血糖第三道防线(若胰高血糖素缺乏,则作用关键)
皮质醇和生长激素水平升高	3.6~3.9	慢反应激素,低血糖 3 小时后起作用,促进糖异生,通常不起关键作用
交感症状	2.8~3.1	迅速的行为防御(进餐)
认知能力降低	<2.8	(组成了行为防御的部分)

三、葡萄糖利用增加不伴高胰岛素血症

血糖需求增加,包括败血症、休克、烧伤、肿瘤等,其中败血症是相对常见的一个原因,而具体机制未明。在败血症初期,葡萄糖的利用增加可以被葡萄糖的生成增加代偿,之后则会因为葡萄糖的生成速率无法补偿消耗速率而出现低血糖。葡萄糖生成速率下降可能是由于机体对低血糖的调节因素(如胰岛素降低、胰高血糖素及肾上腺素升高)缺乏响应。

四、神经低血糖症

神经低血糖症是葡萄糖转运体 1(glucose transport 1,GLUT1)功能障碍造成的血糖正常而脑脊液中葡萄糖降低的现象。GLUT1 的作用是介导葡萄糖自外周血运输至脑脊液,这是一种遗传性疾病,可表现为全身性癫痫或早发性失神性癫痫、发育迟缓及相关的运动障碍,可通过检测 *SLC2A1* 基因进行诊断。

在下面的章节中将重点介绍两大类遗传性低血糖的基因定位及临床特征。

第 3 节
先天性代谢异常

一、分　类

先天性代谢异常包括碳水化合物代谢障碍、氨基

酸代谢障碍及脂肪酸代谢障碍,均可以导致低胰岛素性低血糖症,可以按照三大代谢的类别划分为:

1. 参与糖原合成、分解及调节过程的酶缺乏(糖原贮积症)、半乳糖和果糖代谢途径中的酶缺乏(遗传性果糖不耐受、半乳酸血症)、糖异生障碍(果糖-1,6-二磷酸酶缺乏症、丙酮酸羧化酶缺乏)。

2. 氨基酸代谢障碍(枫糖尿症、丙酸血症)。

3. 脂肪酸代谢障碍(中或长链酰基辅酶 A 脱氢酶缺陷)。

为了系统地阐述各种先天性代谢异常的多种疾病发生低血糖的机制和特点,可以先回顾糖原合成与分解、糖异生、糖利用和脂肪酸代谢的主要途径(图36-3-1),并按照图 36-3-2 的流程进行鉴别诊断。

二、低血酮症性低血糖

(一)遗传性果糖不耐受症(hereditary fructose intolerance,HFI;OMIM:229600)

是由果糖-1-磷酸醛缩酶同工酶 b 缺乏引起的常染色体隐性遗传病,HFI 由 9q31.1 的 *ALDOB* 基因突变导致,发病率在英国为 1/(20 000~30 000),缺乏该酶

的患儿在进食果糖后会导致果糖-1-磷酸聚积,后者则会在果糖-1,6-二磷酸酶水平抑制糖异生和糖原分解。患儿在进食蔗糖(可分解为一分子葡萄糖和一分子果糖)、果糖或山梨醇后数小时发生低血糖,还可表现为乳酸酸中毒、肝大、高尿酸血症、高肌酸激酶血症及范科尼综合征(低磷血症)。目前无根治方法,若坚持饮食治疗,避免饮食中的果糖成分(水果或蔗糖),可使临床表现最小化甚至逆转。

(二)脂肪酸氧化代谢障碍(fatty acid oxidation disorder,FAOD)

FAOD 的患病率 1/(5 000~10 000),最常见的 FAOD 是中链酰基辅酶 A(CoA)脱氢酶缺陷症,患病率为 1/20 000,是常染色体隐性遗传疾病。一系列先天性疾病导致脂肪酸转运或 β 氧化酶的缺乏,引起酮体生成障碍及能量生成缺乏,继而游离脂肪酸(free fatty acid,FFA)堆积;丙酮酸羧化酶(pyruvate carboxylase,PC)是糖异生的第一步,它需要酰基 CoA 的参与,因此酰基 CoA 生成减少则影响 PC 的功能,可造成乳酸堆积,也可出现高血氨(图 36-3-3)。

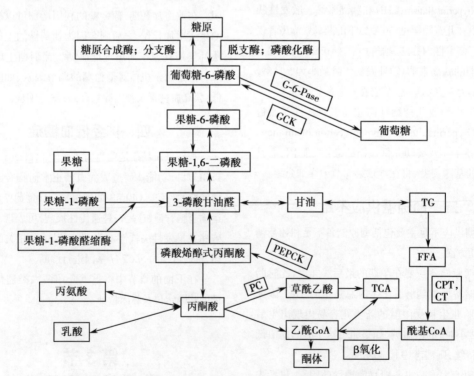

图 36-3-1　糖原合成与分解、糖异生、糖利用及脂肪酸代谢的主要途径

G-6-Pase:葡萄糖-6-磷酸酶;GCK:葡萄糖激酶;PEPCK:磷酸烯醇式丙酮酸羧激酶;PC:丙酮酸羧化酶;TCA:三羧酸循环;CoA:辅酶 A;FFA:游离脂肪酸;CPT:肉碱棕榈酰转移酶;CT:肉碱转位酶。TG:甘油三酯。

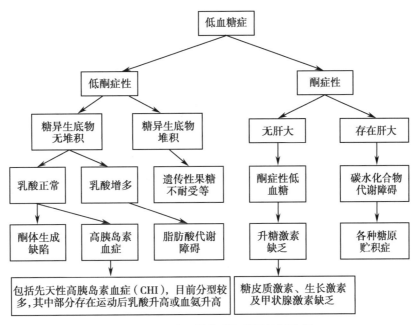

图 36-3-2　先天性代谢异常的诊断流程

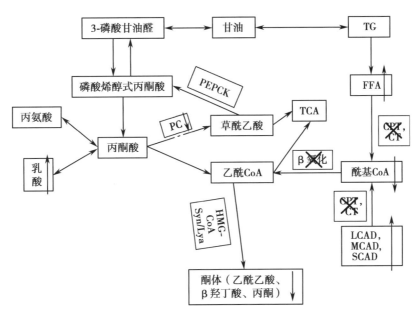

图 36-3-3　脂肪酸氧化障碍机制示意图

TG:甘油三酯;FFA:脂肪酸;TCA:三羧酸循环;PEPCK:磷酸烯醇式丙酮酸羧基酶;PC:丙酮酸羧化酶,PC 是糖异生的第一步,缺陷可导致乳酸堆积;CPT:肉碱棕榈酰转移酶,CPT 是脂肪酸氧化的限速步骤;LCAD:长链酰基辅酶 A 脱氢酶;MACD:中链酰基辅酶 A 脱氢酶;SCAD:短链酰基辅酶 A 脱氢酶;HMG-CoA Syn/Lya:3- 羟基 -3- 甲基戊二酸单酰辅酶 A 合成酶 / 裂解酶。

　　FFA 的氧化发生在线粒体,提供大量的能量。短链和中链脂肪酸(<10 个碳原子可以直接进入线粒体,而 >12 个碳原子的长链脂肪酸则必须经过肉碱的循环运输)。在线粒体中,β 氧化循环形成双碳的酰基 CoA,并产生烟酰胺腺嘌呤二核苷酸(NADH) 和黄素腺嘌呤二核苷酸(FADH2),后者又被转移到呼吸链中进行氧化磷酸化和 ATP 的产生。而乙酰 CoA 在三羧酸循环(TCA)中作为底物为电子传递链、酮体和胆固醇合成提供额外的还原性当量(图 36-3-4)。

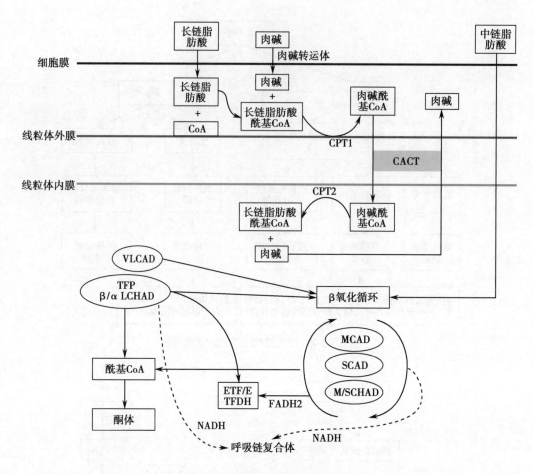

图 36-3-4 脂肪酸代谢的示意图

线粒体膜对长链脂肪酸不具有通透性,因此,线粒体需要一个多步骤的过程来使用这些化合物。在肌肉细胞质中,长链脂肪酸首先由长链酰基 CoA 合成酶(ACS)激活其 CoA 硫酯。CoA 硫酯随后通过位于外线粒体膜内侧的肉碱棕榈酰转移酶 1(CPT1)与肉碱连接。长链脂肪酸的酰基肉碱形式即棕榈酰肉碱通过肉碱 - 酰基肉碱转位酶(CACT)被跨线粒体内膜转运进入线粒体基质。在线粒体内膜内侧,肉碱棕榈酰转移酶 2(CPT2)将其转化为游离的酰基 CoA 衍生物和肉碱。当肉碱被释放后,长链酰基 CoA 衍生物进入氧化途径。在每一个完整的循环中,一个双碳片段被裂解,一个乙酰 CoA 分子被释放。CPT1/2:肉碱棕榈酰转移酶 1/2;CACT:肉碱 - 酰基肉碱转位酶;VLCAD:极长链酰基辅酶 A 脱氢酶;TFP:线粒体三功能蛋白;LCHAD:长链 3 羟基酰基辅酶 A 脱氢酶;FADH2:黄素腺嘌呤二核苷酸;ETF:电子转移黄素蛋白;ETFDH:电子转移黄素蛋白脱氢酶;NADH:烟酰胺腺嘌呤二核苷酸。

因此,FAOD 会导致:①参加氧化磷酸化酶促反应的还原当量降低;② TCA 中的底物乙酰 CoA 产生减少,进一步降低还原当量;③酮体产生降低,而酮体是很多组织如心、脑、肌肉、肾脏在应激时的替代能源。

FAOD 受累器官主要为依赖脂肪酸氧化的心、肝脏、肌肉等,临床表现轻重不一,主要为低血糖、高血氨、肝功能不全或肝衰竭、心肌病、骨骼肌肌病、横纹肌溶解和视网膜退化。该类患儿的低血糖在空腹或运动、低碳水化合物饮食、高脂饮食时可能诱发,目前诊断依赖尿有机酸和血酰基肉碱与酶活性分析,也可

行基因检测(表 36-3-1)。

治疗原则主要是确诊后保证充足的能量供应,随着年龄的增加,空腹耐受时间可以逐渐延长,但也明显短于正常人,一些特异类型患者可以用特异性的药物,如 MCADD 可使用小分子蛋白伴侣(苯丁酸)治疗,今后基因治疗可能成为有希望的根治手段。

(三)酮体生成缺陷

线粒体 3- 羟基 -3- 甲基戊二酰辅酶 A(3-hydroxy-3-methylglutary l CoA,HMG-CoA)合成酶和裂解酶缺陷,是一类罕见的酮体生成障碍性遗传代谢紊乱疾病,表现为发作性低血酮症性低血糖(图 36-3-5)。

表 36-3-1 脂肪酸氧化障碍的名称、基因定位、患病率、临床表现

英文名缩写	中文名称	基因	患病率	临床表现	其他并发症
VLCADD （OMIM：609575）	极长链酰基辅酶 A 脱氢酶缺陷症	*ACADVL*	1/（42 500~120 000）	低血糖,肝功能异常,心肌病,骨骼疾病,横纹肌溶解	
LCHADD （OMIM：609016）	长链 3 羟酰基辅酶 A 脱氢酶缺陷症	*HADHA*	1/110 000	低血糖,肝功能异常,心肌病,骨骼疾病,横纹肌溶解	视网膜病变,周围神经病变
TFPD （OMIM：609015）	线粒体三功能蛋白缺陷症	*HADHA*, *HADHB*	罕见	低血糖,肝功能异常,心肌病,骨骼疾病,横纹肌溶解	视网膜病变,周围神经病变
CTD （OMIM：212140）	肉碱转运缺陷症	*SLC22A5*	1/（20 000~120 000）	低血糖,肝功能异常,心肌病,骨骼疾病,横纹肌溶解	
CACTD （OMIM：212138）	肉碱 - 酰基肉碱转位酶缺陷症	*SLC25A20*	罕见	低血糖,肝功能异常,心肌病	
CPT1D （OMIM：255120）	肉碱棕榈酰转移酶 1A 缺陷症	*CPT1A*	1/500 000	低血糖,肝功能异常	肾小管酸中毒
CPT2D （OMIM：600649）	肉碱棕榈酰转移酶 2 缺陷症	*CPT2*	罕见	低血糖,肝功能异常,心肌病,骨骼疾病,横纹肌溶解	肾囊肿,面部畸形
MCADD （OMIM：201450）	中链酰基辅酶 A 脱氢酶缺陷症	*ACADM*	1/（20 000~263 000）	低血糖,肝功能异常	
MADD （OMIM：231680）	多种酰基辅酶 A 脱氢酶缺陷症	*ETFA*,*ETFB*, *ETFDH*	1/（15 000~2 000 000）	低血糖,肝功能异常,心肌病,骨骼疾病	肾囊肿,面部畸形,先天畸形,汉足
SCADD （OMIM：201470）	短链酰基辅酶 A 脱氢酶缺陷症	*ACADS*	1/（35 000~50 000）		无症状
M/SCHAD （OMIM：601609）	中 / 短链 3 羟酰基辅酶 A 脱氢酶缺陷症	*HADH*	罕见		高胰岛素

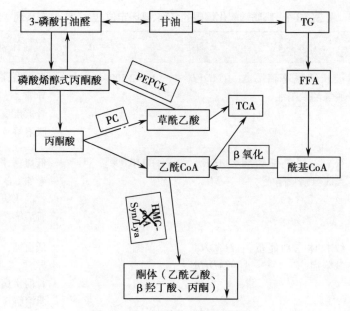

图 36-3-5　酮体生成缺陷的机制
HMG-CoA 合成酶 / 裂解酶（Syn/Lya）缺乏，会导致低血酮症性低
血糖，肝功能受损。

HMG-CoA 裂解酶缺乏（HMG-CoA lyase deficiency，HMGCLD），又称为 3- 羟基 -3- 甲基戊二酸尿症（3-HMG），可表现为有机酸尿症，临床症状较合成酶缺乏更重，欧美国家发病率约为 1/10 万，致病基因为 1p36.11 的 *HMGCL* 基因，常染色体隐性遗传，该基因编码的 HMGCL 存在于肝线粒体中，将亮氨酸和脂肪酸代谢的最后一步生成的 HMG-CoA 分解为乙酰乙酸和乙酰辅酶 A。因此 HMGCL 缺乏导致机体对亮氨酸的分解能力下降，酸性产物大量聚集，酮体合成受阻，继而引起肝功能异常及高氨血症，大量亮氨酸代谢产物如 3-HMG、3- 甲基戊烯二酸、3- 羟基异戊酸、3- 甲基戊二酸异常增多并随尿液大量排出，同时上述物质会诱导脂质和蛋白氧化而损伤中枢神经系统，同时大脑缺乏替代能源，因此也会加重损伤。

HMG-CoA 合成酶缺乏（mitochondrial 3-hydroxy-3-methylglutaryl CoA synthase deficiency，HMGCSD）为常染色体隐性遗传，编码基因为 *HMGCS2*，定位于 1p12，催化从脂肪酸到酮体生成的第一步反应，发病率较裂解酶缺乏更低，低于 1/100 万，迄今报道病例数仅有约 30 人，目前国内仅有个例报道，HMGCSD 症状与 HMGCLD 类似。

HMGCLD 及 HMGCSD 患者一般在 1~2 岁或者幼儿期发病，由一段时间的禁食或者其他疾病诱发。初始症状表现为呕吐、昏睡和肝大，常伴随呼吸系统疾病和脑病，若不及时治疗将导致昏迷甚至死亡。*HMGCS2* 基因突变所导致的酶活性改变不同，

临床表现异质性较大，可表现为呕吐、腹泻、肌张力低下、低体温、嗜睡、呼吸暂停甚至昏迷，长时间禁食后症状往往加重，部分患者可出现严重的代谢性酸中毒及心肌损害。头颅 MRI 可出现双侧基底节区异常信号，多灶性脑白质异常信号及双侧额、颞、岛叶脑萎缩。年长患者会出现头颅畸形及生长发育迟缓。

该病需要早期诊断，减少空腹时间，行低蛋白、低脂肪、高碳水化合物饮食，保证热量。药物方面可以补充左旋肉碱促进毒性有机酸代谢产物排出。避免可能导致永久性脑损伤或死亡的低血糖危象。

（四）先天性高胰岛素血症

先天性高胰岛素血症（CHI）是新生儿和婴幼儿低血糖的最常见原因，它与胰岛素瘤的生化特征相似，然而多为先天性疾病且胰岛细胞呈现增生肥大。CHI 按照持续时间可以分为暂时性和永久性；按病灶分布可分为弥漫性和局灶性病变；按照遗传方式可分为家族性和散发性，遗传方式包括常染色体显性遗传、常染色体隐性遗传及个别印记基因（父源单亲二倍体型）；按照基因可划分为已知基因和未知基因，而目前已知基因已有 15 种（表 36-3-2）。CHI 是罕见疾病，患病率为 1/（30 000~40 000），在近亲婚配的地区可达 1/（2 000~3 200）。以下按照突变基因依次列出各型的特点。

1. ABCC8/KCNJ11　*ABCC8/KCNJ11* 基因失活突变导致 ATP 敏感性钾通道（K_{ATP} 通道）失活，这是最

常见的 CHI 原因。K$_{ATP}$ 通道调节胰岛 β 细胞释放胰岛素，由 4 个调节亚基（SUR1，由 *ABCC8* 基因编码）和一个环绕中心孔的小亚基（Kir6.2，由 *KCNJ11* 基因编码）组成。*ABCC8* 基因突变占 CHI 病因的 45%，而 *KCNJ11* 则占 5%，这两个基因中的任何一个发生失活突变均会减少开放性 K$_{ATP}$ 通道的数目，从而导致 β 细胞去极化、增殖和胰岛素持续高分泌，此外也可以通过减少或消除 MgADP 和 / 或 MgATP 对通道的激活从而影响 SUR1 对通道活性的调节能力。常染色体隐性遗传（AR）的患者更常见且病变较重，而常染色体显性遗传（AD）的患者临床表现异质性较大，甚至可见无症状成人。

而这些突变可以导致哺乳动物雷帕霉素靶蛋白（mTOR）通路激活，从而促进 β 细胞增殖。在一些轻症患者，可出现自发缓解且在成人期诊为糖尿病，而重症患者可能需要行胰腺近全切术。二氮嗪仅对部分单等位基因突变的患者有效。

二氮嗪是通过阻断 β 细胞上的磺脲类受体从而开放 K$_{ATP}$ 通道而减少胰岛素释放，治疗剂量一般为 5~15mg/（kg·d），分 3 次使用，治疗有效的标准是可耐受 14~16 小时的禁食而不出现低血糖。该类药物最常见副作用为多毛、水钠潴留、高尿酸血症和中性粒细胞减少，而在婴儿中有引起肺动脉高压的报道。

此外 *ABCC8/KCNJ11* 所在的 11p15.1 染色体区域发生印记基因修饰也可能造成以胰岛细胞局灶性增生为特点的 CHI。这种情况的发生需要两个条件：①遗传源自父亲 11p15.1 的 *ABCC8/KCNJ11* 突变；②对应区域内的母源性等位基因丢失。上述结果会导致 11p15.1 母源性抑癌基因 *H19* 和 *CDKN1C* 的表达丧失，而父源的 IGF-2 表达增加，造成 β 细胞的瘤样增殖和细胞核增大，而在病变之外的细胞则形态规则且细胞核不增大。该类 CHI 被称为局灶性 CHI（F-CHI），占 *ABCC8/KCNJ11* 所致 CHI 的 30%~40%，目前从影像学方面可以应用氟 -18- 二羟基苯丙氨酸正电子发射断层摄影（^{18}F-DOPA-PET）来进行鉴别。

2. GLUD1 编码谷氨酸脱氢酶（glutamate dehydrogenase，GDH）的 *GLUD1* 基因发生激活突变可引起高胰岛素血症 - 高氨血症（hyperinsulinism-hyperammonemia，HIHA）综合征，在 CHI 中约占 5%。GDH 激活突变后，催化谷氨酸转化为 α 酮戊二酸和使氨生成增多。α 酮戊二酸进入 TCA 而产生 ATP，最终导致胰岛素的胞外分泌。在变构结合位点周围的 GLUD1 簇的致病变异体可降低 GDH 对 GTP 和 ATP 抑制的敏感性。

饮食中的蛋白质，尤其是亮氨酸会触发胰岛素分泌。HIHA 的高胰岛素血症一般较轻，且在婴儿期的发病较晚，通常二氮嗪治疗有效。其他临床表现包括：正常出生体重、口服或静脉给予亮氨酸导致低血糖反应和饮食非依赖性高氨血症。

3. GCK 葡萄糖激酶（GCK）可使葡萄糖磷酸化为葡萄糖 -6- 磷酸，是利用葡萄糖的第一步。*GCK* 基因发生杂合激活突变可引起葡萄糖刺激的胰岛素分泌阈值降低。GCK-CHI 的临床异质性强，可从出生后即刻起病到成人隐匿发病，从致死性低血糖、癫痫到无明显症状，多数患者对二氮嗪有反应，而一些患者则需要接受胰腺近全切术。一般来说从头突变的患者比家系遗传更重，虽然突变的表型和酶功能存在一定相关性，然而在同一家系中同一突变的不同个体临床表现可能差异较大，因此临床表型可能源于环境因素和基因背景的交互作用。

4. HADH 3 羟酰基辅酶 A 脱氢酶（3-hydroxyacyl-coenzyme a dehydrogenase，HADH），之前被称为短链 L-3- 羟酰基辅酶 A 脱氢酶（short-chain L-3-hydroxyacyl CoA dehydrogenase，SCHAD），是一种线粒体内的酶，编码基因是 *HADH*，催化脂肪酸 β- 氧化通路。*HADH* 的失活突变会影响 HADH 和 GDH 的相互作用，增强了 GDH 的功能，从而使细胞内的 ATP 增多及胰岛素释放，是近亲结婚家系中最常见的 CHI 疾病，但总体见罕见，临床表现异质性强，包括从轻度的晚发低血糖到严重的新生儿低血糖。

5. UCP2 解耦联蛋白 2（uncoupling protein 2，UCP2）由 *UCP2* 基因编码，是线粒体内载体蛋白，广泛表达于包括胰岛在内的各种组织。UCP2 通过引起跨线粒体内膜质子泄漏抑制 ATP 生成并负向调节葡萄糖介导的胰岛素分泌。而 *UCP2* 的杂合失活突变可以增加葡萄糖的氧化并增加细胞内的 ATP 合成从而导致 CHI。UCP2-CHI 患者不能耐受长时间空腹，既可以表现为暂时性也可以表现为永久性低血糖，部分二氮嗪使用有效，成人携带突变者临床症状轻微但也不能耐受超过 24 小时的空腹。患儿及携带者均可在口服葡萄糖耐量试验（OGTT）后 4 小时出现症状性低血糖。目前仅有个例报道，且近期在 206 例对二氮嗪有反应的 CHI 患者中，未发现 *UCP2* 的基因突变，因此认为 *UCP2* 可能不是 CHI 的责任基因。

6. HNF4A/1A 肝细胞核因子 4A/1A（hepatocyte nuclear factor 1-alpha/4-alpha），编码基因分别为

HNF4A 和 HNF1A，在葡萄糖刺激的胰岛素分泌中发挥关键的作用。HNF4A/1A 失活突变均是 CHI 的罕见病因。确切机制尚不清楚，HNF4A 突变的患者接受二氮嗪治疗均有效，但 HNF1A 仅部分有效。HNF4A 受累的患者可出现双向表现，即出生时通常为巨大儿，出生后 1 周内出现新生儿低血糖，有的患者低血糖为一过性(持续 1~2 天)，而有的则持续可长达 11 年。在 HNF4A-CHI 中，已有至少 8 例合并肾小管功能不全导致的范科尼综合征，且均为 p.R76W 的突变体。虽然 HNF1A 失活突变所致的 MODY(MODY3)是最常见的单基因糖尿病。无论新生儿期是否出现低血糖，未来均有发生青少年发病的成人型糖尿病的风险(MODY1 或 HNF4A-MODY)。

7. MCT1 单羧酸转运蛋白 1(monocarboxylate transporter 1，MCT1)是运输促进胰岛素分泌的丙酮酸和乳酸运输所需的蛋白，由溶质载体家族 16 成员 1(SLC16A1)基因编码。SLC16A1 通常不在 β 细胞中表达，从而阻止胰岛素对乳酸和丙酮酸的反应，但罕见的激活显性突变导致 β 细胞的 MCT1 表达，在剧烈(无氧)运动乳酸生成明显增多时可引起胰岛素分泌过多和低血糖，发病年龄从婴儿到成年期不等。对于运动性高胰岛素性低血糖患者，通常不需要治疗，因为避免剧烈运动可预防低血糖发作。

8. HK1 己糖激酶 1(hexokinase 1，HK1)，由 HK1 编码，和 GCK 作用类似，同属于己糖激酶家族。它将 ATP 上的磷酸基团转移到己糖(通常是葡萄糖)的 6- 羟基上，产生 6- 磷酸己糖(葡萄糖)，不仅启动葡萄糖利用的所有主要途径，也可维持促进葡萄糖进入细胞所需的浓度梯度。但不同的己糖激酶的结构和体内分布不一致，功能及调控也存在很大差异。HK1 主要在大脑、红细胞等组织细胞中表达，而在胰岛中一般不表达，它的 Km(酶促反应速度达到最大反应速度 50% 时所对应的葡萄糖浓度)为 0.03mmol/L，因此正常血糖范围内酶促反应速度已接近最大反应速率，而 GCK 的 Km 则约为 7.5mmo/L，因此 HK1 对葡萄糖的亲和力远超过 GCK。HK1 的突变(包括生殖细胞和体细胞层面的)造成其在胰腺 β 细胞中表达，可在较低血糖浓度下触发这些细胞释放胰岛素，目前确定的家系只有 1 个，受累患者多在 1 岁内起病，而二氮嗪有反应，且 40% 合并癫痫。

9. PGM1 磷酸葡萄糖变位酶 1(phosphoglucom-utase 1，PGM1)可催化葡萄糖 -6- 磷酸与葡萄糖 -1- 磷酸的可逆性相互转化，在糖原合成和分解及蛋白的糖基化中起到重要作用，目前被归为先天性糖基化疾病(congenital disorder of glycosylation，CDG)中。PGM1 的失活突变引起糖原合成及分解受阻，呈常染色体隐性遗传。低血糖时胰岛素水平可以降低也可以临界升高，既可表现为空腹高酮症性低胰岛素性低血糖，也可以出现餐后高胰岛素性低血糖，但更多的是前者，还可以合并肝病、生长发育迟缓、恶性高热、肌病、扩张型心肌病，出生时的悬雍垂裂(图 36-3-6)可能是提示该综合征的标志。通过饮食补充乳糖或半乳糖有效，应避免空腹状态。

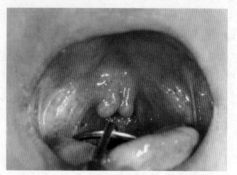

图 36-3-6　PGM1 基因突变所致的悬雍垂裂

10. FOXA2 叉头盒蛋白 A2(forkhead box protein A2)由 FOXA2 基因编码，该基因是一个重要的发育基因，在神经管、第三脑室、间脑和胰腺中有较强的表达，可影响 β 细胞的胰岛素分泌和垂体的发育。在胰岛中，FOXA2 可调节一系列胰岛素分泌调节基因的表达，如 SUR1、Kir6.2、HADH、PDX1、HNFA1、HNFA4 等。该基因的杂合失活突变可导致颅面中线畸形(图 36-3-7A)，颅内中线结构发育畸形(图 36-3-7B)，肝、肺和胃肠道的脉络膜缺损和内皮源性器官畸形。除了高胰岛素性低血糖外(也可为胰岛素不升高的低血糖)，还可表现为全垂体功能减退。

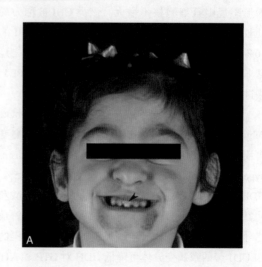

A

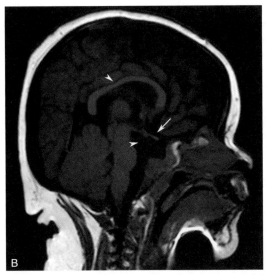

图 36-3-7　*FOXA2* 基因突变引起的颅面畸形（单中切牙）（A 中箭头）和垂体、胼胝体及垂体柄发育异常（B 中箭头）

11. PMM2　磷酸甘露糖变位酶 2（phosphomannomutase 2，PMM2），由 *PMM2* 基因编码，呈常染色体隐性遗传。它是 N- 糖基化的关键酶，糖基化与胰岛素分泌有直接的关系，体外细胞培养提示去糖基化可以显著提高 β 细胞系的胰岛素分泌。*PMM2* 启动子区的失活突变在多囊肾合并 CHI 的患者中被发现，所有的个体都发现了 c.-167G>T 的启动子区纯合突变（近期婚配家系）或反式杂合突变。大多数 PMM2 变异体都在出生时表现为巨大儿，并且在出生后 1 年内发现对二氮嗪敏感的低血糖，并经常表现为癫痫。

12. CACNA1D　钙电压门控通道亚单位 α1D（calcium voltage-gated channel subunit alpha1 D，CACNA1D）是由 *CACNA1D* 基因编码的 L 型电压门控钙通道，在 β 细胞中表达并调节胰岛素的分泌。*CACNA1D* 的激活杂合突变可以引起 CHI、出生时巨大儿、心脏缺陷和严重的低张力，二氮嗪治疗有效，目前仅有个例报道。

13. EIF2　亚单位真核翻译起始因子 2 亚单位 3（eukaryotic translation initiation factor 2 subunit 3，EIF2S3），编码基因为 *EIF2S3*，该基因为 X 连锁，功能为影响下丘脑垂体的发育和葡萄糖的调节。失活突变后可出现对二氮嗪有反应的低血糖和餐后高血糖的血糖波动，伴随着学习困难和联合垂体激素缺乏导致的生长发育障碍，影像学检查提示脑室不对称、脑白质丢失及胼胝体变薄。

14. BWS　贝 - 维综合征（Beckwith-Wiedemann syndrome，BWS）是一种儿科过度生长疾病，分子学病因不一，是最容易出现高胰岛素性低血糖的综合征。该类综合征的病因一般是表观遗传学调控异常。染色体 11p15.5 区域的印记基因表达调控异常可引起 BWS，该区域的重要基因包括 *IGF-2*、*H19*、*CDKN1C*、*KCNQ1*、*KCNQ1OT1*，并受到印记中心（imprinting center，IC）的顺式调控。IC 由差异性甲基化区域组成。BWS 患者可发现以下分子改变：IC2 去甲基化（50%），11 号染色体父源性 UPD（20%），IC1 双等位基因甲基化（5%），*CDKN1C* 突变（5% 为散发病例），11p15.5 区域父源性重复、母源性倒位或异位。该类患者的临床表现包括：巨大儿、偏侧发育过度、脐膨出、脐疝、内脏肥大（肝、脾、肾、肾上腺和胰腺）、儿童期胚胎性肿瘤，新生儿低血糖多数轻微且短暂，也有出生后迟发或持续性低血糖，且二氮嗪治疗有效。

总体来说，CHI 是一类异质性强的疾病，表现在起病年龄、临床表现、家族史及对二氮嗪的反应上，精确诊断需要依赖致病基因的检测（表 36-3-2）。

三、酮症性低血糖

（一）糖原贮积症

糖原贮积症（glycogen storage disease，GSD）是一组罕见的、参与糖原分解或合成代谢的酶缺乏所引起的疾病。根据缺乏的酶不同，可分为 10 余种类型，其中有 5 种类型易引起低血糖（表 36-3-3）。

下面以最常见的 GSD Ⅰ型为例（图 36-3-8），介绍糖原贮积症的病理生理改变和临床症状。

表 36-3-2　CHI 的病因及其编码基因、遗传模式、突变类型、诱因、临床特征及对二氮嗪的反应

病因 / 编码基因	遗传模式 / 突变类型	诱因	临床特征	二氮嗪疗效
K$_{ATP}$ 通道（*ABCC8*/*KCNJ11*）/ 失活	AR/AD/ 散发 / 印记基因	空腹 / 蛋白质	可为弥漫性或局灶性（尤其是印记基因型）	AR 一般无效而 AD 有效
谷氨酸脱氢酶 /*GLUD1*/ 激活	AD/ 散发	空腹 / 蛋白质 / 亮氨酸	症状较轻，高血氨，可有与低血糖无关的癫痫	有效

病因/编码基因	遗传模式/突变类型	诱因	临床特征	二氮嗪疗效
葡萄糖激酶/GCK/激活	AD/散发	空腹/葡萄糖	空腹为主,葡萄糖可诱发餐后低血糖	部分有效
3羟酰基辅酶A脱氢酶/HADH/失活	AR	空腹/蛋白质/亮氨酸	异质性较强,血浆中3-羟基丁基肉碱和尿3-羟基戊二酸的浓度升高	+
解耦联蛋白2/UCP2/失活	AD/散发	空腹/葡萄糖	可表现为暂时性低血糖	部分有效
肝细胞核因子4A或1A/HNF4A或1A/激活	AD/散发	空腹	HNF4A的血糖可呈双向表现及新生儿为巨大儿,部分可有范科尼综合征	+
单羧酸转运蛋白1/SLC16A1/激活	AD	剧烈运动	剧烈(无氧)运动乳酸生成明显增多时可引起胰岛素分泌过多和低血糖	−
己糖激酶1/HK1/激活	AD	空腹/葡萄糖	婴幼儿起病,40%合并癫痫	+
磷酸葡萄糖变位酶1/PGM1/失活	AR	空腹/葡萄糖	餐后高胰岛素性低血糖,空腹高酮症性低血糖	−
叉头盒蛋白A2/FOXA2/失活	AD	空腹	新生儿起病,空腹低血糖,垂体发育畸形及激素缺乏,其他面部发育畸形	+
磷酸甘露糖变位酶2/PMM2/失活	AR	空腹	婴幼儿起病,合并多囊肾及肾脏体积增大	+
钙电压门控通道亚单位α1D/CACNA1D/激活	Denovo(杂合)	空腹	暂时性或永久性低血糖,可合并心脏缺陷及肌张力减低	+
真核翻译起始因子2亚单位3/EIF2S3/失活	X连锁隐性	空腹	可合并餐后高血糖,垂体功能减退	+

注:AR,常染色体隐性;AD,常染色体显性。

表36-3-3 各型糖原贮积症引起低血糖的病因、生化及临床特征

分型	基因/遗传方式	乳酸	尿酸	酮体	血脂	对胰高血糖素的反应	临床表现
糖原合成酶缺乏 GSD 0	GYS2/AR	↑	↑	+	↑	↓	肝脏体积正常 新生儿起病 严重的空腹低血糖 餐后高血糖和乳酸酸中毒
G6P(葡萄糖-6-磷酸水解酶或葡萄糖-6-磷酸转位酶)缺乏 GSD Ⅰa及Ⅰb	G6PC或SLC37A4/AR	↑	↑	+	↑	↓	肝大 新生儿起病 严重的空腹低血糖 有些患者有中性粒细胞减少、血小板功能紊乱、肾脏疾病或高血压

分型	基因 / 遗传方式	乳酸	尿酸	酮体	血脂	对胰高血糖素的反应	临床表现
糖原脱支酶缺乏 GSD Ⅲ	AGL/AR	正常或↑	正常	+	正常或↑	葡萄糖餐后 2 小时正常，但空腹↓	肝大 轻度空腹低血糖 婴儿期起病 可能有心脏或骨骼肌受累（如肌酸激酶升高） 红细胞糖原合成增高
肝磷酸化酶缺乏 GSD Ⅵ	PGYL/AR	正常	正常	+	正常或↑	一般正常	肝大，儿童早期起病 轻度空腹低血糖
肝磷酸化酶 b 激酶缺乏 GSD Ⅸ	PBK/AR/X 连锁	正常	正常或升高↑	+	正常或↑	正常	肝大，儿童早期起病，轻度空腹低血糖，X 连锁遗传

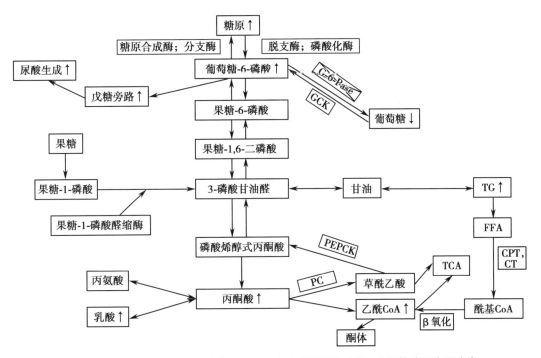

图 36-3-8　葡萄糖 -6- 磷酸酶（G-6-Pase）缺乏引起的 GSD Ⅰ型的病理生理改变

葡萄糖 -6- 磷酸的水解和转运需要葡萄糖 -6- 磷酸水解酶和转位酶，因此 GSD Ⅰ型可以由两类酶缺乏引起，分别命名为 GSD Ⅰa 型和 GSD Ⅰb 型，前者是葡萄糖 -6- 磷酸酶活性缺乏，由 G6PC 编码，在肝肾中表达。后者是葡萄糖 -6- 磷酸转位酶缺乏，由 SLC37A4 编码，在体内广泛表达，可在中性粒细胞分化和免疫调节中发挥作用。上述两种酶的缺乏或活性下降，均为常染色体隐性遗传，不能使葡萄糖 -6- 磷酸水解为葡萄糖而释放入血，导致短时间禁食不耐受，患者可出现低血糖癫痫发作。低血糖抑制胰岛素分泌，促进外周脂肪分解，血中酮体升高。此外，乙酰

CoA 堆积，促进脂肪合成，导致高脂血症和脂肪肝，且主要是高甘油三酯血症，甘油三酯可升高 10 倍以上。低血糖刺激升糖激素，加速糖异生和糖原分解，生成大量葡萄糖 -6- 磷酸，再次反向合成糖原，糖原贮积导致肝大；同时激活戊糖旁路代谢，促进嘌呤代谢，促进尿酸生成增多。糖酵解增多导致丙酮酸和乳酸堆积，引起乳酸酸中毒。长期低血糖使组织不能获得足够的能量，生长发育迟缓。患者通常身材矮小，GSD Ⅰb 型患者可有中性粒细胞减少、甲状腺自身免疫性疾病和甲状腺功能减退。多数成人患者在 10~29 岁可出现肝腺瘤，腺瘤可能导致肝内出血。

治疗手段包括：①频繁口服葡萄糖以维持血糖浓度，必要时需要持续鼻饲喂养，年龄越小的婴儿需要量可能越大[8~10mg/（kg·min）]，而较大的幼儿则可能需要4~8mg/（kg·min）；②生玉米淀粉（uncooked cornstarch），是一种长链淀粉，身体需要很长时间才能将其分解，从而导致单糖的缓慢释放。对于婴幼儿的剂量是每3~4小时服用1.6g/kg，而对年龄较大的儿童和成人则需要每4~6小时1次，每次1.7~2.5g/kg，然而淀粉酶的活性在婴儿较差，一般建议6~12月龄后再开始生玉米淀粉的治疗。其他营养干预包括以复合碳水化合物为主的饮食，避免摄入蔗糖、水果、果汁、果糖、山梨醇、乳糖、半乳糖，因为它们也依赖于葡萄糖-6-磷酸酶的活性。

（二）酮症性低血糖的其他原因

酮症性低血糖如无肝大，也除外了碳水化合物的代谢障碍，则需要考虑升糖激素联合缺乏所造成低血糖的可能性。而升糖激素的联合缺乏，最常见于腺垂体功能障碍。垂体发育障碍的基因众多，除了前面章节中提到的可以和CHI合并出现的致病基因 *FOXA2*、*EIF2S3* 等，还有一系列引起垂体柄阻断综合征的基因，不是本章节叙述的重点。

生长激素和皮质醇的联合缺乏，在成人很少引起低血糖，在新生儿及婴幼儿则常诱发低血糖。单纯生长激素缺乏也可以导致儿童低血糖。Nadler 等在1963年首先报道1名1岁男婴单纯生长激素缺乏引起的低血糖，经生长激素治疗后好转，此后共有4篇报道。

第4节
儿童低血糖的鉴别诊断

可根据图36-4-1获取患者的临床及生化特征，进而初步判断以确定进一步基因检测的位点。婴幼儿的低血糖首先需要采集低血糖发作的时间和规律、生长发育情况、智力评估、有无肝大、出生体重及有无低血糖的家族史。

低血糖发作时同步测定血葡萄糖、胰岛素、胰岛素原、C肽及血尿酮体，判断低血糖发作时胰岛素是升高还是降低，血酮体是升高还是降低，对下一步鉴别诊断的开展至关重要。对于低血酮症性且胰岛素非依赖性的低血糖，则需要测定游离脂肪酸、乳酸的水平。脂肪酸代谢障碍则还需测定血中总/游离肉碱、脂酰肉碱质谱及尿液中有机酸；此外测定腺垂体功能有利于进一步进行低血糖的病因分类；对于低酮症性且胰岛素升高的低血糖，则重点需要筛查CHI的各类

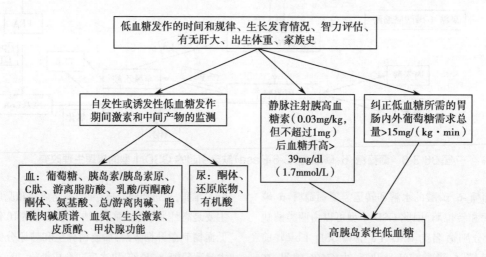

图36-4-1 儿童低血糖的鉴别诊断流程
①首先从临床表现入手，应该明确的是低血糖发作的时间、规律、生长发育情况、智力评估、有无肝大、出生体重和家族史；②在自发性或诱发性低血糖发作期间进行激素和中间产物的监测：包括同步查血葡萄糖、胰岛素/胰岛素原、C肽、游离脂肪酸、乳酸/丙酮酸/酮体、氨基酸、总/游离肉碱、脂酰肉碱质谱、血氨、生长激素、皮质醇、甲状腺功能等，查尿酮体、还原底物及有机酸；③如果有条件，可在低血糖发作时静脉注射胰高血糖素（0.03mg/kg，不超过1mg），如果之后血糖升高>39mg/dl（1.7mmol/L），强烈支持高胰岛素性低血糖，基本可排除糖原合成和分解缺陷；④在低血糖发作时如果所需的胃肠内外葡萄糖需求总量>15mg/（kg·min），则也支持高胰岛素性低血糖的诊断。

病因，可以根据血氨水平、乳酸水平、发病年龄及对二氮嗪的反应进行初步分类，之后再进行基因诊断；对于高酮症性且伴肝大的婴幼儿，则需重点筛查各型糖原贮积症中引起低血糖的类型。根据病因再确定治疗措施。

（平 凡）

参考文献

［1］中华医学会糖尿病学分会. 中国 2 型糖尿病防治指南 (2017 年版)[J]. 中华糖尿病杂志 , 2018, 10 (1): 4-67.

［2］Committee on Fetus and Newborn, ADAMKIN DH. Postnatal glucose homeostasis in late-preterm and term infants [J]. Pediatrics, 2011, 127 (3): 575-579.

［3］THORNTON PS, STANLEY CA, DE LEON DD, et al. Recommendations from the pediatric endocrine society for evaluation and management of persistent hypoglycemia in neonates, infants, and children [J]. J Pediatr, 2015, 167 (2): 238-245.

［4］CRYER PE, AXELROD L, GROSSMAN AB, et al. Evaluation and management of adult hypoglycemic disorders: an endocrine society clinical practice guideline [J]. J Clin Endocrinol Metab, 2009, 94 (3): 709-728.

［5］MEHRABI A, FISCHER L, HAFEZI M, et al. A systematic review of localization, surgical treatment options, and outcome of insulinoma [J]. Pancreas, 2014, 43 (5): 675-686.

［6］赵玉沛 , 丛林 , 张太平 , 等 . 胰岛素瘤 : 404 例诊治分析 [J]. 中国实用外科杂志 , 2008, 28 (5): 357-359.

［7］秦谦 , 陈乡 , 卢宇蓝 , 等 . ALDOB 基因复合杂合变异致遗传性果糖不耐受饮食控制 30 年 1 例报告并文献复习 [J]. 中国循证儿科杂志 , 2018, 13 (4): 269-274.

［8］王广新 , 张豪正 , 杨艳玲 . 3- 羟基 -3- 甲基戊二酸尿症研究进展 [J]. 中华实用儿科临床杂志 , 2018, 33 (8): 635-637.

［9］PUISAC B, MARCOS-ALCALDE I, HERNÁNDEZ-MARCOS M, et al. Human mitochondrial HMG-CoA synthase deficiency: role of enzyme dimerization surface and characterization of three new patients [J]. Int J Mol Sci, 2018, 19 (4): 1010.

［10］马丹 , 俞丹 . 线粒体 3- 羟基 3- 甲基戊二酰辅酶 A 合成酶缺乏症 1 例并文献复习 [J]. 中国当代儿科杂志 , 2018, 2 (11): 930-933.

［11］SEMPOUX C, CAPITO C, BELLANNÉ-CHANTELOT C, et al. Morphological mosaicism of the pancreatic islets: a novel anatomopathological form of persistent hyperinsulinemic hypoglycemia of infancy [J]. J Clin Endocrinol Metab, 2011, 96 (12): 3785-3793.

［12］GŸEMES M, RAHMAN SA, KAPOOR RR, et al. Hyperinsulinemic hypoglycemia in children and adolescents: recent advances in understanding of pathophysiology and management [J]. Rev Endocr Metab Disord, 2020, 21: 577-597.

［13］PING F, WANG Z, XIAO X. Clinical and enzymatic phenotypes in congenital hyperinsulinemic hypoglycemia due to glucokinase-activating mutations: a report of two cases and a brief overview of the literature [J]. J Diabetes Investig, 2019, 10 (6): 1454-1462.

［14］FERRARA CT, BOODHANSINGH KE, PARADIES E, et al. Novel hypoglycemia phenotype in congenital hyperinsulinism due to dominant mutations of uncoupling protein 2 [J]. J Clin Endocrinol Metab, 2017, 102 (3): 942-949.

［15］LAVER TW, WEEDON MN, CASWELL R, et al. Analysis of large-scale sequencing cohorts does not support the role of variants in UCP2 as a cause of hyperinsulinaemic hypoglycaemia [J]. Hum Mutat, 2017, 38 (10): 1442.

［16］ROZENKOVA K, MALIKOVA J, NESSA A, et al. High incidence of heterozygous ABCC8 and HNF1A mutations in Czech patients with congenital hyperinsulinism [J]. J Clin Endocr Metab, 2015, 100 (12): E1540.

［17］KAPOOR RR, LOCKE J, COLCLOUGH K, et al. Persistent hyperinsulinemic hypoglycemia and maturity-onset diabetes of the young due to heterozygous HNF4A mutations [J]. Diabetes, 2008, 57 (6): 1659-1563.

［18］OTONKOSKI T, JIAO H, KAMINEN-AHOLA N, et al. Physical exercise-induced hypoglycemia caused by failed silencing of monocarboxylate transporter 1 in pancreatic β cells [J]. Am J Hum Genet, 2007, 81 (3): 467.

［19］MEISSNER T, FRIEDMANN B, OKUN J, et al. Massive insulin secretion in response to anaerobic exercise in exercise-induced hyperinsulinism [J]. Horm Metab Res, 2005, 37 (11): 690.

［20］PINNEY SE, GANAPATHY K, BRADFIELD J, et al. Dominant form of congenital hyperinsulinism maps to HK1 region on 10q [J]. Horm Res Paediatr, 2013, 80 (1): 18-27.

[21] HENQUIN JC, SEMPOUX C, MARCHAN-DISE J, et al. Congenital hyperinsulinism caused by hexokinase I expression or gluco-kinase-activating mutation in a subset of β-cells [J]. Diabetes, 2013, 62 (5): 1689-1696.

[22] TEGTMEYER LC, RUST S, VAN SCHER-PENZEEL M, et al. Multiple phenotypes in phosphoglucomutase 1 deficiency [J]. N Engl J Med, 2014, 370 (6): 533-542.

[23] DING Y, LI N, CHANG G, et al. Clinical and molecular genetic characterization of two patients with mutations in the phosphogluco-mutase 1 (PGM1) gene [J]. J Pediatr Endocrinol Metab, 2018, 31 (7): 781-788.

[24] LOEWENTHAL N, HAIM A, PARVARI R, et al. Phosphoglucomutase-1 deficiency: intrafa-milial clinical variability and common secondary adrenal insufficiency [J]. Am J Med Genet A, 2015, 167A (12): 3139-3143.

[25] MORAVA E. Galactose supplementation in phosphoglucomutase-1 deficiency; review and outlook for a novel treatable CDG [J]. Mol Genet Metab, 2014, 112 (4): 275-279.

[26] GIRI D, VIGNOLA ML, GUALTIERI A, et al. Novel FOXA2 mutation causes hyperinsu-linism, hypopituitarism with craniofacial and endoderm-derived organ abnormalities [J]. Hum Mol Genet, 2017, 26 (22): 4315-4326.

[27] VAJRAVELU ME, CHAI J, KROCK B, et al. Congenital hyperinsulinism and hypopituita-rism attributable to a mutation in FOXA2 [J]. J Clin Endocrinol Metab, 2018, 103 (3): 1042-1047.

[28] CABEZAS OR, FLANAGAN SE, STANESCU H, et al. Polycystic kidney disease with hyperin-sulinemic hypoglycemia caused by a promoter mutation in phosphomannomutase 2 [J]. J Am Soc Nephrol, 2017, 28 (8): 2529-2539.

[29] FLANAGAN SE, VAIRO F, JOHNSON MB, et al. A CACNA1D mutation in a patient with persis-tent hyperinsulinaemic hypoglycaemia, heart defects, and severe hypotonia [J]. Pediatr Diabetes, 2017, 18 (4): 320-323.

[30] GREGORY LC, FERREIRA CB, YOUNG-BAIRD SK, et al. Impaired EIF2S3 function associated with a novel phenotype of X-linked hypopituitarism with glucose dysregula-tion [J]. EBioMedicine, 2019, 42: 470-480.

第37章
线粒体糖尿病

第1节
概　论

一、背　景

线粒体糖尿病属于特殊类型糖尿病中的"胰岛β细胞功能的基因缺陷"一类,正式名称为"母系遗传性糖尿病伴耳聋"(maternally inherited diabetes and deafness,MIDD)。其最早见于1976年报道的一个家系:连续4代共13人患有糖尿病与耳聋,这些患者均以耳聋为首发症状,发病于20~30多岁,至30多岁时出现糖尿病,起病后立即或很快需要使用胰岛素治疗。1992年国际上有3个小组又各自报道了一个糖尿病伴发耳聋的家系,并且发现了母系遗传的规律,其中两个是由于线粒体DNA(mtDNA)上 MTTL1 基因3243A>G的点突变,而另一个是由于线粒体DNA上长片段(10.4kb)的缺失。由于分子病因诊断的确定,这种新的特殊类型糖尿病开始引起关注。

线粒体DNA的3243A>G突变(m.3243A>G)最早发现于线粒体脑肌病伴高乳酸血症和卒中样发作(mitochondrial encephalomyopathy with lactic acidosis and stroke-like episode,MELAS)综合征的患者。目前尚不完全清楚为何同样的突变,会造成MELAS综合征和MIDD两种不同的临床表现,但二者并非泾渭分明,部分MELAS综合征的患者同样会罹患糖尿病和/或耳聋。总体而言,m.3243A>G在临床上呈现出高度异质性和连续变化的特征,从单纯的糖尿病或听力丧失,到MIDD,再到最严重的MELAS综合征,轻重及各种组合均有可能。

二、临床表现

(一)临床特点

m.3243A>G突变患者可表现为明显的临床异质性,不同家系、同一家系内不同成员间可表现出不同的症状,但多具备以下共同特点:

1. **母系遗传**　女性患者的子女均有可能患病,但未必均发病,理论上男性患者的子女得病的概率极低,子代基因变异率有高于母代的趋势,故发病年龄可明显早于母代。

2. **神经性耳聋**　60%以上的患者伴不同程度的听力障碍,呈双侧高频听力损害,累及耳蜗,听力受损程度不等,耳聋可发生在糖尿病之前或之后,与糖尿病的诊断年龄差不多。此特征为MIDD筛查的重要体征之一。

3. **体形**　正常或消瘦。

4. **发病早**　大多数患者发病年龄≤45岁,平均33~38岁,发病年龄范围为11~68岁。

5. **胰岛β细胞分泌功能衰退**　呈进行性衰退,m.3243A>G突变携带者胰岛功能衰退要比普通2型糖尿病患者的进展明显加快。患者起病时因保存一定的胰岛细胞分泌功能,对口服降糖药治疗仍有反应,在未进行基因检测前,常被诊断为2型糖尿病。也有少数MIDD患者起病时由于迅速依赖胰岛素被诊断为1型糖尿病。

6. **抗体检测**　胰岛细胞自身抗体检测为阴性。

7. **其他与线粒体相关的合并症**　患者可有MELAS综合征的表现、心肌及视网膜病变,某些成员可仅有糖尿病、耳聋或MELAS综合征,其并不发生在特定的家系中。

(二)各系统临床表现

1. **糖尿病**　m.3243A>G携带者中糖尿病的发病率估计超过85%,伴有MIDD的糖尿病通常出现在听力丧失后,大多数表现类似于2型糖尿病,也有20%的患者呈急性起病,8%~9%的患者以酮症酸中毒起病,这使得MIDD的诊断更具挑战性。然而,MIDD患者体重和BMI正常,通常没有胰岛素抵抗的表现,如黑棘皮病等。而且这些患者通常β细胞功能呈进行性下降,很快对口服降糖药失去反应。MIDD糖尿病的平均发病年龄约为37岁,发病年龄范围为11~68岁。

2. 听力丧失 超过 75% 的 m.3243A>G 糖尿病患者可出现感音神经性耳聋。反过来，在遗传性感音神经性耳聋的患者中 7.4% 可归因于 m.3243A>G 突变。MIDD 中耳聋的发生常先于糖尿病，这可为 MIDD 的诊断提供一些线索。男性患者听力丧失的程度及进展常超过女性。这种听力损失通常起源于感觉神经，不符合传导性、耳蜗或脑神经损害形式的听力损失。它在发病过程中是逐渐的，发生在双侧，并且随着时间的推移会变得越来越严重。普通人群的听力减退为每年 0.3~0.9dB，而 MIDD 每年听力损失则可高达 1.5~7.9dB。线粒体产生的 ATP 减少将导致耳朵中对声音传导和转导至关重要部分的离子失衡、萎缩和细胞死亡。因此，早期注意到 MIDD 听力丧失的症状和体征是非常重要的，应尽快转诊耳鼻咽喉科进行听力测试和干预。

3. 眼病 黄斑营养不良是 MIDD 一个特征性的表现，其在 MIDD 中的发生率高达 86%。MIDD 的视网膜表现可与传统的糖尿病相关微血管并发症相混淆。然而不管糖尿病的病程和血糖控制情况如何，MIDD 患者常无严重的以微血管增生为特点的糖尿病视网膜病变，这可能与 MIDD 不同的病理生理机制有关。黄斑病变从小的局限性病灶到围绕黄斑和视神经大范围或辐射状的破坏均可发生，但绝大部分患者可保持视力。

4. 脑病 在中枢神经系统中，典型的神经症状包括"代谢性"卒中、偏头痛、Leigh 综合征（双侧对称基底节受累）、癫痫、痴呆、运动障碍、共济失调等。年轻的 MIDD 患者若出现卒中，要警惕合并 MELAS 的可能。已有研究表明，45 岁以下的卒中患者中 m.3243A>G 占比 1%，枕叶脑梗死则占比 6%。其他一些中枢神经系统表现，在儿童期还可出现发育不良或身材矮小。胃排空延迟引起的早期饱腹也可能导致喂养不良。其他可在儿童早期出现的症状还包括疲劳和发育迟缓（精神发育迟缓、孤独症）。内分泌评估可出现甲状腺功能异常（甲减）、胰岛素样生长因子结合蛋白 -3（IGFBP-3）和胰岛素样生长因子 -1（IGF-1）降低。影像学方面，即使没有 MELAS 的典型表现，半数以上的 MIDD 患者头颅 CT 或 MRI 呈异常表现。CT 可见双侧基底节钙化及脑萎缩，MRI 在 T_2 加权像还能显示在没有大血管堵塞的情况下，双侧皮质下和基底节出现高信号损伤。单光子发射计算机断层扫描（SPECT）显示额顶枕叶或枕叶的摄取减少，反映线粒体损伤后的低代谢状态。

Kearns-Sayre 综合征（KSS，OMIM:530000）为线粒体脑肌病的一类亚型，于 1958 年由 Kearns 和 Sayre 首次报道，具有临床三联征：进行性眼肌麻痹、色素性视网膜炎和完全性心脏传导阻滞。多数患儿智力落后，还可有发作性昏迷、身材矮小、听力丧失、糖尿病、甲状腺功能减退及其他激素缺乏引起的内分泌紊乱。在所有 KSS 或进行性眼肌麻痹的 mtDNA 缺失的患者中，有 11%~14% 患有糖尿病。KSS 是由于 mtDNA 的大片段缺失导致的，通常大小为 5kb，但也有不同的缺失大小和重复的报道。mtDNA 缺失包括编码不同蛋白质的几个基因，包括几个转运 RNA（tRNA）。因此，mtDNA 通常可被正常转录为 RNA，但不能被翻译编码多肽，从而破坏线粒体的正常功能。KSS 是典型的母系遗传 mtDNA 疾病的一个例外，因为 KSS 通常是散发性的，通常只有先证者表现出症状，缺乏丰富的家族史。

当在造血细胞中发现类似的大小和位置不同的 mtDNA 缺失时，被称为 Pearson 综合征，其特征为输血依赖性大细胞性贫血、肝病、肾小管缺陷和胰腺外分泌功能障碍。有些婴儿也可能患有新生儿糖尿病。Pearson 综合征的致残率、致死率很高，3 岁以下的患者可发展成 KSS。

5. 肌病 在 MIDD 患者中，ATP 生成的减少会导致肌病或运动时过度的肌肉痉挛。骨骼肌需要大量的 ATP 才能发挥功能，当患者在运动过程中对 ATP 的需求增加时，功能失调的线粒体无法满足需求，患者就会出现过度的肌肉痉挛和不适。肌肉活检见红肌纤维紊乱，运动试验显示患者的最大摄氧率降低，而血乳酸峰值增加，说明线粒体氧化磷酸化功能的减退。就诊时，应仔细检查有无肌肉无力，特别是大的近端肌群。

6. 心脏病变 MIDD 时 ATP 生成减少对心功能有负面影响。这种 ATP 的减少导致收缩力下降，随后每搏输出量减少。左心室舒张末期容积和舒张末期压的增加可导致左心室重构，最常见的是左心室肥厚。与相同性别、年龄和病程的其他糖尿病患者相比，在没有高血压情况下，MIDD 患者左心室肥厚的风险增加 4 倍。左心室壁厚度的增加会减少舒张充盈，最终导致心力衰竭。有研究发现，这些患者的心肌细胞中有比血细胞更多的突变，说明心肌细胞 ATP 合成减少是导致心肌肥厚和心力衰竭的主要原因。此外左心室壁的重塑还可导致传导障碍，如 Wolff-Parkinson-White 综合征（OMIM:194200）、频繁的室性期前收缩和心房颤动。MIDD 患者在没有冠心病的情况下，也有可能发生心肌梗死。因此所有诊断为

MIDD 的患者都需要进行全面的心脏检查。这些人应在 35 岁或诊断时接受心电图（ECG）和超声心动图检查，以进行基线评估。如果在超声心动图上发现患者有心室肥大，可以使用动态心电图或运动监测心电图行进一步检查。一般情况下，这些患者冠状动脉造影通常显示冠状动脉是正常的。

7. 肾病　MIDD 患者的肾脏病患病率很高，患者在疾病早期就可能出现蛋白尿，易进展为终末期肾病。肾活检最常见的病理类型为局灶节段性肾小球硬化（FSGS）。肾上皮细胞线粒体氧化磷酸化的破坏逐渐导致肾小管间质损伤，最终导致 FSGS。一些患者因为伴发耳聋而被误诊为 Alport 综合征。Alport 综合征是一种 X 连锁显性遗传性肾小球基底膜疾病，以血尿、肾功能进行性减退、感音神经性耳聋和眼部异常为特征。MIDD 无血尿及 X 连锁显性遗传，有助于鉴别诊断。

8. 胃肠道病变　MIDD 患者可出现便秘及假性肠梗阻，并有餐后恶心呕吐，这些患者可在肠壁或胃壁黏膜上检出高水平的 m.3243A>G 突变，电镜也在小肠平滑肌细胞内见到肿胀的线粒体，说明胃肠道表现是由于平滑肌异常而非糖尿病患者常见的自主神经病变所致。

第 2 节
遗传学机制

一、线粒体基因突变特点

线粒体基因和核基因编码的蛋白质参与了线粒体代谢的机制。线粒体能量的产生主要是通过被称为电子传递链（electron transport chain，ETC），或者线粒体呼吸链的一系列酶促反应进行氧化磷酸化来实现的。这一系列的 5 个复合物位于线粒体内膜上，实际上以超复合物的形式存在。每个复合物由不同数量的亚单位组成，由核 DNA（nDNA）和线粒体 DNA（mtDNA）编码。原发性线粒体病是由于 mtDNA 或 nDNA 的突变，导致线粒体蛋白的功能障碍，或改变 ATP 的产生，或导致线粒体功能衰竭。症状最明显的器官是需要能量最多的器官，包括神经系统（大脑、肌肉）、眼睛、心脏、胃肠道和内分泌系统。

人类 mtDNA 为 16 569bp 组成的闭合双链环状分子，共编码 13 种蛋白质，其中包括氧化磷酸化

蛋白、核糖体蛋白和携带亮氨酸的 tRNA 蛋白，其余线粒体蛋白都是由核基因编码的。mtDNA 由于缺乏组蛋白的保护，具有较高的突变率，当一个突变发生时，它最初只会影响某个细胞中的某个线粒体 DNA 分子，然而随着细胞多次有丝分裂之后，突变的 mtDNA 被随机分配到子代细胞中，这样细胞将逐步形成以野生型或突变型为主的线粒体。细胞内共同存在野生型和突变型 mtDNA 的现象，就称为异质性。值得注意的是，同一个体不同组织中的 mtDNA 异质性差异很大，甚至在同一组织不同细胞间也有差异，一般而言，有丝分裂周期短的细胞异质性较低，如白细胞，而有丝分裂周期较长的细胞如肌细胞，其异质性较高。

尽管曾经认为线粒体病很罕见，但最近研究显示 1/5 000 的人受到线粒体病的影响，1/200 的人有致病性的 mtDNA 突变。然而由于线粒体病具有多系统临床表现，年龄跨度从婴儿期到成年期，症状从发育不良和癫痫到耳聋和糖尿病，在许多患者中很难得到完全诊断，因此预计真正的患病率可能更高。线粒体自发现至今，已证明有 50 多种点突变和 100 多种重排与人类疾病有关，至少有 20 种 mtDNA 突变和糖尿病有关。在这些突变中 tRNA Leu（UUR）3243 位点 A>G 突变是最为常见的，其他位点则相对比较少见。国内报道的 3243 位点 A>G 突变发生率在随机挑选的糖尿病人群中为 0.4%~1.8%，与国外报道的 1.5% 大致相同，在有糖尿病家族史、发病早（≤45 岁）、体形非肥胖、口服降糖药失效的糖尿病人群中筛查则可升至 2.5%~11.1%。因此认为，糖尿病中 1% 是由于 mtDNA 缺陷造成的，而所有 mtDNA 缺陷中 85% 为 3243A>G。其他一些少见突变位点还包括：3308 位点 T>C、1555 位点 A>G、9267 位点 G>C、14530 位点 T>C、14709 位点 T>C、3421 位点 G>A 等。除了点突变，还发现在某些 MIDD 患者中存在线粒体 DNA 片段缺失（mtDNA del568bp 和 mtDNA del828bp）。

由于精子内的线粒体在进入卵子时会被破坏，因此仅有母亲的 mtDNA 会传递给下一代，属于细胞质遗传。高等动物 mtDNA 来自父系的比例不超过 0.004%，因此普遍认为其遵循严格的母系遗传。其点突变也遵循这一规律，携带有突变的母亲将之传给她几乎所有的子女。而 nDNA 的突变则可以显性、隐性或 X 连锁的方式遗传。同时，环境也是影响体细胞点突变和片段缺失不断积累的重要因素，特别在一些氧化应激的情况下，如高血糖就可能引起 mtDNA 点

突变,包括导致糖尿病的 3243 位点突变。一般来说,体细胞突变引起的异质性程度很低,似乎不足以影响 ATP 的产生,但不能否认这些低异质性的体细胞突变会对某些特定细胞功能的衰退产生影响。

二、发病机制

如前所述,有多个已知的突变与 MIDD 相关。最常见的突变发生在 mtDNA 的 3243 核苷酸上,该核苷酸从腺嘌呤(A)突变为鸟嘌呤(G),导致携带亮氨酸(Leu)的 tRNA 突变。如果线粒体内含有大量这种突变的 mtDNA,那么由于 tRNA 不能转运亮氨酸,构成呼吸链成分的线粒体蛋白质就无法形成,导致线粒体呼吸链功能障碍,ATP 的产生减少,并产生大量活性氧(ROS)。

胰岛 β 细胞分泌胰岛素受血糖水平的调节。血糖通过 β 细胞表面胰岛素依赖的葡萄糖转运蛋白 2(GLUT2)进入细胞,在葡萄糖激酶的作用下变成葡萄糖 -6- 磷酸,葡萄糖激酶是葡萄糖进入糖酵解途径的限速酶。由于 β 细胞含有较低水平的乳酸脱氢酶,因此几乎所有被摄取的葡萄糖最终进入线粒体并产生 ATP,ATP/ADP 比值增高可以导致细胞膜钾通道关闭,膜去极化使电压依赖性钙通道开放,钙离子内流致细胞内钙浓度升高,触发胰岛素释放。

线粒体 tRNA Leu(UUR)3243A>G 的突变会使胰岛 β 细胞分泌功能受损。有研究对糖耐量受损的个体进行高糖钳夹试验,发现携带 m.3243A>G 突变的患者的胰岛素分泌水平明显低于非携带者。还有研究发现,线粒体基因 m.3243A>G 突变可使胰岛 β 细胞更容易发生凋亡,引起 β 细胞数量减少,胰岛素分泌功能受损。理论上,胰岛 β 细胞内具有 m.3243A>G 突变的线粒体可通过改变 ATP/ADP 的比值,影响细胞膜钾通道的开闭,从而减少胰岛素释放。如果这确实是 m.3243A>G 突变引起糖尿病的机制,那么应该在突变者出生时就可以看到糖耐量受损的现象。这种情况类似于葡萄糖激酶编码基因突变的患者,在儿童期较早的时候就出现高血糖的情况。然而,m.3243A>G 突变携带者的糖尿病平均起病年龄却是 38 岁。由此可见,在 m.3243A>G 突变的携带者中,除了能量合成不足,可能还有其他机制参与糖尿病的发生。有研究表明,mtDNA 突变时,胰岛 β 细胞过早的功能衰退和凋亡、胰岛素合成的减少可能也参与了糖尿病的发生。目前尚无足够的证据证明线粒体 m.3243A>G 突变可导致胰岛素抵抗。

第 3 节
遗传学诊断及遗传咨询

一、临床识别

要从糖尿病患者中识别出 MIDD 或者线粒体病,有时并不容易。有些患者在早期诊断时听力下降在临床上并不那么明显,常常需要通过听力测定才能确定。有些患者父母双方都患有糖尿病,或者亲属很少,可能会模糊母系遗传的背景。

一般来说,线粒体 DNA 突变异质性水平高的患者在糖尿病发病前会有多系统症状,这些症状可能包括神经、肌肉、眼科或消化系统症状。患者的病史除糖尿病外,应调查内分泌系统以外的器官,寻找多系统受累的组合,包括年轻时的感音神经性耳聋、心脏受累、神经症状(癫痫、卒中、共济失调、肌病)和眼睛受累(上睑下垂、视网膜炎),应该会引起对潜在线粒体病的高度怀疑。耳聋通常先于糖尿病发病 6 年(间隔 0~16 年),即使没有家族史,耳聋和糖尿病的结合对线粒体病也有很高的阳性预测价值。如发现相关线索,应进一步行听力测定、眼底检查等易受累靶器官的评估,已获得进一步的证据。

另外需要强调的是,获得一个完整的家族史对于线粒体病的发现也是至关重要的,因为同一家族中的几个成员在多代中都会有一定程度的疾病。这个家族史不应只涉及糖尿病,也应该包括耳聋、眼病、早发卒中等线粒体病的多个方面。

二、分子诊断策略

MIDD 的确诊需要依靠基因检测,由于患者不同组织间细胞的异质性可能差异很大,白细胞通常又含有体内最低的异质性,并随年龄增长呈下降趋势(平均每年下降 1.4%),因此个别 MIDD 患者血细胞的基因检测可能是阴性的,其他样本如尿液和漱口水均有比白细胞更高的异质性,可用于 MIDD 的突变检测。

目前最常用的实验室检测手段为对突变的片段进行扩增,然后用限制性内切酶酶切,溴化乙锭染色。但这种限制性片段长度多态性(restriction fragment length polymorphism,RFLP)分析在 m.3243A>G 异质性比例低于 5% 的白细胞样品中无法检出。当使用放射标记的聚合酶链反应(polymerase chain reaction,PCR)时,灵敏度可被放大以检测 1% 的异质性水平。

实时 PCR 法可检测到 0.1% 的异质性水平,连接反应介导 PCR 甚至可以将灵敏度提高到 0.01% 的异质性水平。

一般情况下,可以采用 RFLP 与测序相结合的方法来检测 m.3243A>G。先用 RFLP 检测,如果阳性,再用一代测序的方法复核,这样得到的阳性结果是非常可靠的。然而无论 RFLP 还是测序,都只能检测 5% 以上的突变,5% 以下只有阴性结果。因此,应尽量以家系为单位检测,这样能够增加检出率。

此外,近年来发展起来的一种更灵敏的焦磷酸测序技术,是通过对测序反应过程中释放的焦磷酸数量来进行序列的定量分析。可以应用焦磷酸测序仪中的突变分析模块来检测样本中野生型和突变型所占的比例,从而实现对线粒体异质性的定量分析,这种方法最低可检出 0.5% 的线粒体 m.3243A>G 突变。

另一种较灵敏的高分辨率熔解曲线(high resolution melting,HRM)分析技术,是通过实时监测升温过程中双链 DNA 荧光染料与 PCR 扩增产物的结合情况,突变位点因不匹配会使双链 DNA 在升温过程中先解开,荧光染料从局部解链的 DNA 分子上释放,从荧光强度与时间曲线上就可以判断是否存在基因突变,线粒体突变样本中会存在一定数量不匹配的异源双链,HRM 分析结果中就会出现特异性双峰曲线。这种技术最低可检出 2% 的杂合突变,可以对样本异质性进行半定量分析,其优点是检测速度快、成本低。

因此,对于一些需要在较大样本的糖尿病人群中筛查线粒体糖尿病的研究,可以将 HRM 与焦磷酸测序技术相结合,建立两步法快速筛查线粒体糖尿病 m.3243A>G 突变的新技术。首先采用 HRM 对大样本量进行初筛,对筛查阳性的样本采用焦磷酸测序技术进一步验证,既可提高检测的效率,又能显著降低检测成本。

三、基因型与表型的相关性

如前所述,m.3243A>G 在临床上呈现出高度异质性和连续变化的特征,从单纯的糖尿病或听力丧失,到 MIDD,再到最严重的 MELAS 综合征,轻重及各种组合均有可能。

值得注意的是,白细胞异质性的水平与糖尿病的起病及严重程度并无关联,但与耳聋有一定的相关性,突变率越高,听力损伤发生得越早也越严重。另外,还应认识到,虽然超过 85% 的 MIDD 是由于 m.3243A>G 突变引起的,但还有多种其他类型的点

突变发生于 mtDNA 上,线粒体 nDNA 上的基因如 *POLG*、*RRM2B*、*OPA1* 等的突变也可以导致糖尿病。

四、产前诊断

由于 mtDNA 的异质性,对 mtDNA 疾病的产前分子遗传学检测和解释将十分困难。绒毛取样活检中突变 mtDNA 的百分率水平可能不能反映其他胎儿组织中突变 mtDNA 的百分率水平,而且该百分率水平可能在发育过程中和整个生命过程中发生变化。

对于 nDNA 突变导致的线粒体病,一旦在受影响的家庭成员中发现致病性变体,就有可能对高危妊娠进行产前检测。

五、鉴别诊断

多种遗传疾病(单基因或综合征)都可发生糖尿病,由于具有多系统的表现,容易与 MIDD 相混淆。

(一) Wolfram 综合征

Wolfram 综合征(OMIM:598500)最初曾被认为是一种线粒体病,现已清楚,是由 *WS1* 基因突变引起的,该基因编码一种被称为 Wolframin 的内质网(ER)跨膜蛋白。该综合征为常染色体隐性遗传,非常罕见,患病率约为 1/10 万。胰岛素依赖型糖尿病通常是 WS1 的第一表现,平均年龄为 6 岁(3 周至 16 岁)。WS1 型糖尿病的特点是微血管并发症少,进展缓慢,酮症酸中毒发生率低,普遍需要胰岛素治疗,每日胰岛素需要量低,糖化血红蛋白值低。视神经萎缩的平均年龄为 11 岁(6 周至 19 岁),视力逐渐丧失导致失明。糖尿病合并视神经萎缩对该病的阳性预测值为 83%,阴性预测值为 1%。其他共患病还包括:色素性视网膜病变/黄斑病变、糖尿病性视网膜病变和青光眼、中枢性尿崩症、缓慢进行性高频耳聋(62% 患者)、共济失调、作呕反射丧失、嗅觉丧失、肌阵挛、癫痫、眼震,WS1 的其他内分泌异常包括男性性腺功能减退(高促性腺激素或低促性腺激素)和生长激素缺乏。

(二) Friedreich 共济失调(OMIM:229300)

共济蛋白(Frataxin)是一种线粒体蛋白,其作用还不完全清楚,它由 *FRDA* 基因编码,该基因可以携带一个内含子 GAA 三核苷酸扩展从而导致 Friedreich 共济失调(Friedreich ataxia,FA)。该病是一种常染色体隐性遗传疾病,症状通常始于儿童期,年龄范围从 5 岁到 75 岁不等。首发症状通常是神经性的,包括步态共济失调、脊柱和运动神经元损伤、构音障碍、听力和视力丧失及脊柱侧凸,这些通常需要手

术治疗。心脏病、糖耐量异常和糖尿病也是这种疾病的显著特征,当伴随出现神经系统症状时会被误认为是原发性线粒体病。该病出现糖尿病的比例在8%到32%之间,平均在神经症状出现后15年发生。发病通常是以急性酮症酸中毒起病,并需要胰岛素治疗。糖尿病的病因是线粒体功能障碍导致的胰岛β细胞功能不全和凋亡。

第4节
治 疗

(一) 遗传信息对治疗决策的影响

由于二甲双胍是治疗2型糖尿病的一线用药,大多数MIDD在确诊前表现为非胰岛素依赖型糖尿病,易被误诊为2型糖尿病而给予二甲双胍治疗。二甲双胍的作用机制显示可通过抑制线粒体电子传递链复合物Ⅰ的功能而抑制肝糖输出,虽然迄今为止尚无MIDD患者服用二甲双胍出现乳酸酸中毒的报道,但理论上使用二甲双胍治疗是不合适的。

(二) 遗传咨询

线粒体病可能是由nDNA或mtDNA缺陷引起的。核基因缺陷可能以常染色体隐性或常染色体显性方式遗传。mtDNA缺陷是由母体遗传传递的。mtDNA单核苷酸变异和复制可能通过母系传播。先证者的父亲没有患mtDNA致病性突变的风险,但先证者的母亲通常有线粒体致病性突变,可能有或没有症状。男性不会将mtDNA致病性突变体传给后代。携带异质性mtDNA单核苷酸变异的女性可能会将数量不同的突变mtDNA传递给后代,从而导致同一家族中兄弟姐妹之间的临床变异性很大。由于mtDNA的异质性,产前遗传检测和mtDNA检测结果的咨询是非常困难的。而mtDNA的大片段缺失通常是新发突变,非常罕见,通常只在一个家族成员中发病,但在家族中可能也有较低的复发风险,约24人中有1人复发。

(三) 子代罹患疾病的风险

携带mtDNA致病性突变的男性患者的后代不会遗传该突变。所有携带mtDNA致病性突变的女性患者的后代都有遗传该致病性突变的风险。携带异质性mtDNA单核苷酸变异的女性可能会将不同数量的突变mtDNA传递给她的后代,从而导致同一家族中的同胞之间存在相当大的临床变异性。有回顾性研究显示,对于m.3243A>G的mtDNA致病性突变,后代临床受累的风险似乎与母亲血液中突变mtDNA的百分比水平有关。然而,该数据是回顾性的,不建议直接用于遗传咨询。

如果线粒体糖尿病是由核基因缺陷导致的,则遵循常染色体隐性或常染色体显性遗传的方式对后代产生影响。

(四) 对治疗的建议

1. 糖尿病的治疗 如前所述,二甲双胍理论上不适合用于治疗MIDD的患者。此类患者在诊断为MIDD后,应尽早使用胰岛素治疗。口服降糖药可选择短效的磺脲类或格列奈类,以减少低血糖的发生。其他一些新的降糖药物在线粒体病人群中尚未进行正式的安全性或副作用观察,目前正在进行相关的研究。

2. 其他治疗 应及时定期评估终末器官受累情况,包括眼科检查、听力图、超声心动图、肾功能、胃肠道运动系统检查和详细的神经系统检查。由于MELAS患者在成年早期心脏死亡和心脏不良事件的发生率很高,应加强对这些患者的心脏监测。

在对心血管疾病和卒中的危险因素如高脂血症治疗的同时,应注意防止其副作用的发生,因为降脂药(他汀和贝特类)可能会恶化线粒体肌病。如果认为有必要使用这类降脂药,则需要谨慎使用,并监测其肌肉症状和肌酸激酶水平以及时停药,另外适当的水化和电解质平衡也很重要。

为了延缓耳聋的发生,应避免使用耳毒性药物如氨基糖苷类抗生素,也要避免过度噪声对听力的损伤,患儿应及时检查听力,必要时早期使用辅助听力设备。有报道耳蜗移植成功治疗了MIDD患者的耳聋。

辅酶Q10是线粒体呼吸链上的电子载体,服用辅酶Q10理论上可改善MIDD患者的线粒体功能缺陷。一些小规模的研究显示,辅酶Q10能够延缓糖尿病和听力丧失的进程。然而作为目前唯一对因治疗的药物,辅酶Q10尚缺乏随机双盲对照研究证明其对MIDD的确切疗效。

体育锻炼对维持健康至关重要,对线粒体病更为重要。一些研究表明,有规律的有氧运动可以增加线粒体内的氧化能力,部分减少氧化应激,不仅有助于糖尿病的治疗,而且有助于减缓和稳定其他线粒体相关器官的参与。由于目前还没有治疗或治愈线粒体病的方法,应鼓励患者进行适宜的体育锻炼,以适应他们的身体条件和疾病过程。

(冯 凯 李 伟)

参考文献

[1] REARDON W. Diabetes mellitus associated with a pathogenic point mutation in mitochondrial DNA [J]. Lancet, 1992, 340 (8832): 1376-1379.

[2] VAN DEN OUWELAND JM, LEMKES HHPJ, RUITENBEEK L, et al. Mutation in mitochondrial tRNA (Leu)(UUR) gene in a large pedigree with maternally transmitted type Ⅱ diabetes mellitus and deafness [J]. Nat Genet, 1992, 1 (5): 368-371.

[3] BALLINGER SW, SHOFFNER JM, HEDYAYA EV, et al. Maternally transmitted diabetes and deafness associated with a 10. 4 kb mitochondrial DNA deletion [J]. Nat Genet, 1992, 1 (1): 11-15.

[4] MAASSEN JA, HART LMT, VAN ESSEN E, et al. Mitochondrial diabetes: molecular mechanisms and clinical presentation [J]. Diabetes, 2004, 53 (Suppl 1): S103-S109.

[5] LIU CY, LEE CF, HUI HONG C, et al. Mitochondrial DNA mutation and depletion increase the susceptibility of human cells to apoptosis [J]. Ann N Y Acad Sci, 2004, 1011: 133-145.

[6] KARAA A, Goldstein A. The spectrum of clinical presentation, diagnosis, and management of mitochondrial forms of diabetes [J]. Pediatr Diabetes, 2015, 16 (1): 1-9.

[7] ROBINSON KN, TERRAZAS S, GIORDANO-MOOGA S, et al. The role of heteroplasmy in the diagnosis and management of maternally inherited diabetes and deafness [J]. Endocr Pract, 2020, 26 (2): 241-246.

[8] 殷峻, 包玉倩. 线粒体糖尿病的临床特征与应对 [J]. 中华糖尿病杂志, 2017, 9 (6): 342-345

[9] 张钰, 宁光. 线粒体糖尿病的分子发病机制 [J]. 国际内分泌代谢杂志, 2008, 28 (5): 342-344

[10] 周美岑, 闵锐, 纪建军, 等, 母系遗传伴耳聋糖尿病患者线粒 DNA 3243 A>G 突变与临床特点之间的关系 [J]. 中华内分泌代谢杂志, 2016, 32 (1): 33-37.

[11] ZHOU ME, JI JJ, ZHANG S, et al. Analysis of association among clinical features, mDNA 3243 A to G mutation heteroplasmy levels and shorter leukocyte telomere length in maternally inherited diabetes and deafness [J]. BMC Med Genet, 2015, 16 (1): 92.

[12] ZHANG S, TONG AL, ZHANG Y, et al. The heteroplasmic level of the mitochondrial tRNA A3243G mutation in a Chinese family is positively associated with earlier age-of-onset and increasing severity of diabetes [J]. Chinese Med Sci J, 2009, 24 (1): 20-25.

第 38 章
高尿酸血症和低尿酸血症

尿酸是一种弱酸(pKa 5.8),在生理性 pH 环境下主要以尿酸盐形式存在。在人类,尿酸是嘌呤代谢的终产物,经肾脏和胃肠道排出体外。血中尿酸的浓度主要受以下两种因素的影响:①肝脏合成尿酸;②肾脏和胃肠道排泄与重吸收尿酸。此外血中尿酸的浓度还受到饮食结构,如高嘌呤饮食、饮酒、果糖摄入等多种因素的影响。遗传性代谢性高尿酸血症与低尿酸血症临床均较罕见,由于嘌呤在细胞中执行许多重要的功能,故患者均会出现不同程度的多个脏器系统异常。

第 1 节
尿酸盐的代谢

一、尿酸的生成

嘌呤的产生和分解代谢相对恒定,每天在300~400mg。尿酸是嘌呤代谢的产物,在腺嘌呤和鸟嘌呤的代谢过程中有很多酶参与。嘌呤核苷酸在体内的合成有两种途径,一种是利用磷酸核糖、氨基酸、一碳单位及二氧化碳等简单原料,经过一系列的酶促反应,合成嘌呤核苷酸,称为从头合成途径。另外,嘌呤还可通过涉及次黄嘌呤 - 鸟嘌呤磷酸核糖基转移酶(hypoxanthine-guanine phosphoribosyltransferase, HGPRT)的补救合成途径得到再利用。

腺嘌呤核糖核苷酸(adenosine monophosphate, AMP)通过两种不同的机制转化为腺苷:①在脱氨酶作用下脱去氨基形成次黄嘌呤核苷酸(inosine monophosphate, IMP),然后在核苷酸酶作用下脱磷酸化以形成次黄嘌呤核苷;②首先通过核苷酸酶作用去除磷酸基以形成腺嘌呤核苷,然后脱氨基以形成次黄嘌呤核苷。鸟嘌呤核苷酸(guanine monophosphate, GMP)通过核苷酸酶转化为鸟嘌呤核苷。嘌呤核苷磷酸化酶(purine nucleoside phosphorylase, PNP)将次黄嘌呤核苷和鸟嘌呤核苷分别转化为次黄嘌呤和鸟嘌呤。次黄嘌呤随后被黄嘌呤氧化酶(xanthine-oxidase, XO)氧化形成黄嘌呤,鸟嘌呤被鸟嘌呤脱氨酶脱氨基形成黄嘌呤。黄嘌呤再次被黄嘌呤氧化酶氧化形成终产物尿酸(图 38-1-1)。尿酸(C5H4N4O3)分子量为168Da,为杂环有机化合物。

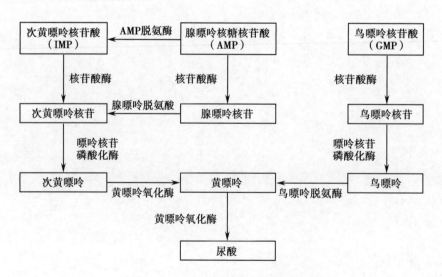

图 38-1-1　人类嘌呤的酶促降解过程

二、尿酸的转运

尿酸在肾脏的重吸收和分泌主要是通过将细胞内阴离子交换为尿酸的转运蛋白,在近端肾小管水平完成。尿酸转运蛋白分为尿酸重吸收转运蛋白和尿酸分泌蛋白两类。

(一) 尿酸重吸收转运蛋白

包括尿酸盐阴离子转运体 1(urate anion transporter, URAT1)、葡萄糖转运蛋白 9(glucose transporter 9,GLUT9)和有机阴离子转运体(organic anion transporter,OAT)家族中的 OAT4。

(二) 尿酸分泌蛋白

包括 OAT1、OAT3、尿酸盐转运子(urate transporter, UAT)、多药耐药蛋白 4(multidrug resistance protein 4, MRP4)、ABC 转运蛋白 2(ATP-binding cassette superfamily G member 2,ABCG2)和磷酸盐转运蛋白 1/4(sodium-dependent phosphate transport protein 1/4,NPT1/NPT4)。

目前已经证实,有三种尿酸盐转运蛋白(URAT1/SLC22A12、GLUT9/SLC2A9 和 ABCG2/BCRP)在调节血清尿酸(serum uric acid,SUA)中起重要作用,其功能障碍会导致尿酸盐转运异常。其中,ABCG2 转运体功能障碍是引起高尿酸血症和痛风的主要原因;而 URAT1 突变则可以出现尿酸重吸收障碍,从而导致低尿酸血症。

三、尿酸的排泄

尿酸主要经过胃肠道和肾脏排泄。

(一) 经胃肠道排泄

人体每天所产生的尿酸大约 1/3 经胃肠道排泄。研究发现十二指肠和回肠处肠液尿酸含量最高,结肠肠液尿酸含量最低,肠道尿酸转运蛋白 GLUT9、UAT、URAT1、OAT3 和 ABCG2 等参与尿酸的排泄。同时有研究报道肠道菌群也参与尿酸的排泄。

(二) 经肾脏排泄

人体每天所产生的尿酸大约 2/3 经肾脏排泄。低尿酸血症常常是由肾脏尿酸排泄增加引起的。当血液循环中的尿酸经过肾小球时,几乎所有的尿酸都会从肾小球滤过,之后肾小管通过重吸收和再分泌过程调节尿酸的排泄。近端小管是尿酸重吸收和分泌的部位,大约 90% 尿酸被重吸收到血液中。几乎所有的尿酸重吸收都发生在近端小管的 S1 段。而在 S2 段中,尿酸的分泌大于其被重吸收的程度。分泌后的重吸收发生在近端小管的远端,最后大约 10% 被滤过的尿酸出现在尿液中。

第 2 节
与高尿酸血症和低尿酸血症相关的基因突变

一、与高尿酸血症相关的基因突变

(一) 单基因突变所致的高尿酸血症

当尿酸合成过量或者排泄障碍时,血尿酸浓度升高,出现高尿酸血症。目前已有报道两种基因突变可引起尿酸合成过量,出现单基因高尿酸血症乃至痛风。这两种基因分别为:磷酸核糖焦磷酸合成酶(phosphoribosyl pyrophosphate synthetase 1,PRPS1)编码基因和 HPRT1。

其中 PRPS1 基因突变引起 PRPS1 活性降低,可导致三种等位基因遗传疾病,即 Charcot-Marie-Tooth 病 5(Charcot-Marie-Tooth disease-5,CMTX5,OMIM:311070),Arts 综合征(OMIM:301835)和 X 连锁非综合征性感音神经性耳聋(X-linked nonsyndromic sensorineural deafness,DFN2,OMIM:304500)。上述三种疾病临床罕见,已有证据提示上述三种疾病谱很可能是连续的:① CMTX5 和 Arts 综合征的临床特征有重叠性;② CMTX5/Arts 综合征和(早期、重型)DFN2 患者可以存在于同一个家庭中,揭示这些疾病的家族内连续性;③ PRPS1 相关性疾病连续谱的表型可能由 PRPS1 突变,以及残余的 PRS-1 酶活性程度决定,而后者在很大程度上受到 X 染色体失活程度的影响。值得注意的是受累患者不一定出现高尿酸血症,提示高尿酸血症并非这三种疾病谱特征性的表现。

Lesch-Nyhan 综合征(OMIM:300322)是由 HGPRT1 酶缺陷引起的先天性疾病。该酶负责将鸟嘌呤和次黄嘌呤分别转化为鸟苷酸和腺苷酸,使嘌呤得到再利用。而一旦 HGPRT 酶缺陷,导致鸟嘌呤和次黄嘌呤的增加,最终转化为尿酸明显增多。HGPRT 缺陷症会导致多种临床表现,具体取决于酶缺陷的严重程度。酶活性低于 1.5% 的 Lesch-Nyhan 综合征临床表现最重,其特征为高尿酸血症,并且由于脑组织中缺乏从头合成的酶体系,只能进行补救合成,因此 Lesch-Nyhan 突变的患者还会出现神经系统生长发育异常、不自主运动和自残行为。其他较不严重的变异包括与 HGPRT1 相关的高尿酸血症,也称为 Keeley-Seegmiller 综合征

（酶活性为 8%～60%，只有与高尿酸血症相关的症状），另外还有以神经系统功能障碍为主，伴有高尿酸血症（酶活性为 1.5%～2%，具有高尿酸血症症状和神经系统症状）例如肌张力障碍、胆囊炎、痉挛、智力障碍。

（二）高尿酸血症相关的多基因变异

全球尿酸盐遗传学协会（Global Urate Genetics Consortium）最近对多个全基因组关联研究（GWAS）进行累积分析，鉴定和复制了 28 个与血尿酸浓度（serum uric acid concentration，SUA）变异相关的基因。

其中，SLC2A9（rs12498742）变异最为多见，欧洲人血清尿酸浓度表型变异的 2%～3% 由此变异所致。2%～3% 的表型变异对于复杂性状来说是相当大的变异。并且，现有 GWAS 结果证实，SLC2A9 变异在所有人群中均常见，而另外两个基因（ABCG2 和 SLC22A12）在多个人群中也很常见。换句话说，这意味着在世界范围内尿酸盐控制的病因学相似，并证实了控制尿酸盐排泄在痛风发病中的重要作用。

另外，在这些基因中，包括少数影响葡萄糖稳态的基因，如编码 GCKR（葡萄糖激酶调节子）和调节因子 AMP 活化蛋白激酶（AMP-activated protein kinase，AMPK）的 γ2 亚基，通过戊糖磷酸途径增加葡萄糖通量来增加核糖 -5- 磷酸水平，从而增加嘌呤的产生。

二、与低尿酸血症相关的基因突变

这方面的研究较少，相较而言嘌呤代谢异常所致的低尿酸血症临床更为罕见（详见本章第 4 节），肾脏排泄分泌异常原因在临床较为多见，因此现有的研究报道主要集中于：编码近端肾小管顶端细胞膜的基因 SLC22A12（URAT1）和 SLC2A9。前者属于有机阴离子转运蛋白家族，仅在肾脏近端小管顶端细胞膜上表达，C 端 45 个氨基酸（506～550）的缺失便会造成蛋白功能的丧失，其中 506～520 的 15 个氨基酸关联尤其密切。后者基因表达 GLUT9 变体 1 和 GLUT9 变体 2。GLUT9 变体 1 主要在肝脏转录，定位于近端肾小管基底膜的细胞和胎盘；而变体 2 则主要定位于近端肾小管顶端膜上。当尿酸通过近端小管时，URAT1 和 GLUT9 转运蛋白以换取阴离子运输的方式，在肾小管 S1 段重吸收尿酸，当编码这两个尿酸转运蛋白的基因发生突变时，其编码的蛋白功能缺失，S1 段重吸收功能丧失，使尿酸排泄率增加，出现低尿酸血症。

第 3 节
莱施 - 奈恩综合征

一、概 述

莱施 - 奈恩（Lesch-Nyhan）综合征（OMIM：300322）由 Lesch 和 Nyhan 于 1964 年首次描述，患者为俩兄弟，分别为 4 岁和 8 岁，表现为运动异常，起初被诊断为脑瘫、智力障碍、高尿酸血症、肾结石，以及自咬导致自残，因此本病也被称为"自毁容貌综合征"。本病是由于患者体内参与嘌呤代谢的一种酶——HGPRT1 缺陷，造成嘌呤代谢障碍，次黄嘌呤和鸟嘌呤不能转换为 IMP 和 GMP，而是直接降解为尿酸，导致尿酸合成过度，患者出现高尿酸血症乃至痛风。脑组织中缺乏从头合成的嘌呤代谢相关的酶体系，只能进行补救合成。此外，由于嘌呤在细胞中执行许多重要的功能，其中最重要的是形成 DNA 和 RNA 的单体前体；嘌呤还有助于调节能量代谢和信号转导，是某些辅酶的结构成分，已被证明在血小板、肌肉和神经传递的生理中起重要作用。所有的细胞均需要均衡的嘌呤量才能进行生长、增殖和存活。在生理条件下，参与嘌呤代谢的酶在细胞中保持合成与降解之间的平衡。因此，嘌呤代谢障碍还会导致以神经系统为主的多个器官系统的功能障碍和发育异常。

二、病 因 学

Becker 等人将 HPRT1 基因定位于 X 染色体长臂（q26-q27）。Lesch-Nyhan 综合征为 X 连锁隐性遗传性疾病，男性发病，而女性发病罕见。男性患者的父亲通常并不携带致病基因，而母亲为携带者，每一次妊娠都有 50% 的概率将致病基因传给子代，如果儿子遗传该基因则发病，女儿则成为携带者。

尽管只有一个基因与该综合征相关，但目前已鉴定出 600 多种突变，每种突变导致临床表现的严重程度不同，从而使 HGPRT 酶缺陷症成为一种疾病谱，而不是单一的一种疾病。

三、基因型与表型之间的
相关性与矛盾性

HPRT1 的基因突变遍布整个基因，包括错义突变、无义突变、剪接突变、大小编码和非编码缺失或插入、部分重复、非编码调控突变及更复杂的变异。

临床表型的严重性与酶活性相关。在 Lesch-Nyhan 综合征个体中较常见的是错义突变,单个氨基酸取代更可能允许酶残留一些功能。另外,在临床表型相对温和的个体中,缺失、插入和重复并不常见,因为它们通常会导致蛋白质的结构异常,使得酶丧失功能活性。无义突变在 Lesch-Nyhan 综合征个体中同样罕见,因为它们会导致翻译的过早终止和酶活性的丧失。

然而,几乎所有已报道的预测完全丧失酶活性的突变病例中,均具有某些异常的机制使得酶残留某些功能。在断裂错误的情况下,研究发现机体可存在多种转录本,这是由于剪接机制的保真度变化所致,其中包括少量的编码正常酶的正常转录本。在一个有缺失突变的病例中报道了 mRNA 异常剪接,并同样检测到一小部分正常转录本。在另一种情况下,C 端发生缺失,丢失 2 个氨基酸后酶功能仍有部分残留。

四、发 病 率

Lesch-Nyhan 综合征以白种人多见,中国目前缺少发病率的数据。女性大多数是携带者,但如果健康的 X 染色体发生电离导致表型上有缺陷的 X 染色体表达,则可能发病。英国一项为期 20 年基于人群的回顾性研究发现,Lesch-Nyhan 综合征平均发病率是 0.18/10 万活产儿。此外,对英国出生情况回顾性研究显示,2008 年有 31 例活产男性患者,患病率为 1/200 万。系统性研究结果显示,部分变异型可能未被报道。Lesch-Nyhan 综合征患者可能无法生存到 30 岁。然而,没有严重肾脏受累的 Lesch-Nyhan 综合征变异型患者的寿命可能正常。

五、病理生理学

HGPRT 酶可通过嘌呤挽救途径催化次黄嘌呤和鸟嘌呤分别转化为 IMP 和 GMP。此步骤利用 PRPP 作为共底物。HGPRT 缺乏会通过双重机制引起次黄嘌呤和鸟嘌呤在体内的堆积:①嘌呤合成的利用率降少;②通过从头合成(de novo)途径用于合成 IMP 的 PRPP 的利用率增加,然后将其转化为次黄嘌呤,并且最终变成尿酸。已知过量的尿酸会在肾脏和关节中沉淀,从而导致肾结石和痛风石。

(一)高尿酸血症和痛风

HGPRT 缺陷是第一个被报道的由于尿酸产生过多而导致痛风的先天性疾病。据估计,HGPRT 缺陷的患者产生尿酸的速度为健康人的 5~10 倍。尿酸的过量产生导致血清和 / 或尿液中尿酸水平升高。由于尿酸在体内的溶解度非常低,因此即使尿酸含量的微小增加,也增加了尿酸单钠晶体在易受伤害身体部位聚集的风险。例如,泌尿生殖系统中的沉淀(尿酸快速通过肾脏排泄时会被浓缩)会导致肾结石症和相关问题,例如尿路阻塞和肾衰竭。温度梯度的存在引起皮下组织中沉淀导致固体团块,称为"痛风石"。手足关节沉淀后,多形核细胞吞噬晶体,导致关节和痛风性关节炎发炎。

(二)神经行为异常

Lesch-Nyhan 综合征的神经系统功能障碍的确切病理生理机制尚不清楚。高尿酸血症并非其可能的机制,因为 HGPRT 缺陷症不太严重的变异不会引起神经系统功能障碍,更多学者倾向于 HGPRT 缺陷本身对于大脑发育的直接作用。

HGPRT 酶在大脑基底节区分布最多,基底节功能障碍可导致 Lesch-Nyhan 综合征出现神经行为异常,并具有突出的锥体外系特征。其所涉及的回路包括运动回路(锥体外系特征),动眼运动回路(眼动性障碍)和皮质纹状体回路(认知和行为控制)。另外,有研究证实 Lesch-Nyhan 综合征患者脑白质体积减少,也与神经行为表型有关。

三磷酸鸟苷(guanosine triphosphate,GTP)是激活多巴胺受体所必需的。有人认为,HGPRT 缺陷时 GTP 的相对缺乏会导致多巴胺受体激活减少,这是可能的机制。多巴胺受体浓度高的大脑区域(尾状核、壳状核和伏隔核)受影响最大,一旦激活减少会出现相应的症状。对多巴胺功能的 PET 扫描显示,脑脊液中的神经递质及其代谢产物发生了变化,多巴胺受体的突触前缺陷,可以解释肌张力障碍。体外研究表明,*HPRT* 基因在神经发育中起作用,HGPRT 缺乏的多巴胺能神经元会导致轴突过度生长,并伴有异常的神经生成。动物模型研究方面,HGPRT 缺陷型小鼠模型纹状体内酪氨酸羟化酶的表达下降。

六、临床表现

(一)神经精神系统

患有这种疾病的个体在出生时无症状,并且具有正常的产前生长发育。经典型与变异型主要的区别在于神经精神系统的临床表现,现分述如下。

1. 经典型

(1)自残:一项总结 64 例 Lesch-Nyhan 综合征经典型患者的研究,患者年龄跨度为 1~40 岁,平均年龄为 16 岁 7 个月,标准差为 11 岁 2 个月,嘴唇、脸颊或手指咬伤的自残行为是典型的表现。即使患者的疼痛感存在，感觉系统完好无损，也会发生自残行为。这种自残行为通常很严重，需要外界予以束缚。另外，经典型患者通常还有攻击他人的现象，如捏、抓、殴打或使用辱骂性语言对他人进行伤害。进行伤害性行为后，Lesch-Nyhan 综合征患者可能会道歉，称其行为超出了其控制范围。其他不良行为还包括头部或肢体撞击、戳眼、拔甲和精神性呕吐等。

(2) 儿童行为列表(child behavior checklist, CBCL)：与 CBCL 上的健康对照者相比，Lesch-Nyhan 综合征患者表现出极大的焦虑和沮丧行为、社会问题、思维障碍、注意力不集中及攻击行为。大多数 Lesch-Nyhan 综合征患者在 CBCL 模块中表现出重大的行为中断。

(3) 认知：大多数 Lesch-Nyhan 综合征患者为轻度智力障碍，他们完全可以接受特殊教育。一项研究纳入 15 例 Lesch-Nyhan 综合征患者，平均智商(intelligence quotient, IQ)为 59 ± 15(范围 39~81)。另外一项较早的研究，13 例 Lesch-Nyhan 综合征患者中有 10 例 IQ<70。

2. 变异型

(1) 自残：变异型者体内 HGPRT 仍保留 1.8%~20% 的水平，一般不会出现自我伤害。

(2) 运动：许多变异型患者会出现运动缺陷。据报道，在 46 例来自 34 个家庭的 3~65 岁的 Lesch-Nyhan 综合征变异型患者中，42 例患者存在运动异常。根据 HGPRT 缺乏的程度，运动症状从严重的全身性肌张力障碍到轻微的运动笨拙不等。

(3) CBCL：评分处于正常人与经典型 Lesch-Nyhan 综合征患者之间，但变异型的注意力问题与经典型一样严重，并且少数人表现出其他行为异常。

(4) 认知：2/3 为轻度认知功能障碍，目前没有严重认知功能障碍的报道。变异型具有类似于经典型的神经功能认知障碍特点。在 9 例变异型患者中，5 例 IQ 评分低于 70，其他 4 例评分分别为 77、82、86 和 96。

(二) 高尿酸血症及痛风

尽管高尿酸血症通常在出生时就出现，但是在新生儿时期，唯一的临床表现可能是尿布中的橙色晶体。最终，高尿酸血症会导致结晶尿、尿路结石、肾结石、痛风和青少年关节炎。由于高尿酸血症存在于所有 HGPRT 缺陷症的疾病谱中，而与疾病严重程度无关，因此除非检测酶的活性，否则无法预测神经发育异常的可能性。

(三) 血液系统

巨幼细胞贫血是 HGPRT 缺陷患者的常见特征。值得注意的是，在 81%~92% 的 Lesch-Nyhan 综合征患者中，如果不存在巨幼细胞贫血应注意排除可能并存的疾病，如铁缺乏症、地中海贫血、慢性疾病。

七、影像学

一项 MRI 研究对比 21 例经典型患者、17 例变异型患者和 33 例健康对照，发现与健康对照相比，经典型患者颅内体积减少 20%(灰质减少 17%，白质减少 26%)。最大的差异位于基底神经节、额颞区和边缘区，而顶枕区没有减少。与变异型患者相比，经典型患者的腹侧纹状体和前额叶区域的体积减少。而 HGPRT 的缺乏程度可能是造成这种差异的主要原因。与变异型患者相比，经典型患者大脑边缘区和颞区及运动皮质相邻的下额叶脑白质减少更多。这表明经典型患者大脑体积减少并不局限于基底神经节。

八、诊断

诊断包括基因检测和酶活性检测两方面。对 *HPRT1* 基因进行测序，一旦基因的一个或多个外显子出现任何重复、缺失或替换都会导致不同程度的 HGPRT 酶缺陷。测定红细胞裂解液中 HGPRT 酶活性，也可以使用其他细胞(例如淋巴细胞)培养的成纤维细胞。

九、治疗

无论是经典型还是变异型患者，均需要接受综合医学管理。

(一) 降尿酸治疗

通过低嘌呤饮食、药物治疗高尿酸血症，针对病因，使用别嘌醇或者非布司他等药物对于预防肾衰竭必不可少，但需注意的是，降低尿酸的治疗并不能改善患者神经系统的预后。

(二) 改善神经精神系统症状

包括牙齿管理、物理治疗、行为和精神干预。牙齿管理采用防护措施护齿，并防止患者拔牙。行为和精神病学管理通过使用约束、行为管理、心理药理学管理和深部脑刺激来预防自残和攻击行为。

1. 约束 使用手臂约束器作为预防自咬受伤的防护设备。需要注意的是，当解除约束时，患者可能会感到恐惧，并很快开始自残；而当约束被替换时，个体就会放松并且幽默感更高。每当可以解除约束时，年长的患者都会寻求他人的帮助来控制自我伤害,并对看护者进行警告。在对 31 例患者的调查中,有 18 例(58%)的患者在 100% 的时间内被约束,其中 8 例(26%)在 75% 的时间内被约束,而 5 例(16%)的患者从未受到约束。最初的牙科防护可以使用非手术的夹板或护齿器。如果不成功,则必须考虑包括拔牙在内的外科手术。在家庭中提倡通过关注孩子的需求,与孩子交谈,分散其注意力,使其身体舒适并调整约束条件来控制其对自身伤害。

2. **行为治疗** 目标是减少未被束缚时的自我伤害行为和恐惧焦虑。可采用侵入性最小的技术,电击疗法可能会造成伤害,不建议使用。需要避免过于积极或消极地对待自我伤害,因这样做均可增加发作次数。此外,使用压力管理可能会对个体化地找到有效应对机制有帮助,必要时可采用放松疗法以减轻患者的压力。

3. **药物治疗** 药物治疗的目的为减少焦虑、自我伤害及肌张力障碍。目前只有个例报道,非典型抗精神病药如利培酮、镇静剂、卡马西平和加巴喷丁可能会减少自我伤害行为。左旋多巴无效。腺苷甲硫氨酸(S-adenosyl methionine,SAMe)是三种嘌呤途径的前体,即甲基转移、硫基转移和氨基丙基化,可能会补充脑嘌呤核苷酸池,一些小规模的临床研究显示对于减少自我伤害和伤害他人的行为有效。

4. **深部脑刺激** 双侧苍白球内部(globus pallidus internus,Gpi)的双边慢性深部脑刺激(deep brain stimulation,DBS)对于控制患者的自残行为和伤害他人的行为有一定效果,但目前仅限于少数个例报道。

第 4 节
遗传性代谢性低尿酸血症

导致尿酸生成减少的遗传性代谢性疾病包括遗传性黄嘌呤尿症(hereditary xanthinuria)和嘌呤核苷磷酸化酶(purine nucleoside phosphorylase,PNP)缺陷,这两种疾病临床均罕见,目前尚未见来自中国的报道。

一、遗传性黄嘌呤尿症

(一)发病机制

黄嘌呤氧化还原酶(xanthine oxidoreductase,XOR)催化次黄嘌呤转化为黄嘌呤及黄嘌呤转化为尿酸。XOR 缺乏是一种常染色体隐性遗传疾病,特征是黄嘌呤从尿中过度排泄,导致遗传性黄嘌呤尿症。XOR 基因有 36 个外显子,位于 2p23.1 染色体上。人类 XOR 的一级结构与大鼠具有 90% 的同源性。黄嘌呤尿症分为 Ⅰ 型和 Ⅱ 型两种亚型。Ⅰ 型归因于 XOR 的遗传缺陷,而 Ⅱ 型归因于钼辅因子硫酶的遗传缺陷。

醛氧化酶(aldehyde oxidase,AO)也是一种钼黄素酶,与 XOR 相似。在钼辅因子的生物合成后,末端硫化物基团是 XOR 和 AO 活性中心中第三个配体的必需酶,用于这些酶的酶促活化。钼辅因子硫酶通过产生与蛋白质结合的过硫化物来催化最终的成熟步骤,该过硫化物是钼辅因子末端硫配体的来源。因此,缺乏钼辅因子硫酶会导致 Ⅱ 型黄嘌呤尿症。

据报道,包括 Ⅰ 型和 Ⅱ 型的黄嘌呤尿症的发生率为 1/69 000,但 SNP 分析表明 XOR 发生突变的频率更高,这可能是因为大多数突变不会引起功能障碍,多无症状或仅表现为血液中的尿酸水平在正常范围低限。

(二)临床表现

患者常出现严重低尿酸血症,血清尿酸水平通常低于 1mg/dl(59.5μmol/L)。黄嘌呤在尿液中溶解度相对较低,故当黄嘌呤经尿液排泄增多时会出现黄嘌呤结石,大约占所有报道病例的 1/3。在较少数患者中,黄嘌呤结晶沉积在骨骼肌可导致肌病症状。

Ⅰ 型和 Ⅱ 型黄嘌呤尿症根据临床表现无法区分,可进行别嘌醇负荷试验和基因分析。在别嘌醇负荷试验中,服用别嘌醇后,Ⅰ 型黄嘌呤尿症患者的血清和尿液中可检测到羟基嘌呤;由于异黄嘌醇由 XOR 和 AO 催化转化为羟基嘌呤,故在 Ⅱ 型黄嘌呤尿症中检测不到羟基嘌呤。

(三)诊断

若发现低尿酸血症、尿中尿酸排泄减少及黄嘌呤排泄增加,则可怀疑为本病;确诊需要肝脏或肠道活检,并测定酶活性。

(四)治疗

主要针对黄嘌呤结石的防治,可采用补液和补碱。补液可增加尿量从而降低尿中黄嘌呤浓度,补碱能够轻度增加黄嘌呤的溶解度。

二、嘌呤核苷磷酸化酶缺陷

(一)发病机制

嘌呤核苷磷酸化酶(PNP)缺陷由位于 14q13.1 的 PNP 基因(OMIM:164050)突变引起。该基因编码蛋白质 PNP，其作用为催化肌苷、脱氧肌苷和脱氧鸟苷经磷酸化生成嘌呤碱基的反应，是参与嘌呤挽救途径的一种普遍存在的酶。腺苷脱氨酶（adenosine deaminase，ADA）使腺苷脱氨产生肌苷，然后由 PNP 转化为次黄嘌呤。PNP 也将鸟嘌呤核苷转化为鸟嘌呤。PNP 缺乏时，血浆和尿液中的许多代谢产物都会增加，包括脱氧鸟苷和脱氧肌苷，它们的脱氧三磷酸化合物，特别是脱氧鸟苷三磷酸（dGTP）在细胞内累积。后者对 T 细胞有毒性。

（二）临床表现

所有 PNP 缺陷患者都有症状，出现年龄从 4 月龄到 6 岁不等。这种临床变异性可能部分取决于致病突变是否允许一定程度的残留蛋白表达和功能，但是基因型 - 表型相关性尚不清楚。*PNP* 缺陷可导致低尿酸血症、发育迟缓、细胞免疫缺陷伴淋巴细胞减少、T 细胞减少，以及反复感染。肺部感染最常见，肝脓肿和淋巴结炎也不少见。据报道，有患者在接种疫苗后，由于传播的卡介苗（BCG）芽孢杆菌感染导致肺结核和多瘤病毒 JC（JC 病毒）感染导致进行性多灶性白质脑病。扁桃体缺失常见，且无法触及淋巴结。有些患者存在脾大。大约 2/3 的患者还表现出进行性神经系统症状，包括发育迟缓、肌肉痉挛、共济失调和具有锥体束征的不平衡综合征。共济失调可以是最初的症状。自身免疫性疾病的发生率增加，包括溶血性贫血、血小板减少症、中性粒细胞减少症、甲状腺炎、系统性红斑狼疮、脑血管炎和硬化性胆管炎。此外，容易患某些恶性肿瘤尤其是淋巴瘤。

（三）实验室检查

在红细胞、白细胞和成纤维细胞中，PNP 活性低于正常水平的 5%。如果患者最近接受了红细胞输注，则应将 PNP 活性的检测推迟 3~4 个月，或者应在与患者血液分离的白细胞中进行。携带者的 PNP 含量约为正常水平的一半。此外，低尿酸血症为显著的特征。通常存在明显的淋巴细胞减少症，其中伴有低 T 细胞（CD3$^+$、CD4$^+$、CD8$^+$ 细胞）。血清免疫球蛋白可以低、正常或升高。

（四）诊断

如果发现患者出现低尿酸血症，还具有 T 细胞缺乏，则高度提示 PNP 缺陷症。确诊应通过检测 PNP 酶活性，或者证实 *PNP* 基因中存在的致病突变。

（五）治疗及预后

目前唯一的治愈方法是造血干细胞移植，据报道，如果造血干细胞移植不成功，患者通常会在生命的第 1 个或第 2 个 10 年内因病毒、真菌或细菌反复感染而死亡。

（许岭翎）

参考文献

［1］MAIUOLO J, OPPEDISANO F, GRATTERI S, et al. Regulation of uric acid metabolism and excretion [J]. Int J Cardiol, 2016, 213: 8-14.

［2］MANDAL A, MOUNT DB. The molecular physiology of uric acid homeostasis [J]. AnnuRevPhysiol, 2015, 77: 323-345.

［3］YUN Y, YILL H, GAO ZY, et al. Intestinal tract is an important organ for lowering serum uric acid in rats [J]. Plos One, 2017, 12 (12): E0190194.

［4］CHAUDHARY K, MALHOTRA K, SOWERS J, et al. Uric acid-key ingredient in the recipe for cardiorenal metabolic syndrome [J]. Cardiorenal Med, 2013, 3 (3): 208-220.

［5］HSU YJ, CHIU CC, LI YP, et al. Effect of intestinal microbiotaon exercise performance in mice [J]. J Strength Cond Res, 2015, 29 (2): 552-558.

［6］KOTTGEN A, ALBRECHT E, TEUMER A, et al. Genome-wide association analyses identify 18 new loci associated with serum urate concentrations [J]. Nat Genet, 2013, 45 (2): 145-154.

［7］MAJOR TJ, DALBETH N, STAHL EA, et al. An update on the genetics of hyperuricasemia and gout [J]. Nat Rev Rheumatol, 2018, 14 (6): 341-353.

［8］OKADA Y, SIM X, GO MJ, et al. Meta-analysis identifies multipleloci associated with kidney function-related traits ineast Asian populations [J]. Nat Genet, 2012, 44 (8): 904-909.

［9］HARRIS JC. Lesch-Nyhan syndrome and its variants: examining the behavioral and neuro-cognitive phenotype [J]. CurrOpin Psychiatry, 2018, 31 (2): 96-102.

［10］JINNAH HA, VISSER JE, HARRIS JC, et al. Lesch-Nyhan disease international study group: delineation of the motor disorder of Lesch-Nyhan disease [J]. Brain, 2006, 129 (Pt 5): 1201-1217.

［11］FU R, CHEN CJ, JINNAH HA. Genotypic and phenotypic spectrum in attenuated variants of Lesch-Nyhan disease [J]. Mol Genet Metab, 2014, 112 (4): 280-285.

［12］SCHRETLEN DJ, VARVARIS M, VANNORSDALL TD, et al. Brain white matter volume abnormalities in Lesch-Nyhan disease and its variants [J]. Neurology, 2015, 84 (2): 190-196.

[13] 韩冰, 李建忠, 程静. PRPS1 基因功能缺失性突变导致 X- 连锁非综合征性 DFN2 型耳聋 [J]. 中华耳科杂志, 2010, 8 (1): 1-8.

[14] DINOUR D, GRAY NK, CAMPBELL S, et al. Homozygous SLC2A9 mutations cause severe renal hypouricemia [J]. J Am Soc Nephrol, 2010, 21 (1): 64-72.

[15] WOODWARD OM, KOTTGEN A, CORESH J, et al. Identification of a urate transporter, ABCG2, with a common functional polymorphism causing gout [J]. PNAS, 2009, 106 (25): 10338-10342.

[16] 郑敏, 麻骏武. 高尿酸血症和痛风的遗传学研究进展 [J]. 遗传, 2016, 38 (4): 300-313.

[17] 胡小华, 张黎明. 尿酸代谢途径的研究进展 [J]. 临床肾脏病杂志, 2019, 19 (12): 935-937.

[18] 张冰清, 曾学军, 陈丽萌. 遗传性肾脏尿酸排泄异常疾病 [J]. 中华肾脏病杂志, 2016, 32 (5): 385-389.

[19] SYNOFZIK M, HAGEN JM, HAACK TB, et al. X-linked Charcot-Marie-Tooth disease, arts syndrome, and prelingual non-syndromic deafness

form a disease continuum: evidence from a family with a novel PRPS1 mutation [J]. Orphanet J Rare Dis, 2014, 9: 24.

[20] WALKER PL, CORRIGAN A, ARENAS M, et al. Purine nucleoside phosphorylase deficiency: a mutation update [J]. Nucleos Nucleot Nucl, 2011, 30 (12): 1243.

[21] BRODSZKI N, SVENSSON M, VAN KUILEN-BURG AB, et al. Novel genetic mutations in the first Swedish patient with purine nucleoside phosphorylase deficiency and clinical outcome after hematopoietic stem cell transplantation with HLA-matched unrelated donor [J]. JIMD Rep, 2015, 24: 83.

[22] LEVARTOVSKY D, LAGZIEL A, SPERLING O, et al. XDH gene mutation is the underlying cause of classical xanthinuria: a second report [J]. Kidney Int, 2000, 57 (6): 2215.

[23] ICHIDA K, AMAYA Y, OKAMOTO K, et al. Mutations associated with functional disorder of xanthine oxidoreductase and hereditary xanthinuria in humans [J]. Int J Mol Sci, 2012, 13 (11): 15475-15495.

第 39 章
家族性高脂血症／低脂血症

血浆脂蛋白是能量和胆固醇代谢的重要组成部分，在血液中起运输甘油三酯（triglyceride，TG）和胆固醇的作用。遗传因素在脂蛋白代谢中起重要作用，进而影响血脂水平［TG、低密度脂蛋白胆固醇（low density lipoprotein cholesterol，LDL-C）、高密度脂蛋白胆固醇（high density lipoprotein cholesterol，HDL-C）］和增加心血管疾病风险。常见变异的相关研究（common variant association studies，CVAS）和稀有变异相关研究（rare variant association studies，RVAS）已经发现了调节脂蛋白代谢的新基因和新途径，增强了我们对血脂与动脉粥样硬化性心血管病（athero sclerotic cardiovascular disease，ASCVD）关系的认识。在临床实践中测量血脂的频率高、大量基因产物参与脂蛋白代谢、某些遗传紊乱的发生相对频繁，以及脂蛋白与 ASCVD 之间密切的临床相关性，这些使脂蛋白代谢成为基因组医学应用的一个成熟领域。

第 1 节
概　论

（一）脂蛋白代谢概况

脂蛋白是一种大分子复合物，通过体液（血浆、组织液和淋巴液）将疏水性脂质（主要是 TG、胆固醇和脂溶性维生素）运输到组织或从组织中运输出去。脂蛋白在吸收膳食胆固醇、长链脂肪酸和脂溶性维生素，将 TG、胆固醇和脂溶性维生素从肝脏运输到外周组织及将胆固醇从外周组织运输到肝脏的过程中起着至关重要的作用。脂蛋白包含疏水脂质（TG 和胆固醇酯）的核心，该核心被亲水脂质（磷脂、未酯化胆固醇）和与体液相互作用的蛋白质包围。血浆脂蛋白按相对密度分为五大类：乳糜微粒、极低密度脂蛋白（very low density lipoproteins，VLDL）、中间密度脂蛋白（intermediate density lipoproteins，IDL）、低密度脂蛋白（low density lipoproteins，LDL）和高密度脂蛋白（high density lipoproteins，HDL）。每类脂蛋白都由不同的密度、大小、电泳过程中的迁移和蛋白质组成。脂蛋白的密度是由每个微粒的脂质含量决定的。HDL 是最小和最致密的脂蛋白，而乳糜微粒和 VLDL 是最大和最疏松的脂蛋白颗粒。大多数血浆 TG 以乳糜微粒或 VLDL 转运，大多数血浆胆固醇以胆固醇酯的形式在 LDL 和 HDL 中转运。

脂蛋白中的蛋白质称为载脂蛋白，是脂蛋白的组装、结构和发挥功能所必需的。载脂蛋白（Apo）激活脂蛋白代谢中重要的酶，而且是细胞表面受体的配体。ApoA-Ⅰ在肝和肠中合成，几乎在所有 HDL 颗粒上都能找到。ApoA-Ⅱ是第二丰富的 HDL 载脂蛋白，约占 HDL 颗粒的 2/3。ApoB 是乳糜微粒、VLDL、IDL 和 LDL 的主要结构蛋白；ApoB-48（乳糜微粒）或 ApoB-100（VLDL、IDL 或 LDL）存在于每个脂蛋白颗粒上。经 mRNA 编辑得到的同一基因在人肝脏合成 ApoB-100，肠道合成 ApoB-48。ApoE 存在于大多数乳糜微粒、VLDL 和 IDL 中，在富含 TG 颗粒的代谢和清除中起着关键作用。ApoC-Ⅱ、ApoC-Ⅲ和 ApoA-V 也参与富含 TG 脂蛋白的代谢。

脂蛋白代谢的外源性途径包括吸收膳食中的脂质并运输到体内适当的部位（图 39-1-1）。膳食 TG 在肠腔内被脂肪酶水解，并被胆汁酸乳化形成胶体微粒。膳食胆固醇、脂肪酸和脂溶性维生素在小肠近端被吸收。胆固醇和视黄醇在肠上皮细胞中酯化（通过添加脂肪酸），分别形成胆固醇酯和视黄酯。长链脂肪酸（>12 个碳）与 TG 结合，并与 ApoB-48、胆固醇酯、视黄酯、磷脂和胆固醇组装形成乳糜微粒。新生乳糜微粒被分泌到肠淋巴中，通过胸导管直接输送到全身循环，使其在到达肝脏之前被周围组织广泛加工处理。脂蛋白脂酶（lipoprotein lipase，LPL）是由脂肪细胞、心肌细胞和骨骼肌细胞合成的，并被转运到毛细血管内皮表面，在那里被固定在 GPIHBP1 和蛋白多糖上。乳糜微粒的 TG 被 LPL 水解，释放游离脂肪酸；ApoC-Ⅱ从 HDL 转移到循环中的乳糜微粒，在该反应中充当 LPL 的辅因子,ApoA-V 也促进 LPL 的活性。许多循环蛋白,如 apoC-Ⅲ、ANGPTL3 和 ANGPTL4,起到抑制 LPL 活性的作用。经 LPL 水解 TG 后,释放的游离脂肪酸被邻近的肌细胞或脂肪细胞吸收,从而氧化产生能量或重新储存为 TG。当疏水核被水解,颗粒表面的亲水性脂质(胆固醇和磷脂)和载脂蛋白被转移到 HDL 中时,乳糜微粒逐渐缩小,形成乳糜微粒残留物。乳糜微粒残余物通过一个需要 apoE 作为受体配体的过程被肝脏迅速从循环中清除。

脂蛋白代谢的内源性途径是指肝脏分泌含有 apoB 的脂蛋白及这些脂蛋白的代谢(图 39-1-2)。VLDL 颗粒在蛋白质组成上类似于乳糜微粒,但含有 apoB-100 而不是 apoB-48,并且有较高的胆固醇 /TG 比(每含 5mg TG 就含有 1mg 胆固醇)。VLDL 的 TG 主要来源于肝脏长链脂肪酸的酯化反应。肝 TG 与新生 VLDL 颗粒(apoB-100、胆固醇酯、磷脂和维生素 E)的组装需要酶微粒体甘油三酯转运蛋白(microsomal triglyceride transfer protein,MTP)的作用。在分泌入

血浆后,VLDL 从 HDL 获得多个拷贝的 apoE 及多种 apoC。与乳糜微粒一样,VLDL 的 TG 也被 LPL 水解,尤其是在肌肉和脂肪组织中。在 VLDL 残余物与脂蛋白分离后,它们被称为 IDL,其中含有大致相同数量的胆固醇和 TG。肝脏通过 LDL 受体介导的与 apoE 结合的内吞作用去除 40%~60% 的 IDL。IDL 的其余部分被肝脂肪酶(hepatic lipase,HL)重塑形成 LDL;在此过程中,颗粒中的大部分 TG 被水解,除 apoB-100 外的所有载脂蛋白都被转移到其他脂蛋白。LDL 中的胆固醇占大多数人血浆胆固醇的一半以上。大约 70% 循环中的 LDL 被肝脏 LDL 受体介导的内吞清除。

HDL 代谢过程非常复杂。新生的 HDL 颗粒由肠和肝合成。新近分泌的 apoA-Ⅰ通过膜蛋白三磷酸腺苷结合盒蛋白 A1[membrane protein ATP(adenosine triphosphate)-binding cassette(ABC)protein A1,ABCA1]促进的外排迅速从其合成部位(肠或肝)获得磷脂和未酯化胆固醇。这一过程形成了盘状

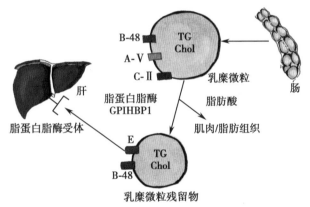

图 39-1-1 脂蛋白代谢的外源性途径

TG:甘油三酯;Chol:胆固醇。

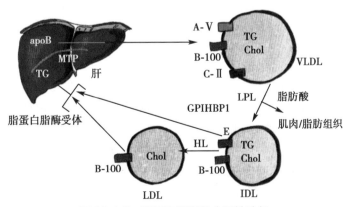

图 39-1-2 脂蛋白代谢的内源性途径

HDL 颗粒,然后从周围补充未酯化胆固醇。在 HDL 颗粒内,胆固醇由卵磷脂胆固醇酰基转移酶(lecithin-cholesterol acyltransferase,LCAT) 酯化,之后疏水性更强的胆固醇酯移动到 HDL 颗粒的核心。随着 HDL 获得更多的胆固醇酯,它变成球形,在脂分解过程中,额外的载脂蛋白和脂质从乳糜微粒和 VLDL 表面转移到颗粒中。HDL-C 通过间接途径和直接途径向肝细胞转运。HDL 胆固醇酯可以转移到含 apoB 的脂蛋白并通过胆固醇酯转运蛋白(cholesteryl estertransfer protein,CETP) 交换 TG。胆固醇酯通过 LDL 受体介导的内吞作用从循环中清除。肝细胞也可以通过清道夫受体 SR-BI(scavenger receptor class BI) 直接摄取 HDL-C,SR-BI 是一种介导脂质向细胞选择性转运的细胞表面受体。HDL 颗粒在血浆中通过多种脂质转运蛋白和脂肪酶进行广泛的重塑。磷脂转运蛋白具有将磷脂从其他脂蛋白转运到 HDL 的效应。经 CETP 介导的脂质交换后,富含 TG 的 HDL 成为 HL 较好的底物,水解 TG 和磷脂生成较小的 HDL 颗粒。内皮脂肪酶(endothelial lipase,EL) 可水解 HDL 磷脂,生成更小的 HDL 颗粒,分解更快。HDL 的重塑影响 HDL 的代谢、功能和血浆浓度。

(二) 血浆脂质基因组学

Framingham 研究表明血浆总胆固醇被确定为冠心病(coronary heart disease,CHD) 的独立危险因素。此后发现两种主要的胆固醇载脂蛋白 LDL 和 HDL 与 CHD 的关系不同:LDL-C 与 CHD 呈正相关,HDL-C 与 CHD 呈负相关。血浆 TG 水平也与 CHD 呈强正相关。与 TG、LDL-C 和 HDL-C 的遗传决定因素相关的研究揭示了这些脂质与冠心病的因果关系。人群中出现 TG、LDL-C 和 / 或 HDL-C 极限情况的孟德尔状态已经被广泛研究,这进一步加深了我们对脂蛋白代谢中特定基因产物的理解。此外,目前已经发现许多常见的和罕见的与血脂相关的变异,这些变异已经成为孟德尔随机化的工具变量(instruments for Mendelian randomization),帮助我们更好地了解脂代谢生理学。脂质的基因组学是一个相对成熟的领域,虽然有待解决的问题仍有许多,但已经成为基因组学和个性化医学的主要临床应用之一。

(三) 导致脂蛋白代谢紊乱的遗传性疾病

对孟德尔式脂蛋白代谢紊乱分子基础的研究为脂蛋白代谢的调节提供了重要的思路,也为治疗发展提供了新的靶点(表 39-1-1)。

表 39-1-1　脂质基因中罕见的致病变异及其与脂质和 CHD 的相关性

基因	对 LDL-C 的影响	对 TG 的影响	对 CHD 的影响
LDLR	↑		↑
PCSK9	↓		↓
NPC1L1	↓		↓
ASGR1	↓	↓	↓
LPL		↑	↑
APOC3		↓	↓
APOA5		↑	↑
ANGPTL3	↓	↓	↓
ANGPTL4		↓	↓

注:CHD,冠心病;LDLR,LDL 受体;PCSK9,前蛋白转化酶枯草溶菌素 9;NPC1L1,NPC1 样细胞内胆固醇转运蛋白 1;ASGR1,去唾液酸糖蛋白生成受体 1;LPL,脂蛋白脂酶;APOC3,载脂蛋白 C3;APOA5,载脂蛋白 A5;ANGPTL3,重组人载脂蛋白样蛋白 3;ANGPTL4,重组人载脂蛋白样蛋白 4;LDL-C,低密度脂蛋白胆固醇;TG,甘油三酯。

第 2 节
导致甘油三酯水平升高的遗传性疾病

(一) 家族性乳糜血症综合征

家族性乳糜微粒综合征(familial chylomicronemia syndrome,FCS;OMIM:118830) 是一种由 LPL 活性减少的突变引起的常染色体隐性遗传病。导致 FCS 的突变基因包括 LPL、APOC2、APOA5 和 GPIHBP1。GPIHBP1 在 LPL 的合成部位起伴侣作用,使其与内皮表面结合,而 apoC-Ⅱ 和 apoA-Ⅴ 在脂蛋白上循环,两者都促进 LPL 的活性。以上任何一个基因的双等位基因的功能缺失突变都可能导致 FCS,其中 LPL 突变最为常见。APOC2 的双等位基因功能缺失突变引起的表型与纯合 LPL 缺陷基本相同,2%~5% 的单基因乳糜微粒血症个体具有双等位基因 APOC2 突变。FCS 的患病率尚未有很好的数据。

FCS 的特征是极高甘油三酯血症,有时可有一些临床表现,如发疹性黄瘤、视网膜脂血症和 / 或肝脾大。急性胰腺炎是 FCS 最严重的临床后果,可反复发作,危及生命。尽管甘油三酯水平显著升高,但早发性ASCVD通常不是本病的特征。如果血浆甘油三酯浓度>10mmol/L(>885mg/dl),尤其是远超该浓度时,应考虑诊断为单基因乳糜微粒血症(图39-2-1)。

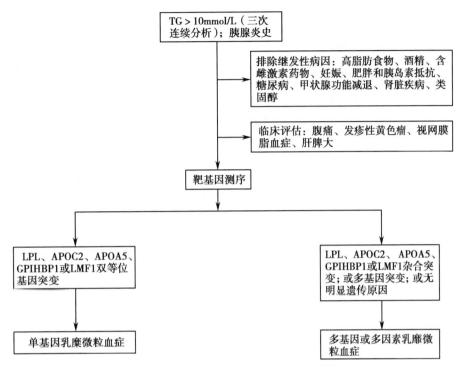

图39-2-1 严重高甘油三酯血症的诊断

治疗方面包括长期的饮食和药物干预,如坚持低脂饮食、避免饮酒、减少高血糖食物的摄入、摄入中链脂肪酸、补充高剂量(4g)ω-3脂肪酸、贝特类药物治疗,但后两者对单基因乳糜血症患者相对无效。而在急性胰腺炎发作期间,最初几天完全禁食,使用肠外液体支持和镇痛,糖尿病患者静脉注射胰岛素,通常不推荐血浆置换。新的治疗方法正在临床研究当中,包括 *LPL* 基因治疗(alipogene tiparvovec),抗APOC3反义治疗(volanesorsen),抗ANGPTL3治疗(evinacumab)。因此,通过靶向基因测序方法对FCS进行分子诊断越来越受到人们的关注。如果新疗法获得批准,FCS很可能成为基因组学诊断后给予个性化治疗方法的典型案例。

(二)家族性异常β脂蛋白血症

家族性异常β脂蛋白血症(familial dysbetalipoproteinemia,FD)也称为家族性3型高脂蛋白血症,是由 *APOE* 变异引起的。肝内乳糜微粒和VLDL残留物的摄取是通过apoE与肝内受体的结合介导。变异的apoE严重损害了其与这些受体结合的能力,从而导致FD。到目前为止,FD最常见的分子学基础是一种称为 *APOE E2* 的常见纯合突变,这种变异与野生型 *APOE E3* 不同之处在于其在158位用半胱氨酸代替精氨酸。apoE E2与脂蛋白受体(如LDL受体)的结合受损,导致乳糜微粒和VLDL残留物的清除缺陷。约0.5%的人 *AOPE E2* 基因是纯合的,但FD的患病率仅为1/10 000,这表明表达该表型还需要其他遗传或环境因素参与。有时 *APOE E2* 的显性负性突变(影响apoE与受体的结合能力)可以使杂合子也发生FD,但比较罕见。

FD的特征是血浆甘油三酯和胆固醇水平显著升高,有时伴有手掌黄色瘤(手掌的橙色皱褶)和/或肘部、膝盖或臀部的结节出疹性黄瘤。这种疾病的主要不良后果为早发性ASCVD。若临床疑诊该疾病,可以通过 *APOE* 基因测序进行分子诊断,纯合 *APOE E2/E2* 基因型可确诊(*APOE E4* 基因突变可能也与FD相关,但鉴于apoE E4与阿尔茨海默病密切相关,仅有 *APOE E4* 基因突变时,其诊断仍待商榷)。如果临床高度疑诊该疾病,且 *APOE2* 基因分型为阴性,可以考虑对 *APOE* 其他罕见的显性突变进行测序。此外,由 *LIPC* 基因两个等位基因功能缺失突变引起的HL缺陷可引起类似FD的残余颗粒升高,基因可作为这两种疾病鉴别诊断的依据。

第 3 节
导致 LDL-C 水平升高的遗传性疾病

（一）家族性高胆固醇血症

家族性高胆固醇血症（familial hypercholesterolemia, FH;OMIM:143890）是一种常染色体显性遗传性高胆固醇血症（autosomal dominant hypercholesterolemia, ADH），由明显损害 LDL 受体（*LDLR*）活性或功能的基因突变引起。导致 FH/ADH 的基因包括 *LDLR*、*APOB* 和前蛋白转化酶枯草溶菌素 9 型（*PCSK9*）。在这三个基因中，*LDLR* 的突变是最常见的，目前已在 *LDLR* 基因中鉴定出 2 300 多个独特的 FH 致病突变。apoB 有一个作为配体与 LDLR 静电结合的区域，该区域的突变降低了其正电荷，削弱了其与 LDLR 的结合。在 13 个 *APOB* 突变中，Arg3527Gln（3527 位精氨酸变为谷氨酰胺）是最常见的，它破坏了 apoB 与 LDL 受体的相互作用，其他大约还有 50 个可能的致病性 *APOB* 突变可导致 FH，许多涉及主要由外显子 26 编码的受体结合域中的精氨酸残基。PCSK9 是一种循环蛋白，与 LDLR 结合，促进 LDLR 在细胞中降解。*PCSK9* 的功能获得性突变导致 LDLR 蛋白减少。可导致 FH 的 *PCSK9* 基因的功能获得性突变多达 30 多个，但这些突变的总和不到 FH 病例的 1%。目前研究报道，至少有 20% 的可疑杂合性 FH 的患者为多基因突变。杂合性 FH 的患病率为 1/（219~300），纯合性 FH 的患病率为 1/300 000，使 FH 成为最常见的孟德尔遗传病之一。FH 的特征是 LDL-C 显著升高（成人中一般 >190mg/dl），与肌腱黄瘤和 / 或角膜弓等表现相关。早发性 ASCVD 是 FH 最重要的临床不良后果，甚至可能危及生命。早期进行降低 LDL 治疗有望使心血管风险恢复正常。诊断 FH 不仅有助于帮助患者积极开展治疗，而且有助于对其直系亲属和家庭成员进行基于家庭的级联筛选。当成人 LDL-C>4.9mmol/L（190mg/dl）或儿童（包括 18 岁以下的青少年）LDL-C>4.1mmol/L（160mg/dl）时，临床怀疑 FH。若同时存在肌腱或皮肤黄瘤，则可确诊 FH，但这部分人群中只有约 15% 发现了分子缺陷。黄瘤和角膜弓并不是 FH 的特异性体征，此体征也可出现在血脂水平正常的个体中。然而，如果在 45 岁以下的个体中出现此体征，高度提示 FH。可应用国际疾病分类第 10 版（ICD-10）帮助识别 FH 并指导级联筛查和管理（表 39-3-1）。

表 39-3-1　家族性高胆固醇血症的 ICD-10 诊断标准

杂合性家族性高胆固醇血症
- 儿童低密度脂蛋白（LDL）胆固醇>4mmol/L（160mg/dl）/ 成人>5mmol/L（200mg/dl）和
  - 有类似影响的一级亲属或
  - 低密度脂蛋白胆固醇（LDL-C）升高或基因检测呈现 *LDLR*、*APOB* 或 *PCSK9* 存在缺陷的一级亲属
- 杂合性家族性高胆固醇血症个体的 LDL-C 有时会>10mmol/L（400mg/dl）；这些患者的治疗应与纯合子家族性高胆固醇血症个体相似
- 基因检测可发现使 LDL-C 升高的基因缺陷（*LDLR*、*APOB* 或 *PCSK9*）和使 LDL-C 降低的基因缺陷

纯合性家族性高胆固醇血症
- LDL-C>10mmol/L（400mg/dl）和
  - 父母中的一方或双方临床诊断为家族性高胆固醇血症或
  - 父母中的一方或双方存在 *LDLR*、*APOB* 或 *PCSK9* 中的双等位基因相同（纯合子家族性高胆固醇血症）或不相同（复合或双杂合子家族性高胆固醇血症）的致 LDL-C 升高的基因缺陷
  - 父母中的一方或双方患有常染色体隐性遗传性高胆固醇血症
- 若 LDL-C>14mmol/L（560mg/dl）或 LDL-C>10mmol/L（400mg/dl），并且在<20 岁时患有主动脉瓣疾病或黄色瘤，则纯合性家族性高胆固醇血症的可能性很高
- 纯合性家族性高胆固醇血症个体的 LDL-C 偶尔<10mmol/L（400mg/dl）

家族性高胆固醇血症家族史
- 存在确诊为家族性高胆固醇血症的一级亲属
- 不进行基因检测

LDLR 等位基因均突变的患者（或不太常见的复合杂合突变）是"纯合子 FH（hoFH）"，表现为更严重的表型，其特征是胆固醇显著升高（未经治疗者其胆固醇水平通常>400mg/dl）、皮肤和肌腱黄色瘤，以及常在儿童期或成年早期发生进行性动脉粥样硬化。这些患者通常对现有的 LDL 降低疗法反应不佳。PCSK9 抑制剂在 hoFH 中有不同的疗效，可能与特定的分子基础和残余的 LDLR 活性有关。目前有三种相对较新的药物可治疗 hoFH:MTP 小分子抑制剂 lomitapide、*APOB* 靶向反义寡核苷酸 mipomersen 和 PCSK9 抑制剂 evolocumab。基因检测可指导 hoFH 的治疗,PCSK9 单克隆抗体 evolocumab 对 *LDLR* 双等位基因无效突变（完全失活）的个体无效，但对部分失活 *LDLR* 突变的个体有效，对双等位基因功能获得性 *PCSK9* 突变个体有效。口服 MTP 抑制剂

lomitapide 是 hoFH 患者的另一种辅助治疗选择,这种治疗的有效性可以通过坚持低脂饮食(<20% 的能量来自脂肪)达到最大化,餐外给药可以使胃肠道症状最小化;然而,药物的作用机制可导致肝脏脂肪变性。Mipomersen 是第二代 *APOB* 反义寡核苷酸,由于安全性问题,包括肝脏转氨酶升高和脂肪肝,已停止销售。此外,对 hoFH 的其他新疗法正在临床试验中。

(二)常染色体隐性遗传的高胆固醇血症和谷固醇血症

常染色体隐性高胆固醇血症(autosomal recessive hypercholesterolemia, ARH)是由 *LDLRAP1* 的两个等位基因均突变引起的,*LDLRAP1* 可以产生一种能够调节肝细胞 LDL 受体介导的内吞作用的蛋白。*LDLRAP1* 的两个等位基因功能缺失突变阻止了网格蛋白依赖的 LDLR 内化,导致 LDL 摄取受损和显著的高胆固醇血症。临床表现类似于 hoFH,故疑似 hoFH 患者的基因检测应尽可能包括 *LDLRAP1*。临床治疗方法与 hoFH 类似,包括在常规 LDL 降低治疗疗

效不足时考虑 lomitapide 或 mipomersen。

谷甾醇血症是另一种罕见的隐性遗传的严重高胆固醇血症,由 ABC 转运体家族成员 *ABCG5* 和 *ABCG8* 的(纯合或复合杂合)突变引起。这些基因在肠道和肝脏中表达,并形成一个功能性的异二聚体复合物,以限制肠道吸收并促进植物和动物源性中性固醇胆汁排泄。在谷甾醇血症中,通常较低水平的植物固醇肠道吸收明显增加,植物固醇的胆汁排泄减少,导致血浆谷甾醇及其他植物固醇水平升高。由于肝脏 LDL 受体显著下调,LDL-C 水平显著升高。临床表现为非典型黄色瘤病,伴随植物甾醇和甾烷醇(植物甾醇)浓度升高,伴或不伴 LDL-C 浓度升高,以及对早期 ASCVD 的不同易感性。如疑诊该病,可将生化检测和 *ABCG5*、*ABCG8* 的测序相结合进行诊断。谷甾醇血症的治疗通常不是用他汀类药物,而是着重于胆固醇吸收抑制(依折麦布)和胆汁酸隔离剂。

以极高浓度 LDL-C 为特征的脂蛋白疾病的诊断和管理办法可总结如图 39-3-1 所示。

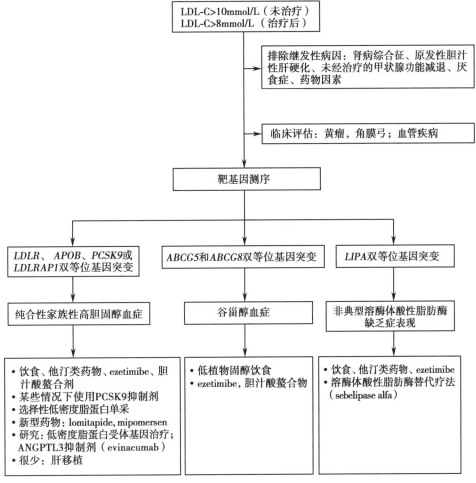

图 39-3-1 以极高浓度 LDL-C 为特征的脂蛋白疾病的诊断和管理办法

第 4 节
导致 LDL-C 水平降低的遗传性疾病

导致极低水平 LDL-C 的单基因病的病因是当前的研究热点,因为它们指向降低 LDL 治疗的新治疗靶点。事实上,在下面回顾的四种情况中,致病基因的鉴定均导致了一个新的治疗靶点,其中三类已经被批准,第四类正在临床开发中。这是人类遗传学如何产生新靶点、发展新疗法和应用精准医学的较好例子。

(一) 无 β 脂蛋白血症

无 β 脂蛋白血症是由编码 MTP 的基因突变引起的,MTP 是一种将脂质转移到内质网中 apoB,并在肠和肝中分别形成新生的乳糜微粒和 VLDL 的蛋白质。无 β 脂蛋白血症是一种非常罕见的常染色体隐性遗传病,其特征是血浆胆固醇水平极低,血浆中检测不到含 apoB 的脂蛋白。无 β 脂蛋白血症的临床特征是脂肪吸收不良、脊髓小脑变性、色素性视网膜病变和棘红细胞增多。无 β 脂蛋白血症大多数的临床表现是由于脂溶性维生素的吸收和转运缺陷造成的,特别是维生素 E,维生素 E 需要依赖 VLDL 才能有效地转运出肝脏。MTP 突变作为无 β 脂蛋白血症的基础,从而发现了抑制 MTP 作为降低 LDL-C 水平的治疗靶点,并最终使 lomitapide 治疗 hoFH 获得开发和批准。

(二) 家族性低 β 脂蛋白血症

家族性低 β 脂蛋白血症是指由于 APOB 某些特定类型的截短突变导致的低 LDL-C 血症。这些突变导致截短的 apoB 蛋白不能有效分泌或被迅速分解代谢。具有这种杂合突变的个体似乎可预防 ASCVD 的发生。有证据表明肝脏的脂肪增加,但没有进展为炎症或纤维化的证据。APOB 突变是家族性低 β 脂蛋白血症的基础,这一发现有助于支持以反义寡核苷酸靶向 APOB 可以降低 LDL-C 水平的观点,该观点曾促使药物 mipomersen 的研发。

(三) PCSK9 缺陷

与上述导致 LDL-C 水平升高和 FH/ADH 的 PCSK9 功能获得性突变相反,PCSK9 功能丧失性突变可导致 LDL-C 水平降低,这些突变在非洲人种中更常见。该机制涉及 PCSK9 介导的 LDL 受体降解降低,导致肝脏 LDL 受体上调和 LDL 分解代谢增加。这些突变的携带者不仅终身具有低 LDL-C 水平,而且罹患 CHD 的风险显著降低,这支持了抑制 PCSK9 作为降低 LDL-C 和 CHD 的一种新的治疗方法的观点。现有两种抗 PCSK9 抗体 evolocumab 和 alirocumab,已获批并用于临床,用于常规治疗无法达到足够低 LDL-C 水平的 FH 或 CHD 患者,并已明确显示其可降低临床心血管事件的风险。PCSK9 的发现及其与 LDL 代谢的关联导致新治疗靶点的发现,这是基因组学应用于新型治疗药物研发的突出实例。

(四) 家族性混合性低脂血症(ANGPTL3 缺陷)

在一个排除了 APOB 突变的家族性低 β 脂蛋白血症家族中,全外显子组测序检出 ANGPTL3 两个复合杂合无义突变。先证者有泛低脂血症,在家系中,突变与 LDL-C 降低、TG 降低、HDL-C 降低共分离。此后又有类似 ANGPTL3 突变导致泛低脂血症家系的报道。ANGPTL3 具有抑制 LPL 的能力,这可以解释 TG 降低;ANGPT3 也抑制 EL,这可以解释 HDL-C 降低。然而,ANGPTL3 减少导致 LDL-C 降低的机制仍有待确定。已有报道称 ANGPTL3 的杂合缺失突变不仅与 TG 和 LDL-C 降低相关,还与 CHD 风险降低相关,故 ANGPTL3 是降低 TG 和 LDL-C 水平及 CHD 风险的新治疗靶点。抗 ANGPTL3 抗体和 ANGPTL3 靶向反义寡核苷酸均处于临床开发阶段,均可有效降低 TG 和 LDL-C 水平。

以极低浓度 LDL-C 为特征的脂蛋白疾病的诊断和管理办法可总结如图 39-4-1 所示。

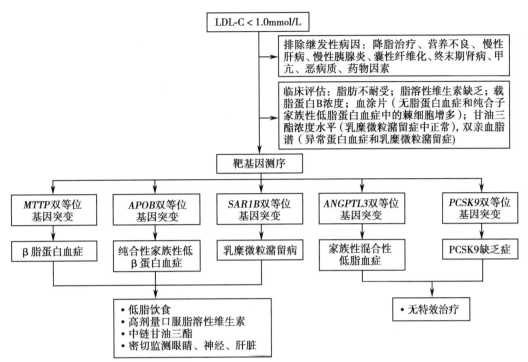

图 39-4-1　以极低浓度 LDL-C 为特征的脂蛋白疾病的诊断和管理办法

第 5 节
导致极端 HDL-C 水平的遗传性疾病

（一）导致极低 HDL-C 的单基因病

目前已发现三个基因（*APOA1*、*ABCA1* 和 *LCAT*）的突变可导致 HDL-C 水平极低现象。这些突变均非常罕见，但当多次出现 HDL-C<20mg/dl 且无重度高甘油三酯血症或其他继发性病因时，应考虑这些基因突变导致的极低 HDL-C 的单基因疾病。apoA-Ⅰ是 HDL 主要的结构蛋白，是正常 HDL 生物合成和代谢所必需的。由于双等位基因 *APOA1* 基因缺失或基因较前位置出现无义突变，不能合成 apoA-Ⅰ，导致血浆 HDL 几乎缺失。更常见（尽管仍相当罕见）的是 *APOA1* 突变，导致结构异常 APOA-Ⅰ 蛋白分泌，被迅速分解代谢引起低 HDL-C 水平。最广为人知的是 apoA-Ⅰ Milano，173 位的半胱氨酸被精氨酸取代，导致突变型 apoA-Ⅰ Milano 蛋白及野生型 apoA-Ⅰ 的周转率增加。然而，低 HDL-C 水平通常与 ASCVD 风险增加无关。

Tangier 病是由编码基因 *ABCA1* 的两个等位基因的功能缺失突变引起的，其特征为胆固醇在网状内皮系统中蓄积，引起橘色扁桃体肿大、肝脾大、肠黏膜异常和周围神经病变，以及 HDL-C（<5mg/dl）和 apoA-Ⅰ 水平显著降低。缺乏 ABCA1 导致胆固醇和磷脂从细胞向无脂质 apoA-Ⅰ 的外流明显受损。肠和肝 ABCA1 的缺失使新分泌的 apoA-Ⅰ 脂化受损，随后被极快地分解代谢，从而导致低 HDL。其他组织，特别是巨噬细胞的胆固醇外流受损导致胆固醇蓄积，是该疾病许多经典临床特征的发生机制。然而，虽然胆固醇外流缺陷严重并有极低的 HDL-C 水平，Tangier 病患者不会发展为快速进展的动脉粥样硬化。*ABCA1* 突变的杂合子 HDL-C 水平降低，介于 Tangier 病和正常之间，但没有胆固醇蓄积在组织中的证据。*ABCA1* 基因罕见的独家突变也是普通人群 HDL-C 水平低的原因，但似乎与 CHD 风险增加无关。

LCAT 缺陷是由 *LCAT* 基因两个等位基因的功能缺失突变引起的。LCAT 是将 HDL 上存在的游离胆固醇酯化为胆固醇酯，形成胆固醇酯核心，并导致 HDL 成熟的酶。在缺乏功能性 LCAT 和胆固醇酯化的情况下，无法形成成熟的 HDL 颗粒，含有 apoA-Ⅰ 和 apoA-Ⅱ 的新生 HDL 颗粒被迅速分解代谢。LCAT 缺乏有两种遗传形式：①完全缺乏，称为经典的 LCAT 缺乏；②部分缺乏，称为鱼眼病。除 HDL-C 极低外，两种类型的 LCAT 缺乏均以角膜混浊为特征，但只有 LCAT 完全缺乏的个体才有轻度的溶血性贫血和可导致终末期肾病的进展性慢性肾病。尽管 HDL-C 水平显著降低，但两种形式的 LCAT 缺乏均与早发 CHD 无明显相关性。因为 LCAT 缺乏可能会导致进展性肾脏疾病，明确诊断很重要，可以通过靶向测序来确诊。虽然目前 LCAT 缺乏没有治疗方法，但家族性 LCAT 缺陷的蛋白质替代和基因治疗正在研究中。

低 HDL-C 的诊断和管理办法可总结如图 39-5-1 所示。

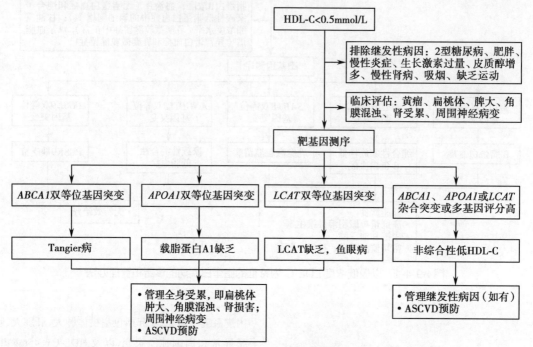

图 39-5-1　低 HDL-C 的诊断和管理办法

（二）导致极高 HDL-C 的单基因病

目前已经发现两个基因（CETP 和 SCARB1）的突变会导致极高的 HDL-C 水平，虽然当 HDL-C 在没有继发病因的情况下不止一次达到 >100mg/dl 时可考虑以上两种基因突变，但这种情况很罕见，绝大多数具有极高 HDL-C 个体的这两种基因都没有突变。CETP 缺陷是由 CETP 基因两个等位基因的功能缺失突变引起的。CETP 将胆固醇酯从 HDL 转移至含 apoB 的脂蛋白，以交换 TG。CETP 功能缺乏性突变会造成缺乏 HDL 重塑、HDL 中胆固醇酯蓄积及 apoA- Ⅰ 和 apoA- Ⅱ 转换减慢，导致 HDL-C 水平显著升高。由于 LDL 和 apoB 分解代谢增加，LDL 水平也较低，LDL 受体内源性上调。纯合 CETP 缺陷是否与心血管风险改变相关尚未明确；可降低 CETP 活性的一些常见变异与心血管风险降低相关。降低 CETP 活性的蛋白截短变异体与 CHD 风险降低相关。以上这些研究均表明 CETP 活性降低可能会降低心血管风险。应用药物抑制 CETP 可以升高人体中的 HDL-C 水平（通常降低 LDL-C 水平）。然而既往 CETP 抑制剂在大型心血管结局试验中均未获成功。Dalcetrapib 试验药物基因组学分析表明，16 号染色体 ADCY9 基因中基因型为 rs1967309 AA 的个体可能从药物中获益，而 GG 基因型的个体心血管事件增加。此外，第四种 CETP 抑制剂（anacetrapib）能显著降低心血管事件，但其机制是否与 LDL-C 降低和 / 或 HDL-C 升高有关仍有待确定。

清道夫受体 SR-BI（基因名称：SCARB1）是一种 HDL 受体，介导肝脏和类固醇生成组织中 HDL 对胆固醇酯的选择性摄取。因小鼠 SCARB1 的靶向缺失引起 HDL-C 水平显著升高，它一直是 HDL-C 升高的分子病因学的候选基因。一个 HDL-C 极度升高的个体证实是 SCARB1 有害纯合错义突变（P376L）所致。人群研究表明，该变异的杂合子具有较高的 HDL-C 水平，但矛盾性地增加了 CHD 的风险。这与 Scarb1 基因敲除小鼠的表型和 SR-BI 促进正常 HDL-C 转运的概念一致。

对脂质紊乱和脂质特征的基因组学研究目前已经取得了丰硕成果，包括深入理解调节脂蛋白代谢的新型生物途径，澄清了富含 TG 的脂蛋白确实与 CHD 存在因果关系，而 HDL 与 CHD 不存在因果关系，以及确定了对血脂异常的新治疗靶点（见表39-1-1）。首先，脂质紊乱的分子诊断越来越受到重视。对疑似FH患者进行基因组合测序，有助于明确诊断，有利于发现合适的治疗时机和提高治疗强度，并以确定的突变为筛查工具，促进以家族为基础的级联筛查。在存在 *FH* 突变的FH患者中发现即使控制了LDL-C水平，CHD风险也会增加，这有助于阐明早期开始他汀类药物治疗的意义。具有两种致病突变的严重FH患者成为研究hoFH新疗法的潜在治疗对象。目前，FH的级联筛查还没有得到有效的实施，进一步强调FH的分子诊断可能会增强级联筛查的效果。未来应在疑似FCS的患者中进行基因组合测序，FCS治疗选择的决策将至少部分基于分子病因学。在FH和FCS中，基因组合测序可与常见和低频变异的遗传风险评分相结合，无论是否确定了致病突变，这些评分有助于更好地理解疾病表型的变异性。和其他大多数临床遗传学领域相同，确定遗传性脂质紊乱的分子病因，将有助于促进脂质学的临床实践进入现代基因组时代，提高诊断率并改善治疗干预的强度和特异性。

对于HDL，人们越来越清楚虽然HDL-C是CHD风险的反向预测因子，但它可能无法直接预防CHD，对于不明原因的极低HDL-C患者，建立分子诊断可能有助于解释低HDL-C的影响。在HDL-C极高的情况下，流行病学通常无法提供这一升高的影响，基因分型可能有助于评估临床意义。若CETP抑制剂被批准上市，这些药物适合什么样的人群，以及确定基因型是否有帮助，将是很重要的问题。

降脂治疗的药物遗传学研究仍在进行中。已确定的最佳药物遗传学相互作用是 *SLCOB1* 的变异，其影响肝脏辛伐他汀代谢和肌病风险。该等位基因的基因分型理论上可影响他汀类药物类型或剂量的选择，以降低肌病的风险。在考虑接受高强度辛伐他汀治疗的患者中，可考虑进行该基因分型检测。预测CHD风险的遗传风险评分可用于LDL-C水平临界的患者，以便于做出是否在一级预防中使用他汀类药物的临床决策。

HoFH患者根据基因型对PCSK9抑制剂有不同的反应，因此建立分子病因学以评估对PCSK9抑制剂的反应是合理的。如前所述，在没有得到阳性结果的试验中进行基因分型，如在dalcetrapib的Dal-Outcomes试验中，可以确定更可能产生应答的亚组，这一设想也可用于明确哪些患者更适合选择贝特类或烟酸类药物。随着血脂异常治疗的药物遗传学研

究的深入，未来临床诊断及治疗会得到进一步改善。

总之，现代人类遗传学在脂质领域的应用中处于领先地位，目前已发现多种血脂异常的遗传学病因和治疗靶点。该领域现在已经准备好将基因组数据应用到临床，为目前庞大的需接受调脂治疗的患者人群提供个性化的治疗方案。

（张化冰　杨　娜）

参考文献

［1］GEOFFREY S, GINSBURG HFW. Genomic and precision medicine: cardiovascular disease [M]. 3rd ed.New York: Academic Dress, 2017.

［2］DEWEY FE, GUSAROVA V, DUNBAR RL, et al. Genetic and pharmacologic inactivation of ANGPTL3 and cardiovascular disease [J]. N Engl J Med, 2017, 377 (3): 211-221.

［3］HEGELE RA, BOREN J, GINSBERG HN, et al. Rare dyslipidaemias, from phenotype to genotype to management: a European atherosclerosis society task force consensus statement [J]. Lancet Diabetes Endo, 2020, 8 (1): 50-67.

［4］SABATINE MS, GIUGLIANO RP, KEECH AC, et al. Evolocumab and clinical outcomes in patients with cardiovascular disease [J]. N Engl J Med, 2017, 376 (18): 1713-1722.

［5］STITZIEL NO, KHERA AV, WANG X, et al. ANGPTL3 deficiency and protection against coronary artery disease [J]. J Am Coll of Cardiol, 2017, 69 (16): 2054-2063.

［6］GRAHAM MJ, LEE RG, BRANDT TA, et al. Cardiovascular and metabolic effects of ANGPTL3 antisense oligonucleotides [J]. N Engl J Med, 2017, 377 (3): 222-232.

［7］NOMURA A, WON HH, KHERA AV, et al. Protein-truncating variants at the cholesteryl ester transfer protein gene and risk for coronary heart disease [J]. Circ Res, 2017, 121 (1): 81-88.

［8］TARDIF JC, RHEAUME E, LEMIEUX PERREAULT LP, et al. Pharmacogenomic determinants of the cardiovascular effects of dalcetrapib [J]. Circ Cardiovasc Genet, 2015, 8 (2): 372-382.

［9］ZANONI P, KHETARPAL SA, LARACH DB, et al. Rare variant in scavenger receptor BI raises HDL cholesterol and increases risk of coronary heart disease [J]. Science (New York), 2016, 351 (6278): 1166-1171.

遗传性
内分泌代谢疾病
HEREDITARY ENDOCRINE
AND METABOLIC DISEASES

第 8 篇
电解质紊乱相关疾病

第40章
低 钾 血 症

低钾血症是指血清钾离子浓度<3.5mmol/L,是临床常见的一种电解质紊乱。患者临床表现的严重程度与血清钾降低的程度和速度相关,轻度低钾血症多无明显症状,当血钾浓度下降较严重时,患者可表现为肌无力、横纹肌溶解等。严重低钾血症还可引起呼吸肌无力、恶性心律失常等并发症危及患者生命,长期低钾还会引起低血钾性肾病等。引起低钾血症的常见原因包括:

1. 摄入减少 钾缺乏的情况下,肾脏可以减少钾排泄,因此,单纯的摄入减少一般不会导致严重的低钾血症。

2. 转移性低钾血症 钾在细胞内及细胞外液之间的正常分布主要由细胞膜上的 Na^+-K^+-ATP 酶来维持,其中,98% 以上的钾在细胞内(主要为肌细胞)。Na^+-K^+-ATP 酶活性增加可使进入细胞的钾增多,从而引起暂时性低钾血症。包括碱中毒、胰岛素应用或分泌增多、β 肾上腺素能活性增强(应激、外源性 β 受体激动剂、拟交感作用药物)、甲状腺功能亢进症、低血钾性周期性麻痹、血细胞生成增多(巨幼细胞贫血治疗过程中、粒细胞缺乏患者升高白细胞治疗过程中)等。

3. 丢失过多 包括消化道及肾脏丢失。任何导致胃、肠分泌液丢失的原因,如呕吐、腹泻、泻药或导管引流等,都可引起钾丢失,从而可引起低钾血症。经肾脏丢失是低钾血症最常见的原因,当血钾<3.5mmol/L,24 小时尿钾>25mmol/d,或当血钾<3.0mmol/L,24 小时尿钾>20mmol/d 时定义为肾脏丢钾。

(1)经肾脏丢钾且血压不高时,根据血气分析结果,病因包括:①代谢性酸中毒,如肾小管酸中毒、酮症酸中毒等;②代谢性碱中毒,如利尿剂的应用、Bartter 综合征、Gitelman 综合征等。

(2)经肾脏丢钾同时合并高血压时,依据肾素活性及醛固酮水平,病因包括:

1)高肾素活性及高醛固酮水平:为继发性醛固酮增多症,病因中肾动脉狭窄最为常见,肾素瘤罕见。

2)低肾素活性及低醛固酮水平,病因包括:①皮质激素灭活减弱,如表观盐皮质激素过多综合征、使用甘草类药物;②类盐皮质激素分泌增多,如库欣综合征、去氧皮质酮增多(先天性肾上腺皮质增生症、去氧皮质酮瘤);③ Liddle 综合征等;④盐皮质激素受体激活。

3)低肾素活性及高醛固酮水平:原发性醛固酮增多症。

本章节主要介绍遗传性疾病导致的低钾血症,包括 Bartter 综合征、Gitelman 综合征、肾小管酸中毒、低血钾性周期性麻痹、Liddle 综合征和表观盐皮质激素过多综合征。此外,引起低钾血症的遗传性疾病还包括 17α- 羟化酶缺陷症、11β- 羟化酶缺陷症、家族性醛固酮增多症等,在相关章节会具体描述,本章节不再详述。

第1节
Bartter 综合征和
Gitelman 综合征

Bartter 综合征和 Gitelman 综合征是常染色体隐性遗传的失盐性肾小管疾病。其遗传基础分别为编码髓袢升支粗段和远端小管中参与氯化钠重吸收的转运蛋白的基因发生突变,引起肾小管对钠、氯重吸收障碍。目前患病率尚不清楚,Gitelman 综合征比Bartter 综合征更为常见,国外报道欧洲人中 Gitelman 综合征患病率为 1/40 000,日本人中根据杂合子携带率估算的患病率为 10.3/10 000。Bartter 综合征的患病率为 1/100 万。人群中 Bartter 综合征的患病率较低可能部分因为该病尚未确诊即导致宫内或新生儿死亡。这两个综合征临床特点均包括低钾血症、代谢性碱中毒、高肾素活性、高醛固酮水平,患者的醛固酮增多是由容量减少导致的肾素增加引起的,因此这些患者的血压在正常或正常偏低范围。

一、遗传学基础及发病机制

（一）Bartter 综合征遗传学基础及发病机制

髓袢升支粗段中多种编码离子转运蛋白的基因突变导致 Bartter 综合征（OMIM：601678，241200，607364）。髓袢升支粗段的正常离子转运如图40-1-1所示。肾单位中氯化钠重吸收的能量由 Na⁺-K⁺-ATP 酶提供。ATP酶产生的管腔至细胞内液体之间的钠浓度梯度能驱动同时重吸收 1 个钠离子、1 个钾离子和 2 个氯离子，该过程通过存在于管腔膜上的袢利尿剂敏感性 Na⁺-K⁺-2Cl⁻ 协同转运蛋白（recombinant Na⁺-K⁺-Cl⁻ cotransporter 2，NKCC2）来实现。上皮细胞吸收的钾离子多数会通过肾髓质外钾通道（renal outer medullary potassium channel，ROMK）重新进入管腔，为持续的 Na⁺-K⁺-2Cl⁻ 协同转运提供了钾离子。同时会驱动管腔内的正电荷离子（钠、钙和镁）从细胞旁路被动重吸收，几种不同的基底侧氯通道参与了氯的重吸收。髓质升支粗段基底侧膜上最重要的氯通道是氯通道蛋白 ClC-Kb（Cl-channel kidney B，ClC-Kb）及氯通道蛋白 ClC-Ka。这些氯通道也在耳的离子转运中发挥重要作用，从而解释了部分 Bartter 综合征可引起感音性耳聋。

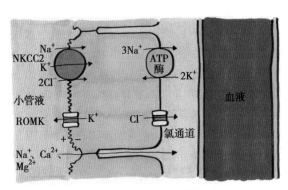

图 40-1-1　Bartter 综合征遗传学基础

管腔膜上的 NKCC2（*SLC12A1* 编码）、管腔钾通道 ROMK（*KCNJ1* 编码）或氯通道 ClC-Kb（*CLCNKB* 编码）的功能缺陷分别导致 Ⅰ 型、Ⅱ 型和 Ⅲ 型 Bartter 综合征。两种氯通道（ClC-Ka 和 ClC-Kb）的联合功能缺陷导致伴感音神经性耳聋的 Bartter 综合征（Ⅳ 和 Ⅳb 型）。编码钙敏感受体（calcium sensing receptor，*CaSR*）基因的突变导致 Ⅴ 型 Bartter 综合征，该型由 *CaSR* 的功能获得性突变所致。

（二）Gitelman 综合征遗传学基础及发病机制

Gitelman 综合征（OMIM：263800）患者的遗传学基础是肾远曲小管的噻嗪类利尿剂敏感的钠氯共同转运体（Na⁺-Cl⁻ cotransporter，NCC）蛋白的基因 *SLC12A3* 发生失活性突变导致 NCC 功能缺陷。北京协和医院总结 64 例 Gitelman 综合征的基因特点，复合杂合突变是最常见的突变类型，p.Asp486Asn 是最常见的突变位点，见于 25% 的患者。NCC 活性降低引起类似于持续性噻嗪类利尿剂的作用（图40-1-2），包括容量减少、血压降低、肾素活性和醛固酮水平增加、肾性丢钾和低钾血症、肾性丢镁和低镁血症，以及尿钙排泄下降。

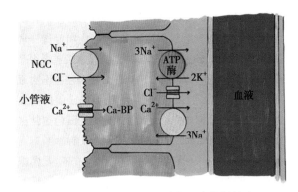

图 40-1-2　Gitelman 综合征遗传学基础

Ca-BP：钙结合蛋白。

二、临床表现及实验室检查

Bartter 综合征严重程度和临床表现因类型而异，Ⅰ 型、Ⅱ 型、Ⅳ 型和 Ⅳb 型通常较严重，可导致妊娠期间羊水过多、胎死宫内及早产，婴儿期存活下来的患者可能存在以下临床特征：生长和智力发育迟缓、低钾血症、代谢性碱中毒、尿浓缩功能下降引起的多尿和烦渴、尿钙排泄正常或增加等。Ⅳ 和 Ⅳb 型通常有先天性听力损失。Ⅲ 和 Ⅴ 型通常症状较轻，发病年龄稍晚，多见于儿童期。Ⅲ 型是 Bartter 综合征的经典类型，表现为低钾血症、代谢性碱中毒和高尿钙，随病情进展还可出现蛋白尿和肾功能受损。Ⅴ 型主要临床表现是低钙血症。

Gitelman 综合征通常直到儿童晚期或成人期才得到诊断，北京协和医院总结 64 例患者的临床资料，患者平均就诊年龄为（35±14）岁。大多数 Gitelman 综合征患者会出现症状，包括乏力、弛缓性瘫痪、疲劳、手足麻木、搐搦、多尿和夜尿增多，部分患者出现软骨钙质沉着症（焦磷酸钙沉积和关节炎），儿童起病的患者会出现生长发育迟缓。Gitelman 综合征典型的实验室检查表现为低钾血症、代谢性碱中毒、低镁血症、低尿钙。目前低尿钙的定义并不统一，有的文献采取 24 小时尿钙<2.5mmol/d,有的文献采取尿钙/肌酐比<0.2mmol/mmol。

三、诊断及鉴别诊断

Gitelman 综合征的诊断要点包括低钾血症和肾排钾增多(尿钾/尿肌酐>2.0mmol/mmol,或血钾低于 3.5mmol/L 时 24 小时尿钾>25mmol,或血钾低于 3.0mmol/L 时 24 小时尿钾>20mmol)、代谢性碱中毒、低镁血症、低尿钙(尿钙/尿肌酐<0.2mmol/mmol,或 24 小时尿钙<2.5mmol)、血浆肾素水平或活性增加、氯离子排泄分数>0.5%、正常或偏低的血压及正常的肾脏超声表现。Bartter 综合征的诊断要点包括有出生前羊水过多史,起病年龄早,低钾血症和肾排钾增多,代谢性碱中毒,正常或高尿钙水平,血浆肾素水平或活性增加,正常或偏低的血压等。对于存在不明原因低钾血症、代谢性碱中毒且血压正常或偏低的患者,若排除了低钾血症和代谢性碱中毒的其他更常见病因,可考虑 Bartter 或 Gitelman 综合征的诊断。需要排除的其他病因包括呕吐、应用利尿剂、干燥综合征等假性 Bartter 或 Gitelman 综合征。此外,III 型 Bartter 综合征与 Gitelman 综合征鉴别困难,两者均有低血钾、肾性失钾、代谢性碱中毒、肾素-血管紧张素-醛固酮系统(renin-angiotensin-aldosterone system,RAAS)激活但血压不高。鉴别要点主要是发病年龄、是否存在低尿钙和低血镁(表 40-1-1)。基因检测可明确诊断。

表 40-1-1　Gitelman 综合征与 III 型 Bartter 综合征的鉴别

鉴别点	Gitelman 综合征	III 型 Bartter 综合征
突变基因	SLC12A3	CLCNKB
病变部位	远曲小管	髓袢升支粗段
起病时间	青少年或成年	儿童
低镁血症	多数存在	无
尿钙水平	低尿钙	正常或高尿钙
生长发育迟缓	少见	多见

四、治　疗

Bartter 综合征和 Gitelman 综合征的治疗,主要是纠正低血钾,伴有低镁血症的 Gitelman 综合征患者还需纠正低镁血症。治疗包括:

1. **调整饮食结构**　适量高钠饮食,多进食含钾、镁丰富的食物,其中含钾丰富的食物包括坚果、豆类、香蕉、橙子、无花果干等。含镁比较丰富的食物包括坚果、黑巧克力、豆类等。

2. **药物补钾和/或补镁**　需要个体化及终身补充。补钾药物包括氯化钾及枸橼酸钾,通常按病情调整剂量。对于补镁药物,建议首选缓释制剂,如氯化镁及左旋乳酸镁。如果没有缓释制剂,可选择氧化镁,但氧化镁通常会引起腹泻,且生物利用度较低。成人补镁起始剂量推荐为 300mg/d(以镁元素计),分次餐中口服,并随血镁浓度及胃肠道耐受情况调整。单纯补充钾、镁制剂如不能将血清钾和镁恢复至正常,需联合其他药物。

3. **其他药物**　可选择的药物包括保钾利尿剂、肾素-血管紧张素阻断剂、前列腺素合成酶抑制剂等。

(1)保钾利尿剂:螺内酯可有效升高血钾浓度,但往往需要大剂量(120~300mg/d),男性乳腺发育、女性月经紊乱等副作用限制其长期应用。如使用螺内酯出现副作用,可换用选择性醛固酮受体拮抗剂依普利酮,副作用相对较少。北京协和医院的研究表明,螺内酯联合补钾药物可将患者血钾浓度平均提高 0.69mmol/L,此外,氨苯蝶啶也能提高部分患者的血钾水平。

(2)肾素-血管紧张素阻断剂[血管紧张素转化酶抑制剂(ACEI)/血管紧张素 II 受体拮抗剂(ARB)]:可抑制 RAAS 活性,优先选择 ACEI 类药物,建议从小剂量递增,需注意低血容量副作用。

(3)前列腺素合成酶抑制剂:可用于 Bartter 综合征患者的治疗。但前列腺素合成酶抑制剂可产生严重不良反应,包括胃肠道副作用及肾脏毒性。因多数 Gitelman 综合征患者血中前列腺素 E2(PGE2)水平正常,因此前列腺素合成酶抑制剂在 Gitelman 综合征患者中的应用效果不如 Bartter 综合征。

第 2 节
肾小管酸中毒

肾小管酸中毒(renal tubular acidosis,RTA)是由于近端肾小管 HCO_3^- 重吸收和/或远端肾小管泌 H^+ 功能障碍引起的临床综合征。临床表现为正常阴离子间隙的代谢性酸中毒、水电解质紊乱、肾性佝偻病/骨软化、肾结石。根据发病部位及功能障碍分为 4 型:I 型,即远端肾小管酸中毒(distal renal tubular acidosis,dRTA);II 型,即近端肾小管酸中毒(proximal renal tubular acidosis,pRTA);Ⅲ型,即混合型肾小管酸中毒;Ⅳ型,即醛固酮缺乏或抵抗酸中毒。Ⅰ、Ⅱ型相对多见,Ⅲ、Ⅳ型罕见。病因方面,约25%为原发性肾小管酸中毒,即先天遗传性肾小管功能缺陷。约75%为继发性肾小管酸中毒,病因较多,如自身免疫性疾病、慢性肾脏疾病、肾毒性药物的应用和慢性乙型肝炎病毒感染等。本节主要总结Ⅰ~Ⅲ型RTA中的遗传性RTA。

肾脏通过重吸收滤过的HCO_3^-及排泄H^+维持酸碱平衡。85%~90%的HCO_3^-在近端小管被重吸收。

近端小管通过Na^+-H^+交换将H^+排入管腔,泌入管腔的H^+与HCO_3^-结合形成H_2CO_3。细胞膜上的Ⅳ型碳酸酐酶(carbonic anhydrase,CA)将其催化成CO_2与H_2O,CO_2可弥散至上皮细胞内,在胞内Ⅱ型碳酸酐酶的作用下,与OH^-结合形成HCO_3^-,经由基底膜上的Na^+-HCO_3^-同向转运至间质内,最终进入血液循环。远端肾小管泌H^+功能是通过直接耗能的氢泵完成的,氢泵主要有两种,分别为H^+-ATP酶和H^+-K^+-ATP酶。H^+与HPO_4^{2-}、NH_3^+结合,分别形成$H_2PO_4^-$、NH_4^+,最终以可滴定酸的形式随尿液排出(图40-2-1)。

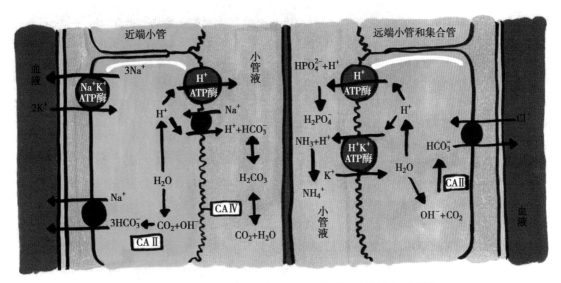

图40-2-1　肾脏通过重吸收HCO_3^-及排泄H^+维持酸碱平衡

一、远端肾小管酸中毒的遗传学基础及临床表现

远端肾小管酸中毒(dRTA)是由于远端肾小管泌酸障碍,导致不能排泄每日酸负荷。H^+蓄积引起血浆HCO_3^-浓度下降,伴尿液pH异常升高。dRTA根据遗传方式分为三种:常染色体显性遗传性dRTA,常染色体隐性遗传性dRTA伴早发性耳聋,常染色体隐性遗传性dRTA伴迟发性或无耳聋。常染色体显性遗传性dRTA的致病基因是位于染色体17q21-q22上的SLC4A1基因,该基因编码Cl^-/HCO_3^-交换蛋白B3AT(band 3 anion transport protein,带3阴离子转运蛋白)。该蛋白的主要功能是将HCO_3^-转运入血。常染色体隐性遗传性dRTA伴早发性耳聋的致病基因是位于染色体2p13的ATP6V1B1基因,该基因编码H^+-ATP酶的β1亚基。该基因除表达于远端肾小管外还在内耳表达,因此伴发感音神经性耳聋。常染色体隐性遗传

性dRTA伴迟发性或无耳聋的致病基因是位于染色体7q33-q34上的ATP6V0A4基因,该基因编码H^+-ATP酶的a4亚基。这种基因产物也在内耳表达,但大部分ATP6V0A4基因突变的患者听力正常。

隐性遗传性dRTA通常于婴儿期发病,临床表现较严重,包括呕吐、脱水、生长发育迟缓、佝偻病、肾钙沉着症等,实验室检查可发现较为严重的代谢性酸中毒及低钾血症。ATP6V1B1基因突变的患者还可出现感音神经性耳聋。与隐性遗传性dRTA相比,显性遗传性dRTA通常病情较轻,发病较晚,通常在青少年期及成年期发病,可表现为肾结石、肾钙沉着症等。实验室检查提示轻度酸中毒及低钾血症,生长发育迟缓、佝偻病等少见。

二、近端肾小管酸中毒的遗传学基础及临床表现

近端肾小管酸中毒(pRTA)的发病机制是近端小

管对滤过的 HCO_3^- 重吸收能力部分受损，从而导致向远端肾单位输送的 HCO_3^- 增加，超过远端肾单位酸分泌能力，HCO_3^- 排入终尿，导致血中 HCO_3^- 降低和代谢性酸中毒。pRTA 可表现为单纯肾小管功能缺陷，也可作为范科尼（Fanconi）综合征的一部分。遗传性疾病导致单纯 pRTA 的遗传方式包括常染色体显性遗传及隐性遗传。常染色体隐性遗传性 pRTA 的致病基因是编码碳酸氢钠协同转运蛋白的 *SLC4A4* 基因。常染色体显性遗传性 pRTA 罕见，*SLC9A3* 基因可能是致病基因。广泛性近端肾小管功能障碍也称 Fanconi 综合征，除 pRTA 外，其特点还包括肾性糖尿、氨基酸尿、肾小管性蛋白尿、高磷酸盐尿等。Fanconi 综合征的病因包括遗传性和获得性病因。引起 Fanconi 综合征的遗传性疾病包括 Dent 病、胱氨酸病、1 型高酪氨酸血症、半乳糖血症、肝豆状核变性、眼脑肾综合征（Lowe 综合征）、遗传性果糖不耐受症及线粒体肌病等。

常染色体隐性遗传性 pRTA 罕见，可表现为生长发育迟缓、代谢性酸中毒、低钾血症、高氯血症及眼部疾病等。常染色体显性遗传性 pRTA 更为罕见，可表现为生长发育迟缓。对于遗传性 Fanconi 综合征患者，随基础病因的不同，其临床表现存在差异，其中最常见的临床表现是生长发育迟缓及由于浓缩功能缺陷引起的多尿。实验室检查包括肾性糖尿、氨基酸尿、肾小管性尿蛋白、近端肾小管酸中毒等。由于尿中丢失钠、钾、钙、磷、尿酸等，可导致低钠血症、低钾血症、低钙血症、低磷血症和低尿酸血症等。

三、混合型肾小管酸中毒的遗传学基础及临床表现

混合型 RTA（Ⅲ型 RTA）是一种罕见的常染色体隐性遗传病，兼有近端及远端 RTA 的特征，其遗传学基础是编码Ⅱ型 CA 的基因发生失活性突变。混合型 RTA 临床表现多样，包括生长及精神发育迟缓、骨硬化病、大脑钙化等。

四、肾小管酸中毒的诊断及鉴别诊断

对于存在阴离子间隙正常型代谢性酸中毒的患者，应考虑 RTA 的可能，需注意的是，腹泻导致 HCO_3^- 经消化道丢失亦可导致阴离子间隙正常的代谢性酸中毒。几种类型的 RTA 鉴别要点如下：

1. **Ⅰ型 RTA** 临床上肾结石、肾钙化多见，部分伴有骨软化或佝偻病。生化检查存在高氯性代谢性酸中毒，多数患者伴有低钾血症。因为远端肾小管的酸化功能异常，因此 Ⅰ 型 RTA 患者的尿液 pH>5.5，

若尿液 pH<5.5 通常可排除 dRTA 的诊断。不完全型 dRTA，即已存在肾小管酸化功能障碍，但临床无酸中毒表现者可行氯化铵负荷试验，若尿 pH 不能降至 5.5 以下，有助于诊断。

2. **Ⅱ型 RTA** 生化检查存在高氯性代谢性酸中毒、明显低血钾。尽管近端肾小管 HCO_3^- 重吸收能力下降，但远端肾小管的酸化功能正常，因此未接受碱治疗患者的尿液 pH 多<5.5。当给予碱治疗后，尿液 pH 会升高。不完全性 pRTA 的确诊有赖于碳酸氢盐重吸收试验阳性，患者静脉滴注碳酸氢钠后，尿中 HCO_3^- 排量>15% 则可诊断。Fanconi 综合征的患者还会合并糖尿、氨基酸尿和蛋白尿。

3. **Ⅲ型 RTA** 兼有 Ⅰ 型和Ⅱ型的临床特征。

4. **Ⅳ型 RTA** 高钾血症及低血肾素活性及醛固酮水平是其特征。

若怀疑遗传性 RTA，建议行基因检测以明确诊断。

五、治 疗

治疗方面，对遗传性肾小管酸中毒，以纠正酸中毒、补钾治疗为主。

如有低钾血症存在，应补充相应的电解质及其他对症处理。补充钾盐常用枸橼酸钾口服，一般每次 20ml，每日 3 次，用量依血钾水平而异。但不可口服氯化钾，以免加重高氯性酸中毒。

纠正酸中毒目标是达到相对正常的血碳酸氢盐浓度。通常使用碳酸氢钠或枸橼酸钠治疗。与成人相比，儿童的碳酸氢盐丢失可能高于成人，且儿童及青少年骨骼的迅速生长会产生更多的酸负荷，因此儿童常需要更多的碱补充。pRTA 患者比 dRTA 患者往往需补充更多的碱。可选用碳酸氢钠片（每 500mg 含 5.95mmol 碳酸氢盐）或 Shohl 液（每 1 000ml 水中加入枸橼酸 140g 及枸橼酸钠 98g，1ml 相当于 1mmol 碳酸氢盐，每日服用 50~100ml，分 3 次口服）。若患者存在低钾血症，可应用 Albright 合剂（每 1 000ml 水中加入枸橼酸钾 98g 和枸橼酸 140g），每日 50~100ml，分次口服。

第 3 节
家族性低血钾性周期性麻痹

周期性麻痹（periodic paralysis）是一种罕见的神经肌肉疾病，患病率约为 1/10 万。致病机制与肌肉离子通道缺陷相关，以无痛性肌无力发作为特征，剧烈

运动、空腹或高碳水化合物膳食可以诱发。根据发作时的血钾浓度分为低血钾性、正常血钾性和高血钾性周期性麻痹。部分周期性麻痹病例是遗传性的，通常为常染色体显性遗传。获得性低血钾性周期性麻痹病例多与甲状腺功能亢进相关。以下将总结家族性低血钾性周期性麻痹。

一、遗传学特征及发病机制

CACNA1S 及 *SCN4A* 基因为低血钾性周期性麻痹最常见突变基因，分别编码 L 型电压门控钙通道 α1 亚单位及骨骼肌电压门控钠通道 α 亚单位。该钙通道与钠通道结构相似，均为由多个亚单位构成的多聚体，各亚单位均由 4 个同源结构域（Ⅰ~Ⅳ）组成，4 个结构域围成一个离子通道，每个结构域包含 6 个跨膜 α 螺旋结构（S1~S6），其中 S4 片段是电压感受器的关键部位，目前发现的突变位点大多发生在各个结构域的 S4 片段。

国外报道 80% 低血钾性周期性麻痹患者能找到基因突变，*CACNA1S* 基因突变占所有突变的 60%，其中以 Arg528His、Arg1239His 突变最常见，分别占 35% 和 20%。*SCN4A* 基因突变占 20%，其中 Arg672His 占 10%。国内报道的突变位点与西方基本相同，但基因突变率明显低于国外报道。目前钙通道及钠通道导致钾离子进入细胞内的具体机制尚不明确。

二、临床特征及实验室检查

低血钾性周期性麻痹患者起病年龄从 2 岁到 30 岁不等，多在青春期起病。存在不全外显，男性外显率高于女性，因此临床上男性患者较多见。表现为突然发作的全身肌无力，很少累及呼吸肌。发作期间的神经系统检查可见肌无力，通常近端重于远端，下肢重于上肢；反射减弱或反射消失是典型表现。随年龄增长发作次数逐渐减少。发作常有明显的诱因，常见诱因有剧烈运动、饱餐或过多甜食、寒冷刺激、压力及高盐等。发作频率从每天一次到数年一次不等。研究显示发作时平均血清钾离子浓度为 2.4mmol/L，可低至 1.5mmol/L。发作时心电图可符合低钾血症的表现，包括 ST 段压低、T 波降低和 U 波。多数患者在 50 岁后麻痹发作逐渐减少。低钾血症引起致命的心律失常、呼吸肌无力及特殊情况时发病（如游泳、开车等）是该疾病的主要致死原因。

三、诊断与鉴别诊断

患者周期发作性以近端肢体为主的弛缓性瘫痪，发作期间存在低钾血症，补钾治疗有效，发作间期血钾正常，可明确诊断，如果已有明确的低血钾性周期性麻痹家族史，则更支持诊断。

低血钾性周期性麻痹必须与其他病因引起的周期性麻痹相鉴别。尤其是甲状腺毒症和 Anderson 综合征的麻痹发作可伴有低血钾症。Anderson 综合征是一种罕见的疾病，由编码 Kir2.1 的基因发生突变导致，Kir2.1 是一种在心肌和骨骼肌中表达的内向整流钾通道。此外，另一个编码 G 蛋白激活的内向整流钾通道 Kir3.4 的基因突变也可引起 Anderson 综合征。Anderson 综合征表现为周期性麻痹及其他典型临床表现，包括室性心律失常、QT 间期延长及身材矮小、眶距增宽、小颌畸形、先天性指/趾侧弯等外貌特征。

此外还需要与引起间歇性肌无力的其他疾病相鉴别，包括：①重症肌无力，通常累及眼外肌，而低血钾性周期性麻痹中罕见这种情况。此外，重症肌无力危象时累及呼吸肌，而周期性麻痹呼吸肌受累少见。②代谢性肌病，患者常运动不耐受，伴肌痛和肌肉易疲劳，而非肌无力发作。肌红蛋白尿可在症状更严重时或其后出现。③出现发作性肌无力的其他低钾血症，见于肾脏、胃肠道或其他病因所致的严重低钾血症。可有基础全身性疾病的典型临床或实验室证据，且在发作间期持续存在低钾血症。

四、治　疗

急性期治疗：口服氯化钾 60~120mmol（分次给药），严重时静脉输液补钾治疗。急性期治疗的重要注意事项包括：①治疗前必须确认存在低钾血症，因为钾摄入可加重高血钾性周期性麻痹发作；②发作后钾重新回到细胞外，加之治疗摄入过多的钾引起治疗后出现高钾血症，因此治疗过程中及恢复后需监测血钾水平；③不建议使用含葡萄糖的溶液给钾，葡萄糖可刺激产生胰岛素，促进钾进入细胞内加重病情。

预防性治疗：避免诱因，包括低碳水化合物膳食，避免剧烈运动、受凉。如果改变生活方式的效果不佳，可采用药物治疗，包括对症的补钾治疗、保钾利尿剂和碳酸酐酶抑制剂。碳酸酐酶抑制剂可有效减少周期性麻痹发作。

第 4 节
Liddle 综合征

利德尔综合征（Liddle syndrome，OMIM：177200，618114，618126）是一种罕见的常染色体显性遗传病。

1963 年由 Liddle 首次报道。编码肾脏远曲小管及集合管的上皮钠通道（epithelial sodium channel, ENaC）的基因发生突变是其遗传基础。在人群中的发病率尚缺乏确切资料。临床表现为青少年或儿童发病的中、重度高血压及低钾血症，部分患者可因高血压急症，如脑出血、主动脉夹层等高血压并发症而发生猝死。若患者血压得不到有效控制，可进展为肾衰竭、心力衰竭等高血压慢性并发症。患者高血压和低钾血症的临床表现类似于原发性醛固酮增多症（简称原醛症），因此又被称为遗传性假性醛固酮增多症，不同于原醛症的是，Liddle 综合征患者在实验室检查方面除低钾血症、代谢性碱中毒外，还表现为低血浆肾素活性（plasma renin activity, PRA）及低血浆醛固酮水平（plasma aldosterone concentration, PAC），对盐皮质激素受体拮抗剂螺内酯治疗无反应，对 ENaC 阻滞剂敏感。

一、遗传学特征及发病机制

Liddle 综合征为编码 ENaC 的基因发生突变引起 ENaC 过度激活导致肾脏对钠、水的重吸收增强所致。ENaC 主要分布在远曲小管和集合管主细胞的管腔侧，是转运 Na^+ 的主要通道，Na^+ 沿着电化学浓度梯度通过 ENaC 由管腔侧进入主细胞，然后被基底侧膜的 Na^+-K^+-ATP 酶泵出至细胞外，最终进入血液循环。与此同时 K^+ 被交换至主细胞内，进而分泌至管腔随尿液排出（图 40-4-1）。

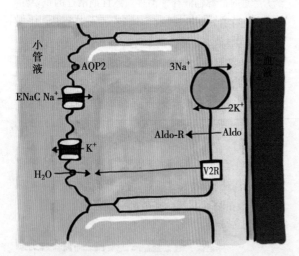

图 40-4-1　Liddle 综合征遗传学基础

ENaC 结构上主要由 α、β、γ 三个亚单位组成，分别由 *SCNN1A*、*SCNN1B*、*SCNN1G* 基因编码。ENaC 每个亚单位包括两个跨膜区域、一个细胞外袢及细胞质内的氨基端和羧基端。胞质内羧基端包含了两个

富含脯氨酸的高度保守区，其中一个区域为 PxYxxL 结构域（P：脯氨酸；Y：酪氨酸；L：亮氨酸），即 PY 序列，该部位突变可引起 Liddle 综合征。其具体作用机制尚不十分明确，可能的机制有：① ENaC 数量增加。PY 序列是泛素连接酶 Nedd4-2 作用位点，Nedd4-2 通过识别 PY 序列使 ENaC 泛素化，泛素化后的 ENaC 才能以胞吞的形式被降解。PY 序列的基因突变导致 Nedd4-2 不能与 PY 序列结合，ENaC 内吞和降解不能发生，导致 ENaC 的数量在主细胞的细胞膜上增加。② 增加 ENaC 开放的频率以增加其活性。③ ENaC 对醛固酮的反应增加。综上，ENaC 激活是多方面作用的结果。目前 Liddle 综合征的基因突变均涉及 ENaC 的 β 和 γ 亚单位的 PY 序列，尚未发现 α 亚单位的基因突变。

二、临床表现及实验室检查

ENac 数量及活性增加导致钠重吸收增加致水钠潴留，并且钾排出增多，引发 Liddle 综合征患者一系列临床表现及生化改变：早发高血压、低钾血症、代谢性碱中毒、低肾素活性和低醛固酮水平。患者多表现为青少年或儿童发病的中重度难治性高血压，北京协和医院总结 12 例 Liddle 综合征患者的临床资料，患者病程中监测到的最高血压达 $(196 \pm 22)/(121 \pm 16)$ mmHg，多数患者 2~3 种降压药也不能将血压控制在理想水平。多数患者起病隐匿，因长期耐受升高的血压而无症状，部分患者可有头晕、头痛等血压升高表现。此外部分患者可有低钾血症的相关表现，如肢端麻木、双下肢乏力，甚至弛缓性瘫痪，部分患者可因低钾血症引起的心律失常而出现心悸。

三、诊断及鉴别诊断

早期轻症患者可以不伴低钾血症，因此，对早发高血压患者，不论伴或不伴低血钾，如检测肾素活性和醛固酮水平均降低，应考虑 Liddle 综合征的可能。Liddle 综合征的最终确诊仍需基因检测。临床上与 Liddle 综合征相鉴别的疾病主要为原发性醛固酮增多症，通过血浆醛固酮、肾素活性测定、肾上腺影像学检查及应用盐皮质激素受体拮抗剂螺内酯试验性治疗无效等可与其鉴别。

四、治　疗

建议患者低盐饮食。Liddle 综合征中 ENaC 活性增加并非是由醛固酮介导的，因此，盐皮质激素受体拮抗剂螺内酯治疗无效。ENaC 阻滞剂如阿米洛利或

氨苯蝶啶为其有效的治疗药物。氨苯蝶啶常用剂量50~100mg，每日3次，注意监测血压及血钾水平。需要注意的是，氨苯蝶啶治疗过程中部分患者肌酐水平升高，原因可能为：Liddle综合征患者具有高循环容量，导致肾小球滤过率升高，氨苯蝶啶治疗可以改善这种肾小球高滤过，使肌酐水平较治疗前升高，这种改变是可逆的，停药后肌酐可恢复。

第5节
表观盐皮质激素过多综合征

表观盐皮质激素过多（apparent mineralocorticoid excess，AME）综合征是一种罕见的常染色体隐性遗传病。其遗传基础是16号染色体上编码11β-羟类固醇脱氢酶2（11-beta-hydroxysteroid dehydrogenase type 2，11β-HSD2）的基因失活性突变。AME综合征在人群中的患病率尚缺乏确切的资料。

一、表观盐皮质激素过多综合征发病机制及临床表现

正常情况下，11β-HSD2可将皮质醇转变为皮质素，后者不能与盐皮质激素受体结合。该转变作用具有重要的生理学意义，因为皮质醇与醛固酮对盐皮质激素受体的亲和力等同，血浆皮质醇浓度大约为血浆醛固酮浓度的1 000倍，若没有11β-HSD2在醛固酮敏感组织将皮质醇转变为无活性的皮质素，则皮质醇将发挥盐皮质激素样作用。11β-HSD2缺乏导致皮质醇不能被代谢，持续作用于盐皮质激素受体，引起类似醛固酮增多症的相关表现。AME综合征的主要临床表现是幼儿及少年儿童起病的高血压及低钾血症引发的症状，患者因长期耐受多无明显症状。小部分患者有胎儿生长受限和低出生体重。病程较长的AME综合征者可因长期慢性低血钾引起肾性尿崩症，因长期高血压导致慢性肾功能不全。实验室检查提示低钾血症、代谢性碱中毒、低血浆肾素活性、低醛固酮水平及尿游离皮质醇与尿游离皮质素的高比值等。

二、诊断与鉴别诊断

AME综合征的诊断主要依据典型的临床表现及实验室检查，如早发高血压、低钾血症、代谢性碱中毒、低血浆肾素活性及低血浆醛固酮水平。检测24小时尿游离皮质醇与游离皮质素比值是一项敏感的诊断性试验。在11β-HSD2功能正常的情况下，尿游离皮质醇与尿游离皮质素比值为0.3~0.5。在大多数有酶缺陷的患者中，尿游离皮质素水平极低，甚至检测不到，因此尿游离皮质醇与尿游离皮质素的比值明显升高。基因检测可明确诊断。

需鉴别的诊断包括：① AME综合征的临床表现与原发性醛固酮增多症相似，血浆醛固酮水平可供鉴别区分。②摄入甘草或甘草制剂，甘草或甘草制剂中的成分可抑制11β-HSD2活性，临床表现与AME综合征相同。鉴别要点是仔细询问有无药物应用史。③库欣综合征，特别是异位ACTH综合征，皮质醇分泌增多超出11β-HSD2转化能力，可引起严重高血压和低钾血症。皮质醇节律、24小时尿游离皮质醇测定、小剂量地塞米松抑制试验等有助于鉴别。④ Liddle综合征，又称假性醛固酮增多症，该病与AME综合征同样表现为高血压、低血钾、低肾素活性及低醛固酮水平，基因检测可鉴别两者。

三、治　疗

AME综合征的治疗目标是控制血压和纠正低血钾。①补钾治疗以纠正低钾血症。②应用螺内酯或依普利酮直接阻断盐皮质激素受体及应用阿米洛利或氨苯蝶啶降低钠离子通道活性。③减少内源性皮质醇产生：地塞米松可抑制ACTH，减少内源性皮质醇产生，而对盐皮质激素受体没有明显激活作用。然而，不是所有患者的低钾血症和高血压都可依靠地塞米松纠正，而且长期应用地塞米松会产生不良反应。因此，建议只有在盐皮质激素阻断无效或不能耐受的情况下可尝试应用地塞米松。

（童安莉　崔云英）

参考文献

［1］ KARDALAS E, PASCHOU SA, ANAGNOSTIS P, et al. Hypokalemia: a clinical update [J]. Endocr Connect, 2018, 7 (4): 135-146.

［2］ BESOUW M, KLETA R, BOCKENHAUER D. Bartter and Gitelman syndromes: questions of class [J]. Pediatr Nephrol, 2020, 35: 1815-1824.

［3］ 王芬，崔云英，李春艳，等 . 64 例 Gitelman 综合征患者临床表现和基因突变分析 [J]. 基础医学与临床，2017, 37 (11): 1601-1606.

［4］ WANG F, SHI C, CUI Y, et al. Mutation profile and treatment of Gitelman syndrome in Chinese patients [J]. Clin Exp Nephrol, 2017, 21 (2): 293-299.

［5］崔云英,李明,王芬,等.氨苯蝶啶或吲哚美辛在 Gitelman 综合征患者中的疗效分析 [J]. 基础医学与临床 , 2019, 39 (11): 1603-1606.

［6］ALEXANDER RT, BITZAN M. Renal tubular acidosis [J]. Pediatr Clin North Am, 2019, 66 (1): 135-157.

［7］SORIANO JRG. Renal tubular acidosis: the clinical entity [J]. J Am Soc Nephrol, 2002, 13 (8): 2160-2170.

［8］SOARES S, DE MENEZES SL, DE CARVALHO MF, et al. Distal renal tubular acidosis: genetic causes and management [J]. World J Pediatr, 2019, 15 (5): 422-431.

［9］WATANABE T. Metabolic alkalosis in patients with distal renal tubular acidosis [J]. Acta Biomed, 2019, 90 (4): 613-620.

［10］KASHOOR I, BATLLE D. Proximal renal tubular acidosis with and without Fanconi syndrome [J]. Kidney Res Clin Pract, 2019, 38 (3): 267-281.

［11］MILLER TM, DIAS DSM, MILLER HA, et al. Correlating phenotype and genotype in the periodic paralyses [J]. Neurology, 2004, 63 (9): 1647-1655.

［12］崔云英,王芬,李春艳,等 . 低钾型周期性麻痹患者的临床及基因特征 [J]. 医学研究杂志 , 2016, 45 (9): 72-75.

［13］STATLAND JM, FONTAINE B, HANNA MG, et al. Review of the diagnosis and treatment of periodic paralysis [J]. Muscle Nerve, 2018, 57 (4): 522-530.

［14］YANG K, XIAO Y, TIAN T, et al. Molecular genetics of Liddle's syndrome [J]. Clinica Chimica Acta, 2014, 436: 202-206.

［15］CUI Y, TONG A, JIANG J, et al. Liddle syndrome: clinical and genetic profiles [J]. J Clin Hypertens, 2017, 19 (5): 524-529.

［16］FUNDER JW. Apparent mineralocorticoid excess [J]. J Steroid Biochem Mol Bio, 2017, 165 (Pt A): 151-153.

［17］ADAMIDIS A, CANTAS-ORSDEMIR S, TSIRKA A, et al. Apparent mineralocorticoid excess in the pediatric population: report of a novel pathogenic variant of the 11 β -HSD2 gene and systematic review of the literature [J]. Pediatr Endocrinol Rev, 2019, 16 (3): 335-340.

第41章
低钠血症

第1节
定义、临床表现和危害

一、低钠血症的定义和流行病学

钠离子是体内重要阳离子之一,每公斤体重含钠量为 60mmol,正常人血清钠浓度为 135~145mmol/L。血清钠低于 135mmol/L 时,称为低钠血症(hyponatremia)。低钠血症是临床最常见的电解质紊乱之一。文献报道,在住院患者中 15%~22% 可出现低钠血症,其中 1%~7% 血钠曾低于 130mmol/L。在急诊患者中,也有 3% 存在低钠血症。北京协和医院的资料显示,内分泌科急诊会诊中,低钠血症是常见的疾病之一,约占全部急诊会诊量的 23%。由于低钠血症的病因非常复杂,所以熟悉和掌握低钠血症的诊疗思路和步骤不仅对内分泌专科医师,而且对各科医师都有较大意义。

二、低钠血症的临床表现和危害

低钠血症的临床表现主要包括神经系统和肌肉系统两个方面。血钠是构成晶体渗透压的主要物质,血钠水平高低,往往决定了血渗透压的水平。若血钠水平下降,则细胞外渗透压降低,脑细胞可肿胀,可造成大脑功能受损,以及因颅压增高而导致一系列中枢神经系统的表现,如头痛、恶心、呕吐、肌肉痉挛、乏力、不安、定向力障碍,甚至死亡等。低钠血症还可以造成肌肉系统的损害,出现乏力或消化系统症状,如恶心、呕吐等表现。

北京协和医院内分泌科总结了 2010—2011 年内分泌科会诊的 50 例低钠血症患者,观察到无临床表现的低钠血症患者,其平均血钠为(129.0±3.3)mmol/L。而有神经系统、运动系统和消化系统症状的患者其平均血钠在(119.0±9.1)mmol/L,说明血钠的水平与低钠血症的症状间关系密切。值得注意的是,血钠的下降速率有时也常与临床症状有关。此外,过度快速地纠正慢性低钠血症也可以引发神经性病变和死亡。

第2节
发病机制

一、血渗透压的调控机制

血渗透压调控主要涉及抗利尿激素(ADH),肾素-血管紧张素-醛固酮系统(RAAS),心房钠尿肽(ANP)和脑利尿钠肽(BNP)等激素,以及心脏、肾、下丘脑、主动脉体、颈动脉窦的压力感受器和心房的容量感受器等器官。

当人饮水后,水通过胃肠道吸收入血,进入血液循环,体液容量增加,血液被稀释,血钠降低,使得血渗透压降低。主动脉体和颈动脉窦的压力感受器可以感知体液容量的增加,通过迷走神经和舌咽神经传入下丘脑,使下丘脑视上核和室旁核细胞减少 ADH 的分泌。此外,稀释的细胞外液也可直接刺激下丘脑,减少 ADH 的分泌。ADH 是调节血钠浓度的主要激素。它的作用是开放肾脏集合管的水通道,重吸收自由水。ADH 分泌减少,可使自由水重吸收减少,利尿排水,恢复血钠水平稳定。过量的体液还会刺激肾小球旁器的致密斑细胞,减少肾素分泌,使醛固酮分泌减少,利尿排水。心房的容量感受器也会感知体液容量的增加,分泌心房钠尿肽,阻断肾上腺皮质激素的作用,而利尿排水。此外,因为心脏和肾脏在容量调节中的重要作用,所以它们对渗透压调控也起重要作用。

二、血渗透压和假性低钠血症

低钠血症患者首先应该查血渗透压水平,因为并非所有的低钠血症患者均存在低血渗透压的现象。

虽然血渗透压主要由晶体渗透压构成,但如果血液中的其他渗透性物质,如葡萄糖、甘油三酯甚至M蛋白等明显增多时,血容量也会相应增加,而血钠水平则相对下降。大约血糖每升高5.6mmol/L,血钠下降1.6mmol/L。但这时患者的血渗透压并没有明显变化,称为假性低钠血症。

三、尿渗透压和血渗透压

若除外了假性低钠血症,则应该行尿渗透压检查。因为当血渗透压降低时,生理状态下,尿渗透压也应该降低,常需降至100mmol/L以下。这可见于大量饮用低渗液体或胃肠道、第三间隙、汗液等肾外失钠的情况。但若尿渗透压增高,则应该考虑尿渗透压增高是血渗透压降低的原因。

四、体液容量的判断

尿渗透压增高仅提示在低血钠状态下,肾脏仍在排钠,并不能提示机体内钠的总含量。而机体钠的总含量和容量的多少大致相当,因此,低钠血症可以按照容量状态分为低容量、等容量和高容量。容量的判断是一个综合判断过程,可以通过患者的生命体征、直立性低血压、颈静脉压力、皮肤弹性、黏膜干燥程度、水肿等临床表现,以及血尿素氮/血肌酐比值及补液试验等检查来判断机体的容量状态。

五、低容量性低钠血症

低容量性低钠血症患者体液容量减低,其容量丢失常分为肾外性和肾性两种途径。肾外性失钠者钠盐可通过胃肠道、第三间隙、汗液丢失,这种患者尿渗透压常降低。但若要理解肾性失钠者的病因,则需先了解生理状态下肾脏保钠的过程。生理状态下,肾小球能全部滤过钠,但肾小管将其大部分重吸收。肾小管能通过在近端小管钠-氢交换、髓袢升支粗段Na^+-K^+-$2Cl^-$同向转运体、远曲小管近段钠-氯共同转运体和远曲小管远端醛固酮相关的钠通道回吸收钠。其中盐皮质激素-醛固酮为体内主要的保钠激素。

六、等容量或高容量性低钠血症

容量的增加,特别是体内水多于盐时也可造成低钠血症,按照其体内水中毒的原因可以分为饮水过多和肾水排泄不能两种类型。饮水过多可以导致水中毒,而引起稀释性低钠血症,但此类患者尿渗透压降低。而肾脏不能排水与心脏、肾脏和肝脏功能有关。

心功能不全因为泵功能衰竭,故常出现体内水潴留,可以导致高容量性低钠血症。据统计,心功能不全患者中20%存在低钠血症。此外,心功能不全患者的限盐、利尿治疗也可进一步加重低钠血症。肾功能不全患者也可因水排出障碍,而导致低钠血症。肝硬化患者中30%~35%存在低钠血症。肝硬化患者的低钠血症常与多因素有关。肝硬化患者常存在大量腹水,可以引起第三间隙的钠丢失,而导致低钠血症。与心功能不全患者类似,肝硬化患者常需限盐、利尿治疗,也可导致低钠血症。此外,研究还发现肝硬化患者有效循环血量减少,可以导致ADH的分泌失调,加重低钠血症。除了上述原因外,ADH、糖皮质激素、甲状腺激素也能通过调节容量影响血钠水平。

第3节
与盐皮质激素相关的引起低钠血症的临床综合征

一、盐皮质激素及其与血钠的关系

醛固酮即盐皮质激素,由肾上腺皮质球状带细胞合成和分泌,进入远曲小管和集合管上皮细胞后,可与胞质内受体结合,形成的激素-受体复合体可通过核膜,与核中DNA特异性结合位点相互作用,调节特异性mRNA转录,最终合成多种醛固酮诱导蛋白,使管腔膜对钠离子的通透性增加,重吸收水钠。所以若醛固酮合成、分泌、和受体结合或醛固酮作用受阻均可造成水钠回吸收障碍,而导致低钠血症。

在肾上腺皮质球状带细胞中,醛固酮合成需要经多种细胞色素P450及短链脱氢酶的催化作用而形成。若患者为21-羟化酶缺陷症或者3β-羟化酶缺陷症等先天性肾上腺皮质增生症,均可导致醛固酮合成减少而致低钠血症。各种原因造成的原发性肾上腺皮质功能减退症,都可造成肾上腺皮质球状带细胞的毁损,使醛固酮合成和分泌减少而导致低钠血症。脑性失盐综合征患者,体内心房钠尿肽和脑利尿钠肽分泌增加也可干扰醛固酮的作用,而导致尿量增多,造成低钠血症。失盐性肾病常见于慢性肾盂肾炎、肾髓质囊性病、多囊肾及肾钙化等疾病,可以造成肾小管病变,引起酷似原发性肾上腺皮质功能减退症表现。摄入大量食盐(10~20g/d)可缓解症状。但盐皮质激素治疗无效。

二、三 A 综合征

三 A 综合征(triple A syndrome),全称为贲门失弛缓 - 无泪 - 促肾上腺皮质激素不敏感综合征(achalasia-alacrima-ACTH insensitivity syndrome)或者 Allgrove 综合征(OMIM:231550)。本病为常染色体隐性遗传,好发于幼儿,由位于 12q13 的 AAAS(achalasia, alacrimia, adrenocortical insufficiency)基因突变导致。该基因编码 ALADIN 蛋白,这是一个 DNA 修复蛋白,对氧化应激敏感,可介导细胞凋亡。

患者临床表现为原发性肾上腺皮质功能减退症,多在 10 岁内起病,可表现为单纯糖皮质激素缺乏,也可合并盐皮质激素缺乏。患者常以低血糖症为首发表现,同时有皮肤色素沉着、全身乏力,容易感染;部分患者存在无泪症状,常出生后即起病,也可有贲门痉挛;患者还可有进行性神经系统症状,表现为运动、感觉和自主神经功能紊乱,远端肌无力,下段脑神经异常(可导致发声困难),还可有反射亢进、共济失调、视力下降、视神经萎缩等表现。自主神经功能紊乱可表现为直立性低血压和瞳孔调节异常,可有轴突性运动神经元病。

三、与原发性肾上腺皮质功能减退症有关的遗传综合征

孤立性 ACTH 缺乏症(isolated ACTH deficiency, IAD),为常染色体隐性遗传,婴儿期起病,由 TBX19(T-box 19)基因突变导致。该基因定位于 1q24.2,是 DNA 结合区域,T-box 成员。T-box 基因编码转录因子调控发育过程。基因突变后可以导致孤立性 ACTH 缺乏,说明这个基因在垂体阿黑皮素原(proopiomelanocortin,POMC)通路中起重要作用。

POMC 缺乏症(proopiomelanocortin deficiency),为常染色体隐性遗传,好发于婴儿。由定位于 2p23.3 的 POMC 基因突变所致。POMC 基因编码 POMC,它是促肾上腺皮质激素(ACTH)的前体物质,ACTH 可刺激肾上腺皮质激素的产生。POMC 也是 β- 促黑素细胞激素的前体,β- 促黑素细胞激素可通过其受体保持人体代谢和能量平衡。患者表现为身材矮小、肥胖、红色头发和继发性肾上腺皮质功能减退症,还可表现为低钠血症、低血糖症。

四、肾上腺脑白质营养不良

肾上腺脑白质营养不良(adrenoleukodystrophy,ALD;或 adrenomyeloneuropathy,AMN)(OMIM:300100),为 X 连锁隐性遗传,好发于 20~40 岁成人,由 ABCD1〔ATP 结合盒亚家族 D 成员 1,ATP-binding cassette,sub-family D(ALD),member 1〕基因突变导致。该基因定位于 Xq28,编码 ALD 蛋白(ALD protein,ALDP),它是一种过氧化物酶体膜蛋白,在心脏、肌肉、肝、肾和内分泌系统等高能量需求的组织中表达最高,同时在脑(下丘脑和基底核)、皮肤(外分泌腺、毛囊和成纤维细胞)、结肠(神经节细胞和上皮细胞)、肾上腺(网状带和束状带)、睾丸(滋养细胞和间质细胞)中也有表达。ALDP 在核糖体合成,可结合到位于过氧化物酶体膜上的相关蛋白,促进脂肪酸 β 氧化。ABCD1 基因突变导致极长链脂肪酸 β 氧化障碍,以致极长链脂肪酸在血、脑白质、肾上腺皮质等器官和组织内大量聚积,引起中枢神经系统脱髓鞘。在肾上腺皮质细胞中聚集可引起肾上腺皮质细胞膜表面的促肾上腺素受体功能下降,造成肾上腺萎缩或发育不良,导致肾上腺脑白质营养不良。

患者临床表现可分为以下类型:①肾上腺脊髓神经病型,表现为进行性下肢痉挛性瘫痪、括约肌及性功能障碍,可伴周围神经病;②脑型,临床初期表现为注意力不集中,记忆力减退,学习困难,数年后,病情迅速发展,出现视听力下降、共济失调、痴呆、瘫痪、构音障碍等症状,晚期出现抽搐、去皮质状态;③中间型,脑型 ALD 患者在 10 年以后可有脊髓受累,35% 的 ALD 患者可以继发脑部脱髓鞘改变,在脑或脊髓受损的进程中有很明显的变化;④皮质功能不全型,可以在神经系统症状出现前数年,甚至 10 年前就有症状,有近 7% 的患者肾上腺皮质功能不全是唯一的症状,主要有皮肤发黑、低血糖、厌食、呕吐、腹泻和腹痛等,男性多见;⑤杂合子发病,女性杂合子中 20%~30% 可有轻微的神经系统症状,多表现为类似 ALD 的痉挛性截瘫。患者可因肾上腺皮质功能不全而出现低钠血症。

五、自身免疫性多内分泌腺综合征 I 型

自身免疫性多内分泌腺综合征 I 型(autoimmune polyendocrine syndrome type I,APS-I;OMIM:240300),好发于 4~10 岁儿童,常染色体隐性遗传。由定位于 21q22.3 的自身免疫调节基因(autoimmune regulator gene,AIRE)突变引起。该基因编码 AIRE 蛋白。该蛋白主要位于胸腺髓质上皮细胞核仁中,为转录激活因子,可与特殊 DNA 结合起转录辅激活因子的作用,可能参与了免疫耐受机制的形成。

本病患者临床表现按照发生率依次为:皮肤黏膜

念珠菌病、甲状旁腺功能减退症、艾迪生病、外胚层发育不良、性腺功能减退症、恶性贫血、1型糖尿病、顽固性便秘、甲状腺功能减退症、无脾、腹泻、肝炎等。皮肤黏膜念珠菌病最早出现，出生1岁以内的患儿就可患慢性或反复发作性念珠菌病，随后出现甲状旁腺功能减退和艾迪生病，其他的疾病组分可于任何年龄出现。

六、醛固酮合成酶缺乏症

醛固酮合成酶缺乏症（corticosterone methyl oxidase deficiency，OMIM：610600），为常染色体隐性遗传，好发于婴儿。由定位于8q24.3的 *CYP11B2* 基因突变导致。*CYP11B2*（cytochrome P450，subfamily ⅪB，polypeptide 2，细胞色素 P450 ⅪB 亚家族多肽2）基因编码 CYP11B2 蛋白，该蛋白为醛固酮合成酶，具有 11β- 羟化酶、18- 羟化酶和 18- 氧化酶的活性。*CYP11B2* 基因突变后，产生无功能的 CYP11B2 蛋白，导致 18- 羟化酶功能缺陷，使得皮质酮不能羟化为 18- 羟皮质酮，导致 18- 羟皮质酮及醛固酮合成障碍，可导致低钠血症。

婴幼儿患者往往病情较重，可有严重失水、低钠血症、呕吐及代谢性酸中毒，血浆肾素活性升高，血和尿醛固酮降低，伴生长发育迟缓，严重者难以存活，但高钾血症可不明显。年长的儿童、青少年及成年人虽有上述激素水平变化，但其临床症状随年龄增长而减轻。本病临床表现分为两型，Ⅰ型和Ⅱ型的区别在于，Ⅰ型患者血浆 18- 羟皮质酮水平降低，而Ⅱ型患者血浆 18- 羟皮质酮增高。

七、常染色体显性遗传性假性醛固酮减少症Ⅰ型

常染色体显性遗传性假性醛固酮减少症（pseudohypoaldosteronism）Ⅰ型（OMIM：177735，264350），分为A、B两型。A型为常染色体显性遗传，是定位于 4q31.23 的 *NR3C2*（nuclear receptor subfamily 3，group C，member 2，核受体亚家族3C组成员2）基因突变所致。该基因表达盐皮质激素受体，失活突变可引起盐皮质激素受体数量或功能缺陷，细胞中 Na⁺-K⁺-ATP 酶活性降低或消失，尿钠排泄增多，低钠血症和血容量减少，血浆肾素活性增高，醛固酮合成和分泌增多。B型为常染色体隐性遗传，是编码 ENaC 的基因失活性突变所致。*SCNN1A*、*SCNN1G*、*SCNN1B* 基因分别编码 ENaC 的 α、β 和 γ 亚基。ENaC 主要存在于肾远端小管和集合管。还存在于肺、结肠、汗腺和唾液腺中。它的失活突变，可使存在 ENaC 的组织器官（肾、肺、结肠、汗腺、唾液腺）的钠离子转运缺陷，导致细胞中 Na⁺-K⁺-ATP 酶活性降低或消失，尿钠排泄增多，低钠血症和血容量减少，血浆肾素活性增高，醛固酮合成和分泌增多。与 *NR3C2* 基因引起的盐皮质激素受体失活相比，*ENaC* 突变的患者有多器官受累的特点。患者常合并呼吸系统症状，出现反复发作的呼吸困难、发绀、发热、呼吸急促、肋间隙凹陷等，肺部可闻及湿啰音；可有反复发作性肺充血、咳嗽和哮喘。

八、先天性肾上腺皮质增生症

21- 羟化酶缺陷症、3β- 羟类固醇脱氢酶缺陷症和类脂质沉积性肾上腺病等可以引起低钠血症。对这些疾病的介绍可见本书相关章节，上述疾病涉及的酶均编码盐皮质激素合成过程中的酶，故可引起程度不同的盐皮质激素缺乏，严重者可表现为恶心、吐奶、食欲减退、低钠血症；若不及时治疗，可导致死亡。

第4节
与稀释性低钠血症相关的临床综合征

一、肾对水的重吸收

肾对水的重吸收主要在髓质和远端小管完成。肾每天要滤过180L水，但其中99%可以被重吸收。在肾髓质可形成高渗透浓度梯度，通过逆流倍增机制重吸收水。ADH是调节血钠浓度的主要激素，刺激ADH分泌的激素包括血浆渗透压升高和有效动脉容量的显著下降。ADH可以开放肾脏远曲小管和集合管的水通道，重吸收水。

原发性肾上腺皮质功能减退症患者因为肾上腺皮质球状带和束状带均毁损，故糖皮质激素和盐皮质激素均分泌减少，但继发性肾上腺功能减退症患者却仅存在糖皮质激素的缺乏。单独的糖皮质激素缺乏可以导致ADH升高，而削弱水的排泄，导致低钠血症。

严重甲状腺功能减退症患者也可导致低钠血症，但其发生率远低于肾上腺皮质功能减退症，且常发生于严重甲状腺功能减退症、年龄大、有黏液性水肿的患者。北京协和医院内分泌科曾总结甲状腺功能减

退症患者甲状腺功能和肌酐清除率间的关系,观察到肌酐清除率和甲状腺功能间呈正相关,说明甲状腺功能减退症患者肌酐清除率下降,水清除率也减低,可以导致水潴留和血钠降低。

二、抗利尿激素分泌失调综合征

抗利尿激素分泌失调综合征(syndrome of inappropriate antidiuretic hormone,SIADH)是临床最常见的等容量性低钠血症的病因,患者体内存在 ADH 的分泌失调,可导致肾集合管重吸收水增多,一方面导致尿液浓缩,尿渗透压增高,另一方面导致血液稀释,血钠降低,血渗透压降低。近年来,经典 SIADH 的命名,越来越倾向于被抗利尿不适当综合征(syndrome of inappropriate antidiuresis,SIAD)所替代。

2003 年,Palmer 认为 SIADH 患者的诊断应该符合高尿钠(>20mmol/L)、高尿渗(>100mmol/L)、低钠血症(<135mmol/L)及低血渗(<280mmol/L)。此外中心静脉压>12cmH_2O(1cmH_2O=0.098Pa);血尿素氮、肌酐和白蛋白浓度在正常低限或低于正常;血细胞比容<0.35 和无周围组织水肿也是诊断条件。2007年,有学者提出 SIADH 应符合以下诊断的主要指标:有效血浆渗透压降低(<275mmol/L);尿渗透压增加(低渗时>100mmol/L);尿钠增加(正常钠水摄入量时>40mmol/L);根据临床表现判断血容量正常;甲状腺和肾上腺功能正常;近期无利尿剂使用。但值得注意的是,SIADH 的诊断还需排除肾上腺、甲状腺、心、肾及肝脏等病变。

SIADH 可由中枢神经系统疾病、肺部疾病、恶性肿瘤、强体力劳动或者药物作用引起。上述疾病,可以是炎症、肿瘤,也可以是变性病等。北京协和医院内分泌科近来还诊断多例急性间歇性卟啉病,也可引起 SIADH。SIADH 可分为 4 种类型:①A 型,约占37%,完全无规律,呼吸系统疾病引起的 SIADH 多属此型;②B 型,约占16%,为血管升压素漏,中枢神经系统疾病引起的 SIADH 多属此型;③C 型,约占33%,调定点下移,渗透物质不适当地积聚于渗透压感受器细胞内,支气管肺癌和结核性脑膜炎引起的 SIADH 常属此型;④D 型,约占14%,机体的 ADH 分泌调节机制完好,血浆 ADH水平也正常,但肾脏对 ADH 的敏感性升高。因为SIADH 类型众多,且并非所有 SIADH 患者均有血ADH 水平的增高,故血 ADH 水平并不作为 SIADH诊断的必要条件,必要时可以考虑行水负荷试验检查。

三、肾性抗利尿激素分泌失调综合征

肾性抗利尿激素分泌失调综合征(nephrogenic syndrome of inappropriate antidiuresis,NSIAD;OMIM:300539),为 X 连锁隐性遗传,由定位于 Xq28的精氨酸加压素受体 2(arginine vasopressin receptor 2,AVPR2)基因突变导致。AVPR2 基因表达肾远端小管 V2 受体,可与 ADH 结合,开放水通道,升高尿钠,降低血钠。基因突变后患者临床表现为低钠血症、低血渗,高尿渗、高尿钠。低钠血症可表现为乏力、食欲减退,恶心、呕吐,严重时可有神经系统表现如癫痫等。

第5节
其他引起低钠血症的
临床综合征

还有一些少见综合征可以导致低钠血症。

一、脑性耗盐综合征

脑性耗盐综合征(cerebral salt-wasting syndrome)是一种较罕见的以低钠血症和脱水为主要特征的综合征,多由神经系统损伤或肿瘤引起。一些蛛网膜下腔出血和其他颅内疾病患者可因血浆和脑脊液的利尿利钠激素水平升高而发生低容量性尿钠增多的低钠血症,需要和抗利尿激素分泌失调综合征鉴别(表41-5-1)。

表 41-5-1 抗利尿激素分泌失调综合征和脑性耗盐综合征的鉴别

鉴别点	抗利尿激素分泌失调综合征	脑性耗盐综合征
细胞外液	正常或增多	减低
尿钠水平	>30mmol/L	>30mmol/L
血尿酸	降低	降低
尿渗透压	增高	增高
血渗透压	降低	降低
血尿素氮/血肌酐	正常或降低	增高
血钾	正常	正常或增高
中心静脉压	正常或增高	降低
肺动脉楔压	正常或增高	降低
脑利尿钠肽	正常	增高

二、囊性纤维化

囊性纤维化（cystic fibrosis，CF；OMIM：219700），为常染色体隐性遗传，儿童期起病，由定位于 7q31.2 的囊性纤维化穿膜转导调节因子（cystic fibrosis transmembrane conductance regulator，*CFTR*）基因突变导致。*CFTR* 基因能产生 CFTR 蛋白。这种蛋白是产生黏液、汗液、唾液、泪液和消化酶的细胞表面的跨膜氯离子通道。这种氯离子通道能帮助组织内外的水移动，对黏液的分泌作用重要。CFTR 蛋白也能调节其他通道的功能，如钠离子通道等。这些通道对保持肺部和胰腺的正常功能意义较大。*CFTR* 基因突变可以引起患者体内黏液分泌障碍，肺、输精管和胰腺功能障碍，导致囊性纤维化。患者可表现为慢性支气管感染、支气管扩张、哮喘、胰腺功能不全、糖尿病、胆汁性肝硬化、新生儿胎粪性梗阻、汗液中钠离子升高、低钠血症、尿钙升高和性功能减退。

三、孤立性高氯汗症

本病为常染色体隐性遗传，婴儿期起病，由定位于 15q22.2 的 *CA12*（carbonic anhydrase XII，碳酸酐酶 XII）基因突变导致。*CA12* 基因编码碳酸酐酶 XII，表达在汗腺、肾脏和大肠中，有助于调节这些组织中氯化钠的转运。*CA12* 基因突变后可引起汗液中排钠增多，表现为低钠血症，导致孤立性高氯汗症。患者临床表现为低钠血症、低血渗透压，汗液中氯化钠含量增多。低钠血症可表现为乏力、食欲减退、恶心、呕吐，严重时可有神经系统表现如癫痫等；还可表现为高钾血症和生长发育迟缓。

总之，低钠血症是临床最常见的电解质紊乱类型，低钠血症可以造成神经系统、运动系统和消化系统症状，严重低钠血症可以造成严重危害甚至死亡。低钠血症病因复杂，可以通过血渗透压、尿渗透压、血容量判断等将低钠血症分为不同类型，了解低钠血症的不同遗传综合征，对临床医师了解和掌握低钠血症的诊治并提高临床工作水平有重要意义。

（陈 适）

参考文献

［1］ 张树基. 低钠血症 [M]// 王海燕. 肾脏病学. 2 版. 北京：人民卫生出版社，1998：182.

［2］ ELLISON DH, BERL T. The syndrome of inappropriate antidiuresis [J]. N Engl J Med, 2007, 356: 2064-2072.

［3］ OLSSON K, OHLIN B, MELANDER O. Epidemiology and characteristics of hyponatremia in the emergency department [J]. Eur J Intern Med, 2013, 24 (2): 110-116.

［4］ SCHRIER RW, SHARMA S, SHCHEKOCHIKHIN D. Hyponatraemia: more than just a marker of disease severity?[J]. Nat Rev Nephrol, 2013, 9: 37-50.

［5］ GIRI P, GEORGE J, GUPTA AK. Pseudohyponatremia in multiple myeloma [J]. J Assoc Physicians India, 2010, 58: 519-520.

［6］ GOLDSMITH SR. Hyponatremia and outcomes in patients with heart failure [J]. Heart, 2012, 98 (24): 1761-1762.

［7］ SIGAL SH. Hyponatremia in cirrhosis [J]. J Hosp Med, 2012, 7 (Suppl 4): S14-S17.

［8］ ROUCHER-BOULEZ F, BRAC DE LA PERRIERE A, JACQUEZ A. Triple-a syndrome: a wide spectrum of adrenal dysfunction [J]. Eur J Endocrinol, 2018, 178 (3): 199-207.

［9］ ABALI ZY, YESIL G, KIRKGOZT. Evaluation of growth and puberty in a child with a novel TBX19 gene mutation and review of the literature [J]. Hormones (Athens), 2019, 18 (2): 229-236.

［10］ MILLINGTON GW. Obesity, genetics and the skin [J]. Clin Exp Dermatol, 2013, 38 (1): 50-56.

［11］ ENGELEN M, KEMP S, POLL-THE BT. X-linked adrenoleukodystrophy: pathogenesis and treatment [J]. Curr Neurol Neurosci Rep, 2014, 14 (10): 486.

［12］ SAVERINO S, FALORNI A. Autoimmune Addison's disease [J]. Best Pract Res Clin Endocrinol Metab, 2020, 34 (1): 101379.

［13］ ÜSTYOL A, ATABEK ME, TAYLOR N. Corticosterone methyl oxidase deficiency type 1 with normokalemia in an infant [J]. J Clin Res Pediatr Endocrinol, 2016, 8 (3): 356-359.

［14］ RIEPEF G. Pseudohypoaldosteronism [J]. Endocr Dev, 2013, 24: 86-95.

［15］ CUESTA M, THOMPSON CJ. The syndrome of inappropriate antidiuresis (SIAD)[J]. BestPract Res Clin Endocrinol Metab, 2016, 30 (2): 175-187.

［16］ HAYAT A, FLORKOWSKI C, KOLLA A. Nephrogenic syndrome of inappropriate antidiuresis [J]. Intern Med J, 2019, 49 (5): 680-681.

［17］ SCURATI-MANZONI E, FOSSALI EF, AGOSTONI C. Electrolyte abnormalities in cystic fibrosis: systematic review of the literature [J]. Pediatr Nephrol, 2014, 29 (6): 1015-1023.

[18] MUHAMMAD E, LEVENTHAL N, PARVARI G. Autosomal recessive hyponatremia due to isolated salt wasting in sweat associated with a mutation in the active site of carbonic anhydrase 12 [J].Hum Genet,2011,129(4):397-405.

第 42 章
低 镁 血 症

第 1 节
概 论

一、背 景

镁平衡取决于镁的摄入和排泄。镁的平均日摄入量为 360mg(15mmol)，其中约 1/3 被吸收，主要通过小肠的可饱和转运系统和被动扩散来实现。肠道内还有另外两个过程产生的镁：肠道分泌物中约含 40mg(1.7mmol) 的镁；在大肠吸收另外 20mg(0.8mmol) 的镁。在健康成人体内，骨中的镁保持平衡，镁平衡是通过尿镁重吸收的变化来平衡的，每日尿镁排泄及回吸收量大约 100mg(4.1mmol)，这种重吸收主要发生髓袢和远端小管。约 80% 的血镁在肾小球滤过，但仅有 15%~25% 经超滤过的镁在近端肾小管被动重吸收(顺着由钠和水的重吸收产生的浓度梯度)，而 5%~10% 在远端小管重吸收。镁转运的主要部位是髓袢的升支粗段，60%~70% 超滤过的镁在此重吸收。

影响髓袢中镁转运因素的作用机制是改变细胞旁途径的电压和 / 或通透性。因此，给予抑制钠和氯化物重吸收的袢利尿剂，或者存在导致家族性低镁血症合并高钙尿和肾钙质沉着症的密封蛋白 (claudin)-16 或密封蛋白 -19 基因突变，均可以引起镁重吸收减少及镁消耗。髓袢部镁重吸收(尤其是在升支粗段的皮质部分)随着血浆镁浓度的变化而改变，血浆镁浓度是尿镁排泄的主要生理调节因素。高镁血症可抑制髓袢部镁(和钙)的转运，而低镁血症在摄入镁正常的动物模型和无镁饮食动物模型中都可刺激镁转运，从而减少镁的进一步丢失。高钙血症也可抑制镁(和钙)的重吸收，导致高镁尿症和高钙尿症。其发生机制似乎是升支粗段基底外侧膜上钙敏感受体的激活。钙敏感受体的下游是一个复合信号序列，

钙调磷酸酶和 NFATc1 通过该信号序列刺激两种微小 RNA 的转录，即 miR-9-1 和 miR-374，正常情况下它们可抑制紧密连接蛋白密封蛋白 -14 的表达。密封蛋白 -14 一旦表达，就与密封蛋白 -16 和密封蛋白 -19 复合物物理结合并抑制该复合物，从而抑制镁的重吸收。此外，实验研究已显示，一些激素也能改变在升支粗段中镁的转运，包括甲状旁腺激素(parathyroid hormone, PTH)、降钙素、胰高血糖素、精氨酸加压素 (arginine vasopressin, AVP) 及 β 肾上腺素能激动剂，这些激素都可与升支粗段的腺苷酸环化酶耦联，其可能的机制包括肾小管腔内正电压增加(通过激活基底外侧膜的氯化物电导和顶端 Na^+-K^+-2Cl^- 协同转运)，以及细胞旁通透性增加(可能是通过细胞旁途径蛋白质的磷酸化来实现的)。在髓袢中，代谢性碱中毒会刺激镁的重吸收，而代谢性酸中毒、低钾血症和磷酸盐耗竭会抑制镁的重吸收，这些均会造成尿镁排泄的变化，其机制尚不明确。

镁有许多重要的生理功能，如镁是细胞代谢中许多酶系统的激活剂，是维持 DNA 螺旋结构和核糖体颗粒结构的完整性所需的元素，镁对维持心肌的正常代谢和心肌兴奋性也有重要作用。在急性缺镁时血浆镁降低而肌肉镁含量变化不大，但慢性缺镁时，血浆镁可正常而肌肉镁含量减少。镁缺乏时红细胞镁浓度比肌肉下降得早，因此红细胞镁可作为反映机体内镁缺乏的重要指标。

二、临床表现

临床上，低镁血症较常见，近 12% 的住院患者都会发生，在重症监护病房中发病率高达 60%~65%。有症状的镁缺乏常伴有多种生化异常，如低钾血症、低钙血症及代谢性碱中毒。因此，往往很难将特异的临床表现单独归因于低镁血症。低镁血症的主要临床表现包括：

1. **神经肌肉系统兴奋性升高** 这可能是镁缺乏患者的主诉。镁缺乏患者中常出现低钙血症，低钙

血症也可能促发了低镁血症患者的临床表现。神经肌肉过度兴奋可表现为手足搐搦、癫痫发作、不自主运动等。除神经肌肉过度兴奋的表现外,低镁血症患者还可表现为情感淡漠、谵妄或昏迷。对于重度低镁血症,垂直性眼球震颤是罕见体征,但具有诊断价值。在没有小脑和前庭通路的结构性病变时,其已知的代谢性病因只有韦尼克脑病(Wernicke encephalopathy)和重度镁缺乏。呼吸肌无力是低镁血症危重患者的主要问题,可能是导致呼吸衰竭的因素。

2. **钙代谢异常** 低镁血症患者几乎总在血浆镁浓度低于 0.5mmol/L(或 1.2mg/dl)时发生症状性低钙血症。轻度低镁血症(血浆镁浓度 0.55~0.65mmol/L)也能降低血浆钙浓度,但幅度很小(0.05mmol/L 或 0.2mg/dl)。血浆镁浓度正常的患者偶尔也有低钙血症,这可能由细胞内镁缺乏所致,通过镁剂治疗可以改善。低镁血症患者出现低钙血症的主要原因是甲状旁腺功能减退、PTH 抵抗和维生素 D 缺乏。镁浓度低可抑制低钙血症引发的 PTH 释放。因此,大多数低镁 - 低钙血症患者存在甲状旁腺功能减退,肠外补镁可以使血浆 PTH 水平迅速升高。重度低镁血症可能会干扰 PTH 所致 G 蛋白活化,从而最大限度地减少对腺苷酸环化酶的刺激。对大多数患者而言,PTH 抵抗可能比 PTH 分泌减少更为重要。通常,血浆镁浓度降至 0.4mmol/L(或 1mg/dl)以下时,PTH 诱导的骨钙释放将明显受损;而更严重的低镁血症才会引发 PTH 分泌减少。

3. **心血管系统异常** 镁对心肌离子流有复杂的作用,其中最重要的是镁对钠泵(Na$^+$-K$^+$-ATP 酶)的作用。在所有需要 ATP 参与的反应中,镁是必需的辅因子,其对 Na$^+$-K$^+$-ATP 酶的活化至关重要。在镁缺乏时,Na$^+$-K$^+$-ATP 酶的功能受损。

镁缺乏会引起心脏复极化异常,导致出现异常的心电图表现:轻度镁缺乏时常有 QRS 复合波增宽和 T 波高尖;镁缺乏较为严重时可见 PR 间期延长、QRS 复合波进行性增宽及 T 波低平。可频发房性和室性期前收缩,还可能发生持续性心房颤动。低镁血症会促进地高辛心脏毒性的发生。由于强心苷和镁缺乏都会抑制 Na$^+$-K$^+$-ATP 酶,因此两者同时存在时对细胞内钾耗竭会产生叠加作用,从而导致心脏毒性加重。然而,最严重的表现可能是低镁血症相关室性心律失常,特别是在心肌缺血或体外循环期间。

4. **低钾血症** 低镁血症患者常伴有低钾血症,可发生于 40%~60% 的病例中。这种关联部分归因于造成镁和钾均丢失的基础疾病,例如腹泻和利尿治疗。在低镁血症患者中也存在肾钾消耗的证据,这是由于肾连接小管和皮质集合管的钾分泌增加。这种情况下,补钾治疗相对很难纠正低钾血症,因此需要纠正镁缺乏。

三、病 因

低镁血症有两大发病机制:经胃肠道丢失或经肾丢失。不论何种病因,引发低镁血症都只需要比较轻微的镁缺乏,因为细胞外镁几乎不能与储量大得多的骨骼和细胞镁快速交换。低镁血症通常伴有低钾血症和低钙血症,前者的原因为尿钾丢失,后者的原因为 PTH 分泌减少和终末器官抵抗 PTH。引起低镁血症的病因主要有以下几类:

1. **摄入不足** 若严格限制镁的摄入,1 周内则可出现血清镁浓度的下降,尿镁排泄量也明显减少,红细胞内镁的浓度降低。胃肠道手术后的患者禁食,仅给予一般的静脉营养,不注意补镁,可出现一过性轻度低镁,危重患者则容易出现长期摄入不足引起的明显低镁血症。哺乳期或孕期的妇女、婴幼儿由于对镁的需求量增加,也可出现轻度低镁血症。

2. **吸收不足和胃肠道排出增加** 小肠大部分切除术后可导致食物通过肠道的时间显著缩短,而吸收不良综合征可使镁在肠道与脂肪形成不容易被吸收的镁皂,长期使用质子泵抑制剂等都可引起镁在肠道的吸收减少。急性坏死性胰腺炎中,胰腺周围脂肪坏死形成脂肪酸,脂肪酸与镁离子、钙离子形成镁皂、钙皂,导致镁离子、钙离子吸收减少。因此在胰腺炎患者出现血清镁离子、钙离子浓度下降是坏死性胰腺炎的标志。慢性胰腺炎,可导致消化酶分泌不足,脂肪消化障碍,使镁吸收不足。此外,各种肠道炎症、多种原因引起的长期呕吐、腹泻、胃肠减压引流等均可引起肠道镁排出增多,引起低镁血症。

3. **尿镁排泄过多** 肾是调节镁代谢的主要器官,肾排泄镁增加是发生低镁血症的常见原因。主要见于利尿药、洋地黄类药物的使用,肾小管功能障碍(遗传性肾小管镁消耗性疾病)、乙醇中毒、高钙血症、内分泌疾病(醛固酮增多症、甲状旁腺功能亢进症),以及抗肿瘤药物、氨基糖苷类抗生素、环孢素等药物的使用,以上因素可通过增加肾脏排泄镁从而导致低镁血症。

4. **镁在体内重新分布** 细胞外液镁进入细胞内液,可引起转移性低镁血症,常见于骨饥饿综合征、营养不良的恢复期、酸碱平衡紊乱等疾病状态。

第 2 节
遗传病理生理机制

(一) Gitelman 综合征(GS)

Gitelman 综合征(OMIM:263800)是最常见的家族性肾镁丢失,在欧洲的发病率为 1/40 000,其通常伴有盐丢失、低钾血症性代谢性碱中毒和低尿钙。该病是由编码位于远曲小管顶端膜钠 - 氯共转运体的 *SLC12A3* 基因突变引起的常染色体隐性遗传病。尽管该综合征中的低钾血症通常归因于氯化钠转运减少,但低镁血症的直接影响可能也有促进作用。典型临床症状为低血钾代谢性碱中毒、低血镁、低尿钙、肾素 - 血管紧张素 - 醛固酮系统活性增高,正常或偏低的血压。该病通常临床症状轻,严重者可出现低血镁相关的症状如肌肉痉挛、乏力,甚至心搏骤停。此外可出现水盐丢失引起的多尿、烦渴。Gitelman 综合征中的低镁血症明显比噻嗪类药物引起的低镁血症严重。研究发现中国 Gitelman 综合征患病人群中正常血镁者占 8%~22%,Gitelman 综合征患者的低镁血症机制尚未明确。顶端膜电势能的降低、TRPM6 表达下降可能参与其中。

(二) 经典 Bartter 综合征(包括产前 Bartter 综合征)

Bartter 综合征患者也可能因髓袢升支粗段重吸收障碍而出现低镁血症,尤其是 *CLCNKB*(OMIM:602023) 基因突变引起的迟发型 Bartter 综合征,即类似于 Gitelman 综合征的 3 型 Bartter 综合征。*CLCNKB* 基因的编码产物为氯离子通道蛋白 ClC-Kb,该通道主要分布在髓袢升支粗段、远曲小管的基底外侧膜上,对肾小管氯离子的跨膜转运十分重要,*CLCNKB* 基因变异影响氯离子转运,继而影响钠 - 钾 - 氯共转运体及钠 - 氯共转运体对钠的重吸收,导致水和盐的丢失,激活肾素 - 血管紧张素 - 醛固酮系统,进一步造成低钾。该病的临床表型多样,既可表现为婴儿期发病的类似于产前 Bartter 综合征的高尿钙、水盐丢失,也可表现为较晚发病的类似 Gitelman 综合征的低尿钙、低血镁、水盐丢失。因此基因检测对该病的诊断尤为重要。有研究认为临床表型和基因型的关系难以确定。一项研究对国内 16 例 Bartter 综合征患者的基因变异及治疗随访研究显示,经典型 Bartter 综合征 *CLCNKB* 全基因缺失的等位基因频率高达 32%,与国外研究一致,是该病的热点变异。

(三) 家族性低镁血症合并高钙尿和肾钙质沉着症

家族性低镁血症合并高钙尿和肾钙质沉着症(familial hypomagnesemia with hypercalciuria and nephrocalcinosis,FHHNC)是一种常染色体隐性遗传性疾病,伴有高钙尿症。患者通常在儿童期或青春期出现有症状的低钙血症、复发性肾结石和肾钙质沉着症,此外还可表现为反复尿路感染、血尿、非细菌性白细胞尿。患者常进展为肾功能不全和肾酸化缺陷。酸化障碍的原因是肾钙质沉着症导致氨难以向深部肾单元转运和髓质氢离子分泌受损。患者也可能因肾性尿崩而出现多尿和烦渴。严重低镁血症相关的临床表现如惊厥、手足抽搐相对少见。实验室检查除低镁血症、高钙尿症及肾小球滤过率下降外,还可有甲状旁腺激素升高、远端肾小管酸中毒、低枸橼酸尿和高尿酸血症等表现。

编码紧密连接相关蛋白密封蛋白 -16 和密封蛋白 -19 的 *CLDN16*(OMIM:603959) 和 *CLDN19*(OMIM:610036)基因突变是 FHHNC 的主要原因。二者变异均可促进髓袢升支粗段对镁和钙的被动细胞旁重吸收。部分患者表现出低钾血症,其原因是继发性醛固酮增多症和 / 或低镁血症对钾转运的直接影响。与 *CLDN16* 变异相比,*CLDN19* 变异患者除低镁血症、肾结石和肾钙沉着症以外,还有严重的眼部受累,可能包括黄斑缺损、眼球震颤和近视,而其他表现基本类似。

(四) 低镁血症伴继发性低钙血症

低镁血症伴继发性低钙血症(hypomagnesemia with secondary hypocalcemia,HSH)是以低镁血症、继发性低钙血症、低甲状旁腺激素为特征的常染色体隐性遗传病。Paunier 等在 1968 年首次报道。该病是由位于染色体 9q22 的瞬时受体电位 M6(transient receptor potential melastatin-6,*TRPM6*;OMIM:607009)基因突变所致。该基因编码的蛋白在肠道上皮和肾远曲小管均有表达,使顶侧膜的镁进入通道。*TRPM6* 变异患者不仅有肠道镁吸收减少,还存在不恰当的肾脏镁流失,患者可表现为严重的低镁血症(可低于 0.2mmol/L)。患者在婴幼儿时期即可表现出神经肌肉兴奋性增高、惊厥发作,若未及时诊治,可遗留神经系统后遗症如智力受损,严重者可死亡。

(五) 孤立性显性遗传性低镁血症

远曲小管的镁离子重吸收主要通过 TRPM6 进行主动重吸收,该过程需要 Na^+-K^+-ATP 酶活动所提供的电压梯度,而 *FXYD2* 基因(OMIM:601814)可编码

Na$^+$-K$^+$-ATP 酶的 γ 亚单元。γ 亚单元可调节 Na$^+$-K$^+$-ATP 酶的活性，可降低其对 Na$^+$、K$^+$ 的亲和力，增强其对 ATP 的亲和力，因此 *FXYD2* 基因变异可引起肾镁丢失。2000 年，在一个荷兰的大家系中发现 *FXYD2* 基因变异可引起孤立性显性遗传性低镁血症，主要表现为低镁血症、低钙尿症及成年期的软骨钙质沉着。仅在荷兰和比利时的三个家系中发现一种变异类型即 p.Gly41Arg，这表明其他的 *FXYD2* 基因变异可能不会造成低镁血症或在胚胎期死亡。

（六）孤立性隐性遗传性低镁血症

2007 年，Groenestege 等的研究发现表皮生长因子（*EGF*）基因（OMIM：131530）变异是孤立性隐性遗传性低镁血症的原因。仅发现 2 例患者表现出低血镁和智力损害，未见其他电解质紊乱，仅发现 1 种变异即 P10701L，通过损害 EGF 前体（proEGF）的基底外侧分选（basolateral sorting）而致病。*EGF* 基因编码 proEGF，后者分解为 EGF，通过与 EGF 受体的结合激活 TRPM6，增加 TRPM6 在肾远曲小管的表达，而 TRPM6 对镁在肾的重吸收有重要作用，因此 *EGF* 基因变异使 TRPM6 表达下降，造成肾性失镁。因此，抗 EGF 受体单克隆抗体如利妥昔单抗因减少 TRPM6 的激活，增加肾镁的排泄，也可导致低镁血症的发生。

（七）常染色体显性低镁血症

钾离子电压门控通道亚家族 A 成员 1（potassium voltage-gated channel subfamily A member 1，*KCNA1*）基因（OMIM：176260）编码分布在中枢神经元和肾远曲小管顶端膜上的电压门控钾离子通道 Kv1.1，该通道与 TRPM6 共同分布在肾远曲小管。Kv1.1 对形成管腔膜电位至关重要，从而调节 TRPM6 重吸收镁离子。仅在一个巴西家系中发现一种 *KCNA1* 基因变异可引起低镁血症，而其他类型的 *KCNA1* 基因变异可引起无低镁血症表现的 1 型发作性共济失调。常染色体显性低镁血症主要表现为低镁血症引起的肌肉痉挛、强直发作、肌震颤、肌无力，以远端肢体为著。实验室检查可见低镁血症，而无低钾血症、低钙血症等其他电解质紊乱，尿钙排泄正常。

（八）*HNF-1β* 基因变异所致的常染色体显性遗传性肾小管间质病

肝细胞核因子 -1β（hepatocyte nuclear factor-1-beta，HNF-1β；OMIM：189907）为含有同源结构域的转录因子超家族中的一员，是一种对肾和胰腺发育至关重要的转录因子，可调节 Na$^+$-K$^+$-ATP 酶 γ 亚基及钾离子通道 Kir5.1 的表达，*HNF-1β* 基因的一些失活性突变可抑制 Na$^+$-K$^+$-ATP 酶和 Kir5.1，进而导致低镁血症，并伴有早发性糖尿病和肾畸形（包括多囊性肾发育不良和尿路梗阻）。据报道，在 18 例已知 *HNF-1β* 基因突变的患者中，8 例（44%）出现低镁血症和肾镁丢失。患者的临床表型差异较大，肾表现是最常见的，有 50% 患者有肾源性低镁血症，有时可为该病的首发表现。其他表现还包括胰腺和生殖器畸形、孤独症、痛风、癫痫、原发性甲状旁腺功能亢进症等。

（九）EAST 和 SeSAME 综合征

EAST（epilepsy，ataxia，sensorineural deafness，and tubulopathy，EAST；癫痫、共济失调、感音神经性耳聋和肾小管病变）综合征和 SeSAME（seizures，sensorineural deafness，ataxia，mental retardation and electrolyte imbalance，SeSAME；癫痫、感音神经性耳聋、共济失调、智力低下和电解质失衡；OMIM：612780）综合征是常染色体隐性遗传病，该病由 Scholl 等人在 2009 年首次报道。患者会在婴儿期出现癫痫、共济失调、感音神经性耳聋、精神发育迟缓及失盐性肾小管病。失盐性肾小管病与 Gitelman 综合征相似，表现为低钾血症性代谢性碱中毒伴低镁血症。这种综合征由编码钾离子通道的 *KCNJ10*（Kir4.1）（OMIM：602208）基因发生功能丧失性突变引起，*KCNJ10*（Kir4.1）在远曲小管的基底侧膜上表达，可调节噻嗪类敏感型氯化钠协同转运蛋白的表达。该蛋白同时也表达于内耳及中枢神经系统的神经胶质细胞。肾远曲小管重吸收钠离子需利用 Na$^+$-K$^+$-ATP 酶，泵入上皮细胞的钾离子需 Kir4.1 通道重新进入肾小管间质中，*KCNJ10* 基因变异可致钾离子循环利用受限，抑制 Na$^+$-K$^+$-ATP 酶活动，从而影响氯化钠的重吸收，激活肾素 - 血管紧张素系统，进而增加连接小管和集合管对钠的重吸收，但同时使氢离子和钾离子排泄增多。造成低镁血症和低钙尿症的机制尚不明确。

（十）新生儿暂时性高苯丙氨酸血症和 7-生物蝶呤尿

新生儿暂时性高苯丙氨酸血症和 7- 生物蝶呤尿是由编码 4α- 氨甲蝶呤脱水酶 1 的 *PCBD1*（pterin-4 alpha-carbinolamine dehydratase 1，OMIM：126090）基因变异所致的常染色体隐性遗传疾病，以往认为该病是无远期并发症的良性新生儿综合征。一项研究表明 *PCBD1* 基因变异与肾镁丢失及青少年发病的成人型糖尿病相关。*PCBD1* 主要表达在远曲小管，作为 HNF-1β 的二聚辅因子，与其共同作用促进 FXYD2（FXYD domain containing ion transport regulator 2）启动子的活动，从而调节 FXYD2 在远端肾小管的转录。

（十一）低镁血症合并癫痫、精神发育迟缓

细胞周期蛋白 M2（cyclin and CBS domain divalent metal cation transport mediator 2，CNNM2；OMIM：607803）属于细胞周期蛋白家族，主要表达在肾髓袢升支粗段、远曲小管及大脑，是大脑发育、神经系统功能和镁离子稳态的基础。*CNNM2* 基因变异可引起

显性遗传或隐性遗传的低镁血症，合并癫痫及智力低下。该病的临床表型多样，除了低镁血症外，未见其他电解质紊乱。该病的临床表现及发病年龄各异。Stuiver 等描述的家系中既有年幼时出现癫痫的患者，也有青春期才表现出肢体无力、眩晕、头痛的患者，患者均有低血镁。因此该病只能通过基因检测进行诊断。国内尚未见该病的相关报道。

图 42-2-1 显示了在髓袢升支粗段及肾远曲小管离子重吸收相关的蛋白分布。

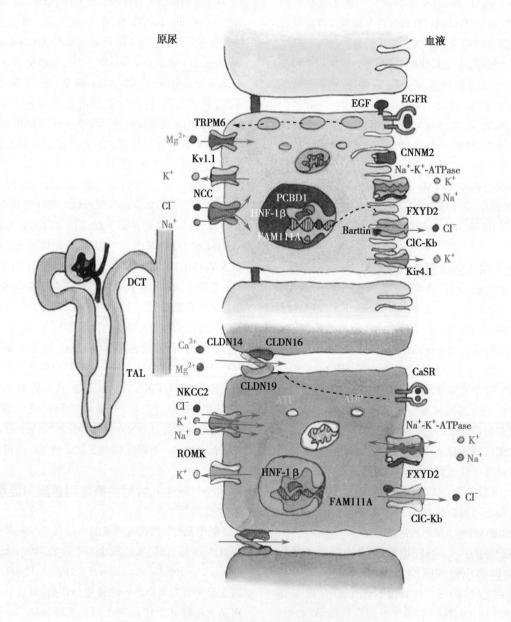

图 42-2-1　镁离子在髓袢升支粗段及肾远曲小管的重吸收
黑色字体显示遗传性低镁血症相关的蛋白，灰色字体显示其他蛋白。

第3节
治　疗

一、解除平滑肌痉挛,纠正低镁血症

有症状的患者(如存在手足搐搦、心律失常或癫痫发作)应静脉补镁,并持续监测心脏功能。

1. 若患者处于急性期且血流动力学不稳定,包括心律失常符合尖端扭转型室性心动过速或低镁低钾血症,则最初可给予1~2g硫酸镁(4~8mmol),给药持续2~15分钟。

2. 若低镁血症患者的血流动力学稳定但症状严重(血镁低于0.4mmol/L),则最初可给予1~2g硫酸镁(4~8mmol),溶解于50~100ml的5%葡萄糖溶液,给药时间为5~60分钟,然后持续输注。

3. 非紧急补充的简单输注方案是缓慢给予硫酸镁4~8g(16~32mmol),给药时间为12~24小时。可按需重复给药,以维持血镁浓度超过0.4mmol/L(1mg/dl)。

4. 大剂量补镁可能使肾功能不全的患者[肌酐清除率小于30ml/(min·1.73m²)]面临严重高镁血症风险,要给予重视,因为血镁浓度仅由肾脏排泄调节。

5. 治疗儿童时缓慢输注硫酸镁,剂量为25~50mg/kg(0.1~0.2mmol/kg),单次最大剂量为2g(8mmol)。

6. 如果有条件且患者可以耐受,无症状或症状轻微的低镁血症患者应采用口服补充。但许多患者无法口服镁或有胃肠不适和腹泻。因此,即使症状轻微或没有症状,许多低镁血症住院患者也采用静脉补镁而非口服补充。可供使用的口服镁盐很多,每种镁盐的镁元素含量不同,但生物利用度都有限。肾功能正常患者的日剂量一般为240~1 000mg镁元素(10~40mmol),分次使用。

二、原发病治疗

治疗原发病非常重要。低镁血症是由噻嗪类或袢利尿剂引起但不能中断利尿剂治疗时,添加保钾利尿剂(如阿米洛利)可能有效。这些药物可能增加镁在远端肾单位的重吸收,从而减少镁排泄。在与持续性尿镁消耗相关的疾病中(如Bartter综合征、Gitelman综合征或顺铂肾毒性),仅补充镁可能效果不明显,阿米洛利可能有所帮助,药物治疗能快速增加血镁水平,但细胞内镁贮存需要更长时间才能补足。

因此,当血镁浓度恢复正常后,肾功能正常的患者还应继续补镁至少2日。

(池 玥)

参考文献

[1] QUAMME GA. Renal magnesium handling: new insights in understanding old problems [J]. Kidney Int, 1997, 52: 1180.

[2] AL-GHAMDI SM, CAMERON EC, SUTTON RA. Magnesium deficiency: pathophysiologic and clinical overview [J]. Am J Kidney Dis, 1994, 24 (5): 737.

[3] SIMON DB, LU Y, CHOATE KA, et al. Paracellin-1, a renal tight junction protein required for paracellular Mg²⁺ resorption [J]. Science, 1999, 285 (5424): 103-106.

[4] KONRAD M, SCHALLER A, SEELOW D, et al. Mutations in the tight-junction gene claudin 19 (CLDN19) are associated with renal magnesium wasting, renal failure, and severe ocular involvement [J]. Am J Hum Genet, 2006, 79 (5): 949.

[5] GONG Y, HOU J. Claudin-14 underlies Ca²⁺-sensing receptor-mediated Ca²⁺ metabolism via NFAT-microRNA-based mechanisms [J]. J Am Soc Nephrol, 2014, 25 (4): 745.

[6] DE ROUFFIGNAC C, QUAMME G. Renal magnesium handling and its hormonal control [J]. Physiol Rev, 1994, 74 (2): 305-322.

[7] TONG GM, RUDE RK. Magnesium deficiency in critical illness [J]. J Intensive Care Med, 2005, 20 (1): 3-17.

[8] FLINK EB. Magnesium deficiency. Etiology and clinical spectrum [J]. Acta Med Scand Suppl, 1981, 647: 125-127.

[9] SAUL RF, SELHORST JB. Downbeat nystagmus with magnesium depletion [J]. Arch Neurol, 1981, 38: 650-652.

[10] FATEMI S, RYZEN E, FLORES J, et al. Effect of experimental human magnesium depletion on parathyroid hormone secretion and 1, 25-dihydroxyvitamin D metabolism [J]. J Clin Endocrinol Metab, 1991, 73 (5): 1067-1072.

[11] CHASE LR, SLATOPOLSKY E. Secretion and metabolic efficacy of parthyroid hormone in patients with severe hypomagnesemia [J]. J Clin Endocrinol Metab, 1974, 38 (3): 363-371.

[12] CONNOR TB, TOSKES P, MAHAFFEY J, et al. Parathyroid function during chronic magnesium deficiency [J]. Johns Hopkins Med

J, 1972, 131 (2): 100-117.

[13] RUDE RK, OLDHAM SB, SINGER FR. Functional hypoparathyroidism and parathyroid hormone end-organ resistance in human magnesium deficiency [J]. Clin Endocrinol (Oxf), 1976, 5 (3): 209-224.

[14] SEELIG MS. Magnesium deficiency and cardiac dysrhythmia [M]//SEELIG MS. Magnesium deficiency in the pathogenesis of disease. Boston: Springer, 1980: 219.

[15] KELLY RA, SMITH TW. Recognition and management of digitalis toxicity [J]. Am J Cardiol, 1992, 69 (18): 108G-118G.

[16] HUANG CL, KUO E. Mechanism of hypokalemia in magnesium deficiency [J]. J Am Soc Nephrol, 2007, 18 (10): 2649-2652.

[17] VARGAS-POUSSOU R, DAHAN K, KAHILA D, et al. Spectrum of mutations in Gitelman syndrome [J]. J Am Soc Nephrol, 2011, 22 (4): 693-703.

[18] KAMEL KS, HARVEY E, DOUEK K, et al. Studies on the pathogenesis of hypokalemia in Gitelman's syndrome: role of bicarbonaturia and hypomagnesemia [J]. Am J Nephrol, 1998, 18 (1): 42-49.

[19] JIANG L, CHEN C, YUAN T, et al. Clinical severity of Gitelman syndrome determined by serum magnesium [J]. Am J Nephrol, 2014, 39 (4): 357-366.

[20] JECK N, KONRAD M, PETERS M, et al. Mutations in the chloride channel gene, CLCNKB, leading to a mixed Bartter-Gitelman phenotype [J]. Pediatr Res, 2000, 48 (6): 754-758.

[21] MÜLLER D, KAUSALYA PJ, BOCKENHAUER D, et al. Unusual clinical presentation and possible rescue of a novel claudin-16 mutation [J]. J Clin Endocrinol Metab, 2006, 91 (8): 3076.

[22] KONRAD M, HOU J, WEBER S, et al. CLDN16 genotype predicts renal decline in familial hypomagnesemia with hypercalciuria and nephrocalcinosis [J]. J Am Soc Nephrol, 2008, 19 (1): 171-181.

[23] WEBER S, SCHNEIDER L, PETERS M, et al. Novel paracellin-1 mutations in 25 families with familial hypomagnesemia with hypercalciuria and nephrocalcinosis [J]. J Am Soc Nephrol, 2001, 12 (9): 1872-1881.

[24] KONRAD M, SCHALLER A, SEELOW D, et al. Mutations in the tight-junction gene claudin 19 (CLDN19) are associated with

renal magnesium wasting, renal failure, and severe ocular involvement [J]. Am J Hum Genet, 2006, 79 (5): 949-957.

[25] PAUNIER L, RADDE IC, KOOH SW, et al. Primary hypomagnesemia with secondary hypocalcemia in an infant [J]. Pediatrics, 1968, 41 (2): 385-402.

[26] WALDER RY, LANDAU D, MEYER P, et al. Mutation of TRPM6 causes familial hypomagnesemia with secondary hypocalcemia [J]. Nat Genet, 2002, 31 (2): 171-174.

[27] DE BAAIJ JH, DORRESTEIJN EM, HENNEKAM EA, et al. Recurrent FXYD2 p. Gly41Arg mutation in patients with isolated dominant hypomagnesemia [J]. Nephrol Dial Transplant, 2015, 30 (6): 952-957.

[28] GROENESTEGE WM, THEBAULT S, VAN DER WIJST J, et al. Impaired basolateral sorting of pro-EGF causes isolated recessive renal hypomagnesemia [J]. J Clin Invest, 2007, 117 (8): 2260-2267.

[29] D ADAMO MC, GALLENMULLER C, SERVETTINI I, et al. Novel phenotype associated with a mutation in the KCNA1 (Kv1. 1) gene [J]. Front Physiol, 2014, 5: 525.

[30] KOMPATSCHER A, DE BAAIJ JHF, ABOUDEHEN K, et al. Loss of transcriptional activation of the potassium channel Kir5. 1 by HNF1β drives autosomal dominant tubulointerstitial kidney disease [J]. Kidney Int, 2017, 92 (5): 1145-1156.

[31] ADALAT S, WOOLF AS, JOHNSTONE KA, et al. HNF1B mutations associate with hypomagnesemia and renal magnesium wasting [J]. J Am Soc Nephrol, 2009, 20 (5): 1123-1131.

[32] BOCKENHAUER D, JAUREGUIBERRY G. HNF1B-associated clinical phenotypes: the kidney and beyond [J]. Pediatr Nephrol, 2016, 31 (5): 707-714.

[33] SCHOLL UI, CHOI M, LIU T, et al. Seizures, sensorineural deafness, ataxia, mental retardation, and electrolyte imbalance (SeSAME syndrome) caused by mutations in KCNJ10 [J]. Proc Natl Acad Sci USA, 2009, 106 (14): 5842-5858.

[34] BOCKENHAUER D, FEATHER S, STANESCU HC, et al. Epilepsy, ataxia, sensorineural deafness, tubulopathy, and KCNJ10 mutations [J]. N Engl J Med, 2009, 360: 1960-1970.

[35] FERRE S, DE BAAIJ JH, FERREIRA P, et

al. Mutations in PCBD1 cause hypomagnesemia and renal magnesium wasting [J]. J Am Soc Nephrol, 2014, 25 (3): 574-586.

[36] STUIVER M, LAINEZ S, WILL C, et al. CNNM2, encoding a basolateral protein required for renal Mg^{2+} handling, is mutated in dominant hypomagnesemia [J]. Am J Hum Genet, 2011, 88 (3): 333-343.

[37] ARJONA FJ, DE BAAIJ JH, SCHLINGMANN KP, et al. CNNM2 mutations cause impaired brain development and seizures in patients with hypomagnesemia [J].PLoS Genet,2014,10(4): e1004267.

[38] VIERING DHHM, DE BAAIJ JHF, WALSH SB, et al.Genetic causes of hypomagnesemia, a clinical overview [J].Pediatr Nephrol,2017,32 (7):1123-1135.

[39] 李雯，毛建华. 遗传性肾性低镁血症.中华儿科杂志, 2019, 57(5): 388-391.

第 9 篇
其他内分泌疾病

第43章
胃肠胰神经内分泌肿瘤

神经内分泌肿瘤(neuroendocrine tumor,NET)是一组起源于肽能神经元和神经内分泌细胞的异质性肿瘤,可发生于多个系统,以胃肠胰神经内分泌肿瘤(gastroenteropancreatic neuroendocrine tumor,GEP-NET)最常见。本文对常见的 GEP-NET 的组织学和生物学特点进行初步介绍,并简要介绍近年来 GEP-NET 相关的基因、信号通路及 RNA 的分子生物学研究进展。

第 1 节
神经内分泌肿瘤概论

一、GEP-NET 的组织学及生物学特点

对于不同部位的 GEP-NET 的相似之处和差异的研究目前尚难有规律可言,但可能与患者的基因遗传背景和表观遗传学等情况相关。而现有的研究更集中于 GEP-NET 的常见好发部位,如小肠和胰腺 NET 等,对于非好发部位的 GEP-NET 的研究相对较少。目前认为 GEP-NET 可以发生在从食管起始到直肠为止的任何消化道部位,肿瘤起源于广泛分布于各个消化器官中的神经内分泌细胞团,通常来自食管和结肠的 NET 病理分化较差,而来源于其他消化道的 NET 的病理分化程度较高。在本章节中按照 NET 发病部位来介绍其主要临床特点。

二、不同部位的 NET 临床特点和治疗

(一) 食管神经内分泌肿瘤

在所有 GEP-NET 中,食管 NET 的发病率最低(发病率<0.1%),通常病理为低分化癌或为内分泌/非内分泌细胞混合型肿瘤,与 Barret 食管相关(Barrett 首先报道食管下段的鳞状上皮被柱状上皮覆盖,因此称 Barret 食管)。由于大多数的食管 NET 没有内分泌功能,因此除了一些消化道症状外并无激素分泌过多相关的症状或体征。绝大多数的低分化神经内分泌癌(neuroendocrine carcinoma,NEC)肿瘤体积较大,侵袭性生长,普遍预后极差;而相对高分化的 NET 较为少见,通常肿瘤直径<4cm,可通过外科手术切除。目前尚未有研究发现与食管 NET 发病机制明确相关的基因异常。

(二) 胃神经内分泌肿瘤

胃 NET 占所有 GEP-NET 的 5% 左右,近年来由于内镜技术的发展和普及,胃 NET 的发病率明显升高。虽然胃 NET 均由于胃底的肠嗜铬样细胞过度增殖所致,但其 5 年存活率主要取决于肿瘤的病理分型。世界卫生组织(WHO)在过去 20 年间对消化道 NET 的分类进行了多次调整,GEP-NET 的分类已有很大变化。欧洲神经内分泌肿瘤协会(European Neuroendocrine Tumor Society,ENETS)提出了胃 NET 的分期方案,目前在临床仍被广泛应用。

1 型胃 NET: 约占总数的 80%,常见临床特点有高胃泌素血症、慢性萎缩性胃炎、胃酸分泌减少等,肿瘤通常为多个小结节样 G_1 期肿瘤,肿瘤体积较小并易于通过内镜切除,预后良好。肿瘤相关病死率不足1%,并与肿瘤体积明确相关。

2 型胃 NET: 临床表现为与 1 型相类似的低级别肿瘤,这类肿瘤通常可为多发性内分泌腺瘤病 1 型(MEN1)的组分之一,可表现出高胃泌素血症的佐林格 - 埃利森综合征(Zollinger-Ellison syndrome),2 型胃 NET 潜在转移风险较 1 型偏高。

3 型胃 NET: 多为散发病例,约占所有胃 NET 的23%。通常没有特异性的病理改变,也没有典型的异常综合征。这类肿瘤较前两型肿瘤体积更大,侵袭性更强,半数病例可表现出侵袭性生长、淋巴结转移或远处转移的临床表现。文献显示该类肿瘤的病死率0~26%,并与肿瘤的侵袭性明显相关。

4 型胃 NEC: 较为罕见,占全部胃 NET 的6%~16%。病理形态为大或小细胞样恶性肿瘤细胞,与其他部位的神经内分泌癌相似,疾病预后较差,平

均生存期仅 11~82 个月。

这类疾病的基因遗传背景多数是散发的，而无明显家族聚集发病倾向。胃 NEC 病例中 53%~100% 包括 TP53 基因突变。TP53 和 SMAD4 基因座的等位基因杂合性丢失（loss of heterozygosity，LOH）或 6q 染色体缺失均可与疾病相关。有相关全外显子组测序研究显示，与胃腺癌病例相比，胃 NEC 的 TP53 基因突变概率相仿，SYNE1 基因的突变率稍低，但现有的研究例数均 <15 例，主要结果集中于 TP53 或其他 NEC 常见相关基因，如 KRAS 或 RB1 等，对于 NET 相关基因研究目前仅有较少研究检测了 1 个 NET 家系的 10 个成员，其中 5 个家庭成员罹患 1 型胃 NET。另外有研究发现 ATP4A 基因胚系突变与该疾病相关，但在其他 14 个散发 1 型胃 NET 患者中未找到相关突变。另外有研究显示为 11 号染色体 p13 区域（MEN1 基因座区域）等位基因杂合性丢失，或 CDKN2A 基因高甲基化水平和胃 NET 有一定相关性。

（二）小肠神经内分泌肿瘤

据报道在西方国家小肠神经内分泌肿瘤（small intestine NET，SiNET）是最为常见的消化道 NET，占 25%~30%，但在东方国家尤其是南亚地区其发病率明显减少。根据 WHO 2010 年发布的指南将 SiNET 分成两个亚类，即近端 SiNET（发病于十二指肠和近端空肠）和远端 SiNET（发病于远端空肠和回肠）。这两个亚类在临床表现和病理特征上有所差异，但现有的流行病学资料及进一步的分子研究通常未作出区分。

近端 SiNET 占 GEP-NET 总数的 5%~8%，肿瘤的好发部位为十二指肠。近年来随着检测水平的提升，其检出率逐年升高。这类疾病有可能是一些遗传性疾病或临床综合征的组分，但绝大多数是散发病例，并且无内分泌功能。这些肿瘤通常分化良好，可能有少量的激素分泌功能，常见的是胃泌素、生长抑素等，但分泌的激素不足以引起相应的临床症状，故亦被认为是无功能 NET。

分泌胃泌素的 NET 与无功能 NET 的主要区分方法依然是组织学及免疫荧光等方法，在临床上无功能 NET 通常肿瘤直径较小（<2cm），为息肉状，肿瘤转移风险较低，而大多数的胃泌素瘤在确诊时即已经出现远处转移，即使肿瘤直径 <2cm 亦有一定的转移风险，转移灶通常较原发病灶体积偏大。大约 1/3 的胃泌素瘤病例为 MEN1 的组分之一，这些病例虽然与散发病例相比临床表现无明显差异，但有显著的家族聚集发病倾向。

分泌生长抑素的 NET 起源于近端法特壶腹（ampulla of Vater），肿瘤平均直径约 2.3cm，肿瘤转移倾向通常与肿瘤大小及肿瘤是否侵袭性生长相关。大约 40% 的病例是 1 型神经纤维瘤病（neurofibromatosis type 1，NF1）的组分之一，也有小部分病例报道其继发于 HIF2A 基因突变。

恶性的 NEC 则相对少见，易发生于法特壶腹部，通常无内分泌功能，一般由于出现黄疸或消化道出血等症状而被诊断，肿瘤易出现淋巴结或远处转移。

远端 SiNET 主要发病于回肠末段，肿瘤平均直径 1~2cm，淋巴结转移与否与肿瘤大小相关，尤其在肿瘤直径 >2cm 时转移风险明显升高，肝脏转移是最常见的临床情况。部分肿瘤分泌 5- 羟色胺（serotonin），其分泌量随着肿瘤发病时间及转移情况增加，故可导致类癌综合征的表现，如慢性腹泻、支气管痉挛及右心衰竭等。其他病例无明显疾病特异性症状，通常因体检或消化道梗阻症状而确诊，对于已经出现梗阻的病例，大多数已有肿瘤转移。手术治疗是第一选择，但仅限于尚未出现转移的病例，一旦肿瘤转移，则预后较差，如出现肝脏转移，5 年生存率则从 60% 下降至 35% 左右。

SiNET 的基因遗传学机制较为复杂，目前尚无明确研究发现这类肿瘤与遗传性基因改变相关，但有部分病例有家族发病倾向，大约 1/3 病例有与 MEN1 相似的多发肿瘤临床表现。15%~29% 的病例在诊断同时合并其他部位肿瘤。SiNET 患者的一级亲属罹患该疾病的风险明显升高。现有的多个关注于疾病和表观遗传学或基因组学的研究，也没有得出一致性的结论。有关肿瘤发病机制研究显示，存在多个与细胞增殖相关通路的相关基因的体细胞突变。与染色体微缺失 / 重复的研究显示，大约 50% 的病例存在 18 号染色体的微缺失，10%~30% 的病例存在 4、5、7、14、20 号染色体微重复，这些染色体区域的异常主要涵盖了 mTOR、TGF-β/Wnt 通路，可能与发病机制相关。在甲基化水平的研究方面发现 SiNET 的普遍甲基化水平偏低，但部分抑癌基因的甲基化水平有所上调，可能与肿瘤的发病和疾病的侵袭性有影响。

（四）阑尾神经内分泌肿瘤

最新的流行病学研究显示阑尾神经内分泌肿瘤（appendiceal NET）是第二常见的 GEP-NET。该疾病经常因为阑尾切除手术意外发现，中位确诊年龄为 38 岁，较其他 GEP-NET 明显偏低。通常肿瘤直径 1~2cm，组织学可见细胞呈岛屿样分布、有丝分裂不活跃和异型性不明显等病理特征。大多数的病例中肿瘤可分泌 5- 羟色胺，内分泌肿瘤常见的标记物阳性。阑尾 NET 整体预后良好,病死率约 3%,但现有的 WHO 2010 年肿瘤分期指南对于预测疾病的预后意义有限。

现有的为数不多的肿瘤分子生物学机制研究关注于杯状细胞类癌(goblet cell carcinoids,GCCs),这种肿瘤在阑尾 NET 发病率约为 6%,通常认为不是"良性"类癌。数据显示这类肿瘤存在 *KRAS*、*BRAF*、*TP53* 及 *SMAD4* 等与恶性肿瘤相关基因的突变相关,但具体机制仍不清楚。

(五) 结直肠神经内分泌肿瘤

结肠神经内分泌肿瘤(colon NET)发病率较低,每年新发病率约为 $2/10^6$。结肠 NET 通常肿瘤直径较小,无明显特异性症状,一般为肠镜检查时偶然被发现。而 NEC 肿瘤直径通常 >2cm,由于侵袭性生长常可导致一系列临床症状。结肠 NET 的 5 年生存率约 62%,预后与肿瘤侵袭性和是否转移明确相关,而结肠 NEC 则在确诊时通常已出现远处转移,其高恶性程度和侵袭性生长导致其预后较差(比恶性腺癌预后更差)。从分子学角度来看结肠 NEC 与结直肠腺癌相似,均有 *APC*、*KRAS*、*BRAF*、*TP53* 等基因突变的可能,除此之外,结肠 NEC 亦存在 Rb 蛋白的低表达及 p16、Bcl-2 蛋白过表达变化。在确诊的混合性 NEC 病例中亦发现两种不同组分的肿瘤在常见的原癌基因和抑癌基因上有相似的基因突变图谱,这也提示 NET 和腺癌在肿瘤形成的机制上有一定共通之处。

直肠神经内分泌肿瘤(rectal NET)绝大多数通过结肠镜检查发现和确诊,数据统计显示该疾病每年新发病率约 $0.2/10^6$,美国约 $1/10^6$,考虑与该病在非洲裔人种中发病率较高有一定关系。肿瘤的平均直径 0.6~1cm,绝大多数肿瘤可通过内镜下手术切除。该疾病预后良好,5 年生存率约 88%,仅有 3% 左右病例出现淋巴结转移。肿瘤直径大于 2cm 或有黏膜肌层浸润的病例易于出现转移且预后相对较差。研究发现 *KRAS*、*NRAS*、*BRAF* 及 *PIK3CA* 等基因突变与直肠 NET 的发病可能相关,且肿瘤的淋巴结浸润特点与 CpG 岛甲基化水平改变、miR-885-5p 表达水平改变有一定关联。此外有研究选取 1 例直肠 NET 患者的 6 个肝脏转移灶行全外显子组基因检测,发现的 18 个体细胞突变位点中有 11 个共同的突变位点,其中与肿瘤相关基因包括 *HSPG2*、*SERPINF2* 和 *SMARCA1*,考虑可能参与了肿瘤的形成过程。

(六) 胰腺神经内分泌肿瘤

胰腺神经内分泌肿瘤(pancreatic NET,PanNET)占 GEP-NET 总数的 15%~20%,其中绝大多数(60%~85%)为无功能 NET,常见的有分泌功能的 PanNET 有胰岛素瘤、胃泌素瘤、胰高血糖素瘤、血管活性肠肽瘤、生长抑素瘤等,并根据分泌激素的不同表现出相应的临床表现。通常无功能 PanNET 由于没有特异性症状,多数因肿瘤占位效应如梗阻、黄疸等确诊,确诊时疾病进展已至晚期,但近年来影像学技术的发展有助于肿瘤在更早期被发现并确诊的可能。

绝大多数的 PanNET(约 92.5%)不呈癌性,但疾病预后差异较大,5 年生存率从 29% 到 70% 不等,主要取决于肿瘤的类型和分期。PanNET 中约 7.5% 呈癌性(即胰腺 NEC),与其他常见的胃肠道 NEC 相似,胰腺 NEC 预后较差,这些肿瘤中常见 *TP53*、*RB1* 基因突变。

虽然绝大多数的 PanNET 为散发病例,但仍有一些病例易于出现多发肿瘤倾向,这些病例需要进一步考虑遗传基因相关综合征可能。大约 10% 的 PanNET 是 MEN1、von Hippel-Lindau(VHL)病、结节性硬化(tuberous sclerosis,TS),或 NF1 综合征等疾病的组分之一。这类疾病通常是相关基因的胚系突变所致,这也为我们进一步了解这些疾病的发病机制提供了一个新切入点。本文将在家族性 GEP-NET 中介绍相关综合征的情况。

第 2 节
家族性胃肠胰神经内分泌肿瘤

虽然绝大多数的 GEP-NET 是散发病例,但仍有很多遗传性肿瘤性疾病会伴发胰腺神经内分泌肿瘤,此为家族性胃肠胰神经内分泌肿瘤(familial GEP-NENT),该类疾病对于理解肿瘤的发生机制有一定意义。

一、MEN1

MEN1(OMIM:131100)为常染色体显性遗传性疾病,由 *MEN1* 基因胚系突变所引起,通常表现为甲状旁腺(95%)、胰腺(60%)和垂体(30%)相关内分泌瘤。MEN1 在胰腺受累时,即使 PanNET 分期较早,也可以表现为多发的病灶,因此考虑 *MEN1* 基因在肿瘤的形成过程中发挥了关键作用。*MEN1* 基因的产物为 menin 蛋白,其广泛表达于细胞核内并可以和多个蛋白相互结合,并参与了细胞信号转导、基因转录激活及组蛋白甲基化等重要细胞活动。menin 蛋白在维持细胞稳态中的主要机制包括:①增加组蛋白甲基化的水平,并通过与包括组蛋白甲基化的 KMT2A/2D

复合体结合来上调 CDKN2C/CDKN1B 等细胞周期抑制因子的表达水平;②通过下调 Akt1 从细胞内到细胞膜转移的过程来抑制 PI3K/mTOR 信号通路的水平;③当 DNA 断裂需要修复时可协助激活同源重组 DNA 修复蛋白(BRCA1 和 RAD51)。

在一些散发的 NET 病例中同样也有报道 MEN1 基因突变,这也提示该基因在 NET 形成或生物学行为中发挥重要作用,但具体机制仍需要进一步研究。

二、MEN4

近年来有研究将一部分特殊的 MEN 病例命名为多发性内分泌腺瘤病 4 型(MEN4,OMIM:610755),这类病例通常起病年龄偏晚(>30 岁),常有甲状旁腺及垂体肿瘤发生,同时易伴发胃、胰腺或支气管 NET 或胃泌素瘤等。病因方面则没有明确的 MEN1 和 RET 基因突变,在后来研究中发现疾病归因于 CDKN1B 基因突变。该基因的杂合突变可导致基因的单倍剂量不足,并导致其翻译的蛋白 p27 表达量下降。有趣的是 MEN1 基因突变亦可以影响 p27 蛋白的表达,这也提示 p27 蛋白在 NET 发生中的重要作用。

三、von Hippel-Lindau 病

希佩尔 - 林道病(von Hippel Lindau disease,OMIM:608537)是一种常染色体显性遗传病,是 VHL 基因失活性胚系突变所导致。该病可导致多个类型的 NET,其中 8%~17% 的病例存在 PanNET,VHL 基因的 3 号外显子突变通常与 PanNET 的发病相关。VHL 基因翻译的希佩尔 - 林道病肿瘤抑制蛋白(pVHL)是低氧诱导因子(hypoxia inducible factor,HIF)的负性调节因子,其主要通过 pVHL 的泛素化调控 PI3K/mTOR 通路发挥作用。VHL 基因突变导致 pVHL 蛋白功能障碍可使两种酪氨酸激酶受体血管内皮生长因子受体(vascular endothelial growth factor receptor,VEGFR)、血小板衍生生长因子受体(platelet-derived growth factor receptor,PDGFR)水平上调,而 VEGFR、PDGFR 分别与其配体结合,可进一步正反馈上调 PI3K/mTOR 通路的活性从而影响肿瘤的发病。

四、1 型神经纤维瘤病

1 型神经纤维瘤病(NF1,OMIM:162200)在新生儿中发病率约为 1/2 500,主要临床表现为皮肤神经纤维瘤、牛奶咖啡斑、虹膜错构瘤,以及神经系统肿瘤或神经内分泌肿瘤。约 10% 的 NF1 患者合并 GEP-NET,壶腹部周围及十二指肠的生长抑素瘤较为常见。同理,这些罕见肿瘤中约有 40% 的病例存在 NF1 基因的胚系突变。NF1 基因编码的神经纤维瘤蛋白(neurofibromin)是 Ras/MAPK 和 PI3K/mTOR 信号通路的负性调节因子,作用机制主要是将有活性的 Ras-GTP 转化为无活性 Ras-GDP 并直接抑制 Akt 介导的 TSC2 磷酸化,因此 NF1 基因的失活突变会影响 Ras/MAPK 和 PI3K/mTOR 信号通路的转导网络。

五、结节性硬化

结节性硬化(tuberous sclerosis)通常是由于 TSC1 或 TSC2 基因失活性突变所导致,其编码的错构瘤蛋白(hamartin)和薯球蛋白(tuberin)可形成复合体构型并抑制 mTOR 信号转导,从而直接影响 PI3K/mTOR 信号通路的活性。在正常的细胞中由负性调控蛋白 Akt1 可以磷酸化薯球蛋白,从而调控 Ras 和 PI3K 信号通路。而 TSC1 或 TSC2 基因异常则导致 TSC 复合体功能异常,并导致下游的 mTORC1 复合体异常激活,在临床中患者可表现为面部血管纤维瘤或全身多发的错构瘤。通常认为结节性硬化少有 GEP-NET 相关疾病,但近年来研究发现在一些散发的 PanNET 患者中存在 TSC1 或 TSC2 基因突变。

第 3 节
胃肠胰神经内分泌肿瘤
分子生物学进展

随着近年来对 GEP-NET 分子生物学研究机制的深入,目前已确定多个相关基因表达水平、信号通路及某些 RNA 和蛋白在 GEP-NET 的发生及发展过程中的作用,现作以简单介绍。

一、肿瘤相关基因表达

(一)腺癌相似基因

Takizawa 等采用免疫组化方法比较了小细胞 NEC、大细胞 NEC、NET 和低分化腺癌(poorly differentiated adenocarcinoma,PDC)的肿瘤样本的生物标志物[p53、β- 连环蛋白(β-catenin)、Bcl-2、Rb、p16、p21、细胞周期蛋白 D1(cyclin D1)、细胞周期蛋白 E(cyclin E)]的表达差异,以及测序分析基因(TP53、APC、CTNNB1、KRAS、BRAF)的差异改变,结果发现 NEC 与 NET 相比较,p53、β- 连环蛋白和细胞周期蛋白 E 的表达存在显著差异。在 NEC 和 PDC 中,检测到 TP53、APC、KRAS、BRAF 多种基因突变,而在 NET

中未检测到相应基因突变。NEC 与 PDC 和 NET 相比较,Rb 的表达下调,p16、Bcl-2 的表达明显上调。这种基因表达差异在病理表现为小细胞形态的 NEC 中更为明显。

另外在病理学上去理解结直肠 NEC 实际上是一种从小细胞 NEC 变化到大细胞 NEC 的一组异质性类型疾病,形态表现为大细胞 NEC 的病例和拥有固定增长模式的 PDC 的病例有时难以完全区分。因此结直肠 NEC 的分子生物学改变(TP53、APC、KRAS、BRAF)与腺癌相似而与 NET 的差异较大。

(二)同源转化盒基因 NKX2.2

同源转化盒基因 NKX2.2 主要表达于中枢神经系统及胰腺,是一种调控细胞分化的同源结构域转录因子(NKX 家族中的重要一员),定位于染色体 20p11,用于调控少突胶质细胞和胰腺内分泌细胞的分化,在神经内分泌系统的分化和发育中起重要作用。NKX2.2 能促进胚胎干细胞向胰岛 β 细胞分化成熟,维持胰岛素和胰高血糖素的分泌。NKX2.2 作为一种新型的神经内分泌标志物,在小肠、直肠及胰腺 NET 协助诊断方面明显优于嗜铬粒蛋白 A(chromogranin A,CgA)。联合检测 NKX2.2、Syn、CgA 可显著提高小肠、直肠及胰腺 NET 诊断的敏感性。

(三)TCEB3C 基因

研究发现原发和转移小肠 NET 中频繁出现 18 号染色体的部分拷贝丢失。TCEB3C 是位于 18 号染色体的单一外显子印记基因,编码转录延伸因子 A3,具有一段保守序列。该基因的表达受 DNA 甲基化和组蛋白甲基化等表观遗传学调控。Edfeldt 等通过对原发肿瘤、转移瘤、人类小肠 NET 细胞系 CNDT2.5 和其他两个细胞系进行免疫组化、基因拷贝数测定、克隆形成实验、Western 印迹法等研究发现,过度的 TCEB3C 表达导致 CNDT2.5 细胞克隆存活下降 50%,而对照细胞并未减少,表明 TCEB3C 过度表达可抑制肿瘤细胞的生长速度,改善患者的生存率。

(四)DAXX/ATRX 基因

死亡结构域相关蛋白基因(death domain associated protein gene,DAXX)或 α 地中海贫血基因(alpha Mediterranean anemia gene,ATRX)和 KRAS 基因突变与 PanNET 患者的临床病理特征、疾病进展和预后情况相关。PanNET 是一种临床上罕见的异质性肿瘤,其遗传特性还未完全明确。有研究通过高通量测序分析各种 PanNET 相关基因,以确定其基因突变与患者临床病理特征及预后的关系,结果显示 DAXX/ATRX、KRAS、MEN1、mTOR 信号通路的基因(PTEN、

TSC2)、SMAD4/DPC、TP53 和 VHL 在 中 国 PanNET 患者中的体细胞突变频率分别为 54.05%、10.81%、35.14%、54.05%、2.70%、13.51% 和 40.54%。在 >3 个突变基因的 4 例患者中有较高的 Ki-67 增殖指数或神经血管侵犯或器官受累表现,但在 ≤3 个突变基因的 27 例患者中仅 1/3 的患者具有该特征,在不考虑其他基因的作用下,KRAS 和 DAXX/ATRX 基因突变与 PanNET 患者的生存期缩短及预后差相关。分子机制方面考虑 DAXX 和 ATRX 基因均参与编码染色质重塑的蛋白,其突变存在于 40% 的 PanNET 患者中,与端粒替代延长的激活相协同,因此该突变可能导致患者染色体结果的不稳定。Marinoni 等研究结果表明 DAXX 和 ATRX 蛋白的缺失与 PanNET 患者中的染色体不稳定相关。DAXX 和 ATRX 蛋白的缺失与肿瘤分期和转移相关,使患者无复发生存时间明显缩短,因此该基因突变患者肿瘤相关预后明显较差。

(五)ATM 基因

ATM(ataxia-telangiectasia mutated protein,属于激酶家族)基因是预测 GEP-NET 转移的一个潜在指标。Lee 等对 19 例转移性和 22 例非转移性结直肠 NET 患者的细胞周期调控基因(包括 ATM、CCND2、RBL2、CDKN3、CCNB1、GTSE1)进行研究,结果表明 ATM 基因的表达与 NET 的转移呈负相关(P<0.001),过表达的 ATM 蛋白与高水平的 ATM mRNA 和 Ki-67 指数呈负相关,85.7% 的转移性 NET 病例中 ATM 检测为阴性。在针对 GEP-NET 的研究中发现 ATM 基因 mRNA 水平的下调和肿瘤的转移特性有显著的相关性,因此对于 ATM 基因的研究有助于明确 GEP-NET 的肿瘤转移机制。

二、肿瘤相关通路

(一)Rb-p16 通路

在 NEC 病例中常常发现 Rb 低表达、p16 高表达,表明 Rb-p16 通路与结直肠 NEC 中细胞增殖相关。机制方面,有研究显示在胃肠 NEC 中有 p16 的过度表达,提示 Rb-p16 通路在细胞复制周期起始的检查点发挥作用;另外在一些预后较差的 NET 患者中亦发现 p16 的低表达和 CDKNIA 基因的甲基化水平改变。在肺 NET 中,小细胞 NEC 中 Rb 信号通路的异常主要与 Rb 丢失有关,而大细胞 NEC 中除了 Rb 丢失外,p16 丢失和 / 或 Cyclin D1 的过表达也起到了重要的作用;已有研究证实在类癌中 Cyclin D1 的过表达是导致 Rb 通路异常的主要原因。不同肿瘤类型参与 Rb 通路异常的机制不同,反映了不同肿瘤类别间

的遗传差异和发病机制的差异。Cyclin D1 过表达与 p16（INK4）蛋白丢失引起 Rb 持续过度磷酸化，从而抑制其阻滞细胞周期的作用。p16 和 Cyclin D1 均可独立作用于细胞周期调控相关的 Rb 通路。Cyclin B1 也是一种调节肺 NET 细胞增殖的关键因素。针对 Rb 通路的机制研究可为治疗肺脏相关 NET 提供新的药物靶点。

（二）核染色质调制器 NAP1L1

核染色质调制器 NAP1L1 是细胞增殖的负调节因子和肿瘤抑制因子，受控于 NAP1 家族成员。在小肠 NET 中表达上调，在细胞周期的进程中发挥作用。Schimmack 等人研究发现 NAP1L1 通过对 *p57Kip2* 基因的调节，在胰腺 NET 的肿瘤转移过程中发挥作用。在 43 例胰腺 NET 病例中（38 例原发病例和 5 例转移病例），有肿瘤转移的病例中 NAP1L1 过表达，在 mRNA 和蛋白水平上均与 p57Kip2 的表达呈负相关（$P<0.01$）。由此推测 NAP1L1 在胰腺 NET 转移癌的患者中过度表达，并通过对 *p57Kip2* 基因启动子甲基化的调控作用促进细胞增殖。

（三）p53 通路

肿瘤抑制基因 *p53* 在维持基因组稳定性并遏制肿瘤发病中起着至关重要的作用。p53 通路由大量的蛋白质严格调控，负调控因子（MDM2、MDM4 和 WIP1）的异常活化可以抑制 p53 蛋白的功能，因此成为肿瘤发生的重要机制。在胰腺 NET 中 p53 通路经负调控因子的异常活化发生改变。大部分的胰腺 NET 有 *MDM2*、*MDM4* 和 *WIP1* 的基因拷贝数变异。此外，*MDM2* 基因中一个单核苷酸多态性（SNP）的高频率表达可抑制 p53 蛋白的功能。p53 功能的负调控是 PanNET 肿瘤发病和疾病进展的一个重要机制，因此通过药物来活化 *p53* 基因可作为一个潜在的治疗靶点。

（四）RAF/MAPK 信号通路

RAF/MAPK 信号通路的活化是 NET 的发生、发展机制之一。*BRAF* 基因是人类 *RAF* 基因亚型之一，由 RAS 激活，与细胞应答的生长因子信号相协同。胞外信号相关激酶（extracellular signal related kinase，ERK）是 RAS-RAF 丝裂原活化蛋白 ERK 通路中一个重要的下游集合点，Tannapfel 等进行 *BRAF* 和 *k-RAS* 基因突变分析，结果表明无论是否有 *BRAF* 突变、定位或功能性活动，组成性活化的 ERK 在几乎所有的 NET 组织中都存在。表明活化的 RAF/MAPK 信号通路在 NET 的发展中起重要作用，且不依赖 *k-RAS* 或 *BRAF* 突变。

三、肿瘤相关 miRNA 表达

（一）miRNA-196a

miRNA-196a 存在于小肠和肺的 NET 中，检测不同肿瘤样本细胞内 miRNA-196a 的 4 个目标基因 *HOXA9*、*HOXB7*、*LRP4* 及 *RSPO2* 的水平，发现这 4 种目标基因在受 miRNA-196a 抑制剂抑制的 NET 细胞中的转录水平有明显上调，*HOXA9*、*HOXB7*、*LRP4* 及 *RSPO2* 基因编码蛋白质的翻译水平也同样在 miRNA-196a 抑制的 NET 细胞中有上调。因此 miRNA-196a 在 NET 细胞发生的转录和翻译过程中起重要作用。

（二）miRNA-885

在 GEP-NET 肿瘤细胞中 miRNA-885-5p 明显上调，与肿瘤的淋巴管脉管转移侵犯生物学行为明显相关，也可作为预测结直肠类癌恶性程度的生物学标志物。miRNA-885-3p 受骨形态发生蛋白受体调节，ⅠA 型受体显著抑制体外和体内的血管生成。针对 miRNA 的靶向治疗也是结肠癌的一种有效的治疗策略。

（三）miRNA-193b

miRNA-193b 是近年来在 PanNET 中发现的一个新的潜在标志物。Thorns 等通过肿瘤组织和血清样本建立 miRNA 表达谱，发现 miRNA 在不同 PanNET 中具有不同的特征，miRNA-193b 在 PanNET 患者的肿瘤组织和血清中水平都明显上调，考虑上调的 miRNA-193b 对于 PanNET 的评估具有重要作用。

此外在其他肿瘤的研究中发现，miRNA-193b 作为一种新的抑癌基因在乳腺癌的发展中起着重要的作用。DNAJC13（HPS40）和 RAB22A 是 miRNA-193b 的直接作用靶点。miRNA-193b 可影响细胞增殖、迁移和侵袭水平的下调，miRNA-193b 的再表达减弱了 DNAJC13（HPS40）和 RAB22A 的表达。荧光素酶报告基因检测证实了 miRNA-193b 与 DNAJC13（HPS40）和 RAB22A 的直接相互作用。

第4节 小 结

分子生物学研究在 GEP-NET 的发生、发展及预后中具有重要作用。目前已有很多对肿瘤细胞免疫表型的研究，如 Ki-67 指数及核分裂象计数等，以及分子生物学机制研究，包括肿瘤相关的基因（*TP53*、*APC*、*KRAS*、*BRAF*、*NKX2.2*、*TCEB3C*、*DAXX/ATRX*、

ATM）表达，肿瘤相关的通路（Rb-p16 通路、NAP1L1、p53 通路、RAF/MAPK 信号通路）及肿瘤相关 RNA（miRNA），但这些研究在机制方面的研究尚不够深入，难以系统解释肿瘤的发生和发展及转移机制。对目前已发现的 GEP-NET 的分子靶点在临床诊断和治疗上的作用还未完全明确，虽然分子靶向治疗在乳腺癌、肺癌等多种恶性肿瘤的治疗中已发挥了显著作用，但针对 NET 的研究目前较少，但进一步探索分子靶点在肿瘤诊断和新型药物治疗中仍有重要作用。

（于 淼　杜函泽）

参考文献

[1] CHAI SM, BROWN IS, KUMARASINGHE MP. Gastroenteropancreatic neuroendocrine neoplasms: selected pathology review and molecular updates [J]. Histopathology, 2018, 72 (1): 153-167.

[2] KLOPPEL G. Classification and pathology of gastroenteropancreatic neuroendocrine neoplasms [J]. Endocr Relat Cancer, 2011, 18 (Suppl 1): S1-S16.

[3] MARU DM, KHURANA H, RASHID A, et al. Retrospective study of clinicopathologic features and prognosis of high-grade neuroendocrine carcinoma of the esophagus [J]. Am J Surg Pathology, 2008, 32 (9): 1404-1411.

[4] KLOPPEL G, RINDI G, ANLAUF M, et al. Site-specific biology and pathology of gastroenteropancreatic neuroendocrine tumors [J]. Virchows Archiv, 2007, 451 (Suppl 1): S9-S27.

[5] FRAENKEL M, KIM M, FAGGIANO A, et al. Incidence of gastroenteropancreatic neuroendocrine tumours: a systematic review of the literature [J]. Endocr Relat Cancer, 2014, 21 (3): R153-R163.

[6] LAWRENCE B, GUSTAFSSON BI, CHAN A, et al. The epidemiology of gastroenteropancreatic neuroendocrine tumors [J]. Endocrin Metab Clin, 2011, 40 (1): 1-18.

[7] SCARPA A, MANTOVANI W, CAPELLI P, et al. Pancreatic endocrine tumors: improved TNM staging and histopathological grading permit a clinically efficient prognostic stratification of patients [J]. Mod Pathol, 2010, 23 (6): 824-833.

[8] MAKUUCHI R, TERASHIMA M, KUSUHARA M, et al. Comprehensive analysis of gene mutation and expression profiles in neuroendocrine carcinomas of the stomach [J]. Biomed Res, 2017, 38 (1): 19-27.

[9] FURLAN D, CERUTTI R, UCCELLA S, et al. Different molecular profiles characterize well-differentiated endocrine tumors and poorly differentiated endocrine carcinomas of the gastroenteropancreatic tract [J]. Clin Cancer Res, 2004, 10 (3): 947-957.

[10] CALVETE O, REYES J, ZUNIGA S, et al. Exome sequencing identifies ATP4A gene as responsible of an atypical familial type I gastric neuroendocrine tumour [J]. Hum Mol Genet, 2015, 24 (10): 2914-2922.

[11] NAGTEGAAL ID, ODZE RD, KLIMSTRA D, et al. The 2019 WHO classification of tumours of the digestive system [J]. Histopathology, 2020, 76 (2): 182-188.

[12] GARBRECHT N, ANLAUF M, SCHMITT A, et al. Somatostatin-producing neuroendocrine tumors of the duodenum and pancreas: incidence, types, biological behavior, association with inherited syndromes, and functional activity [J]. Endocr Relat Cancer, 2008, 15 (1): 229-241.

[13] JOCHMANOVA I, LAZUROVA I. A new twist in neuroendocrine tumor research: Pacak-Zhuang syndrome, HIF-2alpha as the major player in its pathogenesis and future therapeutic options [J]. Biomed Pap Med Face Univ Palacky Olomouc Czech Repub, 2014, 158 (2): 175-180.

[14] STINNER B, KISKER O, ZIELKE A, et al. Surgical management for carcinoid tumors of small bowel, appendix, colon, and rectum [J]. World J Surg, 1996, 20 (2): 183-188.

[15] BOTTARELLI L, AZZONI C, PIZZI S, et al. Adenomatous polyposis coli gene involvement in ileal enterochromaffin cell neuroendocrine neoplasms [J]. Hum Pathol, 2013, 44 (12): 2736-2742.

[16] DIMMLER A, GEDDERT H, FALLER G. EGFR, KRAS, BRAF-mutations and microsatellite instability are absent in goblet cell carcinoids of the appendix [J]. Pathol Res Pract, 2014, 210 (5): 274-278.

[17] TAKIZAWA N, OHISHI Y, HIRAHASHI M, et al. Molecular characteristics of colorectal neuroendocrine carcinoma; similarities with adenocarcinoma rather than neuroendocrine tumor [J]. Hum Pathol, 2015, 46 (12): 1890-1900.

[18] MITSUHASHI K, YAMAMOTO I, KURIHARA

H, et al. Analysis of the molecular features of rectal carcinoid tumors to identify new biomarkers that predict biological malignancy [J]. Oncotarget, 2015, 6 (26): 22114-22125.

[19] KOSALOGLU Z, ZORNIG I, HALAMA N, et al. Identification of immunotherapeutic targets by genomic profiling of rectal NET metastases [J]. Oncoimmunology, 2016, 5 (11): e1213931.

[20] WANG Y, OZAWA A, ZAMAN S, et al. The tumor suppressor protein menin inhibits AKT activation by regulating its cellular localization [J]. Cancer Res, 2011, 71 (2): 371-382.

[21] ALREZK R, HANNAH-SHMOUNI F, STRATAKIS CA. MEN4 and CDKN1B mutations: the latest of the MEN syndromes [J]. Endocr Relat Cancer, 2017, 24 (10): T195-T208.

[22] HUSON SM. What level of care for the neurofibromatoses?[J]. Lancet, 1999, 353 (9159): 1114-1116.

[23] NOE M, PEA A, LUCHINI C, et al. Whole-exome sequencing of duodenal neuroendocrine tumors in patients with neurofibromatosis type 1 [J]. Mod Pathol, 2018, 31 (10): 1532-1538.

[24] BREMS H, BEERT E, DE RAVEL T, et al. Mechanisms in the pathogenesis of malignant tumours in neurofibromatosis type 1 [J]. Lancet Oncol, 2009, 10 (5): 508-515.

[25] VAN SLEGTENHORST M, DE HOOGT R, HERMANS C, et al. Identification of the tuberous sclerosis gene TSC1 on chromosome 9q34 [J]. Science, 1997, 277 (5327): 805-808.

[26] CURATOLO P, BOMBARDIERI R, JOZWIAK S. Tuberous sclerosis [J]. Lancet, 2008, 372 (9639): 657-668.

[27] JIAO Y, SHI C, EDIL BH, et al. DAXX/ATRX, MEN1, and mTOR pathway genes are frequently altered in pancreatic neuroendocrine tumors [J]. Science, 2011, 331 (6021): 1199-1203.

[28] FENG LY, OU ZL, WU FY, et al. Involvement of a novel chemokine decoy receptor CCX-CKR in breast cancer growth, metastasis and patient survival [J]. Clin Cancer Res, 2009, 15 (9): 2962-2970.

[29] EDFELDT K, AHMAD T, AKERSTROM G, et al. TCEB3C a putative tumor suppressor gene of small intestinal neuroendocrine tumors [J]. Endocr Relat Cancer, 2014, 21 (2): 275-284.

[30] MARINONI I, KURRER AS, VASSELLA E, et al. Loss of DAXX and ATRX are associated with chromosome instability and reduced survival of patients with pancreatic neuroendocrine tumors [J]. Gastroenterology, 2014, 146 (2): 453-460.

[31] SCHIMMACK S, TAYLOR A, LAWRENCE B, et al. A mechanistic role for the chromatin modulator, NAP1L1, in pancreatic neuroendocrine neoplasm proliferation and metastases [J]. Epigenet Chromatin, 2014, 7: 15.

[32] LI SC, SHI H, KHAN M, et al. Roles of miR-196a on gene regulation of neuroendocrine tumor cells [J]. Mol Cell Endocrinol, 2015, 412 (C): 131-139.

[33] XIAO F, QIU H, CUI H, et al. MicroRNA-885-3p inhibits the growth of HT-29 colon cancer cell xenografts by disrupting angiogenesis via targeting BMPR1A and blocking BMP/Smad/Id1 signaling [J]. Oncogene, 2015, 34 (15): 1968-1978.

[34] THORNS C, SCHURMANN C, GEBAUER N, et al. Global microRNA profiling of pancreatic neuroendocrine neoplasias [J]. Anticancer Res, 2014, 34 (5): 2249-2254.

第 44 章
多发性内分泌腺瘤病

第 1 节
概　论

多发性内分泌腺瘤病(multiple endocrine neoplasia, MEN)是一类同时有两种或两种以上内分泌器官肿瘤的综合征。MEN 的发生与基因突变关系密切,临床谱极其多样,但出现临床症状的时间可以从儿童期到老年期,因此不能单纯将年龄作为筛查 MEN 的参考依据,而应当将所有具有 MEN 相关腺体肿瘤的患者都作为潜在的 MEN 患者。另外,MEN 相关的多种肿瘤在一个个体当中可以相继出现,或者早期缺乏典型的表现,因此 MEN 的诊断可能是滞后的。是否为内分泌肿瘤相关的遗传综合征(不仅限于 MEN),对于患者的治疗、长期随访和预后都有着重要的影响。

以往将 MEN 分为 4 型,目前 MEN1 和 MEN4 的名称仍然保留。因后续发现 MEN2 和 MEN3 有着相似累及的器官和相同的突变基因 *RET*,因此分别改称为 MEN2A 和 MEN2B。为避免混淆,本文中 MEN2 一词意指 MEN2A 和 MEN2B 的合称,而不再出现 MEN3 这一称谓。

对于 MEN 这一概念的理解还需要注意:① MEN 中绝大部分与基因突变相关,但 MEN 的诊断可以是临床诊断;② MEN 相关肿瘤并不局限于内分泌腺体,其他特定组织器官的肿瘤发生率也可以增加;③ MEN 的诊断需要有特定的内分泌腺肿瘤的组合,而不能将所有两种或多种内分泌腺肿瘤合并出现的情况都称为 MEN。尚有其他一些以多种内分泌腺肿瘤为特征的综合征,并未被归入 MEN 的范畴,包括 Carney 复合症、VHL 病、甲旁亢颌骨肿瘤综合征、神经纤维瘤病 1 型、Cowden 综合征、McCune-Albright 综合征等。各种类型的 MEN,以及上述内分泌肿瘤遗传综合征,除了 McCune-Albright 综合征为体细胞突变疾病,其余均为常染色体显性。

MEN 因多种肿瘤发生率增加,因此评估和治疗均较为复杂。临床经常遇到的问题是,在初次诊断的时候同时发现多处肿瘤,而在制订后续的治疗方案时除了要考虑某一肿瘤的治疗选择外,还需要考虑治疗的先后顺序和相互之间的影响。例如常需要综合参考各个肿瘤处理的临床急迫程度、转移可能、治疗风险等因素共同决定。这一问题非常个体化,因此通常需要在全面评估后由相关科室组成的多学科团队(MDT)共同商议,权衡利弊。这一问题目前可参考的循证数据并不多。同时基因突变的存在还涉及遗传咨询等问题,因此 MDT 诊疗模式是目前公认的能够给患者及其亲属带来获益的合理形式。

第 2 节
多发性内分泌腺瘤病 1 型

多发性内分泌腺瘤病 1 型(MEN1,OMIM:131100),以往曾被称为 Wermer 综合征,在人群中的发生率为 1/30 000 左右。表现为同时有甲状旁腺、垂体、十二指肠 - 胰腺神经内分泌肿瘤(neuroendocrine tumor, NET)三种当中的两种肿瘤。同时,MEN1 还可合并其他多种肿瘤,包括内分泌腺体和非内分泌组织的肿瘤,但这些肿瘤不作为诊断的依据。MEN1 患者的寿命缩短,50%~70% 的 MEN1 患者死亡与恶性肿瘤及其并发症相关,其中对预后影响最大的是胸腺类癌和十二指肠 - 胰腺 NET。未治疗的 MEN1 患者至 50 岁时的生存概率仅有 50%,基因检测使更多患者能够在疾病早期得到诊断。

一、MEN1 的临床特点和治疗原则

MEN1 的临床表现取决于发生肿瘤的种类,以及肿瘤具有的内分泌功能。MEN1 的起病年龄个体差异

较大,但很少在 5 岁之前。随着年龄增长,各种肿瘤的外显率逐渐增高,至 20 岁时外显率(针对存在一种或多种肿瘤而言)能达到 75%。

MEN1 的多种肿瘤有着不同的外显率(表 44-2-1),因此其临床表现复杂,是多种内分泌肿瘤症状的组合。但是每一种肿瘤的临床特点与散发(非 MEN1 相关)的肿瘤有一定的差异。

表 44-2-1　MEN1 相关肿瘤及其外显率

内分泌腺肿瘤	外显率 /%
甲状旁腺肿瘤	90
十二指肠 - 胰腺 NET	30~70
胃泌素瘤	40
胰岛素瘤	10
无功能瘤	20~55
胰高血糖素瘤	<1
血管活性肠肽瘤	<1
垂体腺瘤	30~40
泌乳素瘤	20
生长激素瘤	10
促肾上腺皮质激素瘤	<5
无功能瘤	<5
肾上腺皮质腺瘤	20~40
嗜铬细胞瘤	<1
支气管肺 NET	2
胸腺 NET	2
胃 NET	10
脂肪瘤	30
血管纤维瘤	85
胶原瘤	70
脑膜瘤	8

(一)甲状旁腺肿瘤

甲状旁腺是 MEN1 各肿瘤中外显率最高的(达到 90%),而且在 75%~90% 的 MEN1 患者中甲状旁腺是最先出现临床表现的器官。MEN1 相关的原发性甲旁亢(PHPT)与散发者在临床表现和治疗上有一定差别。MEN1 相关 PHPT 在男性和女性当中的

发生率相当,引起的高钙血症多为轻度,因此可以缺乏肾结石、便秘、乏力等典型的临床症状,而多通过生化检查发现。正是由于起病隐匿,确诊时可能病程已有数年,故骨质疏松和骨量减少并不少见,尤其以腰椎、股骨颈和桡骨远端的骨密度下降更明显。MEN1 相关 PHPT 通常同时或先后累及多个甲状旁腺。

治疗仍然以手术作为首选,由于通常 4 个甲状旁腺都会受累,因此大多数学者建议行甲状旁腺次全切(切除 3 个或 3 个半甲状旁腺),如同时行甲状旁腺自体移植可能降低术后永久性甲旁减的风险。对于存在手术禁忌证者,主要的治疗目标为控制高钙血症及其相关器官损害、延缓骨丢失。其甲状旁腺的病理通常为多发腺瘤或增生,腺癌罕见。对于无症状者的治疗尚存争议。

(二)十二指肠 - 胰腺神经内分泌肿瘤(NET)

十二指肠 - 胰腺 NET 的临床表现与肿瘤分泌的激素类型相关,如胃泌素、胰岛素、胰高血糖素等激素分泌过多都可以引起相应的临床症状。而无功能瘤,以及分泌胰多肽的 NET,缺乏相关激素过多的表现,疾病相对隐匿。其中除了胃泌素瘤主要位于十二指肠以外,其他功能性及无功能 NET 基本都位于胰腺。MEN1 相关的十二指肠 - 胰腺 NET 通常是多发的(例如胃泌素瘤中 95%,胰岛素瘤中 40% 为多发),甚至 10% 的 MEN1 病例可同时或先后发生两种不同内分泌功能的十二指肠 - 胰腺 NET。几乎所有 MEN1 患者都存在组织学上的微小 NET。对于影像学检查可发现的胰腺 NET,肿瘤的良恶性难以通过影像学特征、是否存在内分泌功能等因素来判断。总体上肿瘤越大,其进展和转移的风险越高,但单纯通过肿瘤大小来预测其行为并不准确。治疗的目标包括控制激素分泌过多的临床症状和并发症,以及降低肿瘤相关的死亡率。MEN1 相关十二指肠 - 胰腺 NET 的治疗缺乏大规模的循证医学证据,因此主要参考散发性十二指肠 - 胰腺 NET 的治疗原则。药物治疗对于功能性十二指肠 - 胰腺 NET 的激素过多相关症状有一定效果,但对于控制肿瘤发展的效果各异。存在十二指肠 - 胰腺 NET 的 MEN1 患者平均寿命为 55 岁,低于整体人群,其中约 40% 死亡都与恶性肿瘤(尤其是无功能胰腺 NET)有关,而非激素相关的临床综合征。

MEN1 相关的胃泌素瘤主要表现为高胃酸相关的症状,甚至引起 Barrett 食管或食管狭窄、肠穿孔、消化道大出血。上述症状在 10 岁以下儿童罕见,主要

在成人期诊断,男性多于女性。在 MEN1 病例中合并胃泌素瘤的比例为 20%~60%,而在散发胃泌素瘤患者中约 20% 为 MEN1,因此 MEN1 和胃泌素瘤的关系较为密切。MEN1 相关的胃泌素瘤通常为多发的小病变(直径<5mm),位于十二指肠黏膜的深部,在胰腺者少见,在肿瘤较小时即可发生淋巴结转移,肝转移并不常见。MEN1 患者十二指肠病理还可发现胃泌素细胞增生性病变,认为可能是胃泌素瘤的癌前病变。空腹血清胃泌素升高是诊断胃泌素瘤的关键指标,但在 MEN1 患者中,PHPT 引起的高钙血症也可刺激胃泌素分泌,甚至加重高胃酸症状,诊断时需要鉴别。质子泵抑制剂或组胺拮抗剂能够控制胃泌素瘤的高胃酸症状(前者效果更佳),显著降低相关的胃肠道并发症,而生长抑素类似物的效果有争议。MEN1 相关胃泌素瘤的预后不良危险因素包括空腹血清胃泌素升高超过 20 倍、肿瘤直径 ≥ 2cm、初诊存在肝转移、初诊多发 NET 等。肿瘤越大,发生肝转移的概率越高,因此目前关于手术的建议是,所有直径 2cm 以上的 MEN1 相关胃泌素瘤都建议切除。而其他情况下是否应当首选手术以及手术方式都存在争议,主要原因仍然在于循证数据的相对不足。对于药物治疗失败者,手术是一种选择。而化疗和放疗总体效果不佳。对于肝转移灶的处理,介入治疗、转移灶切除、肝移植对特定病例可能有效。

MEN1 相关的胰岛素瘤起病相对早(大多在 40 岁之前,年龄最小的病例为 5 岁),在 10% 的 MEN1 患者中低血糖是首先出现的临床表现。非手术治疗(如定时加餐、二氮嗪、生长抑素类似物)的总体效果不理想,因此 MEN1 相关胰岛素瘤以手术治疗为主。其中多半为单发肿瘤,但约 40% 的 MEN1 相关胰岛素瘤为多发,而且合并无功能胰腺 NET 的概率也相对高,因此术前准确的定位并不容易。手术方式取决于肿瘤的位置。MEN1 相关胰岛素瘤的转移风险较低,因此手术患者的预后良好。转移性胰岛素瘤可以选择化疗、局部治疗等,目标达到控制症状。

MEN1 相关胰高血糖素瘤相对少见,在发现时可能并无胰高血糖素升高相关的典型临床表现,相当一部分临床考虑的无功能胰腺 NET 也可分泌少量胰高血糖素。治疗首选手术切除,生长抑素类似物、化疗、肝转移癌介入治疗也有一定效果。

无功能胰腺 NET 不引起激素分泌过多的临床症状,但可出现原发病灶或转移灶引起的局部症状,

诊断依赖于影像学。无功能胰腺 NET 基本都位于胰腺,更易发生淋巴结转移(33%)和远处转移(15%)。5 年和 10 年生存率分别为 75% 和 50%。无功能胰腺 NET 在 MEN1 中并不少见,随着影像检查手段敏感性的逐步提高,目前认为可能是 MEN1 相关十二指肠 - 胰腺 NET 当中最多见的一种类型,但由于早期缺乏特征性的临床表现和理想的血清学指标,且是 MEN1 患者寿命缩短的主要原因,因而影像学筛查显得尤为重要。建议 10 岁以上的 MEN1 患者都应当筛查。治疗的目标是尽可能降低肿瘤转移的可能,同时避免不必要的手术所带来的并发症。目前关于 MEN1 相关无功能胰腺 NET 的研究显示,直径超过 3cm 的肿瘤手术获益相对明确;而对于 2cm 以下的肿瘤,手术治疗在降低转移率、延长无进展生存期(progression free survival,PFS)等方面未见明确获益。长效奥曲肽治疗 12~15 个月可使 80% 的 MEN1 相关无功能胰腺 NET 肿瘤稳定,10% 肿瘤缩小,10% 病情进展。对于进展期的患者,可选择化疗或肝转移灶的局部治疗。近年来还出现一些新的治疗手段,但证据来源于非 MEN1 相关的胰腺 NET。舒尼替尼(酪氨酸激酶受体拮抗剂)能够延长分化良好的进展期胰腺 NET 的 PFS(5.5~11.4 个月);依维莫司(mTOR 抑制剂)可以延长低 - 中级别进展期胰腺 NET 的 PFS(6~11 个月)。

MEN1 相关十二指肠 - 胰腺 NET 还包括血管活性肠肽瘤、生长激素释放激素瘤,十分罕见,治疗首选手术切除。

(三)垂体腺瘤

MEN1 患者发生垂体腺瘤的外显率为 30%~40%。MEN1 相关垂体腺瘤的平均发病年龄(38.0 ± 15.3)岁,好发于女性,与非 MEN1 患者相比,大腺瘤比率更高(85% *vs.* 42%,$P<0.001$)。在 MEN1 相关的垂体腺瘤中,大约 60% 分泌催乳素,不足 25% 分泌生长激素,5% 分泌促肾上腺皮质激素,其余为无功能腺瘤或分泌糖蛋白亚单位,而与非 MEN1 患者相比,多激素分泌垂体腺瘤更多见于 MEN1 患者。大约 85%MEN1 相关的垂体腺瘤在诊断时即为大腺瘤,接近 30% 垂体腺瘤侵犯周围组织(Hardy 分级为Ⅲ级和Ⅳ级),文献报道 MEN1 相关的垂体腺瘤患者即使接受了合理的手术、药物和放射治疗,仍有超过 45% 功能性垂体腺瘤患者的激素水平未获得有效控制,而这种情况在非 MEN1 相关垂体腺瘤患者中的比例为 10%~40%。

(四)其他内分泌肿瘤

肾上腺肿瘤在 MEN1 当中并不少见,其中以肾

上腺皮质肿瘤为主，嗜铬细胞瘤（pheochromocytoma，PCC）少见。MEN1 相关肾上腺皮质肿瘤大多无内分泌功能，包括皮质腺瘤、增生、多发腺瘤、结节样增生、囊肿、腺癌。其中仅 10% 为功能性肿瘤，以醛固酮瘤和皮质醇瘤最多见。皮质癌仅见于 1% 的 MEN1 患者。MEN1 相关肾上腺功能性肿瘤的治疗与散发者基本相同。而 MEN1 相关肾上腺无功能腺瘤的治疗尚未达成共识，一般认为直径 4cm 以上时恶性风险增加，应当手术切除，而 1cm 以下的肿瘤通常为良性，但介于 1~4cm 者需要结合影像学表现及生长速度判断。

MEN1 相关胸腺类癌主要见于成年男性，以40~45 岁高发。尽管胸腺类癌在 MEN1 中并不常见，但与预后密切相关，约 20% 的 MEN1 死亡是与胸腺类癌相关的。大部分患者诊断时无明显临床症状，少数因局部压迫引起的疼痛或上腔静脉阻塞症状而发现，类癌综合征罕见。目前公认的筛查手段为胸部 CT，尚无理想的血清标志物。治疗首选手术切除，但术后复发率较高。进展期患者可选择化疗和放疗。有些中心建议在 MEN1 患者行甲状旁腺切除的同时预防性切除胸腺，但缺乏足够的证据。MEN1 相关胸腺类癌的预后较散发者更差，10年生存率为 25%~45%。预后的不良因素包括高龄、肿瘤体积大、转移，而与性别或吸烟史并无明确相关性。

支气管类癌见于 4%~13% 的 MEN1 患者，但并不增加死亡率，通常呈良性行为。发病的中位年龄为40 岁，在男女两性中发生率相当，发生与吸烟相关。患者通常无症状，多通过 CT 检查发现。病理以典型类癌为主，约 10% 为不典型类癌，至今尚未报道过MEN1 相关的小细胞肺癌或大细胞神经内分泌癌。治疗首选手术切除，但 MEN1 相关支气管类癌的数据尚不充分，这一推荐来源于散发性支气管类癌的证据。对于非中心位置（不靠近重要结构，略增大也无须扩大切除者）的个体较小的支气管类癌，短期随访可能不增加死亡率。

胃类癌见于 15%~70% 的合并高胃泌素血症的MEN1 患者，大多数为多发的小肿瘤（直径<1.5cm），恶性潜能尚不清楚，内镜下切除可能获益。

（五）非内分泌来源肿瘤

在 MEN1 患者中发现多种非内分泌来源肿瘤发生率增加，但 *MEN1* 突变在其发病机制中的贡献尚不明确。包括中枢神经系统室管膜瘤、施万细胞瘤、脑膜瘤、皮下脂肪瘤、皮肤血管纤维瘤、胶原瘤、

乳腺癌。而甲状腺腺瘤、胶样甲状腺肿、腺癌由于在人群中的整体患病率较高，因此其与 MEN1 关系有争议。

二、MEN1 的诊断

MEN1 的诊断要求满足下列三条中的一条：

1. 存在 MEN1 相关的主要内分泌肿瘤（甲状旁腺肿瘤、十二指肠 - 胰腺 NET、垂体瘤）中的两种。

2. 存在 MEN1 相关的主要内分泌肿瘤中的一种，同时有临床诊断 MEN1 的直系亲属。

3. 发现 *MEN1* 基因胚系致病突变。

因此，MEN1 的确诊并不完全依赖基因检测，可以是一个临床诊断的疾病。

三、MEN1 的突变基因

MEN1 基因与 MEN1 发生关系密切，在 90%~95% 的 MEN1 家系中，都能发现 *MEN1* 基因失活突变，呈常染色体显性遗传。其余未发现 *MEN1* 突变者可能为 *MEN1* 的调节序列改变，或其他基因突变。MEN4 就是在这类病例中发现的。

MEN1 基因位于 11q13，包含 10 个外显子，其基因产物 menin 蛋白由 610 个氨基酸组成。menin 蛋白几乎表达于人体所有组织中，主要位于细胞核内，作为骨架蛋白能够与 20 多种蛋白相互作用，具有调节转录、表观遗传修饰、维持基因组稳定性、DNA 修复、调节细胞分裂、信号转导、细胞运动等多种作用。menin 蛋白在大部分内分泌细胞中都发挥抑制肿瘤发生的作用，但在其他肿瘤（如白血病、儿童胶质瘤、前列腺癌、肝细胞肝癌、乳腺癌）中却是一种癌基因。仅有一个 *MEN1* 等位基因发生胚系突变时，menin 蛋白的表达量下降，同时还会激活其自身启动子活性代偿功能下降，这时并不会导致肿瘤发生。当另外一个野生型 *MEN1* 等位基因也发生体细胞变异时，才会导致肿瘤发生，即经典的"双重打击"机制。野生型等位基因以大片段缺失为主，而点突变或小片段插入 / 缺失较为少见。

至今已在 MEN1 或相关肿瘤患者中发现了1 000 多种 *MEN1* 突变，其中 90% 来源于父母遗传，其余 10% 为新发（de novo）突变。各种致病突变类型中，以移码突变最多见（40%~45%），其他还包括无义突变（14%~20%）、剪切位点突变（约 10%）、错义突变（20%~25%）、框内缺失或插入（约 5%）和大片段缺失（1%~2.5%）。突变位点遍布整个基因，其中有 9 种热点突变（c.249_252delGTCT、c.292C>T、 c.358_360delAAG、c.628_631delACAG、c.784-9G>A、c.1243C>T、c.1378C>T、c.1546delC、c.1546_1547insC)占所有突变的20%,另有11个三联密码子(45、69、70、139、156、183、220、253、418、436、516)是突变高发的位点。目前超过10%的 *MEN1* 胚系突变为新发突变,但是尚未发现基因突变类型和临床表型之间的相关性。

总体上 MEN1 患者基因型和表型之间的关系并不紧密。同一个家系的患者,可以发生不同类型的肿瘤。目前发现了某些突变位点与肿瘤发生类型及预后存在一定相关性,例如位于428~610密码子的突变与侵袭性胰腺 NET 发生相关,1~40、139~242、323~428密码子突变与寿命缩短相关,但结论需要进一步验证。还有一些突变位点为某些肿瘤的保护因子,如 Tyr312Ter 和 Arg460Ter 突变者胃泌素瘤发生率低,c.446-3C>G 者不发生垂体生长激素瘤。

对于部分散发内分泌肿瘤的研究也发现,其中相当一部分存在 *MEN1* 体细胞突变:甲状旁腺肿瘤(35%)、无功能胰腺 NET(40%~45%)、胃泌素瘤(40%)、胰岛素瘤(0~15%)、垂体瘤(3%~5%)、肾上腺皮质肿瘤(<3%)、血管纤维瘤(10%)、脂肪瘤(30%)。因此进一步证明了 *MEN1* 基因的抑制肿瘤作用,但在不同肿瘤发生中的贡献不一。

四、MEN1 的基因检测

根据现有的指南,*MEN1* 基因检测的指征包括:

1. 先证者存在 MEN1 相关的主要肿瘤(十二指肠-胰腺、甲状旁腺、垂体)中的两种或更多组分。

2. 已知 *MEN1* 突变携带者的所有一级亲属,无论有无临床表现。

3. 有可疑或不典型 MEN1 表现者,例如30岁之前发生甲状旁腺肿瘤或多发甲状旁腺肿瘤、胃泌素瘤、任何年龄发生的多发胰腺 NET、存在两种或更多 MEN1 相关肿瘤但不满足上述第1项(例如甲状旁腺合并肾上腺)。

其他有争议的筛查指征包括:家族性孤立性甲旁亢、胃泌素瘤、多发胃肠胰 NET、40岁前发生的胃肠胰 NET、支气管或胸腺类癌。

有研究验证了在不同人群中发现 *MEN1* 基因胚系突变的可能性。在存在三种主要 MEN1 相关肿瘤的先证者中,80% 可发现 *MEN1* 突变(有家族史者为90%);如果仅有一个部位的肿瘤,突变检出率仅为15%(如有家族史为23%)。

五、*MEN1* 突变携带者的处理

目前已有 MEN1 相关肿瘤在10岁以前发病的报道,MEN1 相关的垂体腺瘤最早发病年龄为5岁,而甲状旁腺腺瘤和胰岛素瘤最早发病年龄均为8岁,因此有学者认为 *MEN1* 基因突变患者家系成员的基因检测应该在10岁之前进行,如果明确是突变基因携带者,即使没有任何临床症状,也应当接受更早更频繁的生化检测和影像学筛查。*MEN1* 基因突变外显率很高,20岁时外显率超过50%,40岁时超过95%。MEN1 肿瘤的筛查比较困难,因为同一家系中不同家族成员的临床表现和生化改变不尽相同,对无症状的 MEN1 患者亲属进行肿瘤筛查,在很大程度上依赖于生化指标(包括血清钙离子、胃泌素、泌乳素和胰岛素样生长因子1等),以及腹部和垂体影像学检查。所有携带 *MEN1* 突变的患者都应当定期对相关肿瘤进行筛查,以及早发现并处理。表44-2-2中给出了临床实践指南推荐的 MEN1 的筛查随访方案,但具体的筛查起始年龄、筛查间隔和检查项目还有争议。这一方案的制订需要参考筛查对预后改善的意义、经济负担、影像检查辐射累积量等因素。有学者认为,虽然极少数 MEN1 可以在儿童期起病,但16岁之后开始筛查可能更符合绝大多数患者的情况。另外,由于乳腺癌与 MEN1 也有一定关系,因此40岁之后可能有必要每2年进行一次乳腺癌的筛查。

表44-2-2　临床实践指南推荐的 MEN1 的筛查随访方案

MEN1 相关肿瘤	开始筛查年龄/岁	生化筛查(每年)	影像筛查及时间间隔
甲状旁腺腺瘤	8	血钙、PTH	无
胰腺瘤			
胃泌素瘤	20	空腹胃泌素	无
胰岛素瘤	5	空腹血糖(±胰岛素)	无
其他胰腺 NET	10	铬粒素 A、胰高血糖素、胰多肽、血管活性肠肽	腹部 MRI、超声内镜(每年)

MEN1 相关肿瘤	开始筛查年龄/岁	生化筛查（每年）	影像筛查及时间间隔
垂体瘤			
泌乳素瘤	5	泌乳素	无
生长激素瘤	5	胰岛素样生长因子 1	无
其他垂体瘤	10	根据症状体征决定	垂体 MRI（每 3 年）
肾上腺皮质腺瘤	<10	根据症状体征，或肿瘤直径>1cm 时	腹部 MRI（每年）
胸腺/支气管类癌	15	无	胸部 CT 或 MRI（每 1~2 年）

第 3 节
多发性内分泌腺瘤病 2 型

多发性内分泌腺瘤病 2 型（MEN2）是一类由于 *RET* 基因激活突变导致的肿瘤综合征，为常染色体显性遗传病，分为 MEN2A（OMIM：171400）和 MEN2B（OMIM：162300）。其中 MEN2A 约占 90%，而 MEN2B 仅占 5%~10%。MEN2 在活产新生儿中的发病率为 1/（80 000~200 000）。MEN2A 以往曾被称为 Sipple 综合征，其经典型表现为甲状腺髓样癌（medullary thyroid carcinoma，MTC）、嗜铬细胞瘤（PCC）、原发性甲旁亢。MEN2B 表现为 MTC 和 PCC，不伴原发性甲旁亢，并有类马方体型、黏膜神经瘤、角膜神经髓鞘化、巨结肠。

MEN2A 除了经典型，还有三种变异型：MEN2A 伴 Hirschsprung 病（HD），MEN2A 伴皮肤苔藓样淀粉样变性（cutaneous，lichen amyloidosis，CLA），家族性甲状腺髓样癌（FMTC，OMIM：155240）。

由于 MEN2 中基因型和表型存在高度的相关性，因此美国甲状腺协会（American Thyroid Association，ATA）建议根据 *RET* 突变类型进行 MTC 的危险分层，分为最高危（MEN2B 相关 Met918Thr）、高危（MEN2A-Cys634，MEN2B-Ala883Phe）、中危（其他 *RET* 突变）。对 MEN2 的筛查和治疗都与基因型密切相关，因此了解 *RET* 突变类型直接影响到临床的处理。MEN2 中 *RET* 新发突变并不少见，在 MEN2A 中

占 5%~10%，在 MEN2B 中占 75%。

一、MEN2 的临床表现和治疗原则

MEN2A 和 MEN2B 的临床表现有一定交叉，不同肿瘤的外显率见表 44-3-1。

表 44-3-1　MEN2 相关肿瘤及其外显率

MEN2	内分泌腺肿瘤	外显率/%
MEN2A	甲状腺髓样癌	90
	嗜铬细胞瘤	50
	甲状旁腺腺瘤	20~30
MEN2B	甲状腺髓样癌	>90
	嗜铬细胞瘤	40~50
	其他表现：黏膜神经瘤、类马方体型、角膜神经髓鞘化、巨结肠	40~50

（一）甲状腺髓样癌

甲状腺髓样癌（MTC）是 MEN2A 和 MEN2B 中最常见的肿瘤，同时也是对预后影响最大的肿瘤，因此早期识别和治疗是改善预后的重要手段。

MTC 在所有甲状腺结节中仅占 0.3%~1.4%。对于没有 MTC 家族史或 *RET* 基因情况不详的患者，通常因颈部肿块就诊，大多并无明显不适主诉，仅 15% 出现局部压迫感或吞咽困难。其他少见表现还包括：①腹泻，通常提示肝转移，肿瘤释放多种激素（如 5- 羟色胺、前列腺素、降钙素）也可引起面色潮红；②库欣综合征，肿瘤分泌 ACTH 还可引起异位 ACTH 综合征，临床罕见。MTC 在诊断时通常已经有淋巴结或远处转移，其中最常累及颈部和纵隔淋巴结，远处转移常累及肝、肺、骨骼和脑。

MTC 在 MEN2 的外显率高，至 70 岁时达到 70%~100%，且 MTC 的发生风险与 *RET* 基因型关系密切，因此可以根据 *RET* 基因型进行 MTC 的风险预测。

最高危组即 Met918Thr 突变，临床表现为 MEN2B。其中 MTC 多在出生后数年内发生，目前报道年龄最小的病例为 9 周。MEN2B 由于新发突变比例较高，因此导致 MTC 诊断延迟，中位发病年龄在 14 岁，MTC 也是 MEN2B 患者死亡的最主要原因，预后较 MEN2A 相关 MTC 更差。

高危组包括 Cys634 突变的 MEN2A 和 Ala883Phe 突变的 MEN2B，其诊断中位年龄在 20~25 岁，报道的年龄最小的病例在 5 岁以内。高危组 MTC 起病时合

并淋巴结转移的概率相对低,尤其是 10 岁以下的患者。Cys634Arg 突变的 MTC 外显率较其他 Cys634 位突变更高。

除了上述突变位点之外,其他 *RET* 突变都属于中危组。其 MTC 发生通常更晚(中位诊断年龄在 42 岁),但年龄跨度较大,儿童期和老年期都可发病。中危组中部分位点的突变可能风险相对高,如 Cys611、Cys618、Cys620,而某些位点的风险相对低,如 Leu790、Val804、Ser891。

MEN2 相关 MTC 的治疗与散发 MTC 基本一致。首选甲状腺全切+中央区颈部淋巴结清扫。术后降钙素水平与预后高度相关。术前存在淋巴结转移者,术后生化缓解率较低,转移淋巴结数在 1~10 个时,术后仅有 31%~57% 的患者降钙素恢复正常,而如果转移淋巴结数>10 个,则仅有 0~4% 达到生化缓解。还需注意,生化缓解并不等同于根治,在复发的 MTC 中,约 4% 的患者初次手术后降钙素能降至 10pg/ml 以下。

复发或转移性 MTC 可选择的治疗手段包括减瘤手术、外照射放疗、射频消融、化疗栓塞、靶向治疗(如凡德他尼、卡博替尼)。其他潜在的 RET 抑制剂正在验证评估当中,如索拉非尼、舒尼替尼、莫特塞尼(motesanib)、阿来替尼(alectinib)、福坦替尼(fostamatinib)、阿帕替尼(apatinib)、尼达尼布(nintedanib)、多韦替尼(dovitinib)等。MTC 引起的腹泻可以选择生长抑素类似物或对症止泻,MTC 引起的异位 ACTH 综合征可以考虑抑制皮质醇合成或作用药物(如酮康唑、米托坦、米非司酮)或肾上腺切除,以控制皮质醇增多的症状和并发症。

(二) 嗜铬细胞瘤

嗜铬细胞瘤(PCC)在 MEN2 中的外显率较 MTC 低,但在 10% 的 MEN2 中可以先于 MTC 出现,在 35% 的 MEN2 中可以与 MTC 同时发现。MEN2 相关 PCC 大多成年起病,但现有报道的最小病例为 8 岁(Cys634 突变)。MEN2 相关 PCC 的特点是双侧肾上腺同时或先后受累比例更高(50%),尤其是在 Cys634Arg 突变的患者。生化检查表现为以肾上腺素、3-甲氧基肾上腺素升高为主(不同于 VHL 病和遗传性 PPGL 以去甲肾上腺素、3-甲氧基去甲肾上腺素升高为主)。MEN2 相关 PCC 以良性居多(>95%)。副神经节瘤在 MEN2 中罕见。MEN2 相关 PCC 的临床表现与散发 PCC 相似,其中 30%~50% 的患者都是通过筛查发现的无症状患者。因此要求所有 MTC 患者术前都应当行 PCC 筛查,无论有无相关症状。

MEN2 相关 PCC 的发生率与 *RET* 基因型相关,ATA 高危和最高危组发生率高于中危组。但 PCC 的外显率和表现度有较大个体差异,提示其受到环境因素的影响,例如部分 *RET* 基因变异(L769L、S836S、G691S/S904S)与 PCC 风险增加相关。

MEN2 相关 PCC 的治疗原则与散发 PCC 相似,手术切除是首选,预后良好。对于双侧肾上腺同时受累的情况,行双侧肾上腺全切后会发生肾上腺皮质功能不全,需要终身糖皮质激素和盐皮质激素替代。鉴于此,有的中心建议在切除肿瘤的时候保留肾上腺组织(肾上腺次全切),但有肿瘤再发的风险,不同研究对复发风险的报道不一。而对于仅有单侧肾上腺受累的情况,并不建议行预防性对侧肾上腺切除。后续需要终身随诊以防对侧肾上腺或残余肾上腺组织肿瘤发生可能。

(三) 原发性甲旁亢

MEN2 相关原发性甲旁亢(PHPT)的发病高峰在 20~40 岁,PHPT 的发生也与 *RET* 突变类型相关。ATA 最高危组不发生 PHPT,高危组 Cys634 突变者在 35~40 岁之前 PHPT 的发生率为 10%~20%,其中以 Cys634Arg 突变者 PHPT 发生率最高;其他突变的 MEN2 患者 PHPT 发生率<5%。

MEN2 相关 PHPT 也常累及多个甲状旁腺,但大多先后发生。大多无明显典型 PHPT 症状,血钙仅轻度升高,因此常通过筛查得以诊断。MEN2 相关 PHPT 的治疗以手术为主,建议仅切除增大或病变的甲状旁腺病灶,不同于 MEN1,而仅在 4 个甲状旁腺均受累时才建议行甲状旁腺次全切。术中 PTH 监测有利于确定切除范围。在不合并 PHPT(血钙和 PTH 正常)的 MTC 术中,并不建议预防性切除甲状旁腺。

(四) 皮肤苔藓样淀粉样变性

皮肤苔藓样淀粉样变性(CLA)通常仅见于 *RET* 基因 Cys634 位突变的 MEN2A 患者,据报道发生率约 35%,在其他 *RET* 突变类型中极其罕见。CLA 常见于背部肩胛间区 T_{2-6} 皮节(dermatome),表现为瘙痒性红疹,日晒后可好转,精神压力可使皮疹加重。CLA 以对症治疗为主,包括局部外用糖皮质激素,口服抗组胺药物及光疗。

(五) Hirschsprung 病

Hirschsprung 病(HD)仅见于 *RET* 基因第 10 外显子半胱氨酸残基(609、611、618、620)激活突变的情况,在 MEN2A 中发生率约为 7%。表现为新生儿期巨结肠,是由于肠神经节缺失所致,受累肠段可长可短。有趣的是,家族性 HD 中约 50% 都存在 *RET* 失活突变,散发性 HD 中 20%~30% 存在 RET 失活突变,因此 RET 失活突变和激活突变都能导致 HD。

(六) MEN2B 相关表现

类马方体型表现为身材高大、四肢长、面型瘦长、蜘蛛指/趾,还可伴有脊柱前凸/后凸、关节活动度增加、高足弓、漏斗胸(肋骨过度生长)、股骨头骨骺滑脱等。

黏膜神经瘤通常在 10 岁以内发生,部分在出生时即存在。表现为口腔黏膜、舌尖、嘴唇、鼻和咽黏膜、结膜多发黄白色突起,直径 2~7mm,质地软,不伴疼痛。

消化道症状可以是 MEN2B 的首发表现,甚至成为早期诊断的线索,包括出生后短期出现的便秘、喂养困难。由于肠道弥漫性神经节细胞瘤、结肠动力障碍,可导致假性肠梗阻和巨结肠。MEN2A 相关的 HD 是由于部分肠道(以直肠和乙状结肠多见)缺失神经节细胞导致,而 MEN2B 相关的巨结肠是由于肠道黏膜下和肌间神经丛神经节细胞瘤及神经增生导致。二者在病理上有截然的区别。

其他表现还包括牙齿错位、第 1~2 趾间隙增大、体形消瘦等。

二、MEN2 的诊断

与 MEN1 相似,MEN2 的临床诊断不依赖于基因,而 RET 基因检测和家族史对于诊断同样重要。MEN2 中几乎所有患者都能发现胚系 RET 突变。

(一) MEN2A 的诊断

满足下列三条中的一条:

1. 具备 MEN2A 主要表现(MTC、PCC、PHPT)中的 1~2 种,同时发现 RET 胚系突变。

2. 具备 MEN2A 主要表现中的 1~2 种,同时存在确诊 MEN2A 的一级亲属。

3. 在无常染色体显性遗传家族史和 RET 突变时,具备 MEN2A 主要表现中的 2 种。

(二) MEN2B 的诊断

满足下列三条中的一条:

1. 具备 MEN2B 主要表现(MTC、类马方体型、角膜神经髓鞘化、黏膜神经瘤、PCC)中的 1~2 种,同时发现 RET 胚系突变。

2. 具备 MEN2B 主要表现中的 1~2 种,同时存在确诊 MEN2B 的一级亲属。

3. 在无常染色体显性遗传家族史和 RET 突变时,具备典型的 MEN2B 的临床表现。

(三) 家族性 MTC

家族性 MTC(FMTC)指家族中多人诊断 MTC,同时不伴有 MEN2A 的其他表现。但亦有初次诊断 FMTC,而在随访中发现 PCC 或 PHPT 的报道,因而 FMTC 和 MEN2A 可能难以截然分开,目前认为 FMTC 不应列为独立的疾病,而属于 MEN2A 的一种亚型。目前 FMTC 的诊断标准相对严格,即家族中存在 10 个以上确诊 MTC 的成员,多个成员(发病或 RET 突变携带)超过 50 岁,详细评估后除外 PCC 或 PHPT 等 MEN2A 相关情况。

三、MEN2 的基因突变

RET 基因位于 10q11.2,包含 21 个外显子,编码的 RET 蛋白为单跨膜受体,属于受体酪氨酸激酶。RET 蛋白胞外结构域包括钙黏蛋白样结构域和半胱氨酸富集区,一个跨膜结构域,胞内结构域包含酪氨酸激酶结构域和同工型特异性 C 端。其配体主要为胶质源性神经生长因子配体家族(GDNF family of ligands,GFL),在共受体 GFRα1~4 的作用下,形成 GFL-GFRα-RET 复合体,激动 RET 胞内酪氨酸激酶,通过一系列磷酸化反应激活下游多种信号通路,包括 RAS-MAPK 通路、PI3K-Akt 通路等。RET 基因的作用包括调节细胞分化、增殖、迁移、细胞因子生成等。在生理状态下,RET 主要表达于神经嵴来源组织,如脑、副交感和交感神经节、甲状腺滤泡旁细胞、肾上腺髓质、泌尿生殖道,与 MEN2 受累器官有较多重合。在血液和免疫细胞前体中也有低表达。

目前已经发现 50 多种 RET 胚系突变。RET 激活突变与 MEN2 相关。目前在 MEN2A 中发现的 RET 突变大多为胞外半胱氨酸富集区或胞内酪氨酸激酶结构域内的错义突变,其他少见突变类型包括其他区域的错义突变、小片段插入、缺失或重复。最常见的突变位点为胞外半胱氨酸富集区的 Cys634(38%~62%),其次为这一区域内的 609、611、618、620 位半胱氨酸(19%~26%)。这一区域的突变,导致不能配对的半胱氨酸出现,两个 RET 受体半胱氨酸之间即可交联形成二硫键,形成共价二聚体,发生配体非依赖性酪氨酸激酶激活。胞内酪氨酸激酶结构域中常见的突变位点为 Leu790、Val804 和 Ser891,直接导致受体激活,不需要配体的存在。MEN2B 中 95% 都是由于胞内酪氨酸激酶结构域的 Met918 位突变导致的,剩余 5% 为 Ala883 位突变所致,引起 RET 空间构象改变,增加其与 ATP 的亲和力,在无配体存在时即可激活激酶活性,在有配体时激活更强,这也解释了为什么 MEN2B 的肿瘤侵袭性更强。FMTC 中约 50%

都存在 RET 突变,以 Cys618 位最多见。

此外,RET 基因体细胞突变也与多种肿瘤发生相关。在散发 MTC 中,40%~50% 可以在肿瘤细胞中检测到 RET 体细胞突变,尤其在肿瘤较大或转移性 MTC 中,这一比例更高。受累突变位点与 MEN2 相似,以 Met918Thr 最多见。另外在散发性甲状腺乳头状癌中还发现了 RET 融合基因(例如 CCDC6 基因或 NCOA4 基因),导致酪氨酸激酶活性增加。在少数肾上腺皮质癌、慢性髓系白血病中都报道过 RET 融合基因的存在。

RET 的基因型和表型之间有较强的相关性,详见表 44-3-2。

表 44-3-2　RET 基因型与表型的关系

RET 突变	外显子	MTC 危险分层	PCC 发生率	PHPT 发生率	CLA	HD
G553C	8	中	+	–	无	无
C609F/G/R/S/Y	10	中	+/++	+	无	有
C611F/G/S/Y/W	10	中	+/++	+	无	有
C618F/R/S	10	中	+/++	+	无	有
C620F/R/S	10	中	+/++	+	无	有
C630R/Y	11	中	+/++	+	无	无
D631Y	11	中	+++	–	无	无
C634F/G/R/S/W/Y	11	高	+++	++	有	无
K666E	11	中	+	–	无	无
E768D	13	中	–	–	无	无
L790F	13	中	–	–	无	无
V804L	14	中	+	+	无	无
V804M	14	中	+	+	有	无
A883F	15	高	+++	–	无	无
S891A	15	中	+	+	无	无
R912P	16	中	–	–	无	无
M918T	16	很高	+++	–	无	无

注:MTC,甲状腺髓样癌;PCC,嗜铬细胞瘤;PHPT,原发性甲旁亢;CLA,皮肤苔藓样淀粉样变性;HD,Hirschsprung病;+ 表示大约 10%,++ 表示大约 20%~30%,+++ 表示大约 50%。

四、MEN2 的基因检测

RET 基因的检测对于改善预后至关重要,尤其是在开展预防性甲状腺切除后,明显降低了 MTC 的发生率和死亡率。因此对于所有可能有 RET 突变的相关情况,都应当积极行基因检测,包括:

1. 临床诊断 MEN2A。

2. 临床诊断 MEN2A 相关综合征(家族性 MTC、MEN2A 伴 CLA、MEN2A 伴 HD)。

3. 临床诊断 MEN2B。

4. 所有散发 MTC。

5. 所有散发单侧或双侧 PCC。

6. 明确 RET 致病突变个体的所有一级亲属,无论有无症状。

7. 所有怀疑 RET 突变但基因情况不详或无法检测者的一级亲属,无论有无症状。

RET 基因的检测时机:对于符合上述情况的患者都应当尽早行 RET 基因检测。对于可能存在最高危 RET 突变的儿童,应当在出生数月之内进行基因检测;可能存在高危 RET 突变风险的儿童,应当在出生数年之内进行检测。产前基因检测可以提前了解胎儿的遗传情况。体外受精移植前基因诊断和筛选,能避免 RET 突变向下一代传递。

五、RET 突变携带者的处理

根据 ATA 推荐意见,明确携带 RET 突变的个体都应当首先行 MTC 筛查,如有 MTC 证据即进入治疗流程。

携带最高危或高危 RET 突变的儿童,建议分别在 1 岁和 5 岁之前行预防性甲状腺切除,并予终身甲状腺激素替代。中危 RET 突变携带者应当动态监测血清降钙素和甲状腺影像。根据基因型,可以每年监测 PCC 和 PHPT(见表 44-3-2)。这一措施能够大大减少 MTC 相关的死亡。

对于成年发现的 RET 突变携带者,应当尽早筛查降钙素和血 / 尿儿茶酚胺,如果正常,建议 1 年后复查。这种情况通常见于中危 RET 突变者。详见图 44-3-1。

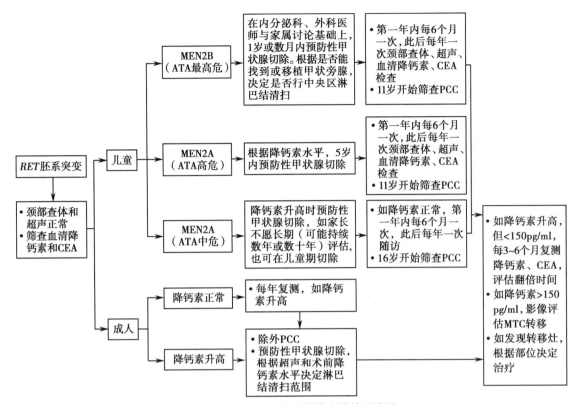

图 44-3-1　*RET* 突变携带者的处理流程

ATA：美国甲状腺协会；CEA：癌胚抗原；PCC：嗜铬细胞瘤。

第 4 节
多发性内分泌腺瘤病 4 型

　　多发性内分泌腺瘤病 4 型（MEN4，OMIM：610755）与 MEN1 有相似的临床表现，是在未能发现 *MEN1* 突变的 MEN1 病例中发现的。MEN4 是由于 *CDKN1B* 基因突变引起的一类常染色体显性遗传病，截至 2017 年，仅有 19 例 *CDKN1B* 胚系突变导致 MEN4 的临床病例报道。国外学者推测在具有 MEN1 相关表型且 *MEN1* 基因突变阴性的患者中，*CDKN1B* 突变引起的 MEN4 的发生率为 1.5%~3.7%。

　　MEN4 主要的临床表现包括甲状旁腺腺瘤（80%）、垂体瘤（40%）、胰腺肿瘤（35%），还可合并其他肿瘤，但由于病例数少，是否为综合征的一部分亦或巧合尚不清楚，包括支气管 NET、乳腺癌、甲状腺乳头状癌、无功能肾上腺结节等。而在 MEN1 中较为常见的皮肤肿瘤在 MEN4 中尚未报道过。有研究提示 *CDKN1B* 多态性 V109G 与原发性卵巢功能不全相关。对于 MEN4 的评估和治疗与 MEN1 相同。

　　目前认为 *CDKN1B* 属于抑癌基因，其突变类型包括无义突变、移码突变、剪切位点突变和错义突变。定位于染色体 12p13，包含 2 个编码外显子和 1 个非编码外显子，编码含有 196 个氨基酸的核蛋白，即细胞周期依赖性激酶抑制蛋白 p27（也称为 KIP1）。p27 是细胞周期素依赖的蛋白激酶抑制物（CDKI）家族成员之一，主要通过抑制细胞周期由 G_1 期进入 S 期从而调控细胞周期进程，参与到多个细胞生命过程，如增殖、分化、凋亡和细胞黏附。研究表明，p27 的抑癌作用为剂量依赖性（单倍剂量不足），p27 蛋白在多种癌症中表达水平下调或缺失，如结肠癌、乳腺癌、前列腺癌和胃癌，这与疾病预后不良相关。除了蛋白表达量减少以外，p27 在细胞内的定位改变也影响其功能。野生型 p27 主要定位于细胞核，可以结合抑制 cyclin/CDK 复合物，有研究发现乳腺癌中蛋白激酶 Akt 使 p27 的 Thr157 磷酸化，导致 p27 错误定位于细胞质，提示疾病预后不良。在已报道的 MEN4 患者中检测到不同类型的 *CDKN1B* 基因突变，家系分析结果显示，部分携带相同 *CDKN1B* 突变基因的家系成员可以没有任何 MEN4 相关表现或体征，提示 *CDKN1B* 基因突变可能具有不完全显性。除了 MEN4 患者，在家族性孤立性垂体腺瘤、散发性神经内分泌肿瘤和散发性原发性甲旁亢患者中，均检测到 *CDKN1B* 基因胚系突变。

由于MEN综合征的临床表型之间存在重叠,迄今文献报道的MEN4病例数较少,因此很难确定MEN4和其他MEN综合征临床表型之间的差异。对于具有MEN1样表型但*MEN1*基因突变阴性的患者应该进一步检测*CDKN1B*基因,若明确有*CDKN1B*基因胚系突变的患者可以诊断MEN4。对于*CDKN1B*胚系基因突变者应该进行MEN4的临床、生化、影像学评估,并且应对其一级亲属进行基因筛查和遗传咨询。

(王鸥 王曦)

参考文献

[1] NORTON JA, KRAMPITZ G, JENSEN RT. Multiple endocrine neoplasia: genetics and clinical management [J]. Surg Oncol Clin N Am, 2015, 24 (4): 795-832.

[2] FROST M, LINES KE, THAKKER RV. Current and emerging therapies for PNETs in patients with or without MEN1 [J]. Nat Rev Endocrinol, 2018, 14 (4): 216-227.

[3] THAKKER RV, NEWEY PJ, WALLS GV, et al. Clinical practice guidelines for multiple endocrine neoplasia type 1 (MEN1)[J]. J Clin Endocrinol Metab, 2012, 97 (9): 2990-3011.

[4] ANLAUF M, PERREN A, KLOPPEL G. Endocrine precursor lesions and microadenomas of the duodenum and pancreas with and without MEN1: criteria, molecular concepts and clinical significance [J]. Pathobiology, 2007, 74 (5): 279-284.

[5] ALBERS MB, MANOHARAN J, BARTSCH DK. Contemporary surgical management of the Zollinger-Ellison syndrome in multiple endocrine neoplasia type 1 [J]. Best Pract Res Clin Endocrinol Metab, 2019, 33 (5): 101318.

[6] VAN BEEK DJ, NELL S, PIETERMAN CRC, et al. Prognostic factors and survival in MEN1 patients with gastrinomas: results from the DutchMEN study group (DMSG)[J]. J Surg Oncol, 2019, 120 (6): 966-975.

[7] YE L, WANG W, OSPINA NS, et al. Clinical features and prognosis of thymic neuroendocrine tumours associated with multiple endocrine neoplasia type 1: a single-centre study, systematic review and meta-analysis [J]. Clin Endocrinol (Oxf), 2017, 87 (6): 706-716.

[8] SADOWSKI SM, CADIOT G, DANSIN E, et al. The future: surgical advances in MEN1 therapeutic approaches and management strategies [J]. Endocr Relat Cancer, 2017, 24 (10): T243-T260.

[9] PIETERMAN CR, CONEMANS EB, DREIJERINK KM, et al. Thoracic and duodenopancreatic neuroendocrine tumors in multiple endocrine neoplasia type 1: natural history and function of menin in tumorigenesis [J]. Endocr Relat Cancer, 2014, 21 (3): R121-142.

[10] PEREZ AD, YU S, NORTH JP. Multiple cutaneous collagenomas in the setting of multiple endocrine neoplasia type 1 [J]. J Cutan Pathol, 2015, 42 (11): 791-795.

[11] PERRIER ND. From initial description by Wermer to present-day MEN1: what have we learned?[J]. World J Surg, 2018, 42 (4): 1031-1035.

[12] AGARWAL SK. The future: genetics advances in MEN1 therapeutic approaches and management strategies [J]. Endocr Relat Cancer, 2017, 24 (10): T119-T134.

[13] CONCOLINO P, COSTELLA A, CAPOLUONGO E. Multiple endocrine neoplasia type 1 (MEN1): an update of 208 new germline variants reported in the last nine years [J]. Cancer Genet, 2016, 209 (1/2): 36-41.

[14] MARINI F, GIUSTI F, BRANDI ML. Multiple endocrine neoplasia type 1: extensive analysis of a large database of Florentine patients [J]. Orphanet J Rare Dis, 2018, 13 (1): 205.

[15] MCDONNELL JE, GILD ML, CLIFTON-BLIGH RJ, et al. Multiple endocrine neoplasia: an update [J]. Intern Med J, 2019, 49 (8): 954-961.

[16] MANOHARAN J, ALBERS MB, BARTSCH DK. The future: diagnostic and imaging advances in MEN1 therapeutic approaches and management strategies [J]. Endocr Relat Cancer, 2017, 24 (10): T209-T225.

[17] WELLS SA, Asa SL, Dralle H, et al. Revised American thyroid association guidelines for the management of medullary thyroid carcinoma [J]. Thyroid, 2015, 25 (6): 567-610.

[18] REDAELLI S, PLAZA-MENACHO I, MOLOGNI L. Novel targeted therapeutics for MEN2 [J]. Endocr Relat Cancer, 2018, 25 (2): T53-T68.

[19] GUERIN C, ROMANET P, TAIEB D, et al. Looking beyond the thyroid: advances in the understanding of pheochromocytoma and hyperparathyroidism phenotypes in MEN2 and

of non-MEN2 familial forms [J]. Endocr Relat Cancer, 2018, 25 (2): T15-T28.

[20] WELLS SA. Advances in the management of MEN2: from improved surgical and medical treatment to novel kinase inhibitors [J]. Endocr Relat Cancer, 2018, 25 (2): T1-T13.

[21] GFROERER S, THEILEN TM, FIEGEL H, et al. Identification of intestinal ganglioneuromatosis leads to early diagnosis of MEN2B: role of rectal biopsy [J]. J Pediatr Surg, 2017, 52 (7): 1161-1165.

[22] CASTINETTI F, MOLEY J, MULLIGAN L, et al. A comprehensive review on MEN2B [J]. Endocr Relat Cancer, 2018, 25 (2): T29-T39.

[23] KLOOS RT, ENG C, EVANS DB, et al. Medullary thyroid cancer: management guidelines of the American Thyroid Association [J]. Thyroid, 2009, 19 (6): 565-612.

[24] PLAZA-MENACHO I. Structure and function of RET in multiple endocrine neoplasia type 2 [J]. Endocr Relat Cancer, 2018, 25 (2): T79-T90.

[25] MACHENS A, DRALLE H. Advances in risk-oriented surgery for multiple endocrine neoplasia type 2 [J]. Endocr Relat Cancer, 2018, 25 (2): T41-T52.

[26] ALREZK R, HANNAH-SHMOUNI F, STRATAKIS CA. MEN4 and CDKN1B mutations：the latest of the MEN syndromes [J].Endocr Relat Cancer,2017,24(10)：T195-T208.

[27] THAKKER RV.Multiple endocrine neoplasia type 1(MEN1)and type 4(MEN4)[J].Mol Cell Endocrinol,2014,386(1/2)：2-15.

第 45 章
自身免疫性多内分泌腺综合征

第 1 节
概 论

一、背景

自身免疫性多内分泌腺综合征(autoimmune polyendocrine syndrome, APS),指由于自身免疫反应导致的两个以上内分泌腺体功能障碍,还可以伴有其他系统的自身免疫性疾病。根据发病原因及临床特点,分为两种类型,即 I 型(APS-I)和 II 型(APS-II)。APS-I 又称自身免疫性多内分泌病、外胚层营养不良病(autoimmune polyendocrinopathy-candidiasis-ectodermal dystrophy, APECED),是一种常染色体隐性遗传疾病,由自身免疫调节基因(autoimmune regulator gene, *AIRE*)缺陷引起,包括慢性皮肤黏膜念珠菌病、自身免疫性甲状旁腺功能减退症、自身免疫性原发性慢性肾上腺皮质功能减退症(又称 Addison 病)三种主要疾病。通常于婴儿期或幼儿期发病,男女比例接近 1:1。APS-I 属于罕见疾病,在不同国家的患病率为 1:(25 000~129 000)。相比 APS-I,APS-II 更常见,与位于 6 号染色体短臂(6p21.3)上的人类白细胞抗原(HLA)区域的基因多态性密切相关。APS-II 在 20~60 岁时达到发病高峰,患病率为 1:20 000,男女比例为 1:3。主要组成疾病为 Addison 病、1 型糖尿病和自身免疫性甲状腺疾病。除了上述的二分类法,研究者 Neufeld 和 Blizzard 根据临床表现,将 APS-II 进一步细化分类为 APS-II、APS-III 及 APS-IV,其中 APS-III 定义为自身免疫性甲状腺疾病及其他自身免疫性疾病,其中不包括 Addison 病、原发性甲状旁腺功能减退或慢性念珠菌病;APS-IV 定义为两种或两种以上其他器官特异性自身免疫性疾病,且不符合 APS-I、APS-II、APS-III。但 APS-II、APS-III、APS-IV 从发病机制上并无差别,因此目前临床普遍将 APS 分为 I 型和 II 型,本章节

主要阐述 APS-I 和 APS-II。

APS 除上述提到的多种内分泌腺体受累外,还会由于自身免疫作用导致其他非内分泌腺体功能障碍,如脱发、白癜风、小肠吸收不良、恶性贫血、浆膜炎等。APS 的临床表现通常具有隐匿性,受累的组织或器官内有循环中的自身抗体和淋巴细胞浸润,最终导致器官功能障碍。临床表现首次出现时间可从婴儿期早期一直到老年,在不同的患者中,内分泌腺体受累的频率及模式也存在差异,这可能是遗传易感性和环境因素共同作用的结果。

二、临床表现

(一) APS-I 的临床表现

APS-I 患者以慢性皮肤黏膜念珠菌病、原发性甲状旁腺功能减退和 Addison 病为主要组成,在儿童时期即可出现相应临床表现。APS-I 的患者几乎每个内分泌腺体和器官都有发生自身免疫性疾病的风险。Perheentupa 报道了 89 名芬兰 APS-I 患者的临床特点,所有患者都出现过慢性念珠菌病,86% 患有原发性甲状旁腺功能减退,79% 患有 Addison 病,性腺功能减退(女性 72%,男性 26%)和牙釉质发育不良(77%)也是常见的表现。其他症状包括脱发(40%)、白癜风(26%)、肠道吸收不良(18%)、1 型糖尿病(23%)、恶性贫血(31%)、肝炎(17%)和甲状腺功能减退(18%)。上述许多疾病在 APS-I 患者的发生率都在 10 岁至 20 岁达到高峰,并且在后续几十年仍不断有新的器官受累出现。婴儿可在出生后第一年出现慢性或反复皮肤黏膜念珠菌病,随后出现原发性甲状旁腺功能减退和 Addison 病。而在同一患者中,从一种疾病的诊断到另一种疾病的发生可能要几十年的时间。因此,终身随访对于早期发现其他器官受累非常重要。表 45-1-1 列出了 APS-I 患者常见的自身免疫性疾病在 40 岁时的发生率,以及在随访中推荐的检查以早期发现可能出现的自身免疫性疾病的损害。

1. 慢性皮肤黏膜念珠菌病 最早可在出生后 1

个月内出现,通常在 5 岁前发病,累及口腔和指甲。口腔受累外观呈白色斑点样,用棉签难以擦拭掉,除去后其下可见糜烂黏膜。受累指(趾)甲增厚变色,可出现小的凹陷性萎缩。慢性口腔念珠菌病可导致局部黏膜萎缩性改变,使口腔肿瘤的发生风险增加。消化道受累相对少见,食管感染时,可表现为胸骨后烧灼感,吞咽时疼痛、梗阻感,严重者可出现食管狭窄,食管鳞癌的发生风险增加。极少部分患者也可出现肺部感染,严重时可发生血行播散而导致念珠菌败血症。

2. 原发性甲状旁腺功能减退 由于甲状旁腺激素分泌不足导致低钙血症,患者临床可出现低钙性搐搦症,手足及口周麻木,严重者可表现为喉头痉挛,查体面神经叩击征、束臂加压征阳性。甲状旁腺功能减退可引起异位钙化,多见于脑基底节、小脑、豆状核、脑额叶、顶叶等,软组织如肌腱、脊柱旁韧带也可发生钙化,患者可表现为抽搐、共济失调等中枢神经系统症状。

3. Addison 病 患者可表现为乏力、食欲下降、恶心、呕吐、低钠血症、低血压,严重者可出现休克、意识障碍等肾上腺危象表现,通常发生于感染等应激情况。病程较长的患者,由于长期低皮质醇血症,导致 ACTH 前体物质阿黑皮素原的产生增加,裂解出促黑细胞激素,使黑色素合成增加,皮肤颜色逐渐加深,尤其在掌纹、齿龈和口腔黏膜较为明显。

4. 自身免疫导致的其他内分泌腺体功能减退 原发性自身免疫性性腺功能减退如发生在青春期前,可导致第二性征和外生殖器发育不全;如发生在成年后,男性表现为性欲减退、不育、第二性征退化,女性表现为闭经。自身免疫性甲状腺疾病,以慢性淋巴细胞性甲状腺炎最为多见,功能改变以甲状腺功能减退为主,可出现毛发脱落、水肿、便秘、乏力等。此外,自身免疫性 1 型糖尿病在 APS-I 中也较为多见,发生率可达 23%。

5. 其他非内分泌腺体的自身免疫损害 外胚层营养不良是该综合征的常见症状,可表现为指甲凹陷、角膜病变和牙釉质发育不全。此外 APS-I 患者还可出现双侧角膜炎,周期性发热伴皮疹,以及自身免疫相关的肝炎、肺炎、肾炎、外分泌性胰腺炎等。

APS-I 的临床表现较 APS-II 出现得更早,临床症状更严重。口腔黏膜和食管鳞癌、肾上腺危象和低血钙危象,以及自身免疫性肝炎、肾炎和肺炎可能是 APS-I 患者死亡率升高的主要原因。

(二) APS-II 的临床表现

APS-II 比 APS-I 更常见,女性多于男性,通常在成年期发病,可表现出家族聚集性。APS-II 的疾病组成主要为 Addison 病、自身免疫性甲状腺疾病、自身免疫性 1 型糖尿病,此外还可出现淋巴细胞性垂体炎、原发性性腺功能减退、重症肌无力、腹腔疾病、白癜风、浆膜炎和恶性贫血等。Neufeld 及研究团队报道了 224 例 Addison 病患者(包括 APS-II 患者),其中 1 型糖尿病和自身免疫性甲状腺疾病最为常见,分别占 52% 和 69%,白癜风占 5%,性腺功能减退占 4%。部分患者可能无相关临床表现,但相应器官自身免疫抗体可以持续阳性。如甲状腺过氧化物酶自身抗体存在于 10%~20% 的 1 型糖尿病儿童中,而随着病程延长,甲状腺过氧化物酶自身抗体阳性的 1 型糖尿病患者中有相当一部分发展为甲状腺疾病。在 15 年以上的随访中,80% 的甲状腺过氧化物酶自身抗体阳性的 1 型糖尿病患者出现甲状腺功能减退。表 45-1-1 列出了 APS II 患者常见的自身免疫性疾病在 40 岁时的发病率,以及在随访中推荐的检查以早期发现可能出现的自身免疫损害。

1. Addison 病 具体表现见前述。

2. 自身免疫性甲状腺疾病 包括慢性淋巴细胞性甲状腺炎、Graves 病、产后甲状腺炎等,其中以慢性淋巴细胞性甲状腺炎最为常见,早期甲状腺功能可正常,临床无明显症状,仅有抗过氧化物酶抗体、抗甲状腺球蛋白抗体阳性,后期可出现甲状腺功能减退。Graves 病患者表现为甲状腺功能亢进,临床可有心悸、多汗、手抖、腹泻等表现,TSH 受体抗体阳性具有特异性。

3. 自身免疫性 1 型糖尿病 由于胰岛细胞自身抗体的产生导致胰岛细胞功能破坏,胰岛素分泌水平低,血糖波动大,如不给予胰岛素治疗,容易发生糖尿病酮症酸中毒。此类患者可合并慢性萎缩性胃炎、恶性贫血等。

4. 自身免疫导致的其他内分泌腺体功能减退 淋巴细胞性垂体炎可表现为发热、头痛、视野缺损、复视,中枢性尿崩症,腺垂体功能减退;其中腺垂体功能轴受累顺序可与其他鞍区病变不同,肾上腺皮质功能轴可能会比性腺轴和生长激素轴更早受累。原发性自身免疫性性腺功能减退亦可见于 APS-II,具体表现见前述。

5. 其他非内分泌的自身免疫损害 如麦胶性肠病、重症肌无力、僵人综合征、疱疹性皮炎、浆膜炎、肺出血 - 肾小球肾炎综合征等。

表 45-1-1　APS 患者常见自身免疫性疾病 40 岁时发病率及推荐检查

疾病	40 岁时发病率 /%	推荐检查
	APS- I	
原发性甲状旁腺功能减退	86	血钙、ALP、PTH
Addison 病	79	血钠、血钾、ACTH、血皮质醇、血肾素活性、21- 羟化酶抗体
自身免疫性 1 型糖尿病	23	血糖、糖化血红蛋白、抗 GAD 抗体等
腹泻	18	病史
外胚层发育不良	50~75	查体
男性性腺功能减退	26	FSH/LH、睾酮
卵巢功能减退	72	FSH/LH、雌激素
慢性皮肤黏膜念珠菌病	100	查体
便秘	21	病史
恶性贫血	31	血常规、维生素 B_{12}
脾萎缩	15	血涂片、血小板计数、超声
	APS- II	
Addison 病	0.5	
自身免疫性甲状腺疾病	15~30	甲状腺功能,抗 TPO,抗 Tg
乳糜泻	5~10	转谷氨酰胺酶自身抗体,小肠黏膜活检
小脑共济失调	罕见	症状体征
慢性炎性脱髓鞘多神经病	罕见	症状体征
淋巴细胞性垂体炎	罕见	症状体征
特发性心脏传导阻滞	罕见	症状体征
IgA 缺乏	0.5	IgA 水平
重症肌无力	罕见	症状体征
心肌炎	罕见	症状体征
恶性贫血	0.5~5	血常规、维生素 B_{12}
浆膜炎	罕见	症状体征
Stiffman 综合征	罕见	症状体征
白癜风	1~9	查体

注:ALP,碱性磷酸酶;PTH,甲状旁腺激素;ACTH,促肾上腺皮质激素;抗 GAD,抗谷氨酸脱羧酶抗体;抗 TPO,抗甲状腺过氧化物酶抗体;抗 Tg,抗甲状腺球蛋白抗体。

第 2 节
遗传学机制

一、APS- I 的致病基因和病理生理改变

APS- I 是由 *AIRE* 不同突变引起的,该基因(OMIM:

240300)位于 21q22.3.27,基因长度约为 13kb,编码序列包含 14 个外显子。目前,在 *AIRE* 基因中已经检测到可以导致 APS- I 的 50 多种突变,突变分布在基因的整个编码区域,包括点突变(无义突变和错义突变)、插入和删除,从而导致框架移位和剪接位点突变。最常见的突变是 R257X、外显子 6 和 967~979del13bp。R257X 突变使终止密码子出现,从而导致编码的蛋白质发生截短,该突变存在于 83% 的芬兰 APS- I 患者

中，以及大部分意大利和波兰 APS-I 患者中。APS-I 一般为常染色体隐性遗传，但在一个意大利家系中观察到 AIRE 基因的突变（G228W）具有显性遗传特点，临床表现较轻，表现为恶性贫血、白癜风、自身免疫性甲状腺疾病和 1 型糖尿病，容易与 APS-II 相混淆，该显性基因变异位于 PHD1 和 SAND 域中，由于 AIRE 具有多效性，突变的 AIRE 基因中关键氨基酸的变化可能抑制了野生型 AIRE，从而发病。

AIRE 基因在免疫系统成熟的组织中表达，如胸腺、淋巴结和胎儿肝脏，少数可在外周血树突状细胞中表达，介导成千上万的其他组织特异性蛋白的异位表达至正在发育的 T 细胞中。这种独特的抗原表达有助于促进自身反应性胸腺细胞的负性选择和自我耐受。因此，如果 AIRE 突变出现功能丧失或缺陷，许多对特定抗原具有特异性的自身反应性 T 细胞则无法进行负性选择，故可能在以后引发自身免疫性疾病的发生。此外，近期有研究发现，AIRE 还可以通过另一种机制控制免疫耐受，即在胸腺中诱导分化拥有 FOXP3 阳性的调节性 T 细胞群（Tregs），该细胞群具有抑制自身免疫反应细胞的能力。因此，当 AIRE 发生突变后，不仅有更多的免疫细胞缺失了负性选择，而且本可以抑制自身免疫反应的 Tregs 会出现发育障碍或功能失调，促进自身免疫性疾病的发生发展。

二、APS-II 的致病基因及病理生理改变

APS-II 属于多基因遗传病（OMIM:269200），遗传因素与环境因素相互作用影响发病。6 号染色体上的 HLA 基因和 2 号染色体上的细胞毒性 T 淋巴细胞抗原（CTLA-4）基因与 APS-II 关系密切，其中 HLA 具有更强的基因效应。与对照组相比，APS-II 组 HLA 等位基因 DRB1*03（$P<0.0001$）、DRB1*04（$P<0.000005$）、DQA1*03（$P<0.0001$）、DQB1*02（$P<0.05$）明显增多。DRB1*15（$P<0.05$）、DQA1*01（$P<0.0005$）、DQB1*05（$P<0.005$）在 APS-II 中较少见。从这些等位基因的频率和连锁关系出发，推导出易受影响的单倍型 DRB1*0301-DQA1*0501-DQB1*0201 和 DRB1*0401/04-DQA1*0301-DQB1*0302，而具有保护性作用的单倍型为 DRB1DQA×1501DQA*0102-DQB1*0602 和 DRB1*0101-DQA1DQB×0101DQB*0501。与单个自身免疫性腺体病相比，HLA-DRB1*03 在成人 APS-II 中是一个更强的遗传标志，尤其对于发病较早的患者。

APS-II 中的单个腺体疾病与 HLA 单倍型 A1、B8、DR3、DQA1*0501、DQB1*0201 相关。Addison 病与 DR3 和 DR4 密切相关，DR3、DR4 和 DR3/DR4 的相对风险分别为 6.0、4.6 和 26.5。Addison 病无论是单发还是作为 APS-II 中的疾病均与 DQ2/DQ8、DRB1*0404 有相关性。1 型糖尿病与 DR4-DQB*0302，DRB1*04-DQA1*0301-dqb1*0302，或 DRB1*03-DQA1*0501-dqb1*0201（DR3-DQ2）存在正相关，与 DRB1*15-DQA1 dqb1*0102*0602 存在负相关。DRB1*04-DQB1*0301 单倍体型增加了慢性淋巴细胞性甲状腺炎的发病风险。从 APS-II 的遗传学研究中可以发现，相同的基因和单核苷酸多态性与几种器官特异性自身免疫性疾病均有关，主要与免疫系统中关键调节蛋白的基因编码有关，尤其是在主要组织相容性复合体中，如有腹腔疾病风险的 APS-II 患者一般都有 DR3-DQ2 和 DR4-DQ8 的变异，而这些单倍型也增加了 1 型糖尿病、自身免疫性甲状腺疾病和 Addison 病的风险，这可能是同一患者会患上这三种疾病的主要原因。

CTLA-4 基因位于 2 号染色体（2q.33），由 4 个外显子组成，编码的蛋白质是 T 细胞激活的负调控因子。CTLA-4 等位基因与自身免疫性甲状腺疾病、Addison 病有关，与 1 型糖尿病的关系较弱。HLA 和 CTLA-4 基因之间存在相互作用，可能包括一些未被识别的基因和环境因素。其他已经确定的风险基因还包括蛋白酪氨酸磷酸酶非受体 22 型（PTPN22）、转录调节蛋白和 CD25。

HLA II 类基因的基因产物参与免疫反应。不同的 HLA II 类等位基因具有不同的多肽亲和性。因此，一些自体抗原肽可能被 T 淋巴细胞受体识别，而另一些则不能。CTLA-4 基因编码 T 细胞活化的负调控因子，该负调控因子在活化的 T 淋巴细胞表面表达，参与了 T 淋巴细胞和抗原呈递细胞（antigen presenting cell，APC）之间的相互作用。APC 向 T 淋巴细胞受体提供与细胞表面 HLA II 类蛋白结合的抗原肽，从而激活 T 淋巴细胞。此外，抗原呈递过程中，APC 表面的共刺激信号与 $CD4^+$ T 淋巴细胞表面的受体（如 CTLA-4）相互作用。CTLA-4 可以下调 T 淋巴细胞活化。

第 3 节
诊断、遗传学检测及遗传咨询

一、实验室检查

抗体的检测对 APS 的诊断有指导意义，不同器

官受累常有特异性抗体产生，表 45-3-1 列举了器官特异性抗体，如抗甲状腺过氧化物酶抗体及抗甲状腺球蛋白抗体对于甲状腺炎的诊断，21- 羟化酶抗体对于 Addison 病的诊断，抗 GAD/ 抗 IA-2/ 抗 ICA 抗体对于 1 型糖尿病的诊断均具有较高的特异性。多个研究发现 1 型干扰素抗体（干扰素 α 及干扰素 Ω）在 APS-Ⅰ 患者中的检出率达 95%，提示它对于诊断有很高的敏感性，除 APS-Ⅰ 外，干扰素抗体在重症肌无力、胸腺瘤和重组活化基因（recombination activating gene，RAG）突变的患者中也有表达，但在其他自身免疫性疾病中很少检测到该抗体，也提示具有较高的特异性。因此有研究者推荐将 1 型干扰素抗体检测作为疑似 APS-Ⅰ 的患者在基因检测前的一线筛查是经济且有意义的。

表 45-3-1 APS 中自身免疫性疾病与相关抗体

抗体	疾病
内分泌腺	
21- 羟化酶抗体	自身免疫性 Addison 病
抗甲状腺球蛋白抗体 抗甲状腺过氧化物酶抗体	慢性淋巴细胞性甲状腺炎
TSH 受体抗体	Graves 病
抗 GAD/ 抗 IA-2/ 抗 ICA 抗体	1 型糖尿病
产类固醇细胞自身抗体	自身免疫性性腺功能减退
非内分泌腺	
抗胆碱酯酶受体抗体	重症肌无力
抗肾小球基底膜抗体	Goodpasture 综合征（肺出血 - 肾炎综合征）
抗血小板抗体	特发性血小板减少性紫癜
抗 GAD 抗体	僵人综合征
壁细胞抗体 内因子抗体	恶性贫血
抗 H^+-K^+-ATP 酶抗体 抗色氨酸羟化酶抗体	小肠吸收不良综合征

注：TSH，促甲状腺素；抗 GAD，抗谷氨酸脱羧酶抗体；抗 IA-2 抗体，抗酪氨酸磷酸酶抗体；抗 ICA 抗体，抗胰岛细胞抗体。

二、基因检测

检测到致病基因的突变对于 APS-Ⅰ 患者诊断具有关键意义。APS-Ⅰ 的临床诊断需要三种主要疾病中至少存在两种，但由于症状隐匿，早期可只表现为单一疾病，常常被漏诊或延迟诊断，导致内分泌疾病相关的严重并发症发生。通过对 AIRE 基因中 APS-Ⅰ 相关序列变异的遗传检测，可以在只有一种特征疾病表现出来的情况下诊断 APS-Ⅰ。此外，在没有明显疾病或临床表现的儿童中，可在出现症状之前发现 APS-Ⅰ 的易感性。对于 APS-Ⅱ 患者，易感基因的检测，只能提示患者有自身免疫性疾病的风险，但对诊断意义有限。

三、诊　断

APS-Ⅰ 患者表型变异较大，当只表现出 APS-Ⅰ 中某一内分泌腺体受累时，诊断困难，平均延误诊断时间可达 11 年。家族史及自身免疫性疾病相关抗体的筛查对 APS-Ⅰ 诊断有帮助。1 型干扰素抗体及 AIRE 基因突变的检测则对明确诊断及早期发现 APS-Ⅰ 病例有重大意义。Eystein 等提出了 APS-Ⅰ 的诊断流程（图 45-3-1），为 APS-Ⅰ 规范化的诊断提供思路。患者如存在两种以上的 APS-Ⅰ 主要临床表现（慢性皮肤黏膜念珠菌病、原发性肾上腺皮质功能减退、原发性甲状旁腺功能减退），需完善 AIRE 基因突变的检测。检测到突变，则支持 APS-Ⅰ 诊断，如未检测到突变；则除外 APS-Ⅰ 诊断，可进一步评估胸腺影像学及 RAG 的突变，以明确是否存在重症肌无力或联合免疫缺陷症可能。如患者临床只满足一种 APS-Ⅰ 的相关临床表现，建议在基因检测前筛查 1 型干扰素抗体，如抗体为阴性，则诊断需考虑 APS-Ⅱ 可能。

APS-Ⅱ 的发病通常晚于 APS-Ⅰ，出现在青年期。目前，还没有具有特异性的检测方法用于诊断 APS-Ⅱ，主要是临床及相关自身免疫性疾病特异性抗体的检测。

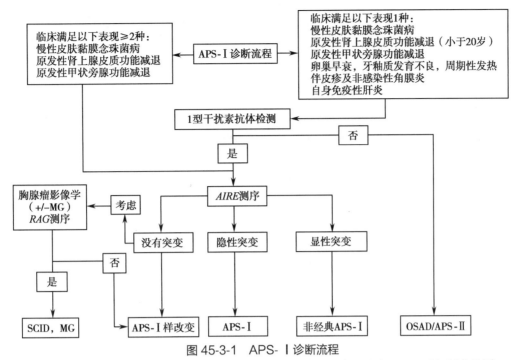

图 45-3-1　APS-Ⅰ诊断流程

APS：自身免疫性多内分泌腺综合征；AIRE：自身免疫调节基因；MG：重症肌无力；RAG：重组活化基因；SCID：联合免疫缺陷；OSAD：器官特异性自身免疫性疾病。

第4节
治　疗

APS 相关内分泌腺体功能障碍，除 Graves 病外，主要表现为相应激素的缺乏，因此治疗的原则以激素替代治疗及相关并发症治疗为主。对于 APS 相关的非内分泌器官的疾病则根据受累部位及严重程度，予以相关的对因对症治疗。

一、内分泌激素替代治疗

1. 甲状旁腺功能减退　主要通过补充维生素 D 及钙剂，提高肠道内钙吸收，进而纠正因肠钙吸收减少、肾脏钙排泄率增加所致的低钙血症。治疗目标：减轻低钙血症引起的症状；维持血钙在正常低限（2.0~2.12mmol/L），治疗同时需避免高尿钙发生，维持24 小时尿钙小于 300mg，维持钙磷乘积小于 55，以防止肾脏等其他软组织的异位钙化。补充的钙剂以碳酸钙最为常用，通常每日需要补充 1~2g 元素钙。维生素 D 的补充包括普通维生素 D 及活性维生素 D，普通维生素 D 剂量建议 25 000~100 000IU/d，骨化三醇推荐剂量 0.25~1.0μg/d，如使用阿法骨化醇推荐0.5~3.0μg/d。对于血钙不达标，但尿钙水平高的患者，

可使用氢氯噻嗪促进尿钙重吸收。PTH 的替代治疗可以在纠正低血钙同时显著降低尿钙水平，减少肾结石、肾功能不全的发生，可通过每日 1~3 次皮下注射或者 PTH 泵给药。

2. 肾上腺皮质功能减退　严重的肾上腺皮质功能减退可以威胁生命，需给予糖皮质激素替代治疗。成年患者推荐氢化可的松 15~20mg/d，儿童患者氢化可的松的剂量为 10~15mg/m²，可分为每日 2 次或 3 次服用。临床症状、体征和电解质平衡是糖皮质激素替代是否足够或过量的主要参考标准，血 ACTH 和皮质醇则不作为治疗剂量调整的参考指标。糖皮质激素替代不足时可能表现为乏力、消瘦、恶心、食欲减退、低钠血症、低血压等。糖皮质激素如替代过量可能表现为体重增加、肥胖、高血压、高血糖、骨质疏松、库欣貌等。当患者存在感染、手术等应激情况时，糖皮质激素剂量需增加至基础剂量的 2~3 倍，严重应激情况可予氢化可的松 100~150mg 静脉输液治疗。对于婴幼儿、儿童，以及单纯用糖皮质激素无法维持电解质及血压的患者，还需加用盐皮质激素如氟氢可的松治疗，起始剂量可予 50~100μg/d，根据血压、电解质水平调整药物剂量。

3. 自身免疫性甲状腺疾病　慢性淋巴细胞性甲状腺炎患者发生甲状腺功能减退后，需要予左甲状腺素片替代治疗，在替代治疗前需明确患者是否同时存

在肾上腺皮质功能减退，且是否已加用糖皮质激素替代治疗。如在未给予糖皮质激素替代治疗前加用左甲状腺素片，则可能加重肾上腺皮质功能减退表现，严重者可诱发肾上腺危象。对于Graves病患者，则根据患者病情、合并症选用抗甲状腺药物（甲巯咪唑、丙硫氧嘧啶）、放射性核素治疗或手术治疗。

4. 1型糖尿病　1型糖尿病患者必须使用胰岛素治疗，由于血糖波动大，容易发生低血糖及酮症酸中毒，通常选用长效胰岛素联合三餐前短效胰岛素治疗。

5. 自身免疫性性腺功能减退　绝经期前女性患者，在除外禁忌后，应该给予性激素（雌激素或雌激素联合孕激素）补充治疗，可根据副作用、成本、方便性及患者的意愿，对性激素剂型及方式进行选择。男性患者建议加用睾酮替代治疗。及时给予性激素替代治疗，可以有效预防骨质疏松的发生。

二、慢性皮肤黏膜念珠菌病的治疗

慢性皮肤黏膜念珠菌病可选用口服或外用的抗真菌治疗如制霉菌素、氟康唑、伊曲康唑等药物，如有深部真菌感染，可使用两性霉素B。但治疗期间需注意氟康唑、酮康唑等药物可抑制肾上腺及性腺等类固醇激素合成，使用前需除外患者合并肾上腺皮质功能减退，否则可能进一步加重甚至诱发肾上腺皮质危象。此外抗真菌药物存在肝损伤风险，对于合并自身免疫性肝炎的患者，也需评估用药风险。

三、其他自身免疫性疾病治疗

如角膜炎、肺炎、肝炎、肾炎等自身免疫引起的各脏器损伤，需要糖皮质激素及免疫抑制治疗，生物制剂对部分自身免疫性疾病也有不错的疗效，有研究报道利妥昔单抗可有效治疗APS-Ⅰ患者的自身免疫性肺炎。自身免疫性脏器损伤如不进行积极治疗，可能导致相应脏器功能进行性衰竭甚至死亡。由于APS-Ⅰ患者可能发生脾功能不全，建议患者定期进行肺炎链球菌疫苗和流感灭活病毒疫苗的接种预防严重感染的发生。

四、遗传咨询及风险评估

当结合患者临床表现，高度考虑APS-Ⅰ时，应进行*AIRE*基因突变的检测。一方面可协助明确诊断APS-Ⅰ，另一方面，在APS-Ⅰ仅有一种临床表现发生时，也可以快速、准确地诊断。第二种自身免疫性腺体疾病可能发生在第一次腺体功能衰竭后1~20年，因此通过基因检测早期诊断APS-Ⅰ，后续随访时需监测可能出现的新的自身免疫性内分泌和非内分泌疾病，以预防严重并发症的发生。外周血中器官特异性自身抗体的出现可能先于临床症状，因此在随访过程中，定期监测外周血清特异性抗体可作为随访的方式之一。

对于APS-Ⅰ患者的家庭成员，如果未检测到*AIRE*基因突变，则无须对家庭成员进行不必要的随访。如在APS-Ⅰ患者的家庭成员中检测到*AIRE*基因突变，则需进行抗体及相关脏器功能的评估，如暂无相关临床表现，则需定期随访。由于APS-Ⅱ为多基因遗传病，易感基因的检测只能提示患者有自身免疫性疾病的风险，遗传咨询的意义有限。鉴于APS-Ⅱ患者家属发生自身抗体阳性率较高且对后续相关脏器功能障碍有提示意义，建议对APS-Ⅱ患者的一级亲属进行血清抗体筛查。

（卢　琳　赵宇星）

参考文献

[1] Finnish-German Apeced Consortium. An autoimmune disease, APECED, caused by mutations in a novel gene featuring two PHD-type zinc-finger domains [J]. Nat Genet, 1997, 17: 399-403.

[2] PEARCE SH, CHEETHAM TD. Autoimmune polyendocrinopathy syndrome type 1: treat with kid gloves [J]. Clin Endocrinol, 2001, 54 (4): 433-435.

[3] AHONEN P, MYLLARNIEMI S, SIPILA I, et al. Clinical variation of autoimmune polyendocrinopathy-candidiasis-ectodermal dystrophy (APECED) in a series of 68 patients [J]. N Engl J Med, 1990, 322: 1829-1836.

[4] MYHRE AG, HALONEN M, ESKELIN P, et al. Autoimmune polyendocrine syndrome type 1 (APS I) in Norway [J]. Clin Endocrinol, 2001, 54 (2): 211-217.

[5] STOLARSKI B, PRONICKA E, KORNISZEWSKI L, et al. Molecular background of polyendocrinopathy-candidiasis-ectodermal dystrophy syndrome in a polish population: novel AIrE mutations and an estimate of disease prevalence [J]. Clin Genet, 2006, 70 (4): 348-354.

[6] PERHEENTUPA J. APS-Ⅰ/APECED: the clinical disease and therapy [J]. Endocrinol Metab Clinic North Am, 2002, 31: 295-320.

[7] BRUSERUD O, OFTEDAL BE, LANDEGREN N, et al. A longitudinal follow-up of Autoimmune polyendocrine syndrome type 1 [J]. J Clin Endo-

crinol Metab, 2016, 101 (8): 2975-2983.

[8] FERRE EM, ROSE SR, ROSENZWEIG SD, et al. Redefined clinical features and diagnostic criteria in autoimmune polyendocrinopathy-candidiasis-ectodermal dystrophy [J]. JCI Insight, 2016, 1 (13): e88782.

[9] ORLOVA EM, SOZAEVA LS, KAREVA MA, et al. Expanding the phenotypic and genotypic landscape of autoimmune polyendocrine syndrome type 1 [J]. J Clin Endocrinol Metab, 2017, 102 (9): 3546-3556.

[10] POLLAK U, BAR-SEVER Z, HOFFER V. Asplenia and functional hyposplenism in autoimmune polyglandular syndrome type 1 [J]. Eur J Pediatr, 2009, 168: 233-235.

[11] BENSING S, BRANDT L, TABAROJ F, et al. Increased death risk and altered cancer incidence pattern in patients with isolated or combined autoimmune primary adrenocortical insufficiency [J]. Clin Endocrinol (Oxf), 2008, 69 (5): 697-704.

[12] NEUFELD M, MACLAREN NK, BLIZZARD RM. Two types of autoimmune Addison's disease associated with different polyglandular autoimmune (PGA) syndromes [J]. Medicine (Baltimore), 1981, 60 (5): 355-362.

[13] BJÖRSES P, HALONEN M, PALVIMO JJ, et al. Mutations in the AIRE gene: effects on subcellular location and transactivation function of the autoimmune polyendocrinopathy-candidiasis-ectodermal dystrophy protein [J]. Am J Hum Genet, 2000, 66: 378-392.

[14] SCOTT HS, HEINO M, PETERSON P, et al. Common mutations in autoimmune polyendocrinopathy-candidiasis-ectodermal dystrophy patients of different origins [J]. Molec Endocr, 1998, 12 (8): 1112-1119.

[15] CETANI F, BARBESINO G, BORSARI S, et al. A novel mutation of the autoimmune regulator gene in an Italian kindred with autoimmune polyendocrinopathy-candidiasis-ectodermal dystrophy acting in a dominant fashion and strongly cosegregating with hypothyroid autoimmune thyroiditis [J]. J Clin EndocrMetab, 2001, 86 (10): 4747-4752.

[16] OFTEDAL BE, HELLESEN A, ERICHSEN MM, et al. Dominant mutations in the autoimmune regulator AIRE are associated with common organ-specific autoimmune diseases [J]. Immu-nity, 2015, 42 (6): 1185-1196.

[17] ANDERSON MS, VENANZI ES, KLEIN L, et al. Projection of an immunological self shadow within the thymus by the Aire protein [J]. Science, 2002, 298: 1395-1401.

[18] GARDNER JM, DEVOSS JJ, FRIEDMAN RS, et al. Deletional tolerance mediated by extrathymic Aire expressing cells [J]. Science, 2008, 321 (5890): 843-847.

[19] MALCHOW S, LEVENTHAL DS, NISHI S, et al. Aire-dependent thymic development of tumor-associated regulatory T cells [J]. Science, 2013, 339: 1219-1224.

[20] DITTMAR M, IDE M, WURM M, et al. Early onset of polyglandular failure is associated with HlA-DRB1*03 [J]. Eur J Endocrinol, 2008, 159 (1): 55-60.

[21] HUANG W, CONNOR E, ROSA TD, et al. Although DR3-DQB1*0201 may be associated with multiple component diseases of the autoimmune polyglandular syndromes, the human leukocyte antigen Dr4-DQB1*0302 haplotype is implicated only in beta cell autoimmunity [J]. J Clin Endocrinol Metab, 1996, 81: 2559-2563.

[22] MACLAREN NK, RILEY WJ. Inherited susceptibility to autoimmune Addison's disease is linked to human leukocyte antigens DR3 and/or DR4, except when associated with type I autoimmune polyglandular syndrome [J]. J Clin Endocr Metab, 1986, 62 (3): 455-459.

[23] TISCH R, MCDEVITT H. Insulin-dependent diabetes mellitus [J]. Cell, 1996, 85: 291-297.

[24] NOBLE JA, VALDES AM, COOK M, et al. The role of HLA class II genes in insulin-dependent diabetes mellitus: molecular analysis of 180 Caucasian, multiplex families [J]. Am J Hum Genet, 1996, 59 (5): 1134-1148.

[25] SIMMONDS MJ, GOUGH SC. Unravelling the genetic complexity of autoimmune thyroid disease: HLA, CTLA-4 and beyond [J]. Clin Exp Immunol, 2004, 136 (1): 1-10.

[26] ERICHSEN MM, LOVAS K, SKINNING-SRUD B, et al. Clinical, immunological, and genetic features of autoimmune primary adrenal insufficiency: observations from a Norwegian registry [J]. J Clin Endocrinol Metab, 2009, 94 (12): 4882-4890

[27] LOWE CE, COOPER JD, BRUSKO T, et al. Large-scale genetic fine mapping and genotype-

phenotype associations implicate polymorphism in the IL2RA region in type 1 diabetes [J]. Nat Genet, 2007, 39: 1074-1082.

[28] BRUSERUD O, OFTEDAL BE, LANDEGREN N, et al. A longitudinal follow-up of autoimmune polyendocrine syndrome type 1 [J]. J Clin Endocrinol Metab, 2016, 101 (8): 2975-2983.

[29] ORLOVA EM, SOZAEVA LS, KAREVA MA, et al. Expanding the phenotypic and genotypic landscape of autoimmune polyendocrine syndrome type 1 [J]. J Clin Endocrinol Metab, 2017, 102 (9): 3546-3556.

[30] CHENG MH, FAN U, GREWAL N, et al. Acquired autoimmune polyglandular syndrome, thymoma, and an AIRE defect [J]. N Engl J Med, 2010, 362 (8): 764-766.

55检